Ernst Pflüger

Archiv für die gesamte Physiologie des Menschen und der Tiere

7. Band

Ernst Pflüger

Archiv für die gesamte Physiologie des Menschen und der Tiere
7. Band

ISBN/EAN: 9783742811950

Hergestellt in Europa, USA, Kanada, Australien, Japan

Cover: Foto ©Lupo / pixelio.de

Manufactured and distributed by brebook publishing software
(www.brebook.com)

Ernst Pflüger

Archiv für die gesamte Physiologie des Menschen und der Tiere

Inhalt.

—

ARCHIV

FÜR DIE GESAMMTE

PHYSIOLOGIE

DES MENSCHEN UND DER THIERE.

HERAUSGEGEBEN

VON

Dr. E. F. W. PFLÜGER,

ORD. ÖFFENTL. PROFESSOR DER PHYSIOLOGIE AN DER UNIVERSITÄT
UND DIRECTOR DES PHYSIOLOGISCHEN INSTITUTES ZU BONN.

SIEBENTER BAND.

MIT 7 TAFELN.

BONN, 1873.

VERLAG VON MAX COHEN & SOHN.

Inhalt.

Von den Beziehungen der Elasticität zur Muskelthätigkeit.

Von

A. W. Volkmann.

(Nebst Taf. I.)

———

Wenn wir die Form eines Muskels durch Zug oder Druck verändern, so bemerken wir erstens, dass er der Formveränderung einen Widerstand entgegensetzt, und zweitens, dass er innerhalb gewisser Grenzen seine ursprüngliche Form wieder herstellt. Mit Bezug auf diese Eigenschaften schreiben wir dem Muskel Elasticität und als Substrat derselben elastische Kräfte zu.

Reizt man einen Muskel, so verkürzt er sich, hebt unter Umständen ein Gewicht auf eine bestimmte Höhe, und leistet also eine Arbeit. Mit Rücksicht auf diese Leistungsfähigkeit sagen wir, der Muskel besitze Contractilität und pflegen anzunehmen, dass dieser eine eigenthümliche Kraft, nämlich eben die Muskelkraft, zu Grunde liege.

Fraglich ist nun, wie man sich das Verhältniss der Elasticität zur Muskelkraft zu denken habe?

Nach der älteren Ansicht, die meines Erinnerns Fontana zuerst bevorwortet hat, soll die Muskelkraft eine lebendige Kraft sein, die Elasticität eine physicalische. Die erste bedarf, wie alle lebendigen Kräfte, zu ihrem Auftreten eines Reizes, die letztere dagegen nicht, denn sie bleibt sogar nach dem Tode noch wirksam. Jene reisst die kleinsten Theilchen des Muskels aus ihren Gleichgewichtslagen und verändert dabei die Form des Muskels, diese sucht das Gleichgewicht der Atome zu erhalten und stellt, sobald die Wirkung des Reizes vorüber ist, die ursprüngliche Form des Organes wieder her. Hiernach besteht zwischen beiden Kräften ein vollständiger Gegensatz und jede derselben leistet der anderen Widerstand. Die Muskelkraft kann die Fasern nur insoweit verkürzen, als sie die Elasticität, welche die ursprüngliche Länge derselben zu erhalten bestrebt ist, überwindet, und die Elasticität kann die ursprüngliche Form des Muskels erst dann wieder herstellen, wenn die Wirkungen der lebendigen Kraft vollständig beseitigt sind.

Die eben geschilderte Ansicht fängt jetzt an durch eine andere verdrängt zu werden, welche einen Gegensatz zwischen den beiden in Frage stehenden Kräften leugnet. Schon Schwann hatte die Vermuthung ausgesprochen, dass der Muskel lediglich durch elastische Kräfte wirke, aber erst E. Weber hat das Dunkel, welches über dieser Ansicht schwebte, zu lichten vermocht. Weber macht darauf aufmerksam, dass die natürliche Form eines elastischen Körpers keineswegs eine constante ist, sondern von den allgemeinen Bedingungen, an welche die Existenz des Körpers gebunden ist, abhänge. Ein Metallstab, beispielsweise, ist in hoher Temperatur länger als in niedriger, nicht etwa weil eine Wärmekraft ihn expandire und eine Kältekraft ihn contrahire, sondern weil nach Maassgabe der Temperatur die Gleichgewichtslage seiner Atome eine verschiedene ist, und weil er vermittelst seiner elastischen Kräfte diese Gleichgewichtslage einmal durch Expansion, das andremal durch Contraction herstellt. So verhält es sich nach Weber auch mit dem Muskel, welcher, je nachdem er sich im Zustande der Ruhe oder der Erregung befindet, verschiedene natürliche Formen hat. Der Muskel hat während der Erregung eine kurze und dicke, während der Ruhe eine lange und dünne Form und realisirt dieselben, entsprechend den gegebenen Bedingungen, lediglich durch seine elastischen Kräfte.

Nach dieser Auffassung darf die Verlängerung, die ein Muskel erfährt, wenn ihm ein Gewicht angehangen wird, nicht verglichen werden mit der Verkürzung, die er erleidet, wenn wir ihn reizen. Das Gewicht wirkt auf den Muskel mit Hülfe der Schwere, einer dem Muskel äussern Kraft, es zieht die Atome aus ihrer Gleichgewichtslage und provocirt die Gegenwirkung der Elasticität, welche nach Entfernung des Gewichtes die ursprüngliche Form sofort wieder herstellt. Der Reiz dagegen ist keine äussere Kraft, welche die Atome im Widerspiel mit der Elasticität aus ihrer Gleichgewichtslage zieht, sondern er ändert die innern Kräfte des Muskels, die wir elastische nennen, selbst, wie die Temperatur die Elasticität eines Metallstabes ändert. Diese von den Lebensvorgängen abhängige und durch die Lebensvorgänge geänderte Elasticität ist aber die nächste Ursache der Muskelcontractionen, indem sie neue Gleichgewichtslagen der Atome und hiermit andere Formen der Muskeln in Anspruch nimmt.

Meiner Ansicht nach ist neben den beiden eben angeführten Hypothesen eine dritte gar nicht denkbar. Der gereizte Muskel contrahirt sich entweder im Widerspiel mit der Elasticität, oder nicht im Widerspiel mit ihr. Soll er sich ohne Gegenwirkung der Elasticität verkürzen, so muss er sich durch Vermittlung der elastischen Kräfte selbst verkürzen, denn jede Formveränderung, die nicht von den elastischen Kräften selbst ausgehen würde, müsste nothwendig eine Gegenwirkung derselben veranlassen.

Mit Rücksicht auf diese Alternative würde es ausreichen, die eine der beiden Hypothesen schlagend zu widerlegen, um per exclusionem die andre sicher zu stellen. Ich will also zu zeigen suchen, dass die erste Derselben, welche nach ihrem berühmten Vertheidiger die Fontana'sche heissen mag, zu Consequenzen führt, die in der Erfahrung sich nicht bestätigen.

Um diese Aufgabe zu lösen, soll zunächst gezeigt werden, wie die Bewegungen eines dem Fontana'schen Muskel vergleichbaren Körpers ausfallen müssten, wenn dessen natürliche Form durch eine mit der Elasticität streitende Kraft verändert würde. Als Repräsentant jenes Muskels mag eine elastische Spiralfeder gelten, welche der Einwirkung äusserer Kräfte ausgesetzt wird.

Wenn dieselbe Spiralfeder in einem Falle expandirt, im andern comprimirt wird, und wenn die formverändernde Kraft in beiden Fällen den gleichen Werth hat, so sind, innerhalb nicht zu weit gesteckter Grenzen, die Formveränderungen, also die Verlängerung und die Verkürzung, auch von gleicher Grösse.

Nun sollen zwei Spiralfedern $a\,b$ und $b\,c$ von ganz gleichen Eigenschaften gegeben sein, welche durch eine äussere Kraft: k um einen bestimmten Theil ihrer Länge expandirt respective comprimirt werden.

Fig. 1.

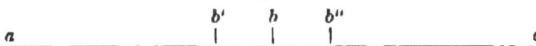

Man denke sich die Feder $a\,b$ sei mit Feder $b\,c$ in b so verbunden, dass beide zusammengenommen eine einfache Feder $a\,b\,c$ (s. Fig. 1) herstellen, deren eines Ende, bei a, fixirt, das andere, bei c, frei und beweglich ist. Nun soll eine bewegende Kraft k auf den Punkt b so einwirken, dass sie denselben, entweder nach a oder nach c hintreibt, während der elastische Widerstand der Feder $a\,b$ (wir bezeichnen ihn mit w) ihre Compres-

sion, respective Expansion, zu verhindern sucht, und die Grösse
der Bewegung auf das Maass $b\,b'$, respective $b\,b'' = M$ beschränkt.

Unter diesen Umständen muss die Grösse der Bewegung M
proportional der bewegenden Kraft, und umgekehrt proportional
dem elastischen Widerstande sein, was auf die Gleichung führt

$$M \quad a \cdot \frac{k}{w} \quad (\mathrm{I})$$

Gesetzt aber, wir fixirten die Feder $a\,b\,c$ in 2 Punkten,
nämlich an ihren entgegengesetzten Enden, bei a und bei c, so
wird eine bewegende Kraft k, von derselben Stärke wie im vorigen Falle, den Punkt b nicht um $b\,b'$, respective um $b\,b''$ M
verschieben, sondern um weniger, weil sie diesmal die elastischen
Widerstände beider Federhälften, deren eine comprimirt, die andre expandirt wird, zu überwinden hat.

Sind nun, wie angenommen wurde, die elastischen Widerstände beider Federhälften $a\,b$ und $a\,c$ sich gleich, so wird die
Bewegung sein müssen:

$$M' \quad a \cdot \frac{k}{2\,w}$$

$$2\,M' \quad a \cdot \frac{k}{w} \quad M \text{ (nach I)}$$

$$M' \quad \frac{M}{2} \quad (\mathrm{II})$$

Es ist leicht zu übersehen, wie die Bewegung des Punktes b
ausfallen müsste, wenn die elastischen Widerstände der beiden
Federhälften (bezeichnet mit w und w') ungleich gewesen wären.
Man erhielte dann

$$M'' \quad a \cdot \frac{k}{w + w'}$$

$$M'' \quad a \cdot \frac{k}{x\,w}$$

$$x\,M'' \quad a \cdot \frac{k}{w} \quad M \text{ (nach I)}$$

$$x \quad \frac{M}{M''}$$

$$M'' \quad \frac{M}{x}$$

und ist x, wenn wir $w \quad 1$ setzen $1 + w'$. Zur vollständigen

Klarlegung des Gegenstandes will ich an vorstehende Formeln noch folgende Bemerkungen knüpfen.

Zu Formel (I). Es ist einleuchtend, dass in dem Momente, wo mit dem Eintritte des Punktes b in b' (s. Fig. 1) die Compressionsbewegung, oder mit dem Eintritte von b in b'' die Expensionsbewegung in der Feder $a\,b$ zu Ende geht, die bewegende Kraft k und der reagirende elastische Widerstand w sich ausgleichen, also $k \cdot w$ ist. Setzen wir $k = w \cdots 1$, so ist $\frac{k}{w} - 1$ und folglich die Grösse des Coëfficienten a gegeben durch die gefundene Bewegung M.

Zu Formel (II). In dem hierher gehörigen Falle hat sich die Grösse der bewegenden Kraft nicht geändert, wohl aber der Widerstand verdoppelt. Unter diesen Umständen kann die bewegende Kraft nur halb so viel leisten als vorher, und da die Leistung in einer Bewegung besteht, so kann dieselbe nur halb so gross sein, als im vorigen Falle. Hieraus ergiebt sich, dass trotz der Veränderung der Versuchsbedingungen, bestehend in der Verdoppelung der Widerstände, der Coëfficient a sich nicht ändert. Auf der rechten Seite der Gleichung: $M' = a \cdot \frac{k}{2\,w}$ ist der Factor $\frac{k}{2\,w}$ nur halb so gross als $\frac{k}{w}$ in der ersten Formel, folglich ist $a\,\frac{k}{2\,w}$ auch nur halb so gross, als $a\,\frac{k}{w}$, und dies genügt der Gleichung, welche behauptet: $M' = \frac{M}{2}$.

Zu Formel (III). Die Grösse der bewegenden Kraft ist wiederum dieselbe geblieben, hat auch wie im vorigen Falle die Widerstände beider Federhälften gegen sich, aber diese Widerstände sind der Grösse nach ungleich. Unter diesen Umständen ist die Grösse der Bewegung $M'' = a \cdot \frac{k}{w + w'}$ oder nach der oben ausgeführten Transformation $M'' = \frac{M}{x}$. Die Berechtigung der Transformation ergiebt sich sogleich, wenn man sich erinnert, dass wir w 1 setzten. Nun ist $w + w' = x \cdot w = x$.

Unsere 3 Formeln bestimmen die Grösse der Bewegung des Punktes b, das will sagen des Punktes, in welchem 2 elastische, in einer Richtungslinie gelegene Spiralfedern untereinander ver-

bunden sind. Da nun Fontana die Bewegung des Muskels den
Bewegungen elastischer Federn im Wesentlichen gleichstellt, d. h.
annimmt, dass in den einen wie in den andern die bewegenden
Kräfte den elastischen gegenüberstehen, und also die Widerstände
der letztern zu überwinden haben, so ist meine Absicht, der
Doppelfeder *a b c* einen Doppelmuskel zu substituiren und zu
untersuchen, ob die Bewegungen des Verbindungspunktes *b* den
oben aufgestellten Formeln Genüge leisten.

Ehe ich zur speciellen Beschreibung meiner Versuche übergehe, mögen noch ein Paar Bemerkungen über die Auffindung
der Werthe M, k, w Platz finden [1]).

Der Apparat, mit welchem ich arbeite, ist so eingerichtet,
dass der Verbindungspunkt *b* der beiden Muskeln den Weg, den
er zurücklegt, auf einer berussten Glastafel direct aufzeichnet,
womit die Werthe M, M' und M'' gegeben sind. — Die bewegende Kraft wird durch Tetanisiren des Muskels hergestellt. Ich
bediene mich in allen Fällen desselben Inductionsapparates und
eines constanten Grove'schen Elementes. Demnach ist k ebenfalls constant und kann allgemein = 1 gesetzt werden. Anlangend w in den Versuchen, wo die bewegende Kraft nur den einfachen Widerstand zu überwinden hat, so ist die Einführung eines
bestimmten Werthes für denselben eben so unnöthig wie bei k, denn
man kann, wie gross er auch sein möge, ihn ebenfalls = 1 setzen.

Wird dagegen der zweite, für die Elasticitätsfrage erst entscheidende, Versuch angestellt, in welchem die bewegende Kraft
unter dem Widerstande beider Muskeln arbeitet, so müssen die
Widerstände w und w' allerdings näher bestimmt werden, da sie
möglicher Weise von verschiedener Grösse sein können. Wenn
wir indess, was uns frei steht, wiederum w = 1 setzen, so ist
nur nöthig das Verhältniss von $w : w'$ zu constatiren. Selbstverständlich entsprechen die elastischen Widerstände den elastischen
Kräften der Muskeln, und verhalten sich also umgekehrt wie
deren Dehnbarkeiten, die sich ohne Schwierigkeit ermitteln lassen.

Zur Ausführung der Versuche bediene ich mich eines Apparates, den ich zunächst nur in kurzen Umrissen schildre. In die
Oberfläche eines Brettchens ist eine leicht verschiebbare Spiegel-

---

[1] Dass die Grösse des Coefficienten *a* durch die von M gegeben ist,
habe ich oben schon auseinander gesetzt.

platte eingelassen, welche berusst wird und als Schreibtafel
dienen soll. Ueber diese Platte brücken sich die Schienen einer
kleinen Eisenbahn, so dass erstere, wenn sie verschoben wird,
quer unter der Eisenbahn weggeht. Auf den Schienen der Bahn
befindet sich ein Wagen, von welchem jederseits ein zugespitztes
Stäbchen herabhängt, und dadurch, dass es auf der Glasplatte
schleift, die Spur des zurückgelegten Weges (unser M) im Russe
aufzeichnet. Der Muskel, welcher diesen Wagen in Bewegung
setzt, liegt über dem letzteren auf einer langen und schmalen
Elfenbeinplatte, welche mit einem Längenschlitze versehen ist,
dessen Richtung mit der des Schienenweges zusammenfällt. Von
dem Wagen erhebt sich, in senkrechter Richtung, ein stählernes
Stäbchen, welches durch den eben erwähnten Schlitz hindurchtritt, die Oberfläche der Elfenbeinplatte um 1 Mm. überragt und
an seinem Ende durchbohrt ist. Durch diese Bohröffnung wird
ein Faden gezogen, um mit Hülfe desselben die beiden Muskeln
unter einander und mit dem Wagen in Verbindung zu bringen.
Nachdem so der Verbindungspunkt b (s. Fig. 1) hergestellt worden ist, bleibt nun noch übrig für die Fixirung der beiden andern Muskelenden Sorge zu tragen. Hierzu dienen zwei Klemmpincetten, welche mit der Elfenbeintafel, und also auch mit dem
Muskel, in gleicher Höhe liegen und in der Richtung der Längen-
axe des Muskels verschoben werden können. Jede Pincette bildet
das Ende eines starken Stahldrahtes, welcher in einer isolirten
Führung horizontal verschiebbar und durch eine Poggendorf'-
sche Zwinge mit der einen Electrode verbunden ist. Die zweite
Electrode wird in ein isolirtes Säulchen eingeschraubt, welches
neben der Elfenbeintafel steht, und welches an seinem oberen
Ende mit metallenen gegliederten Arme ausgerüstet ist, der den
electrischen Strom in den Muskel überführt.

Fig. 2 Tab. I wird diese Beschreibung zu verdeutlichen im
Stande sein.

$AAAA$ ist das 250 Mm. lange und 150 Mm. breite Brett-
chen, welches die Basis des Instrumentes abgiebt.

$BBBB$ ist die in der Richtung der Pfeile verschiebbare
Glasplatte, 160 Mm. lang und 85 Mm. breit.

$CCCC$ sind die beiden Schienen der Eisenbahn, welche in
einer Distanz von 22 Mm. sich über die Glasplatte hinwegbrücken.
Dieselben sind aus starken Stecknadeln gefertigt.

D D D D ist die Elfenbeinplatte, welche in einer Höhe von 25 Mm. über den Schienen und in deren Richtung liegt. Ihre Länge beträgt 120 Mm., ihre Breite 22 Mm.

E E E' drei messingene Säulchen, welche die Elfenbeinplatte tragen. Mit zweien derselben ist die Platte durch ein Charnier derartig verbunden, dass sie wie eine Zugbrücke in die Höhe gehoben werden kann. Die dritte Säule *E* ist dagegen mit der Platte nicht verbunden, sondern dient nur als Stütze derselben, um ihr Herabsinken unter die Horizontalebene zu hindern. Zu bemerken ist noch, dass auf der Oberfläche der Platte, neben dem Schlitze, ein Maassstab angebracht ist, dessen Zahlen von einem in der Mitte gelegenen Nullpunkte nach beiden Seiten fortlaufen. Dieser Maassstab dient nicht zum Messen der Contractionsbewegungen (unser *M*), denn die Grösse dieser ist durch die Länge der im Russe verzeichneten Striche viel genauer gegeben, sondern zum Bemessen der durch bestimmte Gewichte erzeugten Dehnungen, aus welchen das Verhältniss der elastischen Kräfte der Muskeln gefolgert wird.

F F bezeichnet den in der Richtung der Bahnschienen verlaufenden Längenschlitz der Elfenbeinplatte. Seine Breite beträgt 2,5 Mm.

G ist der Wagen, von 25 Grm. Schwere. Die Spur desselben ist so breit, dass die äussern und vorspringenden Ränder der Räder die Schienen überragen und dadurch das Entgleisen verhindern.

H ist das vom Wagen senkrecht emporsteigende Stäbchen, welches bei *h* durch den Schlitz hindurchtritt und hier zum Anbinden der Muskeln mit einem Bohrloche versehen ist.

J stellt den einen der beiden Griffel dar, welche zum Aufzeichnen der Bewegungsgrösse *M* dienen. Diese Griffel sind an den beiden Seiten des Wagens an Axen befestigt, drehen sich um dieselben in senkrechten Ebenen und sind so lang, dass sie beim Rollen des Wagens auf der Spiegelplatte schleifen. Sie bilden, wenn sie herabhängen, mit dem berussten Glase einen Winkel von 45°, aber die offene Seite des Winkels ist bei dem einen Griffel nach vorn, bei dem andern nach hinten gerichtet. Dies zielt darauf hin, dass zum Zeichnen immer nur der eine Griffel gebraucht werden darf, welcher dem Wagen nachschleift und also den offenen Winkel nach vorn richtet. Da aber, der

Controle wegen, successive Reizversuche mit beiden Muskeln angestellt werden, deren einer den Wagen vorwärts, der andere rückwärts zieht, so müssen die beiden Griffel entgegengesetzte Richtungen haben und muss in jedem Versuche immer nur der eine eben passende Griffel in Anwendung kommen. Es ist daher eine Einrichtung getroffen (in der Figur bei * dargestellt), welche die Stellung der Griffel derartig zu regeln gestattet, dass ihre Spitzen sich über die Glasplatte erheben und dadurch am Zeichnen verhindert werden.

K K sind die Träger der Electroden.

L L zwei in horizontaler Richtung drehbare, gegliederte Arme, welche die Enden der Electroden abgeben und bei geeigneter Drehung genau auf die Platte *D D D D* und unter den Muskel zu liegen kommen.

M M die Klemmpincetten.

N N die isolirten Führungen der Klemmpincetten.

O O Stahldrähte, welche einerseits mit den Pincetten, andrerseits durch Poggendorf'sche Zwingen mit den Electroden verbunden sind.

Was nun die Ausführung der Versuche anlangt, so schien es anfänglich, als ob die Froschmuskeln sich hier als unbrauchbar erweisen sollten. Die zwei Muskeln, die zur Constatirung der Bewegung, bei einfachem und bei doppeltem Widerstande, in Gebrauch kommen, müssen wo möglich ganz gleiche Eigenschaften, namentlich aber parallellaufende Fasern und derartige feste Enden haben, dass sie auf beiden Seiten die Befestigung am Apparate aushalten. Die Muskelfasern selbst besitzen diese Haltbarkeit nicht. Ich habe nach langem vergeblichen Suchen endlich zwei Muskeln als passend gefunden, die vielleicht als vasti externi bezeichnet werden können. Zwar haben diese Muskeln, ebenso wenig wie die übrigen grösseren Oberschenkelmuskeln, Sehnen an beiden Enden, sondern nur eine, auf der Seite des Unterschenkels, aber sie entspringen von den langen und dünnen Hüftknochen, von welchen sich mit einer starken Schere leicht ein Stück abtrennen und zur Befestigung verwerthen lässt. Am Zweckmässigsten ist es, diese Knochenstückchen in die Pincette einzuklemmen und das sehnige Ende an das Stäbchen *H*, bei *h*, anzubinden.

Da sich die beabsichtigten Untersuchungen um die Frage

drehen, nach welchem Gesetze sich die Muskelbewegungen ändern, wenn die contractilen Kräfte in dem einen Falle nur den Widerstand ein es Muskels, im andern die Widerstände beider Muskeln zu überwinden haben, so zerfällt jeder Versuch in zwei Abtheilungen, in deren ersterm M, in der zweiten dagegen M' respective M'' gesucht wird.

Ich beginne damit, beide Muskeln, den linken und den rechten vastus externus, mit ihren sehnigen Enden bei h festzubinden, befestige aber zunächst nur den einen Muskel, beispielsweise den linken, in der Klemme, und lasse das andere Ende meines künstlichen digastricus, also das Hüftbeinende des rechten vastus, unbefestigt. Nachdem ich diese Vorbereitungen getroffen, tetanisire ich den linken Muskel, der also den rechten nachschleppt, und constatire den Werth M bei einfachem Widerstande. Ist dies geschehen, so wird auch das bis dahin freie Ende des andern, also rechten, Muskels in der zweiten Klemme immobil gemacht, worauf ich den linken Muskel nochmals tetanisiren. Den Fontana'schen Voraussetzungen zufolge contrahirt sich der gereizte Muskel diesmal im Widerspiel gegen den doppelten Widerstand, der einerseits von der Compression des thätigen linken, andererseits von der Expansion des unthätigen rechten Muskels ausgeht.

Ist in einem ersten Versuche der linke Muskel tetanisirt worden, so wird in einem zweiten der rechte tetanisirt. Selbstverständlich zerfällt auch dieser Parallelversuch in zwei Abtheilungen, indem einmal M, das anderemal M' gesucht wird.

Um die relative Grösse der Widerstände zu ermitteln, ist, wie schon bemerkt worden, nur nöthig, die relativen Werthe der Dehnbarkeit zu bestimmen. Die hierzu nöthigen Versuche habe ich in allen Fällen erst nach Abschluss sämmtlicher zusammengehörigen Reizversuche angestellt. Mein Verfahren ist folgendes. Nach Vollendung der Reizversuche öffne ich die Ligatur, welche die beiden Muskeln zu einem Digastricus verbindet, entferne den einen Muskel (beispielsweise den rechten) nebst der Pincette, die ihn hält, aus dem Apparate, und ziehe durch das Bohrloch der Säule N, welche der hinweggenommenen Pincette zur Führung diente, einen Faden. Dieser Faden wird mit dem einen Ende an die Sehne des von der zweiten Klemme gehaltenen linken Muskels gebunden, mit dem andern Ende über eine Rolle geführt, um ein Gewicht zu tragen. Der Muskel erfährt also eine Dehnung, und die Grösse dieser im Verhältniss zur ursprünglichen Länge des Muskels giebt die Dehnbarkeit für das in Anwendung genommene Gewicht.

Nachdem ich die Dehnbarkeit des linken Muskels gefunden, bestimme ich in gleicher Weise die Dehnbarkeit des rechten, und ermittele das Verhältniss der einen zu der andern. Dass dann die elastischen Widerstände der Muskeln sich umgekehrt wie die Dehnbarkeiten verhalten, ist schon angeführt worden. Ich werde den Widerstand des zum Reizen benutzten Muskels in meinen Rechnungen immer $= 1$ setzen.

In der tabellarischen Darstellung meiner Versuche bedeutet D die Dehnung des rechten m. vastus, D' die Dehnung des linken.

Versuche mit Frosch I.

Die Länge der m. vasti beträgt auf beiden Körperseiten 35 Mm. In den Dehnungsversuchen werden die Muskeln mit 20 Grm. belastet. Es fand sich:

Versuch:	tetanisirt wird:	M	M''	D	D'
1	rechter Muskel	14,5	4,0	9	10
2	linker Muskel	11,5	3,0	9	10

Nun verhalten sich in den Versuchen, wo die bewegende Kraft gegen die Widerstände beider Muskeln arbeitet, die elastischen Widerstände umgekehrt wie ihre Dehnbarkeiten, und ergiebt sich, wenn wir mit w den Widerstand des Muskels bezeichnen, welcher tetanisirt wird, und mit w' den Widerstand des Muskels, der nicht gereizt wird, Folgendes:

Versuch:	tetanisirt wird:	w	w'	$w : w'$
1	rechter Muskel	0,2857	0,2571	1 : 0,9
2	linker Muskel	0,2571	0,2857	1 : 1,11

Berechnet man nun M'' nach der Formel $M'' = \dfrac{M}{w + w'}$, so erhält man:

Versuch 1: M'' berechnet 7,6 Mm. M'' gefunden 4 Mm.
  „   2: „   „   5,45 „   „   „   3 „

Versuche mit Frosch II.

Die Länge des m. vasti beträgt 35 Mm.

Versuch:	gereizt wird:	M	M''	D	D'
1	rechter Muskel	14	3,6	6	7,5
2	linker Muskel	13	4,0	6	7,5

Hieraus berechnen sich folgende Werthe:

Versuch:	gereizt wird:	w	w'	$w : w''$
1	rechter Muskel	0,2143	0,1714	1 : 0,8
2	linker Muskel	0,1714	0,2143	1 : 1,25

Demnach ergiebt sich:

Versuch 1: M'' berechnet 7,77 Mm. M'' gefunden 3,6 Mm.

» 2: » » 5,82 » » » 4,0 „

Versuche mit Frosch III.

Die Länge des m. vasti betrug 40 Mm.

Versuch:	gereizt wird:	M	M'	D	D'
1	rechter Muskel	16 Mm.	6,5 Mm.	6 Mm.	6 Mm.
2	linker Muskel	14,5 »	4,5 »	6 »	6 »

Bei gleicher Dehnung und folglich gleicher Dehnbarkeit sind die elastischen Widerstände sich auch gleich, und ist also in diesem Falle die Bewegung nach der Formel $M' \cdot \frac{M}{2}$ zu berechnen.

Versuch 1: M' berechnet = 8 Mm., M' gefunden 6,5 Mm.

» 2: „ » = 7,25 » » » 4,5 »

Versuche mit Frosch IV.

Die Länge der m. vasti beträgt 30 Mm.

Versuch:	gereizt wird:	M	M''	D	D'
1	rechter Muskel	12,5 Mm.	3 Mm.	6 Mm.	5 Mm.
2	linker Muskel	15,5 »	4 »	6 »	5 »

Man erhält also folgende Werthe:

Versuch:	gereizt wird:	w	w'	$w : w'$
1	rechter Muskel	0,1666	0,2000	1 : 1,2
2	linker Muskel	0,2000	0,1666	1 : 0,83

und berechnet sich die Bewegung wie folgt:

Versuch 1: M'' berechnet = 5,7 Mm. M'' gefunden = 3 Mm.

» 2: » » = 8,4 » » » = 4 »

Alle meine Versuche beweisen also, dass die mit M' respective M'' bezeichnete Contraction sehr viel kleiner ist, als sie sein müsste, wenn, wie Fontana annimmt, die Elasticität der Muskelkraft beschränkend gegenüberstände. In Folge dieses Nachweises muss die Fontana'sche Hypothese für beseitigt gelten.

Wenn ich nun Recht habe, dass bezüglich des Verhältnisses der Muskelelasticität zur Muskelkraft überhaupt nur die beiden Hypothesen denkbar sind, die einerseits Fontana, andrerseits Weber aufgestellt haben, so bleibt gegenwärtig nichts übrig, als die Hypothese Weber's anzunehmen, nach welcher die elastischen Kräfte selbst die Ursache der Contractionen abgeben.

Unabweislich ist dann freilich die weitere Annahme, dass die Form, welche der Muskel in Folge der Reizung annimmt, seine natürliche Form im Zustande der Thätigkeit ist. Ich wiederhole, dass die Paradoxie dieser Auffassung schwindet, wenn man bedenkt, dass die natürliche Form eines elastischen Körpers überhaupt keine constante ist, sondern unter gewissen Bedingungen, wie unter dem Einflusse der Temperatur, sich ändert. Da die Erregung des Muskels mit chemischen Veränderungen zusammenfällt, so ist von vornherein anzunehmen, dass sie auch die Gleichgewichtslage der Moleküle ändere und durch Vermittlung der elastischen Kräfte Formveränderungen herbeiführe, welche der neuen Gleichgewichtslage entsprechen. Die Form, welche der Muskel im Zustande der Erregung annimmt, ausgezeichnet durch Kürze und Dicke, würde nun eben die Form sein, welche die neue Gleichgewichtslage beansprucht, und welche durch die elastischen Kräfte hergestellt, und wenn sie hergestellt ist, durch dieselben vertheidigt wird.

Wenn man einem Muskel, der sich in Folge eines anhaltenden Reizes verkürzt hat, ein Gewicht anhängt, wird er verlängert, und wenn man das Gewicht wieder entfernt, zieht er sich auf die Länge zurück, die er vor der Belastung hatte. Genau dasselbe geschieht, unter entsprechenden Bedingungen, im ruhenden Muskel, und nichts liegt näher, als die gleichen Erscheinungen aus gleichen Ursachen abzuleiten. Das Gewicht wird auch den thätigen Muskel im Widerspiel gegen seine Elasticität dehnen und diese muss, sobald das Gewicht entfernt wird, ihm seine ursprüngliche, unter den gegebenen Bedingungen natürliche, Gestalt wiedergeben.

Die von mir angestellten Versuche erlauben nun die elastischen Kräfte des ruhenden und des thätigen Muskels miteinander zu vergleichen. In den Versuchen nämlich, welche zur Ermittelung des Werthes M' angestellt werden, das will sagen, wo die Verkürzung des gereizten Muskels eine Verlängerung des nicht gereizten verursacht, sind beide Muskeln in Spannung, und zwar offenbar in gleicher Spannung. Denn der gereizte Muskel verkürzt sich bis zu dem Momente, wo sein Streben, den Ruhenden auszudehnen, und das Streben des ruhenden Muskels, sich nicht weiter ausdehnen zu lassen, ins Gleichgewicht kommen. Der gereizte Muskel erlangt nicht die Kürze, die ihm zukommt, weil ihn die Spannung des ruhenden Muskels daran hindert, und der ruhende Muskel wird länger als er sein sollte, weil er der Contraction des thätigen nachgiebt. Folglich sind beide Muskeln durch eine äussere Kraft über ihr natürliches Maass verlängert. Das Verhältniss der Verlängerung, die der eine und der andere Muskel erfährt, zu der Länge, die jedem von ihnen naturgemäss zukommt, giebt die Dehnbarkeiten derselben, denen die elastischen Kräfte umgekehrt proportional sin.

Ich will nun für die 8 Versuche, welche im Ganzen vorliegen, die Dehnbarkeiten des ruhenden und des thätigen Muskels nebeneinander stellen, glaube aber zum Verständniss der Rechnungen noch Folgendes vorausschicken zu müssen. — Sei

M die Contraction des gereizten Muskels bei einfachem Widerstande,

M' die Contraction desselben bei doppeltem Widerstande (wobei von dem oben gemachten Unterschiede zwischen M' und M'' abstrahirt wird),

l die natürliche Länge des Muskels, im Zustande der Ruhe,

$\lambda = l - M$ die natürliche Länge des Muskels, im Zustande der Thätigkeit,

$L = l + M'$ die durch Expension vergrösserte Länge des ruhenden Muskels,

$\Lambda = l - M'$ die Länge des thätigen Muskels im expendirten Zustande, wo nämlich die Expension hervorgebracht ist durch den Zug des gespannten ruhenden Muskels, so ist dann:

$L - l = M' = D$ die Dehnung des ruhenden Muskels,

$\Lambda - \lambda = \delta$ die Dehnung des thätigen Muskels,

D/l die Dehnbarkeit des ruhenden Muskels,

δ/λ die Dehnbarkeit des thätigen Muskels.

Die Versuche ergeben folgende Werthe:

Versuch:	natürliche Länge des Muskels,		Dehnung des Muskels,		Dehnbarkeit des Muskels,	
	ruhend	thätig	ruhend	thätig	ruhend	thätig
1	35 Mm.	20,5 Mm.	4 Mm.	10,5 Mm.	0,1143	0,5122
2	35 »	23,5 »	3 »	8,5 »	0,0857	0,3617
3	35 »	21,0 »	3,6 »	10,4 »	0,1029	0,4952
4	35 »	22,0 »	4 »	9,0 »	0,1143	0,4091
5	40 »	24,0 »	6,5 »	9,5 »	0,1625	0,3958
6	40 »	25,5 »	4,5 »	10,0 »	0,1125	0,3922
7	30 »	17,5 »	3 »	9,5 »	0,1000	0,5428
8	30 »	14,5 »	4 »	11,5 »	0,1833	0,7931

Die Dehnbarkeit des thätigen Muskels ist also sehr viel grösser als die des ruhenden.

Bekanntlich hat dies schon Weber ausgesprochen, indess bin ich der Ansicht, dass seine Versuche eine derartige Behauptung doch nur dann hätten beweisen können, wenn die theoretischen Ansichten, auf denen er fusste, und welche er auch der Deutung seiner Versuche zu Grunde legte, bereits bewiesen gewesen wäre. Einen solchen Beweis vermisse ich. Der Weber'schen Theorie gegenüber stand die Fontana'sche, und welche von beiden die Causalität der Muskelbewegung genügender erklärte, bedurfte einer weiteren Untersuchung.

Sowohl Weber als Fontana haben angenommen, dass der Reiz, welcher die Contraction veranlasst, die Molekularverhältnisse des Muskels ändre, nur die Art der Veränderung denken sie sich verschieden. Nach Weber ändert der Reiz die Molekularverhältnisse des Muskels in derselben Weise, wie das Sinken oder das Steigen der Temperatur diese Verhältnisse in einem Metallstabe ändert, sie ändert die Gleichgewichtslage, wenn ich so sagen darf, radical, das soll heissen in der Weise, dass sich die Moleküle in ihrer neuen Lage in Ruhe befinden, und dass die elastischen Kräfte gegen diese Lage nicht reagiren.

Fontana dagegen nimmt an, dass der Reiz die Gleichgewichtslage der Moleküle so ändre, wie äussere Kräfte, also beispielsweise Druck und Zug, sie auch ändern, durch eine Verschiebung nämlich, welche die elastischen Kräfte zu verhindern bestrebt sind. Nach Fontana befindet sich ein tetanisirter Muskel im Zustande contractiler Spannung, während er nach Weber, trotz der Verkürzung, seine natürliche Länge erreicht hat und also frei von Spannung ist.

Beide Auffassungen sind denkbar, aber welche von ihnen des Natur der Dinge wirklich entspreche, dürfte bei unserer sehr unvollkommenen Bekanntschaft mit den Molekularkräften durch allgemeine Reflexionen nicht zu entscheiden sein. Ich habe daher vorgezogen, die Entscheidung der Frage der Erfahrung zu überlassen. Wenn, wie Fontana annimmt, die Muskelbewegungen im Widerspiele mit den elastischen Kräften zu Stande kämen, so wären sie Functionen der elastischen Widerstände und müssten sich, in den von mir angestellten Versuchen, nach den mitgetheilten Formeln berechnen lassen. Ich habe aber nachgewiesen, dass die beobachteten Contractionen jenen Formeln nicht genügen, sondern ohne Ausnahme viel zu klein ausfallen. Mit diesem Nachweis, dass Fontana der Muskelelasticität Wirkungen zuschreibt, die sie thatsächlich nicht hat, ist per exclusionem die Richtigkeit der Weber'schen Hypothese ausser Frage gestellt, wenn, wie ich glaube, das: tertium non datur, auf die beiden sich entgegenstehenden Hypothesen Anwendung findet.

Gesetzt nun den Fall, dass durch meine Versuche die Richtigkeit der Weber'schen Ansicht definitiv erwiesen wäre, so halte ich dennoch für fraglich, ob die Gegner Weber's, zu welchen auch Heidenhain gehört, sich hierbei beruhigen werden. Haben meine Versuche die Weber'sche Theorie bestätigt, so haben sie doch nur eine Frage der Systematik entschieden, indem sie beweisen, dass die Muskelkraft in die Kategorie der elastischen Kräfte gehöre. Es wäre unbillig zu leugnen, dass hiermit ein Fortschritt in der Erkenntniss geschehen, aber andererseits wäre es doch ein grosses Missverständniss, hierin den Abschluss der uns vorliegenden physiologischen Frage zu suchen.

Die Elasticität ist ein sehr wenig bestimmter Begriff, und ihre Wirkungen modificiren sich in so unendlich verschiedener Weise, dass mit der Erkenntniss, dass eine Erscheinung zunächst von der Elasticität abhänge, nur wenig gewonnen ist. Ich will an die klimatisch bedingten Längenveränderungen der Eisenbahnschienen erinnern, welche unzweifelhaft von elastischen Kräften ausgehen, während der Ingenieur, welcher eine Bahn baut, von dieser nächsten Ursache ganz abstrahiren kann und sich an die entfernten Ursachen halten muss, an Temperatur- und Feuchtigkeitsverhältnisse, welche auf sein Baumaterial, Eisen und Holz, erfahrungsmässig so oder anders einwirken. Ebenso verhält es sich mit den Muskelbewegungen, deren Abhängigkeit von den elastischen Kräften zu kennen von untergeordnetem Interesse ist, während die Erkenntniss der Gesetzlichkeit, nach welchen die Muskelbewegung von den Lebensvorgängen abhängt, für die Physiologie allein fruchtbringend ist. Die Einsicht, dass es bei Untersuchung der Muskelthätigkeit ungleich weniger auf die Erkenntniss der nächsten als der entfernteren Ursachen ankomme, dürfte der Grund sein, weshalb die Weber'sche Theorie nicht überall die Anerkennung findet, die sie, meiner Ansicht nach, principiell verdient.

Ich glaube diese Abhandlung nicht schliessen zu dürfen, ohne noch eines Punktes zu gedenken, aus welchem Bedenken gegen die Triftigkeit meiner oben aufgestellten Beweisführung entstehen könnten.

Ich habe mit Rücksicht auf die Formeln

$$M = a\,\frac{k}{w} \quad \text{und}$$

$$M' = a\,\frac{k}{2\,w} = \frac{M}{2}$$

Versuche so angestellt, dass durch die Contraction des einen Muskels der zweite expandirt wird, und behaupte, dass der Fontana'schen Hypothese zufolge unter diesen Umständen die Grösse der Bewegung nur $= \frac{M}{2}$ sein dürfe, weil die bewegende Kraft, unter dem doppelten Widerstande, die Hälfte ihrer Wirkung verliert. Diese Behauptung wäre unbestreitbar, wenn die elastischen Widerstände der beiden Muskeln sich genau nach den Gesetzen der Elasticität richteten. Bekanntlich ist aber die Muskelelasticität nur eine sehr unvollkommene und weicht von der Elasticität im strengeren Sinne unter Anderm darin ab, dass die von äussern Kräften bewirkten Formveränderungen nicht diesen Kräften proportional sind. Mit Rücksicht hierauf ist die Formel $M'' = \frac{M}{2}$ und jede aus derselben abgeleitete Folgerung allerdings angreifbar. Untersuchen wir, wohin dieses Eingeständniss führe, so ergiebt sich Folgendes:

Eine Eigenthümlichkeit der sogenannten Muskelelasticität besteht darin, dass mit gleichmässiger Zunahme der von Aussen wirkenden Kraft (beispielsweise Zugkraft) die Formveränderung (im angenommenen Falle Dehnung) nicht gleichmässig wächst, sondern stetig weniger und weniger zunimmt. Selbstverständlich muss also bei gleichmässiger Abnahme derselben Kraft die Formveränderung auch ungleichmässig abnehmen, nämlich fortschreitend weniger und weniger, d. h. die Formveränderung muss relativ wachsen.

Nun wirkt in den von mir angestellten Versuchen die bewegende Kraft im ersten Falle unter einfachen, im zweiten unter doppeltem Widerstande, es ist also die bewegende Kraft im zweiten Falle um die Hälfte vermindert, und sollte demnach die resultirende Formveränderung des gereizten Muskels nicht

$-\dfrac{M}{2}$, sondern grösser sein. Sie ist aber thatsächlich sehr

viel kleiner und wird also, mit Rücksicht auf das Specifische
der Muskelelasticität, der von mir gegen Fontana erhobene Einwurf um so gewichtiger.

Ueber die Pepsinwirkung der Pylorusdrüsen.

Von
v. Wittich.

    Ebstein und Grützner haben in diesem Archiv neue Versuche mitgetheilt, welche die Richtigkeit der Angabe des ersteren,
dass die Pylorusdrüsen im hohen Grade das Vermögen
besitzen, Eiweiss in Peptone zu verwandeln, gegenüber
den Angriffen Fick's und Friedinger's feststellen sollen. Meine
eignen Versuche veranlassen mich, die Beweiskräftigkeit dieser
neuen Versuche in Zweifel zu ziehen.

    Zunächst halte ich es für unthunlich, den nach der Einwirkung constatirten Verlust an wägbarer Substanz so ohne weiteres
als ein Maass für die verdauende Kraft irgend eines Infuses zu
nehmen. Bekanntlich genügen minimale Mengen Pepsin, um
ganz unverhältnissmässige Mengen Fibrins vollständig zu verdauen, und was vom Fibrin gilt, das wird wohl, wenn auch
nicht in gleichem Maasse, von gekochtem Eiweiss gelten. Die
Menge der wirklich gebildeten Peptone, ihr relatives Verhältniss
zu den andern gleichzeitig auftretenden Eiweissstoffen würde
schon viel eher eine richtige Einsicht in die Mengenverhältnisse
des Pepsins gestatten. Ihre Bestimmung ist aber von den beiden Verfassern nicht erfolgt. Ich habe in meinen früheren Mittheilungen, gestützt auf eine zuerst von Gruenhagen gemachte
Angabe, ein, wie ich glaube, viel sichereres Verfahren in Anwendung gebracht, um die Menge des verwendeten Pepsins aus der
Schnelligkeit seiner Wirkung auf vorher gequollenes Fibrin zu
erschliessen. Ich zeigte, dass wenn man letzteres frei von aller
nicht imbibirten Säure auf ein Filtrum bringt und ein pepsin-

baltiges Glycerin zusetzte, die Verdanung jenes sich durch die
beginnende Filtration anzeigt, dass man so den Beginn der Wirkung an dem Fallen des ersten Tropfens, ihre Kraft an der
Menge des in bestimmter Zeit gewonnenen Filtrats erkennen
kann; dass beides die Schnelligkeit, mit der der Prozess
beginnt, die Flüssigkeitsmenge, die er producirt, bei
gleichen Temperaturen direct abhängig sind von der
Menge des zugefügten Pepsins. Die Methode bietet ausser
der Bequemlichkeit, mit der sie anzustellen ist, der Schnelligkeit,
mit der sie auf die an sie gestellte Frage antwortet, noch den
Vortheil, dass man fast ganz unabhängig von der alleinigen
Wirkung der verdünnten Säure auf die zu verdauende Substanz
ist. Von der Säure ist nur grade soviel vorhanden, als das
Fibrin zu imbibiren im Stande ist, und wenn auch so imbibirtes
Fibrin, wie ich in meiner früheren Mittheilung zeigte, allmählig
selbst ohne Pepsin zerfliesst, so geschieht dies doch stets erst
im Verlauf etlicher Tage oder Wochen. Ist das Fibrin nach
seiner Quellung sorgfältig abgepresst von der ihm äusserlich anhaftenden Säure, dann kann es selbst bei einer Temperatur von
40—50 ⁰ C. mehrstündig auf dem Filtrum liegen, ohne dass auch
nur ein Tropfen filtrirt, während Zusatz selbst minimaler Mengen
pepsinhaltiger Auszüge hinreichen, eine Filtration einzuleiten, die
je nach der Menge des Pepsins schneller oder langsamer erfolgt,
und endet, wenn alles Pepsin auf dem Filtrum verbraucht ist.
Auch die Methode der Glycerinextraction hat vor der gewöhnlichen, auch von Ebstein und Grützner angewendeten (Extraction
durch HCl 0,1—0,2 pCt.) das voraus, dass letztere immer bereits einen künstlichen Verdauungsprocess darstellt, also auch
bereits nachweislich bereits Peptone enthält, deren Gegenwart
je nach ihrer Menge die weitere Wirksamkeit des Auszugs beschränken, wenigstens verzögern können. Ich habe diese Mass-
methode auch bereits zur Entscheidung der Frage, ob die pars
pylorica Eiweiss verdaut, in einem allerdings nicht sehr genauen
Versuche in Anwendung gebracht. Seitdem habe ich eine Reihe
sehr viel genauerer Versuche in dieser Richtung hin angestellt, die
alle nicht nur die sehr viel geringere Energie an den Tag legten,
mit welcher die Pylorusdrüsen auf Eiweiss wirken, sondern es
mir vielmehr äusserst wahrscheinlich machen, dass ihnen gar
keine verdauende Kraft auf letzteres zukomme. Ich

will zuerst meine Versuche hierherstellen und dann versuchen, die gegenstehenden Angaben Ebstein's und Grützner's zu erklären. Meine Versuche beziehen sich allein auf die Magen vom Schwein und Kaninchen, in allen wurde das Pepsin durch Glycerinauszug gewonnen, in allen diente gequollenes Fibrin als Verdauungsobject.

Versuche mit Kaninchenmagen.

Im Magen eines frisch getödteten Kaninchens gränzt sich die sehr bleiche pars pylorica ziemlich scharf von den übrigen Theilen ab, sie wurde zu meinen Versuchen nach Befreiung der Schleimhaut von der Magenmusculatur stets so abgetrennt, dass ich den Scheerenschnitt noch durch den bleichen Theil führte, einen Theil desselben also noch mit an dem Fundus liess. Beide Abschnitte wurden hierauf mehrstündig gesondert unter einen Wasserstrom gebracht, mechanisch von den ihnen aufliegenden schleimigen Massen gesäubert und alsdann ca. 20 Stunden in destillirtem Wasser an kühlem Orte aufbewahrt. Hierauf wurden sie in absoluten Alkohol gelegt, letzterer nach 24stündigem Stehen abgegossen, und die Schleimhautstücke über Schwefelsäure getrocknet. Alsdann wurden gleiche Gewichtsmengen (0,22 Grm.) von beiden möglichst zerkleinert mit gleichen Mengen Glycerin (10 Ccm.) angerieben, und aufgestellt. Nach achttägigem Stehen wurde letzteres durch ein feines Leinentuch gepresst und die so gewonnenen Auszüge zu den Versuchen benutzt.

Ebstein und Grützner haben einmal die vorherige Erhärtung der Pylorusschleimhaut in Alkohol vorgenommen, die aber von ihr nachher gewonnenen Infuse verdauten überhaupt sehr wenig; sie gaben daher dies Verfahren auf. Zu bedauern ist es, dass sie nicht angeben, ob sie ebenso auch mit der Fundus-Schleimhaut verfuhren und auch aus ihr kein wirksames Präparat gewannen. Glycerin entzieht der vorher in Alkohol erhärteten Mucosa, nach vorhergehender Verdunstung des Alkohols sehr schnell und sehr energisch das Pepsin; ja es hat die Methode vor der Extraction der frischen Schleimhaut das voraus, dass sie der letzteren viel weniger schleimige Massen entzieht, das Pepsin daher viel reiner gewinnen lässt. Der Glycerinauszug aus dem Alkoholpräparat ist leicht flüssig, leicht filtrirbar, der aus der frischen Schleimhaut sehr dickflüssig, schwer filtrirbar.

1. Versuch.

Zwei gleich grosse Trichter mit grobem Filtrirpapier wurden in der Stubenwärme mit Fibrin gefüllt, welches mehrstündig in 0,2procentiger HCl gelegen hatte und vollständig gequollen war. Die nicht imbibirte Säure war abgegossen und abgepresst.

Zu dem Trichter I wurde 1 Ccm. eines nach obiger Angabe gewonnenen Pylorus-Glycerinextracts gesetzt.

Zu Trichter II 1 Ccm. Fundus-Glycerinextract.

Die Filtration begann bei II schon nach einer Minute und lieferte in 24 Stunden 18 Ccm., während sie bei I sehr viel später begann, langsamer erfolgte und nach 24 Stunden grade nur soviel Filtrat lieferte (d. h. 1 Ccm.), als Glycerin zugesetzt war.

Um sicher zu sein, dass nicht etwa Verschiedenheit der Filtra oder die verschiedene lockere Lagerung des Fibrins diesen gewaltigen Unterschied veranlasste, wurde zu Trichter I jetzt 1 Ccm. Fundus-Glycerinextract zugefügt, die Filtration, die vorher vollständig stille stand, begann fast augenblicklich und lieferte in 20 Stunden 12,5 Ccm. Filtrat.

2. Versuch.

Wiederum wurden 2 Trichter in derselben Weise mit gequollenem Fibrin aufgestellt, und zu I 1 Ccm. Fundusglycerin,

       » II 1   »   Pylorusglycerin

gesetzt; auch diesmal begann die Filtration bei I fast momentan und lieferte in   ³/₄ Stunden 7 Ccm.

               21   »   ·19 »

Bei II filtrirte in   ³/₄ »   1,5 »

               21   »   3 »

Auch in diesem Falle fügte ich nach Verlauf der ersten 21 Stunden zu II 1 Ccm. Fundusglycerin; es filtrirte

        in ³/₄ St. = 3 Ccm.

     » 1 » = 4 »

     » 2 » = 6 »

     » 3 » = 7 »

     » 24 » = 16 »

Alle in dieser Weise mit dem Kaninchenmagen angestellten Versuche gaben mir so übereinstimmende Resultate, dass ich nicht durch die Aufzählung aller ermüden möchte. In einigen erfolgte, wie in dem ersten mitgetheilten, gar keine Verdauung auf Zusatz von Glycerinauszug von der Pylorusschleimhaut, in andern erfolgte sie so ganz unvergleichlich langsamer, und ergab eine so ganz unvergleichlich geringere Menge des Filtrats, dass ich wohl auf den Verdacht kommen konnte, es sei selbst nach sorgfältigster Auswaschung der Pylorusschleimhaut immer noch ein Minimum ihr mechanisch anhaftenden Pepsins verblieben. Keinenfalls aber würde man aus ihnen erschliessen, dass die Pylorusdrüsen, wie Ebstein es will, im hohen Grade verdauende Kraft besitzen.

Versuche mit Schweinemagen.

Die grössere Dicke der Schleimhaut im Schweinemagen gestattet eine sehr viel genauere Prüfung; auch in ihr gränzt sich die pars pylorica schon äusserlich sichtbar ziemlich scharf von dem sehr viel rötheren Fundustheil ab. Nach Befreiung der Schleimhaut von der Magenmusculatur wurde auch hier die Trennung beider Abschnitte so vorgenommen, dass ich den Schnitt noch durch die bleiche Pylorusschleimhaut führte. Beide Partien wurden alsdann zunächst unter Wasser durch Streichen mit den Fingern sorgfältigst von allen zufällig sich auf ihrer Oberfläche befindlichen fremden Körpern, wie von den ihr aufliegenden Schleimmassen gesäubert, in einer Schaale ausgebreitet, 4 Stunden hindurch unter einen Wasserstrom gebracht, und nach Verlauf dieser Zeit einen Tag lang unter mehrfacher Erneuerung in destillirtem Wasser aufgestellt. Nach Abguss des letzteren, und nach möglichst vollständigem Abfluss desselben, wurden zwei möglichst gleich grosse Stücke auf Holzplatten mit Stecknadeln fixirt und unter Alkohol gebracht. Nach 24 Stunden herausgenommen, wurden mit einem Rasirmesser möglichst oberflächliche Schichten sowohl von der Pylorus- als von der Fundusschleimhaut abgetragen, beide in gesonderten Schälchen über Schwefelsäure getrocknet. In zwei anderen Gefässen wurden alsdann die ebenfalls mit dem Rasirmesser abgetragenen tiefern Schichten beider Schleimhautpartien gesammelt und getrocknet. Nachdem dies geschehen, wurden von allen vier Proben gleiche Mengen abgewogen (0,300 Grm.) und diese in gesonderten Gefässen mit gleichen Mengen Glycerin angerührt. Schon nach 24stündiger Einwirkung des letzteren wurde der erste Versuch in folgender Weise gemacht.

3. Versuch.

Vier ziemlich gleich grosse Trichter mit grobem Filtrirpapier wurden mit gleichen Mengen gequollenen Fibrins bei Stubenwärme aufgestellt, und folgende Zusätze gemacht:

Zu Trichter Nr.　I 1 Ccm. Glycerin aus Pylorusoberfläche,
»　»　» II 1　»　»　» Pylorustiefe,
»　»　» III 1　»　»　» Fundusoberfläche,
»　»　» IV 1　»　»　» Fundustiefe.
Nach 24 Stunden waren filtrirt:
bei Nr.　I = 1,5 Ccm.
»　» II = 1,5　»
»　» III = 4,5　»
»　» IV = 6　»

Der Versuch ist insofern nicht genau, als das Fibrin vor seinem Ueberfüllen auf die Filtra nicht gehörig abgepresst war, daher möglicher Weise ein Theil des Filtrats auf Rechnung der ihm noch anhaftenden nicht imbibirten Säure zu bringen ist; daher erklärt es sich wohl, dass bei I und II nur wenig mehr filtrirte, als Glycerin zugesetzt ward. Schon das Aussehen des Fibrins auf dem Filtrum nach Beendigung der Filtration zeigte einen wesentlichen Unterschied, in IV und V war es zusammengefallen, füllte nicht mehr wie beim Beginn des Versuchs das ganze Filtrum aus, sondern erschien als eine zähflüssige glasige Masse, während dasselbe als eine starre Gallerte die Filtra I und II ganz so füllte wie anfangs. Ich glaube annehmen zu können, dass in den beiden letztern Filtern überhaupt keine Verdauung statt fand. Interessant ist noch das verschiedene Verhalten von III und IV, welches zeigt, dass die tieferen Schichten der Fundusmucosa energischer verdauten, als die oberflächlichen, die zum Theil doch wenigstens aus den labzellenfreien Ausführungsgängen bestanden. Ein Umstand, welcher wohl für die alte Auffassung dieser Zellen als Pepsinbildner spricht.

4. Versuch.

Noch schlagender war folgender Versuch.

Zwei Trichter mit Wasserbad wurden wiederum mit gequollenem Fibrin auf Filtrirpapier aufgestellt, auf 50 ° C. erwärmt, und mehrstündig durch Regulirung der Lampe auf eine Temperatur von 40—50 ° C. erhalten. Das Fibrin war sorgfältigst abgepresst und mit dem Versuche wurde erst begonnen, als ich mich überzeugt hatte, dass während einer halben Stunde kein Tropfen von den Filtern abfloss. Das Fibrin war so frei von überschüssiger Säure, dass nicht einmal die Ränder des Filtra feucht wurden. Zu Trichter Nr. I wurden 1 Ccm. Glycerinauszug aus der Tiefe des Fundus, zu Trichter Nr. II ebenso viel Glycerinauszug aus der Tiefe der Pylorusmucosa gesetzt. Bei Nr. I begann die Filtration nach Verlauf einer Minute, während bei Nr. II selbst nach 3 Stunden absolut kein Tropfen gefallen war. Nr. I lieferte:

In der 1. halben Stunde 8 Ccm. Filtrat

  » » 2. » » 6 » »

  » . 3. » » 4 » »

  » » 4. » » 2 » »

  nach 20 Stunden . . 27,5 » »

Nach Verlauf dieser Zeit wurde zu Nr. II, dessen Trichterröhre bisher absolut trocken bliob, 3 Ccm. Glycerinauszug aus dem Fundus zugesetzt; die Filtration begann fast momentan und lieferte

In der 1. Stunde = 6 Ccm. Flüssigkeit,

nach 20 Stunden = 13,5 » »

5. Versuch.

Abermals wurde ein Wasserbadtrichter mit trocken abgepresstem gequollenem Fibrin aufgestellt, auf 50° C. erwärmt und 4 Ccm. Glycerin-Pylorusauszug zugefügt. Nach Verlauf von 2 Stunden war kein Tropfen filtrirt.

Hierauf wurde der früher in Anwendung gebrachte Auszug aus der Fundusschleimhaut in der Weise mit reinem Glycerin verdünnt, dass 1 Ccm. jenes mit 10 Ccm. des letzteren gemischt wurden. Von diesem Gemisch wurden 3 Ccm. dem Fibrin auf dem Filtrum zugefügt. Schon nach zwei Minuten begann die Filtration, ging aber ungemein langsam vor sich, so dass in der ersten halben Stunde nur 0,5 Ccm. filtrirten. Es wurden hierauf von Neuem 2 Ccm. jener Mischung zugesetzt; die Filtration lieferte in der nächsten Stunde 2,5 Ccm., und nach Zusatz weiterer 2 Ccm. in der folgenden halben Stunde 3 Ccm. Um dem Einwand zu begegnen, dass die abgeflossenen 3 Ccm. nichts weiter seien, als das abgeflossene Glycerin, prüfte ich letzteres vor dem Zusatz, wie das schliesslich gewonnene Filtrat durch alkalische Lösung von schwefelsaurem Kupferoxyd, jenes wurde blau, dieses stark weinroth gefärbt, wie Peptonelösung.

Es würde zu weit führen, alle meine Versuche hier im Detail aufzuzählen; gemeinsam den meisten ist das Resultat, dass die verdauende Wirkung des Glycerinauszugs aus der Pylorus-Schleimhaut ganz unvergleichlich schwächer sich zeigte, als die des Fundusauszugs, dass sie, in einzelnen, wie in den Versuchen 1, 4 und 5, absolut fehlte, ich glaube daher für den Schweine- und Kaninchenmagen es mit Bestimmtheit aussprechen zu können, dass die Pylorusdrüsen kein Pepsin liefern.

Wie sind nun aber die entgegenstehenden Angaben Ebstein's und Grützner's zu deuten? die ja auf ganz bestimmten Zahlenangaben fussen. Zunächst wäre es denkbar, dass die Pylorus-drüsen des Hundemagens (an dem allein die Verfasser experimentirten) anders functioniren, als die des Schweine- und Kanin-

chenmagens. Allein der Umstand, dass es auch mir mit letzteren
nicht immer glückte, trotz sorgfältigster Auswaschung, eine pep-
sinfreie Pylorusschleimhaut zu gewinnen, macht es mir wahrscheinlich, dass auch das Pepsin in der Pylorusschleimhaut des
Hundemagens rein äusserlich ihr anhafte, von ihr imbibirt sei,
und dass es aus mancherlei Gründen äusserst schwer sei, dasselbe durch sorgfältiges Abspülen zu entfernen, glückt dieses
aber (und ein einziger gelungener Fall schlägt hier alle gegenstehenden), dann ist die Pylorusschleimhaut pepsinfrei und verdaut Albuminate nicht.

Ich möchte hier nur an eins erinnern. Bei früherer Gelegenheit zeigte ich [1]), dass geronnenes Fibrin in neutraler wie
saurer Lösung äusserst energisch Pepsin absorbirt, und letzteres
vollständig der Lösung entziehen könne. Es haftet alsdann so
innig an dem Fibrin, dass selbst ein wochenlanges Wässern des
letzteren es nicht daraus zu entfernen vermag. Zwar stehen
mir keine Erfahrungen darüber zu Gebote, wohl aber halte ich
es für äusserst wahrscheinlich, dass auch das Protoplasma des
Drüsenepithels in der Schleimhaut im Tode und unter dem Einfluss des auf sie wirkenden Waschwassers gerinnt und eine
gleiche Absorptionsfähigkeit besitze, wie das Blutfibrin, das
Pepsin also ungemein festhalte. Bringt man nun eine solche
Mucosa in verdünnte Säure, so entzieht diese dem quellenden
Protoplasma, wie andernfalls dem Fibrin, das von ihm fixirte
Pepsin, während eine noch so sorgfältige Auswaschung Gleiches
nicht vermag. Auch aus der Glycerinlösung absorbirt Fibrin
einen Theil des Pepsins; jene verliert, wenn sie nicht sehr
grosse Mengen des letzteren enthält, allmählig, d. h. je mehr
Fibrin man in dasselbe einträgt, seine verdauende Wirkung, ja
es scheint, als ob bestimmte Mengen Fibrins nur ganz bestimmte
Mengen Pepsin aufnehmen. Ist es nun nicht denkbar, dass die
doch immer spärlichen Mengen Pepsin in der Pylorusschleimhaut
durch die geronnenen Eiweissmassen (besonders nach der Behandlung mit Alkohol) fester gehalten werden, als von der
Fundusschleimhaut, welche muthmasslich Pepsin im Ueberschusse
enthält, und nur diesen dem Glycerin abgiebt? Nicht ohne Bedeutung für den Erfolg dürfte es ferner sein, ob man den in

---

1) Dieses Archiv Bd. V, pag. 443.

der Verdauung begriffenen Magen, oder den nüchternen zur Darstellung der Verdauungsflüssigkeit benutzt. Gewöhnlich schlachten unsere Fleischer das Schlachtvieh (besonders die Schweine) nachdem dasselbe eintägig gehungert und meistens nur Wasser erhalten hat. Der Magen, wie wir ihn von den Schlachthöfen erhalten, ist daher auch muthmasslich frei von Secret. Ob Ebstein und Grützner in gleichem Zustande die Magenschleimhaut ihrer Hunde fanden, oder ob sie sie während der Verdauung zur Herstellung ihrer Infuse benutzten, ist aus ihren Angaben nicht zu ersehen, denkbar bleibt es aber, dass die Pylorusschleimhaut während der Verdauung mehr von dem Secret auf ihrer Oberfläche festhält, also pepsinhaltiger ist, als wenn die Magenhöhle frei von Secret ist. Die Versuche der beiden Verfasser über die Aufnahme des Magensecrets durch die Dünndarmschleimhaut beweisen doch nur, dass in 1 $\frac{1}{4}$ resp. 5 Stunden jenes vollständig resorbirt war. (Die Darmschlinge war nach den eignen Angaben der Verfasser schlaff, ob der sich vorfindende Inhalt noch verdauend wirkte, wurde nicht geprüft), dass die Pylorusschleimhaut nicht doch einen Theil des Magensecrets imbibirt halten könne, widerlegen sie nicht.

Nicht unerwähnt möchte ich es ferner lassen, dass nach Hüfner's [1]) Angaben die Magenschleimhaut nicht der einzige Ort ist, der Pepsin oder doch ein ihm ähnliches Ferment liefert, dass dem letzteren muthmasslich eine ähnliche Verbreitung zukommt, wie den saccharificirenden Fermenten, dass man aus seiner Gewinnung noch nicht auf den Ort seines Entstehens zu schliessen berechtigt sei. Vergleicht man unter dieser Voraussetzung die Energie, welche die Fundusschleimhaut auszuüben im Stande ist (d. h. die Menge des Pepsins, welches sie producirt), mit der doch im günstigsten Falle sehr viel geringeren der pars pylorica (sie beträgt nach Ebstein $\frac{1}{20}$ bis $\frac{1}{30}$ der vorigen), so scheint es schon hieraus gerechtfertigt zu sein, die Fundusdrüsen als diejenigen aufzufassen, in welchen vorwiegend die Anhäufung des zur Secretion erforderlichen Ferments erfolgt.

Ich bewahre unter meinen Präparaten einen dritten Aufguss von Glycerin auf Fundusschleimhaut, von dem noch heute wenige

---

1) Untersuchungen über die ungeformten Fermente und ihre Wirkungen. Journ. f. pract. Chemie. Bd. V, 1872, pag. 393.

Tropfen ausreichen, um eine wahrhaft rapide Verdauung einzuleiten, so wenig hat die mehrmalige Erneuerung des Glycerins
die Mucosa erschöpft; während mir andererseits Pylorusauszüge
zu Gebote stehen (erste Aufgüsse), die nur in sehr grossen Mengen,
und selbst dann noch sehr schwach wirken, andere sich absolut
wirkungslos zeigen.

Endlich will ich noch auf eine Beweisführung Heidenhain's
kommen. Aus dem Umstande, dass bei Zusatz verdünnter Salzsäure die von ihm sogenannten Hauptzellen sich auflösen, die
Belegzellen (Labzellen der älteren Autoren) dagegen wohl aufquellen, aber nicht gelöst werden, erschloss derselbe, dass jene,
nicht diese die Pepsinbildner seien. Liesse es sich nicht aber
denken, dass das Verschwinden jener das erste Zeichen beginnender Pepsinwirkung, einer Art Selbstverdauung der Mucosa
sei? Dass eine solche stattfindet, lässt sich unzweifelhaft in den
in gewöhnlicher Art gewonnenen künstlichen Verdauungsflüssigkei-
ten nachweisen, die stets, selbst bei Vermeidung der zur Mucosa
gehörigen Muskelschicht Peptone gelöst enthalten.

Das Pepsin diffundirt, wie ich mich überzeugt habe, bei
Gegenwart freier Säure ungemein leicht, es ist daher wohl denkbar, dass dasselbe die um Vieles resistenteren Beleg(Lab)zellen
verlässt und auf den Inhalt der Drüsenschläuche wirkt, ohne
dass jene vorher zu Grunde gehen. Dass aber ein lebhafter
Diffusionsstrom zwischen der verdünnten Säure und den Belegzellen statt habe, dafür spricht ja auch das von Heidenhain
beobachtete Aufquellen der letzteren. Bedenken wir ferner, dass
in vielen meiner Versuche jene drüsigen Partien, welche frei von
allen Belegzellen und Heidenhain's Hauptzellen in ihren Schläu-
chen führen, absolut gar keine Pepsinwirkung an den Tag legen,
dass die tieferen mehr Belegzellen zeigenden Schichten der Fundusschleimhaut kräftiger wirken, als die oberflächlichen, dann
wird es allerdings wahrscheinlich, dass die Belegzellen die
Pepsinbildner sind.

Welche Function aber den Hauptzellen zukomme, wage ich
nicht zu entscheiden.

Ueber das Leberferment.

Von

v. Wittich.

Die Mittheilungen Tiegel's, „über eine Fermentwirkung des
Blutes", veranlassen mich zu ein Paar kurzen Bemerkungen, die
sich zunächst nur gegen den ersten Theil jener richten. Ich
glaube, wenn der Herr Verfasser meine Angaben (weitere Mittheilungen über Verdauungsfermente d. Arch. Bd. III, pag. 339)
wirklich durchzulesen sich die Mühe gegeben hätte, er schon
aus ihnen ersehen haben würde, dass mir die fermentirende
Wirksamkeit des Blutes nicht nur bekannt war [1]), sondern dass
ich dort auch ein Verfahren angab, um das Ferment aus demselben zu isoliren, dass es mir gelang, dasselbe nicht nur aus
dem blutkörperhaltigen, sondern auch aus blutkörperfreiem Serum
zu gewinnen, dass also die von ihm pag. 257 aufgestellte und
in suspenso gelassene Frage: ob die fermentative Kraft dem
frisch aufgelösten Stroma der Blutkörperchen, oder ob sie dem
Hämoglobin in statu nascenti zukomme, oder ob endlich das
fermentative Moment auf der Zersetzung der rothen Blutkörperchen als solches beruhe, bereits theilweis ihre Erledigung dadurch
findet, als das von mir gewonnene Ferment hämoglobinfrei war,
dass es sowohl im Serum als in den Blutzellen sich vorfand.
Ich bewahre seit zwei Jahren ein Präparat, dass aus vollkommen
klar abgesetztem Serum dadurch gewonnen wurde, dass ich letzteres mit absolutem Alkohol mischte, den so gewonnenen Niederschlag auf dem Filtrum sammelte und ihn lufttrocken mit
Glycerin zerrieb. Das Präparat war vollkommen zuckerfrei, es
genügte aber in einem neuerdings noch angestellten Versuche
1 Ccm. des Auszugs, um in etwa 20 Ccm. eines Stärkekleisters
im Verlauf von 10 Stunden eine so energische Zuckerbildung
einzuleiten, dass von der Hälfte derselben ungefähr 0,5 Ccm. der
Fehling'schen Flüssigkeit vollständig reducirt wurde, während

---

1) Auch Lépine (über Entstehung und Verbreitung des thierischen
Zuckerfermentes. Ber. d. k. sächs. Gesellsch. d. Wissensch. 1870, 31. Oct.)
und Viele vor uns kannten das Ferment im Blute.

eine zur Controle aufgestellte Probe reinen Stärkekleisters in derselben Zeit keine Spur spontaner Zuckerbildung zeigte. Es fällt mit dem Vorhandensein des Ferments im Serum auch eines jener Momente: das Zugrundegeben der Blutkörperchen im Leberkreislauf — welches Tiegel zur Begründung seiner Diabetes-Theorie in Anwendung bringt. Ist es nun aber aus meinen wie aus Tiegel's Angaben ersichtlich, dass das Blut einen das Leberglycogen in Zucker umwandelnden Körper führt, so fehlt derselbe dem Leberparenchym selbst keineswegs, denn selbst Tiegel's Versuche geben kein absolut negatives Resultat, es gelang ihm nur nicht, ein absolut zuckerfreies Ferment zu isoliren. Allein er ist im Irrthum, wenn er glaubt, auch nach dem von mir angegebenen Verfahren nicht zum Ziele gekommen zu sein. Ich selbst habe angegeben, dass zur Darstellung des Ferments es absolut nothwendig sei, das möglichst durch Auswaschen von Blut befreite Leberparenchym zunächst mit Alkohol auszuziehen, dass ich das alsdann lufttrocken zerriebene Parenchym durch feinmaschige Gaze beutelte, um die Leberzellen von den Gefässsträngen und dem interstitiellen Bindegewebe zu sondern, und dass ich jene erst so mit Glycerin anrieb und nach 24stündigem, deutlicher noch nach mehrtägigem, Stehen ein sehr energisch wirksames Präparat erhielt, welches allein zuckerfrei nach viertelstündiger Wirkung auf Stärkekleister schon deutliche Zuckerreaction zeigte (Trommer).

Obwohl mir mein Journal hierüber vollkommen sichere Angaben aus meinen früheren Versuchen (die ich zum Theil bereits a. a. O. mittheilte) zu geben schien, habe ich doch nach Kenntnissnahme von Tiegel's Arbeit und in der Besorgniss, kleine Mengen Zucker in meinen fermenthaltigen Glycerinauszügen bei früheren Versuchen übersehen zu haben, neue Versuche angestellt, die mich allerdings lehrten, dass absolut zuckerfrei jene Auszüge kaum zu gewinnen sind, dass aber anderweitige Erscheinungen für das gleichzeitige Vorhandensein eines Fermentes ganz unzweifelhaft sprechen, während unter günstigen Verhältnissen der Glycerinextract nur Spuren von Zucker anzeigt.

In die Pfortader einer unverletzten Kalbsleber band ich eine Canüle, welche durch einen Cautchoukschlauch mit einem mit Brunnenwasser gefüllten Druckgefäss communicirte. Ich liess so die Leber 4 Stunden lang durchströmen und prüfte von Viertel-

zu Viertelstunde das allmählig farblos werdende Abflusswasser
auf Zucker. Das Parenchym war nach Verlauf dieser Zeit vollkommen bleich, ungemein fest und teigig, das Abflusswasser
kaum gefärbt, aber noch zuckerhaltig. Es wurde hierauf der
linke Leberlappen abgetrennt, schnell zerkleinert, mit feinem
Sand zerrieben und mit absolutem Alkohol übergossen, und letzterer nach mehrstündigem Stehen erneuert. Nach zwei Tagen
wurde das so ausgezogene und gehärtete Parenchym auf dem
Filtrum gesammelt, abgepresst, an der Luft getrocknet und durch
Gaze gebeutelt, die so möglichst von allen übrigen Gewebstheilen
gesonderten Leberzellen mit Glycerin angerieben. Schon nach
24stündigem Stehen zeigte letzteres allerdings noch Spuren von
Zucker, wirkte aber ausserdem schon in geringen Mengen energisch fermentirend auf Stärkekleister. Da es sich hier um eine
Beobachtung nur relativen Werthes handelt, sei es mir gestattet,
die Art und Weise genauer anzugeben, in welcher ich sie gewann. Bestimmt abgemessene Volumina Stärkekleister wurden
mit ebenfalls genau abgemessenen Mengen des Leber-Glycerin-
auszuges gemischt und aufgestellt, in einem zweiten Gefäss wurde
dieselbe Menge Glycerinauszug mit so viel destillirtem Wasser
verdünnt, als in dem ersten Kleister in Anwendung kam. Nach
Verlauf einiger Zeit (1 Stunde) wurde alsdann aus dem grösseren
Verbrauch Fehling'scher Flüssigkeit ersehen, ob die Menge
des Zuckers im Amylon zugenommen hatte.

Verschweigen will ich nicht, dass nach so gründlicher Auswaschung der Leber, wie ich sie in dem vorerwähnten Falle
ausführte, die fermentative Kraft des Glycerinauszuges um vieles
geringer ausfiel, als wenn, wie ich es in andern Fällen that, die
Auswaschung nur so lange ausgeführt wurde, bis das Waschwasser nur schwach gelblich abfloss, was bei Lebern frisch getödteter Thiere, in denen noch wenig oder gar kein Gerinnsel
in den Blutgefässen sich dem Wasserstrom hindernd in den Weg
stellen, meistens ziemlich schnell erfolgt. In meinem hier genauer
mitgetheilten Fall (Kalbsleber) wurde die Auswaschung fast zur
Erschöpfung des Glycogengehalts der Leber fortgesetzt, denn
einmal enthielt das abfliessende Wasser nur noch Spuren von
Zucker, dann aber liessen sich aus dem so ausgewaschenen Parenchym nur noch Spuren von Glycogen nach der von Brücke
angegebenen Methode gewinnen.

Doch kehren wir zur Kalbsleber, d. h. zu dem noch unzerkleinerten Theil derselben zurück. Ich liess durch denselben noch weitere zwei Stunden lang Wasser strömen, das jetzt natürlich aus den klaffenden durchschnittenen Gefässen abfloss. Nach Verlauf dieser Zeit zeigte sich das aufgefangene Waschwasser farblos, aber auch absolut zuckerfrei. Ich sistirte hierauf den Wasserstrom und erneute ihn erst nach einstündiger Ruhe der Leber. Das nach dieser Zeit von Neuem aufgefangene Waschwasser enthielt deutliche Mengen Zucker. Ich erkläre mir diese Thatsache dadurch, dass das Fehlen des Zuckers nicht etwa seinen Grund in einer gänzlichen Erschöpfung des Glycogen- und Fermentgehalts der Leber, sondern darin findet, dass bei einem minimalen Gehalt derselben an beiden es einer längeren Zeit der Einwirkung beider aufeinander bedurfte, um den Zucker wieder auftreten zu lassen. Das Parenchym der so ausgewaschenen Leber war übrigens absolut blutfrei, das Wasser farblos. Das Auftreten neuer Zuckermengen nach kurzer Ruhe spricht also allein schon für das im Parenchym selbst sich vorfindende Ferment. Nach Entwässerung des zerkleinerten Organs durch absoluten Alkohol wurde dasselbe lufttrocken noch mit Glycerin in einer Reibschale angerieben und so aufbewahrt. Schon nach 24 Stunden zeigte das abgegossene und abgepresste Glycerin deutlich fermentative Eigenschaften. Um auch hier vollständig sicher zu gehen, führte ich den Nachweis so, dass ich in zwei Cylindergefässen gleiche Mengen des Glycerinauszugs aus der Leber (5 Ccm.) in dem einen mit 25 Ccm. destillirten Wassers, in dem andern mit ebensoviel Stärkekleisters mischte, in einem dritten Glase endlich reinen Kleister aufstellte. Nach 4 Stunden wurden alle drei mit Fehling's-Flüssigkeit auf Zucker geprüft. Der reine Kleister gab gar keine Reduction; in 10 Ccm. der Mischung Glycerinauszug mit Wasser waren nur Spuren von Zucker; 5 Tropfen der Fehling'schen Lösung genügten, um ihr eine blaue Farbe zu ertheilen, die beim Kochen nicht verschwand, und in der nur Spuren von Kupferoxydul sich ausschieden, während die gleiche Menge Kleister und Glycerinauszug 1 Ccm. der Fehling'schen Lösung fast vollständig reducirte, so dass die über dem ziemlich massiven Oxydulniederschlag stehende Flüssigkeit fast vollkommen farblos war. Nach Verlauf von 24 Stunden reducirten 10 Ccm. des mit dem Glycerinauszug gemischten

Kleisters 5 Ccm. Fehling'scher Flüssigkeit vollständig, enthielten also annähend 0,25 pCt. Zucker, während der reine ungemischte Kleister auch da noch keine spontane Zuckerbildung anzeigte.

Ich muss daher gegenüber den Angaben Tiegel's (d. Arch. Bd. VI, pag. 259) festhalten, dass auch die vollständig ausgewaschene blutleere Leber ein sicher nachweisliches Ferment enthält.

Schliesslich möchte ich noch auf einen Umstand aufmerksam machen, der auch, wie ich glaube, für ein in den Leberzellen selbst vorkommendes zuckerbildendes Ferment spricht. Die frische Galle führt, wie ich wiederholt hervorgehoben habe, unter durchaus physiologischen Verhältnissen ein auf Glycogen und Amylon wirksames Ferment. Auch seine Isolirbarkeit habe ich bereits früher angegeben. Es liegt daher wohl auf der Hand, seinen Ursprung da zu vermuthen, wo auch die Ausscheidung der übrigen Gallenbestandtheile erfolgt, im Leberparenchym. Es würde damit noch keineswegs gesagt sein, dass das Ferment nothwendig in den Zellen selbst entstehe; schon in einer früheren Mittheilung habe ich, auf die grosse Verbreitung des Fermentes in fast allen Geweben gestützt, die Vermuthung ausgesprochen, dass die Bildung desselben nicht nothwendig an einen Ort gebunden sei, sondern als eins der chemischen Resultate allgemeinen Zellenlebens aufzufassen sei. Gleichwohl spricht die Thatsache, dass man selbst nach noch so energischem Auswaschen des Parenchyms immer noch leicht nachweisliche Mengen des Ferments findet, wohl für die Annahme, dass das Leberferment in den Zellen des Organs selbst sich bildet.

Mikroskopische Untersuchungen über die quergestreifte Muskelsubstanz.

Von
Th. Wilh. Engelmann
in Utrecht.

Erster Artikel.
(Mit Taf. II.)

Die folgende Untersuchung behandelt den Bau der quergestreiften Muskelsubstanz in den verschiedenen Zuständen der Ruhe,
Thätigkeit und Starre. Sie war bereits vor nahezu einem Jahre
im Wesentlichen abgeschlossen und in ihren Hauptergebnissen
der holländischen Akademie der Wissenschaften mitgetheilt [1], als
eine Arbeit von Merkel [2] über die quergestreifte Substanz der
Arthropoden erschien, in welcher ein zweiter Artikel desselben
Autors, die Muskelsubstanz der Wirbelthiere betreffend, in baldige
Aussicht gestellt war. In Erwartung dieses zweiten Artikels
prüfte ich im Laufe des Frühjahrs und Sommers den ganzen
Stoff, namentlich die Vorgänge bei der Zusammenziehung, nochmals Punkt für Punkt, unter besonderer Berücksichtigung der
Untersuchungen von Flögel [3] und Merkel. Nachdem ich nun
unlängst von Herrn Merkel selbst vernommen habe, dass das
Erscheinen jener Fortsetzung seiner Arbeit auf unbestimmte Zeit
verschoben ist, will ich mit der ausführlichen Darstellung meiner
Ergebnisse nicht länger zögern.

I. Die ruhende Muskelsubstanz.

A. Zur Methode.

Die mikroskopische Untersuchung des Baues der ruhenden
Muskelsubstanz hat, nach der für alle verwandte Aufgaben gel-

---

1) S. Proces verbaal d. k. Akad. van wetenschappen. Afdeel. Natuurk.
Nr. 6. 30. Dec. 1871 und ibid. Nr. 7. 27. Jan. 1872.

2) Fr. Merkel, der quergestreifte Muskel. I. Das primitive Muskel-
element der Arthropoden. Hierzu Taf. XIII. Archiv f. mikrosk. Anatomie.
Bd. VIII. 2. Heft. Januar 1872, pag. 244—268.

3) J. H. L. Flögel, Ueber die quergestreiften Muskeln der Milben.
Hierzu Taf. III. Archiv f. mikrosk. Anat. Bd. VIII. 1. Heft. November 1871.
pag. 69—80.

tenden Regel, von der Betrachtung des völlig normalen, lebendigen Gewebes auszugehen: erst wenn das dem normalen Zustand entsprechende Bild genau bekannt ist, können die künstlich entstandenen mit Sicherheit richtig gedeutet werden. Bietet die Erfüllung dieser Bedingung schon im Allgemeinen nicht wenig Schwierigkeiten, so gilt das ganz besonders von Fällen wie dem vorliegenden, wo der zu untersuchende Gegenstand durch eine ausserordentliche Labilität seiner mikroskopischen Structur sich auszeichnet. In der That möchten nicht viele organisirte Massen in diesem Punkt der quergestreiften Substanz den Rang streitig machen: die Bedingungen, an welche die Erhaltung des so äusserst regelmässigen und zusammengesetzten Baues der lebenden Muskelsubstanz geknüpft ist, sind sehr verwickelt, schwer zu erhalten, wo sie gegeben, schwieriger noch künstlich nachzuahmen, und zudem für verschiedene Muskeln, sowohl derselben, wie für die verschiedener Thierarten, häufig ganz verschiedene. Leider ist die Zahl der Fälle, in welchen die Muskelfasern im lebenden Thiere unter den normalen Bedingungen des Stoffwechsels hinreichend genau untersucht werden können, nicht gross. Die herrlichen, krystallklaren Arthropoden und Arthropodenlarven, an denen das Meer so reich ist, stehen dem Forscher im Binnenlande nicht zu Gebote, und die Süsswasserfauna liefert in ihren Cyclops, Gammarus, Asellus, Hydrarachniden, Insecten und Insectenlarven (Corethra plumicornis u. a.), nur beschränkten Ersatz. Doch sind auch diese Objecte, welche sich zum Theil noch durch Dünne und isolirten Verlauf ihrer Muskelelemente und mitunter durch erhebliche Breite der Querstreifen auszeichnen, vom grössten Werthe, da sie die unter nicht mehr ganz normalen Bedingungen erhaltenen Bilder zu controliren gestatten. So findet sich denn auch in der folgenden Darstellung des Bildes der lebenden ruhenden quergestreiften Substanz kein wesentlicher Punkt, der nicht durch Beobachtung an solchen Normalpräparaten geprüft worden wäre.

In den meisten Fällen inzwischen ist man ausschliesslich darauf angewiesen, die Muskelfasern aus dem Körper des lebenden Thieres zu entfernen und künstlich möglichst normale Bedingungen herzustellen. Diese müssen jedesmal durch Ausprobiren gefunden werden. Die sogenannten indifferenten Zusatzflüssigkeiten, wie Serum, Kochsalzlösung von 0,5 bis 0,8 pCt., Eiweisslösungen u. a. bringen in vielen Fällen (z. B. bei den meisten Stammmuskeln der Insecten) sogleich die gröbsten Veränderungen hervor. Durchschnittlich giebt noch Untersuchung ohne jeden Zusatz in einem mässig feuchten Raume die besten Resultate. In allen solchen Fällen gilt selbstverständlich die Regel, so schnell wie möglich zu präpariren und zu beobachten. Denn rasch und unanfhaltsam entwickeln sich nach der Entfernung der Muskeln aus ihrer natürlichen Umgebung die mannichfach- sten Leichenveränderungen: mitunter so rasch, dass die Fasern nicht leicht noch reizbar und in der Regel mit ganz verunstal- tetem Ansehen unters Mikroskop kommen. So bei den meisten Muskeln der Warmblüter und manchen Insectenmuskeln.

Nur solche Stellen quergestreifter Substanz habe ich im Fol- genden als Ausgangspunkt für die Darstellung benutzt, durch welche sich kräftige Contractionswellen noch mit relativ bedeu- tender Geschwindigkeit fortzupflanzen vermochten. Und zwar verstehe ich unter kräftigen Contractionswellen nur solche, auf deren Gipfel die Verkürzung wenigstens ein Drittel beträgt. Diese Einschränkung ist nöthig, denn man würde sehr irren, wenn man glaubte, dass jedes Stück quergestreifter Substanz, welches über- haupt noch wellenförmig fortschreitende Zusammenziehungen zeigt, sein normales Ansehen behalten haben müsse. Es ist beinah unglaublich, welche gewaltigen Veränderungen die optischen Ei- genschaften, namentlich von Insectenmuskeln, erleiden können, ehe Reizbarkeit und Leitungsvermögen erlöschen. Wir werden unten Beispiele davon kennen lernen.

Um zu entscheiden, ob die quergestreifte Substanz sich noch in dem erwünschten frischen Zustand befinde, muss man bei Wirbelthiermuskeln in der Regel künstlich (electrisch) reizen. Bei den Muskeln der Arthropoden hat man das meist nicht nöthig, weil hier sehr leicht ohne nachweisbare äussere Veran- lassung Contractionen auftreten, die sich, wie schon oft bemerkt worden ist, Minuten, ja Secunden lang in mehr oder minder regelmässigen, meist kurzen Pausen an derselben Faserpartie wiederholen. Ueberhaupt empfiehlt es sich, namentlich für eine vorläufige Orientirung, zunächst nur Muskeln von Arthropoden zu wählen. Denn bei diesen pflegen hauptsächlich wegen grösserer Breite der Querstreifen, die wesentlichen Structurverhältnisse leich- ter kenntlich zu sein. Man reicht darum auch schon mit verhält-

nissmässig schwachen Vergrösserungen ($\frac{??}{?}$ bis $\frac{??}{?}$) für die Hauptsachen aus [1]). Ich habe in die folgende Beschreibung nichts
aufgenommen, was nicht schon mit einem guten trocknen Objectiv-
system (Hartnack 8, Zeiss E, F) erkannt werden könnte —
eine Beschränkung, die mir geboten schien gegenüber der immer
mehr zunehmenden Unsitte, den Schwerpunkt der mikroskopischen
Forschungen jenseits der Grenzen zu verlegen, welche uns augenblicklich durch das optische Vermögen unserer Instrumente gezogen sind.

B. Das Bild der lebenden, ruhenden Muskelsubstanz.
(Hierzu Fig. 1—8.)

An jeder normalen ruhenden quergestreiften Muskelfaser [2])
lassen sich bei Untersuchung im gewöhnlichen durchfallenden
Lichte, in der Regel schon mit mässig starken Vergrösserungen ($\frac{??}{?}$),
wenigstens vier verschiedene Arten von Querstreifen oder Querbändern unterscheiden, die in völlig gesetzmässiger Wiederkehr
angeordnet sind:

I. ein helles sehr schwach lichtbrechendes Band halbirt von
II. einem dunkeln, stark lichtbrechenden Streifen (zn Fig.
  1—3).
III. ein mässig dunkles, ziemlich stark lichtbrechendes Band
  (qq), in dessen Mitte
IV. ein hellerer, schwächer lichtbrechender Streif (m).

Bei allen Fasern mit sehr breiten Querstreifen — möge die
grössere Breite nun von Natur gegeben oder künstlich, durch
Dehnung, hervorgerufen sein — lässt sich das einfache dunkle
Band zn mit hinreichend starken Vergrösserungen in drei Querstreifen auflösen: einen mittleren dunkleren (z Fig. 4—7) und
zwei seitliche hellere (n). Man muss annehmen, dass auch da,
wo mit unsern jetzigen Hülfsmuskeln nur ein einfaches dunkles
Band zn in der hellen Substanz i gefunden wird, diess noch
aus drei Streifen zusammengesetzt sei.

Zwischen gekreuzten Nicols erscheinen q und m im Allgemeinen hell, i ausnahmslos völlig dunkel, zn (beziehungsweise

---

1) Ich pflege mit Objectiv 8 von Hartnack zu arbeiten.
2) Auch an der quergestreiften Substanz des Herzmuskels.

z und *n* jedes für sich) wenigstens im Vergleich zu *q* und *m* fast immer sehr dunkel. Wir wollen darum trotz der letzteren Einschränkung, in Uebereinstimmung mit dem bisherigen Sprachgebrauch, die beiden Streifen *q* mit dem dazwischenliegenden *m* kurzweg das anisotrope, *i* mit *zn* das isotrope Band nennen.

Alle die genannten optisch unterscheidbaren Abtheilungen lassen sich, wie an der ganzen unversehrten Faser, ebenso an jedem, auch dem dünnsten, durch Längsspaltung erzeugten Faserbruchstück (Fibrille, Fibrillenbündel) nachweisen. Da entsprechend jeder der beschriebenen Abtheilungen die quergestreifte Substanz ausser den angeführten optischen noch andere — physikalische und chemische Eigenthümlichkeiten — besitzt, deren Feststellung eine unserer ersten Hauptaufgaben sein wird, müssen wir sie uns zusammengesetzt denken aus regelmässig in der Richtung der Faseraxe aufeinanderfolgenden Schichten oder Scheiben verschieden gearteter Substanz.

Im Folgenden bezeichne ich die in der Mitte der isotropen Substanz gelegene Schicht *z* als Zwischenscheibe, ihre Nachbarn *n* als Nebenscheiben, beide zusammen, wo sie einzeln nicht unterscheidbar sind, als Grundmembran (Krause), die mittlere Lage (*m*) der doppeltbrechenden Substanz als Mittelscheibe (Hensen), die beiden seitlichen (*q*) als Querscheiben. Gehen wir von der Zwischenscheibe aus, welche die festeste ist und die quergestreifte Substanz gleichsam in natürliche Fächer oder Etagen abtheilt, so folgen in jedem Fach die einzelnen Lagen in der Weise aufeinander, wie es in beistehendem Holzschnitt halbschematisch dargestellt ist:

z : Zwischenscheibe		
n : isotrope Substanz	Isotrop. Band, halb (Zwischensubst. Rollett's),	
i : isotrope Substanz		
q : Querscheibe		
m : Mittelscheibe	anisotropes Band (Hauptsubstanz Rollett's),	
q : Querscheibe		
i : isotrope Substanz		
n : Nebenscheibe	isotropes Band, halb (Zwischensubstanz	
z : isotrope Substanz	Rollett's).	
	Zwischenscheibe	

Zur nähern Erläuterung dienen die Figuren 1 bis 8 auf Taf. II, sämmtlich nach ganz frischen, ohne Zusatz untersuchten Muskelfasern gezeichnet. Fig. 1 entstammt einem Adductor magnus

femoris von Rana temporaria, Fig. 2 demselben Muskel von Triton
cristatus, Fig. 3 dem Psoas der Ratte, Fig. 4 einem Scherenmuskel von Astacus fluviatilis, Fig. 5 einem Oberschenkelmuskel
von Hydrophilus piceus, Fig. 6, 7 und 8 dem Muskelfasernetz,
welches das obere Drittel des Enddarms von Musca vomitoria
umspinnt.

Trotz einiger Abweichungen im Einzelnen bemerkt man sogleich die völlige Uebereinstimmung, welche in der Hauptsache
zwischen allen Figuren besteht: überall erkennt man die isotrope
Substanz i, halbirt von der dunkleren Grundmembran zn und
die matten Querscheiben q mit der helleren Mittelscheibe m zwischen sich. In den enggestreiften Wirbelthiermuskeln Fig. 1
und 2 erscheinen z und n zusammen als einfache Grundmembran;
bei den breiter gestreiften, Fig. 4—8, sind Zwischenscheibe und
Nebenscheiben gesondert wahrnehmbar. Fig. 3 verräth schon die
Zusammensetzung der Grundmembran aus drei Lagen.

Wie ein Blick auf die Figuren lehrt, ist die absolute Höhe
der Muskelfächer in den verschiedenen abgebildeten Fällen eine
sehr verschiedene. Diese Verschiedenheiten lassen sich keineswegs, wie auch neuerdings noch versucht worden ist, bloss auf
Unterschiede im Dehnungszustand der Fasern zurückführen. In
Fig. 6, welche ein nur mässig gedehntes Faserstück vom Fliegendarm darstellt, misst jene Höhe nahezu viermal mehr als in
Fig. 1, die von einer ziemlich stark gedehnten Faser des Frosches entnommen ist. Der Versuch, die enggestreiften Fasern
der Wirbelthiere, unter Erhaltung ihrer Contractilität, soweit zu
dehnen, dass die Höhe ihrer Muskelfächer die von Fig. 6 oder
auch nur die von Fig. 5 erreiche, misslingt stets. Die Fasern
zerreissen lange vorher und wiederum schon, ehe sie zerreissen,
scheinen sie ihre Reizbarkeit nahezu, wo nicht völlig, zu verlieren. Die in Fig. 5, 6 und 7 abgebildeten Fasern wurden dagegen noch von kräftigen Contractionswellen durchlaufen; ja sie
konnten sogar noch ziemlich viel (über ein Viertel) weiter ausgedehnt werden, ohne an ihrer Contractilität merklich einzubüssen.
Auf der anderen Seite vermochten sie sich, dem alleinigen Einfluss ihrer elastischen Kräfte überlassen, nicht so weit zusam-
menzuziehen, dass die Höhe ihrer Muskelfächer der von Fig. 1
gleich gekommen wäre; kaum die von Fig. 2 wurde erreicht.

Vergleicht man lebende ruhende Muskelfasern möglichst vieler

verschiedener Localitäten und Thierarten, denen so genau wie
möglich die Länge wiedergegeben ist, welche sie im Ruhezustand
im Körper durchschnittlich besitzen, oder auch vergleicht man
sie, nachdem sie sich unter dem Einfluss ihrer elastischen Kräfte
frei haben verkürzen können, so ergiebt sich in beiden Fällen,
dass die Höhe der Muskelfächer zwar bei jeder einzelnen Faser
und durchschnittlich auch bei den verschiedenen Fasern desselben Muskels, aber keineswegs bei allen Muskelfasern desselben
Thieres oder bei den Muskeln verschiedener Thierarten gleich
gross ist. Bei den Wirbelthieren zwar kommen bedeutende Unterschiede nicht vor, wohl aber bei den Arthropoden. Hier finde
ich die grössten Werthe (bis 0,011 Mm. im mässig gedehnten
Zustand) durchschnittlich bei den dünnen Muskelfasern des Abdomens der Insecten; namentlich zeichnen sich die die Abdomi-
nalringe miteinander verbindenden Fasern, wie auch die den
chitinisirten Theil des männlichen Geschlechtsapparats bewegenden Fasern vieler Käfer durch hohe Fächer aus. Ich empfehle
u. a. den im Juli und August auf allen Wiesen gemeinen Telephorus (Cantharis) melanurus. Ebenso kommen aber auch
in den Extremitäten, sowie an andern Körperstellen (Thorax,
Kopf) vieler Arthropoden Bündel von auffallend breit gestreiften,
meist dünnen Fasern, oft mitten zwischen andern, bei entsprechendem Dehnungszustand eng gestreiften Elementen vor. Von
den Thieren, die mir lebend zur Ermittelung dieser Verhältnisse
dienten, seien genannt: Carabus intricatus und violaceus, Procrustes coriaceus, Hydrophilus piceus, Dyticus marginalis, Geotrupes stercorarius, Musca vomitoria und domestica, Formica rufa,
Bombus terrestris, Apis mellifica, Vanessa urticae, Pieris brassicae,
Oniscus murarius, Atax (spce.) Asellus aquaticus, Cyclops quadri-
cornis, Gammarus pulex, Astacus fluviatilis.

Ich muss nach alledem der ältern, neuerdings von Hensen [1]
wiederholten Angabe, welche allen Muskelfächern aller Thiere
nahezu dieselbe Höhe (etwa 0,0020 bis 0,0026 Mm.) im nicht
contrahirten Zustand zuschreibt, bestimmt widersprechen und damit auch den physiologischen Schlussfolgerungen, welche an die
angebliche Constanz dieses Werkes geknüpft worden sind. Auf
der andern Seite scheint es bis jetzt ebenso wenig möglich, die

---

1) Arbeiten aus dem Kieler physiolog. Institut. 1868. Kiel 1869. p. 2.

Differenzen in der Höhe der Muskelfächer mit physiologischen
Differenzen in Verband zu bringen. Wenn man gemeint hat, dass
die Schnelligkeit der Contraction um so grösser sei, je niedriger
die Muskelfächer, so ist hiergegen u. a. einzuwenden, dass die
Dauer der Zuckung bei vielen breit gestreiften Insectenmuskeln
kürzer ist als bei den enggestreiften der Schildkröte, bei diesen
aber sehr viel länger als bei den meisten andern Wirbelthieren,
deren Muskelfächer zum wenigsten nicht enger gestreift sind als
die der Schildkröte.

Constanter als die absolute Höhe der Muskelfächer ist in
der lebendigen ruhenden Muskelfaser das Verhältniss zwischen
den Höhen der beiden grossen Unterabtheilungen: der isotropen
und anisotropen Substanz (Zwischen- und Hauptsubstanz Rollett's).
Sie sind beide gleich, oder die anisotrope überwiegt ein wenig
(bei Insectenmuskeln häufig etwa im Verhältniss von 7 : 6), mitunter ist auch, besonders bei Wirbelthieren, die isotrope Lage
ein wenig dicker. Das Verhältniss scheint vom Dehnungszustand
innerhalb weiter Grenzen unabhängig zu sein, wie man namentlich leicht an den Muskelnetzen des Fliegendarms constatiren
kann, wo sich immer sehr verschiedene Zustände elastischer
Dehnung an benachbarten Fasern, wie auch nacheinander an
derselben Faser beobachten lassen. So stellt Fig. 6 eine solche
Faser (Theilungsstelle) im Zustand mittlerer Dehnung dar, Fig. 7
eine andere, welche stark gedehnt, Fig. 8 eine, die in der Längsrichtung zusammengedrückt ist; alle noch lebend.

Eine besondere Berücksichtigung verdienen die Helligkeitsverhältnisse der einzelnen Lagen im gewöhnlichen durchfallenden
Lichte. Zu ihrer genauen Feststellung sind Fasern erforderlich,
— womöglich mit breiten Querstreifen und von grosser Dünne —
bei denen die einzelnen Scheiben planparallel und genau senkrecht zur Fokalebene gelagert sind. Ausserdem sind genau cen-
trische Beleuchtung und scharfe Fokaleinstellung, d. i. eine solche
nöthig, bei welcher die cylindrisch gedachte Muskelfaser durch
die Fokalebene der Länge nach halbirt wird, die Faser also so
breit wie möglich und mit scharf begrenzten Seitenrändern erscheint [1]). Unter diesen Umständen ergiebt sich zunächst, dass

---

1) Vgl. W. Krause, die motorischen Endplatten der quergestreiften
Muskelfasern. Hannover 1869, pag. 7.

schon im normalen Zustande beträchtliche Unterschiede in der relativen Helligkeit der einzelnen Lagen vorkommen können, und zwar namentlich bei den Muskeln der Arthropoden. Hier rühren sie hauptsächlich von der verschiedenen Beschaffenheit und Dicke der Nebenscheiben und auch der Zwischenscheibe her. Wenn diese sehr blass oder schmal sind, so ist die mittlere Helligkeit (Durchsichtigkeit) des isotropen Bandes $(i + z + n)$ merklich, obschon nur bei sehr dicken Muskeln erheblich grösser als die des anisotropen. Dieser bei Wirbelthieren die Regel darstellende Fall (vgl. Fig. 1 u. 2) kommt bei Arthropoden namentlich an Extremitätenmuskeln häufig vor. Bilder genau wie Fig. 1 und 2 erhielt ich bei allen darauf untersuchten Insecten und Insectenlarven, bei Spinnen (Epeira, Tegenaria), Hydrarachniden, bei Asellus, Oniscus, Cyclops, Gammarus, Astacus fluviatilis u. a. — Die Nebenscheiben können aber auch sehr undurchscheinend und dabei relativ breit sein. Dann ist die mittlere Helligkeit des isotropen Bandes geringer als die des anisotropen. Die einfachen dunkeln Querstreifen, welche bei schwacher Vergrösserung oder geringer Höhe der Muskelfächer an den Fasern gesehen werden, entsprechen dann also der isotropen Substanz, was auch das Polarisationsmikroskop bestätigt. Dieses Bild ist namentlich häufig bei dünnen Insectenmuskeln, z. B. aus der Leibeshöhle, wie auch aus den Extremitäten. Fig. 5, einem Schenkelmuskel von Hydrophilus piceus entnommen, stellt einen solchen Fall dar. Vollkommen übereinstimmende Bilder erhielt ich auch von den Käfern Carabus intricatus und violaceus, Procrustes coriaceus, Emus pubescens, Geotrupes stercorarius, Telephorus melanurus, Lina populi, ferner von Bombus terrestis und Apis mellifica, von Pieris brassicae u. a.

Zwischen den beiden geschilderten Extremen liegen viele Uebergangsstufen. So kommt es selbst vor (bei Insecten), dass das isotrope und anisotrope Band im gewöhnlichen Lichte so wenig an Helligkeit verschieden sind, dass bei flüchtiger Beobachtung jede Querstreifung vermisst wird. Doch habe ich an ganz frischen ruhenden Fasern bei guter centrischer Beleuchtung auch in solchen Fällen die Querstreifen, zumal die Zwischenscheibe, immer noch entdecken können und ausnahmslos zeigt das Polarisationsmikroskop die hellen und dunkeln Bänder in der gewöhnlichen Weise. Weitere Einzelheiten, die Helligkeitsverhältnisse der einzelnen Lagen betreffend, sollen unten mitgetheilt werden.

C. Characteristik der einzelnen Schichten.

a) Die Zwischenscheibe.

Die Zwischenscheibe ist in der ganz frischen, ruhenden, ohne
Zusatz untersuchten Muskelfaser als selbständige von den Nebenscheiben gesonderte Lage überall da deutlich zu sehen, wo die
Höhe eines Muskelfaches mehr als 0,008 Mm. beträgt. Nur wenn
die Nebenscheiben sehr dunkel sind und ihr unmittelbar anliegen,
kann sie auch in diesem Fall sich dem Auge entziehen. Doch
glückt es dann nicht selten, sie bei Dehnung der Faser sich
von den Nebenscheiben abheben zu sehen. Sind die Nebenscheiben sehr blass, so kann man selbst bei geringerer Höhe der
Muskelfächer, unter Umständen bis zu 0,002 Mm. herab, die
Zwischenscheibe als selbständige Lage erkennen (Fig. 8). Mit
den Nebenscheiben zusammen, als scheinbar einfache Grundmembran, ist sie mittelst der stärksten Vergrösserungen oft noch
unterscheidbar bei einer Breite der isotropen Substanz von nur
0,001 Mm. und etwas weniger.[1]

Wo sie als selbständig unterscheidbare Lage auftritt, erscheint sie im gewöhnlichen Licht, von der Kante gesehen, bei
scharfer Einstellung als eine einfache dunkle Linie oder als ein
sehr schmales äusserst dunkles Band, und namentlich im letzteren Falle dann bei ein wenig zu hoher Fokaleinstellung als
helle Linie (Brennlinie) von dunklen Rändern begrenzt. Bei
scharfer Einstellung bildet sie im Allgemeinen den dunkelsten
Querstreif der Muskelsubstanz (s. Fig. 4—8). Da sie zunächst
von einer Substanz begrenzt wird (i_1) deren Brechungsindex nicht
merklich von dem der isotropen Substanz abweicht, welche zwischen Quer- und Nebenscheibe liegt, so darf man ihr den absolut grössten Brechungscoefficienten unter allen die quergestreifte
Substanz zusammensetzenden Lagen zuschreiben. Dass sie trotzdem, wenn ihre Dicke unter ein sehr geringes, der Schätzung
nicht oder kaum mehr zugängliches Maass herabsinkt, blasser
als die dickeren Querscheiben oder Nebenscheiben erscheinen
kann, erklärt sich zur Genüge aus den Gesetzen der Irradiation.

_____

1) S. die übereinstimmenden Angaben von Flögel, l. c. pag. 75 u. 77.

Im ganz frischen Zustand lässt die Zwischenscheibe keinerlei optische Discontinuitäten erkennen; sie erscheint als homogene Membran (Fig. 4, 5, 7, 8). Sehr leicht aber, beim spontanen Absterben, bei Einwirkung von Wasser, Salzlösungen, sehr verdünntem Alcohol u. s. w. tritt eine Differenzirung, in regelmässig alternirende dunklere und hellere Stellen ein: die Membran erscheint dann wie aus einer einfachen Schicht ungefähr isodiametrischer, durch sehr schmale hellere Zwischenräume getrennter Körner von starkem Lichtbrechungsvermögen zusammengesetzt (Fig. 6, 9, 10). Die Zahl der Körner entspricht regelmässig, wo eine Bestimmung dieses Verhältnisses möglich ist, der Zahl der möglichen Elementarfibrillen (s. unten). Es verdient beiläufig Beachtung, dass das Körnigwerden der Zwischenscheiben nicht nothwendig ein Hinderniss für das Fortschreiten der Contractionswellen setzt. Hiervon konnte ich mich am Fliegendarm öfter überzeugen (s. Fig. 6). .

Wie schon oben erwähnt, ist die Zwischenscheibe doppelbrechend. Doch ist es schwer, wenn schon mit einiger Ausdauer möglich, an physiologisch frischen Präparaten (von Arthropoden) hierüber ins Reine zu kommen. An in Alcohol oder Osmiumsäure erhärteten und nachträglich mit Damarfirniss durchscheinend gemachten Präparaten gelingt das besser. Ich benutzte zum Nachweis hauptsächlich die sehr dünnen, ausserordentlich breit gestreiften Abdominalmuskeln von Telephorus melanurus und weiter abgespaltene und gedehnte, möglichst schmale Fibrillenbündel aus den Beinmuskeln von Geotrupes stercorarius, Hydrophilus piceus und Astacus fluviatilis. Hier findet sich dann, dass die Zwischenscheibe in demselben Sinne auf den polarisirten Lichtstrahl wirkt, wie die anisotrope Substanz der Quer- und Mittelscheibe: bei gekreuzten Nicols ist sie am hellsten, wenn die Faseraxe einen Winkel von 45° mit den beiden Polarisationsebenen einschliesst; bei Anwendung eines Gypsplättchens erscheint sie in derselben Farbe wie Quer- und Mittelscheibe. Ihre Helligkeit im dunkeln bezüglich gefärbten Gesichtsfelde ist übrigens bei scharfer Fokaleinstellung stets äusserst gering, ja wenn die Zwischenscheibe nicht ziemlich dick ist, so, dass sie im gewöhnlichen Licht bei scharfer Einstellung sich als messbar breiter Streifen zeigt, kann sie zwischen gekreuzten Nicols sogar dunkler als das Gesichtsfeld erscheinen. Am hellsten, bei grosser

Dicke so hell wie die Querscheiben, erweist sie sich bei ein
wenig zu hoher Fokaleinstellung, bei derselben Einstellung, wo
sie auch im gewöhnlichen Licht als eine sehr helle von dunkeln
Rändern eingefasste Linie erscheint.

Wo die Zwischenscheibe körnig ist, erscheinen nur die Körner doppeltbrechend. Wenigstens fand ich dies so an abgespal-
tenen Fibrillenbündeln von Astacus.

Die absolute Dicke der Zwischenscheibe ist im Allgemeinen
um so grösser, je höher die zugehörigen Muskelfächer: sie wechselt also auch mit dem Dehnungsgrade der Fasern. Im äussersten
Falle sah ich sie etwa 0,0008 Mm. erreichen; so u. a. bei gedehnten Fibrillenbündeln von Astacus (Fig. 9), nicht ganz selten
auch bei den Enddarmmuskeln der Fliege (Fig. 6) bei den mehrfach erwähnten Muskelfasern von Telephorus, Hydrophilus, Geotrupes, Pieris brassicae, Bombus terrestris. Von diesen maximalen Werthen findet man alle Uebergangsstufen bis zu den Grenzen
des Wahrnehmbaren.

Auch die relative Dicke der Zwischenscheibe zeigt ziemlich
grosse Schwankungen. Ich schätzte sie an sehr dünnen lebenden
Fasern von Musca, Hydrophilus, Telephorus öfter auf etwa $\frac{1}{10}$
der isotropen Substanz, in andern Fällen auf weniger als $\frac{1}{20}$.
Genaue Messungen lassen sich vorläufig nicht anstellen.

Besonders characteristisch und bedeutungsvoll sind die mechanischen Eigenschaften der Zwischenscheibe, zunächst
ihre relativ grosse Elasticität (geringe Dehnbarkeit und Zusammen-
drückbarkeit). Sie erhellt aus folgenden z. Th. bereits bekannten Thatsachen, welche zugleich eine feste Verbindung der Zwischenscheibe mit dem Sarkolemm beweisen.

Lebende Muskelfasern, die sich frei elastisch haben verkürzen können oder noch ausserdem in der Längsrichtung zusammengedrückt sind, zeigen an ihrer Oberfläche in regelmässigen, der
Höhe der Muskelfächer gleichen Abständen rinnenförmige Einschnürungen. Im Profil gesehen erscheint der Rand solcher Fasern regelmässig gekerbt, um so tiefer, je mehr die Faser verkürzt resp. zusammengedrückt ist. Der tiefste Punkt jeder Ein-
kerbung entspricht immer genau der Ansatzstelle einer Zwischenscheibe. Werden die Fasern gedehnt, so verschwinden die Einkerbungen und zwar wohl schon bei geringerer als der durchschnittlich während des Lebens herrschenden Dehnung. Bei

zunehmender Dehnung bleibt die Oberfläche glatt, während zugleich die Zwischenscheiben wie auch die übrigen Lagen entsprechend an Höhe gewinnen und an Querschnitt verlieren. Bei dünnen Fasern mit dicker Zwischenscheibe kann es aber schliesslich so weit kommen, dass das Sarcolemm entsprechend den Ansatzstellen der Zwischenscheiben niedrige ringleistenförmige Erhabenheiten bekommt. Viel häufiger aber sieht man bei dünnen, namentlich dabei breit gestreiften Fasern, bei übermässiger Dehnung die bis dahin planparallelen Zwischenscheiben sich falten. (Fig. 7). Erst bei noch höheren Graden der Dehnung falten sich auch die Querscheiben.

Die beschriebenen Erscheinungen sind besonders auffallend bei dünnen Muskeln, namentlich der Insecten, fehlen aber auch den dicken nicht ganz. Ich empfehle für ihr Studium wiederum die Fasern des Muskelnetzes vom ersten Drittel des Enddarms der Fliege, weil man hier alle verschiedenen Dehnungszustände in grosser Auswahl zu demselben Präparat nebeneinander oder nacheinander findet. Von einem solchen Object sind die Fig. 6—8 genommen, welche Beispiele von drei verschiedenen Dehnungszuständen darstellen: Fig. 6 ein mässig stark, Fig. 7 ein stark gedehntes, Fig. 8 ein der Länge nach zusammengedrücktes Faserstück.

Man könnte die genannten Erscheinungen zum Theil auch erklären wollen aus der Annahme, dass das Sarkolemm selbst in den Zonen, wo es mit den Zwischenscheiben in Berührung ist, eine grössere Elasticität besitze. Diess geht aber schon darum nicht, weil man im Wesentlichen dieselben Erscheinungen auch an aus dem Sarkolemm herausgetretenen Stücken quergestreifter Substanz beobachten kann, und weil leere Sarkolemmschläuche, verschiedenen Graden der Dehnung ausgesetzt, nie den obigen analoge Bilder geben.

Auch die Imbibitionserscheinungen führen zu demselben Schluss. Form und Volum der Zwischenscheibe werden nämlich durch wasserentziehende wie durch quellungerregende Mittel weniger, oder doch langsamer verändert, als die der übrigen Lagen. Infolge hiervon entstehen eigenthümliche Gestaltveränderungen (Runzelungen) der Muskelfaseroberfläche. Bei Schrumpfung, z. B. durch Alcohol von 60 pCt. und mehr, durch Terpentin (nach vorausgegangener Erhärtung in absolutem Alcohol), in den ersten Augenblicken nach Zusatz concentrirter Kochsalz-

lösung, kann das Sarkolemm an den Ansatzstellen der Zwischenscheiben leistenförmig nach aussen vorgewölbt werden (Fig. 11,
24 b); die Zwischenscheibe faltet sich auch nicht selten ein
wenig (Fig. 11).

Bei Quellung der Muskelfasern durch Alkalien, sehr verdünnte Essigsäure, Milchsäure, Ameisensäure oder Salzsäure,
oder durch Kochsalzlösung von wenigstens 5 pCt. entstehen an
den Ansatzstellen der Zwischenscheiben ringförmige Einschnürungen, wegen schnellerer Quellung des Inhalts der Muskelfächer,
namentlich der anisotropen Substanz. Hierbei kann es endlich
so weit kommen, dass das Sarkolemm von den stark gespannten
Zwischenscheiben abreisst, worauf es dann als eine glatt gespannte Membran die zurückbleibenden Einschnürungen der quergestreiften Substanz überbrückt (Fig. 10). Häufig aber glätten
sich endlich, bei immer steigender Imbibition, die Einziehungen
der Faseroberfläche durch wachsende Ausdehnung auch der
Zwischenscheiben allmählich aus. Die Ausdehnung der letzteren
scheint oft der Hauptsache nach eine passive zu sein, da die
Membran dabei ausserordentlich dünn, schliesslich oft nicht oder
kaum mehr wahrnehmbar wird. Die meisten der quellend wirkenden Flüssigkeiten verwandeln schliesslich den Sarkolemm-
inhalt in eine echte Flüssigkeit. Bevor es inzwischen so weit
kommt, können sich — namentlich schön bei Einwirkung von
starken Kochsalzlösungen (über 5 pCt.), von 0,1 procentiger Salzsäure oder entsprechend verdünnten Lösungen von Essigsäure
oder Milchsäure — in Folge schnellerer Verflüssigung der Querscheiben und der isotropen Substanz die Zwischenscheiben isoliren und stellen dann einen Fall der sogenannten Discs dar.
Fast immer bleiben aber hierbei die Nebenscheiben (oder wenigstens eine) an ihnen hängen, meist auch wohl noch gequollene
isotrope Substanz und Querscheibe, letztere schwer wahrnehmbar.

Eine völlige oder doch beinah völlige Isolirung der Zwischenscheibe gelang mir mitunter zufällig bei in Alcohol erhärteten
Muskelfasern, z. B. von Telephorus, Geotrupes und Musca, indem
beim Zerrupfen der dünnen Bündel einzelne Fasern zwischen
einer Nebenscheibe und Zwischenscheibe durchbrachen und sich
gleichzeitig auch die andere Nebenscheibe so weit von der
Zwischenscheibe ablöste, dass sie durch Drücken und Rollen der
Faser unter dem Deckglas frei gemacht werden konnte.

Bemerkenswerth ist, dass das Doppelbrechungsvermögen der Zwischenscheibe erst bei hohen Graden der Quellung verschwindet. Dass es an mit Alcohol oder Osmiumsäure behandelten Präparaten noch gefunden wird, erwähnten wir schon. Doch darf die Osmiumsäure nicht zu intensiv eingewirkt haben, weil sonst die Zwischenscheiben dunkelschwarz und damit ganz undurchsichtig werden.

Die feste Verbindung der Zwischenscheibe mit dem Sarkolemm, welche namentlich bei Insectenmuskeln so auffällig ist, hat jedenfalls keine principielle Bedeutung für den Contractionsvorgang. Denn sie fehlt in sehr vielen Fällen, z. B. überall da, wo sich zwischen Sarkolemm und quergestreifter Substanz eine Protoplasmaschicht befindet: hier reichen dann die Zwischenscheiben nicht bis an's Sarkolemm heran, sondern hören an der Innenfläche der Protoplasmalage, im gleichen Niveau mit den übrigen Lagen auf. Das auffallendste Beispiel hierfür liefern die Krebsmuskelfasern, bei denen sich zwischen Sarkolemm und quergestreifter Substanz ein vollständiger Mantel von Protoplasma befindet. Aber auch bei vielen andern Muskeln, namentlich von Insecten finden sich wenigstens particille, oft über viele Muskelfächer sich hinziehende Protoplasmamassen, an denen dieselbe Beobachtung zu machen ist.

An den Nervenhügeln verschiedener Käfermuskeln ist mir mehrmals die besonders innige Verbindung der Zwischenscheibe mit der Sohlensubstanz des Hügels aufgefallen: bei Einwirkung von Wasser traten Vakuolen zwischen Endplatte und quergestreifter Substanz auf, welche erstere immer mehr von letzterer abhoben. Nur die Zwischenscheiben blieben durch dünne, hautartige Commissuren, welche später einrissen und dann zusammenschnurrten, mit der Unterfläche der Endplatte in Verbindung. Sollte hierin ein Fingerzeig für das Bestehen einer besonders innigen Beziehung der Nerven zur Zwischenscheibe gelegen sein? Jedenfalls verdient die Frage nach den Beziehungen des Axencylinders zu den einzelnen, jetzt in der quergestreiften Substanz erkannten Unterabtheilungen im Auge behalten zu werden.

Anmerkung. Die Zwischenscheibe ist als selbstständige, von den Nebenscheiben unterschiedene Lage zuerst von Flügel [1])

---

1) l. c. pag. 70 fig. Taf. III. Fig. 1, 2, 4, 6, 8.

bei Trombidiummuskeln in einer mit der oben gegebenen Darstellung wesentlich übereinstimmenden Weise beschrieben worden.
Derselbe Beobachter hat sie dann auch bei Maikäfermuskeln
nachgewiesen. Von Merkel[1]) wurde sie gleichfalls gesehen,
wie u. a. seine Fig. 20 K zeigt. Er bezeichnet sie, ohne näher
auf ihre Eigenschaften einzugehen, als Kittsubstanz der beiden
von ihm Endscheiben genannten Nebenscheiben. In manchen
Fällen mag Merkel für Nebenscheiben („Endscheiben") gehalten
haben, was wirklich nur Zwischenscheibe war. Diese Verwechslung kann in der That leicht vorkommen, wenn die Nebenscheiben sehr blass und dünn und die Zwischenscheiben dick und
dunkel sind. (s. Fig. 7 und 13).

In gewissem Sinne dürfen als Entdecker der Zwischenscheibe W. Krause[2]) und auch Hensen[3]) bezeichnet werden.
Krause's Grundmembran entspricht der Lage und einigen ihrer
wesentlichsten Eigenschaften nach (starke Lichtbrechung, Festigkeit, Schwerlöslichkeit in verdünnten Säuren, fester Zusammenhang mit dem Sarkolemm) unserer Zwischenscheibe. Krause
hat inzwischen die Nebenscheiben nicht unterschieden, welche
in sehr vielen Fällen, z. B. gerade bei den Wirbelthieren, von
denen Krause's Darstellung ausgeht, mit der Zwischenscheibe
zusammen scheinbar eine Membran bilden. Es unterliegt darum
keinem Zweifel, dass in sehr vielen Fällen Krause's Grundmembran der Summe von Zwischen- und Nebenscheiben ent-
sprochen hat. Dasselbe gilt mit einigen Einschränkungen von
Hensen's Mittelscheibe. Es scheint mir ganz unzweifelhaft
sowohl aus den Abbildungen wie aus der Beschreibung Hensen's hervorzugehen, dass das, was er bei Arthropodenmuskeln
Mittelscheibe nennt, nichts anderes als die Grundmembran von
Krause[4]) ist. Niemals erscheint die von uns so genannte
Mittelscheibe, welche die Mitte der anisotropen Substanz ein-

---

1) l. c.

2) Ueber den Bau der quergestreiften Muskelfaser. Göttinger Nachrichten, 20. August 1868, Nr. 17. S. 357. — Die motorischen Endplatten
u. s. w. 1869.

3) Ueber ein neues Structurverhältniss der quergestreiften Muskelfaser.
Arbeiten aus dem Kieler physiolog. Institut, 1868. Kiel 1869, S. 1.

4) Vergl. auch W. Krause, die Querlinien der Muskelfasern in physiologischer Hinsicht. Zeitschr. f. Biologie. Bd. V, 1869, S. 414.

nimmt, im frischen Zustande dunkler (stärker lichtbrechend) als die Querscheiben'; ebensowenig tritt sie, wie Hensen von seiner Mittelscheibe behauptet (l. c. pag. 8), bei Insecten besonders deutlich hervor. Das Alles gilt vielmehr von der Grundmembran. Nur diese zeigt sich so, wie in Hensen's Fig. 4 die schwarze punktirte Linie *e* und wie der dicke dunkle Streif *c* in Fig. 5. Ob das, was Hensen bei den Wirbelthiermuskeln als Mittelscheibe beschreibt, die Grundmembran von Krause oder unsere Mittelscheibe gewesen sei, ist schwerer zu sagen. Einige Abbildungen, namentlich Fig. 6 *A* und *B*, welche mit meinen Figg. 1. 2 und 3 am Meisten übereinstimmen, sprechen für den ersteren Fall; einige Bemerkungen im Text, namentlich die Angabe (pag. 4), dass die Mittelscheibe schwächer lichtbrechend und bei dünnen, stark gedehnten Fasern heller als die Querscheiben sei, für den zweiten. An den Amphioxuspräparaten, die das Utrechter Laboratorium Hensen's Güte verdankt, erkenne ich unter Anwendung aller früher angeführten Vorsichtsmassregeln die beiden Querscheiben mit der helleren wahren Mittelscheibe zwischen sich, sehe aber von der Grundmembran in der sehr schmalen isotropen Substanz nichts. Dass übrigens schon ältere Beobachter die Grundmembran gelegentlich gesehen haben, ist bekannt (vergl. die Literatur bei Krause, Endplatten etc., pag. 34 und 43). Brücke [1]) zeigte schon, dass sie doppelbrechend, und zwar einaxig positiv sei. Aber auch er hielt sie weder für ein schon im lebenden Muskel regelmässig vorkommendes, noch für ein von der übrigen anisotropen Substanz wesentlich verschiedenes Gebilde. Diesen doppelten Nachweis geliefert zu haben, ist das unbestreitbare Verdienst von Krause. — Den afterkritischen Versuch Heppner's [2]) über die Grundmembran wollen wir lieber mit Stillschweigen übergehen.

b) Die isotrope Schicht zwischen Neben- und Zwischenscheibe.

Die isotrope Substanz, welche die Zwischenscheibe jederseits

---

[1]) Untersuchungen über den Bau der Muskelfasern mit Hülfe des polarisirten Lichtes. Sep.-Abdr. aus dem XV. Bd. der Denkschriften der mathem.-naturw. Klasse der kais. Akad. d. Wissensch. Wien 1858. S. 4 u. 7, Taf. I, Fig. I A und II A, Taf. II Fig. 4 u. 10.

[2]) Ueber ein eigenthümliches optisches Verhalten der quergestreiften Muskelfaser. Arch. f. mikrosk. Anat. Bd. V, 1869, S. 137.

von der Nebenscheibe trennt, ist im völlig frischen Zustand nur
bei äusserst hohen Muskelflächern (0,008 Mm. und darüber) als
eben messbar breiter Streif zu sehen (Fig. 6). In den übrigen
Fällen scheinen die Nebenscheiben der Zwischenscheibe unmittelbar anzuliegen; aber sie scheinen das auch nur. Denn bei Behandlung mit verdünnten Säuren, z. B. Essigsäure von 1 pCt.
und darüber, entfernen sich, sobald die Faser stark quillt, die
Nebenscheiben von der Zwischenscheibe. Diese wird dann als
eine äusserst feine Linie in der Mitte eines breiteren, hellen
Streifens sichtbar, der ohne Zweifel der optische Ausdruck der
gequollenen isotropen Substanz ist. Die Reaction ist am deutlichsten da, wo die Muskelsubstanz ganz unbehindert quellen
kann, wie an den offnen Enden durchschnittener oder zerrissener
Muskelfasern.

An Alcoholpräparaten, sowie auch an schnell auf 50—70 ° C.
erwärmten Arthropodenmuskeln erscheint die isotrope Schicht
zwischen Neben - und| Zwischenscheibe nicht selten breiter
als in der Norm, sehr wahrscheinlich wegen Schrumpfung der
Nebenscheiben in der Längsrichtung (s. Fig. 9, 11, 14, 17 bis
19, 21).

c) Die Nebenscheiben.

Die Bedingungen, unter welchen die Nebenscheiben in lebenden ruhenden Muskelfasern als selbständige, von den Zwischenscheiben getrennte Schichten gesehen werden, sind bereits angegeben. Von den Querscheiben sind sie im normalen Zustand
gewöhnlich durch eine leicht wahrnehmbare, unter günstigen
Umständen (starke Dehnung hoher Muskelflächer) bis 0,002 Mm.
dicke Schicht isotroper Substanz getrennt (vgl. Fig. 4, 5, 6, 7).
An Muskelfasern verschiedener in Alcohol von 60 pCt. getödteter
und aufbewahrter Insecten vermisste ich diese letztere öfter bei
Untersuchung im gewöhnlichen Lichte: die Nebenscheiben konnten
mit den Querscheiben zu einem homogenen Ganzen verschmolzen,
das anisotrope Band also auf Kosten des isotropen beträchtlich
verbreitert scheinen (Fig. 16a). Die Prüfung zwischen gekreuzten
Nicols nahm die Täuschung sogleich weg (Fig. 16b): das helle
Querband war viel schmäler, als nach der Untersuchung im gewöhnlichen Licht zu erwarten gewesen wäre. Auch wurden bei
Vergleichung verschiedener Fasern desselben Präparats oder ver-

schiedener Strecken derselben Faser im gewöhnlichen Licht alle möglichen Uebergangsstufen zwischen dem gewöhnlichen und jenem abnormen Bilde aufgefunden (vgl. Fig. 16, 17, 18, 19).

Die Dicke der Nebenscheiben im physiologisch frischen Zustand ist in sehr vielen Fällen merklich grösser als die der Zwischenscheibe: bei Musca vomitoria, Sarcophaga carnaria, Bombus terrestris, Pieris brassicae, Hydrophilus (Fig. 5) betrug sie oft gewiss das Vierfache von jener, bei mässiger Dehnung der Fasern zuweilen bis 0,002 Mm. Sie war dann meist dunkel und körnig (Fig. 5). In andern Fällen, auch bei denselben Thieren, hatte sie kaum oder eben die Dicke der Zwischenscheibe und war dann immer blass, homogen oder undeutlich körnig (Fig. 6, 7).

Bei scharfer Einstellung erscheint sie am lebenden Object immer dunkler als die isotropen Scheiben, doch mitunter nur sehr wenig. Zuweilen ist sie fast oder eben so dunkel wie die Zwischenscheibe. Verhältnissmässig selten zeigt sie sich homogen (Figur 6), viel häufiger körnig; letzteres u. a. beim spontanen Absterben, nach Erhitzen in situ auf 50—80 ° C. (Arthropoden), nach Einwirkung von Wasser, Kochsalzlösungen verschiedener Concentration, Alcohol, Osmiumsäure (bis 2 pCt.) u. s. f. Die Körnelung kann scheinbar eine unregelmässige sein: unmessbar kleine und gröbere Körnchen scheinen regellos und dicht gedrängt neben- und übereinander zu liegen, wie in vielen protoplasmatischen Gebilden (Fig. 5, 7). In andern, häufigeren Fällen erkennt man nur eine einzige Schicht grösserer und gleichartiger, meist nahezu isodiametrischer oder etwas länglicher Körner, getrennt durch schmälere, schwächer lichtbrechende Stellen (Fig. 9, 11, 12, 13, 14, 15). Jedes dieser Körnchen wird bei fibrillärer Zerklüftung der quergestreiften Substanz Bestandtheil einer Fibrille (s. unten und Fig. 9). Von ihnen stammt auch hauptsächlich das körnige Aussehen der „Grundmembran" der enggestreiften Muskelfasern, z. B. der Wirbeltiere (Fig. 3 und 22).

Die Körnchen lösen sich nach vorausgegangener Quellung in kaustischen Alkalien, langsam in sehr verdünnter Milchsäure, Essigsäure und Salzsäure. Bei Stunden bis Tage lang anhaltender Maceration frischer Fasern in Kochsalzlösung von wenigstens 5 pCt. isolirten sie sich, wie ich an Schenkelmuskeln von Hydrophilus, Geotrupes und Musca oft verfolgte, so vollständig, dass sie nach dem Ausfliessen des Faserinhalts aus dem geöffne-

ten Sarcolemmschlauche sich unter Molecularbewegung im Tropfen
zerstreuten.

Zwischen gekreuzten Nicols zeigen die Nebenscheiben, gleichviel welches ihre Eigenschaften im gewöhnlichen Licht sein mögen,
nur äusserst geringe Spuren von Doppelbrechung. Um sie überhaupt zu entdecken, muss man sehr stark beleuchten, alles auffallende Licht vom Object sowie alles diffuse Licht von der
Netzhaut abhalten. Die Azimuthe grösster und geringster Helligkeit fallen mit denen für die Quer- und Mittelscheibe zusammen.
An in Alcohol erhärteten Abdominalmuskeln von Telephorus und
Schenkelmuskeln von Bombus terrestris und Geotrupes stercorarius sah ich bei Einschaltung eines äusserst empfindlichen
Gypsplättchens, das ich der Güte des Herrn Flögel verdanke,
Farbenerscheinungen im Sinne einer Positivität der Doppelbre-
chung. Ich gestehe übrigens, dass ich in vielen Fällen, trotz
übrigens günstigster Bedingungen vergeblich nach Spuren von
Doppelbrechung suchte.

Festigkeit und Elasticität der Nebenscheiben nähern sich
denen der Zwischenscheibe um so mehr, je dunkler im gewöhnlichen durchfallenden Licht die Nebenscheiben sind, erreichen
jene aber wohl niemals. Man darf hierauf schliessen aus den
Gestaltsveränderungen, welche die Scheiben bei äusserlich ange-
brachtem Zug (Fig. 7) und Druck (Fig. 8), sowie bei Quellung
(Fig. 10, 21) und Schrumpfung (Fig. 11, 15, 18) erleiden.

An dem Sarkolemm scheinen die Nebenscheiben nicht so
fest zu adhäriren wie die Zwischenscheibe. Ich verweise beispielsweise auf Fig. 11 und 12 von Telephorus. — Bei Versuchen, sie zu isoliren, erhält man sie gewöhnlich im Zusammenhang mit der Zwischenscheibe (Fig. 14). In Alcohol erhärtete
Fasern brechen fast immer beim mechanischen Zerstückeln zwischen Quer- und Nebenscheibe durch, wobei meist die isotrope
Substanz an der Querscheibe haften bleibt (s. Fig. 14). Ich beobachtete aber auch mehrmals, u. a. bei wärmestarren und bei
in Alcohol abgestorbenen Fasern von Telephorus, dass die Bruch-
fläche der contractilen Substanz zwischen einer Nebenscheibe und
der Zwischenscheibe lag (Fig. 11).

Anmerkung. Flögel [1]) hat die Nebenscheibe zuerst von

---

1) l. c. S. 71 u. 78

Trombidium und Melolontha, und zwar unter dem Namen „Körnerschicht", genau beschrieben. Ich würde diesen in vielen Fällen (vgl. Fig. 3, 5, 11, 13, 14, 20, 26) sehr bezeichnenden Namen beibehalten haben, wenn nicht auch häufig, und zwar gerade im normalen Zustand, homogene Nebenscheiben zur Beobachtung kämen. Ueber andere, die Nebenscheiben betreffende Angaben wurde oben bereits gesprochen.

d) Die isotrope Schicht zwischen Quer- und Nebenscheibe.

Diese Schicht hat während des Lebens fast immer, selbst bei enggestreiften Muskeln eine messbare Dicke: bei Wirbelthieren unter Umständen bis 0,001 Mm. (Fig. 1), bei Arthropoden bis über 0,0015 Mm.). Sie ist verhältnissmässig um so dicker, je dünner die Nebenscheiben sind. Stets erscheint sie im frischen Zustand homogen und wasserhell, spaltet sich aber, wie man weiss, bei fibrillärer Zerklüftung der contractilen Substanz in festere, etwas stärker lichtbrechende Elemente, welche Bestandtheile der Fibrillen werden, und in schwach brechende Zwischensubstanz.

Bei Gestaltveränderungen lebender Fasern durch Zug oder Druck folgt die isotrope Schicht stets genau den Formveränderungen der sie einschliessenden Quer- und Nebenscheibe, was sich bei Insecten, besonders am Fliegendarm, gut verfolgen lässt. Besonders lehrreich sind Fälle wie Fig. 7, wo bei starker Dehnung der Faser die Zwischenscheibe mit den Nebenscheiben, nicht aber die Querscheiben sich gefaltet haben. Sie weisen besonders überzeugend darauf hin, dass die isotrope Substanz zum wenigsten sehr weich, von sehr geringer Elasticität sein müsse. Hiermit sind auch die Imbibitionserscheinungen im vollen Einklange, welche beweisen, dass unsere Schicht die wasserreichste von allen ist. Keine Schicht schrumpft bei Einwirkung wasserentziehender Agentien so stark, wie die isotrope Substanz. An sehr breit gestreiften Fasern bekommt darum das Sarkolemm rinnenförmige Einschnürungen, entsprechend den isotropen Scheiben (Fig. 11), abgespaltene Fibrillen oder Fibrillenbündel zeigen analoge Einschnürungen (Fig. 24b). Bei längerer Aufbewahrung in wasserentziehenden Lösungen (Alcohol, Chromsäure u. s. w.) nimmt die Dicke der isotropen Scheiben oft so sehr ab, dass schliesslich das anisotrope Band — nach Aussage des Polarisationsapparats — nicht mehr, wie im normalen Zustand, dem isotropen $(2i + zn)$ an Breite ungefähr gleich ist, sondern dasselbe um das Doppelte bis Dreifache, ja noch mehr übertrifft.

Unter dem Einfluss quellungerregender Agentien, wie der Alkalien und verdünnten Säuren — welche letzteren bei frischen Fasern anfangs eine rasch wieder verschwindende Trübung geben — nimmt das Volum der isotropen Schicht nicht in dem Masse zu, wie das der anisotropen Substanz, besonders der Querscheiben. Denn bei Prüfung im polarisirten Licht — die natürlich, da später alle Doppelbrechung verschwindet, in den ersten Stadien der Quellung vorzunehmen ist — erweist sich die relative Höhe der isotropen Schicht bei relativ unveränderter Dicke vermindert. Diese spricht auch im Verband mit dem Uebrigen für einen geringen Gehalt an festen quellungsfähigen Theilchen.

Sehr charakteristische Veränderungen erleidet die isotrope Schicht bei frischen Insectenmuskeln, namentlich denen der Extremitäten, bei Zusatz von sehr verdünnten Kochsalzlösungen (2 pCt. und weniger), auch von Wasser und sehr schwachem Alcohol. Sie wird darin fast immer augenblicklich sehr dunkel, meist unter anhaltenden Zuckungen und stets unter gleichzeitiger dauernder Verkürzung und Verdickung der Fasern; das Sarkolemm runzelt sich dabei tief ein, entsprechend den Ansatzstellen der Zwischenscheiben (Fig. 28). Wir kommen bei Besprechung der Contraction auf diese Vorgänge zurück.

Bei Erwärmung lebender Fasern in situ auf 50° C. und darüber trübt sich die isotrope Schicht ein wenig, wird fester und schrumpft und quillt dann weniger leicht; bei Arthropoden bleibt sie dann auch unverändert in verdünnten Kochsalzlösungen (Fig. 13).

Von vielen Neueren wird die isotrope Substanz schlechtweg als eine Flüssigkeit bezeichnet und nach Kühne's[1] Vorgang geradezu mit dem sogenannten Muskelplasma identificirt, welches letzterer Forscher aus gefrorenen und fein zerschnittenen Froschmuskeln durch Auspressen und Filtriren der wieder aufgethauten Masse erhielt. Dass die isotrope Substanz inzwischen kein Muskelplasma ist, lässt sich direct beweisen. Wäre sie's nämlich, dann

---

[1] Lehrbuch der physiologischen Chemie. 1868. S. 278.

müssten, wenn man nach Kühne's Vorschrift aus gefrorenen Froschmuskeln dargestellte Schnitte in wenig eiskalter Salzlösung von $^1/_2$ pCt. mit kalten Nadeln zerzupft, leicht eine Menge Scheiben anisotroper Substanz sich isoliren lassen, ja nach Kühne, der jede anisotrope Scheibe wiederum aus festen in Muskelplasma schwimmenden Theilchen (Fleischprismen) zusammengesetzt sein lässt, müssten auch diese festen Theilchen nach der Befreiung aus dem Sarkolemm wo nicht von selbst auseinanderfallen, doch sich leicht mechanisch isoliren lassen. Denn nachweisbar bleibt unter den angegebenen Bedingungen das sogen. Muskelplasma flüssig. Ich habe den Versuch öfter angestellt aber niemals ist mir auch nur die Isolation eines regelmässigen Scheibenbruchstücks, geschweige ganzer Scheiben oder einzelner „Fleischprismen" geglückt. Die mikroskopischen Veränderungen des Muskelinhalts bei Darstellung des Muskelplasma sind vielmehr ganz andere, als Kühne's Hypothese vom Bau der Muskelsubstanz sie verlangt.

Immerhin könnte die isotrope Substanz, obschon kein Muskelplasma, doch eine Flüssigkeit sein. Allein der Umstand, dass sie beim spontanen Absterben, wie unter allen den bekannten Bedingungen, wo ein fibrillärer Zerfall der Muskelmasse eintritt, in eine regelmässige Zahl gleichartiger und gleich grosser fester Elemente zerfällt, welche mit entsprechenden Elementen der übrigen Lagen zur Bildung der Fibrillen zusammentreten, die Art und Weise dann wie dieser Zerfall vor sich geht — sie wird uns alsbald näher beschäftigen — zwingen mich zu der Annahme, dass die isotrope Scheibe während des Lebens und im Ruhezustande der Faser zusammengesetzt sei aus einer Schicht sehr weicher, gleich grosser, bis zur gegenseitigen Berührung aufgequollener Theilchen, deren Zahl natürlich in jedem Fall der der möglichen Fibrillen gleichkommt. Demgemäss würde, was oben von den mechanischen und chemischen Eigenschaften der ganzen isotropen Scheibe gesagt wurde, auf die einzelnen Scheibenelemente zu übertragen sein.

e) Quer- und Mittelscheibe.

Wir erwähnten schon, dass an der möglichst lebensfrischen ruhenden Muskelfaser die Mittelscheibe im gewöhnlichen durchfallenden Licht bei scharfer Fokeleinstellung in der Regel als

ein ziemlich breites helles homogenes Band zwischen den zwei
dunkleren und durchschnittlich etwa ebenso breiten Bändern der
Querscheiben erscheint.   Es kommen aber auch, namentlich bei
Arthropoden, nicht wenig Fälle vor, wo ihre Helligkeit im lebenden Zustand so wenig von der der Querscheiben abweicht, dass
die anisotrope Substanz wie ein homogenes Ganzes erscheint.
Im ersteren wie im letzteren Falle finde ich beide gleich stark und
in gleichem Sinne (positiv) doppelt brechend, sodass sie zwischen
gekreuzten Nicols nicht als verschiedene Lagen kenntlich sind.
Hieraus in Verband mit der Thatsache, dass die meisten bekannten mikrochemischen Reactionen beiden Arten von Lagen gemeinschaftlich sind, könnte man abzuleiten geneigt sein, dass sie
nicht wesentlich, sondern vielleicht nur durch den Wassergehalt
voneinander verschieden seien.   Dass sie gleichwohl wesentlich
unterschieden, lehren folgende Erscheinungen, die namentlich an
dünnen Insectenmuskeln sehr deutlich, aber auch an Wirbelthier-
fasern zu verfolgen sind.

Bei Behandlung lebendiger Fasern mit überschüssiger Kochsalzlösung von 5 pCt. und darüber, quellen — sobald die anfänglich in Folge der rapiden Wasserentziehung eintretende
Schrumpfung beendet ist — die Querscheiben stark auf und erblassen dabei; die Mittelscheibe aber quillt weniger und wird etwas
dunkler, nicht nur relativ im Vergleich mit den Querscheiben,
sondern absolut, wie ein Vergleich ihrer Helligkeit mit der des
Gesichtsfeldes lehrt (Fig. 20 a u. b).   Sie erscheint dann anfangs
als ein homogenes, relativ dünnes Band; später kann sie körnig
werden und noch weiterhin sich durch Auflösung (oder bloss
Quellung?) der Wahrnehmung entziehen.

Aehnlich, nur im Allgemeinen viel intensiver, wirken verdünnte Säuren, z. B. Ameisensäure Essigsäure, Milchsäure, Salzsäure. — An den Muskeln in Alcohol von 25—60 pCt. getödteter
Arthropoden fand ich die Mittelscheibe häufig als ein dunkles
Band, unmittelbar begrenzt von den helleren Querscheiben oder als
einen relativ schmäleren dunklen Streifen, beiderseits durch einen
schmalen hellen Streifen von den meist etwas dunkler gewordenen und in der Längsrichtung geschrumpften Querscheiben
getrennt (Fig. 12, 21).

Sehr bemerkenswerth ist der Einfluss höherer Temperaturgrade.   Erhitzt man in situ befindliche lebende Muskeln, am

Besten ganze Arthropoden, langsam (innerhalb etwa 2—3 Minuten) im Luft- oder Wasserbade auf etwa 45—50° C., so findet man bei nachheriger Untersuchung in verdünnter Kochsalzlösung (¹/₂—1 pCt.) die Helligkeitsunterschiede von Quer- und Mittelscheibe ganz oder nahezu wie in der lebenden Faser. Bei gleich schneller Erwärmung auf Temperaturen von 55 bis etwa 70° C. wird die Mittelscheibe stärker lichtbrechend, dunkler, schliesslich sogar beträchtlich dunkler als die Querscheiben, welche unter diesen Umständen gleichfalls, indem sie sich durch Verkürzung in der Längsrichtung auf ein kleineres Volum zusammenziehen, stärker lichtbrechend werden (Fig. 13, 15, 22, 23b, 24). Zuvor kommt ein Stadium, in welchem Mittel- und Querscheibe gleiches Brechungsvermögen besitzen und weder im gewöhnlichen noch im polarisirten Licht als gesonderte Lagen zu erkennen sind (Fig. 11, 14, 25). Auch bei Erhitzung auf 80—100°, ebenso bei minutenlang fortgesetzter Einwirkung von Temperaturen zwischen 50 und 70° C. pflegt die Mittelscheibe unkenntlich zu werden, diessmal aber dadurch, dass, in Verband mit zunehmender Schrumpfung, das Lichtbrechungsvermögen der Querscheiben bedeutend wächst.

An Muskeln von Insecten, die durch Aufbewahren in kleinen luftdicht verschlossenen Gläsern getödtet und schon einige Tage starr gewesen waren, fand ich öfter Bilder, wie sie Fig. 26 aus einem Oberschenkelmuskel von Carabus intricatus zeigt: die Mittelscheibe dunkel und schmal geworden, durch einen hellen Streif jederseits von der gleichfalls schmäler und dunkler gewordenen Querscheibe getrennt. In manchen dieser Fälle waren Mittelscheibe, Querscheibe und Grundmembran an Helligkeit und Dicke so wenig voneinander verschieden, dass selbst bei etwas mehr als oberflächlicher Betrachtung die Fasern ganz gleichmässig und viermal so dicht als im normalen Zustand quergestreift erscheinen konnten. Auch an Muskelfasern, die frisch für kurze Zeit in Osmiumsäure von 1 — 1¹/₂ pCt. und danach in halbprocentige Kochsalzlösung gebracht worden waren, kamen zuweilen ähnliche Bilder vor (Fig. 27).

Die Mittelscheibe von den Querscheiben zu isoliren gelang mir bisher nicht völlig; am besten noch bei einigen Insectenmuskeln (u. a. von Hydrophilus, Telephorus), die einige Stunden in Kochsalzlösung von 10 pCt. macerirt worden waren. Hierin zerfällt, wie früher schon erwähnt, die quergestreifte Substanz in Discs, indem die Querscheiben bis zur Auflösung quellen und erweichen. Es bleibt dann öfter auf einer der beiden Trennungsflächen der Scheiben eine dünne, dunklere, meist undeutlich körnige Schicht zurück, die nichts anders als die verändert Mittelscheibe sein kann.

Anmerkung. Das Verdienst, auf die Mittelscheibe zuerst mit Nachdruck aufmerksam gemacht zu haben, gebührt ohne Zweifel Hensen (s. oben), obschon er nicht der erste ist, der sie gesehen und abgebildet hat [1]. Krause [2] bemerkte sie gleichfalls, und zwar an frischen Fasern als eine helle, die anisotrope Substanz halbirende Linie, hielt diese aber irrthümlich für „einen optischen Effekt, wie derselbe an allen durchsichtigen Körpern von relativ hohem Brechungsindex unter dem Mikroskop auftritt und ganz analog dem hellen Centrum z. B. eines Fetttropfens". Auch Flügel [3], Dönitz [4] und Wagener [5] bemerkten die Mittelscheibe, doch lieferte erst Merkel [6] nähere Angaben über ihr mikrochemisches Verhalten bei einigen Insectenmuskeln. Er hält sie für eine relativ feste Scheidewand, und beruft sich dabei auf ihr Verhalten in abgestorbenen, namentlich in mit Essigsäure und mit Alcohol behandelten Fasern. Inzwischen bedenkt man, dass sie in frischen Muskeln stets schwächer lichtbrechend als die Querscheiben gefunden wird und weiter, dass sie bei Zug und Compression der Faser stets den Formveränderungen der Querscheiben genau folgt (Fig. 6—8), sowie dass sie bei Einwirkung von stark wasserentziehenden Mitteln auf lebende Fasern (absol. Alcohol z. B.) erheblich stärker schrumpft als die Querscheiben; bedenkt man dies Alles, so muss man vielmehr annehmen, dass sie während des Lebens, im

---

1) Vgl. u. a. Bowman, Philos. Transact. 1840. Pl. XVI. Fig. 20. — Kölliker, mikrosk. Anatomie. Bd. II, 1850, pag. 263, Fig. 79.

2) Die motorischen Endplatten etc. S. 9.

3) l. c. S. 70 u. 77, Fig. 1, 3, 9, 10.

4) Beiträge zur Kenntniss der quergestreiften Muskelfasern. Arch. f. Anat. u. Physiol. 1870, S. 436, Fig. 1—6, 8.

5) Ueber die Querstreifen der Muskeln. Sitzungsber. d. Gesellschaft zur Beförder. d. gesammten Naturwissensch. zu Marburg. März 1872. Nr. 2.

6) l. c. S. 248, Figg. 1—3, 5—9, 11, 18, 19. So dünn, im Verhältniss zu den übrigen Lagen, wie in Merkel's Figg. 6—8, 11 u. 19, sah ich die Mittelscheibe nie.

Ruhezustande, wasserreicher, weicher debnbarer als die Querscheiben ist.

D. Ueber Muskelprismen (sarcous elements) und Fibrillen.

Nach Einwirkung vieler Agentien (Wasser, verdünnte Chromsäure, Alcohol, Sublimat etc.), ebenso nach dem spontanen Absterben erscheint bekanntlich die anisotrope Substanz aus festeren,
stark und doppelt brechenden, stäbchenförmigen Elementen —
sarcous elements, Fleischtheilchen, Muskelprismen, Fleischprismen,
Muskelstäbchen — und einer schwächer und einfach brechenden,
amorphen Zwischensubstanz zusammengesetzt. Ja nach einer sehr
verbreiteten Annahme wären diese beiden Bestandtheile schon in
der normalen, lebenden Faser vollkommen deutlich zu unterscheiden. Ich muss dies Letztere entschieden verneinen und zwar
aus folgenden Gründen.

In allen Fällen zeigt die anisotrope Substanz um so weniger
Spuren einer Zusammensetzung aus Fleischprismen und Zwischensubstanz, je frischer sie zur Beobachtung kommt. So ist sie
ausnahmslos völlig homogen [1]) bei Fasern, die sich in situ im
lebenden Thiere befinden, wie man an den Muskeln der Extremitäten von Atax, Gammarus, Asellus, Cyclops und auch bei
Mückenlarven (Corethra) leicht constatiren kann. Sie wird übrigens auch nicht selten noch einige Minuten nach Entfernung
der Fasern aus dem Körper homogen getroffen, wenn man ohne
Flüssigkeitszusatz untersucht, so u. a. ziemlich häufig beim Krebs,
bei grossen Insecten, auch wohl beim Frosch.

Das homogene Ansehen findet sich nicht nur bei Untersuchung im gewöhnlichen, sondern auch im polarisirten Licht,
gleichviel wie die Scheiben orientirt sein mögen. Letztere Thatsache ist besonders wichtig, denn sie beweist, dass bei Prüfung
im gewöhnlichen Licht die doppelbrechenden sarcous elements
nicht etwa desshalb in der lebenden Faser unsichtbar sind, weil
die optischen Eigenschaften, der sie der Quere nach verkittenden
isotropen Substanz (das sogen. Querbindemittel), dies nicht erlauben, sondern einfach desshalb, weil die Substanz überhaupt
nicht in merkbarer Menge vorhanden ist.

---

1) Selbstverständlich wird hierbei abgesehen von den durch Kerne,
interstitielle Körner oder durch protoplasmaartige Stränge, auch wohl durch
Tracheenästchen erzeugten optischen Discontinuitäten.

In der Regel nun beginnt die Spaltung schon in den ersten
Stadien des Absterbens, oft lange vor Verlust der Reizbarkeit
und des Leitungsvermögens. So sah ich u. a. mehrmals bei
Oberschenkelmuskeln von Hydrophilus, Geotrupes und Musca,
die in halbprocentiger Kochsalzlösung lagen, noch minutenlang
Contractionswellen durch Faserstrecken laufen, in welchen die
Quer- und Mittelscheiben auffällig längsgeklüftet waren. Die
isotropen Scheiben pflegten in diesen Fällen, wie immer bei Insecten nach Einwirkung dünner Salzlösung, sehr dunkel und
nicht deutlich längsgespalten zu sein (vgl. Fig. 28) und die sarcous elements hatten nicht die regelmässige steife Stäbchenform,
die sie weiterhin, wie auch bei Einwirkung von verdünntem
Alcohol, Chromsäure u. s. w. anzunehmen pflegen, sondern erschienen vielmehr — einzeln oder in Gruppen — durch spindel-
förmige Vakuolen auseinander gedrängt.

Faserstrecken, in welchen die Muskelprismen einmal, gleichviel auf welchem Wege, als einzelne Stäbchen (von durchschnittlich etwa 0,0005 Mm. Dicke) sichtbar geworden sind, finde ich
ausnahmslos nicht mehr erregbar. Da der Zerfall in sarcous
elements auf verschiedenen Strecken desselben Querschnitts nicht
gleichzeitig beginnt und gleichschnell verläuft, so trifft man
natürlich, wenigstens bei dickeren Muskelfasern, z. B. bei Amphibien, leicht contractile und nicht mehr contractile Partien
quergestreifter Substanz nebeneinander auf einem und demselben
Faserquerschnitt. Die Bewegungserscheinungen absterbender Fasern können dadurch äusserst complicirt werden, wie später noch
näher erläutert werden soll.

In nicht wenig Fällen findet man die anisotrope Substanz
in einzelne Stäbchen zerfallen, ohne dass gleichzeitig an den
übrigen Lagen, mit Ausnahme etwa der Neben- und Zwischenscheibe, ein Zeichen von Längsspaltung zu bemerken wäre. So
nicht selten bei spontan oder in Wasser, sehr verdünnter Kochsalzlösung, oder dünnem Alcohol abgestorbenen Insectenmuskeln
(Fig. 29). In der Mehrzahl der Fälle aber, unter den Insecten
besonders bei Locustiden, bei Wirbeltieren bekanntlich ziemlich
allgemein, greift die Längsspaltung gleichzeitig oder doch fast
gleichzeitig durch alle Scheiben hindurch: Entstehung von Fibrillen, bezüglich Fibrillenbündeln.

Diesen Spaltungsprocess durch alle Stadien hindurch genau zu

verfolgen, ist nun für die Auffassung des Baues lebender Muskelsubstanz von fundamentaler Wichtigkeit. Wir müssen darum
etwas länger bei ihm verweilen. Soviel ich sehe, verläuft er in
allen Schichten aller Muskelfasern im Wesentlichen auf gleiche
Weise, doch lässt er sich in der anisotropen Substanz am leichtesten verfolgen, zunächst wegen der grösseren Dicke dieser
Schicht und dann wegen der bedeutenderen Lichtbrechungsunter-
schiede der aus derselben hervorgehenden Spaltungsprodukte.
Ich verfolgte den Vorgang namentlich an spontan in situ absterbenden Muskelfasern z. B. von Atax, an den dünnen und
breitgestreiften Fasern aus den Schenkeln grösserer Insecten (Procrustes, Hydrophilus, Geotrupes, Bombus), auch an frisch abgeschnittenen Beinen von Asellus und Gammarus. Was ich dabei
mit Hülfe der besten Vergrösserungen (Obj. 8, 10 und 12 von
Hartnack) ermitteln konnte, war Folgendes.

Bei Betrachtung des optischen Längsschnittes sieht man in
den anfangs absolut homogenen Scheiben unmessbar feine, blasse,
isotrope Längslinien auftauchen, in häufig sehr regelmässigen
Abständen von kaum mehr als 0,001 Mm. Diese Längslinien
verbreiten sich unter zunehmender Helligkeit, die einen rascher,
die andern langsamer, zu Streifen von mitunter mehr als 0,0005
Mm. Breite, und zwar verbreitern sie sich auf Kosten
der zwischen ihnen liegenden doppeltbrechenden
Theile (der sarcous elements), welche dabei schmäler und
stärker lichtbrechend werden. Dass dies keine Täuschung ist,
folgt mit völliger Sicherheit daraus, dass unter den angegebenen
Bedingungen kein einziger Durchmesser der Faser bei der Zerklüftung sich zu ändern braucht. Das Sichtbarwerden der hellen
isotropen Zwischenräume beruht also im angegebenen Falle nicht
auf Quellung und Aufhellung einer vorher bereits vorhandenen
Zwischensubstanz, oder, was zwar unter den von uns gewählten
Bedingungen nicht möglich, in andern Fällen aber in der That
mitwirken kann, auf kapillarem Eindringen von Flüssigkeit von
aussen her zwischen die Fibrillen, sondern einzig und allein auf
seitlicher Schrumpfung (Gerinnung) von Elementen (den wahren
Fleischprismen), welche vorher bis zur völligen Berührung gequollen gewesen waren.

Da die Erscheinungen der Längsspaltung, so weit die Beobachtung reicht, in allen Scheiben der isotropen Substanz ebenso

verlaufen wie in denen der anisotropen, so muss man sich
demnach alle Scheiben der quergestreiften Substanz im normalen Zustand zusammengesetzt denken aus bis zur gegenseitigen Berührung aufgequollenen, prismatischen Elementen, welche in den
verschiedenen Scheibenarten specifisch verschiedene chemische und physikalische Eigenschaften
besitzen, innerhalb derselben Scheibe aber gleichartig sind. Eine flüssige isotrope Zwischensubstanz zwischen
den Scheibenelementen, das Querbindemittel der Autoren, existirt
in der normalen lebenden quergestreiften Substanz gar nicht,
wenigstens nicht in einer für unsere Hülfsmittel nachweisbaren
Menge. Sie wird erst bei der Gerinnung der Scheibenelemente
aus diesen ausgeschieden.

Dass diese Auffassung die richtige ist, lehrt ebenso die
Verfolgung der bei der fibrillären Zerklüftung auftretenden Veränderungen des Querschnitts. Man kann diese einmal an den
optischen Querschnitten unversehrter, dem spontanen Absterben
überlassener Muskelfasern verfolgen, dann aber auch, obschon
dies weniger anzurathen, an mit dem kalten Doppelmesser her-
gestellten feinen Querschnitten langsam gefrorner Muskelfasern, die
ohne Zusatz untersucht werden müssen. In beiden Fällen glückt
es oft, den anfänglichen homogenen Zustand des Querschnitts
zu erhalten [1]. Allmählich aber, im zweiten Falle mitunter sehr
rasch (wenigstens unmittelbar an der Schnittfläche) beginnt die
optische Differenzirung. Sie kann schliesslich zu sehr verschiedenen Bildern führen. Unter diesen lassen sich zwei Haupttypen
unterscheiden, die inzwischen durch alle möglichen Uebergänge
miteinander verbunden sind.

Der eine Typus ist dadurch charakterisirt, dass in der erst
homogenen Fläche — häufig ohne merkbare Veränderung ihrer
Ausdehnung — äusserst kleine, matte, gleichmässig und dicht
gedrängt über den ganzen Querschnitt vertheilte Kreise auftauchen, die von blassen, anfangs unmessbar feinen Linien ein-
gefasst sind (Fig. 31 a). Ganz besonders deutlich sind diese

---

[1] Kölliker beschreibt ihn bereits, von den Querschnitten gefrorener
Fasern vom Ochs, Frosch und vom Schwanz des Krebses. „Ueber die
Cohnheim'schen Felder der Muskelquerschnitte". Zeitschr. f. wiss. Zool.
Bd. XVI, 1866, S. 375.

kleinen, wohl schon von Bowman[1]) erkannten Kreise an in
Wasser oder sehr verdünntem Alcohol erweichten Querschnitten
getrockneter, sowie an Querschnitten in Alcohol oder Chromsäure
erhärteter Muskelfasern zu sehen. Sie erschienen bei den Muskeln aller von mir darauf untersuchten Thiere (Ochse, Kaninchen,
Frosch, Scherenmuskeln des Krebses, Oberschenkelmuskeln von
Hydrophilus, Geotrupes) in gleicher Form (nicht deutlich von der
Kreisform abweichend) kaum verschiedenen Dimensionen und
sehr gleichmässigem Abstand. Nach meinen Messungen würde
auf jeden Quadratmikromillimeter Querschnitt in der nicht contrahirten mässig gedehnten Muskelfaser ungefähr ein Kreis kommen, bei Arthropoden vielleicht etwas weniger, bei Wirbelthieren
etwas mehr.

Dass diese kleinen Kreise als Querschnitte der Fibrillen —
eventuell, da die isotrope Substanz, wie die Längsschnittsbilder
lehren, an der Zerklüftung öfter nicht merkbar Theil nimmt —
als Querschnitte der geronnenen Elemente der anisotropen Substanz aufzufassen sind, kann keinem Zweifel unterliegen. Faserstrecken, deren Querschnitte die oben beschriebene feine Mosaik
der kleinen Kreise erkennen lassen, zeigen in der Längsansicht
stets helle, äusserst feine Längsstreifen in regelmässigen, den
Durchmessern der matten Kreise genau entsprechenden Abständen.

Der zweite Haupttypus der Querschnittsbilder, der sich beim
Absterben entwickeln kann, kennzeichnet sich durch das Auftreten einer gröberen Mosaik matter, ungleichgrosser, polygonaler,
von hellen Linien eingefasster Felder. Es sind dies die zuerst
von Cohnheim[2]) beschriebenen und als Querschnitte normaler
sarcous elements gedeuteter Felder, die Querschnitte der Muskelsäulchen (Kölliker[3]) oder der Muskelkästchen (Krause[4]).
Sie entsprechen — abgesehen von den allerkleinsten, deren Durchmesser 0,001 Mm. nicht erreicht — nicht den Querschnitten von

---

1) Philosoph. Transactions. 1840. Pl. XVI. Figg. 3, 4, 5, 8. Die Kreise
sind hier zwar für Fibrillenquerschnitte etwas gross gezeichnet; wegen ihrer
Form und gleichen Dimensionen aber halte ich es trotzdem für unwahrscheinlich, dass sie die gleich zu besprechenden Cohnheim'schen Felder
gewesen seien.

2) Ueber den feineren Bau der quergestreiften Muskelfasern. Mit Taf. XVI.
Arch. f. pathol. Anat. 1865. 34. Bd. S. 606.

3) Zeitschr. f. wiss. Zool. Bd. XVI. 1866. S. 377.

4) Die motorischen Endplatten etc. S. 23.

sarcous elements, bezüglich von Fibrillen, sondern wie Kölliker [1]
nachwies, Gruppen derselben. Dies folgt schon aus ihrer Grösse,
welche — bei normal gebliebenem Gesammtdurchmesser der
Faser — die der Fibrillenquerschnitte weit übertrifft: beim Krebs
meist um das Zehn- bis Dreissigfache, beim Frosch und Kaninchen durchschnittlich um wenigstens das Drei- bis Fünffache.
Zudem kann man in vielen Fällen, namentlich gut beim Krebs,
aber auch bei andern Arthropoden und bei Wirbelthieren [2]), bei
guter centrischer Beleuchtung und mit den besten Linsen ihre
Zusammensetzung aus kleinen, durch äusserst schmale Zwischenräume von einander getrennten Kreisen direct erkennen. Besonders lehrreich sind solche Fälle wo, wie in Fig. 30 (vom Krebs),
auf einem und demselben Querschnitt die grobe Mosaik der
Polygone und die feine der kleinen Kreise nebeneinander und
durch allmähliche Uebergänge verbunden vorkommen. Diese
Fälle sind sehr häufig bei mit Serum, Kochsalz, Wasser oder
verdünntem Alcohol behandelten Querschnitten gefrorener Muskeln
der verschiedensten Wirbelthiere und Wirbellosen. Auch an Querschnitten in Alcohol erhärteter Muskeln vermisste ich sie selten.

Häufig ist, namentlich im Beginn, die Spaltung des Querschnitts in vieleckige Felder nur angedeutet durch helle stern-
förmige oder ovale Lücken, welche, wie Uebergangsbilder lehren,
den Knotenpunkten des hellen Liniennetzes entsprechen, das die
Polygone einschliesst. Man hat dann im Wesentlichen, nur in
viel feinerer Ausführung dasselbe Bild, welches der Querschnitt
vieler Sehnen bietet.

In allen diesen Fällen, mögen die Cohnheim'schen Felder
nun ganz ausgebildet oder bloss in der angegebenen Weise angedeutet sein, sieht man auf dem optischen Längsschnitt helle,
ziemlich breite Längslinien in Abständen, welche den Durchmessern jener Felder gleich sind [3]); zwischen ihnen können
häufig noch den einzelnen Fibrillen entsprechende, äusserst zarte
Längsstreifen unterschieden werden.

Zerreisst man derartige Fasern möglichst vollständig mit
Nadelspitzen unter dem einfachen Mikroskop, so resultiren Spal-

---

1) Zeitschr. f. wiss. Zool. Bd. XVI. 1866. S. 377.
2) Vgl. Kölliker l. c. S. 887.
3) Vgl. Kölliker l. c. S. 376.

tungsprodukte von sehr verschiedener Dicke: viele entsprechen
offenbar einzelnen Fibrillen, da ihr Durchmesser kaum 0,001 Mm.
beträgt, die meisten aber pflegen aus mehreren oder vielen Fibrillen zusammengesetzt zu sein. In den Fällen, wo die Cohnheim'schen Felder sehr gut ausgebildet sind, stimmt die Dicke
der meisten Spaltungsprodukte, wie ich mit K ö l l i k e r ¹) finde,
mit der Breite dieser Felder überein. Solche Bündel sind von
K ö l l i k e r als Muskelsäulchen, von K r a u s e als „Muskelkästchenreihen" beschrieben worden. Sie mögen in manchen Fasern
(denen der Scherenmuskeln des Krebses z. B.) schon im Leben
vorgebildet sein: in sehr vielen Fällen aber, das muss stark
hervorgehoben werden, lassen sie sich durchaus nicht darstellen.
Die Muskelsubstanz zerfällt dann vielmehr entweder in lauter
Elementarfibrillen ²) (so nach K ö l l i k e r besonders regelmässig
und schnell bei den Petromyzonten) oder in Bündel von allen
beliebigen Dicken, bis zu einzelnen Fibrillen herab. Hieraus, in
Zusammenhang mit den übrigen, den Spaltungsprocess der Muskelsubstanz betreffenden Erfahrungen, folgt, dass wir es in den
Muskelsäulchen oder Muskelkästchenreihen nur mit mehr zufälligen Aggregaten von Elementarfibrillen, nicht mit wahren organischen Einheiten zu thun haben. Schon aus diesem Grunde
ist daher die neuerdings von K r a u s e aufgestellte Lehre vom
Aufbau der Muskelsubstanz aus „Muskelkästchenreihen" zu verwerfen.

Man hat gemeint, Muskelsäulchen, bezüglich Muskelkästchen
noch auf einem andern Wege demonstriren zu können. Behandelt
man nämlich Querschnitte frischer, gefrorener oder getrockneter
Muskelfasern, gleichviel welches Thieres, mit verdünnter Essigsäure, so erscheint darauf ein sehr regelmässiges Netzwerk feiner
dunkler Linien, welche helle polygonale Felder einschliessen.
C o h n h e i m ³), der diese Bilder schon erwähnt, erklärt sie für
identisch mit den von ihm an frischen Querschnitten entdeckten

1) l. c. S. 379.

2) Die sogenannten Fibrillen der gelben Thoraxmuskeln der Insecten
halte ich trotz ihrer durchschnittlich sehr bedeutenden Dicke für wirkliche
Elementarfibrillen, hauptsächlich darum, weil sie bisher noch nicht, auch
nicht einmal andeutungsweise, in noch feinere Fasern zerlegt werden konnten. K r a u s e hatte darum Unrecht, sie mit seinen Muskelkästchenreihen
zu identificiren.

3) l. c. S. 612.

Polygonen. Und Kölliker [1]) stimmt ihm hierin bei, indem er sie für Querschnitte seiner Muskelsäulchen erklärt. Inzwischen ist dies bestimmt unrichtig und durfte schon nach Kölliker's Zeichnungen [2]) als sehr unwahrscheinlich gelten. Auf diesen sind nämlich die Felder viel zu klein für Querschnitte von Muskelsäulchen, wenn man bedenkt, dass die Muskelsubstanz bei Behandlung mit Essigsäure stark quillt. Getrocknete und in Wasser wieder aufgeweichte dünne Querschnitte quellen in verdünnter Essigsäure sehr leicht bis auf's Drei- bis Sechsfache, ja Zehnfache ihres anfänglichen Flächenmasses auf, Querschnitte frischer oder gefrorener Muskeln nicht viel weniger. Nach Cohnheim's und Kölliker's Angaben schwankt nun beim Frosch der Durchmesser der Felder auf frischen Querschnitten etwa zwischen 0,002 und 0,005 Mm. Das Bild des mit Essigsäure behandelten Querschnitts einer Froschmuskelfaser bei Kölliker zeigt aber Felder von durchschnittlich nicht mehr als 0,002 Mm. Breite. Hier müssten also die grösseren Felder sogar sehr beträchtlich geschrumpft sein. Dieser Widerspruch löst sich, sobald man die bei Essigsäurebehandlung auftretenden Felder für Querschnitte der gequollenen Fibrillen, bezüglich der sarcous elements ansieht. Und dass dies wirklich die richtige Auffassung sei, lässt sich direct nachweisen, wenn man Querschnitte frischer, getrockneter oder gefrorener Fasern, welche die oben beschriebene Mosaik der kleinen, den Fibrillen entsprechenden Kreise zeigen, sehr allmählich der Essigsäurewirkung aussetzt. Man sieht dann die kleinen, anfangs oft kaum 0,0005 Mm. messenden Kreise unter Erblassung sich stark verbreitern, gegenseitig abplatten und so zu jenen Vielecken werden, während an Stelle der hellen Zwischensubstanz die feinen dunklen Linien auftreten (s. Fig. 31 a und b). An gleichmässig aufgequollenen Querschnitten findet man, was gleichfalls diese Felder von den Cohnheim'schen unterscheidet, alle Felder von nahezu gleichem Flächeninhalt.

Krause ist gleichfalls in den eben besprochenen Irrthum verfallen, indem er die bei Essigsäurebehandlung auftretenden Polygone für Querschnitte seiner „Muskelkästchen" und die dunklen Grenzlinien derselben für „Seitenmembranen" dieser Kästchen

1) l. c. S. 376.
2) l. c. Fig. 2, S. 376.

ansieht. Nach dem eben Angeführten würden jene Polygone vielmehr den Querschnitten der „Muskelstäbchen" entsprechen, von denen nach K r a u s e in jedem Kästchen ein Bündel eingeschlossen liegt. Denn diese „Stäbchen" stimmen an Dicke mit unsern Elementarfibrillen überein.

Was übrigens die sogenannten Seitenmembranen betrifft, die auch M e r k e l für seine (beiläufig bald den Muskelkästchen, bald Fibrillenabschnitten entsprechenden) „Muskelelemente" adoptirt, so fehlt jeder zureichende Grund, dieselben als schon in der lebenden Faser existirende feste Scheiden anzusehen. Im Gegentheil: die absolute optische Homogenität der Muskelscheiben im normalen Zustand, die Art und Weise dann, in welcher jene Membranen bei Essigsäureeinwirkung in den hellen Zwischenräumen sich bilden, welche beim Absterben der quergestreiften Substanz infolge seitlicher Schrumpfung der Fibrillen entstehen, dürfen vielmehr als gute Gründe gegen ihre Präexistenz angeführt werden. M e r k e l erschliesst die Anwesenheit von Seitenmembranen aus den Formveränderungen, welche isolirte Fibrillen und Fibrillenbündel bei Quellung, hauptsächlich durch Essigsäure, erleiden. Diese Erscheinungen beweisen aber darum nichts, weil sie sich vollständig erklären lassen aus der Annahme, die isolirten Fibrillen seien aus regelmässig hintereinander verbundenen, festen homogenen Theilchen von verschiedenem Quellungsvermögen zusammengesetzt. Da diese Annahme die einfachere und mit keiner anderen Thatsache in Streit ist, muss sie so lange vorgezogen werden, bis sie widerlegt oder die andere wenigstens die wahrscheinlichere geworden ist [1]).

Nun will freilich D ö n i t z [2]) aus Scherenmuskeln von Astacus röhrenförmige „Fibrillenscheiden" isolirt haben, in welchen der quergestreifte Inhalt wie in einem Futteral streckenweis verschoben war. Aus den beigegebenen Abbildungen (Fig. 1) folgt inzwischen, durch Vergleichung der relativen Dimensionen ihrer Theile, dass D ö n i t z nicht Fibrillen, sondern Fibrillenbündel (Muskelsäulchen) vor sich hatte. Dies raubt der Angabe schon

_____

1) Es ist beiläufig nicht richtig, dass die sogenannten Seitenwände der Fibrillen, wie M e r k e l will (l. c. p. 250), aus derselben Substanz wie die „Endscheiben" bestehen. Diese letzteren lösen sich und quellen u. a. in starker Kochsalzlösung, wie auch in verdünnten Säuren viel schwieriger auf.

2) l. c. S. 435.

ihren Hauptwerth. Dazu kommt noch, dass Dönitz mit keinem
Wort erwähnt, durch welche Art der Behandlung er seine „Fibrillenscheiden" darstellte. Er erschwert dadurch unnöthig eine Controle
seiner keineswegs eindeutigen Angaben. Ich habe mich, auch beim
Krebs, vergeblich bemüht, Scheiden von Fibrillenbündeln zu isoliren.

E. Ergebnisse.

Die Vorstellung vom Bau der quergestreiften Muskelsubstanz,
zu welcher die in den vorstehenden Abschnitten mitgetheilten
Thatsachen wie ich glaube mit Nothwendigkeit führen, lässt sich
jetzt folgendermassen kurz zusammenfassen:

Die normale ruhende quergestreifte Substanz ist ein regelmässig gebautes Aggregat verschiedener Arten gequollener Theilchen (Scheibenelemente), welche in der Längsrichtung der Faser
durch Cohaesion, bezüglich Adhaesion, zu etwa 0,001 Mm. dicken
prismatischen Fibrillen, in der Querrichtung durch Adhaesion zu
im Allgemeinen planparallelen Scheiben verbunden sind. Innerhalb jeder Fibrille wechseln Elemente von verschiedener physikalischer und chemischer Beschaffenheit in gesetzmässiger Wiederkehr
miteinander ab (Ursache der Querstreifung); innerhalb jeder einzelnen Scheibe sind die Elemente gleichartig. Eine flüssige Zwischensubstanz zwischen den einzelnen Elementen existirt im völlig
normalen Zustand nicht in nachweisbarer Menge [1]).

In Bezug auf die mechanischen Leistungen der quergestreiften
Substanz sind hiernach hauptsächlich zwei Punkte zu berücksichtigen: einmal die verschiedenen mechanischen Eigenschaften
(Cohaesion, Elasticität u. s. w.) der einzelnen Scheibenelemente selbst,
dann die mechanischen Wirkungen, welche die einzelnen Elemente
infolge der Berührung aufeinander ausüben. Mit Rücksicht auf den
ersteren Punkt ist festzuhalten, dass die verschiedenen Arten
von Elementen, in Verband wesentlich mit einem verschiedenen
Wassergehalt, eine verschiedene Festigkeit haben. Wie die Formveränderungen der Scheiben bei Zug und Druck lehren, kann
diese Festigkeit bei keiner Art von Elementen bedeutend sein:
alle müssen vielmehr als weich bezeichnet werden. Die relativ
festesten, wasserärmsten, sind die Elemente der Zwischenscheibe,

---

1) Eine Ausnahme hiervon machen die gelben Thoraxmuskeln der Insecten, vielleicht auch die Fasern der Petromyzonten, die ich noch nicht
aus eigner Anschauung kenne.

ihnen folgen die der Nebenscheiben und Querscheiben; am weichsten
sind die Theilchen der beiden isotropen Scheiben, welche äusseren
Kräften nicht viel mehr Widerstand entgegenzusetzen scheinen,
als die meisten wässerigen Flüssigkeiten. — Mit Rücksicht auf
den zweiten Punkt, die mechanischen Wirkungen der Elemente
aufeinander, ist zu beachten, dass je nach der specifischen Beschaffenheit der aneinandergrenzenden Elemente die Adhaesion
zwischen denselben eine verschiedene sein muss. So wird dieselbe für jede Fibrille innerhalb der Höhe eines Muskelfaches
wenigstens fünfmal in auf- und absteigender Folge wechseln
(vergl. den Holzschnitt auf pag. 37), und ebenso muss sie für
jede der von uns unterschiedenen Arten von Scheiben eine besondere sein, wobei noch in Betracht zu ziehen ist, dass wegen
verschiedener Dicke der Scheiben die Grösse der seitlichen Be-
rührungsflächen und damit der Flächenanziehung der Elemente
verschieden ausfällt.

Es versteht sich nach dem Gesagten von selbst, dass es
keinen Sinn hat, der contraktilen Substanz als Ganzem einen
bestimmten Aggregatzustand zuzuschreiben. Sie ist weder fest
noch flüssig; sie darf auch nicht aufgefasst werden als eine
Flüssigkeit, in der feste Theilchen schwimmen und ebensowenig
haben die Recht, welche sie aus festen, durch flüssige Zwischensubstanz getrennten Fibrillen bestehen lassen. Vielmehr wechseln ihre mechanischen Eigenschaften von Scheibe zu Scheibe, von
Element zu Element. Und nicht nur dies, sondern sie wechseln
auch, wie die Zusammensetzung der einzelnen Elemente aus festen
Theilchen und imbibirter Flüssigkeit lehrt, innerhalb jedes einzelnen Scheibenelementes in bestimmter und für jede Art von
Elementen ohne Zweifel ganz eigenthümlicher Weise ab.

An letzterer Stelle, in der unseren Sinnen vorläufig nur andeutungsweise zugänglichen Anordnung und Beschaffenheit der festen
und flüssigen Materie innerhalb der einzelnen Scheibenelemente,
liegt das wesentliche Geheimniss der Organisation der quergestreiften Substanz und damit die wesentliche Schwierigkeit für das
Verständniss ihrer Leistungen. So lange sich an jener Stelle
nicht Anatom, Physiker und Chemiker, von verschiedenen Seiten
vordringend, die Hände gereicht haben, muss jeder Versuch einer
alle Erscheinungen der Muskelthätigkeit begreifenden Theorie
vermessen erscheinen.

Hiermit ist natürlich nicht gesagt, dass es nicht jetzt schon möglich sein sollte, über einzelne Categorien von Erscheinungen der Muskelthätigkeit im Wesentlichen richtige theoretische Vorstellungen zu erlangen. Insbesondere glaube ich, dass die mechanischen Vorgänge bei der Contraction schon jetzt dem Verständniss etwas näher gerückt werden können. Hierzu ist aber ein näheres Eingehen auf die optisch wahrnehmbaren Aenderungen der Muskelsubstanz bei der Zusammenziehung nöthig. Diese sollen denn nebst den sich daran anknüpfenden Folgerungen den Gegenstand des folgenden Artikels bilden.

Erklärung der Abbildungen.
Tafel II.

In allen Figuren bedeutet

m = Mittelscheibe,

q = Querscheibe,

i = isotrope Scheibe zwischen Quer- und Nebenscheibe,

i_1 = » » » Neben- und Zwischenscheibe,

n = Nebenscheibe,

s = Zwischenscheibe,

zn = Grundmembran (Zwischenscheibe + Nebenscheiben).

Fig. 1. Rana temporaria. Aus dem Adductor magnus femoris. Etwas gedehnt. Frisch, ohne Zusatz. $^{450}/_1$.

» 2. Triton cristatus. Adductor magn. femor. Ebenso. $^{400}/_1$.

» 3. Mus. rattus. Pacas. Ebenso. $^{1100}/_1$.

» 4. Astacus fluviatilis. Aus einem Scherenmuskel. s = Sarkolemm, p = Protoplasmaschicht zwischen Sarkolemm und quergestreifter Substanz. Frisch, ohne Zusatz. $^{500}/_1$.

» 5. Hydrophilus piceus. Oberschenkel. Frisch, ohne Zusatz. $^{500}/_1$.

» 6. Musca vomitoria. Theilungsstelle einer Faser des Muskelnetzes, welches das obere Drittel des Enddarms umspinnt. Mässig gedehnt. Frisch, ohne Zusatz. $^{450}/_1$.

» 7. Ebendaher. Stark gedehnt. $^{450}/_1$.

» 8. » In der Längsrichtung zusammengedrückt. $^{450}/_1$.

» 9. Astacus fluviatilis. Hüftmuskel, wärmestarr. Stück einer dünnen Faserplatte, welche Zwischenscheibe, Nebenscheiben und anisotrope Substanz in je 5 Elemente gespalten zeigt. Die sarcous elements sind an den Enden und in der Mitte kuglig angeschwollen. In Kochsalzlösung von 1%. $^{1000}/_1$.

» 10. Formica rufa. Abdominalmuskel. Mit schwach ameisensäurehaltigem Alcohol von ca. 60 pCt. behandelt. Die stark gequollene anisotrope Substanz hat das Sarcolemm von der Zwischenscheibe abgesprengt. $^{750}/_1$.

» 11. Telephorus melanurus. Spontan abgestorben. Hautmuskelfaser aus dem Abdomen. Einen Tag nach dem Tod in Wasser isolirt. $^{450}/_1$.

» 12. Telephorus melanurus. In 60grädigem Alcohol abgestorben. Abdominalmuskel. Zeigt die Befestigung des Sarcolemms an den Zwischenscheiben. $^{1000}/_1$.

Fig. 13. Musca domestica. Hüftmuskel. Wärmestarr. In Kochsalz von 1 pCt. $^{650}/_1$.

» 14. Musca domestica. Hüftmuskel. Wärmestarr. In Kochsalz von ½ pCt. $^{660}/_1$.

» 15. Bombus terrestris. Hüftmuskel. Wärmestarr. In Kochsalz von 0,6 pCt. $^{650}/_1$.

» 16—19. Telephorus melanurus. ♂. Muskelfasern aus dem Abdomen. Alkoholpräparate. — Fig. 16 b dasselbe Faserstück wie 16 a zwischen gekreuzten Nicols. $^{650}/_1$.

» 20. Musca vomitoria. Frisch in NaCl von 10 pCt. zerzupft. a. Stück einer Faser aus dem Oberschenkel. Die contractile Substanz war durch einen seitlichen Riss im Sarcolemm herausgequollen. b. Thoraxfibrille. $^{660}/_1$.

» 21. Formica rufa. Hautmuskel aus der Umgebung des Afters. Mit sehr schwach ameisensäurehaltigem Alkohol von 25 pCt. behandelt. $^{650}/_1$.

» 22. Lacerta agilis. Wärmestarr. Oberschenkel. Stück einer ziemlich gedehnten Faser. In Kochsalz von 0,6 pCt. $^{150}/_1$.

» 23. Rana temporaria. Wärmestarr. Extensor digitorum pedis. Gedehnt. In Kochsalz von 0,6 pCt. — 23 b Abgespaltenes Muskelsäulchen. (Fibrillenbündel). $^{500}/_1$.

» 24. Astacus fluviatilis. Wärmestarr. a. und c. aus dem Hüftmuskel: Stücken abgespaltener Muskelsäulchen in NaCl 0,8 pCt. a. gedehnt, c. frei verkürzt, b. aus einem Schenkel, nach Behandlung mit Alkohol. Gedehnt. $^{450}/_1$.

» 25. Musca vomitoria. Wärmestarr. Faserbruchstück aus dem Oberschenkel. In NaCl 1 pCt. $^{650}/_1$.

» 26. Carabus intricatus. Spontan abgestorben. 3 Tage nach dem Tode. Hüftmuskel. In einem Gemenge von gleichen Theilen halbprocentiger Kochsalzlösung und Hühnereiweiss. $^{450}/_1$.

» 27. Musca domestica. Hüftmuskel. Frisch für 1 Minute in Ueberosmiumsäure von 1½ pCt. Danach in Kochsalz von 0,5 pCt. $^{300}/_1$.

» 28. Musca domestica. Hüftmuskel. Frisch in halbprocentiger Kochsalzlösung. $^{1000}/_1$.

» 29. Telephorus melanurus. Spontan abgestorben. Hautmuskelfaser aus dem Abdomen. In NaCl 1 pCt. $^{650}/_1$.

» 30. Astacus fluviatilis. In Alkohol von 50 pCt. abgestorben. Stück eines Querschnitts durch eine Muskelfaser aus der Scheere. Zeigt die Querschnitte der Fibrillen und links ihre Gruppirung zu den polygonalen Cohnheim'schen Feldern. $^{1000}/_1$.

» 31 a. u. b. Lepus cuniculus. Stück eines Querschnitts durch eine Faser aus dem Oberschenkel. a. Getrocknet und in Wasser erweicht; b. dasselbe Stück nach langsamer Einwirkung von 5procentiger Essigsäure. $^{1000}/_1$.

Erwiderung auf Herrn Hermann's Bemerkungen zu meinem Aufsatze über die Hautdrüsen des Frosches.

Von

Th. Wilh. Engelmann
in Utrecht.

In dem mir eben zugegangenen elften Hefte des sechsten Bandes dieses Archivs hat Ludimar Hermann einige Schlussfolgerungen angegriffen, zu denen ich in meiner Arbeit über die Hautdrüsen des Frosches gelangt bin. Den Hauptgegenstand seiner Polemik bilden meine die Präexistenz electrischer Gegensätze im Muskel betreffenden Bemerkungen. Er meint, ich stütze „die Präexistenzlehre auf zwei Hypothesen und — auf die Präexistenzlehre", auf meinen Satz nämlich von der myogenen Natur der Froschhautströme und auf meine electromechanische Secretionshypothese, welche beide die Präexistenzlehre bereits zur Voraussetzung haben sollen. Ich muss mich hiergegen verwahren. Mein Beweis der Präexistenz bedarf nur zweier Voraussetzungen: erstens, der Präexistenz der Hautströme, — diese wird von Niemand, auch nicht von Hermann geleugnet; zweitens des Nachweises, dass die electromotorischen Kräfte, welche die Ursache dieser Hautströme sind, ihre einzige oder doch wesentliche Quelle in den Drüsenmuskeln, und zwar schon in den ruhenden Drüsenmuskeln, haben. Diesen Nachweis, in welchem ich von vornherein den Schwerpunkt meiner Arbeit erkannt habe, glaube ich insbesondere durch Feststellung des Parallelismus, der zwischen den electromotorischen Vorgängen der Haut und den Contractilitätserscheinungen der Drüsen unter den verschiedenartigsten und darunter ganz specifischen Bedingungen besteht, soweit geliefert zu haben, dass dadurch der anfänglich nur als Hypothese aufgestellte Satz von der myogenen Natur der Hautströme einen an Gewissheit grenzenden Grad von Wahrscheinlichkeit erhalten hat. Was es Unlogisches haben kann, mit einem solchen, auf zahlreiche Versuche gestützten Satz Hermann's Hypothese vom Fehlen präexistirender Gegensätze entgegenzutreten, welche doch von den bisher gefundenen Thatsachen keineswegs die wahrscheinlichste Erklärung giebt, vermag ich nicht einzusehen. Dass zudem in dieser Beweisführung kein Cirkelschluss steckt, leuchtet ein.

Hermann behauptet inzwischen, meine Hypothese von der myogenen Natur der Hautströme sei falsch, und damit wäre es denn freilich auch um meinen Beweis für die Präexistenz geschehen.

Seine Gründe sind folgende:

Die Kraft der Hautströme sei viel zu gross, um aus Muskelstromkräften abgeleitet werden zu können: ich habe Kräfte bis zu 0,136 D., ja 0,143 D. beobachtet, während die grössten von du Bois-Reymond bei günstigster Ableitung von Längs- und Querschnitt eines parallelfasrigen Muskels gefundenen Werthe nur 0,08 D. betrügen. Ein Strom von der Kraft von 0,14 D. könne nicht erklärt werden durch ein galvanisches Element von höchstens 0,08 D. — Die Richtigkeit des letzteren Satzes wird Niemand bestreiten, aber ich bestreite, dass er hier am Platze ist. Er würde es allenfalls sein, wenn die Drüsenmuskeln quergestreifte Muskelfasern wären. Das sind sie aber nicht. Sie weichen in vielen und wesentlichen Punkten so weit von jenen ab, dass wir auch in Bezug auf die Grösse ihrer electromotorischen Kräfte keine völlige Uebereinstimmung zwischen beiden erwarten dürfen. Und zwar ist es nicht ungerechtfertigt, von ihnen grössere Kräfte als von den quergestreiften Elementen zu erwarten, denn sie übertreffen diese auch in Bezug auf andere Leistungen: sie reagiren viel stärker auf allerhand Reize, namentlich chemischer Natur, und — was mehr sagen will — ihr grosses Sauerstoffbedürfniss, das u. a. aus dem schnellen Absterben in reinem Wasserstoff oder Kohlenoxyd und dem kräftig wiederbelebenden Einfluss des Sauerstoffs nach vorausgegangener O-Entziehung erhellt, macht einen viel lebhafteren Stoffwechsel in ihnen wahrscheinlich, als wir in den quergestreiften Muskeln anzunehmen berechtigt sind. — Uebrigens darf nicht vergessen werden, dass die oben angeführten hohen Kraftwerthe nur ausnahmsweise und unter besonderen Bedingungen gefunden wurden.

Einer grossen Uebertreibung macht sich mein Gegner schuldig, wenn er weiter behauptet, die Anordnung der Drüsenmuskeln sei „für Ableitung nach aussen unendlich ungünstig“, weil die Querschnitte der Muskelfasern im Wesentlichen einander zugekehrt und „tief in ein gut leitendes Lager“ eingebettet seien. — Was das Leitungsvermögen dieses Lagers angeht, so habe ich direct bewiesen und wiederholt betont (Bd. VI, S. 111, 119, 120,

155), dass dasselbe, so lange die Haut electromotorisch wirksam,
ganz ausserordentlich schlecht ist, viel schlechter als das des
reinen Wassers. Und in Bezug auf die „tiefe" Einbettung bemerke ich, dass der Abstand der wirksamen Elemente von der
Hautoberfläche durchschnittlich 0,06 — 0,1 Mm. beträgt (Bd. V,
S. 506). Dass es für die Wirkungen nach aussen vortheilhafter
sein würde, wenn die Faserquerschnitte der Oberfläche gerade
zugekehrt wären, ist selbstverständlich. Doch ist die Neigung
der Faserenden gegen die Oberfläche immerhin so bedeutend und
der durchschnittliche Abstand der in den Rosetten einander gegenüberliegenden Faserquerschnitte so gross, dass eine sehr wesentliche Steigerung der Hautkräfte auf dem angedeuteten Wege
nicht wahrscheinlich ist. Genau schätzen lässt sich der zu er-
wartende Zuwachs freilich nicht. Aber auch wenn er sich als
nicht unbeträchtlich erweisen sollte, würde nach dem, was zu
Hermann's erstem Einwurf gegen die Hypothese von der myogenen Natur der Hautströme bemerkt wurde, hieraus kein wesentlicher, zum mindesten kein schlagender Einwand gegen diese
Hypothese erwachsen.

Unverständlich ist mir, wenn Hermann ferner fragt, woher
ich denn wisse, „dass die äusseren Querschnitte" meiner „Drüsenmuskelfasern überhaupt Ströme führen", und darauf antwortet:
„woher anders als aus der Lehre von der Präexistenz" — die
ich damit, im Cirkel mich bewegend, wiederum allgemein stützen
wolle. — Vergebens wird man diesen Cirkel im Gange meiner
Arbeit suchen. Nachdem ich durch die S. 126—146 mitgetheilten
Versuche die Hypothese von der myogenen Natur der Hautströme
geprüft und schliesslich als nothwendig erkannt habe, ohne etwas
anderes als die allgemein zugestandene Präexistenz der Hautströme vorausgesetzt zu haben, schliesse ich nun auf Grund
dieses Ergebnisses weiter aus den Thatsachen, dass die freien
Faserquerschnitte nur der Hautoberfläche, die Längsschnitte der
Unterfläche zugekehrt sind, die Oberfläche der Haut aber negativ
gegen die Unterfläche sich verhält, dass die freien Querschnitte
der Drüsenmuskelfasern sich negativ gegen deren Längsschnitte
verhalten. Ein, wie mir scheint, unvermeidlicher Schluss. Der
Umstand, dass das Resultat, zu dem er führt, schon a priori
mehr als wahrscheinlich heissen durfte, kann das Vertrauen in
die Richtigkeit der einzigen, nicht rein thatsächlichen Voraus-

setzung, auf der er basirt, nämlich der Hyothese von der myogenen Natur der Hautströme, nur befestigen.

Hermann wirft mir ferner ein, dass nach der Präexistenzlehre jeder natürliche Muskelquerschnitt eine parelectronomische
Schicht habe.   Hiergegen erwidere ich: dieser Satz bezieht sich
einstweilen nur auf quergestreifte Muskelfasern; er braucht keineswegs für glatte zu gelten, namentlich nicht, wenn deren freie
Faserenden ein so eigenthümliches Verhalten wie im vorliegenden
Falle zeigen (s. Bd. V, S. 507 u. 508). Zudem ist, wie bekannt,
auch bei quergestreiften Muskeln die Parelectronomie oft nur
wenig entwickelt.

Den letzten Punkt, auf welchen Hermann sich beruft, das
Vorkommen von Faserenden an den Seiten und dem Fundus der
Drüse und ihren vermuthlichen Einfluss auf die Hautströme habe
ich bereits Bd. VI, S. 147 berührt und den Grund angegeben,
wesshalb es nicht erlaubt ist, diesen Faserenden eine merkliche
Beeinflussung der Hautströme zuzuschreiben.

Alle diese von Hermann erhobenen Einwürfe und noch
manche andere dazu, habe ich mir im Lauf meiner Untersuchung
schon selbst gemacht, denselben aber bereits damals kein Gewicht
gegenüber der Fülle von die Hypothese befürwortenden Thatsachen zuschreiben können.   Noch heute scheint mir meine Hypothese von fast allen Erscheinungen die einfachste, von nicht
wenigen die einzige überhaupt annehmbare Erklärung zu geben —
Vorzüge, deren sich die Hypothese von der Abwesenheit präexistirender electrischer Gegensätze im Muskel trotz der uner-
müdlichen Anstrengungen ihres Vorfechters noch nicht rühmen
darf. Gern will ich übrigens Hermann zugeben, dass ich die
myogene Natur der Hautströme und damit die Präexistenzlehre
nicht „unanfechtbar" bewiesen habe, wie aus den von Hermann
citirten, freilich z. Th. nur bedingungsweise von mir hingestellten
Aeusserungen am Schluss meiner Arbeit verstanden werden kann.

Was Hermann's Bemerkungen zu meiner Secretionshypothese betrifft, so ist sein Einwurf, dass die durch die electrischen
Ströme fortbewegte Flüssigkeit ebenso wie diese Ströme in die
Muskelfasern zurückkehren müsse, schon darum nicht zutreffend,
weil im vorliegenden Falle die Bedingungen für die Fortführung
von Flüssigkeit in den verschiedenen anatomisch unterschiedenen
Theilen der Strombahn nicht gleich, sondern ohne Zweifel die

für den Austritt von Flüssigkeit aus dem Epithel ins Drüsen-
lumen viel günstigere sind, als die für den Eintritt von Flüssigkeit
aus dem Lumen oder sonstwo her in die Faserenden der Muskeln. Die vergleichsweise ausserordentliche Leichtigkeit, mit
welcher die (innern) Drüsenepithelzellen, nach Aussage u. a. ihres
Verhaltens gegen Wasser und neutrale Salzlösungen, grosse Mengen
Flüssigkeit aufnehmen und wieder abgeben, berechtigt uns zu
dem Schlusse, dass diese Zellen der Ein- und Ausfuhr von Flüssigkeit auch durch electrische Kräfte viel geringeren Widerstand
als die Muskelfasern entgegensetzen werden [1]).

Nun meint aber Hermann endlich gar, es sei ja „noch
keineswegs bewiesen, dass in einem nur aus feuchten Leitern
bestehenden Kreise eine Fortführung durch den galvanischen
Strom erfolgt". Sollte es wirklich der Mühe lohnen, dies noch
zu beweisen? Ein electrischer Strom von bestimmter Intensität,
der auf seinem Wege eine zwischen zwei Flüssigkeiten ausge-
spannte feuchte Scheidewand durchsetzt, sollte osmotische Strömungen hervorrufen können, falls er durch Contact von Metall
und Flüssigkeit, nicht aber wenn er z. B. in einer Flüssigkeits-
kette erzeugt war? Dies für möglich halten heisst nichts Ge-
ringeres, als an der Identität der auf verschiedenen Wegen erzeugten Electricitäten zweifeln! Treibt aber mein Gegner die
Skepsis so weit, wen kann es dann Wunder nehmen, wenn er
Sätze bestreitet, die ihr Autor selbst nicht für unanfechtbar, obschon für gut begründet hält?

Utrecht, Anfang December 1872.

---

1) Eine nähere experimentelle Begründung dieses Schlusses (durch Versuche über den Einfluss der Natur der Membran auf die electrische Os-
mose) werde ich demnächst geben.

Der musculus cricothyreoideus.

Von

Dr. Jelenffy
in Pesth.

„Der musculus cricothyreoideus entspringt von der vorderen und äusseren Fläche des Ringknorpels zu beiden Seiten der Mittellinie und setzt sich an, schief nach auf- und rückwärts steigend, an den unteren Rand und die innere Fläche der cartilago thyreoidea, sowie an den vorderen Rand seines Unterhornes."

Das ist ungefähr der Wortlaut der anatomischen Beschreibungen dieses Muskels, wie man sie findet fast ausnahmslos in allen Anatomieen. Ein Unterschied existirt vielleicht nur insofern, als ein Theil der Anatomen mehr, der andere weniger Gewicht legt darauf, dass sich der Muskel auch an die innere Fläche des Schildknorpels inserirt, sowie auf die Menge der Fasern, die in dieser Insertion inbegriffen sind. Ohne die Ambition zu haben, mich unter die Anatomen rechnen zu wollen, stelle ich mich auf die Seite derer, die diese Insertion genügend hervorheben, um sie nicht vor den Augen verlieren zu lassen. Die obige Beschreibung finde ich übrigens, was die Anatomie anbelangt, vollkommen exact, und nur insoferne sie bereits eine physiologische Voraussetzung in sich einschliesst, wünschte ich den Wortlaut derselben in Gemässheit des weiter unten Darzustellenden abgeändert zu sehen.

„Indem der musculus cricothyreoideus den Schildknorpel nach vorwärts abwärts gegen den Ringknorpel herabzieht, entfernt er die Ansatzpunkte der Stimmbänder von einander, wodurch dieselben gespannt werden. Er ist also Spanner der Stimmbänder." Erklären Anatomieen und Physiologieen für die Wirkung dieses Muskels. Der abweichenden Meinungen in Betreff der Wirkung des Muskels gibt es keine, in Betreff der Art und Weise, wie diese Wirkung zu Stande kommt, nur äusserst wenige. Verschiedene Umstände erregten meine Zweifel über die Richtigkeit dieser Vorstellung, und bewogen mich, nähere Untersuchungen anzustellen.

Ich stützte mich hierbei auf das, was mich die Anatomie
lehrte, sowie auf Experimente am Lebenden, an mir selbst, und
glaube viel mehr Anhaltspunkte, viel zuverlässigere Experimente
und Resultate gefunden zu haben, als dies den Experimentatoren
an Thieren gelang. Man wird dies ganz begreiflich finden, wenn
man bedenkt, dass man hier nicht blos auf die Bildung eines
Tones, sondern hauptsächlich auf die Erhöhung und Vertiefung
der Töne experimentirt. Bei Thieren kann man nun ganz gut
auf Töne experimentiren; was aber die Höhe der Töne anbelangt, so wird einem der Wille des Thieres meistens hindernd
in den Weg treten, und nie wird man es mit ruhigem Gewissen
behaupten können, dass eine eingetretene Erhöhung oder Vertiefung des Tones in der That der Effect der Manipulationen des
Experimentators und nicht jener des Willens des Thieres ist,
nicht einmal, wenn diese Höheveränderung auf die brüskeste und
unnatürlichste Weise erfolgt, denn die heftigen körperlichen
Qualen, die es erduldet, sind erfahrungsgemäss sehr wohl im
Stande, dem Thiere unnatürliche, ohne diese Qualen nie gehörte
Töne zu entreissen.

Ganz im Gegentheil kommt uns der Wille beim Menschen
mächtig zu Hülfe, und zwar sowohl der positive als der negative
Wille. Bei vielen Experimenten thut man nämlich am besten,
wenn man sie an einem und demselbem lang angehaltenen Tone
zur Ausführung bringt. Dieser Ton ist unstreitig der Effect eines
positiven Willens; während der negative Wille darin besteht, zu
verhindern, dass der erstere in irgendwelcher Richtung im Ueber-
maasse agirend die Resultate der Experimente modificire durch
sein Entgegenwirken, oder, was noch gefährlicher ist, durch Vor-
schubleistung. Wenn man seiner eigenen Seelenkraft nicht ganz
sicher ist, geht man am sichersten, wenn man die Experimente
an einem anderen Individuum ausführt, welches nicht weiss,
welche Resultate zu Stande kommen sollen, und das blos aufgefordert wird, eine Scala zu singen oder einen und denselben
Ton — am besten einen von der Mitte der Stimmausdehnung
des Individuums — lang anzuhalten.

Diesem Wege folgend kam ich, den Larynx in der Hand,
zu folgenden Resultaten:

1) Beim Scalensingen wird der Kehlkopf bei stetig steigenden Tönen stetig gehoben; immer höher und höher, bis er bei

den höchsten Kopftönen, die nur mehr ohne Kraft und mit ganz
dünnner Stimme hervorzubringen sind, mit der Convexität des
oberen Randes des Schildknorpels den unteren Rand des Zungen-
beines berührt. Bis dorthin trennt sie immer eine geringe Distanz.

2) Je höher der Ton steigt, desto kleiner wird die Distanz,
welche die den Schildknorpel von beiden Seiten umfasst haltenden Finger trennt, und umgekehrt je tiefer er sinkt, desto weiter
werden die Finger von einander entfernt. Mit anderen Worten:
der Winkel des Schildknorpels verringert sich mit steigender
Höhe der Töne, er wächst im Gegentheil mit ihrem Sinken.
Am klarsten überzeugt man sich hiervon, wenn man mit Aus-
lassung der Zwischentöne zuerst einen der tiefsten, und unmittelbar darauf einen der höchsten Töne seiner Stimmausdehnung
anschlägt.

3) Bei steigender Höhe der Töne steigt der Bogen des
Ringknorpels immer höher zum Schildknorpel hinauf, die Distanz,
die ihn vom unteren Rande dieses Knorpels trennt, verringert
sich immer mehr, sie wächst im entgegengesetzten Falle. Durch
dasselbe Experiment am besten demonstrirt.

4) Es steigt der Bogen des Ringknorpels bei Erhöhung der
Töne nicht nur nach aufwärts, sondern er wird auch nach rückwärts gezogen, sein vorderster Punkt entfernt sich von der Frontalebene und nähert sich der Wirbelsäule. Beim Sinken der
Töne gewinnt er seine frühere Stellung wieder.

5) Der Durchmesser der Trachea erscheint grösser bei tiefen,
kleiner bei den hohen Tönen.

Das sind die empirischen Thatsachen. Um nun zu sehen,
ob und in welcher Weise diese mit dem musculus cricothyreoideus zusammenhängen, müssen wir diesen Muskel einer einge-
henden Untersuchung unterwerfen. Wir werden zu erfahren
suchen, ob die Wirkung des Muskels in der That jene ist, die
ihm imputirt wird, ob er nicht mehr oder weniger thut, und ob
in derselben Weise, wie es von Anatomen und Physiologen behauptet wird. Zu diesem Zwecke gehe ich nach derselben Methode vor, die ich befolgte bei Darstellung der Spannungskräfte,
die an den hinteren Insertionen der Stimmbänder thätig sind [1]),

---

1) Ueber die Fixation der Aritaenoidknorpel während der Phonation.
Wiener med. Wochenschrift Nr. 2 und 3, 1872.

meiner Meinung nach die einzig richtige bei Beurtheilung der
Wirkung eines Muskels, die darin besteht, nicht nur den fraglichen Muskel selbst auf das Gewissenhafteste zu analysiren,
sondern in diese Analyse auch einzubeziehen alle Agentien —
seien sie nun anatomischer, physikalischer oder physiologischer
Art — die sich in der Umgebung des Muskels geltend machen,
und auf seinen endlichen Effect einen modificirenden Einfluss
haben müssen. Am citirten Orte habe ich es gezeigt, welch
gründliche Modificationen durch solche Einflüsse verursacht werden, die so weit gehen können, dass der gewöhnliche Effect
eines Muskels in den geradezu entgegengesetzten umgewandelt wird.

Nicht minder merkwürdige Resultate wie dort erlangt man
bei Anwendung dieser Methode auf den musculus cricothyreoideus,
denn dieser Muskel, den man ganz einfach mit den Worten ab-
fertigte: „spannt die Stimmbänder, indem er den Schildknorpel
nach vorwärts abwärts gegen den Ringknorpel herabzieht," kann
mit vollem Rechte dem musculus thyreoarytaenoideus internus
den Rang, den man ihm angewiesen, indem man ihn für den
complicirtesten Muskel seiner Wirkung nach erklärte, streitig
machen. Ueberhaupt, wenn es welche gibt, so gibt es sehr
wenige Muskel im Körper, die eine gleichermaassen complicirte
Wirkung ausüben würden.

Der musculus cricothyreoideus verläuft von der vorderen und
dem Anfang der seitlichen Fläche des Bogens des Ringknorpels
zum unteren Rande und der inneren Fläche des Schildknorpels
und zu dessen Unterhorn in schiefer Richtung, von unten, vorn,
einwärts, nach oben, hinten, auswärts. Er muss also zerlegt werden in drei Componenten, deren

    a) Eine in verticaler,

    b) Eine in horizontaler Ebene in sagittaler Richtung,

    c) Eine in horizontaler Ebene in frontaler Richtung wirkt.

Nirgends mehr als gerade bei diesem Muskel hat man das
Recht, ihn bei Beurtheilung seiner Wirkung in seine Componenten zu zerlegen, denn immerhin nebeneinander bestehend und
einander combinirend lassen sich die Effecte der verschiedenen
Componenten hier nicht nur theoretisch denkbar, sondern praktisch greifbar mit vollständiger Genauigkeit von einander sondern. Ja noch mehr: die einzelnen Componenten geriren sich

dermaassen als selbstständige Muskeln oder wenigstens selbstständige Kräfte, dass sie es unmöglich machen, von einem Ursprung und Ansatz des musculus cricothyreoideus im Ganzen zu sprechen, da diese Ausdrücke bereits die physiologische Wirkung des Muskels anticipiren, da man mit Ursprung den fixen, mit Ansatz den beweglichen Insertionspunkt eines Muskels zu bezeichnen pflegt. Vollkommen fehl geht man aber, will man den cricothyreoideus in derselben Weise beschreiben, denn da er zwischen zwei Knorpeln angebracht ist, die beide beweglich sind, ausserdem aber noch von ihrer Umgebung beeinflusst werden, finden die durch ihn verursachten Bewegungen in der Weise statt, dass der Muskel schon durch diese nothwendigerweise in Componenten getheilt wird, deren eine den fixen Punkt an dem einen, die andere am anderen Knorpel hat, die dritte gar keinen fixen Punkt besitzt, also keinen Ursprung, sondern blos zwei Ansätze hat. Nehmen wir sie nach der Reihe.

A) Als erste haben wir diejenige genannt, die in verticaler Ebene wirkt. In Folge der Auffassung des cricoidealen Endes des musculus cricothyreoideus als Ursprung, und des thyreoidealen als Ansatz dieses Muskels, soll es diese Componente sein, die den Schildknorpel gegen den Ringknorpel herunterzieht. Wir haben oben gesehen, dass der Kehlkopf bei Erhöhung der Töne stetig steigt, ohne dass man je im Stande wäre, eine retrograde Bewegung zu beobachten. Es ist wohl nicht zweifelhaft, dass dieses Steigen des Kehlkopfes mit das Resultat der Zusammenziehung des thyreohyoideus ist, der sich beinahe an der ganzen Breite der Schildknorpelplatte seiner Seite inscrirt, mit seinen vordersten längsten Fasern sogar die thyreoidaele Insertion des cricothyreoideus nach vorne überragt. Schon der Umstand, dass diese vordersten Fasern die längsten sind, scheint anzudeuten, dass die vordere Partie des Schildknorpels höher gehoben werden soll, da wir immer dort die längsten Muskelfasern angebracht finden, wo die Bewegungen in den weitesten Excursionen stattfinden sollen. Es spricht also bereits der anatomische Anblick gegen jene Behauptung, da bei dem Umstande, dass die Herabbeugung des Schildknorpels um eine durch beide Cricothyreoidalgelenke gehende Axe stattzufinden hätte, die vorderste Partie des Schildknorpels dabei am tiefsten zu stehen kommen müsse. Doch auf blosse Anblicke baut man

keine Gesetze, und desshalb lege ich hierauf auch kein grosses
Gewicht; desto mehr auf folgende Erwägungen:

Der thyreohyoideus ist bei Erhöhung der Töne fortwährend,
und zwar mit fortwährend steigender Kraft zusammengezogen.
Ist es wohl denkbar, dass nicht einmal der ganze cricothyreoideus, sondern bloss dessen verticale Componente im Stande wäre,
den um so viel mächtigeren und ausserdem noch mit seiner
ganzen Kraft in verticaler Richtung wirkenden thyreohyoideus
bezwingend den Schildknorpel nach abwärts zieht? Nicht einmal,
wenn wir ein theilweises Nachgeben des thyreohyoideus zugeben
wollten, würden wir jenes Herabziehen möglich machen; denn
angenommen, dass die vordere Partie des Muskels nachgibt, so
ist damit noch so viel als gar Nichts gewonnen, da die Masse
des crycothyreoideus seinen hinteren Partieen entspricht; lassen
wir aber diese allein erschlaffen, so wird bei Zusammenziehung
des cricothyreoideus nur die Drehungsaxe in die vorderen Partien des thyreohyoideus verlegt, mit anderen Worten gerade der,
dem behaupteten entgegengesetzte Effect hervorgerufen. Lässt
der Muskel ganz nach, so fällt der ganze Kehlkopf herunter und
mit dem normalen Mechanismus ist es vorbei. Wenn man dem
gegenüber die hochgradige Elasticität der Trachea betrachtet, so
kann wohl das schwierigste Gewissen sich darein ergeben, dass
in der Trachea der locus minoris resistentiae ist, dass der
Ringknorpel gegen den unteren Rand des Schildknorpels gehoben und nicht dieser herabgebeugt
wird. Die auffallende Verminderung des Volumens der Trachea
bei den hohen Tönen ist zwar die natürliche Folge der Ausdehnung in die Länge, doch wird man selbstverständlich nur den
kleinsten Theil dieser Ausdehnung dem cricothyreoideus, den
Löwenantheil aber dem thyreohyoideus zuzuschreiben haben.
Als letzten aber besten Beweis für das Nichthinuntergezogenwer-
den der cartilago thyreoidea empfehle ich für die ungläubigsten
Gemüther, den Finger in die Incisura thyreoidea inferior zu
legen, und die Töne in einander fliessen lassend von den tiefsten
bis zu den höchsten hinaufzusteigen. Der Finger wird nie einen
Stoss nach abwärts erfahren, sondern sie werden gezwungen
sein, ihn fortwährend zu heben. Legen sie ihn aber in die incisura thyreoidea superior und versuchen, den Schildknorpel
niederzubeugen, so haben sie den Ton im Momente vertieft.

Durh diese Hebung des Ringknorpels zum Schildknorpel wird zweierlei erreicht: erstens wird die Platte des Ringkorpels nach hinten übergebengt und die Insertionspunkte der Stimmbänder von einander entfernt — das ist ein Moment im Mechanismus der passiven Spannung der Stimmbänder —, zweitens wird das ligamentum conoideum erschlafft und aus der früheren verticalen in eine mehr horizontale Lage gebracht. Wozu diess gut ist, werden wir bei der Abhandlung der frontal-horizontalen Componenten sehen.

Diese Componente hat also ihren Ursprung am Schildknorpel und ihren Ansatz am Ringknorpel. Ihr allein gehört an das durch den Finger nachweisbare Steigen des Ringknorpels.

In derselben Reihenfolge, durch die hier niedergeschriebenen Experimente und Gründe geführt, gelangte ich zu diesem Resultate. Als ich bereits in seinem Besitze war und meine bereits bestimmte Meinung in der hier dargelegten Entwickelung auf dieselben Gründe gestützt mehreren Collegen in Paris, unter Anderen Fauvel demonstrirte, entdeckte ich eine übereinstimmende Behauptung von Longet [1]). Er erzählt nämlich, sich berufend auf eine Arbeit, in der er seine allbekannten Experimente über die Kehlkopfnerven niederschrieb [2]), dass er, nachdem er den musculus cricothyreoideus durch die Durchschneidung des ramus externus nervi laryngei superioris gelähmt und dadurch eine hochgradige Heiserkeit hervorgerufen, diese Heiserkeit nach Belieben verschwinden machen konnte durch Erheben des Ringknorpels gegen den Schildknorpel. Er zieht daraus ebenfalls den Schluss, dass der Ringknorpel es ist, der sich hinaufbewegt zum Schildknorpel und nicht umgekehrt, ferner dass der obere Rand der Ringknorpelplatte durch diese Bewegung nach hinten übergebeugt, die hinteren Enden der Stimmbänder vom Winkel des Schildknorpels entfernt und diese dadurch gespannt werden. Wie man sieht, stimmen wir bisher vollkommen überein. Nicht übereinstimmen kann ich aber mit ihm, wenn er die passive Spannung nur durch diese Bewegung zu Stande kommen lässt, da, wie man sehen wird, noch

1) Longet, Traité de physiologie. Paris 1869. Tome II. p. 729.
2) Ders. „Recherches expérimentales sur les fonctions des nerfs, des muscles du larynx, et sur l'influence des nerfs accessoires de Willis dans la phonation." Gazette médicale de Paris 1841.

manch andere Momente dazu beitragen. Und noch weniger übereinstimmen kann ich mit ihm, wenn er durch sein Experiment
seine, übrigens ganz richtige Behauptung bewiesen zu haben
glaubt, denn hätte er ganz im Sinne der Anatomen den Schildknorpel mit der Pincette am unteren Einschnitt gefasst und gegen
den Ringknorpel nach vor- und abwärts gezogen, die Heiserkeit hätte er gewiss auch verschwinden gemacht, wenn er auch
zugleich den Ton vertieft hätte. Dasselbe hätte er erreicht, sogar ohne Tonvertiefung, durch andere, später zu beschreibende
Manipulationen. Bei der fleissigsten Durchsuchung seiner durch
ihn citirten Arbeit konnte ich übrigens dieses Experiment nicht
finden. Unter

B) nannten wir jene Componente, die in horizontaler Ebene
in sagittaler Richtung wirkt. Diese wird bei ihrer Verkürzung
sowohl den Schildknorpel nach vorwärts, als den Ringknorpel
nach rückwärts ziehen, und dadurch die Stimmbänder in directer
Weise spannen. Dieser Bewegung ist jedoch eine, und zwar
nicht weite Grenze vorgeschrieben durch die ligam. cricothyreoid.
lat., welche nicht gezerrt werden dürfen. An dieser Grenze angelangt, ist eine fernere Locomotion in dieser Richtung nicht
mehr gestattet, sondern der Muskel muss sich nunmehr darauf
beschränken, die Knorpel in der bereits erzielten Lage gegen
einander zu fixiren. Eine Zerrung der genannten Bänder wird
verhindert durch den constrictor pharyngis inferior, der sich zu
beiden Seiten an die hinteren Ränder und die äussere Fläche
des Schildknorpels ansetzend, eine zu weite Vorwärsbewegung
dieses, sowie durch seine schlingenartige Umfassung eine zu
weite Rückwärtsbewegung des Ringknorpels gleichzeitig durch
eine und dieselbe Contraction unmöglich macht. Der constrictor
pharyngis inferior ist also vollständiger Antagonist dieser Componente des cricothyreoideus, welche, wie man sieht, keinen
Ursprung und keinen Ansatz, sondern blos zwei End-
punkte hat. Ihr handgreiflicher Effect ist das oben erwähnte
Zurückweichen des Ringknorpels von der Frontalebene.

C) Die dritte Componente ist diejenige, die in horizontaler
Ebene in frontaler Richtung wirkt, vulgo einwärtszieht. Sie ist
mächtig in allen, hauptsächlich aber in jenen Fasern, die sich
an die innere Fläche des Schildknorpels inseriren. Diese Componente hat ihren Ursprung am Ringknorpel, denn da dieser

durch den Muskel der einen Seite eben so viel nach der einen, wie von jenem der anderen nach der entgegengesetzten Seite gezogen wird, bleibt er natürlicherweise — diesen Componenten gegenüber — an seiner Stelle unverrückt stehen und bietet für die Componenten beider Seiten fixe Ursprungspunkte, während sie den Ansatz am Schildknorpel hat. Wenn der Schildknorpel, festgehalten durch den thyreohyoideus, unbeweglich war für die verticale Componente, so existirt keine Kraft, die seine Platten nach auswärts ziehen und dadurch die in Frage stehende Componente zu Nichte machen würde; diese wird also ungestört ihre Wirkung entfalten können, die darin besteht, die Platten des Schildknorpels einander zu nähern. Man wird sich wohl mit Erstaunen fragen, zu was das nützen soll? Ich werde mich bestreben, es sogleich auseinander zu setzen.

Die beiden elastischen Schildknorpelplatten bilden mit einander einen Bogen, der bei den tiefen Tönen bis zum Halbkreis verflacht ist; steigen die Töne, so kommt der cricothyreoideus, also auch seine eben verhandelten Componenten zur Wirkung. Dadurch, dass sie die Platten einander nähern, verflachen sie seine Schenkel immer mehr, geben ihnen einen gestreckten Verlauf, wodurch diese weniger Raum in frontaler, mehr in sagittaler Richtung in Anspruch nehmen. Da aber ihre hinteren Enden auf die unter b) beschriebene Weise festgehalten sind, kann ihre Streckung nur den Effect haben, dass ihre vereinigten Enden — der Winkel des Schildknorpels weiter nach vorwärts rückt, sich entfernt von der hinteren Wand des Kehlkopfes, entfernt also die vorderen Insertionen der Stimmbänder von den hinteren — spannt die Stimmbänder. Durch diese physikalische Anordnung wirken diese Componenten um so kräftiger, als sie an Hebeln, und zwar einarmigen Hebeln angreifen, deren Hypomochlion in der articulatio cricothyreoidea sich befindet. Dieses Spannungsmoment ist darum auch meiner Meinung nach das kräftigste unter allen Dreien. Hier ist nun die durch die verticale Componente bewirkte Relaxation des ligamentum cricothyreoideum medium und dessen Annäherung zur horizontalen Ebene von Wichtigkeit. Denn würde dieses Ligament in seiner gewöhnlichen straffen Verticallage persistiren, so würde es das Vorwärtsrücken des Winkels des Schildknorpels hochgradig behindern, wenn nicht verhindern, während so die in der

Ruhelage existirende Verticalentfernung beider Knorpel von einander in horizontaler Richtung verwerthet wird. Sie kommt also nun jener Vorwärtsbewegung zu Gute.

Da ferner die Schildknorpelplatten durch diese Componenten in ihrer ganzen Breite genähert werden, so üben sie auch noch einen gleichmässigen Druck aus, durch welchen die Stimmbändern einander auf mechanische Weise genähert werden.

Ganz richtig ist es also, dass der **musculus cricothyreoideus Spanner der Stimmbänder ist**, seine Wirkung ist aber nicht der Art, wie man es sich bisher vorstellte; durch einen und denselben Muskel werden vielmehr die Stimmbänder auf dreifache Weise gespannt, indem ihre Ansatzpunkte von einander entfernt werden:

α) **Durch Ueberbeugung des Ringknorpels nach hinten.** (Wirkung der verticalen Componente.)

β) **Durch gegenseitige Entfernung des Ring- und Schildknorpels von einander in direct sagittaler Richtung.** (Wirkung der sagittalen Componente.)

γ) **Endlich durch Vorwärtsbewegung des Winkels des Schildknorpels.** (Wirkung der frontalen Componente.)

Ist dies Alles wahr, so musste dadurch, dass man den einzelnen Componenten Vorschub leistet, oder im Gegentheil ihre Wirkung schwächt, jedes Mal eine Erhöhung resp. Vertiefung des Tones zu Stande kommen. Dem entsprechend machte ich folgende Experimente:

a) Hält man einen Ton lange an und hebt den Ringknorpel gegen den Schildknorpel hinauf, indem man mit der Fingerspitze von unten her gegen den unteren Rand seines Bogens drückt, so wird der Ton unmittelbar erhöht, und wiederholt man dies schnell in kleinen Intervallen, so bringt man einen Triller zu Stande, dessen Grundton der tiefere ist. Man hat also eine **Erhöhung des Tones erzielt durch Verstärkung des Effectes der verticalen Componente.** Etwas schwieriger ist es, das umgekehrte Resultat, nämlich eine Vertiefung des Tones durch Schwächung derselben Componente, durch Niederdrücken des Ringknorpels zu erreichen. Durch das stärkere Hervorragen des Schildknorpels wird nämlich der obere Rand des Ringknorpels sehr schwer zugänglich gemacht für eine in verticaler Richtung wirkende Kraft, der drückende Finger presst den

Knorpel zugleich nach hinten, wodurch die sagittale Componente verstärkt, dem Ziele also entgegengearbeitet wird. Je weiter man aber die Tonreihe herabsteigt, desto weniger findet jenes Verdecken des Ringknorpels statt, und desto leichter gelingt es, die schönsten Triller mit höherem Grundton zu Stande zu bringen; mit anderen Worten durch Schwächung der verticalen Componente des cricothyreoideus den Ton niedriger zu machen.

b) Gibt man einen Ton an und setzt den Finger auf die vordere Fläche des Bogens des Ringknorpels, so wird der Ton beinahe bei der einfachen Berührung schon erhöht. Der Höhenunterschied der beiden Töne wächst mit der drückenden Kraft. Ist diese schnell intermittirend, so bewirkt er den Triller mit tieferem Grundton. Also wieder Erhöhung des Tones, diesmal aber durch Verstärkung der sagittalen Componente. Hingegen gelang es mir nie, mit den Fingern so weit hinter den Ringknorpel zu kommen, dass es mir möglich geworden wäre, ihn nach vorwärts zu drängen; er wich meiner Hand immer nach hinten aus und ich erhöhte den Ton, anstatt ihn zu vertiefen.

c) Hält man einen Ton an und legt die Finger von beiden Seiten auf die äusseren Flächen der Ringknorpelplatten an, so wird beim leisesten Druck der Ton erhöht, auf die bereits bei den anderen Experimenten erwähnte Weise der Triller mit tieferem Grundton erzielt; hier durch Verengerung des Winkels des Schildknorpels, d. h. durch Verstärkung der frontalen Componente. Es gibt aber hier mannigfache Fehlerquellen. Ich kenne sie gewiss nicht alle, da mein Larynx, für diese Experimente ausgezeichnet situirt, deren gar keine bietet, das Publikum aber sich nie zu gründlichen Forschungen dieser Art verstehen will. Was ich fand, will ich angeben, damit nicht durch falsche Gründe der Weg der richtigen Ueberzeugung verschlossen werde für Diejenigen, die vielleicht meine Experimente nachmachen werden. So darf man vor Allem nicht auf die vorderen Partieen des Schildknorpels drücken, denn hier verkleinert man nicht einen Winkel, sondern man drückt auf einen Konus, der natürlich dem Drucke nach der entgegengesetzten Richtung auszuweichen suchen wird, wodurch die Stimmbänder relaxirt werden. Die nothwendige Folge ist Tonvertiefung.

Der Fehler kann aber auch liegen in dem zum Versuche gewählten Individuum. Es gibt nämlich Personen mit sehr entwickelten musc. sternohyoid. Drückt man auf diese voluminösen Stränge, so bewirkt man dasselbe wie beim Drücken auf die vorderen Partieen des Schildknorpels, — dieser weicht nach hinten aus. Bei diesen Individuen muss man die Masse dieser Muskel zuerst nach vorwärts drängen, um zu den seitlichen und hinteren Theilen der Schildknorpelplatten zu gelangen. In jedem Falle führt man am besten, wenn man nicht mit zwei Fingern derselben Hand, sondern mit je einem Finger jeder Hand, von beiden Seiten her in horizontaler — auf die Schildknorpelplatten verticaler — Richtung drückend den Winkel der cartilago thyreoidea zu verkleinern sucht.

Am leichtesten unter allen Experimenten gelingt das Entgegengesetzte dieses letztbeschriebenen — die Tonvertiefung durch Schwächung der frontalen Componente. Die Kante, die durch die Vereinigung beider Hälften der cartilago thyreoidea zu Stande kommt, ist nämlich bei allen Menschen ungedeckt — es müsste denn ein sehr stark hypertrophirter mittlerer Lappen der Schilddrüse vorhanden sein — drückt man auf diese Kante, so erzielt man vielleicht noch prompter als bei allen anderen Versuchen ein Sinken der Tonhöhe.

Hat man alle diese Experimente durchgemacht, vielleicht sogar mehrere Mal wiederholt, so ermüdet endlich auch der stärkste negative Wille, dessen Begriff oben auseinander gesetzt wurde, der positive trägt den Sieg über ihn davon, und die Resultate verlieren ihre klare Sicherheit. Für diese Periode empfehle ich dann die umgekehrten Versuche, die eigentlich noch schöner und überzeugender sind.'

Wenn man einen Ton angibt, indem man den Schildknorpel zwischen zwei Fingern zusammen-, oder den Ringknorpel gegen die Wirbelsäule gedrückt, oder den Letzteren gegen den Ersteren gehoben hält; oder umgekehrt indem man den Schildknorpelbogen durch Druck auf die Kante verflacht, oder den Ringknorpel niederpresst (wobei diese Manipulationen dem Angeben des Tones vorausgehen müssen) — und lässt dann plötzlich los, so wird man höchlichst überrascht durch die Entdeckung, dass man eigentlich einen ganz anderen, viel höher resp. tiefer gelegenen Ton angab, als man anzugeben beabsichtigte. Bei sehr ermüdetem negativen Willen springt man zwar sogleich zurück hinauf oder hinunter, um den angefangenen Ton fortzusetzen; nie ist man aber im Stande eine kleine, zwischen Anfang und Fortsetzung des Tones eingeschaltete nach oben resp. unten gerichtete Curve zu unterdrücken, die das Artificielle jener Fortsetzung nachweist.

Die sub *C* angeführte Bogentheorie betreffend habe ich ausser den ,obigen Experimenten noch folgende theils Erfahrungs-, theils logische Beweise beizufügen.

Herr Dr. K r i s h a b e r in Paris hatte die Güte, mir einen Mann vorzustellen, den er vor einigen Monaten mittelst Laryngofission von einem Kehlkopfpolypen befreite. Das Ergebniss war sehr schön; die Schildknorpelplatten sind jedoch mit sehr starker. Verengerung ihres Winkels zusammengeheilt. Da hier, was Stellung anbelangt, die möglichste Wirkung der frontalhorizontalen Componenten bereits bei erschlafften Stimmbändern imitirt war, konnte diese für die Stimmbandspannung nicht mehr verwerthet werden. Mehr behauptend als fragend sagte ich dem Manne, dass er seit der Operation die Tonleiter viel weniger hoch hinaufsteigen kann als früher. Zu meiner Genugthuung bestätigte er mir, dass er, der früher, wenn auch nicht mit schöner Stimme, doch singen konnte, seit der Operation bloss auf wenige Töne beschränkt sei.

Ferner mache ich aufmerksam, dass alte Leute, deren Schildknorpel in Verknöcherung begriffen oder schon verknöchert ist, wo dieser also unnachgiebig, sein Winkel nur schwer oder gar nicht verengerbar ist, nur schwer höhere Töne hervorbringen können ohne zu „gixen“. Ihr Stimmregister ist kurz. Und doch wäre der Schildknorpel ganz gut nach vorne und abwärts zu ziehen !

Endlich ein rein logischer Grund:

Die Schildknorpelplatten sind beweglich mit einander verbunden. Zu welchem Zwecke? Ohne Zweifel damit sie bewegt werden können. Die Beweglichkeit ist so, dass eine buchdeckelförmige gegenseitige Annäherung und Entfernung, a b e r a u c h n u r d i e s e gegenseitige Lageveränderung möglich ist. Da aber keine Kraft vorhanden ist, welche die Entfernung bewirken könnte, kann jene Einrichtung nur den Zweck haben, die Annäherung — für welche Kräfte vorhanden sind — möglich zu machen. Die Annäherung kann aber keinen anderen, als den durch uns behaupteten Effect hervorbringen. Wenn ein Grund dessen Existenz unzweifelhaft, nur zu einem einzigen Resultate führen kann, so sind wir wohl vollkommen berechtigt anzunehmen, dass jene Ursache bloss wegen jener Wirkung existirt. Wie überall, so auch hier, sind Ursache und Wirkung die besten Beweise ihrer gegenseitigen Existenzberechtigung.

Ueber die myophysischen Untersuchungen von Preyer.

Von

Dr. **Julius Bernstein**,

Professor in Halle a. S.

Zweite Kritik.

In dem 11. Hefte dieses Archives von 1872 (S. 167) hat Preyer auf die von mir gegen seine myophysischen Untersuchungen erhobenen Einwände die von ihm aufgestellten Behauptungen nochmals zu begründen versucht und dieselben somit in allen wesentlichen Punkten aufrecht erhalten. Es bleibt mir daher Nichts weiter übrig, als die Unhaltbarkeit derselben nochmals darzuthun, und ich werde mich bemühen, durch Vorbringung einiger neuen Gesichtspunkte diese Discussion als nicht ganz überflüssig erscheinen zu lassen.

Derjenige Satz, welcher den Gegenstand des Streites bildet, wird von Preyer in folgenden Worten ausgedrückt: „Die Contraktionsgrösse des unbelasteten Muskels ist proportional dem Logarithmus der fundamentalen Reizgrösse." Er bezeichnet die Contraktionsgrösse mit H, die Grösse des Reizes mit q, und stellt nun eine Gleichung zwischen H und q auf, welche der Fechner'schen Formel des psychophysischen Gesetzes nachgebildet ist. Diese Gleichung drückt aus, dass die absoluten Aenderungen der Hubhöhe den relativen Aenderungen der Reizgrösse proportional seien, und sie lautet demnach $dH = k \cdot \dfrac{dq}{q}$, wo k eine Constante bedeutet. Preyer bezeichnet diese Gleichung zunächst nur als die Definition einer Hypothese, welche seiner

Betrachtung zu Grunde liegt, und meint, dass sie in sofern keines Beweises bedarf. Er will vielmehr ihre Anwendbarkeit durch Vergleichung ihrer Consequenzen mit den Thatsachen erweisen.

Ich kann nicht umhin, auf den Unterschied zwischen der Aufstellung dieses vermeintlichen Gesetzes und der Auffindung des psychophysischen Gesetzes aufmerksam zu machen. Das letztere beruht bekanntlich auf Beobachtungen von E. H. Weber über die Zunahme des Reizes, die erforderlich ist, um eine Zunahme der Empfindung hervorzurufen, und ist demnach Nichts anderes, als der mathematische Ausdruck für die gefundenen Thatsachen. Hier haben wir es also nicht mit einer Hypothese zu thun, sondern mit einem wirklichen Gesetz, das aus festgestellten Thatsachen abgeleitet ist. Wenn man nun das Vorhandensein eines ähnlichen Gesetzes für den Muskel vermuthet, — ein Gedanke, von dem Preyer offenbar ausgegangen ist — so liegt es doch am nächsten, dies durch Versuche zu ermitteln, welche den Weber'schen Versuchen analog sind. Man würde also zu untersuchen haben, in welcher Weise die Hubhöhen eines Muskels bei zunehmendem Reize wachsen, und ob sich dann aus den Resultaten zwischen der Hubhöhe H und dem Reize q die Gleichung ableiten lässt, dass $dH = k \cdot \dfrac{dq}{q}$ sei.

Diesen Weg schlägt nun Preyer nicht ein, sondern er stellt die Gleichung $dH = k \cdot \dfrac{dq}{q}$ von vornherein als eine Hypothese auf, deren Richtigkeit er durch Anwendungen prüfen will. Wäre diese Anwendung von der Art, wie wir sie eben angedeutet haben, so liesse sich von vornherein Nichts dagegen sagen. Es hätte sich dann eben durch den Versuch herausgestellt, ob die Gleichung eine Wahrheit ausdrückt oder nicht. Die Prüfung, welche Preyer vornimmt, bezieht sich dagegen auf einen ganz speciellen Fall, und zwar enthält dieselbe erstens einen mathematischen Fehler, zweitens einen physiologischen Fehler, welche ich in meinem vorigen Aufsatz hervorgehoben habe und die ich nun nochmals auseinandersetzen muss.

1. Der mathematische Fehler.

Aus der angenommenen unbewiesenen Gleichung $dH = k \cdot \dfrac{dq}{q}$

leitet **Preyer** ganz richtig nach Analogie der Fechner'schen Formel die Gleichung ab:

$$H = k \, log \, \frac{q}{s},$$

wo *s* die Reizschwelle bedeutet. Bis dahin lässt sich gegen diese Ableitung mathematisch Nichts einwenden. Nun aber kommt jene Verwechslung von Variabeln und Constanten, welche **Luchsinger** und ich bereits eingeworfen und die **Preyer** nicht zugeben will. Sie besteht in Folgendem:

In den Versuchen, welche zur Prüfung der Formel benutzt werden, wird die Reizgrösse *q* als solche nicht bestimmt, sondern der einwirkende Reiz (meist maximal) bleibt ein constanter. Dagegen ändert sich durch Ermüdung und Aenderung der Erregbarkeit des Muskels die Reizschwelle *s*. Das Experiment ist daher nicht im Stande, die Richtigkeit der Formel für verschiedene Werthe von *q* zu beweisen, sondern um die Formel überhaupt anzuwenden, setzt **Preyer** $q = const.$ und lässt die Grösse *s* variiren.

Ich behaupte nun, dass diese Vertauschung von Variabeln und Constanten in diesem Falle **mathematisch unzulässig ist.**

Die Formel $H = k \, . \, log \, \frac{q}{s}$ ist unter der Voraussetzung entwickelt worden, dass *q* eine Variable und *s* eine Constante ist. Wenn man nun die Richtigkeit dieser Formel durch Einsetzung der Werthe prüfen will, so muss man auch bei dieser Voraussetzung zunächst bleiben und darf Constante und Variable nicht vertauschen. Erst wenn man den Beweis geführt hat, dass die Formel für die Voraussetzung, unter der sie entwickelt ist, richtig ist, dann kann man jene Vertauschung vornehmen und zur Berechnung verwenden.

Ich will diese elementare Regel, die sich eigentlich ganz von selbst versteht, an einem einfachen Beispiele klar machen. Wenn wir die Gleichung

$$y = a \, x^2$$

haben, wo *a* eine Constante bedeutet, und wir wollen die Richtigkeit dieser Gleichung prüfen, d. h. zeigen, dass *x* und *y* wirklich die in der Gleichung angegebene Beziehung zu einander haben, so müssen wir zuerst für verschiedene Werthe von *y* die entsprechenden Werthe von x einsetzen. Ist dies geschehen und stimmen die Resultate, ist also y immer proportional x^2, dann haben wir die Richtigkeit der Gleichung bewiesen. Jetzt können wir, wenn wir die Gleichung noch weiter benutzen wollen, auch den Fall annehmen, dass x eine Constante sei, und können a variiren lassen, aber vorher durften wir das nicht thun. Denn wenn wir von vornherein x als constant betrachten und a als variabel, so hiesse die Gleichung

$$y = a \cdot const.,$$

und setzen wir hier verschiedene Werthe für y und a ein, so können wir doch niemals hieraus die Richtigkeit der ursprünglichen Gleichung ableiten, denn für den Fall $x = const.$, kann diese Gleichung heissen: $y = ax$, $y = ax^2$, $y = ax^3$, kurzum $y = af(x)$.

Diese elementare Regel ist es also, gegen welche Preyer bei der Prüfung seiner angenommenen Gleichung verstösst. Er hat die Gleichung $H = k \cdot log \frac{q}{s}$, wo q eine Variable und s eine Constante bedeutet, und will nun die Richtigkeit dieser Gleichung beweisen, indem er den Fall annimmt, dass q constant und s variabel sei. Unter dieser Voraussetzung könnte aber die Gleichung auch lauten: $H = k \cdot log \frac{q^2}{s}$ oder allgemein

$$H = k \left(f(q) - log \, s \right).$$

Ein solches Verfahren ist also absolut falsch.

Wenn dagegen die Richtigkeit der Gleichung $H = k \cdot log \frac{q}{s}$ für verschiedene Werthe der Variabeln H und q erwiesen worden wäre, dann wäre es erlaubt, dieselbe auch für den Fall zu benutzen, in welchem q constant und s variabel ist, oder auch für den Fall, in welchem q und s beide als variabel betrachtet werden.

Ich glaube nun, den mathematischen Fehler der Preyer'schen Betrachtung zur Genüge dargelegt zu haben, und obgleich ich nicht daran zweifle, dass Herr Preyer trotzdem noch Worte genug finden wird, um diesen Fehler zu verdecken, so verzichte ich doch ein für alle Mal auf eine weitere Discussion über diesen Punkt.

2. Der physiologische Fehler.

Das physiologische Experiment, welches die Richtigkeit der Gleichung $H = k \log \frac{q}{s}$ beweisen soll, beschäftigt sich zunächst mit der Bestimmung der Hubhöhe H, und sucht dann für die Grösse $\frac{q}{s}$ einen Werth zu finden.

Die Hubhöhe H wird aus der Beobachtung direkt gewonnen. Sonderbarer Weise bezieht sich dieser Werth in den Versuchen immer nur auf den sog. unbelasteten Muskel, da es in den Volkmann'schen Versuchen, die Preyer benutzt hat, sich um die Bestimmung desselben freilich zu ganz anderm Zwecke handelte. Es ist nun nach der Preyer'schen Ableitung durchaus nicht abzusehen, wesshalb in der Gleichung $dH = k \cdot \frac{dq}{q}$, H die Hubhöhe des unbelasteten Muskel bedeuten muss, es könnte vielmehr diese Gleichung auch für den Muskel bei jeder beliebigen Belastung gelten. Ich möchte auf diese Unbestimmtheit nur aufmerksam machen, ohne weiter auf die Consequenzen derselben einzugehen. Der wichtigere Punkt ist nun die Bestimmung von $\frac{q}{s}$, welche Preyer in eigenthümlicher Weise vornimmt.

Er nennt $\frac{q}{s}$ den fundamentalen Reizwerth, und behauptet, dass derselbe proportional ist dem Gewicht p, welches den Muskel während der Contraktion gerade bis zu seiner natürlichen Länge ausdehnt. Da nun die Grösse q als eine Constante betrachtet wird, so würde nur zu beweisen sein, dass das Gewicht p dem Schwellenwerthe s umgekehrt proportional sei. Diesen Beweis sucht Preyer mit folgenden Worten zu führen: (S. 572)

„Prüft man näher den Begriff der Muskelreizbarkeit = Muskelerregbarkeit, soweit er hier in Betracht kommt, so ergiebt sich, dass er durch Nichts sich unterscheidet von der Verkürzungskraft (Muskelcontraktilität). Je erregbarer ein Muskel, um so mehr verkürzt er sich, ein unerregbarer Muskel ist nicht contraktil. Es giebt kein anderes Zeichen der Erregbarkeit eines frei aufgehängten Muskels, als dass er sich, wenn er gereizt wird, contrahirt. Man kann niemals einen Muskel erregbar nennen, der sich auf Reize nicht contrahirt, es sei denn, dass er

künstlich daran verhindert werde. Kurz, die Ausdrücke Muskelerregbarkeit und Verkürzungskraft decken sich und bezeichnen
die Kraft, mit der der Muskel sich verkürzt, wenn Reize in ihm
wirken, ähnlich wie die Elasticität die Kraft ist, mit der der
Muskel oder ein anderer Körper seine ursprüngliche Form wieder annimmt, wenn dieselbe durch äussere Kräfte verändert
worden ist. Muskelerregbarkeit kann definirt werden (soweit sie
hier in Betracht kommt) als die Kraft, mit welcher der Muskel
sich verkürzt. Diese Kraft kann von sehr verschiedener Grösse
sein. Ausdrücken aber lässt sie sich sehr genau durch dasjenige
Gewicht, welches die Verkürzung gerade annullirt. Dies giebt
der erste der beiden Kritiker (VI. 396) ausdrücklich zu. Es
wird aber überhaupt mit Erfolg nicht bestritten werden können,
dass die verkürzende Kraft durch das die Verkürzung compensirende Gewicht gemessen werden kann. Nun ist aber dieses
compensirende Gewicht kein anderes, als das Gewicht p in
Volkmann's Versuchen. Also ist p proportional der verkürzenden Kraft, folglich proportional der Erregbarkeit, folglich ist auch
das Gewicht p umgekehrt proportional dem Schwellenwerth s,
also $p = \frac{\gamma}{s}$, wo γ eine Constante."

In dieser Auseinandersetzung zeichnen sich einige Sätze
durch ihre unbestreitbare Richtigkeit aus, z. B.: „Je erregbarer
ein Muskel, umsomehr verkürzt er sich, ein unerregbarer Muskel
ist nicht contraktil." Im Uebrigen aber herrscht darin über die
Ausdrücke Erregbarkeit und Verkürzungskraft eine Begriffsver-
wirrung, wie sie kaum grösser gedacht werden kann.

Es liegen nämlich den Preyer'schen Deductionen zwei Definitionen von Erregbarkeit zu Grunde. Nach der einen ist die
Erregbarkeit umgekehrt proportional dem Schwellenwerth des
Reizes, nach der andern ist sie der Maximalkraft p direkt proportional, folglich, so schliesst Preyer, ist p dem Schwellenwerthe s umgekehrt proportional.

Mit derselben Logik könnte ich folgenden Beweis führen. Ich
nenne die Leistungsfähigkeit eines Muskels diejenige Hubhöhe,
auf welche derselbe bei maximaler Reizung eine angenommene Gewichtseinheit emporhebt. Diese Definition von Leistungsfähigkeit
ist ohne Zweifel erlaubt, denn nach unsern Begriffen ist ein
Muskel um so leistungsfähiger, je höher er das Gewicht heben

wird. Nun gebe ich eine zweite Definition für den Begriff Leistungsfähigkeit. Ich nenne Leistungsfähigkeit eines Muskels diejenige Zeit, während welcher der tetanisirte Muskel die Gewichtseinheit gehoben zu erhalten vermag. Auch diese Definition ist zulässig, denn je grösser die Zeit der Contraktion ist, desto leistungsfähiger ist offenbar der Muskel. Nach Preyer'scher Logik könnte man nun den Schluss machen, dass die Contraktionszeit der gefundenen Hubhöhen direkt proportional sei. Dies ist aber keineswegs nothwendig. Beide Grössen werden zwar in demselben Sinne wachsen und sinken, aber dass dies proportional geschehe, dafür liegt kein Beweis vor.

Ebenso verhält es sich mit denjenigen Werthen, welche nach den beiden von Preyer aufgestellten Definitionen die Erregbarkeit ausdrücken. Beide Werthe können als Maass für die Erregbarkeit dienen, aber es ist vollkommen unbewiesen, dass diese Maasse sich decken, d. h. einander proportional sind. Die erste Definition, nach welcher die Erregbarkeit der Reizschwelle umgekehrt proportional ist, ist eine schon lange ganz allgemein angenommene, die sich durch das Experiment von selbst ergeben hat. So misst man z. B. die Erregbarkeit einer Nervenstelle dadurch, dass man die schwächsten Ströme des Schlittenapparates aufsucht, die eben die ersten Spuren einer Zuckung erzeugen.

Die zweite Definition giebt einen ganz andern Maassstab für die Erregbarkeit. Sie soll durch das Gewicht p ausgedrückt werden, welches der Verkürzungskraft des Muskels gerade das Gleichgewicht hält. Es ist richtig, dass das Gewicht p mit der zuerst definirten Erregbarkeit steigen und sinken wird, denn je grösser die Reizschwelle ist, desto kleiner wird auch das Gewicht p werden und umgekehrt. Aber dass nun beide Werthe, durch welche die Erregbarkeit gemessen wird, proportional sein müssen, dass also $p = \frac{\gamma}{s}$ ist, ist eine vollständig aus der Luft gegriffene Behauptung. Es könnte ebenso gut $p = f\left(\frac{\gamma}{s}\right)$ sein, worin sich p und $\frac{\gamma}{s}$ immer in gleichem Sinne ändern. Im Uebrigen müsste es sich doch durch das Experiment feststellen lassen, in welchem Verhältniss p und s zu einander stehen. Denn

es kann nicht schwer sein, an einem Muskel, an welchem eben
das Gewicht p bestimmt ist, die Reizschwelle s zu ermitteln.

Das Gewicht p als Maass für die Erregbarkeit anzunehmen,
ist ganz willkürlich. Man kann ebensogut jede beliebige Arbeit, welche der Muskel bei einer bestimmten Belastung leistet,
als Maass für die Erregbarkeit betrachten. Denn je grösser die
Arbeit bei constanter Belastung ist, desto grösser wird die Erregbarkeit sein. Nennen wir A die Arbeit eines Muskels, R den
Reiz, der einwirkt, und P die Belastung des Muskels, so wissen
wir, dass die Arbeit eine Funktion der Belastung und des Reizes
ist. Nehmen wir daher die Erregbarkeit als constant an, so
können wir setzen:

$$A = k \cdot f(R,P),$$

wo k eine Constante ist.

Wenn nun die Erregbarkeit nicht constant bleibt, sondern
sich verändert, so werden wir sie messen können, indem wir
den Grössen R und P einen constanten Werth geben und die
zugehörigen Arbeitsgrössen A ermitteln. Dies geschieht in der
That durch den Versuch, sobald wir einen Muskel durch ein und
denselben Reiz bei gleich bleibender Belastung reizen und die
von ihm geleistete Arbeit messen. Die Erregbarkeit des Muskels
ist dann, können wir sagen, proportional seiner geleisteten Arbeit.
Nennen wir die variable Erregbarkeit t, und setzen wir bei
gleichbleibendem R und P den Werth $f(R,P) = const.$, so ist:

$$t = \frac{A}{const.}$$

Wenn wir solche Versuche ausführen, so dient uns zur Messung der Muskelarbeit entweder die Beobachtung der Hubhöhe
des Muskels oder die Wärme, welche der Muskel producirt. Die
erste Methode wenden wir an, wenn der Muskel bei der
Contraktion ein Gewicht hebt, also mechanische Arbeit leistet.
Die zweite Methode könnten wir anwenden, wenn der Muskel
tetanisch contrahirt ist, also keine mechanische Arbeit, sondern
nur innere Arbeit leistet. Die letztere aber lässt sich bekanntlich nur durch die producirte Wärmemenge ermitteln, und man
könnte als Maass diejenige Wärmemenge annehmen, welche der
Muskel in der Einheit der Zeit erzeugt.

Die Arbeitsgrössen, welche im Muskel unter diesen Umständen entstehen, würden uns also ein Maasstab für den Grad

seiner Erregbarkeit sein. Aber es wäre ein grosser Irrthum, wenn wir die Prüfung der Erregbarkeit mit Hülfe der Reizschwelle für identisch mit der eben angegeben Prüfung der Erregbarkeit durch Messung der Arbeit halten würden. Vielmehr haben wir hier zwei Massstäbe für die Erregbarkeit, von denen es durchaus unbewiesen ist, dass sie einander proportional seien.

Denken wir uns, wir finden für einen Muskel die Reizschwelle gleich s, und bei einem andern Grade der Erregbarkeit finden wir seine Reizschwelle gleich $2s$. In dem ersten Zustande der Erregbarkeit sei bei constanter Belastung und constantem Reize seine Arbeit gleich a, so folgt keineswegs daraus, dass

in dem zweiten Zustande der Erregbarkeit seine Arbeit gleich $\dfrac{a}{2}$

sein müsse. Sie wird allerdings in einem gewissen Verhältniss kleiner sein als a, aber man darf nicht annehmen, dass sie immer der Grösse der Reizschwelle umgekehrt proportional sei.

Dass also ist der physiologische Fehler, den Preyer begangen hat, indem er die Maximalkraft p des Muskels der Reizschwelle s umgekehrt proportional setzte. Dieser Irrthum ist besonders dadurch hervorgerufen, dass Preyer der Maximalkraft [1]) p eine ganz besondere Bedeutung als Maass für die Muskelkraft beilegt, die ihr nach den Intentionen von Weber gar nicht zukommt. Weber wählte zur Bestimmung der Muskelkraft daejenige Gewicht, welches der verkürzenden Kraft des im Ruhezustande ungedehnten Muskels das Gleichgewicht hält, und zwar aus folgenden Gründen. Erstens bietet diese Versuchsanordnung den einfachsten Fall dar, in welchem man die Hebung eines maximalen Gewichtes ermitteln kann. Zweitens werden die Muskeln des lebenden Körpers niemals viel über ihre natürliche Länge gedehnt und lassen auch eine Bestimmung jenes maximalen Gewichtes an sich ausführen. Man könnte aber noch ebensogut von jeder beliebigen Dehnung des Muskels ausgehen, und für diese das maximale Gewicht bestimmen, welche seiner verkürzenden Kraft das Gleichgewicht hält. Denken wir uns den Versuch nach der Methode vorgenommen, nach welcher Rosenthal die Bestimmung der Maximalkraft ausgeführt hat

---

1) Ich nenne Maximalkraft daejenige Gewicht, welches einen beliebigen Muskel während der Contraktion auf seine natürliche Länge ausdehnt, und absolute Muskelkraft das auf die Querschnittseinheit reducirte Gewicht.

(s. Centralbl. für die med. Wiss. 1867. S. 635). Der Muskel werde zunächst mit einem gewissen Gewichte n belastet, welches ihn entsprechend seiner Schwere dehnt, dann werde das Gewicht gestützt und der Muskel mit einem Gewicht P im Helmholtz'-schen Sinne überlastet. Dieses Gewicht P werde nun so gewählt, dass der Muskel bei maximaler tetanischer Reizung das Gewicht eben noch vom Unterstützungspunkte abhebt. Wir können so die Maximalkraft des Muskels bei verschiedenem Grade seiner Spannung im ruhenden Zustande bestimmen, indem wir die Grösse des spannenden Gewichts n variiren, und wir erhalten dann verschiedene Werthe für die Maximalkraft $n + P$. Man sieht ein, dass die Weber'sche Maximalkraft p, welche an dem Muskel mit der Anfangsspannung Null gemessen wird, nur ein besonderer Fall der eben angegebenen Versuchsanordnung ist, und wir werden gleich beweisen, dass dieser besondere Fall in gar keiner ausgezeichneten Beziehung zur Grösse der Reizschwelle steht, wie Preyer dies behauptet.

Es ist nämlich von L. Hermann gefunden worden, dass bei jeder Spannung des Muskels die Reizschwelle ein und dieselbe bleibt (l. c.). Belastet man den Muskel mit wachsenden Gewichten, so tritt das Minimum der Contraktion jedesmal bei derselben Stärke des Reizes ein, d. h. also, die von Preyer mit s bezeichnete Reizschwelle bleibt, wenn die Erregbarkeit sich nicht ändert, für jede Spannung des Muskels constant. Nach der Preyer'schen Deduction müsste man daher die Reizschwelle auch jedem beliebigen Maximalgewicht bei beliebiger Spannung des Muskels umgekehrt proportional setzen können vom kleinsten bis zum grössten, das der Muskel überhaupt noch zu heben im Stande ist. Man sieht also, dass hierin eine Willkührlichkeit liegt, die durch die mangelhafte Logik der Preyer'schen Definitionen von Erregbarkeit und Muskelarbeit (verkürzende Kraft) hervorgerufen ist. Soviel ich weiss, sind Versuche der Art, wie sie eben über die Maximalkraft bei wechselnder Spannung des Muskels angegeben sind, bisher noch nicht angestellt. Es lässt sich wohl vermuthen, dass die Werthe dafür Anfangs schnell und dann langsam zu einem Maximum ansteigen werden.

Schliesslich resümire ich, dass die von mir gegen die myophysischen Untersuchungen von Preyer erhobenen Einwände aufrecht erhalten werden müssen. Die darin begangenen Fehler sind:

1. Ein mathematischer Fehler.

Er besteht darin, dass die Richtigkeit einer Gleichung mit zwei Variabeln dadurch bewiesen werden soll, dass die eine Variable als constant und eine darin vorkommende Constante als variabel betrachtet wird.

2. Ein physiologischer Fehler.

Er besteht darin, dass zwei verschiedene Definitionen für die Erregbarkeit aufgestellt werden, und dass die beiden Maassstäbe, nach welchen man zu Folge dieser Definitionen die Erregbarkeit misst, einander proportional gesetzt werden.

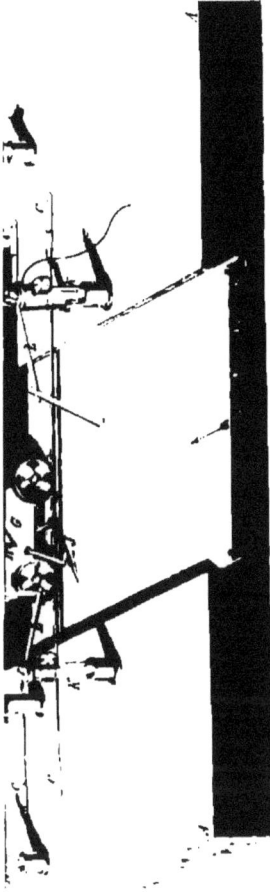

Fig. 12.

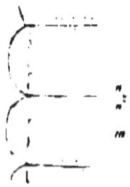

Fig. 20.

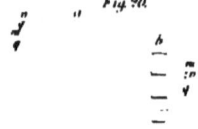

Fig. 21.

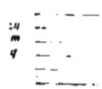

Fig. 13.

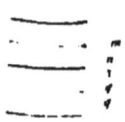

Fig. 21.

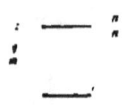

Fig. 28.

Fig. 29.

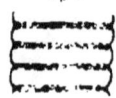

Fig. 14.

Fig. 22.

Fig. 30.

Fig. 15.

Fig. 23.

Fig. 31a.

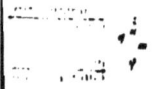

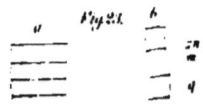

Fig. 17.

Fig. 24.

Fig. 31b.

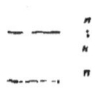

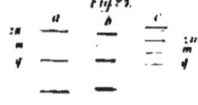

Fig. 25.

Fig. 26.

Fig. 19.

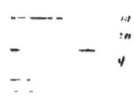

(Aus dem physiologischen Laboratorium in Warschau.)

Ueber die Bestimmung der absoluten Blutmenge.

Von

Dr. J. Steinberg.

— —

In der letzten Zeit wurde bei Bestimmungen der Blutmenge die von Welcker [1]) angegebene colorimetrische Methode fast von allen Forschern adoptirt [Heidenhain [2]), Bischoff [3]), Panum [4]), Gscheidlen [5]), Ranke [6]), Spiegelberg [7])]. Sie beruht bekanntlich darauf, dass man zunächst eine kleine (gewogene) Quantität Blut auffängt, sich daraus eine wässerige Lösung von bekannter Concentration (1 Cc. Blut mit 500 Cc. Wasser) anfertigt und dieselbe in ein Reagensgläschen von bestimmtem Durchmesser einfüllt. Hierauf gewinnt man von dem Thiere die ganze Blutmenge durch Verbluten, Ausspritzen der Gefässe und Auswaschen der fein zerhackten Gewebe. Die so erhaltenen Flüssigkeiten werden zusammengegossen, gemessen und hierin die Blutmenge in folgender Weise bestimmt. Man verdünnt die letztere Blutlösung so lange, bis die verdünnte Flüssigkeit in einem Reagensgläschen von denselben Dimensionen, wie das Probegläschen, genau denselben Farbenton angenommen hat, wie die Probeflüssigkeit. Wenn man das Volumen der verdünnten Flüssigkeit durch 500 d. h. durch die zur Anfertigung der Probelösung angewandte Wassermenge dividirt, so zeigt uns der Quotient, wie vielmal die Blutmenge der Probelösung in dieser Flüssigkeit enthalten ist. Auf diese Weise gewinnt man mithin alle Data zur Berechnung der ganzen im Thierkörper enthaltenen Blutmenge.

1) Prager Vierteljahrsschrift. Elfter Jahrgang 1854. IV, pag. 63 und Zeitschrift für rationelle Medicin. Dritte Reihe 1858. IV, pag. 145.

2) Disquisitiones de sanguinis quantitate. Halle 1857 und Archiv für physiologische Heilkunde. Neue Folge. 1857. I, pag. 507.

3) Zeitschrift für wiss. Zoologie. VII und IX.

4) Virchow's Archiv XXIX, pag. 249.

5) Untersuchungen aus dem physiologischen Laboratorium in Würzburg 1869. II, pag. 143.

6) Die Blutvertheilung und der Thätigkeitswechsel der Organe. Leipzig 1871, pag. 23.

7) Archiv für Gynäkologie 1872, IV, 1. Heft, pag. 112.

Brozeit[1]) wendet zu derartigen Untersuchungen eine andere, von Prof. von Wittich vorgeschlagene Methode an. Er gewinnt sowohl aus der Blutprobe, als auch aus der auf oben erwähnte Weise erhaltenen Blutlösung vermittelst Aether und Salzsäure das Hämatin und wägt dasselbe. Das Verhältniss der Hämatinmenge der Waschflüssigkeit zu derjenigen des Probeblutes dient ihm zur Berechnung der absoluten Blutmenge des Thieres.

Da die v. Wittich'sche Methode bei Anstellung von vergleichenden Versuchen, die wo möglich zugleich oder wenigstens in kurzen Zwischenräumen nach einander angestellt werden müssen, wohl manche Schwierigkeiten darbieten dürfte, und da andererseits nicht jedes Auge für feine Farbenintensitätsunterschiede genug empfindlich ist, so suchten wir nach einer andern Methode, die auch einem weniger Geübten es möglich macht, die absolute Blutmenge rasch und genau zu bestimmen. Wir dachten an die von W. Preyer[2]) zur Bestimmung der Hämoglobinmenge im Blute angewandte Methode, die darauf beruht, dass man eine abgemessene Blutmenge vor dem Spalt des Spectralapparates so lange mit Wasser verdünnt, bis im Spectrum Grün auftritt, nachdem man zuvor ein für allemal den Gehalt einer Hämoglobinlösung, die gerade Grün unter denselben Bedingungen durchlässt, bestimmt hatte, um so mehr, als derselbe Gelehrte[3]) darauf hinweist, dass man mit Hülfe der spectroskopischen Hämoglobinbestimmung auf das bequemste die gesammte Blutmenge eines Thieres ausfindig machen könne. Man ermittelt zunächst in einer bekannten Portion p Aderlassblut die Hämoglobinmenge h; hierauf lässt man durch die Aorta so lange einen Strom 0,5 procentiger Kochsalzlösung gehen, bis die Flüssigkeit ungefärbt aus einer Vene ausfliesst, misst das gesammte Flüssigkeitsvolum, und ermittelt die Hämoglobinmenge h', welche die vereinigten Waschflüssigkeiten enthalten; dann ist die Gesammtblutmenge B des Thieres

$$B = p\,\frac{(h + h')}{h}.$$

Es ist zwar die Blutlösung, die man durch Ausspritzen der Gefässe und Auswaschen der zerhackten Gewebe erhält, bereits

---

1) Pflüger's Archiv 1870. III, 7. und 8. Heft, pag. 353.
2) Annalen der Chemie und Pharmacie 1866. CXL, pag. 187.
3) Die Blutkrystalle. Jena 1871, pag. 131.

zu sehr verdünnt, um wörtlich nach den Angaben Preyer's operiren zu können; es genügt jedoch eine kleine Modifikation des Verfahrens, um dieses Princip für die Bestimmung der Blutmenge zu verwerthen.

Wir füllen in zwei Hämatinometer gleiche Blutmengen ein; giessen in das eine Hämatinometer Wasser, in das andere die Waschflüssigkeit so lange ein, bis beide Lösungen eben grüne Strahlen durchlassen. Da die Waschflüssigkeit bereits eine geringe Quantität Blut enthält, so muss man von derselben mehr, als von Wasser zufügen, um eine Blutlösung von gleicher Concentration zu erhalten. Mit Hülfe dieser Data lässt sich die in der zugefügten Menge der Waschflüssigkeit enthaltene Blutmenge berechnen, somit auch die Quantität des Blutes, die in der gesammten Waschflüssigkeit enthalten ist. Wenn wir mit

y die zu bestimmende absolute Blutmenge;

m das Gewicht des Blutes, das man als Probe im Beginn des Versuches aufgefangen hatte;

b die Blutmenge, die man sowohl in das eine als auch in das andere Hämatinometer (in gleichen Mengen) hineingethan hatte;

a die Wassermenge, die in das eine Hämatinometer,

c die Menge der Waschflüssigkeit, die in das andere Hämatinometer hineingebracht wurde, bis beide Flüssigkeiten grüne Strahlen durchzulassen begannen;

d das Volum der gesammten Waschflüssigkeit, woraus c genommen wurde;

x die in c enthaltene unbekannte Blutmenge bezeichnen, so ist

$b + a =$ Blutprobe $+$ Wasser im ersten Hämatinometer

$b + c =$ Blutprobe $+$ Waschflüssigkeit im zweiten Hämatinometer. Es verhält sich aber

$b + a : b = b + c : b + x$ woraus folgt

$$x = \frac{b\,(c - a)}{a + b}.$$

Um die Blutmenge der gesammten Waschflüssigkeit zu erhalten, müssen wir d durch c dividiren, und den Quotienten mit x (oder dem für x erhaltenen Ausdruck multipliciren.) Wenn wir hierzu noch die Menge des Probeblutes m hinzuaddiren, so erhalten wir für die Berechnung der absoluten Blutmenge y folgende Formel:

$$y = m + \frac{d}{c} \cdot x$$

$$= m + \frac{d}{c} \cdot \frac{b(c-a)}{a+b}$$

Der Versuch wurde in folgender Weise von uns angestellt:

Nachdem das gewogene Thier durch Injection von Curare in eine kleine Vene bewegungslos gemacht und künstliche Respiration in Gang gesetzt worden, schnitten wir mit einem Messerzuge die Halsgefässe durch und fingen das zuerst ausfliessende Blut (5—30 Cc. je nach der Grösse des Thieres) in eine gewogene Menge concentrirter Lösung von kohlensaurem Natron auf. Durch abermaliges Wägen bestimmten wir die Menge dieser Blutprobe. (Hunde- und Katzenblut erfordern mehr kohlensaures Natron, als Kaninchen- und Meerschweinchenblut, um mit Sicherheit die Coagulation zu verhindern. Am besten nimmt man etwa ein dem aufzufangenden Blute gleiches Volumen dieser Lösung, lieber noch etwas mehr. Ist zufälligerweise etwas mehr Blut hineingekommen, als man bezweckte, so giesst man noch eine entsprechende Menge von der Lösung hinzu). Zu diesem Gemisch von Blut und kohlensaurem Natron fügten wir so viel destillirtes Wasser hinzu, dass 1 Cc. der schliesslich erhaltenen Lösung grade $\frac{1}{3}$ bis $\frac{1}{4}$ Grm. Blut enthielt. Diese Blutprobe stellten wir vorläufig an einen kühlen Ort bei Seite.

Nachdem die Blutprobe aufgefangen war, liessen wir das Thier sich vollends verbluten, öffneten die Brusthöhle, banden in die Aorta descendens eine entsprechende Canüle ein und liessen aus einem in einer bestimmten Höhe aufgestellten Gefässe 0,5 procentige Kochsalzlösung so lange einfliessen, bis dieselbe farblos durch die angeschnittene Vena cava inferior ausfloss. Diese Ausspritzung hatte zum Zweck die Entfernung des Blutes aus den Magen- und Darmgefässen, das, wie bereits Heidenhain angegeben, leicht und vollständig gelingt.

Nun wurde die Bauchhöhle geöffnet, Magen und Darm sammt Inhalt gewogen, und durch abermaliges Wägen dieser Eingeweide nach Entfernung des Inhaltes das Gewicht des letzteren bestimmt. Da, wie man aus der unten folgenden Tafel ersehen wird, die Menge des Darm- und Mageninhaltes sehr variabel ist, so bestimmten wir dieselbe in jedem einzelnen Versuche. Nachdem dies vollbracht, wurden die Haut, das Gehirn und Rückenmark, die Brust- und Baucheingeweide (bis auf Magen und Darm, die durch das vorhergehende Ausspritzen vollständig blutleer geworden sind), so wie Muskeln und Knochen (jedes gesondert) fein zerhackt und zerstossen und mit bis auf 35—38° C. erwärmten Wasser übergossen, umgerührt, und auf ein feines Sieb gebracht. Durch leichtes Hin- und Herschwenken suchten wir die Flüssigkeit von den festen Theilen zu trennen und vermieden dabei jedes Kneten und Auspressen. Vom Sieb nahmen wir die auszuwaschenden Theile ab, begossen sie wieder mit warmem Wasser, und wiederholten diese Procedur so lange, bis das Wasser sich nicht mehr färbte.

Die Waschflüssigkeiten wurden zusammengegossen und gemessen, hierauf ein aliquoter Theil davon in einen hohen Cylinder gebracht, und an einem kühlen Orte etwa 1—2 Stunden stehen gelassen. Auf diese Weise bekamen wir reine durchsichtige Waschflüssigkeit, und brauchten wir nicht zum Filtriren unsere Zuflucht zu nehmen, das hier durchaus umgangen werden muss, da selbst grobes Filtrirpapier bedeutende Mengen des Blutfarbstoffs zurückhält.

Im Folgenden wollen wir einen Versuch genauer beschreiben, und zwar gerade einen solchen, in welchem zufällig mehr Blut, als man beabsichtigte, in die Lösung von kohlensaurem Natron hineingekommen ist.

Ein Hund, dessen Körpergewicht = 4310 Grm.

Flasche mit kohlensaurem Natron = 475,5 »

+ Blutprobe = 552,2 »

also Blutprobe = 76,7 Grm.

Zu der Blutprobe fügten wir soviel destillirtes Wasser hinzu, dass das Ganze 230,1 Cc. ausmachte, folglich 1 Cc. davon enthielt $\frac{1}{3}$ Grm. Blut.

Becherglas für den Magen und Darm = 259 Grm.

+ Magen und Darm nebst Contents = 822 »

+ » » » ohne » = 795 »

also Contents = 27 Grm.

folglich das Reinkörpergewicht = 4283 Grm.

Da in diesem Falle kein genügend grosses Gefäss zur Hand war, so sammelten wir die Waschflüssigkeit in zwei Portionen.

1. Portion Waschflüssigkeit = 18250 Cc.

2. » » = 5200 »

1. Portion.

Wir nahmen davon zwei Proben von je 3 Cc.

Sie erforderten destillirtes Wasser 11 Cc.

» » Waschflüssigkeit 14 »

folglich

$$x = \frac{b(c-a)}{a+b} = \frac{3(11-11)}{3+11} = \frac{9}{14}.$$

Da aber in den 3 Cc. Probeflüssigkeit nur 1 Grm. Blut enthalten war, so berechnete sich für die 14 Cc. Waschflüssigkeit $\frac{9}{14}$ Grm. Blut. Wir haben aber 18250 Cc. Waschflüssigkeit gehabt, folglich mussten wir den Quotienten $\frac{18250}{14} = 1303$ mit $\frac{9}{14}$ multipliciren, und bekamen so 279 Grm. Blut.

In der 2. Portion fanden wir auf dieselbe Weise 16 Grm. Blut. Folglich enthielt der besagte Hund Blutprobe = 76,7 Grm.

in der ersten Portion Waschflüssigkeit 279 Grm.

» » zweiten » » 16 »

im Ganzen also 371,7 Grm. Blut, was ein Verhältniss (von Blut zum Körpergewicht) von 1:11,6 abgibt.

In der beifolgenden Tabelle haben wir die Resultate unserer Versuche zusammengestellt.

Reingewicht des Thieres in Grammen	Gewichts- verhältniss von Blut u. Körper	100 Grm. Thier haben Blut pCt.	Gewicht des Magen- u. Darm- inhalts	Gewichts- verhältniss von Magen-, Darminhalt u. Körper	
Kaninchen					
911,3	1 : 12,6	7,9	170	1 : 6,3	
980	1 : 13,3	7,5	239	1 : 6,1	
482	1 : 12,5	8,7	181	1 : 3,7	
542	1 : 12,7	7,7	101	1 : 6,3	
601,7	1 : 12,9	7,6	101	1 : 6,9	
509,7	1 : 12,4	8,0	240	1 : 3,1	
443	1 : 12,9	7,6	103	1 : 5,3	
739	1 : 13,2	7,2	144	1 : 6,1	
470	1 : 12,3	8,0	155	1 : 4	
Meerschweinchen					
627	1 : 12,3	8,0	66	1 : 10	
427	1 : 15,0	6,3	33,5	1 : 19	Trächtiges Weibchen
Dass. Thier	1 : 12,7	—	—	—	Ohne Embryonen
237,8	1 : 12,2	8,0	20,7	1 : 12	
453,5	1 : 12,2	8,1	30,0	1 : 16	
107,8	1 : 12,2	8,1	25,5	1 : 5	Weibchen
265,7	1 : 12,0	8,3	44,8	1 : 6	Weibchen
Hunde					
4263	1 : 11,6	8,4	27	1 : 159	
1828	1 : 11,2	8,9	54	1 : 34	Weibchen, das vor 11 Tagen
3099	1 : 12,5	7,9	53	1 : 59	Junge geworfen
455,7	1 : 17,8	5,6	21	1 : 22	Weibchen, etwa 12 Tage
443,2	1 : 17,4	5,7	1,7	1 : 261	alte Thiere
401,7	1 : 16,2	6,1	1,3	1 : 310	
Katzen					
1654	1 : 10,4	9,6	135	1 : 13	Weibchen
921	1 : 17,8	5,5	0		Weibchen, hungernd
440	1 : 11,9	8,4	44	1 : 11	Weibchen
445,5	1 : 11,1	8,9	25	1 : 18	Weibchen
511	1 : 11,4	8,7	46	1 : 12	Weibchen
404	1 : 10,5	9,4	15,5	1 : 27	Weibchen
172	1 : 18,4	5,4	7,0	1 : 25	etwa 10 Tage alte Thiere
187	1 : 17,3	5,7	7,5	1 : 25	
336,7	1 : 11,1	9,0	9,8	1 : 35	

Wir haben also gefunden, dass sich die Blutmenge zum Körpergewicht verhalte bei

Kaninchen wie . . . . 1 : 12,3—13,3
Meerschweinchen . . . . 1 : 12,0 —12,3
Hunden (erwachsenen) . . . . 1 : 11,2—12,5
  „ (ganz jungen) . . . . 1 : 16,2—17,8
Katzen (erwachsenen) . . . . . 1 : 10,4 — 11,9
  „ (ganz jungen) . . . . . . 1 : 17,3—18,4
  „ (erwachsenen im Hungerzustande) 1 : 17,8

Unsere Vorgänger fanden bei Anwendung der Welcker'- schen Methode die Blutmenge bei

	Welcker	Heidenhain	Gscheidlen	Raabe	Preßer	Spiegelberg u. Gscheidlen
Kaninchen . .		$^1/_{15}$—$^1/_{30}$	$^1/_{17}$—$^1/_{22}$	$^1/_{18}$—$^1/_{22}$		
Meerschweinchen			$^1/_{11}$—$^1/_{22}$			
Hunden . . .		$^1/_{12}$—$^1/_{14}$		$^1/_{14}$—$^1/_{15}$	$^1/_{11}$—$^1/_{15}$	$^1/_{12,2}$—$^1/_{14}$ (bei weiblichen Hunden)
Katzen	$^1/_{18}$			$^1/_{21}$		

Brozeit nach v. Wittich's Methode fand

bei Kaninchen $^1/_{13,4}$ — $^1/_{41}$

„   Katzen $^1/_{13,3}$ — $^1/_{14,1}$.

Beobachtungen und Versuche über „hypnotische" Zustände bei Thieren.

Von

Prof. Joh. Czermak

in Leipzig.

Durch die vorliegende Mittheilung beabsichtige ich eine Reihe von höchst interessanten und auffallenden Erscheinungen im Gebiete der Nervenphysiologie, welche — obschon zum Theil längst bekannt — noch immer keine eingehendere wissenschaftliche Untersuchung erfahren haben, und desshalb auch noch nicht unter die, so zu sagen „zünftigen" neuro-physiologischen Thatsachen aufgenommen sind, — der allgemeinen Beachtung und bleibenden Würdigung der Fachgenossen zu empfehlen.

Sie verdienen beides in hohem Grade, und es ist wirklich seltsam und schwer zu begreifen, warum diese Dinge, die ihrer ganzen Erscheinungsweise nach ans Zauberhafte grenzen und doch so leicht und sicher zu constatiren sind, dass sie zuweilen müssiger Neugier und spielender Unterhaltung gedient haben, so lange von Seite der Wissenschaft vernachlässigt bleiben konnten.

Indessen — es mag vielleicht gerade hierin der eigentliche Erklärungsgrund für die Missachtung und halbe Vergessenheit liegen, der sie anheimgefallen sind.

Ich habe bereits an einem andern Orte [1]) mitgetheilt, durch welche zufällige Veranlassung meine ernste Aufmerksamkeit diesen wunderlichen Dingen zugewendet wurde, und dort zugleich den Nachweis zu liefern gesucht, dass es sich dabei um ächte „hypnotische" Erscheinungen handle; diese somit nicht blos beim Menschen, sondern auch bei Thieren vorkommen, was insofern von hesonderm Werthe sei, als sich nun die Möglichkeit zu einer strengen experimental - physiologischen Untersuchung der dem Hypnotismus oder Braidismus überhaupt zu Grunde liegenden materiellen Veränderungen eröffne, indem bei Thieren selbstverständlich jeder Gedanke an absichtliche Täuschung und Betrug absolut ausgeschlossen, dagegen die Anwendung und Ausnutzung aller Hülfsmittel der Experimental-Physiologie — bis zu vivisectorischen Eingriffen — gestattet ist.

I. Beobachtungen und Versuche an gewöhnlichen Haushühnern.

In Anathasius Kircher's „Ars magna lucis et umbrae". Romae 1646. Lib. II, Pars I, pag. 154 findet sich in dem Capitel, wo „De radiatione imaginationis" gehandelt wird, folgende Stelle: .... „Porro elucet maxima haec imaginationis vis in ipsis quoque animalibus. Certe Gallinas tam forti phantasiae vi pollentes reperio ut vel ad solius chordae aspectum immobiles, et veluti stupore quodam percussae maneant. Cujus veritatem sequens te docebit experientia."

„Experimentum mirabile"

„De imaginatione Gallinae".

„Gallinam pedibus vinctam in pavimento quodpiam depone: que primo quidem se captivam sentiens, alarum succussatione totiusque corporis motu vincula sibi injecta excutere omnibus modis laborabit; sed irrito tandem conatu de evasione velut desperabunda ad quietem se componens, victoris se arbitrio sistet. Quieta igitur sic manente Gallina ab oculo ejusdem in ipso pavimento lineam rectam creta, vel alio quovis coloris genere, quae chordae figuram referat, duces; deinde eam compedibus solutam reliuques: dico quod Gallina quantumvis vinculis soluta, minime

---

[1]) Sitzber. d. k. Akad. d. Wiss. in Wien. Dec. 1872.

tamen avolatura sit, etiamsi eam ad avolandum instimulaveris. Cujus quidem rei ratio alia non est, nisi vehemens animalis imaginatio, quae lineam illam in pavimento ductam vincula sua, quibus ligatur, apprehendat. Experimentum hoc saepius non sine astantium admiratione exhibui; non dubito quin idem in aliis animalibus locum habeat. Verum de his videat Lector curiosior."

Diese Notiz ist durch einen naiv-kräftigen Holzschnitt illustrirt, auf welchem ein in erschlaffter Haltung auf dem mit viereckigen Platten belegten Boden hingestrecktes Huhn, nebst den abgelösten Fesseln und dem in querer Richtung gezogenen Kreidestrich abgebildet ist.

Kircher giebt nicht an, wie lange das Huhn ruhig dagelegen haben muss, bevor man den Kreidestrich ziehen kann und dann das fesselnde Band lösen darf. Ferner ist nicht gesagt, ob man beim Zeichnen des Striches den Kopf festhalten und auf den Boden niederdrücken soll oder nicht. Auf dem Holzschnitt zieht sich der Strich nicht nur auf dem Boden hin, sondern noch über die Schnabelwurzel weg bis nahe an das (linke sichtbare) Auge. Hat Kircher den Kreidestrich, wie hiernach zu schliessen, jederseits auf dem Gesicht des Thieres selbst knapp unter und vor dem Auge angefangen, dann hat er den Kopf desselben gewiss fixirt und sammt dem geradegestreckten Halse auf den Boden niedergehalten.

Wie dem auch sei, mit der Hauptsache dieser wunderlichen Geschichte hat es seine volle Richtigkeit, wenn auch Kircher's Beschreibung seines „experimentum mirabile" etwas unvollständig und die gegebene Erklärung geradezu kindisch ist.

Es gelingt in der That — und dies eben halte ich für die Hauptsache, welche ein hervorragendes Interesse für die Nervenphysiologen hat — unter den anscheinend sinnlosesten und abgeschmacktesten Veranstaltungen die normale Leistungsfähigkeit von Hühnern für längere Zeit mächtig zu verändern und einen Zustand bei diesen Thieren herbeizuführen, der sich zunächst durch eine mehr oder weniger vollständige Suspension ihrer Intelligenz oder ihres Willens charakterisirt. Denn kein normales, seiner selbst mächtiges Huhn bleibt mit offenen Augen in einer unbequemen und gezwungenen Bauch- oder Seitenlage regungslos liegen und macht durch längere Zeit keinen Versuch, sich aufzusetzen und zu entfliehn. Und doch beobachtet man dies Alles bei Anstellung des Kircher'schen Versuchs — selbst wenn man dann das frei daliegende Huhn aufzuscheuchen sucht.

Was ist's nun, was diese wirklich zauberhafte Wirkung eigentlich hervorbringt? und worin besteht diese Wirkung selbst, d. h. welche Nervenelemente sind es, welche alterirt werden, und worin bestehen diese Veränderungen oder Alterationen ihrer normalen Functionsbedingungen?

Bezüglich der zweiten Frage habe ich kaum noch eine bestimmte Vorstellung, wie sie experimentell in Angriff genommen werden sollte. Zur Beantwortung der ersten Frage dagegen habe ich eine Reihe von Versuchen angestellt, welche einiges Licht in diese dunkle Sache bringen.

Es ist bekannt, dass das Kircher'sche „experimentum mirabile" eben so gut gelingt, wenn man das Huhn statt zu binden, einfach festhält, und den Kreidestrich statt in querer Richtung von jedem Auge aus zu ziehen, auf dem Schnabel beginnend, in gerader Linie hinmalt.

Ich habe jedoch gefunden, dass man den Kreidestrich überhaupt gar nicht hinzumalen braucht, um den gewohnten Effect zu erzielen. Der Kreidestrich ist merkwürdigerweise ebenso entbehrlich, wie das fesselnde Band!

Meine erste Versuchsreihe, welche ich behufs der genaueren Ermittelung der eigentlich wirksamen Momente beim Kircher'-schen Versuch anstellte, bestand nämlich darin, dass ich die Hühner, ohne sie mit einem Bande zu fesseln, einfach mit den Händen festhielt, indem ich ihren Leib in der Bauch-, Seiten-oder Rückenlage, und ihren Hals und Kopf gerade ausgestreckt auf die Tischplatte mit sanfter Gewalt niederdrückte, zugleich aber auch das Ziehen eines Kreidestriches ganz und gar unterliess. Die Hühner verfielen nichtsdestoweniger in den erwähnten wunderbaren Zustand von Stupidität oder Willenlosigkeit!

Beispiele aus meinen Versuchsprotokollen.

21. Oct. 1872, Nachmittags, unter Assistenz des Herrn Dr. E. Fleischl aus Wien.

1. Ein Huhn wird durch 55 Secunden in der angegebenen Weise einfach auf dem Tisch niedergehalten und verbleibt, nachdem es freigelassen worden, 5 Minuten völlig regungslos, aber heftig respirirend, in der unnatürlichen und unbequemen Stellung, mit offenen Augen, liegen. Auf einen

lauten Lockruf, welchen ein anderes im Zimmer befindliches Huhn ausstösst, zieht es den Kopf von der Tischfläche etwas zurück, verbleibt aber dann noch weitere 2¹⁄₂ Min. regungslos in der neuen Stellung, worauf es, durch eine heftigere Bewegung mit der Hand erschreckt, davonflattert.

2. Das sogleich wieder eingefangene Huhn wird auf den Tisch gestellt und sein Hals und Kopf gerade ausgestreckt in die Luft gehalten. Nach 35 Sec. sinkt es in die hockende Stellung zusammen. Die Gradstreckung des Halses und Kopfes wird beim hockenden Huhn noch 20 Sec. lang fortgesetzt, worauf es frei, sich selbst überlassen, regungslos in der erhaltenen Stellung hocken bleibt. Nach 1 Min. 40 Sec. wird das Huhn, ohne aufgeweckt zu werden oder Widerstand zu leisten, vorsichtig auf den Rücken gewälzt, wobei der Kopf, wie von unsichtbarer Hand fixirt, seine Orientirung im Raume (Scheitel nach oben, Schnabel nach vorn und etwas nach unten) beibehält, indem sich der Hals entsprechend verdreht; zugleich wird der eine Fuss mit krampfhaft geschlossenen Zehen hoch emporgezogen, der andere gerade nach unten gestreckt. In dieser Stellung bleibt das Huhn noch 1 Min. 40 Sec. regungslos auf dem Rücken liegen, bis es, durch ein zufälliges lauteres Geräusch aufgeweckt, entflieht.

3. Wieder eingefangen, wird dasselbe Huhn mit gerade gestrecktem Hals und Kopf in der Rückenlage 30 Sec. lang festgehalten, und verharrt dann, ganz freigelassen, 2 Min. 30 Sec. regungslos in seiner Stellung, worauf es, durch eine heftigere Handbewegung aufgeschreckt, erwacht und entflieht.

4. Nochmals eingefangen, wird das Huhn durch 42 Sec. in der Bauchlage, Hals und Kopf gerade gestreckt, auf den Tisch festgehalten; losgelassen, verbleibt es mit offenen Augen regungslos 1. Min. 38 Sec., dann piepst es und bewegt sich etwas, verharrt aber noch 2 Min. 44 Sec. regungslos und erwacht endlich von selbst.

5. Nach etwa halbstündiger Ruhe wird dasselbe Huhn wieder vorgenommen; es wird nun, durch 1 Min. lang in natürlicher Stellung auf seinen Beinen, mit beiden Händen von den Seiten her sanft festgehalten, ohne dass Hals und Kopf berührt werden; losgelassen, bleibt es nun 50 Sec. regungslos stehen, sinkt dann in die hockende Stellung und verbleibt so noch weitere 30 Sec. ruhig sitzen, bis es piepst und von selbst auffattert.

6. Wieder eingefangen, wird ihm 1 Min. lang Hals und Kopf gerade in die Luft gestreckt, es sinkt langsam in die hockende Stellung und bleibt so regungslos. Nach 3 Min. wird es auf den Rücken gewälzt und verharrt nun auf dem Rücken noch weitere 5 Min. 45 Sec. regungslos, — im Ganzen also 8 Min. 45 Sec., seitdem es freigelassen worden war!

7. Schliesslich wurde das Thier schon dadurch in den Zustand der Regungslosigkeit versetzt, welcher bis 6 Min. andauerte, dass man es einfach mit einer auf seinen Rücken gelegten Hand aus der stehenden in die hockende Stellung nieder duckte, indem man unter Anwendung sanfter Gewalt den Widerstand der Beinmuskulatur überwand; dabei zeigte sich wieder der merkwürdige Umstand, dass der Kopf, wie von unsichtbarer Hand festgehalten, seinen Ort im Raume hartnäckig beibehielt, während

der Hals sich in dem Maasse emporstreckte und verlängerte, als der Rumpf herabgedrückt wurde und nach unten rückte.

In dieser sonderbaren Attitüde blieb das freigelassene Thier ruhig sitzen und wurde weder durch leichte Handbewegungen, welche man gegen seine offenen Augen führte, aufgestört, noch durch das Umgewälztwerden auf den Rücken erweckt.

8. Genau ebenso verhielt sich ein zweites Huhn, mit welchem an demselben Nachmittag und Abend in derselben Weise, wie sub 1 bis 7 angegeben, experimentirt worden war. Auch an einer Anzahl anderer Hühner wurden späterhin diese Versuchsergebnisse constatirt, doch fand sich dabei, dass sowohl die verschiedenen Individuen, als auch dieselben Individuen zu verschiedenen Zeiten, eine verschiedene Geneigtheit und Leichtigkeit zeigen, in den fraglichen Zustand zu verfallen; auch ist der Zustand selbst mehr oder weniger intensiv und anhaltend.

Zuweilen liessen sich auf die angegebene Art und Weise in der That höchstens rasch vorübergehende, wenig merkliche Spuren des fraglichen Zustandes bei den Hühnern hervorbringen — manchmal sogar kaum diese.

Meine zweite Versuchsreihe, welche ich behufs der genaueren Ermittelung der eigentlich wirksamen Momente beim Kircher'schen Versuch anstellte, sollte Aufschluss geben, ob der Kreidestrich, dessen völlige Entbehrlichkeit ich bereits, wie die des fesselnden Bandes, nachgewiesen hatte, ganz und gar bedeutungs- und wirkungslos sei, oder aber — wenn auch entbehrlich — doch irgend etwas mit der Hervorrufung des wunderbaren Hemmungszustandes zu thun habe. Zu diesem Ende richtete ich meine neuen Versuche so ein, dass ich die Hühner einfach in stehender oder hockender Stellung mit sanfter Gewalt festhielt, während der frei gelassene Hals und Kopf in natürlicher Haltung verblieb und ihnen statt des Kreidestriches ein anderes gleichgiltiges Object ganz nahe vor die Augen brachte.

Zu meiner grossen Ueberraschung erwies sich dieses Verfahren unter Umständen ganz ausserordentlich wirksam, um den fraglichen Zustand hervorzurufen, und lieferte, nebst gewissen Erscheinungen, auf welche ich erst hierbei aufmerksam wurde (nämlich das Auftreten von kataleptischen Zuständen und von Zeichen gewöhnlichen Schlafes), den klarsten Beweis, dass es sich in dem Kircher'schen Versuch, und überhaupt in dem ganzen neuro-physiologischen Erscheinungsgebiet, das ich hier der Aufmerksamkeit der Fachgenossen empfehle, um ächte „hypnotische" Zustände bei Thieren handelt.

Beispiele aus meinen Versuchsprotokollen.

10. Nov. 1872, Nachmittags.

Zwei von den Hühnern, welche schon früher einmal zu den Versuchen
der ersten Reihe gedient hatten, wurden mit sanfter Gewalt in sitzender
Stellung niedergehalten. Hals und Kopf trugen sie frei in natürlicher
Haltung. Nun wurde jedem derselben ein mässig grosser Kork rasch auf
die Schnabelwurzel angeklebt und die freigelassenen Thiere blieben regungslos circa 11'½ Min. sitzen. Man sah deutlich, dass sie den Kork anstarrten
und alsbald, wie mit Schlaf kämpfend, mit den Augenlidern zwinkerten
und endlich, auch für Momente wirklich einschlafend, fest zu machten.

12. Nov. 1872, Vormittags.

1. Ein Huhn wurde in sitzender Stellung auf dem Tisch niedergehalten und gegen ein Gestell herangeschoben, an welchem eine kaum wall-
nussgrosse, inwendig versilberte Glaskugel in solcher Höhe befestigt war,
dass sie gerade über der Schnabelwurzel, zwischen den Augen des knapp
herangeschobenen Thieres zu stehen kam. Das sofort freigegebene Thier
blieb minutenlang regungslos sitzen.

2. Noch überraschender war ein unter obigem Datum verzeichneter
Versuch, bei welchem einem in sitzender Stellung niedergehaltenen Huhn
ein kurzes Stück weissen Bindfadens quer über den Kamm gehängt wurde,
so dass die Enden desselben knapp vor den Augen herabhingen. Das
Thier wurde sofort hypnotisch und schlief zuletzt mit fest geschlossenen
Augenlidern ein, wobei sich die Glieder lösten und der Kopf herabzusinken
begann. An diesem Huhn machte ich auch die ersten Beobachtungen über
deutliche Spuren von kataleptischen Erscheinungen, welche ich dann später
noch öfter bei diesen Versuchen auftreten sah. Es fiel mir nämlich auf,
dass der Kopf des regungslos dasitzenden Huhn's durch leisen Fingerdruck auf den Scheitel bis zur Benäherung mit der Tischplatte herabgedrückt werden und dann wieder in die Höhe gehoben werden konnte und
stets in der gegebenen Stellung verblieb, wie wenn er auf einem Halse
von Wachs sässe.

Statt des rittlings auf den Kamm gehängten Bindfadenstückes benutzte
ich oft mit ähnlichem Erfolg auch „Reiterlein" aus Pappe, aus geknickten
Holzstäbchen etc.

Es versteht sich von selbst, dass das mehr oder weniger
eclatante Gelingen dieser Versuche sehr wesentlich von der Individualität und Stimmung der Thiere und von anderen äusseren
Umständen abhängt. Die Frage liegt hier nahe: ob ein in der
Freiheit ruhig dasitzendes Huhn, dem zufällig ein Faden rittlings
über die Schnabelwurzel fiele, hypnotisch werden würde? — Wohl
kaum! denn es würde, wie das zuweilen auch bei den Versuchen
geschieht — den Faden höchst wahrscheinlich durch eine rasche
Kopfbewegung abschnellen und zornig nach ihm picken. Aus
diesem Grunde ist es aber auch höchst wahrscheinlich, dass beim

Kircher'schen Experiment sowohl, wie bei meinen Versuchen
der Eindruck, welchen wir durch das vorhergehende Festhalten
und Ueberwältigen auf unsere geängstigten Versuchsthiere hervorbringen, nicht ohne Bedeutung und Einfluss beim Zustandekommen der so auffallenden Veränderungen der normalen Leistungsfähigkeit des Nervensystems sind, welche wir thatsächlich
beobachten.

Hierbei ist in erster Linie an die Reizung der sensiblen
Nerven zu denken, welche beim Festbinden oder auch nur Festhalten der Thiere unvermeidlich ist. Ich erinnere an die schönen
Untersuchungen Lewisson's [1]: „über Hemmung der Thätigkeit
der motorischen Nervencentra durch Reizung sensibler Nerven"
beim Frosch, und an eine gelegentliche „neuro - physiologische
Beobachtung an einem Triton cristatus" von mir [2]) als Beispiele für die mächtige umstimmende Einwirkung peripherischer
Eindrücke auf die Erregbarkeitszustände des centralen Nervensystems.

Ferner ist hier an die Folgen der Ueberwindung des Muskel-
widerstandes der Thiere zu denken, welche wir in ihnen hervorrufen, indem wir sie mit sanfter Gewalt bezwingen.

In meiner ersten Versuchsreihe kommt zu alledem noch die
Geradstreckung des Halses und Kopfes hinzu, d. h. die Ausgleichung der natürlichen Krümmungen der Wirbelsäule und des
Winkels zwischen der Wirbelsäule und der Basis des Schädels.
Anfänglich legte ich auf dieses Moment ein grosses Gewicht, indem ich vermuthete, dass vielleicht hierdurch eine leise mechanische Dehnung oder Zerrung einerseits, eine Pressung andererseits an gewissen Stellen des Rückenmarkes und Gehirnes gesetzt
würde, welche die so auffallenden Functionstörungen beim Kircher'schen Versuch leicht erklären könnte. Durch meine weiteren
Versuche und Beobachtungen über die hypnotischen Erscheinungen bei Thieren bin ich natürlicher Weise von dieser Idee ab-
gekommen und habe es sogar ganz unterlassen, an aufgethauten
Durchschnitten gefrorner Hühner nachzusehen, ob jene Vermuthung
von einer leisen mechanischen Einwirkung auf die centralen Ner-
venmassen beim gewaltsamen Gradstrecken des Halses und Kopfes
überhaupt begründet ist oder nicht.

1) Du Bois-Reichert'sches Archiv. 1869 p. 255.
2) Zeitschr. f. wiss. Zoologie. 1856 p. 342.

II. Beobachtungen und Versuche an anderen Hühnerracen und hühnerartigen Vögeln und an Schwimmvögeln.

Vermittelst des Verfahrens, auf welchem meine erste Versuchs-reihe am gewöhnlichen Haushuhn beruht, nämlich durch einfaches, einige Secunden oder Minuten langes Festhalten der Thiere mit den Händen, und Geradestrecken und Niederdrücken des Halses und Kopfes auf die Unterlage, habe ich auch bei grossen und sehr kräftigen Cochinchina-Hühnern und anderen Hühnerracen, dann bei Truthühnern, Enten, Gänsen und bei einem überaus wilden und widerspänstigen Schwan regungsloses Liegenbleiben der ganz frei gelassenen Thiere in der unnatürlichen und unbequemen Stellung für kürzere oder längere Zeit hervorgerufen, indem sich bei ihnen derselbe eigenthümliche Zustand von Benommenheit einstellte und ihr Niedergehaltenwerden überdauerte, welchen wir beim Haushuhn unter denselben Umständen eintreten sahen. Ich verdanke, wie ich gerne erwähne, der Güte des Herrn Geupel-White, Thiergartenbesitzers hier, die Gelegenheit zu diesen Versuchen.

III. Beobachtungen und Versuche an kleinen Singvögeln.

Es ist eine vielen Vogelliebhabern längst bekannte That-sache, dass ganz scheue, muntere Stieglitze, Zeisige, Canarien-vögel etc., ganz freigelassen, minutenlang regungslos liegen bleiben, und selbst dann nicht fortfliegen, wenn man sie wieder fassen will, nachdem man sie nur für kurze Zeit in der Rücken-lage auf einem Tisch festgehalten und sanft niedergedrückt hat. Bei der sonstigen Beweglichkeit und Flüchtigkeit dieser Thier-chen ist ihr Verhalten unter den genannten Umständen über alle Maassen auffallend und interessant. Es gehört offenbar in das-selbe, von der Wissenschaft bisher vernachlässigte Gebiet von neuro-physiologischen Thatsachen, in welchem, wie billig, das Kircher'sche „experimentum mirabile" den ersten Platz einnimmt.

Beispiele aus meinen Versuchsprotokollen.
2. Nov. 1872, Vormittags.

Vier bis fünf frische Stieglitze und Zeisige wurden der Reihe nach auf den Rücken gelegt, ihr Hals und Kopf sanft auf den Tisch gestreckt und so ¹/₂ bis 1 Min. ruhig festgehalten. Mehrere von den Vögelchen schlossen dabei die Augen, andere behielten sie offen, alle aber blieben, nachdem sie losgelassen worden waren, längere Zeit (¹/₂ bis 6¹/₂ Min.) re-

gungslos, aber heftig athmend, liegen und liessen sich, ohne einen Fluchtversuch zu machen, wieder ergreifen.

3. Nov., Vormittags.

Die gestrigen Versuche gelangen heute an denselben Vögeln, nur sehr
unvollkommen, bis ich fand, dass die beiden Finger, welche das Köpfchen
hielten, einen leisen Druck in der Ohr- oder Kieferwinkelgegend auszuüben
hatten, worauf sich meist auch die Augen schlossen.

3. Nov., Nachmittags.

Bei Fortsetzung der Versuche an denselben Thierchen gelang es, sie
alle, mit einziger Ausnahme eines Zeisigs, in sitzender Stellung mit
etwas nach hinten übergebogenem Hals und Kopf so tief zu hypnotisiren,
dass sie 2, 3, 5, ja selbst 8 Min. mit zugemachten Augen sitzend fort-
schliefen. Die zwei Finger der Hand, welche den Kopf hielten, wurden
an den Hals bis gegen die Ohrgegend hinauf sanft angedrückt, wobei sich
die Augen sogleich oder sehr bald, manchmal auch erst nach dem Loslassen oder auch gar nicht schlossen und die Respirationsbewegung so sehr
verstärkten, dass die Thierchen zwischen den Fingern auf- und abgescho-
ben wurden. Beim Auslassen, wenn es nicht sehr vorsichtig geschieht,
wachen die Vögel leicht auf, weil sie umfallen, sobald die sitzende Stellung, in die man sie gebracht hat, keine genügenden Unterstützungspunkte
darbietet, sonst bleiben sie ruhig sitzen und schlafen fort, wenn die Stellung auch ganz unnatürlich und gezwungen ist. So geschah es öfter, dass
die ganz frei gelassenen Thierchen im Gleichgewicht sitzen blieben, obschon sie die Tischplatte nur mit den Schwanzfedern, mit der
äussersten Krallenspitze der einen Hinterzehe und mit dem
Unterschenkel - Fusswurzelgelenk des anderen Beinchens
berührten!

4. Nov., Vormittags.

Keines der Vögelchen, die zu den gestrigen Versuchen gedient hatten,
wollte sich hypnotisiren lassen.

4. Nov., Abends, unter Assistenz des Herrn Dr. E. Fleischl aus Wien,
gelang dies anfangs ebensowenig als am Vormittag, dann ging es bei der
Mehrzahl (aber nicht bei allen) recht gut, als wir ihnen, statt in der bisherigen Art und Weise zu verfahren, den Schnabel von beiden Seiten her
mit Daumen und Zeigefinger der einen Hand fassten und kräftiger drück-
ten, während wir sie in der anderen Hohlhand sanft festhielten. Meist erst
beim langsamen Nachlassen des Fingerdrucks auf den Schnabel schlossen
sie die Augen und waren dann so fest eingeschlafen, dass wir sie aus der
Hand auf den Tisch legen konnten, wo sie in den unnatürlichsten Stellungen weiter schliefen, um endlich zu erwachen und frisch und munter
davon zu fliegen.

3. Nov., Vormittags.

1. Ein frisch vom Markt gebrachter Stieglitz wird mit der einen Hand
einfach auf den Rücken gelegt, Hals und Kopf ohne alle Zerrung oder
Druck mit zwei Fingern der andern Hand auf den Tisch niedergehalten;
das rechte Auge schliesst sich, das linke bleibt offen; ganz frei gelassen,
verharrt das Thier 3 Min. regungslos in hypnotischem Zustand, springt

dann plötzlich auf die Füsse, vorfällt aber sofort wieder von selbst in Regungslosigkeit und bleibt noch eine ganze Minute mit offenen Augen still und starr sitzen.

2. Nachmittags bei trübem Himmel wird ein zweiter frisch vom Markt gebrachter Stieglitz vorgenommen. In sitzender Stellung mit etwas nach hinten übergebeugtem Kopf ganz sanft festgehalten, verfällt er für einige Secunden bei offenen Augen in den hypnotischen Zustand. Darauf wird er in die gewohnte liegende Rückenstellung gebracht und so sanft wie möglich ganz kurze Zeit festgehalten; er vorfällt nach dem Loslassen für $^1/_2$ Min. in Hypnotismus, wobei sich die Augen vorübergehend schliessen und wieder öffnen. Nachdem er wieder eingefangen ist, wird er wieder in sitzender Stellung mit leicht nach hinten übergebeugtem Kopf bei offenbleibenden Augen festgehalten und, während er vorsichtig freigelassen wird, schliesst er die Augen, wacht nach $1^1/_4$ Min. plötzlich auf, indem er die Augen öffnet und sichtlich entsetzt — über seine Situation unter der Glasglocke, welche ich während seines Schlafes über ihn gestülpt hatte, in's Klare kommt und einen Ausweg sucht.

Nochmals in die Rückenlage gebracht, wird er mit offenen Augen hypnotisch, die er erst, nachdem er frei gelassen ist, schliesst, um 1 Min. zu schlafen.

3. Ein dritter, frisch vom Markt gebrachter Stieglitz wird in der Rückenlage bei sanfter Berührung der Parotisgegend sofort hypnotisch und schläft mit geschlossenen Augen 4 Min., um dann plötzlich fortzufliegen. Wieder eingefangen, wird er, in sitzender Stellung festgehalten, für kurze Zeit hypnotisch. Nachdem er fortgeflogen und nochmals gefangen worden war, nehme ich ihn ganz sanft in die rechte Hohlhand und lege die Spitze meines rechten Daumens leise wider die Parotisgegend des aus der Hohlhand herausragenden Köpfchens, so dass die Parotisgegend der anderen Seite gegen die Mitte des gekrümmten Zeigefingers angelegt wird. Nach kürzester Zeit öffne ich die Hohlhand und das Thierchen findet sich so tief hypnotisirt, dass ich es auf seinem Rücken von der Handfläche auf den Tisch schieben kann, wo es unter der Glasglocke noch ganze 10 Min. auf dem Rücken liegend, und die Augen manchmal öffnend, aber gleich wieder schliessend, fortschläft!

4. Ein soeben frisch vom Markt gebrachter Zeisig wird in der Rückenlage für 2 Min., dann in sitzender Stellung für $1^1/_2$ bis 2 Min. hypnotisirt. Nach seiner Flucht wieder eingefangen, nehme ich ihn, wie den Stieglitz von vorhin, in die Hohlhand, lehne sein aus derselben hervorragendes Köpfchen mit der in der Parotisgegend sanft angelegten Daumenspitze wider die Mitte des gekrümmten Zeigefingers — und finde ihn alsbald tief hypnotisirt. Ich öffne die Hand und schiebe ihn auf seinem Rücken — den Kopf voran — auf die Tischplatte, wo ich ihn mit dem Glassturz bedecke. Nach 3 Min. schon springt er plötzlich auf die Beine, schläft aber stehend sofort wieder ein. Erst nach weiteren 3 Min., während welcher er mit den Augen gezwinkert und den Schnabel weit aufgerissen hat, wie wenn er gähnte, öffnet er die Augen ganz gross, er scheint zwar erwacht und pickt sogar an den Glassturz, bleibt aber noch immer ruhig stehen und kämpft offen-

bar, zuweilen unterliegend, mit dem Schlaf; erst nach einer vollen [1]
Stunde, seit er aus der Hand entlassen worden, wird er ganz munter und
sucht aus dem Glassturz zu entkommen!

9. Nov., Nachmittags.

Durch die freundliche Bereitwilligkeit des Herrn Geupel-White hatte
ich Gelegenheit, in seinem in Connewitz bei Leipzig belegenen Thiergarten
Versuche, wie die oben mitgetheilten, an den verschiedensten in- und aus-
ländischen kleinen Luxusvögelchen mit meist ähnlichem Erfolg anzustellen.

IV. Beobachtungen und Versuche an Tauben.

Als ich noch das Gradstrecken und das Niederhalten des
Halses und Kopfes für das wirksame Hauptmoment beim Kircher'schen „experimentum mirabile" hielt, indem mich meine
erste Controlversuchsreihe belehrt hatte, dass das Festbinden der
Hühner und der Kreidestrich ganz entbehrlich seien, war ich
nicht wenig erstaunt, mein vereinfachtes Verfahren, welches ich
überdies wie bei Hühnern, so bei Truthühnern, Enten, Gänsen
und bei dem Schwan mehr oder weniger wirksam gefunden hatte,
bei den Tauben gänzlich versagen zu sehen.

Auch die Manipulation, welche ich bei den kleinen Vögelchen
so überraschend wirksam gefunden hatte, wollte im Beginn meiner Versuche bei Tauben nicht wohl verfangen.

Ich behandelte die Tauben zuerst wie die Hühner und die
anderen grösseren Vögel, indem ich sie festhielt und ihren Hals
und Kopf gerade ausgestreckt auf die Unterlage niederdrückte,
aber sie blieben auch keinen Augenblick regungslos liegen, nachdem ich sie freigegeben hatte. Ebenso wenig wollten sie or-
dentlich auf dem Rücken liegen bleiben, wie die kleinen Vögelchen, obschon es doch manchmal vorzüglich gelang und ich
gleich merkte, dass sie beim Festhalten des Kopfes in der Parotisgegend doch auch Neigung zum Einschlafen zeigten, mit den
Augen zwinkerten und sie endlich auch vorübergehend schlossen.
Zuletzt entdeckte ich jedoch einen höchst überraschenden Umstand, der nicht nur meine Versuche an Tauben sofort erfolg-
reicher machte, sondern mir auch den Kircher'schen Versuch und
überhaupt dieses ganze wunderliche Gebiet von neuro-physiologischen Erscheinungen in einem ganz neuen Lichte erscheinen liess.

Diese Entdeckung bestand in der Thatsache, dass ein beliebiger nahe vor die Augen gebrachter Gegenstand einen unver-
kennbaren und mächtigen Einfluss auf das Verhalten von Tauben
und Hühnern ausübt, besonders wenn sie vorher durch sanfte

Gewalt bezwungen und festgehalten, in die ängstliche Stimmung des Gefangen- und Ueberwundenseins versetzt worden sind.

1. Eine Taube wird auf den Rücken gelegt und mit der einen Hand festgehalten, bis sie sich beruhigt, die andere Hand fasst den Kopf in der Parotisgegend zwischen Daumen und Zeige- oder Mittelfinger. Das Thier schliesst und öffnet, wie schläfrig werdend, die Augen, frei gelassen, bleibt es 2 Min. liegen, bevor es auffliegt.

2. Nach einer Pause von 2½ Stunden wird der Versuch wiederholt und das frei gelassene Thier bleibt 5 Min., hypnotisch geworden, liegen.

3. Dasselbe Thier in sitzender Stellung mit von hinten her festgehaltenem Kopf kurze Zeit fixirt, bleibt, los gelassen, mit offenen Augen, an denen auffallend starke Iriscontractionen beobachtet werden, 3½ Min. regungslos sitzen, nur zuweilen geht ein leises Zittern durch den ganzen Körper. Der hypnotische Zustand ist so tief, dass man den Kopf des Thieres von hinten ergreifen und bis zur Berührung zwischen Schnabelspitze und Tischplatte niederdrücken kann, ohne es zu erwecken; ja es verharrt kataleptisch in der neuen Stellung.

4. Nachdem das Thier aufgewacht war und sich zur Flucht angeschickt hatte, wurde es mit raschem Griff daran verhindert und mit einer Hand in der zufälligen, ungeschickten Seitenlage, in der es sich befand, nur am Rumpf gefasst und durch längere Zeit niedergehalten, worauf es frei gelassen minutenlang mit offenen Augen regungslos liegen blieb.

5. Nach seiner endlichen Flucht wieder eingefangen, wird es in der Rückenlage festgehalten, während sein Kopf, zwischen Daumen und Mittelfinger gefasst, mit dem Scheitel sanft auf die Tischplatte gedrückt wird. Das Thier wird sofort hypnotisch und schläft, frei gelassen, mit offenen, ab und zu wie schlaftrunken sich schliessenden Augen 13 Min. Ein leichter Schlag mit dem Bleistift auf die Brustbeincrista erweckt es nicht, ein zweiter stärkerer macht es auffliegen. Sofort glücklich erhascht und in unbequemer labiler Bauchlage bei frei gelassenem Kopf niedergehalten, schläft es weiter, verliert in Folge der heftigen Respirationsbewegung das Gleichgewicht, springt auf die Beine, bleibt aber noch längere Zeit ruhig stehen und lässt sich, ohne einen Fluchtversuch zu machen, ergreifen; fliegt aber dann ganz frisch aus der Hand in sein Bauer.

6. Eine zweite Taube wird zweimal hintereinander in der Rückenlage, und ihr zwischen zwei Fingern gefasster Kopf mit dem Scheitel auf den Tisch sanft niedergedrückt, beide Mal fliegt sie beim Auslassen augenblicklich auf; darauf wird sie bei unberührtem Kopf in der Rückenlage kräftiger niedergehalten — und bleibt, frei gelassen, minutenlang liegen. Es fängt im Zimmer stark zu dunkeln an.

7. Nachdem dieselbe Taube noch einmal durch 2 Min. in der Rückenlage ohne Anfassen des Kopfes vergeblich niedergehalten worden war, indem sie sofort nach dem Loslassen wieder aufflog, wurde sie beim Rumpf und Kopf gefasst und 1 Min. lang in der Rückenlage sanft niedergehalten.

Jetzt bleibt sie, freigegeben, mit offenen Augen 6 Min. regungslos. In der 5. Min. weckt sie ein mässiger Schlag mit dem Bleistift auf die Brustbeincrista nicht, wohl aber ein zweiter, stärkerer am Ende der 6. Min.

8. Nach dem Anzünden der Glasflammen im Zimmer werden eine dritte und eine vierte Taube vorgenommen, die sich durch die angegebenen Manipulationen nicht recht hypnotisiren lassen wollen. Namentlich die eine Taube, ein sog. Tümmler, macht immer gleich beim Anslassen einen Purzelbaum und stellt sich sofort munter auf die Füsse. Nur wenn ich die den Kopf haltende Hand zwar öffne, aber nicht aus der nächsten Nähe der Augen entferne, bleibt das Thier länger liegen. Dies ward mir zum wichtigen Fingerzeig für meine weiteren Versuche.

7. Nov., Vormittags, bei hellem Sonnenschein.

1. Die am vorigen Abend gemachte Bemerkung bestätigt sich an drei frischen Tauben, welche (in der Rückenlage an Rumpf und Kopf festgehalten, oder, wenn die den Rumpf haltende Hand längst entfernt ist, nur mehr beim Kopf festgehalten) stets sofort auffliegen, sobald auch die Hand, welche den Kopf gehalten hatte, entfernt wird, welche dagegen vollständig hypnotisch werden, wenn die Finger den Kopf zwar loslassen, die Hand selbst aber gar nicht oder nicht zu weit entfernt wird.

2. Eine der Tauben z. B. wird 2½ Min. nur am Kopfe festgehalten, nachdem sie sich in der Rückenlage beruhigt hat und die den Rumpf haltende Hand ganz entfernt worden ist; die in der Parotisgegend angelegten Finger der anderen Hand lassen den Kopf nun zwar los, die Hand selbst wird aber nicht entfernt. Das Thier ist deutlich hypnotisch geworden und schliesst allmälig wie schlaftrunken die Augen. Erst nach einigen Minuten wird die den Kopf nicht mehr haltende Hand entfernt, das Thier bleibt mit geschlossenen Augen ruhig liegen — im Ganzen hat der hypnotische Zustand 5½ Min. gedauert. Das erwachte Thier ist wie steif und taumelt etwas, fliegt aber bald fort.

3. Wieder eingefangen und 2 Min. in der Rückenlage nur am Kopf festgehalten, bleibt das Thier beim Auseinanderthun der Finger 1½ Min. mit zwinkerndem Auge liegen, fliegt aber beim Versuch, die Hand zu entfernen, sofort auf.

4. Es war augenscheinlich: die Entfernung der Hand aus dem Bereich der Augen zerstörte rasch den Zauber.

10. Nov., Nachmittags.

1. Ein sehr lebhafter, schener „Tümmler" wird in hockender Stellung mit der linken Hand auf den Tisch sanft niedergedrückt, während ihm plötzlich der ausgestreckte Zeigefinger der rechten Hand in senkrechter Richtung ganz knapp vor die glabella (Stirn-Schnabelwurzel-Gegend) gehalten wird. Das Thier wird augenblicklich hypnotisch und bleibt, frei gelassen, still und regungslos 3 Min. vor dem ausgestreckten Zeigefinger der rechten Hand wie gebannt auf dem Bauche liegen. Statt des Fingers wird ihm mit demselben Erfolg ein Kork vorgehalten.

2. Nun wird der Kork dem Thier auf die Schnabelwurzel aufgeklebt,

worauf es, gleich wieder ganz frei gelassen, noch 11¼ Min. regungslos
sitzen bleibt, bis es endlich entflicht.

3. Eine Reihe von 4—5 frischen Tauben werden, während sie in verschiedenen Stellungen einige Zeit hindurch auf dem Tisch festgehalten und sanft
niedergedrückt werden, theils durch Vorhalten eines Fingers, eines Korkes,
einer Glaskugel und dgl. knapp v o r die glabella, theils durch Aufkleben
eines Korkes, eines quergelegten Zündhölzchens, einer kleinen Wachskerze
u. dgl. a u f die glabella, deutlich und für kürzere oder längere Zeit hypnotisch
und verbleiben nicht nur regungslos in ihren Stellungen, sondern es gelingt
sogar, einzelne derselben, ohne Widerstand zu erfahren, vorsichtig aus der
Bauchlage auf den Rücken zu wälzen, wenn man mit dem fascinirenden Finger
oder sonstigen Object der glabella folgt. Bei manchen der auf diese Weise
behandelten Tauben zeigen sich Spuren von kataleptischen Erscheinungen
am Halse, die Augen halten sie entweder ganz offen oder zwinkern mit
denselben oder schliessen sie vorübergehend wohl auch vollständig, wie
wenn sie mit dem Schlafe kämpften.

11. Nov., Abends.

Die gestrigen Versuche mit gleichem Erfolg an 3 Tauben wiederholt.

12. Nov., Vormittags.

Bei Fortsetzung der beschriebenen Versuche zeigt sich der ganz eigenthümliche und mächtige Einfluss immer deutlicher, welchen ein knapp vor
die Augen der Tauben gehaltener oder an einem passenden Gestelle dar-
gebotener Gegenstand auf die festgehaltenen und dann frei gelassenen
Thiere ausübt, doch lässt sich nicht verkennen, dass der sonderbare Zustand von Benommenheit und die denselben begleitenden Erscheinungen
bei den verschiedenen Individuen und unter verschiedenen Umständen bei
d e n s e l b e n Individuen, weder gleich leicht, noch in gleicher Dauer, Vollständigkeit und Intensität zu erzielen ist.

Offenbar muss das Gehirn, wie S c h o p e n h a u e r mit Bezug auf das
Einschlafen sagt, so zu sagen erst „anbeissen" — und dazu müssen äussere
Störungen natürlich möglichst vermieden werden. Dagegen ist das zeit-
weilige längere Festhalten der Thiere an Kopf und Rumpf (besonders in
der Rückenlage) sehr förderlich, sowie auch das sanfte Berühren der Parotisgegend. Manchmal weicht die Taube hartnäckig dem vorgehaltenen
Gegenstand aus und macht, namentlich auch dann, wenn derselbe auf der
glabella festgeklebt ist, die wunderlichsten Streckaugen und Drehungen
mit dem Halse. Man sieht deutlich, dass sie sich einer Art Bann ängstlich
zu entziehen sucht. Sie kann hierdurch unter Umständen so perplex und
aufgeregt werden, dass an eine Fascination gar nicht mehr zu denken ist,
wenn man sie nicht für einige Zeit in der Rückenlage an Rumpf und Kopf
wieder festhält und beruhigt.

Hier will ich meine Mittheilungen für jetzt abbrechen, um
sie vielleicht später wieder einmal aufzunehmen.   Für den zunächst beabsichtigten Zweck dürften sie genügen.

L e i p z i g, Anfang December 1872.

Ueber den Einfluss des krystallinischen und des amorphen Chinins auf die weissen Blutzellen und den Eiterbildungsprocess.

Von

Dr. G. Kerner.

Im vorigen Jahre habe ich durch eine kleine Arbeit in diesem Archiv [1]) die Einwände widerlegt, welche Stricker gegen die Schlussfolgerungen von früheren Untersuchungen erhoben hat, in deren Ergebnissen ich mit anderen Forschern vollkommen übereinstimmte. An jenen Aufsatz anknüpfend hat ein Schüler der neuerrichteten Brown Institution in London, Dr. Geltowski, über das gleiche Thema gearbeitet und seine Resultate in dem Practitioner, einer Londoner Monatsschrift, veröffentlicht. Es sind dieselben im Centralblatt f. d. med. W. vom 5. Oct. v. J. referirt und hierdurch zur weiteren Kenntniss gelangt, was mich veranlasst, kurz auf sie einzugehen und das Unzutreffende der aus ihnen gezogenen Schlüsse nachzuweisen.

Geltowski erkennt auf Grund seiner mikroskopischen Beobachtungen des Blutes verschiedener Thiergattungen an, dass das Chinin ein hervorragendes Gift für die weissen Blutzellen ist, nur glaubte er ausgefunden zu haben, dass erst die Verdünnung von 1:2800 und nicht von ungefähr 1:4000, wie wir Andern fast übereinstimmend fanden, im Stande sei, die weissen Zellen des menschlichen Blutes bewegungslos zu machen. Ferner ist er der Ansicht, dass diese mikroskopische Reaction nicht dazu berechtige, die Wirksamkeit des Alkaloïdes im lebenden, speciell kranken Organismus von einer solchen Einwirkung abzuleiten, weil er in dem Blute von mit Ch behandelten Thieren auf dem geheizten Objecttische noch normale amöboïde Bewegungen der weissen Zellen beobachtete.

Leube (der Ref. des Centralbl.) hat bereits ganz richtig darauf hingewiesen, dass Geltowski's Berechnungsgrundlagen bezüglich der Blutmenge des Menschen ungenau sind und derselbe bei seiner Auffassung der Frage immer voraussetze, dass zur Beeinflussung einer Krankheit die weissen Blutzellen bewegungs-

---

1) Bd. V, pag. 27.

los gemacht werden müssen, womit eigentlich für jeden Leser, welcher den seitherigen Arbeiten dieser Richtung eingehender gefolgt ist, genug gesagt sein könnte. Zu einer speciellen Widerlegung der Geltowski'schen Schlüsse wäre mithin keine Veranlassung, wenn aus solchen Deutungsversuchen nicht beständig wieder eine scheinbare Berechtigung abgeleitet würde, die ganze Frage noch für eine offene zu halten; es dürfte sich daher empfehlen, die Anschauungen Geltowski's kurz im Lichte des bereits darin Geleisteten zu betrachten.

Nachdem Binz den ersten erfolgreichen Schritt zur Aufklärung der Chininwirkung gethan und im Vereine mit seinen Schülern durch eine Reihe der verschiedensten Angriffspunkte das frühere Dunkel gelichtet hatte, fehlte es nicht an Widersprüchen von theils aus leerer Faust Zweifelnden, theils von Solchen, welche auf Grund wenig eingehender Experimente nur Einzelheiten der neuen Auffassung kritisirten. Bald jedoch wurden seine hauptsächlichsten beweisenden Resultate von Giessen aus bestätigt [1]), und auch ich glaube durch die in Bd. II u. III dieses Archives mitgetheilten Versuchsreihen zur Bestätigung und Erweiterung dieser Anschauungen Mehreres beigetragen zu haben. Nachdem so unabhängig von drei Seiten eine übereinstimmende Basis gefunden war, hat noch eine Anzahl rationeller Practiker [2]) auf Grund des klinischen Experimentes, dieser letzten Instanz, sich der neuen Theorie angeschlossen und Nutzen daraus gezogen.

Den Ausgangspunkt für alle theoretischen Arbeiten in dieser Richtung bildete nun allerdings die Bonner Entdeckung von der giftigen Einwirkung des Chinins auf das Protoplasma, wie solche zunächst ausserhalb des Körpers auf dem heizbaren Objecttische ohne Mühe constatirt werden kann; dieser Versuch wäre aber ohne durchschlagende Beweiskraft geblieben, wenn die von Binz und Anderen aus dem Resultate abgeleiteten instructiven Studien am vitalen, physiologischen wie pathologischen Organismus nicht

---

1) Ref. im Centralblatt 1868, pag. 687 u. im Virchow's Archiv Bd. 47, pag. 159.

2) So gibt z. B. Dr. Feltgen auf Grund des Angeführten in dem Bulletin de la soc. des scienc. médic. von Luxemburg 1871, S. 73—81 zwei schöne Krankengeschichten von Pyämie nach schwerer, einmal durch die Brustwand hindurch abscedirender Pneumonie, in denen unter Verordnung von 2—3 Grm. Chinin täglich „einige Wochen hindurch", nebst altem Wein als continuirlichem Getränk, vollständige Heilung erreicht wurde.

practische Erfolge und Erweiterungen der Auffassung gebracht
hätten. Der Werth einer so empirisch vergleichenden Anwendung der fraglichen mikroskopischen Reaction auf die Vorgänge im lebenden Thiere, wie Geltowski — ohne die
geringste Rücksicht auf das, was seit einem halben Decennium
über den gleichen Gegenstand veröffentlicht wurde — zum
Besten giebt, dürfte sich daher leicht bemessen lassen. Geltowski setzt stets voraus, dass in einem beliebigen Krank-
heitsprocesse die auch von ihm bewiesene Giftigkeit des Chinins
nur zum theoretischen Ausdruck gelangen könne, wenn die weissen
Körperchen todt gemacht werden. Welch fürchterliches Heilver-
fahren! — Gemäss dieser Logik würde z. B. eine Alkoholwirkung
erst dann als constatirt gelten können, wenn das Versuchsobject
gleich jenem Mann in Scheffel's unsterblichem Gedichte „steif
wie ein Besenstiel am Marmorboden liegt", — eine Chloroform-
narkose nur in dem Falle, dass man den zu Narkotisirenden
todtchloroformirt hätte; hiernach wären allerdings Beide so bewegungslos, wie Geltowski die weissen Blutzellen nach Chinin-
Aufnahme haben möchte.

Eine ausgedehnte Stufenleiter von Stadien liegt zwischen
der normalen Verhältnissmenge und Beschaffenheit der weissen
Blutkörperchen und dem Extrem der Tödtung aller dieser Zellen.
Ist es nicht schon genug, die abnorm vermehrte Bildung der
weissen Körperchen, ihre durch Fieberhitze u. s. w. gesteigerte
amöboïde Beweglichkeit einzuschränken und sie selbst — ohne
auch nur die Tödtung eines Einzigen vorauszusetzen zu müssen —
nur in diejenige Verfassung zurückzubringen, welche sie im normalen Kreislauf haben? Sind die sorgfältigen Versuche einer
Anzahl von Beobachtern, die auf verschiedenem Wege zeigen,
dass Chinin solche Einflüsse hervorzubringen vermag, ohne beweisenden Werth, und wurde nicht gleichzeitig auf die Existenz
aller möglichen unterstützenden Einwirkung des Alkaloïdes im
lebenden Organismus durch Experimente [1] hingewiesen, welche

---

1) I. Abnahme von Pulsfrequenz, Blutdruck u. Respiration (Briquet,
Poiseuille); II. Herabsetzen der Reflexerregbarkeit (Schlockow, Eulen-
burg); III. Hemmung des Stickstoffumsatzes (Ranke, Kerner, v. Boeck);
IV. Einschränkung der zymotischen Vorgänge (Buchheim, Binz, Liebig);
V. Hemmung der Sauerstoffübertragung durch die rothen Zellen und der
Oxydationsvorgänge überhaupt (Binz, Harley, Kerner, Manassein)
und Andere.

die Erklärung der Wirkungsweise — neben der Giftigkeit gegen
Protoplasma — ergänzen?

Hätte Geltowski die neueste Litteratur über den von ihm
sonst fleissig bearbeiteten Gegenstand berücksichtigt, so würde
er gesehen haben, dass seine Beobachtungen und ein Theil seiner
Schlüsse über das Verhalten der weissen Blutzellen gegen Chinin
im lebenden Thiere längst dagewesen sind. Um nur von meinen
eigenen zu reden, weil ich dem Rechte der personellen Ausle-
gung Anderer nicht vorgreifen will, sei bemerkt, dass sich Bd. III
p. 133 d. Arch. bei einem mit Chinin stark (1 : 2170 des Körpergewichts!) vergifteten Frosch verzeichnet findet: „Resultate des
Durchtritts mehrfach vorhanden", „auf eine Stelle fixirt, an welcher
der Durchtritt unzweifelhaft geschieht", und ebenso p. 135: „Die
Auswanderung ist spärlich, so zu sagen unvermerkt". — Die Auswandung ist also auch nach meiner Auffassung noch da, obgleich
besonders das ersterwähnte Thier Chinin genug bekommen hatte.
Das ändert aber nichts an dem Endresultate, welches ich Bd. III,
Tafel II. Figur 7 nach der Natur wiedergegeben habe. Geltowski hat selbst meine einzig von ihm angezogene kleine Notiz
unrichtig extrahirt: „Kerner has made the experiments only
with blood of cats", während doch S. 29 auch von einem Hunde
mit gleichem Resultate gesprochen wird. Die sich scheinbar
widerstreitenden Befunde Geltowski's an Mischungen von Blut
und Chinin auf dem Mikroskope und im Thierkörper lassen sich
natürlicher in anderer Weise erklären. Schon früher habe ich
auf einen Punkt [1]) hingewiesen, den Geltowski übersieht. Nach

---

1) Betreffs der Frage über den Einfluss auf das Herz stimme ich ganz
mit Scharrenbroich (Berl. kl. Wochenschr. Nr. 16, 1872) überein. Nichts
kann klarer sprechen für die Behauptung, dass auch im lebenden Thiere
innerhalb des Kreislaufes die Wirkung des Chinins auf die weissen Zellen
zur Geltung kommt, als folgende Stelle aus der Arbeit von Zahn (zur
Lehre von der Entzündung und Eiterung 1872) S. 50: „Die weissen Blut-
„körperchen zeigen schon in den Gefässen das schwarzkörnige Aus-
„sehen und die runde Form, wie dies erwähntermassen bei der Chininbe-
„handlung immer der Fall zu sein pflegt. Die auswandernden blassen Zellen
„verlieren ausserhalb der Gefässe unter den Erscheinungen beginnender
„Granulirung ihr Contractilitätsvermögen." Ebenso S. 45: „Die meisten
„weissen Blutkörperchen zeigen (nach subcutaner Injection von Chinin)
„schon in den Gefässen ein schwachgranulirtes Aussehen, haben eine rund-
„liche Gestalt und rollen ziemlich rasch der Wandung entlang, hin und
„wieder finden sich welche, die den bekannten matten Glanz haben und
„festhaften. Diese kommen auch meist zum Auswandern."

Allem, was wir von dem Einfluss des Sauerstoffs auf das contractile Protoplasma wissen, und was besonders durch die Arbeiten von W. Kühne seine genaue Begründung gefunden hat,[1]
kann die directe Berührung mit dem atmosphärischen Sauerstoff,
wie sie stattfindet, wenn man Thierblut mikroskopisch untersucht, wohl kaum indifferent für die weissen Blutkörperchen sein.[2]
Wie rasch und energisch Protoplasma sich an der Luft oxydirt,
ersieht man aus Versuchen, die ich früher beschrieb. Es ist
kaum zu erwarten, dass jene Zellen, die nach Klebs ja ebenfalls ozonerzeugend sind, sich anders verhalten sollen, und demgemäss dürfen wir annehmen, dass die Luft als Stimulus wirkt,
sobald sie den, dem Kreislaufe entnommenen, auf dem Object-
träger ausgebreiteten Bluttropfen bedeckt. Die dort untersuchten
Gebilde befinden sich also unter anderen Verhältnissen, als der
Kreislauf sie darbietet.   Die Activität auf dem Mikroskope
braucht mithin keineswegs zu correspondiren mit einer gleich
starken Activität innerhalb der Gefässe. Was hier vielleicht nur
ganz träge, wenn von einem hemmenden Einfluss getroffen, sich
bewegte, mag dort, neu angeregt, anscheinend normale Energie
haben. Im Uebrigen kann man gerne zugestehen, dass andere,
bis jetzt unbekannte Gründe die Einwirkung des Chinins innerhalb des Kreislaufes, wo das Alkaloïd mit allem Möglichen zu-
sammenkömmt, etwas abschwächen. Von einem Aufhören der
Giftigkeit, wie Geltowski annimmt, kann aber keine Rede sein.

Warum Geltowski das vollständige Absterben beim Menschen über eine Verdünnung von 1 : 2800 hinaus nicht mehr beobachten konnte, während Binz, Scharrenbroich, Schwalbe[3]
und ich die approximative Grenze, bei der man den Versuch noch
deutlich wahrnehmen kann, übereinstimmend an Mischungen von
beiläufig 1 : 4000 fanden, ist mir nicht klar. Ich habe neuerdings noch Versuche mit dem Blute eines anämischen Kindes
und chlorotischem Blute angestellt und wiederholt bei 1 : 4000
die characteristischen Vergiftungserscheinungen ganz unverkennbar und rasch verlaufen sehen, ja solche sogar in Gemengen von
etwa 1 : 5000 dieser Blutproben beim Vergleiche mit unvermisch-

---

1) Vgl. auch Rossbach die rhythmischen Bewegungserscheinungen
der einfachsten Organismen. Verhandlg. der Würzburger physik. medic.
Ges. 1872, Bd. 2.
2) Dieses Arch. Bd. III, pag. 130, Anmerkg.
3) Deutsche Klinik 1869, pag. 100.

tem Blute noch unzweideutig erkennen können, wenn das Schwarz-
körnigwerden bei letzterer Verdünnung auch langsamer vor sich
ging. Bei dem gegenwärtigen hohen Preise des Chinins finden
sich mannigfach mit Nebenalkaloïden der Chinarinde (namentlich
salzsaurem Cinchonin) gemischte Präparate im Handel, und da
Geltowski nicht angiebt, ob er sich von der Reinheit des angewendeten Versuchspräparates überzeugt hat, so wäre es möglich,
dass eine mangelhafte Qualität des letzteren sein abweichendes
Zahlenresultat veranlasste [1]. Ich kann mir dies, abgesehen von
einem sonstigen technischen Fehler, kaum anders denken.

Im Allgemeinen dürfte jedoch die fragliche Feststellung der
Tragweite dieser extravitalen Reaktion über die Grenze von
1 : 4000 hinaus um so weniger von praktischem Werthe sein,
als bekanntlich die einzelnen weissen Körperchen des nämlichen
Blutes, wahrscheinlich je nach ihrem Alter, eine sehr verschiedene Resistenz darbieten.

Das Hauptbeweismittel auf diesem Gebiete bleibt darum immer die Beobachtung der Einwirkung des Alkaloïdes im Kreislaufe selbst, wie solche sich an entzündetem Froschmesenterium
wahrnehmen lässt, — ein Vorgang, der wiederholt von mehreren
Seiten beschrieben worden ist. Es würde sich kaum lohnen,
darauf zurückzukommen; man hat jedoch geglaubt, trotz der con-
cedirten Einschränkung des Eiterungsprocesses durch Chinin aus
der heftigen Einwirkung grosser Dosen auf das Herz einen weniger direkten Einfluss des Alkaloïdes auf die weissen Zellen vermuthen zu sollen, was mich veranlasst, noch einmal kurz auf
die Technik des Versuches einzugehen. Dieselbe ist sehr wesentlich, wenn man das reine Chininresultat sehen will.

Die Frage der Nützlichkeit, der Vortheile und der Nach-

---

1) Gerade die anerkanntesten Präparate, wie die von Zimmer, sind
schon durch die zweite Hand des Handels gefälscht worden, sei es durch
Nachahmung der Etiquetten oder durch vorsichtiges Oeffnen und Wieder-
schliessen der Orginalpackung zum Zweck der Beimischung worthloser indifferenter Stoffe. So berichtet J. Biel (Pharmac. Zeitung f. Russl. 11, 369;
refer. in dem chem. Centralbl. 1872, 630) von einer Verfälschung mit 10 pCt.
wasserfreiem Natronsulfat.

Hat man sich hiernach schon bei der therapeutischen Verwerthung des
Präparates über die Reinheit desselben Gewissheit zu verschaffen, so ist
dies bei wissenschaftlichen Studien, die auf Berücksichtigung Anspruch
machen sollen, noch unerlässlicher.

theile subcutaner Chininjektionen wurde neuerdings mehrfach
erwogen, und da ich früher ein für diesen Zweck sehr geeignetes
Präparat [1]), das Chininum amorphum muriaticum (Zimmer),
empfohlen habe, welches bereits an verschiedenen Orten dauernde
Verwendung gefunden hat, so wünschte ich gleichzeitig, die Wirkungsweise dieses Alkaloïdsalzes im Vergleich mit der des krystallisirten Chinins weiter zu beobachten.

Die Salze des amorphen Chinins haben, nach dem Verhalten
im Graham'schen Apparat zu schliessen, andere endosmotische
Eigenschaften, als das gewöhnliche Chinin, und unterscheiden
sich auch, wie s. Z. mitgetheilt, von dem letzteren durch eine
sehr intensive, toxischere Wirkung, die namentlich beim Kaninchen
deutlich hervortritt. Es war daher geboten, die Versuche mit der
Rana temporaria unter Anwendung sehr vorsichtiger Gaben anzustellen, bei welcher Gelegenheit ich mit beiden Formen des
Alkaloïdes die Hemmung der Zellenauswanderung wieder bei
vollkommen intakter Herzthätigkeit wahrnehmen konnte.
Meiner Erfahrung gemäss ist der Vorgang am besten an Thieren
zu beobachten, bei denen man nach schwacher Curarisirung und
Aufsteckung die Eiterung sich einstellen lässt und erst dann mit
der Injektion der Base in refrakten Dosen vorgeht. Frösche,
die von vornherein durch die eingreifende Operation schlaff und
hinfällig geworden sind, benutzt man besser gar nicht, da dieselben nach Chinineinführung früher in Collaps gerathen können,
als sich die günstige Wirkung zu etabliren vermag, während bei
kräftigen und frisch eingefangenen Exemplaren das Alkaloïd in kleinen Dosen eher eine Aufbesserung der Herzthätigkeit, als eine Kreislaufstörung zu Stande bringt. Durch Anwendung einer passenden Befeuchtungsvorrichtung gelingt es, die
Thiere Tage lang am Leben zu erhalten.

Ich lasse die Protokolle einiger Versuchsreihen folgen.

I. Versuchsreihe.

Stunden, Minuten nach Beginn des Versuches.	Frosch 1.	Frosch 2.	Frosch 3.
	35,2 Gramm schwer, ungestörter Entzün-dungsvorgang.	34,5 Grm. schwer mit Chin. muriat. in grösserer Dosis be-handelt.	40,4 Grm. schwer mitCh.amorph.muriat. bald nach Eintritt des Anfangsstadiums der Entzündung injicirt.

---

[1] A. a. O. Bd. III, S. 162.

Stunden, Min. nach Beginn des Versuches.	Frosch 1.	Frosch 2.	Frosch 3.
	Injection von 0,0015 Curar. sulf.	0,0015 Curar. sulf.	0,002 Curare sulf.
1 —	Lähmung eingetreten, Athmung ruhig.	Lähmung nur theilweise eingetreten, Athmung heftig.	Lähmung complet.
1 30	Operation mit etwas eingreifendem Verlaufe.	Operation gut verlaufen.	Operation blutlos.
1 45	Aufgesteckt. Die Circulation ist etwas träge.	Aufgesteckt.—Sehr klares Bild. — Circulation gut u. lebhaft; die weissen Zellen sind wegen d. raschen Bewegung der Blutsäule nur schwer zu fixiren.	Aufgesteckt. — Circulirt normal, aber langsam. Die weissen Zellen rollen ruhig an d. Venenwand entlang.
2 30	Einzelne weisse Zellen bleiben kleben, ohne eine Bewegung erkennen zu lassen. Die nachrückenden drücken die meisten davon wieder vorwärts.	Vor den Eintrittsstellen der Capillaren bleiben einige weisse Zellen liegen. Die übrigen werden nach kurzem Aufenthalt wieder fortgetrieben.	Wie bei Frosch 1.
3 —	Die Bildung einer Randschicht von weissen Zellen in mehreren der beobachteten Gefässe beginnt.	Wie bei Frosch 1 u. 3 nach 2 St. 30 M.	Deutl. Randschicht.
4 —	Merkliche Dilatation der Venen, Beginn eigentl. Pflasterung derselben mit weissen Zellen, deren Menge sich überhaupt sehr vermehrt hat.	Pflasterung tritt verhältnissmässig rasch ein; an einer besonders bedrängten Stelle sieht man deutlich ein weisses Körperchen sich amöbold bewegen und einbohren. Circulation gut.	Pflasterung beginnt und consolidirt sich. Das Herz arbeitet gut.
4 30	Durchtritte an mehreren mittelgrossen Venen deutlich zu beobachten.	Injektion von 0,008 Chinin. muriat. am Schenkel.	Injektion von 0,005 Chin. muriat. amorph. — Circulation während einiger Min. deprimirt, erholt sich bald wieder.
5 —	Im Mesenterium finden sich da und dort Ansammlungen von ausgewanderten Zellen, die ganz hell sind, an den von den Venen abrückenden sieht man deutlich selbstthätige Bewegung.	Status war ziemlich gleich geblieben. Weitere Injektion v. 0,008 Ch. muriat. am andern Schenkel. In der Pflasterung der Wände hat sich keine Aenderung eingestellt und auch ein Austritt ist zu sehen; er vollzieht sich aber sehr langsam. Ein anderes eingebohrtes Körperchen wird von	Weitere Injektion von 0,010. Ch. a. muriat. Die Circulation wird träger; Pflasterung wie nach der 4. St. — Auswanderung kann nicht wahrgenommen werden.

Stunden, Min. nach Beginn des Versuches	Frosch 1.	Frosch 2.	Frosch 3.
		einem daherschwimmenden wieder abgerissen und kann zufällig auf dem ferneren Wege weiter verfolgt werden; es bleibt an einer Gabeltheilung d. Gefässes liegen und zeigt keine Bewegung.	
7 —	An einer Verästelung sammeln sich viele weisse Zellen u. verengern das Lumen, so dass der Mittelstrom sich öfters durch heftige Stösse wieder Luft schaffen muss, die Austritte sind allgemein, das Herz arbeitet sehr gut.	Die Answanderung hat keine Fortschritte gemacht; Circulation befriedigend.	Es kann kein Austritt beobachtet werden. Die weissen Zellen vermindern sich u. mehrere hängengebliebene setzen sich in Bewegung. Dabei ist die Circulation langsamer geblieben.
8 30	Im Mesenterium finden sich breite Zonen von ausgewanderten Zellen und an vielen Stellen kann man Durchtritte verfolgen (5-7 in einem Gesichtsfeld); die Circulation bleibt ziemlich intakt, nur hat sich da und dort der Kreislauf in den Capillaren gestellt, weil die Eintrittsstellen von weissen Zellen versperrt sind.	Man sieht keine Durchtritte mehr. Unvermerkt sind einige Zellen ausgewandert und liegen zerstreut im Mesent. meist in nächster Nähe der Venen. Es besteht ein grosser Unterschied zwischen Frosch 1. u. 2. d. Capillaren sind noch in gutem Gange.	Im Mes. liegen einige Körperchen, doch sind nirgends Anhäufungen davon zu sehen. An einer Stelle geht ein Austritt mühsam vor sich. — Athmung kräftiger.
10 —	Stadium gleichbleibend. Der Versuch wird ausgesetzt.	Circulation wird träger; dennoch sieht man innerhalb der Gefässe viele weisse Zellen sich an den noch angeklebten ungehindert vorbeibewegen, von den letzteren mehrere mit sich fortspülend.	In den Venen noch relativ gute Bewegung. Die Pflasterung der Innenwände hat bedeutend abgenommen, die meisten der Capillare haben sich aber gestellt und erholen sich in der nächsten halben Stunde nicht mehr.
25 —	Ueber Nacht ist der Kreislauf träger geworden; fast sämmtliche Capillare sind gestopft; die Venen aufgetrieben und ausschliesslich Axialstrom darin. Das M. ist mit Eiterzellen überdeckt, an manchen Stellen sind sie zu Haufen zusammengeschoben.	Die Curarewirkung hat aufgehört; das Thier zeigt aber nur schwache Kraftäusserung. Es erhält noch 0,0002 Curar. sulf.	Am Morgen war das Thier todt. Das M. war serös getrübt, doch war noch jetzt zu constatiren, dass sich während des Versuches auch nicht annähernd eine so intensivere Entzündung ausgebildet hatte, wie bei Frosch 1.

Stunden, Min. nach Anfang des Versuches.	Frosch 1.	Frosch 2.	Frosch 3.
28 —	Athmung und Circulation sind schlecht geworden, die letztere vollzieht sich nur in Intervallen durch kräftige Herzstösse. Auch durch Douche v. Wasser auf die Brust des Thieres kommt der Kreislauf nur wenig zur Besserung. Ein Versuch mit schwachem Inductionsstrom ändert ebenfalls nichts	Im Mesenterium finden sich keine neu eingewanderten Zellen mehr, sondern eine ganz helle Zone längs der äusseren Venenwandungen. Die Circulation schwächer, d. meisten Capillaren unthätig. In den Venen bewegen sich am Rande neben dem Mittelstrom auch weisse Zellen, aber in weit geringerer Zahl als bei Frosch 1 im erstenEntzündungsstadium (4 St. nach Beg. d. Vers.) Athmung minimal. 30 St. — Das Thier wird abgenommen. Das Mes. reponirt u. der Leib mit einem Streifen genässten Pergamentpapiers umwickelt.	Frosch 3.
40 —	Das Thier ist verendet.	36 St. — Der Frosch macht schwache Bewegungsversuche, wird aber apathisch u. stirbt.	

Aus dieser ersten Reihe geht hervor, dass die Chinindosen zu stark waren und neben der therapeutischen Alkaloïdwirkung auch eine toxische herlief. Der Einfluss des amorphen und des krystallisirten Chinins war im Ganzen ziemlich gleich; ersteres scheint etwas rascher und eingreifender gewirkt zu haben.

II. Versuchsreihe.

Bei den nächsten drei Parallelversuchen wurde sowohl mit der Curarin- als Chinin-Anwendung sehr vorsichtig verfahren, und letzteres Präparat erst eingeführt, nachdem bei den drei Thieren die Eiterung bereits in ein vorgerücktes Stadium getreten war. Aus sieben operirten Fröschen waren drei ausgewählt, bei denen Athmung und Circulation in den ersten sechs Stunden nach dem Aufstecken besonders kräftig blieben.

Stunden, Min. nach Beginn des Versuches.	Frosch 4.	Frosch 5.	Frosch 6.
	38,4 Grm. schwer.	42 Gr. schwer.	39,2 Gr. schwer.
	0,0003 Cur. sulf.	0,00035 Cur. sulf.	0,00035 Cur. sulf.
1 —	Lähmung unvollständig.	Ist träge, bewegt sich aber noch.	Lähmung unvollständig.
2 —	Operationsfähig.	Lähmung complet.	Bewegungslos.
2 30	Operation und Aufstecken in 4 Min. beendigt. Athmung u. Circulation sehr gut.	Operation und Verhalten wie bei Frosch 3.	Wie bei Frosch 3.
3 30	Rasche Bewegung der Blutsäule; die weissen Zellen rollen ohne Unterbrechung den Wandungen entlang.	Circulation sehr gut. Einzelne weisse Zellen bleiben kleben.	Wie bei 4. An einer engen Stelle einer kleinen Vene bleiben 2 Zellen hängen. Strom kräftig.
4 30	Die weissen Zellen mehren sich; aber es findet stets ein Forttreiben bis zu Stellen statt, wo der Stromstoss gebrochen wird, dort finden vorübergehende Ansammlungen statt.	Starke Vermehrung der weissen Zellen, von denen mehrere hängen bleiben.	Dieser Frosch (Weibchen) zeigt von Anfang an mehr weisse Zellen, als 3 u. 4; es ist jetzt an mehreren Stellen Ansammlung eingetreten.
5 —	Beginn der Randschichtenbildung. Circulation gut.	Pflasterung der Innenwände mit weissen Zellen beginnt auf der ganzen Linie.	Wie 3.
6 —	Axialstrom. Pflasterung überall. Die Venen scheinen dünnwandiger u. erweitert. Durchtrittsversuche unter lebhafter Bewegung finden statt, vollendete Durchtritte kommen aber nur wenige zu Stande.	Einzel. Durchtritte.	Axialstrom. Dicke Pflasterung, aber noch kein Durchtritt zu constatiren.
7 —	Ueberall Durchtritte. Die Emigranten rücken unter deutl. amöboiden Bewegung weit in's Mes. fort.	Kräftiger Strom. Von den neu ankommenden weissen Zellen winden sich noch die meisten an den anliegenden vorbei.	Die Entzündungserscheinungen sind rasch eingetreten, u. das Mes. ist mit Zellen überall. In einem Gesichtsfeld 3 bis 4 Durchtritte zu sehen.
7 30	Die gleiche Erscheinung wie vorher. Die Auswanderung d. keil- und rübenförmig gedrückten Zellen geschieht unter kräftigem Nachschub von Innen oft sehr rasch. Circul. gut.	Wie vorher.	An den Venentheilungen findet starke Anhäufung statt und auch hier sind die Durchtritte massenhaft, so dass die äusseren Winkel (der Gabeln) im Mes. bereits m. Zellen bedeckt sind. Eine ganz feine Capillare hat sich gestellt. Injection von 0,0025 Chin. amorph. muriat.

	Frosch 4.	Frosch 5.	Frosch 6.
8 —	An beiden Seiten d. Gefässe im Mes. Zonen von Eiter.	Die Durchtritte kommen jetzt in Menge vor u. die ausgewanderten Zellen treiben weit in's Mes. fort, welches aber sonst noch verhältnissmässig hell ist.	Kreislauf intakt.
8 15	Eiterungsprocess gleichmässig.	Noch ebenso.	Die Zahl der ankommenden weissen Zellen in den Gefässen scheint sich zu mindern.
9 —	Das Mesenter. voll Eiter.	Durchtritte auf der ganzen Linie; d. Mes. ist jetzt mit Zellen wie besät; man sieht an mehreren deutlich amöboïdeStreckungen 9. 20. Injektion von 0,003 Chin. muriat.	Die Wandpflasterung der Venen geräth an mehreren Stellen in Bewegung und die neu ankommendenZellen rollen meist unangefochten zwischen Mittelstrom und Randschicht vorbei. Neue Durchtritte können nicht beobacht. werden 9. 50. Das Bild hat sich wesentlich modifizirt; längst d. äusseren Venenwände ist eine schmale, gleichmässig lichte Zone entstanden, es sind seither keine Zellen mehr emigrirt, wenigstens sieht man keine inner- oder ausserhalb der Wand liegen oder sich bewegen. Die Circulation untadelhaft.
10 —	EinigeCapillaren haben sich gestellt und alle mittelgrossen Venen sind vollständig ausgepflastert, überall Austritte u. das Mes. stellenweise dunkel besät.	Vollkommen gleiches Aussehen, wie es bei Frosch 6 nach 8 St. 15 Min. war. Die nachrückenden weissen Zellen sind deutlich vermindert.	
11 —	Circulat. nur durch den Mittelstrom und stossweise.	11. Bei guter Circulation fortschreitende Lichtung der Randschichten. Mehrere zu Inseln angehäufte Zellenklumpen an Gabelecken gerathen in Bewegung u. werden fortgetrieben, wie am Ufer liegende Eisschollen beim Steigen d. Wassers. Durchtritte sind nicht direkt zu sehen; es liegen aber einige wenige ausgewanderte Zellen noch bei der Aussenwand.[1]	11. Die weissen Zellen scheinen sich wieder etwas zu mehren, auch ein Durchtritt an einer Venenverzweigung, wo die Anhäufung stabil geblieben war, geht allmälig vor sich. 2. Injektion v.0,0025 Ch. a. m.

Stunden, Min. nach Beginn des Versuches.	Frosch 4.	Frosch 5.	Frosch 6.
12 —	Wie nach 11 Stdn.	Herz und Lungen arbeiten gut. Es sind keine Auswanderungen zu sehen, u. auch im Mesenterium tritt längs der Venenwände Lichtung ein. 2. Injektion von 0,003 Chin. mur. Der Versuch war über Nacht ausgesetzt.	11. 30. Auf's Neue tritt der Status ein, wie 10 Stdn. nach Beg. des Versuches. Blutbewegung zuerst etwas verlangsamt, aber nach 10 Minut. erholt sie sich vollständig u. nach weiteren 10 Min. entsteht vermehrte Regsamkeit in den Randschichten. Versuch über Nacht unterbrochen.
22 —	Am Morgen war nur noch in zwei grösseren Venen geringe Bewegung und das Mes. an vielen Stellen ganz undurchsichtig geworden; das Innere der Gefässe dicht mit weissen Zellen bepflastert, die Theilungsstellen derselben damit ganz verlegt.	Das Thier ist bewegungsfähig geworden und macht Anstrengungen, sich von den Nadeln loszureissen, so dass nicht beobachtet werden kann. Es enthält eine neue Injektion von ⅛ Mgr. Curar. sulf., welches diesmal schon nach 25 Min. vollkommen gewirkt hat.	Der Frosch athmet nur in langen Intervallen, der Kreislauf ist etwas träge. Ueber Nacht hat sich die Pflasterung nicht hochgradiger ausbilden können und im Mes. sind längs der Gefässe schmale, lichte Zonen, Auswanderungen sind nicht zu beobachten. 3. Injektion von Ch. a. m. 0,003.
22 30		Circulation befriedigend. Durch die Zerrungen sind die Anhäufungen im Mes. verschoben. Dasselbe wird vorsichtig mit Wasser abgespült. Weisse Randschichten haben sich wieder da u. dort etablirt; selbst die feinsten Capillaren fliessen gut.	22. 30. Kreislauf lässt nichts zu wünschen übrig.
24 —	Das Thier ist verendet.	Die Zahl der ankommenden Zellen ist wieder etwas vermehrt und an mehreren Stellen sind einige Körperchen ausgetreten. Injektion von 0,003 Chin. mur.	Status wie vorher. Die Circulation ist etwas langsamer geworden. — Auswanderung bleibt aufgehoben.
25 —		Das Mes. ist hell geblieben und enthält nur zerstreute Körperchen. Die Blutsäule ist so kräftig, wie zu Anfang des Versuches; es kleben keine neuen Zellen	Das Thier bewegt sich. Es wird abgesteckt und die Wunde genäht, was wegen seiner Unruhe schwer zu bewerkstelligen ist. Unmittelbar nachher hüpft es umher. 24

Stunden, Min., nach Beginn des Versuches.	Frosch 4.	Frosch 5.	Frosch 6.
27 —		mehr an und selbst in kleinen Venen stellt sich wieder ein regelmässiger Strom her. Das Verhalten ist ganz gleich geblieben. Das Thier wird abgenommen; das M. reponirt und die Bauchwunde durch Naht geschlossen. Es ist regungslos bei guter Athmung. Kalte Douche bringt es nicht zur Bewegung. 6 Std. später war es jedoch ganz munter im Aufbewahrungsgefäss getroffen, so dass es im Stande ist, umherzuhüpfen. Auch nach vier Tagen ist es noch am Leben, aber sehr träge geworden. Am Morgen des fünften Tages war es todt, theilte dieses Schicksal übrigens mit mehreren Lokalbewohnern, an denen keinerlei Operation vorgenommen wurde.	Stunden später, also 49 Stunden nach Beginn des 1. Versuches wird die Bauchwand nach erneuerter Curarisirung mit nur 0,0002 wieder eröffnet. Bei Hervorholung des Mes. fällt die Leber vor u. die eintretende Blutung macht es unmöglich, d. Versuch weiter fortzuführen. Die Besichtig. d. Gefässe ergiebt übrigens ein ganz normales Verhältniss der weissen Zellen; nirgends sind solche angeklebt, wenn ihre Zahl auch etwas grösser ist (10—12 in 1 Gesichtsfeld) als gewöhnlich bei der Rana temp. Dieses Exemplar hatte übrigens schon beim ersten Versuch durchschnittlich 8 weisse Zellen gleich nach der Operation in einem Gesichtsfeld erkennen lassen.

Nachdem nun aus Reihe II. auf's Neue deutlich hervorgegangen war, dass bei vorsichtiger Chinin-Anwendung das Herz nicht nothleidet, der Entzündungsvorgang unzweifelhaft eingeschränkt, zum Theil ganz sistirt wird, versuchte ich in einer

III. Versuchsreihe

die Wirkung des amorphen Chinins bei direkter Applikation auf das Mesenterium. Die Resultate folgen nur im Auszug.

Frosch 7. Entzündungsversuch ohne Alkaloid. Die Erscheinungen treten nur langsam zu Tage. Erst nach 18 Stunden ist das Höhestadium vorhanden. Das Thier wird abgenommen und geschlossen. Es kommt 30 Stunden nach Beginn des Versuches zu sich, bleibt aber ganz apathisch. Nach weiteren 12 Stunden wird es wieder aufgesteckt, wobei sich aber schon mit blossem Auge eine gelbe Trübung des Mesenteriums erkennen lässt, und kann in Folge dessen kein klares Bild (auch nach dem Abpinseln mit Wasser) erzielt werden. Die Circulation ist ausserdem nur noch stossweise und hört bald danach ganz auf.

Frosch 8. Die Auswanderung ist schon nach 8 Stunden in vollem Gange und das Mesenterium mit Eiterzellen besät. Es wird jetzt 0,002 Ch. s. mur. auf das Mesenterium getröpft. Schon nach wenigen Secunden sind alle ausgetretenen Zellen dunkel granulirt, auch diejenigen, welche eben ausgewandert sein mussten.

12 Stunden nach Beginn des Versuches: Neue Emigration ist nicht zu beobachten, dagegen vermindert sich die Zahl der weissen Zellen innerhalb der Gefässe nicht, nur die Pflasterung schreitet fort. Zwei deutlich fixirbare eingebohrte Zellen können nicht zum Durchtreten kommen; sie werden lange betrachtet, später werden sie von nachkommenden Zellen innerhalb des Gefässes weiter getrieben.

26 Stunden nach Beginn des Versuches. Capillare stocken, ebenso 2 kleine Venen und die Circulation ist überhaupt schlecht geworden. An beiden Seiten eines noch leidlich fungirenden Gefässes ist eine helle Zone entstanden, im Uebrigen zeigt das Innere des Gefässes wenig Unterschied gegen den einen Entzündungsversuch. Auftropfen von weiteren 0,001 Ch. s. mur. ändert Nichts. Das Thier geht rasch zu Grunde.

Frosch 9. Wird 5 Stunden nach der Operation behandelt wie Frosch 8. 0,002 Ch. s. muriat. auf das Mesenterium gebracht, das Bild wird ganz das gleiche. Auswandung ist nicht zu sehen, die wenig ausgewanderten Zellen werden sofort schwarz. 10 Stunden nach Beginn des Versuches wird die Anhäufung im Innern immens. 2 Durchtritte werden beobachtet; gleichzeitig sieht man aber ganz deutlich eines dieser beiden Körperchen sich granuliren und bewegungslos unmittelbar am äusseren Rande des Gefässes hängen bleiben. Das Thier erhält jetzt 0,003 Ch. amorph. muriat. mit der Spritze durch das Maul. 40 Minuten später ist bei vollkommen guter Circulation eine namhafte Veränderung der meisten Zellen zu beobachten; viele klebengebliebene Randschichten treiben weiter, Auswanderung findet nicht Statt. Es bleibt Alles so bis 14 Stunden nach Beginn des Versuches, wo derselbe ausgesetzt wird.

Am nächsten Morgen (24 St. nach Beginn des Versuches) wird das Thier geschwächt gefunden, das Mesenterium enthält nicht viel mehr ausgewanderte Zellen, als gestern Abend; im Innern hat sich die Zahl der herantreibenden weissen Körperchen wieder etwas vermehrt, von denen viele ankleben.

Injektion von 0,002 Ch. s. am Rücken. Nach kurzer Zeit (circa 20 M.) wird die Bewegung in den Randschichten wieder besser, die Circulation aber nach einer weiteren Stunde ebenso mangelhaft, wie vorher bei dem nicht mit Chinin behandelten Controllfrosch Nr. 7.

Nach diesem Befunde scheint die äussere Applikation auf das Mesenterium hauptsächlich durch Einwirkung auf die Aussenwände der Gefässe und mechanisch hemmend auf den Austrittsvorgang zu wirken; ein unterstützender Einfluss wird aber dadurch erreicht, dass man gleichzeitig kleine Dosen des Alkaloïdes in den Kreislauf bringt.

Die Wirkung des amorphen Chinins unterscheidet sich auch

hiernach nicht wesentlich von der des krystallinischen. Schon bei früheren Versuchen fand ich, dass bei ihm der unmittelbare Angriff auf den Organismus ein energischer sei, und die Resultate des Studiums am Froschmesenterium dürften damit im Einklang stehen.

Es erklärt sich dies wohl durch die ungewöhnlich rasche Resorption des Präparats, beziehungsweise die damit verbundene schnellere Beladung der Blutbahn.

Die nächste Folge davon ist auch eine beschleunigtere, vollständige Ausscheidung mit dem Nierensecret. Versuche in dieser Richtung, wie solche bereits (im Arch. Bd. III pag. 159, 160) mitgetheilt sind, habe ich neuerdings wiederholt und die damals erhaltenen Resorptionscurven [1]) bestätigt gefunden.

Da einzelne Practiker, namentlich bei Typhösen nach subcutaner Chinin-Anwendung überhaupt und speciell auch bei dem hierfür geeignetsten amorphen Präparat, Geschwürsbildungen an den Einstichsstellen wahrgenommen haben, so war mir daran gelegen, dieses Verhalten neuerdings an gesundem Organismus zu prüfen. Nachdem sich mir durch einen vorläufigen Versuch mit einem grossen, kräftigen, einjährigen Bernhardiner-Hund bei wiederholter subcutaner Einführung grosser Dosen (1,0 in 25 pro-

---

2) B r i q u e t hat soeben im Bulletin général de Thérapeutique 1872, S. 269 sich einiger „Reflections théoretiques et practiques sur le mode d'action de sels de quinine" entledigt, welche leider zu sehr das Gepräge politischer Verstimmung tragen, um einer objectiven Entgegnung werth zu sein. — L. Colin, der ebendaselbst einige Wochen vorher (15. u. 30. Juli 1872) über die deutschen Arbeiten der letzten Jahre auf diesem Gebiete referirte, wird von ihm als quasi conspirateur mit den „invadeurs" in die „médicine française" auf's bitterste proscribirt, während B r i q u e t sich für seine sachliche Kritik nicht einmal die Mühe nimmt wahr zu sein. So behauptet er u. A. meinen Resorptionscurven lägen keinerlei Angaben der angewendeten Dosen zu Grunde, was allerdings, wenn dem wirklich so wäre, mehr als absurd erscheinen müsste. Die Arbeiten aller anderen bezüglichen d e u t s c h e n Forscher und Practiker werden ganz ebenso, d. h. mit absichtlicher Ignorirung ihrer Resultate behandelt. Von den anatomischen und physiologisch-chemischen Grundlagen unserer Versuche scheint B. ausserdem keine A h n u n g zu haben. — Es ist bedauerlich, wenn verdiente Männer der Wissenschaft in einer so an's Komische gränzenden Weise den Standpunkt der Objectivität verlieren, im Selbstbewusstsein früherer Leistungen eine gehässige Sprache führen und dabei doch eine entsetzliche Unbekanntschaft mit allen modernen Thatsachen und Untersuchungsmethoden des eigenen Gebietes an den Tag legen.

centiger Solution 2 mal täglich und 2 Tage nacheinander) zwar die
gewöhnlichen Folgen solcher Alkaloïdmengen (Taumel, Harthörig-
keit, Brechreizung und wirkliches Erbrechen) bestätigt hatte,
aber nicht das geringste Zeichen von ungewöhnlichem Verhalten
der Nadelstiche eingetreten war, ging ich dazu über, an mir
selbst 3 Injektionen in Dosen von 0,25 Grm. (Solut. 1 : 4) in
Zwischenräumen von 6 Stunden vorzunehmen.

Die Geschwindigkeit der Aufnahme und die quantitativen
Verhältnisse der Wiederausscheidung durch die Nieren waren
annährend die gleichen, wie früher; nur zeigte sich diesmal schon
10 Minuten nach der Injektion die erste deutliche Reaktion im
Harn, die letzte schon 26 Stunden nach der dritten Einspritzung.
Die Stiche blieben ohne alle Folgen, so dass ich 8 Tage später
noch eine Injektion von 0,5 auf einmal wagte, deren Einfluss
zwar anfänglich eine leichte Röthung am Arme und kleine In-
duration bewirkte, aber schon nach 12 Tagen unsichtbar wurde.

Die Furcht vor nachtheiligen Folgen der Anwendung des
Alkaloïdes auf diesem oft wünschenswerthen Wege und in dieser Form scheint mir daher unbegründet, und auch gewissen-
hafte, anerkannte Practiker [1]) nehmen keinen Anstoss an möglicherweise eintretender Geschwürsbildung, die wohl meist im
einzelnen Falle in den krankhaften Gewebsverhältnissen oder in
Unreinheit der Spritze ihren Grund hat, und ebenso gut bei der
Injektion anderer Heilmittel und indifferenter Substanzen vorkommen
würde. Auch klinisch ist man zu der gleichen Ueberzeugung gekommen, wie aus einer Notiz von Dr. v. Mosengeil [2]) hervorgeht.

1) Professor v. Dusch in Heidelberg schreibt mir unter dem 17. März
1871: „Mit dem Chinin muriatic. amorph. habe ich zahlreiche subcutane
„Injectionen mit bestem Erfolg gemacht; nur einige Male entstand darauf
„eine grössere Reizung und selbst Ulceration an der Injectionsstelle. Wo-
„her dies kam, weiss ich nicht genau anzugeben; vielleicht lag der Grund
„in dem einzelnen Krankheitsfalle. Es wurde meist bei Typhus angewen-
„det und da sind wohl die Gewebe reizbarer und zu nekrotisirenden Ent-
„zündungen geneigter.“

2) Langenbeck's Archiv Bd. 15, S. 166 (1872). Bericht über die
chirurg. Klinik in Bonn: „Gegen Septicaemie und Pyaemie habe ich ein
Mittel, über dessen damals allerdings erfolglose Anwendung ich s. Z. im
Archiv berichtete, später mit Erfolg angewandt, die subcutane Injection
von amorphem salzsaurem Chinin (in Lösung von 1 : 2). Ich habe mehrfach sehr schwere Fälle darnach heilen sehen. Zu gleicher Zeit gab ich
innerlich Chinin in solchen Dosen, dass die Verdauung nicht dabei litt.“

Der 6 mal geringere Preis gegen das krystallisirte Chinin bei jedenfalls annähernd gleicher Wirksamkeit [1] und speciell die bequemen Löslichkeitsverhältnisse dieses Präparates lassen meinen durch neue experimentelle Ergebnisse gestützten Hinweis darauf wohl gerechtfertigt erscheinen.

Frankfurt a. M., den 23. November 1872.

___

Studien über die Eiweisskörper.

Von

Otto Nasse.

II.

Nachdem ein Unterschied in der Bindungsweise des Stickstoffs in den Eiweisskörpern im Allgemeinen festgestellt war [2], schien es mir sich zunächst darum zu handeln, eine Methode aufzufinden, mit Hülfe deren es gelänge, die relativen Verhältnisse bei den einzelnen Stoffen genauer zu bestimmen, als dies bei der Behandlung mit Barythydrat möglich war. Die bei diesem Verfahren erhaltenen Werthe waren ja noch mit so grossen Fehlern behaftet, dass man nur mit dem grössten Vorbehalt, wie ich zu wiederholten Malen hervorhob, allgemeinere Schlüsse ziehen durfte, ja streng genommen nur andeuten durfte, zu welchen weiteren Betrachtungen über das Verhältniss der verschiedenen Eiweisskörper zu einander, ihr Entstehen im Thierkörper auseinander u. s. w. eventuell genauere Bestimmungen jenes mit Q bezeichneten Verhältnisses des locker gebundenen Stickstoffs zum Gesammtstickstoff führen könnten. Die Hauptschwierigkeit meiner ersten Untersuchungsweise lag darin, dass die Einwirkung des kaustischen Baryts nicht gleichmässig gemacht werden konnte.

___

[1] Ernst Bickel (Inaug. Dissert. Greifswald 1872) hat unter Leitung von Mosler eine Reihe von Versuchen über die milzverkleinernde Wirksamkeit des Präparats mit grösseren Thieren angestellt und dabei sehr gute Resultate erhalten, wenn er auch dessen therapeut. Aequivalent gegen das gewöhnliche Chinin. muriatic. etwas grösser findet.

[2] Dieses Archiv Bd. VI, pag. 589.

Hätte man die Eiweisskörper alle in Lösung zur Verfügung gehabt, und nun diese Lösungen unter ganz denselben Verhältnissen eine bestimmte Reihe von Stunden der Einwirkung des Barythydrats unterwerfen können, so würde man wohl auch auf nur wenig schwankende Werthe bei den einzelnen Eiweisskörpern haben rechnen dürfen. Die Spaltung wäre allerdings willkürlich gewesen, aber jede, wenn auch etwas willkürliche, aber dafür gleichmässige, in ihrer Wirkung stets unveränderliche Spaltung musste zu Resultaten führen können. Ich glaube nun eine Methode aufgefunden zu haben, die den letztgenannten Anforderungen vollkommen entspricht. Die mit ihr gewonnenen Werthe sind so scharf, dass nicht nur viele bis dahin unverständlich gebliebenen Punkte sich nun klar legen lassen, wesentlich dadurch, dass einzelne der früheren Verhältnisse sich als nicht vollkommen richtig herausgestellt haben, sondern jetzt auch die eigentlich physiologische Seite in Angriff genommen werden kann.

　　· Folgende Betrachtungen führten mich zu der neuen Methode. Wenn man Eiweisskörper mit Chlorwasserstoffsäure behandelt in der Weise, dass man sie damit auf dem Wasserbad erhitzt und die freie Salzsäure wieder verjagt, so bleibt aller Stickstoff zurück, wovon man sich leicht durch Bestimmung des Gesammtstickstoffs überzeugen kann. Das Eiweiss wird aber dabei auch, wie bereits aus älteren Untersuchungen bekannt ist, vollständig zersetzt, es bilden sich von deutlich erkennbaren stickstoffhaltigen Substanzen Chlorammonium, Leucin und Tyrosin, gelegentlich Glycocoll, und ferner, wie neuerdings gefunden ist (Hlasiwetz [1]), Glutaminsäure, kurz einerseits Substanzen, die bei Zusatz von Alkali sehr rasch ihren Stickstoff in Form von Ammoniak abgeben, und andererseits solche, die nur sehr langsam zersetzt werden. Wenn man nun dieses Gemisch rasch mit Barythydratlösung, deren Vorzüge den kaustischen Alkalien gegenüber hier wieder deutlich auf der Hand liegen, erhitzte in der Art, wie man verfährt, um in einer Ammoniaksalze enthaltenden Flüssigkeit das Ammoniak zu bestimmen, so konnte man auf leidlich gleichartige Resultate rechnen. Diese Erwartung bestätigte sich vollkommen. Gleich in den ersten Versuchen fielen die Zahlen sehr gleichartig aus. Schwankungen in den erhaltenen Werthen

---

1) Tageblatt der Naturforscherversammlung in Leipzig 1872, pag. 56.

um etwa 5 pCt. können natürlich nicht als in das Gewicht
fallend betrachtet werden. Es sind der Fehlerquellen beim
Wägen, beim Titriren in verschiedener Temperatur u. s. w. noch
sehr viele. Die Ausführung der Bestimmungen des locker gebundenen
Stickstoffs ist hiernach sehr einfach. Die genau abgewogene
Menge Substanz, wieder jedesmal circa 1 Grm., fein gepulvert
u. s. w., kurz in dem früher angegebenen Zustand, wird in einer
Porzellanschale mit reiner concentrirter Salzsäure allmählig übergossen und dabei sorgfältig mit Hülfe eines Glasstabes mit der
Säure gemischt, was besonders bei einigen sehr lockern und
leicht stäubenden Stoffen, die gern unbenetzt auf der Oberfläche
der Salzsäure schwimmen, jeden Tropfen derselben umhüllen,
einige Zeit in Anspruch nimmt. Die Masse wird auf dem Wasserbad eingedampft, wobei sie sich stark bräunt, jedoch am oberen
Rande oft noch Theile zeigt, die nur dunkelviolett gefärbt, also
wohl noch nicht vollkommen zersetzt sind. Man thut daher stets
wohl, mit einigen Tropfen Wasser oder Salzsäure die oberen
Theilchen in die Schale hinabzuspülen, noch einmal etwas Säure
zuzufügen, und nun wieder auf dem Wasserbade einzudampfen.
Ob dies langsamer oder rascher geschieht, hat auf den Erfolg
des Versuches gar keinen Einfluss, eben so wenig, ob alle freie
Salzsäure verjagt ist oder nicht. Meist war in meinen Versuchen
das letztere der Fall, da die Säure aus einer schliesslich so
schmierigen und klebrigen Masse nur schwer zu entweichen pflegt.
Nach dem Erkalten wird der Rückstand, der sich nun nicht mehr
verändert und daher auch aufbewahrt werden kann, mit wenig
Wasser in die bereits mit den Schwefelsäure enthaltenen Vor-
lagen verbundene Retorte gebracht, — der ganze Apparat hat
wieder die Einrichtung, wie in der ersten Versuchsreihe, — die
Retorte mit einer concentrirten Lösung von kaustischem Baryt
bis zur Hälfte gefüllt, rasch verschlossen, und die Destillation
sofort begonnen. Im Gegensatz zu den unzersetzten Eiweisskörpern ist das Schäumen dieser Flüssigkeiten beim Kochen im
Allgemeinen gering, nur in einigen wenigen Fällen noch so bedeutend, dass besonders im Anfang die Retorten noch wohl über-
wacht werden müssen. Es schäumen einestheils die Zersetzungsproducte derjenigen Eiweisskörper sehr stark, welche arm sind
an locker gebundenem Stickstoff, also wohl nebst Leucin und

Tyrosin auch viel klebrige Substanz hinterlassen, wie z. B. Eieralbumin V (Leim übrigens gar nicht), dann aber auch Eiweisskörper mit einem mittleren Gehalt an locker gebundenem Stickstoff, wie z. B. Eieralbumin II, so dass eine gemeinsame Ursache
dieser Erscheinung nicht aufzufinden war. — Die Dauer der
Destillation betrug bei meinen Versuchen durchschnittlich 2½
Stunden. Sie wurde nicht genau controlirt, d. h. also nicht nach
einer gewissen, stets gleichen Zeit unterbrochen, sondern erst,
wenn ungefähr stets dieselbe Menge von Flüssigkeit übergegangen war. Es ist hervorzuheben, dass trotz dieser Ungleichheiten
in dem Verfahren die Resultate so gleichmässig ausfielen. Zu
bedeutend dürfte man indess die Ungleichheiten doch nicht werden lassen, denn auch bei dieser Behandlungsweise der Eiweisskörper ist die Menge des leicht austreibbaren Stickstoffs eine
Function der Zeit. Hierfür ein Beispiel: Aus Alkali-Eieralbumi-
nat wurden nach der eben beschriebenen Methode im Mittel
9,86 pCt. des Gesammtstickstoffs in Form von Ammoniak erhalten, dagegen in einem Versuche, der 18 Stunden gedauert
hatte, d. h. 16 Stunden Digestion bei gelindem Sieden und 2
Stunden für das Destilliren, etwa 14,3 pCt.

Ich nehme aus der später mitzutheilenden Tabelle der einzelnen Versuche schon jetzt heraus, dass die neue Untersuchung
stets viel kleinere Werthe von Q ergeben hat als die erste, entsprechend der kürzeren Einwirkung von Barythydrat. Also die
Menge des locker gebundenen Stickstoffs in den Eiweisskörpern
ist viel geringer, als wir früher annahmen. Gehen wir wieder
auf den Ursprung des ausgetriebenen Ammoniaks ein, so ist,
wie bereits oben erwähnt wurde, klar, dass bei Weitem der
grösste Theil desselben stammt aus dem Salmiak der mit Salzsäure behandelten Eiweisskörper, und dieses selbst seinen Ursprung verdankt wahrscheinlich wesentlich solchen stickstoffhaltigen Atomgruppen, in welchen Amid an Carbonyl gebunden ist,
vielleicht aber auch nur solchen, welche den Stickstoff enthalten
in der Form, in welcher zwei Drittheile des Stickstoffs im
Kreatin enthalten sind. In Betreff dieser Verhältnisse muss ich
übrigens auf meine erste Mittheilung verweisen, gehe nur auf
die hervorragendsten Punkte ein. In dem leicht austreibbaren
Stickstoff der zweiten Versuchsreihe finden sich wohl nur Spuren
von Stickstoff, stammend aus den Amidosäuren. Aber es könn-

ten in demselben noch freilich wohl nur äusserst kleine Mengen
sein, welche auf Atomcomplexe zu beziehen wären, welche Stickstoff in der Form enthalten, wie er enthalten ist in einem Theil
der Harnsäure. Denn es lässt sich nachweisen, dass diese, beim
Abdampfen mit Salzsäure übrigens nicht zersetzt, mit Barytwasser
3 Stunden lang gekocht etwa 2 bis 3 pCt. ihres ganzen Stickstoffs in Form von Ammoniak abgibt. Man könnte mir hier
einwerfen, dass es wohl noch günstiger gewesen wäre, d. h.
dass die Zersetzung noch mehr auf die salmiakartigen Verbindungen allein hätte beschränkt werden können, wenn statt des
Barythydrats Magnesia angewendet worden wäre. Es mag dieses
wohl der Fall sein. Ich bin aber doch bei dem kaustischen Baryt
geblieben, weil die Versuche so gut mit einander stimmten, und
weil ich fürchtete, dass die festen Theilchen der Magnesia
Stossen der Flüssigkeit verursachen, ganz besonders aber das
Schäumen sehr befördern würden. Ich schliesse dieses aus einem
Versuche mit den sonst so wenig schäumenden Zersetzungspro-
ducten von Leim, in welchem, als zufällig etwas kohlensaurer
Baryt mit in die Retorte gerathen, das Schäumen nicht zu be-
wältigen war.

Bei dem Eindampfen der Eiweisskörper mit Salzsäure in
einer offenen Schale schien mir anfangs die gleichzeitig mögliche
Einwirkung des Sauerstoffs der Luft bedenklich, daher ich versuchte, das Eindampfen in einer im Wasserbad stehenden Retorte
selbst bei Durchleiten eines lebhaften Stromes von Kohlensäure
vorzunehmen, allein einerseits trat die Bräunung oder die Schwärzung der Masse hier ganz ebenso ein, und andererseits nahm
das Verjagen der Chlorwasserstoffsäure eine so enorme Zeit in
Anspruch, dass ich das Verfahren bald aufgab. Ferner dachte
ich auch den Vorschlag von Hlasiwetz [1]) zu benutzen, die Spaltung durch Salzsäure unter Anwesenheit von Zinnchlorür vorzunehmen, aber auch dieses musste aufgegeben werden, da des
entstehenden starken Niederschlages wegen die Benutzung von
Barythydrat unmöglich wurde, die Benutzung von kaustischen
Alkalien aber aus früher angegebenen Gründen vermieden werden musste.

Es möge nun eine Uebersicht der von mir nach der angegebenen Methode gemachten Bestimmungen folgen.

---

1) A. o. a. O.

Substanz	Menge Grm.	a N' der Substanz	b N' ausgerieben	$\frac{b}{a} = Q$	Q im Mittel
Eieralbumin I	0,9115 1,2255 0,9055 0,98	0,1179 0,1586 0,1172 0,1268	0,01312 0,01776 0,01312 0,01433	0,1112 0,1119 0,1119 0,1129	0,112
Eieralbumin II	1,3635 1,312 1,4455 1,1725	0,1653 0,159 0,175 0,142	0,01655 0,01614 0,01756 0,01474	0,1001 0,1015 0,1002 0,1022	0,101
Eieralbumin III (A-Syntonin)	1,2395 0,997	0,1696 0,1364	0,01715 0,01413	0,101 0,103	0,102
Eieralbumin V (B'-Syntonin)	1,506 1,6265	0,1837 0,1984	0,0071 0,00767	0,0384 0,0386	0,0385
Blutalbumin I (B-Syntonin)	1,7165 1,677	0,2146 0,2096	0,0119 0,0115	0,0555 0,0549	0,0552
Blutalbumin II (A-Syntonin)	1,2925 1,4505	0,1706 0,1915	0,01413 0,01554	0,0828 0,0812	0,0820
Blutalbumin III (D'-Syntonin)	1,585 1,778	0,1938 0,2174	0,0109 0,0129	0,056 0,059	0,0575
Caseïn I	1,163 1,1875	0,1598 0,163	0,02018 0,02038	0,126 0,125	0,125
Caseïn II (D'-Syntonin)	0,875 0,975	0,1069 0,119	0,00343 0,00403	0,0321 0,0338	0,0330
Caseïn II a (B'-Syntonin)	1,0785 1,2425	0,1386 0,1597	0,0111 0,0127	0,0801 0,0795	0,0798
Kleber I	1,7655 1,155	0,2648 0,1783	0,0688 0,0444	0,259 0,256	0,257
Kleber II (B-Syntonin)	1,8625 1,5875	0,2717 0,2316	0,0492 0,0422	0,181 0,182	0,181
Kleber IV	1,235 1,2015	0,1911 0,1859	0,03249 0,03168	0,1700 0,1704	0,170
Serumeiweiss	1,0785 1,24	0,1446 0,1663	0,0129 0,01473	0,0892 0,0886	0,0889
Fibrin	1,079 1,1785	0,1565 0,1709	0,01554 0,01735	0,0993 0,1015	0,100
Legumin	1,3015 1,161	0,1773 0,1581	0,01796 0,01635	0,101 0,103	0,102
Muskel-Syntonin (A-Syntonin)	1,1305 1,0645	0,1631 0,1522	0,0135 0,0127	0,0829 0,0835	0,0832
Alkali-Eieralbuminat	1,063 0,993 1,119 0,9755	0,1418 0,1325 0,1493 0,130	0,0143 0,0129 0,01493 0,0125	0,101 0,0975 0,1100 0,0961	0,0986

Substanz	Menge Grm.	a N der Substanz	b N aus-getrieben	$\frac{b}{a} = Q$	Q Mittel
Alkali-Blutalbuminat	1,099 1,1645	0,151 0,160	0,0119 0,0121	0,0788 0,0756	0,0772
Leim	1,0495 1,048 2,2185	0,1448 0,1446 0,3062	0,0048 0,0048 0,0103	0,0335 0,0335 0,0336	0,0335

Hieran schliesse sich eine Tabelle der Eiweisskörper, geordnet nach steigendem Gehalt an locker gebundenem Stickstoff.

Substanz	Q	Substanz	Q
Caseïn II	0,0330	Alkali-Eieralbuminat . .	0,0986
Leim	0,0335	Fibrin	0,100
Eieralbumin V	0,0385	Eieralbumin II	0,101
Blutalbumin I	0,0552	Eieralbumin III	0,102
Blutalbumin III	0,0575	Legumin	0,102
Alkali-Blutalbuminat . . .	0,0772	Eieralbumin I	0,112
Caseïn IIa	0,0798	Caseïn I	0,125
Blutalbumin II	0,0820	Kleber IV	0,170
Muskelsyntonin	0,0832	Kleber II	0,181
Serumeiweiss	0,0899	Kleber I	0,257

In Beziehung auf die in der Tabelle aufgeführten Eiweisskörper verweise ich auf meine erste Mittheilung; neu aufgenommen ist nur Caseïn IIa, auf dieselbe Weise durch rauchende Chlorwasserstoffsäure aus entfettetem Caseïn dargestellt wie Caseïn II, und diesem dem Aeusseren nach vollkommen gleich.

Verglichen mit den bei Behandlung der Eiweisskörper mit Barythydrat allein erhaltenen Werthen (s. d. Tabelle pag. 608 meiner ersten Mittheilung) zeigen sich, wie oben schon angedeutet und seiner Ursache nach erklärt wurde, die neuen Mittelwerthe von Q bedeutend kleiner. Die Verkleinerung ist aber keine gleichmässige. Zunächst ist der Unterschied am grössten bei denjenigen Stoffen, welche in der Mitte der Tabelle stehen, und am geringsten bei denjenigen, welche reich sind an locker gebundenem Stickstoff, wie hauptsächlich bei Kleber I. Daher ist denn der Unterschied zwischen den geringsten beobachteten Werthen und den höchsten grösser geworden; während die betreffenden Zahlen früher nur um das Dreifache von einander abwichen, sehen wir nun einen Unterschied um das Achtfache. Ferner ist aber die Differenz der neuen Werthe von den alten

auch sonst nicht regelmässig, daher in der neuen Tabelle die
Stellung der Eiweisskörper gegeneinander mannichfach verschoben ist. Aus den oben besprochenen Gründen ist aber den neuen
Zahlen ein viel grösseres Vertrauen zu schenken, daher ich nicht
anstehe, ohne auf den Widerspruch mit einigen früheren Angaben
und Folgerungen näher einzugehen, jene allein den folgenden
Betrachtungen zu Grunde zu legen.

1. Die Syntonine.

Hier muss begonnen werden mit denjenigen Syntoninen,
welche durch rauchende Salzsäure aus den rohen oder vorher
coagulirten Eiweisskörpern gewonnen werden, also, um die früheren Ausdrücke wieder zu gebrauchen, mit den B- und B'-Syntoninen, weil bei ihnen die Verhältnisse am klarsten liegen.

	Syntonine		Muttersubstanz
	B	B'	
Eieralbumin	—	0,0385	0,112 (Eieralbumin I)
Blutalbumin	0,0552	0,0575	0,0889 (Serumeiweiss)
Kleber	0,181	—	0,257 (Kleber I)
Caseïn	—	{ 0,0798 0,033	0,125 (Caseïn I)

Wie schon die früheren Beobachtungen lehrten, sind die B-
und B'-Syntonine stets ärmer an locker gebundenem Stickstoff
als die Muttersubstanzen. Es wird durch Salzsäure stets locker
gebundener Stickstoff (mit noch nicht näher bestimmten Mengen
von Kohlenstoff, Wasserstoff, Schwefel und Sauerstoff) abgespalten, und zwar um so mehr, je länger, oder bei derselben Zeit,
in je höherer Temperatur die Säure eingewirkt hat. Schliesslich
ist aller locker gebundener Stickstoff abgespalten, und hat ganz
oder zum grössten Theil die Form von Chlorammonium angenommen, worauf ja eben diese meine zweite Untersuchungsmethode beruht. Nun ist es auch klar, warum die Ausbeute bei
der Darstellung dieser Syntonine so geringe ist, und zwar besonders so gering bei solchen Syntoninen, die sehr arm sind an
locker gebundenem Stickstoff. Es sind dann eben der längeren
oder aus irgend einem Grunde stärkeren Einwirkung der Säure
wegen die meisten Eiweissmolecüle vollkommen zersetzt. Von
diesen Betrachtungen ausgehend wird man auch nicht mehr erwarten, stets dasselbe Syntonin wieder zu erhalten, wofür der
Unterschied zwischen

Caseïn II mit $Q = 0,033$ und

„   IIa „   „ $= 0,0798$

ein schlagendes Beispiel ist. Auch kann der früher von mir angenommene Unterschied zwischen den B- und B'-Syntoninen nun nicht mehr aufrecht erhalten werden. Ich hatte geglaubt, aus der Verschiedenheit der B- und B'-Syntonine einen sonst nicht bemerkbaren Unterschied zwischen rohem und coagulirtem Eiweiss folgern zu dürfen [1]. Bei Zugrundelegen der neuen exacteren Experimente zeigt sich bei Blutalbumin das Verhältniss gegen früher umgedreht, bei den anderen Stoffen konnte ich, weil das Material verbraucht war, den Vergleich nicht wiederholen, doch würde ich aus den angegebenen Gründen, auch wenn sich die Differenz in den übrigens nicht sehr zahlreichen Fällen wieder in dem Sinne wie bei der ersten Methode herausgestellt hätte, kein Bedenken tragen, das Ergebniss als ein zufälliges zu bezeichnen.

Die B-Syntonine, worunter ich von jetzt an die B- und B'-Syntonine verstanden wissen will, können, wie die Tabelle der Mittelwerthe zeigt, in ihrem Gehalt an locker gebundenem Stickstoff noch unter den Leim hinabgehen, jedenfalls aber bis zu ihm, und doch sind sie noch Eiweisskörper, alle Reactionen dieser besitzend. Sie scheinen aber nicht mehr dieselbe Zusammensetzung zu haben, wie die Eiweisskörper, wenn man diese aus der Analyse eines einzigen solchen Syntonins schliessen darf. Rochleder [2] fand ein Syntonin, dargestellt durch dreistündiges Digeriren von Eieralbumin mit concentrirter Chlorwasserstoffsäure in einer Kohlensäure-Atmosphäre bei 80° C., folgender Maassen zusammengesetzt:

C 51,87 pCt.

H 7,42 „

N 12,89 „

S 1,42 „

O 26,40 „

---

1) Der Vollständigkeit wegen sei hier erwähnt, dass durch vorgängige Coagulation auch jetzt — vgl. hierüber die beiden letzten Bestimmungen von Eieralbumin II, bei welcher das Eiweiss vor der Behandlung mit Salzsäure bei Zusatz von Wasser coagulirt worden war — eine Veränderung des Werthes Q nicht beobachtet wurde.

2) Ueber Albumin der Hühnereier. Sitzungsberichte d. kais. Akad. d. Wiss. zu Wien. Math. naturw. Cl. XXX. pag. 166.

Auffallend ist der geringe Stickstoffgehalt, bei welchen aber
Rochleder selbst noch einen Fehler für nicht unmöglich hält.
Rochleder's Vergleich dieser Syntonine oder vielmehr seiner Sub-
stanz, die von ihm übrigens nicht als Syntonin bezeichnet wird, mit
Chondrin kann ich theils des Unterschieds im Sauerstoff- und Stick-
stoffgehalt, theils der übrigen Reactionen wegen nicht beitreten.

Ich wage kaum noch einmal hervorzuheben, dass bei der
Möglichkeit so grosser Verschiedenheiten die äusseren Reactionen
nur angeben können, dass ein in Frage kommender Körper ein
Syntonin ist, und dass man erst nach Anwendung des in diesen
Mittheilungen angegebenen inneren Reagens eventuell zwei Syntonine wird als gleich bezeichnen dürfen, übrigens bei Syntoninen,
von verschiedenen Eiweisskörpern stammend, immer noch mit grosser
Vorsicht, da wir von den möglichen Verschiedenheiten in den Atomcomplexen mit fest gebundenem Stickstoff noch gar nichts wissen.

Es gilt dieses ebenso für die durch Einwirkung sehr verdünnter Chlorwasserstoffsäure dargestellten A-Syntonine, deren
Beziehung zu den Muttersubstanzen erst jetzt klar geworden ist.
Auch sie sind, wie ich gegenüber meinen früheren, jetzt als irrig
zu bezeichnenden Angaben hervorheben muss, ärmer an locker gebundenem Stickstoff.

	A-Syntonine	Muttersubstanz
Eieralbumin	0,102	0,112 (Eieralbumin I)
Blutalbumin	0,082	0,089 (Serumelweiss)

Es entstehen die A-Syntonine ebenso wie die B-Syntonine
durch Abspaltung von locker gebundenen Stickstoff enthaltenden
Atomcomplexen, werden natürlich wegen der schwächeren Wirkung der verdünnten Chlorwasserstoffsäure i. A. reicher sein an
locker gebundenem Stickstoff als die B-Syntonine.

Zu den Untersuchungen der A-Syntonine ist noch zu bemerken, dass ich von den Kleberstoffen keine Bestimmungen besitze,
und weil dieselben bekanntlich Gemische sind, auch auf die
Darstellung neuer Präparate nicht wieder Zeit und Mühe verwenden mochte. Ich glaubte früher das Präparat Kleber IV den
andern Kleberpräparaten gegenüber als Muttersubstanz annehmen
zu dürfen, weil ich die Darstellung mit einer ganz verdünnten
Lösung von Kalihydrat als ganz ungefährlich ansah. Allein wir
wissen zunächst nicht, welche Kleberstoffe von Aetzkali beson-

ders rasch gelöst werden, vielleicht gerade diejenigen, welche am ärmsten sind an locker gebundenen Stickstoff u. s. w., und ausserdem ist ein Einfluss des Aetzkalis selbst auch nicht undenkbar. Von allen Kleberpräparaten ist offenbar Kleber I dem natürlichen Stoff am nächsten stehend, und daher auch dem *B*-Syntonin Kleber II gegenüber in der ersten kleinen Tabelle als Muttersubstanz aufgeführt worden. Da zur Darstellung dieses Präparates aber bereits verdünnte Säuren in Anwendung kamen, so ist sogar zu vermuthen, dass die natürlichen Kleberstoffe meine Präparate an locker gebundenem Stickstoff noch übertreffen.

2. Die Alkalialbuminate.

Auch die Alkalialbuminate sind stets ärmer an locker gebundenem Stickstoff als ihre Muttersubstanzen:

	Alkalialbuminat	Muttersubstanz
Eieralbumin	0,0986	0,112 (Eieralbumin I)
Blutalbumin	0,0772	0,0889 (Serumeiweiss)

Für ihre Entstehung gilt dasselbe wie bei den Syntoninen, und es unterliegt wohl keinem Zweifel, dass auch hier die Grösse des Werthes Q abhängt von der Dauer und dem Grad der Einwirkung des Alkalis, mit anderen Worten, dass es unzählige Arten von Alkalialbuminaten gibt. Beiläufig sei hier noch erwähnt, was ebenso für die Syntonine gilt, dass die auf die gewöhnliche Weise dargestellten Präparate möglicher Weise noch Gemische verschiedener Körper, gleich an äusseren Eigenschaften, aber ungleich in Bezug auf den Werth Q sind.

Mit den eben erwähnten Thatsachen fällt, ohne dass ich das übrigens an locker gebundenem Stickstoff weit reichere Caseïn ($Q = 0,112$) jenen Alkalialbuminaten noch besonders gegenüber zu stellen brauche, die so oft discutirte Frage nach der Identität von Caseïn und Alkalialbuminat. Für mich war übrigens die Frage schon entschieden, seitdem Zahn[1]) in dem Helmholtz'schen Laboratorium einen Unterschied zwischen Caseïn und Alkalialbuminat in der Durchgängigkeit einer Thonzelle für dieses, und Undurchgängigkeit für jenes nachgewiesen hatte. Die Zahn'schen Versuche hatten also einen Unterschied in der

---

1) Untersuchungen über die Eiweisskörper der Milch. Dies Archiv Bd. II, pag. 590.

Grösse der Molekularvolumina, oder was bis zu einem gewissen Grade dasselbe ist, in der Grösse der Molekulargewichte constatirt. Über die relative Grösse der Molekulargewichte können meine Versuche keinen Aufschluss geben; so muss man sich insbesondere wohl hüten, an eine directe Abnahme des Molekulargewichts mit Abnahme von Q zu denken. Dies kann nur gelten für die Syntonine und Alkalialbuminate gegenüber ihren Muttersubstanzen. Die bekannte grössere Diffusibilität der Syntonine findet somit auch ihre Erklärung.

Man könnte aber auch versucht sein, aus den Bestimmungen des locker gebundenen Stickstoffs das absolute Molekulargewicht abzuleiten; so müssten z. B. im Caseïn II, den locker gebundenen Stickstoff als gleichartig, also als 1 Atom Stickstoff angenommen, im Molekül mindestens 30 Atome Stickstoff enthalten sein, allein die Rechnung führt zu keinem Resultat, da man bei der Annahme von nur 1 Atom Schwefel im Molekül schon auf viel höhere Zahlen für das Molekulargewicht kommt.

Versuchen wir nun die vorstehend discutirten Thatsachen auch auf die Physiologie selbst weiter zu verwenden. Ich denke mir, dass die Zersetzung der Eiweisskörper im Thierleib im Grossen und Ganzen auch so vor sich geht, wie die durch Säuren und Alkalien (in nicht allzu grosser Stärke), dass also auch dort stets locker gebundener Stickstoff gleichzeitig mit vielleicht wechselnden Mengen von Kohlenstoff, Wasserstoff, Schwefel und Sauerstoff, und mit diesen Elementen in engerer oder weiterer Verbindung abgespalten wird, und schliesslich der Rest vollkommen zerfällt in Amidosäuren, die ja gelegentlich noch angetroffen, meist aber wohl rasch weiter zerlegt [oxydirt [1])] werden. Diese

1) Ueber die Harnstoffbildung aus den Amidosäuren könnte man sich mit Zugrundelegen der Schultzen'schen Entdeckung der Carbaminsäure im Thierkörper (Berl. chem. Ber. V, pag. 578) folgende Vorstellung machen z. B. Glycocoll oxydirt liefert Carbaminsäure und Ameisensäure

$$NH_2 \atop CH_2 \atop CO.OH} + 2O = {NH_2 \atop CO.OH} + {H \atop CO.OH}$$

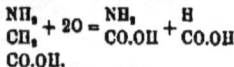

2 Moleküle der isolirt nicht bestehenden Carbaminsäure vereinigen sich im Entstehungszustande in dieser Weise:

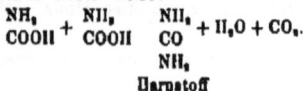

$$NH_2 \atop COOH} + {NH_2 \atop COOH} = {NH_2 \atop CO \atop NH_2} + H_2O + CO_2.$$

Harnstoff

Prozesse beginnen schon im Nahrungsschlauch. Wir sehen hier die Bildung von Syntoninen durch Salzsäure und ein Ferment im Magen, und ohne solche Magensyntonine untersucht zu haben, wird man von ihnen im Voraus sagen können, dass sie ärmer an locker gebundenem Stickstoff sind als ihre Muttersubstanzen. Entsprechend den Magensyntoninen beobachten wir bei der Pankreasverdauung vor dem Auftreten von Peptonen Körper, welche den Alkalialbuminaten in vieler Beziehung ähnlich sind, und für welche also dieselbe Beziehung zu den Muttersubstanzen gilt. Leucin und Tyrosin können in beiden Verdauungsweisen als letzte Verdauungsproducte auftreten. Auch sonst fehlen die Analogieen nicht zwischen der Wirkung der Säuren und Alkalien und der der Verdauungssäfte: peptonartige Stoffe sehen wir in allen Fällen auftreten. Dass dieselben miteinander identisch seien, ist sehr unwahrscheinlich, wie denn auch a priori anzunehmen ist, dass auch bei derselben zu verdauenden Substanz die Magensyntonine und ebenso jene durch Einwirkung des Pankreassaftes entstandene, den Alkalialbuminaten zu vergleichende Körper unter sich verschieden sind. Von den Peptonen wissen wir überhaupt noch nicht, wie sie sich ihren inneren Eigenschaften nach zu ihren Muttersubstanzen verhalten, doch ist es wohl am richtigsten anzunehmen, dass sie sehr späte Producte der Verdauung sind, sehr reich an fest gebundenem Stickstoff, arm an locker gebundenem. Die Abspaltung von Atomcomplexen, welche locker gebundenen Stickstoff enthalten, bereits im Darmkanal, erklärt uns wohl, wie hier beiläufig noch bemerkt werde, zum Theil die Erscheinung, dass sehr bald nach Beginn der Verdauung eine grössere Menge von Harnstoff ausgeschieden wird, welche Vermehrung bis dahin wohl wesentlich, wenn nicht gar ausschliesslich auf Rechnung der vermehrten Drüsenthätigkeit gesetzt wurde.

Wenn in der That die Vorgänge der Eiweisszersetzung im Thierkörper im Wesentlichen so sind, dass zunächst durch verschiedene Fermente die Eiweissstoffe gespalten werden in Atomcomplexe, welche nur (oder wenigstens vorzugsweise) locker gebundenen Stickstoff enthalten, und andere, die umgekehrt arm sind an locker gebundenem Stickstoff, und auf die gleiche Weise immer weiter zerlegt werden, und dann erst diese Zersetzungsproducte oxydirt werden, so würde daraus folgern, dass, zumal

schon so früh bei der Verdauung dieser Prozess beginnt, nur
solche Eiweisskörper vollkommen die Rolle des Eiweisses in der
Nahrung spielen können, deren Gehalt an locker gebundenem
Stickstoff nicht unter einem gewissen, noch näher zu bestimmenden Minimum beträgt.   Vermuthlich wird die Function solcher Eiweisskörper der des Leims gleich kommen, d. h. sie werden, wie dies Voit[1] kürzlich für den Leim besonders ausein-
andergesetzt hat, und auch von den Peptonen annimmt, im Stande
sein, den Verbrauch von circulirendem Eiweiss zu decken, aber
sie können nicht das verbrauchte Organeiweiss ersetzen oder
Organe und Gewebe aufbauen.   Der experimentelle Nachweis
dieser Behauptung findet seine grosse Schwierigkeit wesentlich
darin, dass, wie oben schon hervorgehoben wurde, die Ausbeute
bei der Darstellung jener Eiweisskörper wie Caseïn II u. s. w.
so sehr gering ist.

Aber ehe man sich zu weit in diese Betrachtungen einlässt,
wäre der Beweis zu führen, dass immer nur an locker gebundenem Stickstoff ärmere Eiweisskörper im thierischen Organismus
entstehen. Ist nicht auch das Umgekehrte möglich? Zwei Zahlen
meiner letzten Tabelle lassen mich diese Frage mit Ja beantworten.   So weit die jetzigen Erfahrungen reichen, scheint wenigstens an einer Stelle des Thierleibes ein solcher Vorgang Statt
zu finden.   Es wurde bestimmt Q

für Serumeiweiss = 0,0889
für Caseïn .... = 0,125.

Die beiden Stoffe stammen allerdings nicht von demselben
Thier, aber doch von derselben Thierspecies.   Der Unterschied
zwischen dem Caseïn und seiner Muttersubstanz, als welche wir
doch ohne Zweifel das Serumalbumin ansprechen dürfen, ist in
Wirklichkeit eher noch grösser als kleiner, da das Serumeiweiss
nie unter Bedingungen gekommen ist, unter welchen locker gebundener Stickstoff sich abspalten könnte, wohl aber das Caseïn I
(s. dessen Darstellung) einige Zeit mit verdünnter Chlorwasserstoffsäure in Berührung gewesen ist.

Die Function der Milchdrüse erscheint uns hierdurch in einem
ganz neuen Lichte.   Sie liefert einen Eiweissstoff, der zur Er-

1) Ueber die Bedeutung des Leimes bei der Ernährung. Zeltschr. f. Biologie, Bd. VIII, pag. 297.

nährung nicht bloss formell geeigneter ist als ein gelöstes und
gelöst bleibendes Albumin, das rasch durch Magen und Darm
rinnen würde, sondern hauptsächlich functionell geeigneter ist
als das Serumeiweiss, das wenigstens von den von mir untersuchten thierischen Eiweisskörpern am ärmsten ist an locker gebundenem Stickstoff.

Die Caseïnbildung in der Milchdrüse ist nun wie die Peptonbildung eine Fermentwirkung. Ueber das Wie der Fermentwirkung kann man sich verschiedene Vorstellungen machen. So
könnte das Ferment ganz einfach (vielleicht noch unter Wasseraufnahme) innerhalb des Moleküls die Bindungsweise des Stickstoffs verändern, fest gebundenen Stickstoff in locker gebundenen
verwandeln, eine Annahme, welche, da wir uns durch Fermentwirkungen nur eine Verminderung der chemischen Spannkraft
der zu zersetzenden Körper denken können, in sich schliessen
müsste, dass Caseïn eine geringere Verbrennungswärme besässe
als das Serumalbumin. Dieses zu glauben haben wir aber gar
keine Anhaltspuncte. Weiter könnte das Ferment der Milchdrüse
umgekehrt wie die Verdauungsfermente kleinere Atomcomplexe
mit fest gebundenem Stickstoff aus dem Eiweissmolekül ablösen.
Ein Drittes, eine Anlagerung von Atomcomplexen mit locker gebundenem Stickstoff an ein Eiweissmolekül, erstere vielleicht im
Entstehungszustande, etwa Carbaminsäure aus den Amidosäuren
entstanden, ist wohl nicht undenkbar, aber nicht mehr als Fermentwirkung aufzufassen.

Ich habe versucht die Frage auf experimentellem Wege zu
lösen. Einige seit ungefähr einem Jahre in Alkohol aufbewahrte
Milchdrüsen säugender Kaninchen lieferten mir das dazu nöthige
Ferment, das ich nach der von Wittich'schen Methode aus
ihnen darstellte. Mit allzu grossen Hoffnungen gieng ich nicht
an die Arbeit, da mir eine einfache Lockerung von fest gebundenem Stickstoff, also eine blosse Umlagerung im Molekül von
vorneherein nicht viel Wahrscheinlichkeit zu haben schien, dann
aber auch weil überhaupt nur eine geringe Caseïnbildung, also,
diese Zersetzungsweise einmal als bestehend angenommen, nur
eine äusserst geringe Zunahme des Werthes Q zu erwarten war.
Entstand dagegen das Caseïn durch eine Abspaltung von fest
gebundenem Stickstoff, so musste immer die Gesammtmenge des
locker gebundenen Stickstoffs unverändert bleiben, das Experi-

ment konnte mithin gar keinen Aufschluss geben. Trotzdem
machte ich mir eine Mischung von Blutserum und Fermentlösung
(jenes allerdings vom Rind, dieses von Kaninchen stammend!),
und bestimmte in zwei abgemessenen Portionen sofort, in zwei
anderen nach c. 20stündiger Digestion bei 40° C. die Menge
des locker gebundenen Stickstoffs. Auffallender Weise fand sich
die Menge des locker gebundenen Stickstoffs nach der Digestion
verringert, und zwar um mehr als 10 pCt.

Von dem Gemisch von Serumalbumin und Fermentlösung
enthielten

13,362 Grm. frisch 0,0123 Grm. locker geb. Stickstoff = 0,0921 pCt.
13,46   „   „   0,0125 „   „   „   „   = 0,0928 „
            Mittel 0,0925 pCt.

dagegen 13,514 Grm. nach c. 20stündiger Digestion
            0,0113 Grm. locker geb. Stickstoff = 0,0836 „
         13,396 Grm. nach c. 22stündiger Digestion
            0,0109 Grm. locker geb. Stickstoff = 0,0813 „
            Mittel 0,0825 pCt.

Da der Versuch doppelt gemacht worden ist, kann ich nicht
wohl an einen Irrthum glauben. Eine Erklärung der Erscheinung finde ich aber nicht, von Fäulniss kann keine Rede sein.
Gleichzeitig hatte ich auch noch Alkalibluталbuminat sowie Eieralbumin V, als einen Eiweisskörper sehr arm an locker gebundenem Stickstoff, und endlich auch Leim mit Caseïnferment digerirt. Hier zeigten sich Veränderungen theils in demselben
Sinne wie oben bei dem Serum, theils in entgegengesetztem
Sinne, waren aber überhaupt so gering, dass sie innerhalb der
Fehlergrenzen fielen.

Es wurde oben schon erwähnt, dass wenn die Fermentwirkungen, wie das am wahrscheinlichsten ist, Spaltungen sind unter
Wasseraufnahme, derartige Versuche, weil die Spaltungsproducte
zusammen bleiben, überhaupt keinen Aufschluss zu geben im
Stande sind. Daher findet man denn auch in Verdauungsver-
suchen in dem Gemisch von zu verdauendem Eiweiss und Ferment, sei es Pepsin mit Salzsäure, sei es Pankreatin, im Begin
der Verdauung ebenso viel locker gebundenen Stickstoff als nach
tagelanger Digestion. Dasselbe gilt auch ebenso für die Versuche über die Veränderung der Stickstoffbindung im Muskel
bei der Erstarrung oder Thätigkeit, vielleicht auch für die Ver-

suche über die Veränderung der Stickstoffbindung bei der Coagulation der Eiweisskörper durch Wasser. Blutfreie Froschmuskeln, direct nach dem Ausschneiden in kochendes Wasser geworfen, oder andererseits erst starr geworden und dann gekocht, zeigten, mit Salzsäure u. s. w. ganz wie die Eiweisskörper in dieser Versuchsreihe behandelt, denselben Gehalt an locker gebundenem Stickstoff, in einem Versuch 0,228 pCt., in einem zweiten 0,245 pCt., also im Mittel (bei Fröschen im Monat November) 0,237 pCt. Und dennoch zweifle ich nicht, dass durch die Einwirkung der Säure bei der Starre und ebenso bei der Muskelthätigkeit eine Syntoninbildung, eine Abspaltung von locker gebundenem Stickstoff Statt findet, freilich vielleicht in so geringer Menge, dass der Nachweis äusserst schwierig, wenn nicht gar unmöglich wird.

Halle, Januar 1873.

Mikroskopische Untersuchungen über die quergestreifte Muskelsubstanz [1]).

Von

Th. Wilh. Engelmann

in Utrecht.

(Nebst Taf. III.)

Zweiter Artikel.

Die thätige Muskelsubstanz.

A. Zur Methode.

Den Gegenstand der folgenden Zeilen bilden die mikroskopisch nachweisbaren Veränderungen, welche die quergestreifte Substanz während der Thätigkeit erleidet. Es würde naturgemäss sein, hierbei von der Betrachtung des einfachsten Falles, der elementaren Zuckung, auszugehen und für diese Schritt für Schritt die Veränderungen zu verfolgen, welche in den einzelnen von uns unterschiedenen Lagen eines Muskelfaches vom Eintreffen des Reizes an, bis zur Rückkehr der Faser in den anfänglichen Zustand nacheinander ablaufen. In wie weit diess ausführbar ist, möge darum zuerst untersucht werden.

Die ideale Methode wäre die, welche eine völlige Lösung der gestellten Aufgabe am lebenden, unversehrten Thiere gestat-

---

1) S. diesen Band S. 33—70 u. Taf. II.

tete. Der Lösung auf diesem Wege setzen sich jedoch verschiedene Schwierigkeiten entgegen.

Einmal stehen uns, wie schon früher bemerkt, nur wenige Organismen zu Gebote, bei welchen die Muskelfasern schon im völlig unversehrten Thiere hinreichend genau beobachtet werden können. Doch fällt dieser Umstand weniger ins Gewicht, nachdem sich herausgestellt hat, dass der so zusammengesetzte Bau der ruhenden Muskelsubstanz überall bei Wirbelthieren und Arthropoden wesentlich derselbe ist. Man darf hiernach erwarten, dass auch die sichtbaren Veränderungen bei der Contraction sich im Wesentlichen überall gleichen werden. Wären dieselben für einige, wo möglich weit auseinander liegende, Fälle constatirt und übereinstimmend befunden, so würden sie für alle übereinstimmend angenommen werden dürfen.

Die beiden wesentlichsten Schwierigkeiten liegen in der kurzen Dauer der zu beobachtenden Vorgänge und in der Bewegung des Objectes selbst, insofern diese eine beständige Verschiebung der zu fixirenden Stelle während der kritischen Momente mit sich bringt. Dazu kommt dann noch, dass die Annäherung der Querstreifen bei der Verkürzung die ohnehin schon schwierige Unterscheidung der verschiedenen Unterabtheilungen der isotropen und anisotropen Schicht erhöht, eventuell unmöglich macht.

In Bezug auf letzteren Punkt ergiebt sich die allgemeine Regel, zunächst von der Beobachtung möglichst breit gestreifter, hochfächriger Muskelelemente, also von Arthropodenmuskeln, auszugehen. Zur Ueberwindung der beiden anderen Schwierigkeiten sind theoretisch verschiedene Mittel angewiesen.

Eines würde darin bestehen können, dass man bei einer Faser in regelmässigen, kurzen Intervallen einfache Zuckungen auslöste und dieselbe in isochronen Intervallen, jedesmal während eines im Verhältniss zur Dauer der Contraction sehr kurzen Zeittheilchens beobachtete. Indem man dann in aufeinander folgenden Versuchen die Perioden der Beobachtung um verschiedene Zeitwerthe gegen die Reizperioden verschöbe, würde es gelingen, die den verschiedenen Phasen der Contraction entsprechenden Bilder der Muskelsubstanz gesondert wahrzunehmen [1].

_____

[1] Auch Photogramme der einzelnen Contraktionsphasen müssten sich auf diesem Wege erhalten lassen.

Auf zwei Wegen würde das hier Verlangte ausführbar sein: durch intermittirende Beleuchtung des anhaltend beobachteten, oder durch intermittirende Beobachtung des anhaltend beleuchteten Objectes [1]. Doch würden beide ziemlich zusammengesetzte Vorrichtungen erfordern. Es erscheint darum wünschenswerth, sich zuvörderst noch nach anderen, einfacheren Mitteln umzusehen.

Man müsste sich sehr langsam verlaufende Zuckungen verschaffen! Diess ist leicht und auf verschiedenen Wegen zu erreichen.

Einmal giebt es Thiere, bei denen der Verlauf der Zuckung schon unter ganz normalen Bedingungen äusserst träge ist: obenan die Schildkröten. Allein hier sind die Fasern enggestreift, müssen auch zur Untersuchung aus dem Körper entfernt werden, wobei sie rasch ihr normales Aussehen verlieren. Unter den breitgestreiften, bequem in situ zugänglichen Fasern sind mir keine bekannt, deren Zusammenziehung normalerweise so langsam verliefe, dass sie für unsern Zweck direct tauglich wären.

Hier nun würde man zu künstlicher Verzögerung der Zuckung greifen können. Zunächst durch Kälte. Ihr ungeheurer Einfluss auf die Beweglichkeit der Muskeln ist auch dem Laien, durch Erfahrung an sich selbst, bekannt. Leicht gelingt es, wie das Myographion lehrt, den Verlauf der einfachen Zuckung durch Abkühlung auf das Zehn- bis Zwanzigfache zu dehnen, und zwar ohne merkliche Veränderung der Verkürzungsgrösse.

Noch bequemer bleibt es inzwischen, die Fasern einfach dem „spontanen" Absterben zu überlassen, indem man entweder — was der schonendste Weg ist — das ganze Thier z. B. durch Quetschung des Kopfes tödtet und die Fasern nun in situ beobachtet (ein allerdings nur bei wenigen unserer Süsswasserarthropoden mit Erfolg ausführbares Verfahren) oder, indem man in üblicher Weise Faserbündel schnell aus dem lebenden Körper entfernt und, am Besten ohne Zusatz, doch vor Verdunstung geschützt, unter dem Deckglas aufbewahrt.

In allen diesen Fällen hat man es freilich nicht mehr mit

---

1) Ein den letzteren Weg einschlagendes, auf Grund des obigen Principes von ihm ersonnenes, wie es scheint sehr zweckmässiges Versuchsverfahren hatte Herr F l ö g e l die Güte mir brieflich mitzutheilen.

normaler Muskelsubstanz zu thun. Hält man sich aber an solche
Fasern, deren Inhalt wenigstens noch völlig normal aussieht
und gut reizbar ist — Bedingungen, die, wie im ersten Theil
dieser Arbeit sich zeigte, unschwer zu erfüllen sind, so fehlt offenbar jeder Grund zur Annahme, dass in diesem Falle die mikroskopisch wahrnehmbaren Veränderungen bei der Contraction wesentlich andere sein sollten, als bei wirklich normalen Fasern. Das
Wesen des Contractionsvorganges muss sich ja gleich bleiben.
In der That stimmt auch, was man von der Contraction an völlig
normalen Fasern (z. B. von Atax, Cyclops, Asellus) mit Sicherheit beobachten kann (s. unten), wesentlich mit dem überein,
was die Beobachtung künstlich verzögerter Contractionen lehrt.

Inzwischen auch hier bleibt die Beobachtung noch immer
schwierig und in feineren Dingen unvollständig, hauptsächlich
aus dem Grund, weil die Verkürzung, so lang das Aussehen der
quergestreiften Substanz normal ist, noch immer nicht langsam
genug geschieht.

Aller Mühe überhoben wäre man, wenn man Mittel besässe,
Contractionswellen unverändert zu fixiren, also Muskelfasern in
den verschiedenen Stadien der Thätigkeit ohne wesentliche Aenderung ihrer Form und optischen Eigenschaften plötzlich zur Erstarrung zu bringen.

Es giebt solche Mittel. Das beste ist wohl die Ueberosmiumsäure, welche schon von Hensen [1]), mit besonderem Erfolge
aber von Flögel [2]) zum Studium der Contractionserscheinungen
benutzt wurde. Die von Hensen angewandte Contractionsstufe
(0,1 pCt.) ist zu niedrig: die Fasern erstarren nicht schnell genug; sie quellen und erblassen. Vorzüglich wirken Lösungen
von etwa $1/_2$—2 pCt. Es genügt meist, die blossgelegten lebenden Faserbündel auf einige Secunden in eine solche Lösung
unterzutauchen [3]). Ich bringe sie dann sogleich in halbprocentige

----

1) Arbeiten aus dem Kieler physiolog. Institut. 1868. S. 5.

2) Ueber die quergestreiften Muskeln der Milben. Archiv für mikrosk.
Anatomie. Bd. VIII. 1871. S. 75.

3) Das günstigste Verhältniss von Concentration und Dauer der Einwirkung ist nicht für alle Muskeln dasselbe. Es muss in jedem Falle durch
Probiren ermittelt werden. Starke Lösungen ($1^1/_4$—2 pCt.) dürfen nur
äusserst kurz einwirken, weil sonst Schrumpfung und damit wesentliche
Aenderungen der optischen Eigenschaften der einzelnen Lagen, später auch
eine ganz gleichmässige Schwärzung der quergestreiften Substanz eintritt.

Kochsalzlösung, die später allmählich durch Glycerin oder —
zum Zweck der Einbettung in Balsam — durch Alkohol in langsam steigender Concentration (von 50—90 %), endlich durch Terpentinöl verdrängt werden kann.   Auch kann man die Fasern
gleich aus der Osmiumsäure in etwa 50procentigen Alkohol oder
in sehr verdünntes Glycerin bringen.   Selbst reines Wasser ver-
tragen sie ziemlich gut. — Sehr kleine Arthropoden lege ich
wie Flögel (l. c. S. 69 u. 72) in toto lebend in etwa einpro-
centige Ueberosmiumsäure, wasche sie nach 1—2 Stunden in
Wasser ab und secire sie nun in sehr verdünntem Glycerin, oder
ich bringe sie aus der Säure in 50procentigen Alkohol, der allmählich verstärkt und endlich durch Terpentinöl verdrängt wird.
Die Zergliederung geschieht dann in Canadabalsam oder Damarfirniss. — Bei der nachträglichen Behandlung mit Alkohol, Terpentinöl und Balsam treten freilich Aenderungen der optischen
Eigenschaften und leicht auch der Form der Fasern ein (s. unten);
da dieselben sich jedoch leicht Schritt für Schritt auf ihre Quelle
verfolgen lassen, droht von ihrer Seite der richtigen Deutung
der Bilder keine Gefahr.   Ganz normale Bilder von Contractionswellen — wie auch von ruhenden Fasern — erhält man bei
Untersuchung der unmittelbar zuvor in Ueberosmiumsäure erhärteten Präparate in verdünnter Glycerin- oder Kochsalzlösung.

Auch Alkohol hat mir vorzügliche Dienste geleistet.   Ich
bringe die isolirten zuckenden Muskeln direct in eine etwa 50-
bis 60procentige Lösung und nach einigen Minuten bis Stunden
dann in verdünnte Glycerin- oder Kochsalzlösung.   Kleine Arthropoden lasse ich in einem verhältnissmässig sehr grossen Volum 50—60procentigen Alkohols absterben, etwas grössere ebenso,
eventuell nach vorheriger Längsspaltung des Körpers mit der
Schere.   Die weitere Behandlung ist wie bei den Osmiumpräparaten. — Sogleich mit absolutem Alkohol zu beginnen, wie
Merkel that, finde ich verwerflich.   Die meisten Fasern werden
hierbei, hauptsächlich wohl durch den plötzlichen gewaltigen
Wasserverlust total und unheilbar verunstaltet.

An die bisher beschriebenen Methoden schloss sich endlich
noch die Untersuchung frischer, durch Reizung mit alternirenden
Inductionsströmen in dauernder tetanischer Verkürzung gehaltener Fasern, eine Untersuchung, welche an durchsichtigen Extre-

mität en von Arthropoden, insbesondere den früher genannten
Süsswasserbewohnern, sehr bequem ausführbar ist.

————

Im Folgenden werden zunächst die Veränderungen Darstellung finden, welche die Muskelsubstanz während des Actes der Contraction, im Stadium der steigenden und der sinkenden Energie, erleidet. Ein zweites Capitel hat dann den Reizungsvorgang und seine Leitung innerhalb der Muskelsubstanz zum Gegenstande.

————

D. Die Contraction.

I. Formveränderungen.

Wie die graphische Methode lehrt und das Mikroskop bestätigt, besteht die erste Formveränderung der Muskelfaser nach der Reizung in Verkürzung und Verdickung. Diess muss selbstverständlich auch für jedes einzelne Muskelfach gelten. Die Verlängerung und Verdünnung, welche man unter gewissen Umständen an einer Faserstrecke der Contraction vorausgehen, wie auch ihr folgen sieht, ist stets die Folge einer elastischen Dehnung der beobachteten Strecke, hervorgebracht durch Verkürzung anderer Abschnitte derselben Faser. Sie tritt nämlich nur an elastisch gespannten Fasern auf, die sich nicht gleichzeitig auf allen Querschnitten verkürzen.

Sehr schön ist diess u. a. an den Circularmuskeln des Fliegendarms, ebenso des Saugmagens der Fliegen zu beobachten, wenn man diese in der früher angegebenen Weise präparirt hat. Hier laufen denn periodisch „spontane" Contractionswellen durch die Fasern. Wartet man bis die Fortpflanzungsgeschwindigkeit der Wellen, die sich anfangs nicht schätzen lässt, auf etwa 0,1 bis 0,2 Mm. gesunken ist, dann sieht man vortrefflich, wie die vor der heranrückenden Welle liegenden Fächer nach derselben hingezogen und gedehnt werden, darauf, von der Welle ergriffen, sich verkürzen und zurückbewegen und nun, von der weiterschreitenden Welle nach der andern Seite hingezogen, wiederum gereckt werden, worauf sie dann definitiv in die Ruhelage zurückkehren [1].

————

1) Vergl. auch Hensen, a. a. O. S. 7; Krause, die motorischen Endplatten etc. Fig. 76, S. 170; Flögel a. a. O. S. 78.

In situ erhärtete Arthropodenmuskeln, welche erstarrte Contractionswellen bergen, zeigen nicht selten zu beiden Seiten der Welle sehr deutlich eine verschmälerte Strecke mit entsprechend höheren Muskelfasern [1]).

Häufig gelingt es, namentlich in späteren Stadien des Absterbens, eine Welle im Moment des Entstehens an ihrem Ausgangspunkt zu beobachten. Hier ist dann von einer anfänglichen Verlängerung nichts zu sehen. Ebenso wenig sieht man etwas davon an Fasern, die sich ohne merklichen Widerstand verkürzen, z. B. solchen, die nur an einem oder keinem von beiden Enden befestigt sind. Auch zeigen sie elastisch gespannte Fasern nicht, wenn man sie auf allen oder doch den meisten Querschnitten zugleich reizt, etwa mit Inductionsschlägen. Der Fliegendarm ist auch hierfür ein sehr günstiges Object.

Die Grösse der Verkürzung eines Faches kann im frischen Zustand in maximo 80—90 pCt. betragen. Für Froschmuskeln folgte diess schon mit Nothwendigkeit aus den Versuchen von Ed. Weber [2]). Das Mikroskop weist dasselbe für viele andere Fälle nach. An den Circularfasern des Fliegendarms sah ich u. a. öfter auf dem Gipfel der Wellen die Höhe der Muskelfächer auf etwa $1/_5$ reducirt. Ebenso bei Schenkelmuskeln vieler Insecten. Bei Fasern mit niedrigen Fächern können die Querstreifen dann so dicht zusammenrücken, dass die Faser auch bei den stärksten Vergrösserungen homogen erscheint [3]). An in Alkohol oder Ueberosmiumsäure erstarrten Contractionswellen von Arthropodenmuskeln überschreitet die Verkürzung zuweilen $4/_5$, obschon sie meist unter $3/_4$ bleibt.

Krause ist somit völlig im Irrthum, wenn er behauptet, die doppeltbrechende Substanz nehme „während der Contraction in der Längsrichtung der Muskelfaser an Ausdehnung in dieser Di-

---

1) Man verwechsele diese Bilder nicht mit den von Merkel (a. a. O. Fig. 14, 19, 21) dargestellten Zuständen, welche ungenau wiedergegeben oder ganz verunstalteten Fasern entnommen sein müssen, da bei ihnen, nach Aussage der Zeichnungen, das Volumen der Muskelfächer an den verschmälerten Stellen bis zum Dreifachen kleiner als an den ruhenden, bezüglich contrahirten Partien war! S. unten.

2) Art. Muskelbewegung. Handwörterbuch d. Physiologie. Bd. III, Abth. 2.

3) Dieser Zustand darf nicht verwechselt werden mit dem unten näher zu besprechenden „homogenen" Zustand der contraktilen Substanz, der auf einem gewissen Stadium der Verkürzung bei allen Muskelfasern eintritt.

mension nicht ab" und wenn er darauf hin seine Muskelstäbchen, die doppeltbrechenden sarcous elements, mit Brücke's Disdiaklasten identificirt. Seine Vorstellung von der Mechanik der Contraction [1]), nach welcher Verkürzungen der Fasern um mehr als 50 pCt. nicht möglich sind, bedarf hiernach auch keiner weiteren Widerlegung.

Sitz der verkürzenden Kräfte innerhalb des Muskelfaches. Betrachtet man die Formveränderungen des einzelnen Muskelfaches näher mit Rücksicht auf die Rolle, welche die einzelnen dasselbe zusammensetzenden Schichten dabei spielen, so wird man zu dem wichtigen Schluss geleitet, dass der Sitz der verkürzenden Kräfte ausschliesslich die doppeltbrechende Schicht ist [2]).

Unter normalen und nahezu normalen Bedingungen bleibt bei der Zusammenziehung, so lange diese nicht einen sehr hohen Grad (schätzungsweise wenigstens 60 pCt.) erreicht, die Oberfläche der Muskelfaser völlig glatt: das Sarkolemm auf dem optischen Längsschnitt eine gerade oder sanft gebogene, über alle Muskelfächer in einer Flucht hinziehende Linie. Uebersteigt die Verkürzung aber jene Grenze, so runzelt sich das Sarkolemm der Quere nach: auf dem optischen Längsschnitt erscheint es gekerbt, und zwar entsprechen die Einziehungen den Ansätzen der Grundmembranen, also den isotropen Scheiben. Die quergestreifte, speciell die anisotrope Substanz bleibt dem Sarkolemm dabei continuirlich anliegen, wie einer entgegenstehenden Vermuthung von Brücke [3]) gegenüber entschieden betont werden muss. Die anisotrope Schicht verdickt sich also stärker als die isotrope, speciell als die Grundmembran.

An absterbenden Fasern tritt die Runzelung schon bei geringeren Graden der Verkürzung ein. So bemerkte ich sie an sehr langsam verlaufenden „spontanen" Contractionswellen bei

---

1) A. a. O. S. 172.

2) Mehrere neuere Autoren u. a. Krause und Merkel bezeichnen die anisotrope Substanz schon kurzweg als „die contractile Substanz", ohne jedoch irgendwie bewiesen zu haben, dass die einfachbrechende Schicht bei der Verkürzung nur eine passive Rolle spiele.

3) Untersuchungen über den Bau der Muskelfasern mit Hülfe des polarisirten Lichtes. Denkschriften der k. k. Akademie der Wissensch. Bd. XV. 1858. S. 60.

Fliegen-, Bienen- und verschiedenen Käfermuskeln, namentlich
an dünnen Fasern, sobald die Verkürzung etwa $^1/_5$ betrug. Von
einem Säugethiermuskel hat sie Krause[1]) beschrieben und abgebildet und daraus auf die grössere Festigkeit der Grundmembran und ihrer Verbindung mit dem Sarkolemm geschlossen. Er
meint aber, dass auf dem Gipfel der Welle („sobald die Contraction vollständig eingetreten ist") das gekerbte Ansehen verschwände. Ich habe das nie gesehen; auch ist Krause's eigene
Abbildung mit seiner Angabe in Streit. Den Krümmungsradius
der Runzeln finde ich immer am Kleinsten auf den am Meisten
verkürzten Stellen.

Die beschriebenen Formveränderungen der Muskelfächer be-
weisen, dass in jedem Falle die anisotrope Substanz contractil
sein muss. Denn wie sollte sie sonst sich stärker als die isotrope
Schicht verdicken können, da doch von einer gegenseitigen Anziehung der isotropen Schichten und dadurch hervorgebrachten
Zusammenpressung der doppeltbrechenden Scheiben nicht die
Rede sein kann! Es ist nur die Frage, ob auch die isotrope
Substanz der Sitz verkürzender Kräfte sei? Nöthig ist diese
Annahme keineswegs, da alle Formveränderungen sich vollständig
erklären lassen unter der Voraussetzung, dass nur die anisotrope
Lage contractil, die isotrope aber, und speciell die Grundmembran, der Sitz nur elastischer, der Verkürzung im Allgemeinen
entgegenwirkender Kräfte sei. Ja sie ist sogar höchst unwahrscheinlich. Denn die fundamentale Verschiedenheit, welche in
Bezug auf chemische und physikalische Struktur zwischen der
isotropen und anisotropen Substanz besteht, muss auch eine wesentliche Verschiedenheit der physiologischen Leistungen beider
bedingen.

Von der Grundmembran lässt sich noch speciell sehr wahrscheinlich machen, dass sie nur elastisch, nicht contractil ist,
dadurch nämlich, dass sie im Gegensatz zu den andern Schichten,
soweit nachweisbar, nur Formveränderungen erleidet (s. unten),
und zwar nur solche, welche aus der activen Verkürzung der
anisotropen Schicht in Verband mit den früher beschriebenen
elastischen Eigenschaften der Grundmembran, besonders der Zwischenscheibe, und der Art ihrer Verbindung mit dem Sarkolemm
sich mit Nothwendigkeit ableiten lassen.

---

1) A. a. O. S. 170, Fig. 76.

Dass die Runzelung des Sarkolemms in vielen Fällen beim
Absterben allmählich leichter, d. h. schon bei geringeren Graden
der Verkürzung auftritt, wird wohl zum Theil auf der beim Absterben mit der fortschreitenden Erstarrung verbundenen Festig-
keitszunahme der isotropen Schicht beruhen.

———

Lehrt die leicht zu bestätigende Thatsache, dass an weit
abgestorbenen Muskelfasern die Fächer vereinzelt zucken können
(s. unter C), dass die Bedingungen für das Zustandekommen der
Contraction — vom Reiz zunächst abgesehen — in jedem einzelnen Fach vollständig gegeben sind, so folgt aus anderen Erscheinungen, dass schon jedes Fachelement alle diese Bedingungen in sich vereinigt. Eins wie das Andere übrigens aus
anatomischen Gründen schon überaus wahrscheinlich.

Die physiologische Selbständigkeit der einzelnen Fachelemente wird bewiesen durch das Vorkommen particller Contractionen innerhalb desselben Faches. Sie lassen sich leicht
beobachten an Fasern, die auf verschiedenen Stellen ihrer
Dicke ungleich weit abgestorben sind. Namentlich dicke Fasern, vom Frosch z. B., sterben oft sehr ungleichmässig ab,
und zwar meist die oberflächlichen Lagen früher als die inneren. Häufig sterben die Fasern von einer Längsseite her
ab. Die nicht mehr reizbaren Partien sind fibrillär zerklüftet
oder doch sehr deutlich längsgestreift, die noch contractilen nicht
oder undeutlich. Reizt man nun die Faser, am Besten tetanisch
mit abwechselnd gerichteten Inductionsschlägen, so treten sehr
eigenthümliche Bilder auf, indem die erstarrten Fibrillen von der
activ sich verkürzenden Masse mitbewegt werden. Ist z. B. nur
die eine Längshälfte der Faser noch contractil, die andere starr,
so werden, indem die ganze Faser sich concav nach der reizbaren Seite hin krümmt, die der noch contractilen Masse zunächst-
liegenden Fibrillen wellen- oder zickzackförmig gebogen, die
weiter entfernten einfach gebogen, die entferntesten wohl auch
merklich gedehnt. Es tritt hier also am Inhalt der einzelnen
Faser dasselbe ein, was am ganzen Muskel bei ungleichzeitiger
oder ungleich starker Verkürzung seiner einzelnen Fasern geschieht
— das bekannte Prévost-Dumas'sche Phänomen. Die Erklärung ist in beiden Fällen principiell dieselbe [1]).

1) Brücke a. a. O. S. 83.

Oft ist es nur ein sehr kleiner Bruchtheil des Faserquerschnitts, der sich bei Reizung noch verkürzt; bei Schenkelmuskeln grösserer Insecten entsprach er mehrmals kaum 3 oder 4 Fachelementen. Im Innern eines dünnen, in NaCl von 0,6 pCt. liegenden Muskelbalkens aus der Vorhofsscheidewand des Froschherzens sah ich einmal ein noch nicht 0,01 Mm. hohes und dickes, also nur sehr wenig Elemente einschliessendes Stück quergestreifter Substanz rhythmische Pulsationen ausführen. Es waren etwa 10. Sie folgten sich mit abnehmender Intensität in Pausen von 1—2 Secunden.

Es kann nach allem Angeführten kein Zweifel bestehen, dass jedes einzelne Fachelement für sich contractil ist und, isolirt, wesentlich dieselben Formveränderungen wie das ganze Fach erleiden würde.

II. Volumänderungen.

Da das Gesammtvolum des Muskels nur äusserst wenig abnimmt, wenn derselbe, wie z. B. beim Tetanisiren vom Nerven aus, gleichzeitig auf fast allen Querschnitten in Contraction geräth, so muss man erwarten, dass auch das Volum jedes einzelnen Muskelfaches bei der Verkürzung nur äusserst wenig, und zwar für die mikroskopische Wahrnehmung nicht merkbar kleiner werde. Dass die Resultate der mikroskopischen Messung mit diesem Schlusse in Uebereinstimmung sind, will natürlich bei der ungeheuren Schwierigkeit auch nur annähernd genauer Volumbestimmungen bei so kleinen und noch dazu meist nicht ganz regelmässig gestalteten Gegenständen wenig sagen. Um so weniger, als die Messungen nicht an lebenden, sondern nur an während der Verkürzung getödteten und erhärteten Fasern angestellt werden können, bei welchen in Folge der gänzlich veränderten Imbibitionsbedingungen das Volumen der contrahirten und der ruhenden Fächer sich in ungleichem Maasse verändert haben könnte. Doch will ich wenigstens bemerken, dass eine grössere Anzahl von Messungen an zwölf sehr hochfächerigen, sehr regelmässig cylindrischen Fasern aus dem Abdomen von Telephorus, an denen Contractionswellen durch Ueberosmiumsäure und Alkohol festgelegt worden waren, keine deutlichen Volumveränderungen der Fächer ergab [1]).

1) S. auch Fig. 1. Wenn **Merkel** (a. a. O. S. 263) „die Höhe eines

Fragt man nun aber, ob auch das Volumen der einzelnen ein jedes Fach zusammensetzenden Schichten merklich constant bleibe, so lautet die Antwort ganz anders. Es lässt sich auch ohne genaue Messung an stark verkürzten Faserpartien sicher nachweisen, dass die isotrope Schicht bei der Contraction an Volum ab-, die anisotrope zunimmt.

Ich finde diess an allen in der früher angegebenen Weise erhärteten, partiell contrahirten Fasern von Arthropodenmuskeln (Telephorus, Geotrupes, Hydrophilus, Musca, Bombus, Pieris), überaus deutlich — schon bei 200maliger Vergrösserung — wahrzunehmen an den dünnen Hautmuskeln des Abdomens von Telephorus. Man muss zwischen gekreuzten Nicols untersuchen. Hier zeigt sich an den nicht verkürzten Stellen der Fasern die Höhe der isotropen etwa gleich der der anisotropen Schicht. Wo aber die Verkürzung und Verdickung beginnt, fängt gleich auch die anisotrope an auf Kosten der isotropen höher zu werden. Da, wo die Verkürzung etwa $^2/_3$ beträgt, finde ich sie drei- bis viermal höher als die isotrope Schicht. Fig. 1 b, welche Fig. 1 a zwischen gekreuzten Nicols darstellt, zeigt die beschriebenen Aenderungen sehr klar. Da das Gesammtvolum der Fächer sich nicht geändert hat, müssen die anisotropen Schichten so viel an Rauminhalt gewonnen haben, als die isotropen verloren.

Bei der fundamentalen Wichtigkeit dieser Thatsache ist es nöthig, genau zu prüfen, ob sie wohl den normalen Verhältnissen entspreche und nicht etwa das Resultat von Veränderungen sei, welche die Muskelsubstanz erst in Folge der Präparation erlitt. Ungleiche, und zwar einander gerade compensirende Quellung

---

In mittlerer Contraktion erhärteten Muskelelementes" „ziemlich genau die Hälfte des Extensionstadiums, die Breite das Doppelte" betragen lässt, so muss er übersehen haben, dass diess — cylindrische Gestalt als selbstverständlich vorausgesetzt — eine Verdoppelung des Volums bedeutet. Seine schematische Darstellung Fig. 22 A und B zeigt ebenfalls eine bedeutende Volumvermehrung des contrahirten Faches gegenüber dem ruhenden, etwa im Verhältniss von 1,54 : 1. Noch viel bedeutender sind die Unterschiede in Fig. 21 (Fibrillenbündel von Astacus). Hier ist das Volum der angeblich contrahirten Fächer bei kaum verringerter Höhe bis über dreimal grösser als das der „ruhenden"! In Fig. 19 B (Astacus) ist aber gar das Volumen der verkürzten Fächer um die Hälfte kleiner, als das der „ruhenden". Nicht viel besser in Fig. 19 A und 14. Aus solchen Präparaten kann natürlich auf den normalen Sachverhalt nicht geschlossen werden.

resp. Schrumpfung der isotropen und anisotropen Substanz an den verkürzten Stellen könnte die einzige Ursache sein. An und für sich schon unwahrscheinlich, wird diese Vermuthung noch weniger annehmbar durch die Bemerkung, dass die relativen Dimensionen der isotropen und anisotropen Lage an den nicht verkürzten Stellen derselben Fasern merklich gleich geblieben, vielleicht etwas zum Vortheil der isotropen Lage verändert sind. Von einer relativ stärkeren Schrumpfung der isotropen Substanz kann zudem nicht die Rede sein, da, wie unten noch näher gezeigt werden wird, die isotrope Substanz an allen stark verkürzten Stellen viel resistenter gegen wasserentziehende Mittel, als die doppeltbrechende ist. Man findet desshalb bei vielen der in Balsam bewahrten Präparate an den stark verkürzten Stellen die Faseroberfläche entsprechend den anisotropen Scheiben eingezogen (Fig. 1a Fach 9—19). Diess war u. a. auch bei einigen der Flögel'schen Trombidium-Präparate der Fall, die ihr Besitzer mir freundlichst für einige Zeit zur Untersuchung überliess. — Auch an eine vorausgegangene relativ stärkere Quellung der doppeltbrechenden Lagen und darauf folgende unvollständige Schrumpfung ist nicht zu denken, da es bei der befolgten Behandlungsweise der Fasern überhaupt nicht zu einer Quellung der Fasern kommt, geschweige zu einer so bedeutenden wie sie hier angenommen werden müsste.

An lebenden Fasern ist es aus naheliegenden Gründen schwer, völlige Sicherheit zu bekommen; doch sprachen alle guten Bilder, die ich sah, entschieden für eine Volumzunahme der anisotropen Substanz.

Zur Erklärung derselben muss man annehmen, dass bei der Contraction Flüssigkeit aus der isotropen in die anisotrope Substanz übertritt: die anisotrope quillt, die isotrope schrumpft. Zwischen die sarcous elements tritt keine Flüssigkeit. Die einzige andere Möglichkeit wäre noch, dass bei der Verkürzung die der doppeltbrechenden Schicht angrenzenden Partien der isotropen Lage gleichfalls doppeltbrechend würden. Das Unnatürliche dieser Annahme leuchtet jedoch ein. Sie wird zudem durch die sogleich näher zu betrachtenden Aenderungen der optischen und mechanischen Eigenschaften der beiden Lagen widerlegt.

Da bei der Erschlaffung die umgekehrten Volumveränderungen

wie bei der Verkürzung stattfinden, so folgt, dass bei der Erschlaffung die übergetretene Flüssigkeit sich wieder in die isotrope Schicht zurückbegiebt.

Anmerkung. Gänzlich abweichend von der hier gegebenen Darstellung ist die Beschreibung, welche Merkel von den Volumänderungen der beiden Schichten giebt (a. a. O. S. 263 flg.) Nach ihm nimmt zunächst und zwar noch bevor die Verkürzung merklich wird, die doppeltbrechende Substanz) durch Eindringen von Flüssigkeit aus der isotropen Lage) an Volumen zu, bis ihr Volum gleich dem des ganzen Muskelfaches ist: die isotrope Substanz verschwindet gänzlich, das Fach ist durchweg doppeltbrechend (homogenes Stadium M.'s). Hierauf häuft sich die isotrope Masse in der Mitte jedes Faches an: die doppeltbrechende Substanz wird dadurch in zwei Scheiben gespalten, welche unter beständiger Volumabnahme weiter und weiter auseinanderrücken. Schliesslich überwiegt das Volumen der „Flüssigkeit" weit das der doppeltbrechenden, („contractilen") Substanz, während im Ruhezustand das Umgekehrte der Fall ist. — Alle diese Angaben sind unrichtig, obschon die Zeichnungen, welche M. beifügt, wenigstens in Bezug auf hell und dunkel (im gewöhnlichen Lichte) und zum Theil auch auf die relativen Volumina der isotropen und anisotropen Substanz naturgetreu sind. Der fundamentale Fehler M.'s liegt darin, dass er, verführt durch die im gewöhnlichen durchfallenden Licht erhaltenen Bilder und die Quellungserscheinungen, welche Essigsäure hervorruft (a. a. O. S. 259), an den verkürzten Stellen für isotrope Substanz hielt, was anisotrope war und dass er in dem sogen. homogenen Stadium den gesammten Fachinhalt doppeltbrechend sein lässt, während doch auch hier zwischen gekreuzten Nicols dunkle und helle Bänder ganz in der gewöhnlichen Weise und am gewöhnlichen Orte miteinander abwechseln (vgl. Fig 1 a u. b.) — Ich befinde mich in Bezug auf diese Punkte in Uebereinstimmung mit Flögel (s. dessen Beschreibung a. a. O. S. 76 flg. u. Fig. 8).

In meiner ersten kurzen Mittheilung (Proceß verh. der k. Akad. van wetensch. Jan. 1872) liess ich es zweifelhaft, ob eine Volumänderung der beiden Schichten einträte, war jedoch mehr geneigt, einer Zunahme der isotropen Substanz das Wort zu reden. Der Grund hiervon lag darin, dass die Präparate, an welchen ich bis dahin die Contractionserscheinungen untersucht hatte (Fliegenmuskeln hauptsächlich), für Untersuchung im polarisirten Lichte wenig taugten. Ich hatte die Höhe der isotropen Schicht an den nicht contrahirten Stellen, verleitet durch das Aussehen der Fasern im gewöhnlichen Lichte, zu gering geschätzt (vgl. d. 1. Artikel, dies. Bd. p. 50).

III. Veränderungen der optischen Eigenschaften.

Diese Veränderungen lassen sich kurz so ausdrücken: mit zunehmender Verkürzung wird die isotrope Schicht dunkler, undurchscheinender, die anisotrope, mit Ausnahme der Mittelscheibe, heller, durchsichtiger.

Beide Veränderungen werden erst merklich, wenn die Verkürzung etwa 15—25 pCt. beträgt und nehmen nun mit steigender Zusammenziehung continuirlich, zunächst, wie es scheint, schneller, dann langsamer zu. Bei Verkürzungen um etwa 35 bis 55 pCt. pflegt die mittlere Helligkeit beider Lagen im gewöhnlichen durchfallenden Licht ungefähr gleich zu sein: der Fachinhalt kann homogen erscheinen. Ueber 60 pCt. verkürzt, ist die isotrope Schicht dunkler als die anisotrope, diese merklich heller als im Ruhezustande. Bei der Erschlaffung werden dieselben Veränderungen rückwärts durchlaufen.

Das Wesentlichste dieser Erscheinungen lässt sich schon an lebenden Arthropodenmuskeln feststellen. Man nimmt am Besten Fasern, bei denen die mittlere Helligkeit der isotropen Substanz an den nicht verkürzten Stellen grösser ist als die der anisotropen, Fasern also, bei denen die Nebenscheiben und Zwischenscheibe entweder relativ dünn oder doch sehr blass sind. Ich benutzte vorzugsweise die Circularfasern des Fliegendarms und Extremitätenmuskeln verschiedener Insecten (Musca, Procrustes, Hydrophilus, Geotrupes u. a.), und zwar wartete ich, bis die Wellenlänge in Folge der Abnahme des Leitungsvermögens (s. unten) nur noch eine mässige Anzahl (vielleicht 5 — 30) Fächer betrug.

Die Polarisationserscheinungen lassen sich an frischen Fasern während der Contraction schwer verfolgen, an den Darmmuskelfasern der Fliege gar nicht, wegen zu grosser Dünne dieser Elemente. Doch kann man an den günstigsten Präparaten von andern Orten (Extremitäten) wenigstens soviel mit voller Sicherheit erkennen, dass in keinem Stadium der Verkürzung, wie stark diese auch sein möge, die isotrope Schicht verschwindet. Denn der Faserinhalt erscheint bei wirksamer Orientirung zwischen gekreuzten Nicols in allen Stadien der Verkürzung regelmässig hell und dunkel quergestreift. An sehr stark zusammengezogenen Stellen, auf dem Gipfel der Wellen, kann die mittlere Helligkeit der Fächer nicht unbeträchtlich grösser erscheinen als an den übrigen, besonders den ruhenden. Diess erklärt sich genügend aus der Vermehrung der Durchsichtigkeit und des Volums der anisotropen Schicht bei der Verkürzung (s. oben).

Die Untersuchung lebender Fasern im gewöhnlichen durchfallenden Lichte liefert einmal das Ergebniss, dass die Querstreifung bei der Verkürzung verschwinden oder doch kaum

merklich werden kann, und dann, dass sie bei höheren Graden
der Verkürzung wiederkehrt, selbst mit viel grösserer Deutlichkeit
unter Umständen als an den ruhenden Partieen. Es giebt Fasern,
bei denen die Querstreifung im Ruhezustand sehr blass ist. Bei
sehr dünnen Fasern ist das begreiflicherweise ziemlich allgemein
der Fall, aber es kommen auch unter dickeren Elementen, z. B.
in den Extremitäten der Insecten, zuweilen welche vor von fast
homogenem Ansehen (s. diesen Band S. 41). Wenn in diesen
nun eine Welle hinläuft, sieht man, auch ohne dass die Verkürzung sehr bedeutend zu sein brauchte, an den sich gerade contrahirenden Stellen die Querstreifung sehr deutlich wieder auftreten, eine Beobachtung, die schon öfter gemacht wurde. Da diese
Querstreifung, wie ich auf Grund ausdrücklich darauf gerichteter
Beobachtungen versichern kann, auch zum Vorschein kommt, ohne
dass die Faseroberfläche sich runzelt, kann sie nur die Folge
einer Aenderung in der relativen Durchsichtigkeit regelmässig
alternirender Schichten sein.

Ob die dunkeln Streifen auf den contrahirten Stellen der
isotropen oder der anisotropen Substanz entsprechen, ist in diesem Falle nicht wohl zu entscheiden. Besser gelingt das bei
einiger Ausdauer an dünnen, hochfächerigen Fasern, die schon
im Ruhezustand deutliche helle und dunkle Querbänder aufweisen. Man sieht dann, während eine kräftige Welle langsam über
die fixirte Stelle abläuft, die zu Seiten der Grundmembran gelegenen hellen isotropen Bänder matter, endlich entschieden dunkler
werden als die anisotropen, welche letzteren wiederum, wie der
oft mögliche Vergleich mit nebenliegenden ruhenden Fasern lehrt,
heller als im Ruhezustand werden.

Mit aller wünschenswerthen Deutlichkeit geben aber erst
erstarrte Contractionswellen über die optischen Veränderungen
Aufschluss. Nicht nur, dass sie alles bisher Beschriebene vollkommen bestätigen, sie erlauben auch die Vorgänge noch mehr
ins Einzelne zu verfolgen.

Man muss hierbei wiederum von dünnen, möglichst hochfächerigen Fasern ausgehen, und zwar am Besten von solchen,
welche in einem Theil ihrer Länge eine vollständige, über etwa
10—30 Fächer sich erstreckende, Welle bergen. Hier hat man
dann von Fach zu Fach alle Uebergänge vom Ruhezustand bis

zum Gipfel der Contraction und wieder abwärts bis zur Erschlaffung beisammen [1]).

Die besten Präparate (vgl. Fig. 1 a und b) habe ich von den Abdominalmuskeln, namentlich den die Segmente verbindenden Fasern von Telephorus erhalten. Ihnen zunächst standen einige der Trombidiumpräparate Flügel's. Aber auch von anderen Thieren u. a. aus dem Abdomen der Fliege, den Schenkeln von Hydrophilus, Geotrupes u. a. habe ich Präparate bekommen, welche schon bei einer guten 400maligen Vergrösserung die Hauptsachen vollkommen deutlich erkennen lassen.

In Fig. 1 a und b gebe ich die möglichst genaue Copie einer Faser mit Contractionswelle von Telephorus: 1 a im gewöhnlichen, 1 b im polarisirten Licht zwischen gekreuzten Nicols genommen. Die Wellenlänge beträgt etwa 25 Muskelfächer, die Verkürzungsgrösse auf dem Gipfel (Fach 12, 13, 14) etwa 75 pCt.

Man erkennt zunächst, dass die Veränderungen in beiden Hälften der Welle dieselben sind. In Fig. 1 a fallen wiederum in jeder Hälfte sofort drei verschiedene Abschnitte ins Auge: einer, in welchem sich die Querstreifung in der Hauptsache wie im Ruhezustande zeigt: Fach 1—4 und 23—26: er möge das Anfangs- resp. Endstadium heissen. Hieran grenzend ein zweiter, in welchem die Querstreifung undeutlich ist, Fach 5—7 und 20—22: das homogene oder Uebergangsstadium. Endlich, in der Mitte der Welle, das Stadium der Umkehrung, Fach 8—19, mit starker, aber von der des Anfangs- und Ruhestadiums gänzlich verschiedener, in Bezug auf hell und dunkel im Allgemeinen umgekehrter Querstreifung.

Fig. 1 b zeigt nichts von diesen drei Stadien: überall wechseln isotrope und anisotrope Bänder gleichmässig miteinander ab; nur bemerkt man, dass mit steigender Verkürzung die Höhe der isotropen Schicht rascher als die der anisotropen abnimmt, das Volum

---

1) Nur wenn der Wellengipfel zugleich der Ausgangspunkt der Welle war, entsprechen beide Wellenhälften dem Stadium der steigenden Energie. Da die Aenderungen bei der Erschlaffung, so viel ich ermitteln konnte, dieselben sind wie bei der Verkürzung, nur in umgekehrter Reihenfolge, kann man nicht ohne Weiteres entscheiden, ob man es mit einer vollständigen, oder mit zwei halben, in der Mitte zusammenhängenden und nach entgegengesetzten Richtungen fortlaufenden Wellen zu thun habe. Im Allgemeinen möchte der erstere Fall häufiger zur Beobachtung kommen.

der letzteren also — da das Gesammtvolum des Faches constant bleibt — auf Kosten der ersteren wächst [1]).

Verfolgt man jetzt Schritt für Schritt in Fig. 1 a die optischen Veränderungen der Fächer durch alle Stadien hindurch, indem man immer gleichzeitig Fig. 1 b zu Rathe zieht, um sicher zu wissen, was einfach- und was doppeltbrechende Substanz sei, so stellt sich zweifellos heraus, dass mit der Zusammenziehung die Helligkeit der isotropen Substanz (excl. Grundmembran) ab-, die der anisotropen (excl. Mittelscheibe) zunimmt: grösser für die erstere im Anfangsstadium, wird sie für beide Schichten annähernd gleich im Uebergangsstadium, schliesslich, im Stadium der Umkehrung, ist die doppelbrechende die hellere. Ein Ortswechsel der beiden Lagen innerhalb des Faches, wie Merkel angab, findet also durchaus nicht statt [2]).

In Bezug auf die einzelnen Scheiben bemerkt man näher noch Folgendes.

Die Zwischenscheibe z wird nur platter und breiter, ebenso wie es scheint die Nebenscheiben n n, die schon bei einem mässigen Grad der Verkürzung (Fach 4—5, 22—23) sich so dicht an z legen, dass sie mit dieser zusammen als einfache Grundmembran erscheinen. Noch ein Stück weit ins homogene Stadium hinein (Fach 6—7, 20—21) kann man die zunehmende Abplattung der Grundmembran verfolgen. Sie wird dabei scheinbar blasser, was aus der zunehmenden Dünne und auch aus der

---

1) Der Lithograph hat die relativen Höhen der beiden Schichten in Fig. 1 b innerhalb des Uebergangs- und Umkehrungsstadiums nicht ganz genau wiedergegeben. Im Allgemeinen sind hier die dunklen Querbänder zu breit. Auf dem Gipfel der Welle, Fach 12—14, müsste das Verhältniss der Höhen 1:3 sein. Zu niedrig sind ausserdem noch die anisotropen Bänder ausgefallen in Fach 7, 9, 18, 23 und 24, etwas zu hoch in Fach 14 u. 17.

2) M. hielt, wie erwähnt, die dunkeln Querbänder im Umkehrungsstadium für doppeltbrechend, was wohl durch die für Untersuchung im polarisirten Licht weniger günstige Beschaffenheit seiner Präparate veranlasst worden sein mag. Wenigstens hat M. an Telephoruspräparaten, welche ich ihm und einigen Fachgenossen im vorigen Sommer vorzulegen Gelegenheit nahm, die isotrope Natur jener dunkeln Bänder, wie auch das Fortbestehen der isotropen Schicht im „homogenen“ Stadium bestätigt. Der Erste, der den wahren Sachverhalt erkannt und beschrieben hat, ist Flögel. Unabhängig von ihm war ich bei Musca zu übereinstimmenden Ergebnissen gelangt.

Verdunklung der beiden angrenzenden isotropen Scheiben genügend erklärlich ist [1]).

Diese letzteren ii zeigen im Beginn der Verkürzung noch keine deutliche Helligkeitsveränderung; in Fach 4 und 23 aber fängt die Verdunklung an merkbar zu werden. Man bemerkt, dass sie an der dem Wellengipfel zugekehrten Seite dieser beiden Fächer weiter fortgeschritten ist, als an der andern, dass sich also ein Fach nicht gleichzeitig als Ganzes contrabirt. Zwischen 6 und 7 und 20 und 21 ist die isotrope Schicht von der anisotropen nicht deutlich zu unterscheiden. Zwischen 7 und 8 und 19 und 20 aber wird sie dunkler als diese und zwar zunächst in der der Grundmembran unmittelbar anliegenden Schicht, so dass der Schein entsteht, als verdicke sich die Grundmembran. In den folgenden Fächern schreitet die Verdunklung weiter fort, bis in Fach 10 und 17 die isotrope Substanz in ihrer ganzen Ausdehnung (vgl. 1 b) gleichmässig undurchsichtig ist.

In der anisotropen Substanz erkennt man im Anfangs- und Endstadium zunächst noch (Fach 1, 2, 26, 25) die hellere Mittelscheibe m zwischen den beiden Querscheiben q. Schon im nächsten Fach aber (3, 24) ist m kaum mehr kenntlich, weil seine Durchsichtigkeit ab-, die der Querscheiben aber zugenommen hat. Dabei wird die Grenze zwischen q und m immer verwaschener. Im Uebergangsstadium (5—7, 20—22) sind beide nicht von einander zu unterscheiden. Dagegen tritt in der Phase der Umkehrung wieder eine optische Trennung der Art ein, dass die mittlere Schicht zunehmend dunkler, die Querscheiben heller werden. Doch ist die Trennung nicht scharf, sondern die dunkle Zone m_1 geht continuirlich in diese über. Auch bleibt ihre Dunkelheit selbst bei stärkster Verkürzung noch beträchtlich geringer als die der isotropen Substanz. Ihrem Volum nach entspricht, wie es scheint, die dunkle Lage m_1 nicht bloss der Mittelscheibe, sondern auch noch den zunächst angrenzenden Theilen der Querscheiben. Sie ist stark doppeltbrechend.

Dieselben optischen Veränderungen, welche hier für die einzelnen Fächer beschrieben wurden, erleiden offenbar auch alle einzelnen Fachelemente. Denn nur in der Voraussetzung, dass

---

1) Der Lithograph hat die Grundmembran in Fig. 1 a, Fach 6—7 und 20—21 etwas zu dick wiedergegeben.

Letzteres der Fall sei, sind jene zu begreifen. Speciell die doppeltbrechenden Muskelprismen werden also bei der Verkürzung unter Volumvermehrung an den Enden durchsichtiger, in der Mitte dunkler.

Die Lage ihrer optischen Axe verändert sich, worin ich Brücke's Angabe bestätigen kann, durchaus nicht. Ihre Zahl, die sich zuweilen recht gut in allen Stadien der Welle bestimmen lässt, ebensowenig.

Das Hellerwerden der doppeltbrechenden Substanz der Querscheiben erklärt sich sehr gut aus einer Quellung ihrer Elemente, für welche die oben nachgewiesene Volumvermehrung schon einen starken Beweis lieferte. Man darf hiergegen nicht einwenden wollen, dass dann die Doppelbrechung verschwinden oder doch merklich abnehmen müsse (vgl. Brücke a. a. O. S. 84). Denn auch bei Einwirkung von verdünnten Säuren oder Alkalien auf einzelne Fasern findet eine merkbare Abnahme dieser Eigenschaft erst bei höheren Graden der Quellung statt. Uebrigens zweifle ich nicht, dass, wenn unsere Methoden fein und sicher genug wären, eine solche Abnahme im vorliegenden Falle sich wirklich würde nachweisen lassen.

Für das Dunkelwerden der isotropen Substanz scheint die einzige genügende Erklärung in der Annahme der Ausscheidung (Gerinnung) eines festen Körpers zu bestehen. Die hierbei vermuthlich freiwerdende Flüssigkeit würde, zum Theil wenigstens, zur Quellung der anisotropen Substanz benutzt werden können. Eine blosse Schrumpfung der isotropen Substanz durch Wasserverlust genügt zur Erklärung nicht, da bei künstlicher Wasserentziehung durch Alcohol, Glycerin, Zucker, starke neutrale Salzlösungen u. s. w. die Verdunklung nicht, oder doch nicht in der charakteristischen Weise auftritt.

Ueber die Natur der sich ausscheidenden Substanz lässt sich vorläufig nichts Positives angeben. Dass sie nicht Myosin ist, geht daraus hervor, dass bei der Wärmestarre, auch in den höchsten Graden — z. B. nach allmählicher Erhitzung auf $^{\cdot}70$ bis $^{+}100^{0}$ C. — nur eine unbedeutende, mitunter selbst kaum merkbare Trübung der isotropen Substanz eintritt (vgl. Fig. 9, 13, 14, 22, 23, 25 auf Tafel II dieses Bandes). Auch ist die Hauptquelle des Myosins nach Aussage der mikrochemischen Reactionen ohne Zweifel die anisotrope Substanz.

Eine sehr wesentliche Unterstützung unserer Erklärung der optischen Erscheinungen liefern die

IV. Aenderungen der mechanischen Eigenschaften.

Die isotrope Schicht wird fester, die anisotrope — mit Ausnahme der Mittelscheibe — weicher. Beides geschieht in dem Maasse, als die optischen Veränderungen sich entwickeln.

Ich schliesse auf die genannten Aenderungen der mechanischen Eigenschaften aus den Form- und Volumveränderungen, welche beide Schichten bei der Einwirkung wasserentziehender, übrigens chemisch möglichst indifferenter Mittel (z. B. Alcohol mit oder ohne nachfolgende Terpentinbehandlung) erleiden. Sie sind aus Fig. 1a zu ersehen. An den ruhenden Stellen, wie auch noch im Anfangs- und Endstadium ist die isotrope Substanz im Vergleich zur anisotropen in querer Richtung geschrumpft: das beweisen die den isotropen Bändern entsprechenden Einziehungen der Faseroberfläche. Die isotrope Schicht setzt hier also formverändernden Einflüssen weniger Widerstand entgegen als die anisotrope, ist weicher. — Im Uebergangsstadium ist die Faseroberfläche glatt, beide Schichten sind also gleichmässig, eventuell gar nicht geschrumpft. Im Stadium der Umkehrung dagegen entsprechen die Concavitäten der Faseroberfläche den doppeltbrechenden Lagen: hier setzen also diese den formverändernden Einflüssen weniger Widerstand entgegen, sind weicher.

Die mittlere Lage (m_1) der anisotropen Substanz nimmt, scheint es, ebenso wie die isotrope, in dem Maasse als sie dunkler wird, an Festigkeit zu. Auch ihr entsprechend finde ich an geschrumpften Fasern im Umkehrungsstadium nicht selten das Sarkolemm ein wenig convex nach aussen hervorgewölbt.

An vielen Präparaten sind die Unterschiede noch viel auffälliger als in Fig. 1 a. Einige der Flögel'schen Präparate zeigten sie sehr deutlich, wie denn auch Flögel's Fig. 8 eine, allerdings nur für das Stadium der Umkehrung sehr zutreffende Darstellung giebt. Auch Merkel's Fig. 19 A (Strecke Z), einem mit Glycerin behandelten Alcoholpräparat von Astacus entnommen, ist hierher zu beziehen.

V. Theoretische Bemerkungen über die Mechanik der Contraction.

Es entsteht jetzt die Frage, in wie weit die mitgetheilten Beobachtungen Schlüsse auf den Mechanismus der Contraction erlauben. Wir setzen dabei voraus, dass die von uns beschriebenen Aenderungen der Form, des Volums, der optischen und mechanischen Eigenschaften, obschon zunächst nur für Muskeln verschiedener Arthropoden festgestellt, im Wesentlichen, wenn auch vielleicht quantitativ mannichfach modificirt, überall, auch bei Wirbelthieren, wiederkehren. Der direkte Beweis hierfür lässt sich freilich mit unseren jetzigen Hülfsmitteln wohl kaum unanfechtbar liefern. Bei den Fasern der Vertebraten wird der Abstand der Querstreifen bei der Contraction zu gering. Im Stadium der Umkehrung würde beispielsweise die mittlere Fachhöhe, nach den Verhältnissen bei den Arthropoden zu schliessen, höchstens etwa 0,0008 Mm. betragen. Ich habe darum, im Voraus von der Unsicherheit ihrer Resultate überzeugt, ausführliche Untersuchungen über die Verkürzung an Wirbelthiermuskeln unterlassen. Doch stellte ich beim Frosch das Eine fest, dass, soweit sichere Wahrnehmung möglich ist, die Dinge im Wesentlichen wie bei den Arthropoden verlaufen. Hiernach fehlt nun vorläufig jeder Grund, die oben angenommene allgemeine Uebereinstimmung zu bezweifeln.

Unter den im Vorstehenden mitgetheilten Ergebnissen scheinen mir die für die Theorie der Contraction wichtigsten zu sein, dass die doppeltbrechende Lage der alleinige Sitz der verkürzenden Kräfte ist und dass sie — mit Ausnahme der Mittelscheibe — bei der Verkürzung quillt. Insbesondere die letztere Thatsache giebt, wie ich glaube, den Schlüssel zu einem näheren Verständnisse des Contractionsmechanismus.

Es ist eine bekannte Thatsache, dass die meisten anisodiametrischen quellungsfähigen Gewebselemente, gleichviel ob „lebend" oder „todt", bei Einwirkung quellungerregender Agentien unter Aufnahme von Flüssigkeit sich der Kugelgestalt zu nähern streben. Bei vielen hat hierbei zunächst, so lange die Volumzunahme nicht ein gewisses hohes Maass überschreitet, eine Verkürzung der längeren Durchmesser statt, die in manchen Fällen selbst sehr bedeutend sein kann. Ich erinnere nur an das Kugligwerden der rothen Blutkörperchen bei Einwirkung von Wasser, Chloroform, Aether u. s. w., wo die Verkürzung der längsten Durchmesser schon bei sehr geringen Graden der Quellung maximal wird und (u. a. bei Amphibien) bis über 50 pCt. steigen kann; ferner an die Verkürzung der Bindegewebsfibrillen [1]), die bei der Quellung in heissem Wasser sogar nicht selten 85 pCt. überschreitet, an die ebenfalls sehr bedeutende Verkürzung der Hornhautfibrillen, wie an die Längsschrumpfung Schwann'scher Nervenscheiden unter denselben Bedingungen.

Denkt man sich nun die anisotrope Substanz der Querscheiben aus lang-cylindrischen oder — prismatischen, der Faseraxe parallel gelagerten Elementen oder Molecülen [2]) zusammengesetzt,

---

1) Ich will nicht unterlassen auf die mannichfaltigen Analogien dieses interessanten Falles mit dem unsrigen hinzuweisen. Auch die Bindegewebsfibrillen sind doppeltbrechend und werden bei der Verkürzung durchscheinender und weicher (leichter dehnbar), ohne zunächst, wenigstens wenn man die Prüfung an Bündeln vornimmt, deren Dicke die der dicksten Muskelfasern nicht überschreitet, merklich an ihrem Doppelbrechungsvermögen einzubüssen. Auch sie vermögen bei der Verkürzung in wenig Zeit sehr bedeutende mechanische Arbeit zu leisten. Wie man angesichts dieser Thatsachen, namentlich der letztgenannten und der Dehnbarkeitszunahme das Wesen der Sehnencontraction in der Verkürzung eines Eiweissgerinnsels hat suchen können, ist nicht begreiflich. Schon der Gedanke an den minimalen Eiweissgehalt der Sehnen, der noch dazu nicht einmal den Fibrillen, sondern der interfibrillären Substanz zukommt, hätte von einer solchen Vermuthung zurückhalten müssen. — Es muss beiläufig betont werden, dass die Sehnencontraction nicht nothwendig an Flüssigkeitsaufnahme von aussen gebunden ist; denn sie erfolgt auch beim Erhitzen im Luft- oder Oelbad oder über Quecksilber. Hier könnte höchstens aus den interfibrillären Spalten Flüssigkeit in die Fibrillen gedrungen sein. Jedenfalls aber findet hauptsächlich nur eine intrafibrilläre Umlagerung von Wasser und fester Substanz Statt, wie auch das häufige Auftreten regelmässig abwechselnder heller und dunkler Stellen bei der Quellung zu beweisen scheint. Die hierdurch hervorgebrachte Querstreifung kann unter Umständen selbst in nicht ungeübten Mikroskopikern den Glauben erwecken, man habe es mit quergestreifter Muskelsubstanz zu thun.

2) Diese hypothetischen „contractilen" Molecüle dürfen nicht mit den Muskelprismen (sarcous elements) noch auch mit den Muskelprismen verwechselt werden. Mit den letzteren nicht, weil sie ihre Form verändern. Mit den ersteren nicht, weil diese noch aus drei Längsabschnitten, entsprechend den zwei Querscheiben und der Mittelscheibe, zusammengesetzt sind. Aber auch die Fibrillenabschnitte der Querscheiben allein sind nicht mit unsern Molecülen identisch, denn ihre Länge im Ruhezustand übertrifft

welche durch, im Verhältniss zur Dicke der Molecüle, sehr
schmale Flüssigkeitslagen von einander getrennt sind, und nimmt
man an, dass diese Molecüle im thätigen Zustand vorübergehend
durch Quellung sich der Kugelgestalt zu nähern streben, so hat
man Alles, was man zur Erklärung der mechanischen Vorgänge
bei der Contraction braucht. Ja man hat mehr.

Es erklären sich dann die Formveränderungen zunächst
der anisotropen Scheiben, weiter, unter Berücksichtigung der
Verbindung derselben mit den isotropen Lagen und dem Sarkolemm und den mechanischen Eigenschaften dieser letzteren, die
Formveränderungen der ganzen Muskelfächer, aus diesen wieder
die der Gesammtmuskelfaser, was hier nicht näher ausgeführt
zu werden braucht.

Es erklären sich das Weicherwerden und die Steigerung der Durchsichtigkeit der Querscheiben.

Es erklärt sich, was keine der bisher aufgestellten Hypothesen verständlich machen konnte, die Volumabnahme des
Gesammtmuskels bei der Verkürzung. Denn allgemein findet bekanntlich bei der Quellung eine Verdichtung statt, derart, dass
das Gesammtvolum des quellenden Körpers und der aufgenom-

---

ihre Breite höchstens um das Zwei- bis Dreifache, zuweilen — bei niedrigen
Fächern — überwiegt sogar die Breite, wonach die Verkürzungsgrösse
der Fächer nur ganz unbedeutend sein könnte, eventuell sogar negativ werden müsste. Durch das Kugligwerden unserer Molecüle muss aber eine
Verkürzung der Gesammtfaser um wenigstens 90 pCt., also eine Verkürzung der Querscheiben um etwa 75—80 pCt. erklärt werden. Dem entsprechend muss die Form der contractilen Molecüle im Ruhezustand eine
sehr schlanke sein. In der Voraussetzung, dass, bei einer Abflachung der
Querscheiben auf ½ der Höhe, die erst cylindrischen Molecüle isodiame-
trisch geworden seien und dabei um die Hälfte an Volum zugenommen
hätten, würde sich die Dicke der Molecüle zu höchstens ⅟₃₅ ihrer Länge
ergeben, wobei noch vorausgesetzt ist, dass die Seitenflächen der Molecüle
sich im Ruhezustand berühren. Beständе jede Querscheibe nur aus einer
Reihe von Molecülen, so würden, die mittlere Höhe der Querscheiben zu
0,0008 Mm. gerechnet, die Molecüle höchstens 0,000032 Mm. dick sein, auf
jedes Querscheibenelement von der Dicke einer Fibrille, also etwa 40 Molecüle kommen. Es würde somit jedes Querscheibenelement in ähnlicher
Weise aus fasrigen Unterabtheilungen zusammengesetzt sein, wie die Muskelfaser aus Fibrillen und der Gesammtmuskel aus Muskelfasern — eine Wiederholung des nämlichen Bauplans in immer kleineren Dimensionen, für
welche viele Analogien zu finden sind.

menen Flüssigkeit nach der Imbibition etwas kleiner ist als vorher [1]).

Mit dieser Verdichtung muss beiläufig Wärmeentwicklung verbunden sein. Doch wird diese sehr wahrscheinlich durch eine entsprechende Wärmebindung bei der Erschlaffung compensirt. Beim Tetanus könnte sie sich jedoch anfangs nach aussen verrathen.

Auch die bedeutende Grösse der mechanischen Arbeitsleistungen, deren die Muskelfasern fähig sind, ist aus der Auffassung der Contraction als eines Quellungsvorgangs sehr wohl verständlich. Welche Arbeit bei der Quellung organisirter Gewebstheile verrichtet werden kann, davon zeugen hinreichend die felsensprengenden Wirkungen quellender Pflanzenzellmembranen [2]).

---

1) H. Quincke, Ueber Imbibition. Diess Archiv 3. Jahrg. 1870, S. 332. — Dass die Volumabnahme des Gesammtmuskels selbst im günstigsten Falle noch äusserst gering bleibt, kann daraus erklärt werden, dass das Volum der quellenden Massen nur ein mässiger Bruchtheil (schätzungsweise höchstens etwa ⅛) der ganzen Muskelmasse ist und dass die Quellung immer doch nur gering ist (eine Verdoppelung des Volums kann nicht erreicht werden). Ferner findet vermuthlich auch eine theilweise Compensation der Volumabnahme Statt, in Folge des Wasseraustritts aus den isotropen Theilen und der Mittelscheibe, welcher dann bei der Erschlaffung ein entgegengesetzter Compensationsvorgang entsprechen würde. Eine völlige Compensation darf aber schon wegen des geringen Gehalts der isotropen Schicht an fester Substanz nicht angenommen werden.

2) Der Versuch L. Hermanns, wie die Sehnenverkürzung auch die Muskelcontraction aus der Verkürzung eines Eiweissgerinnsels herzuleiten, ist schon wegen seiner Unfähigkeit, die Arbeitsleistungen zu erklären, unhaltbar. Wenn bei der die Erstarrung begleitenden Verkürzung nachweisbar(?) Verkürzung eines Eiweissgerinnsels und gleichzeitig bedeutende Arbeitsleistung stattfindet (vergl. Hermann, diess Archiv Bd. IV, 1871, S. 186), so braucht selbstverständlich die letztere darum noch nicht die Folge der ersteren zu sein. Im Gegentheil beweist die Grösse der verrichteten Arbeit, dass die Schrumpfung des Gerinnsels nicht die wesentliche Ursache der Verkürzung bei der Erstarrung sein kann. Man darf vermuthen, dass bei der Starrecontraction derselbe Quellungsvorgang wie bei der Verkürzung mit im Spiele ist. Hierfür spricht u. a. auch die Volumabnahme, die in diesem Falle nachgewiesen ist. Uebrigens zeigt das Mikroskop, dass die Veränderungen der quergestreiften Substanz bei beiden Vorgängen stets in mehreren Punkten sehr wesentlich verschieden sind, wie man denn wiederum auch die verschiedenen Formen der Starre durch sehr verschiedene mikroskopische Veränderungen charakterisirt findet. Der

Die zeitlichen Verhältnisse der Zusammenziehung scheinen mir weiter unserer Annahme durchaus entsprechend zu sein: die Dauer der Zuckung ist nicht grösser und
nicht kleiner, als die sehr vieler verschiedenartiger Imbibitionserscheinungen ähnlichen Umfangs; die Verzögerung der Zuckung
bei der Abkühlung, ihre Beschleunigung bei Erwärmung sind in
Uebereinstimmung mit dem, was vom Einfluss der Temperatur auf
die Geschwindigkeit der Quellungsvorgänge bekannt ist. Die
rasche Folge der Bewegungen im Tetanus hat nichts Befremdendes, da es sich hierbei für uns immer nur um sehr kleine
Flüssigkeitsoscillationen in den Muskelfäsern handelt.

Einen direkten und wie mir scheint nicht wohl anfechtbaren
Beweis für die wenigstens principielle Richtigkeit unserer Vorstellung liefert nun aber die Thatsache, dass auch bei künstlich
hervorgerufener Quellung der Querscheiben, z. B. durch sehr verdünnte Säuren und Alkalien, so lange die Quellung die bei der
Verkürzung innegehaltenen Grenzen nicht erheblich überschreitet,
im Wesentlichen dieselben Aenderungen der Form, des relativen
Volums, der optischen und mechanischen Eigenschaften der doppeltbrechenden Schicht wie bei der physiologischen Verkürzung
auftreten. Man kann sich hiervon sehr leicht an dünnen hoch-
flächigen Arthropodenfasern überzeugen. Wollte man etwa einwenden, dass es sich hierbei zugleich um chemische Reizung
gehandelt haben könne, so bemerke ich, dass starke Quellung
der Fasern (bis auf mehr als das doppelte Volum) ausschliesslich durch Verdickung, unter gleichzeitiger Verkürzung (letztere unter Umständen bis über 50 pCt.) auch an wärmestarren oder „spontan" erstarrten Arthropodenfasern bei Zusatz z. B.
sehr verdünnter Milch-, Essig- oder Salzsäure, auch 10procentiger
Kochsalzlösung, leicht zu beobachten ist. Dass auch hierbei die
Verdickung der Fasern hauptsächlich auf Verdickung (unter Verkürzung) der anisotropen Schicht beruht, lehrt das nach aussen
Convexwerden dieser Schicht. Bemerkt sei noch, dass das Doppelbrechungsvermögen auch in diesen Fällen zunächst nicht
merklich abnimmt. Ebenso sei, obschon diess vielleicht nur eine
zufällige Uebereinstimmung ist, daran erinnert, dass bei künst-

erste Artikel (S. 33 fig.) hat hierfür schon eine grössere Anzahl von Be-
legen gebracht (vgl. Taf. II, Fig. 9—29).

lich hervorgerufener Quellung der anisotropen Substanz die Mittelscheibe dunkler zu werden pflegt (s. Fig. 10 und 20, Taf. II).

Ist unsere Vorstellungsweise für die quergestreifte Muskelsubstanz richtig, so muss sie im Princip auch auf alle andern contractilen Substanzen, also insbesondere auf die der glatten Muskeln und der Flimmerhaare und auf das contractile Protoplasma angewendet werden können; denn es darf mit grosser Wahrscheinlichkeit vermuthet werden, dass der moleculare Mechanismus der Bewegung in allen diesen Fällen im Princip derselbe ist. In der That scheint sie der an sie gestellten Forderung ohne Zwang zu genügen.

In den glatten Muskeln hätte man sich die „contractilen" Molecüle sämmtlich wie bei den quergestreiften Fasern, mit ihren langen Axen der Faseraxe parallel, nirgends [1]) jedoch durch mikroskopisch wahrnehmbare, mit isotroper Substanz gefüllte Zwischenräume von einander getrennt, vorzustellen, also einen weniger differenzirten Zustand als in den quergestreiften Elementen.

Aehnlich, jedoch mit mancherlei unwesentlichen Modificationen, in den Flimmerhaaren und Samenfäden, und den ihnen verwandten undulirenden Membranen [2]).

Im Protoplasma, z. B. der farblosen Blutkörperchen, der Amöben, der Rhizopoden, Myxomyceten, vieler Pflanzenhaare u. s. w., wo die Verkürzungsrichtungen erfahrungsgemäss gleichzeitig an verschiedenen, und zwar oft an unmittelbar benachbarten Stellen ganz verschieden sind, würden die langen Axen der „contractilen" Molecüle entsprechend verschieden gelagert sein.

---

1) Von den Querlinien, wie sie W. Krause als Analoga der Grundmembranen, auch in den glatten Fasern beschreibt (a. a. O. S. 45) habe ich bisher nichts finden können. Wohl kommen nicht selten feine Querfaltungen, auch partielle querstreifenartige Verdickungen und Verdunkelungen vor. Sie haben vielleicht Krause's Angaben zu Grunde gelegen.

2) Dass an diesen Formen keine Doppelbrechung constatirt ist, beruht möglicherweise nur auf der Unempfindlichkeit unserer Hülfsmittel: elementare Muskelfibrillen, deren Durchmesser den der meisten Flimmerhaare noch etwas übertrifft, verrathen uns ja auch nichts von Doppelbrechung. Uebrigens ist die Annahme der Doppelbrechung als allgemeiner Eigenschaft der contractilen Molecüle vorläufig nicht unbedingt nöthig.

Damit wäre auch der Mangel deutlicher Polarisationserscheinungen selbst bei dickeren Protoplasmamassen in Uebereinstimmung.

Das Kugligwerden beweglicher Protoplasmakörper bei elektrischer Reizung würde sich jetzt daraus erklären, dass infolge der Reizung alle Molecüle gleichzeitig kuglig werden: infolge hiervon wird die Flächenanziehung, welche die Molecüle aufeinander ausüben und damit die mittlere Cohäsion der ganzen Masse nach allen Richtungen hin merklich gleich werden, das Ganze also wie ein Tropfen der Kugelgestalt zustreben müssen [1]). Wenn sich in diesem kugligen Zustande alle Molecüle gleichzeitig wieder strecken, wird keine Formveränderung des Ganzen einzutreten brauchen. Diese wird im Allgemeinen nur bei particieller, bezüglich ungleichzeitiger oder ungleich starker Streckung erfolgen. Der kuglige Zustand der Gesammtmasse kann also dem erschlafften Zustand der Molecüle ebensowohl wie dem contrahirten entsprechen, was für die Beurtheilung mancher Fälle, z. B. der kugligen Ruhezustände der Amöben und ähnlicher Elementarorganismen, der Kugelform der weissen Blutkörperchen im circulirenden Blute u. a. von Wichtigkeit ist.

Ein näheres Eingehen auf die mannichfachen Modificationen der Protoplasmabewegung unterlasse ich hier, als ausserhalb meines eigentlichen Zieles liegend [2]). Dagegen muss hervorge-

---

1) Dass unter gewöhnlichen Umständen die Cohäsion nicht an allen Stellen im Innern des Protoplasma gleich ist, in Folge der Reizung aber gleich wird, habe ich früher (diess Archiv 2. Jahrg. 1869, S. 318) für einen Fall (Arcella) aus den Gestaltveränderungen im Protoplasma eingeschlossener Gasblasen bewiesen. Dort sind auch noch andere Beobachtungen an Arcella und an Amoeba diffluens mitgetheilt, aus welchen folgte, dass die Protoplasmamasse dieser Organismen in Folge der elektrischen Reizung vorübergehend in sehr vollkommenem Maasse die mechanischen Eigenschaften einer Flüssigkeit annimmt.

2) Ich muss darauf aufmerksam machen, dass die scharfsinnige Hypothese, welche W. Hofmeister vor mehreren Jahren (W. Hofmeister, die Lehre von der Pflanzenzelle. Leipzig 1867, S. 59 flg.) über die Mechanik der Protoplasmabewegungen aufgestellt hat, mit meiner Vorstellungsweise insofern übereinstimmt, als sie die Ursache der Formveränderungen des Protoplasma, wie auch der Flüssigkeits- und Körnchenströmungen in demselben, in einer Veränderung des Imbibitionszustandes der Protoplasmamolecüle erblickt. Doch setzt H. nur Volumänderungen der Molecüle, nicht Veränderungen ihrer Form voraus, was zur Erklärung der in vielen Fällen möglichen Verkürzungsgrösse nicht ausreicht.

hoben werden, dass unsere Annahme die Contractionsvorgänge mit andern, bisher für wesentlich davon verschieden gehaltenen Arten von Bewegungen, namentlich sogen. Reizbewegungen, unter einen Gesichtspunkt vereinigt: ich erinnere an die Bewegungen der Trichocysten, vieler Nesselorgane und Spermatophoren, die nachweisbar auf Quellung beruhen, und an die zahlreichen bekannten Beispiele aus der Pflanzenwelt (periodische und Reizbewegungen von Hedysarum, Mimosa, Oxalis, Berberis u. a.), in welchen gleichfalls Veränderungen im Wassergehalt der primär bewegten Theile theils direkt bewiesen, theils äusserst wahrscheinlich gemacht sind.

C. Bemerkungen über den Reizungsvorgang und seine Leitung.

Wenn die vorausgegangene Untersuchung sich nur mit dem Contractionsvorgang und seiner Mechanik beschäftigte, unbekümmert um die Vorgänge in der Muskelsubstanz, welche ihn veranlassen, würde es jetzt die Aufgabe sein, diesen letzteren Vorgängen, also der Ursache der Verkürzung nachzugehen. Wäre diese Ursache bekannt, so würde dann vermuthlich auch über die — vorläufig ebenso dunkle — Ursache der Erschlaffung, d. h. der Wiederstreckung der Molecüle, Licht verbreitet sein.

Die Ursache der Verkürzung — der Reiz — ist unter normalen Umständen für jedes nicht direkt vom Nerven aus erregte Fach ein Vorgang, welcher vom nächst angrenzenden Muskelfache aus angeregt wird. Die Fähigkeit der Muskelsubstanz, diesen Vorgang von Fach zu Fach, wie innerhalb jedes Faches, fortzupflanzen, nennen wir ihr Leitungs- oder Fortpflanzungsvermögen. Nur eine Veränderung ist bekannt; welche eine Theilerscheinung jenes Vorgangs sein kann, denn sie fällt in den Zeitraum der latenten Energie: die negative Schwankung. Für die mikroskopische Untersuchung entsteht die Aufgabe: finden im Stadium der latenten Energie sichtbare Veränderungen der Muskelsubstanz statt?

Die Schwierigkeiten, welche der Beantwortung dieser Frage entgegenstehen, wird Niemand verkennen. Die kurze Dauer des Latenzstadiums, die sich auch durch künstliche Mittel nicht hinreichend verlängern lässt, vereitelt die erfolgreiche Anwendung aller der für Untersuchung des Contractionsvorgangs an der le-

benden Faser benutzten Methoden. An alcohol- oder osmium-
starren, während der Thätigkeit getödteten Fasern vermochte ich
auf den dem Anfangsstadium der Welle zunächst vorausgehen-
den Querschnitten keine deutliche Veränderung des Aussehens
aufzufinden.

Ich sah darum zu, welche Aufschlüsse die Contractionserscheinungen selbst über den Reizungsvorgang und seine Leitung
zu geben vermögen. Auf drei Punkte war hierbei die Aufmerksamkeit zu lenken: auf die Richtungen und Bahnen, in welchen
eine Leitung des Reizes möglich ist, auf die Geschwindigkeit
der Leitung und auf etwaige Aenderungen in der Intensität der
Reizwirkung bei der Fortpflanzung.

Ein grosser Theil der hierher gehörigen Thatsachen lässt
sich bereits mit Hülfe makroskopischer Methoden, insbesondere
der graphischen, feststellen. Ein anderer, nicht geringer, ist
nur der mikroskopischen Beobachtung zugänglich, die zugleich
Manches, was auf jenem Wege nur indirekt bewiesen oder wahrscheinlich gemacht werden kann, direkt zur Anschauung bringt.
Leider sind es aber immer nur Bruchstücke, die ich hier geben
kann. Zu einer speciellen Vorstellung über das Wesen des Reizungsvorgangs und die Mechanik seiner Leitung führen sie nicht.

Richtungen und Bahnen der Leitung. Dass der
Reiz sich, im Sinne der Fibrillentheorie, innerhalb jeder Fibrille
der Länge nach fortpflanzen könne, und zwar ebensogut in der
einen wie in der andern Richtung, das möchte keines Beweises
mehr bedürfen. Jeder, der nur einige Zeit mit mikroskopischer
Beobachtung von Contractionswellen, namentlich bei Insekten,
sich beschäftigt hat, wird oft genug das doppelsinnige Leitungsvermögen constatirt haben.

Eine weniger leicht zu beantwortende Frage ist die, ob eine
Querleitung innerhalb der einzelnen Faser, also — im Sinne
der Fibrillentheorie — ein Uebergang der Erregung von einer
Fibrille auf die andere möglich ist? Eine bejahende Antwort
wird freilich schon dadurch sehr wahrscheinlich gemacht, dass
der motorische Nerv, wie es scheint, immer nur mit der äussern
Oberfläche der Muskelfächer in direkten Contact tritt. Doch
könnten hiergegen noch Einwände erhoben werden. Eine mehr
unmittelbare Lösung liefert die mikroskopische Beobachtung. Ich
traf öfter unter Extremitätenmuskelfasern von Arthropoden solche,

die — wahrscheinlich durch die Präparirnadel — halbseitig eine
Strecke weit zerquetscht waren. Nun sah man trotzdem die Contractionswellen nach dem Passiren der unverletzten Seite die
Faser wiederum in der ganzen Dicke ergreifen. Auch die spira-
ligen Drehungen, welche absterbende Muskelfasern nicht selten
ausführen, während eine Contractionswelle sie durchläuft, sprechen für Querleitung. An Alcohol- und Osmiumpräparaten finden
sich ziemlich häufig spiralig verlaufende, über kaum ein Viertel
bis ein Drittel des Faserumfangs ausgebreitete Wellen fixirt. Sie
streckten sich bei dünnen Arthropodenfasern selten über mehr
als 10 bis 15 Fächer aus; ihre Fortpflanzungsgeschwindigkeit
war also äusserst träge gewesen.

Geschwindigkeit der Leitung. Unter normalen Umständen ist die Leitungsgeschwindigkeit, wie es scheint, bei den
meisten quergestreiften Fasern so gross, dass die Verkürzung
für die direkte Beobachtung auf allen Stellen gleichzeitig zu beginnen und zu endigen scheint. Da zugleich die Dauer der Verkürzung an jeder Stelle gross ist im Vergleich zur Zeit, welche
die Erregung braucht, um sich vom einen Faserende zum andern
fortzupflanzen, kann gleichzeitig immer nur ein kleiner Bruchtheil
der Wellenlänge in einer Faser enthalten sein [1]). Fasern in solchem Zustand plötzlich zur Erstarrung gebracht, müssen demnach alle Fächer in ungefähr derselben Phase der Contraction
zeigen. Man findet Fasern, die diess zeigen, auch in der That
nicht selten an frisch mit Ueberosmiumsäure oder Alcohol getödteten Insektenmuskeln, mitten zwischen ruhend erstarrten.

Contractionswellen längs den Fasern fortlaufen zu sehen,
wird erst möglich, wenn die Leitungsgeschwindigkeit bedeutend
gesunken ist. Da die Dauer der lokalen Verkürzung — wie an
allen beliebigen Muskelfasern aller beliebigen Thiere mit Hülfe
des Mikroskops constatirt werden kann — beim Absterben zwar
sehr merklich, aber im Vergleich zur Abnahme der Leitungsgeschwindigkeit nicht bemerkenswerth wächst, so folgt, dass allgemein
die Wellenlänge mit fortschreitendem Absterben geringer wird [2]).

---

1) Diess der Grund wesshalb die Verkürzungscurve, welche der zuckende
Muskel aufschreibt, ohne merklichen Fehler als die Verkürzungscurve des
einzelnen Fachelements betrachtet werden darf.

2) Merkel hat diess übersehen, wenn er (S. 258) meint, die Contractionswelle werde beim Absterben länger.

Schliesslich contrahiren sich, wie früher schon bemerkt, die Fächer nur noch vereinzelt, ist also das Leitungsvermögen von Fach zu Fach gänzlich aufgehoben.

Auffallend ist dabei, dass die Grösse der Verkürzung selbst bei ausserordentlich tief gesunkenem, ja bei völlig verschwundenem Leitungsvermögen noch sehr bedeutend sein kann. Ich schätzte sie (u. a. an Fasern vom Fliegendarm und aus den Schenkeln verschiedener Insekten) auf dem Gipfel von träge fortschreitenden Wellen, deren Länge kaum mehr als 4—6 Fächer betrug, öfter auf 60—75 pCt. Genauere Messungen, die dasselbe lehren, lassen sich an Alcohol- und Osmiumpräparaten anstellen. Selbst an vereinzelt zuckenden Fächern schienen wenigstens Verkürzungen um ¼ der Höhe nicht eben selten vorzukommen.

Contractilität und Leitungsvermögen ändern sich also unabhängig von einander. Und diess ist sehr wohl verständlich, da die Leitung der Erregung von anisotroper zu anisotroper Scheibe durch die isotrope Substanz vermittelt werden muss, der Sitz der Contractilität aber nach uns ausschliesslich die doppeltbrechende Substanz ist. Vielleicht hängt die grössere Ausdauer der Contractilität gegenüber dem Leitungsvermögen wesentlich mit dem festeren Gefüge der anisotropen Substanz zusammen.

Aenderungen der Reizstärke bei der Fortpflanzung. Da wir mit Hülfe des Mikroskops nur indirekt, aus der Grösse der Verkürzung, auf die Stärke des Reizes schliessen können, vermag uns das Mikroskop direkt nichts über etwaige Aenderungen der Reizstärke während der Fortpflanzung auszusagen. Doch lässt sich wenigstens Einiges in Bezug hierauf aus der Beobachtung der Contractionswelle ableiten.

Zunächst ist klar, dass, unter der Bedingung eines gleichen Zustandes aller Muskelfächer, Aenderungen in der Verkürzungsgrösse gleichsinnige Veränderungen der Reizgrösse beweisen. Jene Bedingung lässt sich aber bei der mikroskopischen Untersuchung nicht leicht mit Sicherheit realisiren. Wo sie wirklich erfüllt zu sein scheint, z. B. bei in situ befindlichen Fasern in den Extremitäten der früher genannten Arthropoden, finde ich, nachdem eine Verfolgung der Contractionswellen überhaupt möglich geworden ist, zunächst keine deutliche Intensitätsabnahme der Contractionswelle mit Entfernung vom Ausgangspunkt. Und da diess bestimmt selbst für Wellen gilt, auf deren Gipfel die Verkürzung erheblich unter dem noch möglichen Maximum bleibt, so kann auch der Reiz während der Fortpflanzung keine wesentliche Schwächung erlitten haben.

Sehr entschieden aber tritt diese Schwächung in späteren Stadien des Absterbens ein. Hier sieht man — bei den verschiedensten Arthropodenmuskeln — das allmähliche Schwächerwerden und endliche Verlöschen der Contractionswelle oft sehr schön, und zwar innerhalb Faserstrecken, welche auf direkte elektrische Reizung sich noch ebenso stark verkürzen, wie die, von welchen die Welle ausging. Ohne Zweifel hatte in diesen Fällen eine entsprechende Abnahme in der Stärke der Reizwelle statt. Zu dem gleichen Ergebniss ist auch Bernstein durch Beobachtung der negativen Schwankung gelangt. Doch muss ich gegen ihn behaupten, dass im völlig normalen Zustand, von dem ja auch die Muskeln in Bernstein's Versuchen weit entfernt waren, die Reizstärke beim Fortschreiten nicht abnimmt.

Die Contractionswelle schwillt unter Umständen sogar nachweisbar lawinenartig an. Vom Fliegendarm (wie auch an den glatten Muskelfasern des Ureter und des Darms verschiedener Wirbelthiere) hatte ich das schon früher beschrieben. Neuerdings ward mir öfter Gelegenheit, dasselbe an andern Objecten — Schenkelmuskeln verschiedener Arthropoden — zu constatiren. Da nicht anzunehmen ist, es habe der Grund des Anschwellens in allen diesen Fällen in einem mit wachsendem Abstand vom Ausgangspunkt der Welle stattfindenden Zunehmen der Reizbarkeit gelegen, so bleibt nur übrig, ein wirkliches Anschwellen auch des Reizungsvorgangs anzunehmen.

Ob diess nun auch unter normalen Bedingungen statthabe, könnte bezweifelt werden. Man könnte einwerfen, dass dann so minimale Verkürzungen und so feine Abstufungen der Bewegungen, wie sie erfahrungsgemäss die meisten Muskeln im lebenden Organismus ausführen können, unmöglich seien.

Inzwischen ist nicht zu vergessen, dass die Grösse der Verkürzung eines ganzen Muskels nicht bloss von der Stärke der Reizung seiner Fasern, sondern auch von der Zahl der gereizten Fasern abhängen muss. Geräth nur ein sehr kleiner Theil der Fasern, wie heftig auch immer, in Erregung, so wird die Ver-

kürzung gering ausfallen müssen. Wer weiss, ob wir nicht unbewusst uns beständig solcher particeller Erregungen zur Hervor-
bringung schwacher Verkürzungen und feiner Abstufungen von
Bewegungen bedienen? Auch bei durch künstliche Reizung erzeugten schwachen Muskelbewegungen möchte es schwer halten, stets
den Beweis zu liefern, dass alle Fasern in Erregung gebracht worden seien. Inzwischen wenn letzteres auch normalerweise stets
der Fall wäre, würde ein lawinenartiges Anschwellen der Reizwelle dennoch stattfinden können, nur dürfte es nicht schnell geschehen. Die geringe Länge der meisten Muskelfasern muss hierbei von vortheilhafter Bedeutung sein; sie wird eine feinere Abstufung der Bewegungen des Gesammtmuskels gestatten.

Utrecht, Januar 1873.

Tafel III.

Muskelfaser mit Contractionswelle aus dem Abdomen von Telephorus
melanurus. Durch Alkohol von 50 pCt. zur Erstarrung gebracht. 1 *a* im
gewöhnlichen durchfallenden Licht, 1 *b* dieselbe im polarisirten Licht. $^{1000}/_1$.
Die nähere Beschreibung im Text. S. 171 flg.

(Aus dem physiologischen Laboratorium zu Heidelberg.)

Ueber Pepsin und Fibrinverdauung ohne Pepsin.

Von

Dr. Gustav Wolffhügel.

von Wittich's[1]) Beobachtungen über das Diffusionsvermögen
des Pepsins, so sehr überraschend dieselben für Manchen gewesen
sein dürften, der in dieser Frage schon experimentirte, haben
bisher weder Widerspruch noch Bestätigung erfahren. Auf Anregung und unter gütiger Leitung des Herrn Professor Kühne
stellte ich über die Diffusibilität des Pepsins nach den
verschiedensten Richtungen Versuche an, die wegen ihres von
den v. Wittich'schen Angaben abweichenden Resultats einer
Mittheilung werth sein dürften.

---

1) v. Wittich, Tageblatt der Naturforscherversammlung zu Rostock,
Nr. 6, p. 105. v. Wittich, Pflüger's Archiv V. Bd. p. 443.

Der Apparat, dessen ich mich bediente, war nach Art des Graham'schen Dialysors zusammengestellt, später, nachdem ich kurze Zeit den Kronecker'schen Diffusionsapparat benützt, gab ich einer dieser letzteren nachgeahmten Methode den Vorzug, welche eine möglichst grosse Diffusionsfläche in compendiöser Form ohne Spannung der Membran bietet und das Diffusat leicht zugänglich sein lässt.

In einem mit Gummischlauch und Glasstöpsel verschlossenen grossen Glastrichter liegt in der Form eines Faltenfilters das vegetabilische Pergament, welches die zu diffundirende Flüssigkeit aufnimmt, während der Glastrichter zu gleicher Höhe mit Wasser oder verdünnter Säure gefüllt wird. Das Zusammenfalten des Pergaments erheischt die Vorsicht, die Falten nicht bis zur Spitze laufen zu lassen, und um Einrisse ganz zu vermeiden, dieselbe zeitig anzufeuchten; ebenso ist es rathsam, den Pergamenttrichter nur bis ⅔ seiner Höhe zu füllen, damit am Rande eine breite Zone trocken bleibt, und so ein Austausch der beiden Flüssigkeitssäulen durch Ueberwandern unmöglich wird.

Wegen der verschiedenen Stärke und Dichte des im Handel vorkommenden vegetabilischen Pergaments wird die Angabe nicht überflüssig sein, dass in Wasser oder verdünnter Säure Peptone durch meine Membranen mit Leichtigkeit diffundirten, dagegen selbst nach dreitägiger Diffusion nicht der Farbstoff einer Blutlösung.

Zur Diffusion, die ich bei Zimmertemperatur mit oder ohne Fibrin gegenüber Wasser oder 0,4 pCt. Salz- oder Salpetersäure (je nach Wahl der Säure der pepsinhaltigen Flüssigkeit) anstellte, verwendete ich 1. Glycerinextract des Fundustheils des Magens, 2. Verdauungssaft, der durch Selbstverdauung des Magens (Fundus) mit 0,4 pCt. Salzsäure oder Salpetersäure gewonnen war, 3. peptonhaltige Flüssigkeit, von deren Pepsingehalt ich jedesmal mich durch einen Digestionsversuch überzeugt hatte. Anderseits wurde zu den Versuchen nie Fibrin genommen, welches nicht nach der üblichen Reinigung zur Zerstörung von etwa ihm anhaftendem Ferment in Wasser gekocht war; dieses wurde nach Abkühlung theils frisch, theils nach Conservirung in Glycerin und sorgfältigem Abwaschen verwendet. In Zwischenräumen von 24 und 48 Stunden prüfte ich das Diffusat oder das zum Anziehen des Pepsins dicht an die Membran gelegte Fibrin durch zwanzigstündige Digestion bei einem Säuregrad von 0,4 pCt. und einer Temperatur von 40° C., unter Controle einer vor der Digestion gekochten Probe des Diffusats. Obwohl bei einer derart

vorgenommenen Verdauung wenig Pepsin, wie ich mich zu überzeugen mehrfach Gelegenheit hatte, eine gekochte Fibrinflocke
sichtlich hätte lösen müssen, so begnügte ich mich nicht mit
dem Aussehen der Probe, sondern prüfte, mit Ausnahme der an
und für sich peptonhaltigen Diffusate von 2 und 3, auch bei
völlig klar gebliebener Verdauungsflüssigkeit mit Natronhydrat
und wenig Kupfersulphat. Nun fand ich mit dieser Reaction, so
lange ich mit Salzsäure arbeitete, für die Controlprobe die nämliche Röthung, was sich nur aus einer Wirkung der Salzsäure
an sich auf das Fibrin erklären liess.

Mit Salpetersäure angestellte Versuche, welche in 0,4 pCt.
Verdünnung mit Pepsin bei Körperwärme ebenso stark verdaut
wie die 0,4procentige Salzsäure (nicht minder rasche Lösung des
Fibrins, gleiche Parapeptonmenge und Peptonreactionen), zeigten,
dass dieselbe zwar wie die Salzsäure im Stande ist, ohne Pepsin
gekochtes Fibrin mit der Zeit bei entsprechender Temperatur zu
lösen und in Peptone zu verwandeln, aber dass bei 40° C. für
die hier nur in Betracht kommenden ersten zwei Tage die Bildung des Peptons und der dasselbe immer begleitenden anderen
Stoffe noch zu minimal ist, um z. B. mit Natron-Kupfersulphat
eine andere als blaue, höchstens blauviolette Färbung zu geben.

Wird ein etwa 10 Grm. trockenen Materials entsprechendes Quantum
Fibrin mit 200 Cc. 0,4procentiger Salzsäure unter gleichen Bedingungen
bei 40° C. digerirt, so ist nach 24 Stunden dasselbe gequollen, die Flüssigkeit sehr schwach getrübt und gibt beim Neutralisiren ein reichlicheres
Syntoninpräcipitat. Es kann die Peptonbildung schon nachgewiesen werden, bevor die Flüssigkeit noch auf dem Wasserbade concentrirt worden
ist, was in dieser Zeit bei dem Parallelversuche mit 0,4procentiger Salpetersäure der Prüfung auf Peptone meistens vorangehen muss; entschieden
sind aber Peptone schon nach 24stündiger Digestion bei 40° C. beiderseits
nachweisbar.

Durch diese eigene Verdauungskraft könnte die Säure, im
Falle es sich um den Nachweis von Pepsin in Spuren handelt,
zur Fehlerquelle werden, zumal die etwas rascher verdauende
Salzsäure, wenn man besonderen Werth auf die Peptonbildung
legen wollte und nicht auf das übliche Kriterium, auf die „kaum
zu verwechselnde rasch lösende Wirkung des Pepsins selbst in
kleinen Mengen" [Brücke[1])]. Die Möglichkeit, diese Säure-

---

1) Brücke, Sitzungsber. der kais. Akad. d. Wiss., math.-naturw. Cl.
1859. B. 39, p. 133.

wirkung, unbeschadet der Correctheit des Versuches, einigermassen
auszuschalten, bestimmte mich, für die Diffusionsversuche und
deren Prüfung mich der Salpetersäure statt der Salzsäure
als eines durchaus entsprechenden Surrogats zu bedienen.

Die 0,4procentigen Säuren wurden aus den officinellen reinen Säuren
titrirt, indem von der 25procentigen Salzsäure 16 Cc., von der 30procent.
Salpetersäure 13,3 Cc. auf 1000 Cc. Wasser kamen.

Zahlreiche in dieser Weise angestellte Versuche gaben mit
wenigen Ausnahmen ein Resultat, das mich für die v. Wittich'sche
Lehre nicht einnehmen konnte. Weder der stets sehr wirksame
Glycerinextract, noch die stark pepsinhaltige Peptonlösung, von
welcher ich erwartete, dass das Pepton beim Diffundiren Pepsin
mit sich führen würde, gaben mir genügende Beweise einer
Diffusion von Pepsin. Dem Einwande gegen die Salpetersäure,
dass die durch v. Wittich beobachtete Diffusibilität eine Eigenschaft jener Verbindung des Pepsins mit der Salzsäure (Chlor-
pepsinwasserstoffsäure Schmidt's) sei, will ich im Voraus mit
der Angabe begegnen, dass bei der nicht geringen Anzahl von
Versuchen mit Salzsäure nie eine Differenz zwischen der Ver-
dauungsprobe und ihrer gekochten Controlprobe zu erkennen war,
es sei denn, dass sich durch eine später constatirte Anomalie
der Membran ein Fehler eingeschlichen hatte. Nie wurde es schwer
eine Fehlerquelle in jenen Versuchen nachzuweisen, deren Ergebniss auf Diffusibilität des Pepsins zu deuten schien. Eine Prüfung der Membran mit Blutkörperchenlösung gab mir in solchen
Fällen die Versicherung, dass eine abnorme Permeabilität bestanden haben musste. Doch will ich nicht verkennen, dass diese
Controle, da dieselbe erst nach einer zwei- bis dreitägigen Function
der Membran angestellt werden kann, ihre Bedenken hat, indem
vegetabilisches Pergament nach einiger Zeit besonders bei Diffusion mit verdünnten Säuren, gewissen Veränderungen zu unterliegen scheint, welche die Durchgängigkeit begünstigen. Der
Graham'sche Dialysor verlangt als Vorsichtsmassregel, den Apparat, bei der Herstellung eines Gleichgewichtszustandes der
inneren und äusseren Flüssigkeitssäule, nur bis zu solcher Höhe
zu füllen, dass die Membran an ihrem freien Rande, wo dieselbe
auf dem inneren Cylinder befestigt ist, trocken bleibt, um einem
Ueberwandern vorzubeugen, was sich durch Einfetten des Randes

auch verhüten lassen könnte. Bei der Trichtermethode bekam ich, so lange ich die Membran bis zur Spitze faltete, hie und da von den der Spitze anliegenden Fibrinflocken positives Diffusionsergebniss, das mich vermuthen liess, es möchte bei der Diffusion das schwerere Glycerin und mit ihm das Pepsin in die Spitze des Pergamenttrichters sich gesenkt haben und bei dieser stärkeren Concentration leichter diffundiren. Doch es war ein Irrthum, denn weder in der Spitze, noch in den oberen Regionen fand Pepsindiffusion statt, nachdem ich gelernt hatte, die Membran mit grösserer Vorsicht zu falten.

Die üblichen Cautelen der Diffusion verlangen bei der Entscheidung vorliegender Frage mehr als die gewöhnliche Aufmerksamkeit, wenn man bedenkt, dass ein Minimum von Pepsin hinreicht, in Verbindung mit verdünnter Säure eine rasch verdauende Wirkung auf Fibrin zu entfalten.

Die v. Wittich'schen Mittheilungen über sein Diffusionsverfahren und dessen Controle sind zu cursorisch, um unantastbar bleiben zu können. Es erregt die Anwendung der Salzsäure einiges Bedenken, von deren, wenn auch höchst langsamen, Wirksamkeit ohne Pepsin v. Wittich selbst spricht, und vermisse ich die Angabe, ob mit zuvor gekochtem Fibrin gearbeitet wurde, eine Vorsichtsmassregel, die ich zu einem correcten Schlusse unbedingt nothwendig erachte, da das nicht gekochte Fibrin, abgesehen von möglicherweise anhaftendem Ferment, der verdauenden Wirkung der Salzsäure entschieden rascher anheimfällt als das gekochte.

Bei Bereitung der pepsinhaltigen Flüssigkeiten hatte ich an etwa 12 Magenschleimhäuten (vom Hunde oder Kaninchen) Gelegenheit, mir über die Frage Aufschluss zu schaffen, ob im Pylorustheil Pepsinproduction stattfinde, und stimmen meine Resultate mit jenen von Friedinger[1]), Fick[2]) und v. Wittich[3]) überein, wenn ich die äusserst langsame Verdauung, welche die Versuche mit dem Pylorustheil ergaben, auf reine Salzsäurewirkung reduciren darf.

Die Untersuchung beansprucht peinliche Sorgfalt und Rein-

1) Friedinger, Centralblatt d. med. Wiss. 1871, p. 803.
2) Fick, ibidem 1871, p. 456.
3) v. Wittich, l. c. p. 440.

lichkeit, indem beim Abwaschen der Schleimhaut, mag dieses
nur durch Irrigation oder mit Beihülfe der Finger geschehen,
sehr leicht Pepsin auf den Pylorustheil übertragen werden kann,
wie dieses ohne Zweifel während der Verdauung durch die Bewegung des Mageninhaltes vorkommen wird.

Jene nicht gerade häufigen abnormen Magenschleimhäute, welche eine
ausgesprochene Differenzirung des Pylorustheils vom Fundustheil nicht
bieten, sind für diese Untersuchung völlig ungeeignet.

Bei den ersten Versuchen entnahm ich dem so eben getödteten in der Verdauung begriffenen Thiere behutsam den Magen,
welchen ich, vom Pylorus aus in der grossen Curvatur geöffnet
über die Hand stülpte und unter fliessendem Wasser wusch.
Trotzdem ich bei der Irrigation den Pylorus so gelegt hatte,
dass mit demselben das Waschwasser der übrigen Magenschleimhaut nicht in Berührung kommen konnte, gab mir sein Glycerinextract mit 0,4 pCt. Salzsäure bei 40 ° C. und 20stündiger Dauer
auf gekochtes Fibrin eine Wirkung, die ich auf Pepsingehalt beziehen musste. Später modificirte ich das Verfahren dahin, dass
ich vor dem Waschen den Pylorustheil unter Zurücklassen der
intermediären Zone (Ebstein) mit einer reinen Scheere rasch
abtrug, denselben bis zur neutralen Reaction irrigirte, und dann
zerkleinert mit Glycerin einige Tage extrahirte, so dass nun eine
Uebertragung von Pepsin durch die Reinigungsmanipulationen
ausgeschlossen war.

Die Verdauungsversuche, bei welchen ich statt der möglicherweise zu irrigen Schlüssen führenden Salzsäure auch die 0,4proc.
Salpetersäure einführte, stellte ich bei 40 ° C. Brütofenwärme und
20stündiger Dauer mit gekochtem, vor der Verwendung abgekühl-
tem, Fibrin an und überzeugte mich, indem ich mit verschiedenen
Quantitäten experimentirte, dass ein mit aller Sorgfalt und Rein-
lichkeit hergestellter Glycerinextract des Pylorustheiles
nicht im Stande ist, mit Salpetersäure auf Fibrin derart
verdauen zu wirken, wie bei Gegenwart von Pepsin
in Spuren: die Fibrinflocke quillt auf, die Flüssigkeit wird
kaum getrübt und gibt mit Natron-Kupfersulphat höchstens blauviolette Färbung.

Dieses Ergebniss, wonach den Pylorusdrüsen die Pepsinbildung abzusprechen ist, hat besonderes Interesse für
die Controverse über die physiologische Bedeutung der zweierlei

Zellenformen in den Labdrüsen, deren histologischen Verhältnisse von Rollet[1]), Heidenhain[2]) und Friedinger[3]) im Wesentlichen übereinstimmend beschrieben worden sind. Ebstein[4]) hatte nun im Sinne der Heidenhain'schen Hypothese, nach welcher den Hauptzellen die Pepsinbildung zukomme, experimentell zu erhärten gesucht, dass die nur mit Hauptzellen ausgestatteten Pylorusdrüsen ebenfalls Pepsin produciren, welche Angaben von Friedinger fast hinreichende Widerlegung erfahren haben.

Aus der genannten Arbeit v. Wittich's[5]) ergibt sich unter Anderem, dass verdünnte Salzsäure allein hinreicht, um die Umwandlung des Fibrins in Pepton einzuleiten, dass aber die Gegenwart des Pepsins letztere wesentlich beschleunigt; die Vermuthung eines spontanen Entstehens des Pepsins aus der Säurewirkung, liess sich durch Versuche keineswegs begründen.

Schon im Jahre 1858 hatte Mulder[6]) über diese Säurewirkung Erfahrungen gesammelt und seine Versuche auf Glutin, Legumin, Fibrin, Fleisch, Eiweiss vom Hühnerei, Casein und leimgebendes Gewebe ausgedehnt. Da Mulder der Salzsäure nur lösende Wirkung zuschrieb, suchte er die beim Digeriren von Legumin mit ½procentiger Salzsäure gefundene Peptonbildung mit der Hypothese zu erklären, dass ein Theil des gelösten Legumins sein eigenes Pepsin werde, ebenso wie bei der Hefebildung ohne Hinzufügung neuer Hefe ein Theil der alten Hefe zur Entstehung späterer junger Hefe Veranlassung gibt. Für das Fibrin fand Mulder aus der Säuredigestion (am leichtesten mit 0,1 pCt. HCl), „dass es zwar mit Zurücklassung eines geringen ungelösten Theils (den Bouchardat Epidermose nannte) gelöst wird, ohne vollständig in Pepton verwandelt zu werden, indem es nur einige seiner ursprünglichen Albuminateigenschaften einbüsse. So werde die Lösung noch durch Salpetersäure, gelbes Blutlaugensalz und kohlensaures Ammoniak gefällt, während das unter gleichen Verhältnissen mit Verdauungssaft behandelte Fibrin vollständig in Pepton übergeführt wurde“. Die Hypothese der spontanen Pepsinbildung widerlegte im Jahre 1859 Brücke[7]), unter Anerkennung der auflösenden Wirkung der Salzsäure, während erst v. Wittich einer lange fortgesetzten Fibrindigestion mit verdünnter Salzsäure ohne Pepsin auch die peptonbildende Wirkung

1) Rollet, Centralblatt d. med. Wiss. 1870 p. 325, 1871 p. 373.

2) Heidenhain, ibidem 1870 p. 837, 1871 p. 574.

3) Friedinger, ibidem 1871 p. 803 u. 804.

4) Ebstein, ibidem 1871 p. 81.

5) v. Wittich, l. c. p. 468.

6) Mulder, Schmidt's Jahrbücher Bd. 101, p. 153.

7) Brücke, Sitzungsber. d. kais. Akad. d. Wiss., math.-naturw. Classe, Bd. 37, p. 160.

zuerkannte. Das Entstehen von Pepton aus Albuminaten durch langes
Kochen mit Wasser [Meissner[1]], durch concentrirte Salzsäure [Hoppe-
Seiler[2]], endlich durch Kochen von Fibrin mit mässig verdünnter Schwe-
felsäure [Kühne[3]] ist längst eine anerkannte Thatsache.

Die Bildung der Peptone durch ganz verdünnte Säuren ist
Gegenstand der nachstehenden Untersuchung.

Fibrin von Rinderblut wurde nach vorherigem Reinigen und
Auswaschen mit Wasser (zuletzt unter Zusatz weniger Tropfen
Ammoniak) in der zur Digestion bestimmten Schale 10 Minuten
lang mit Wasser gekocht und nach Abgiessen des Kochwassers
weitere 10 Minuten mit reinem Wasser im Sieden gehalten. Diese
ungefähr 100 Grm. trockenen Materials entsprechende Fibrinmenge,
bei welcher ein Anhaften fermentirend wirkender Stoffe mit Sicherheit ausgeschlossen werden konnte, wurde nach Abkühlung mit
3000 Cc. 0,4procentiger Salzsäure bei einer durch den wechselnden Gasdruck zwar etwas schwankenden Temperatur von 60° C.
digerirt, wobei die durch Verdampfen zu Verlust gegangene Flüssigkeit nach Bedarf ersetzt wurde.

Nach 5 Tagen wurde decantirt, erst durch Leinen, dann
durch Papier filtrirt, der Fibrinrückstand weiterer Digestion mit
0,4procentiger Salzsäure überlassen. Das klare weingelbe Filtrat
wurde bis zur äusserst schwach sauren Reaction mit Natronhydrat
versetzt, wodurch eine starke wolkige Fällung von Fibrinsyntonin
eintrat, das decantirt, mit Wasser ausgewaschen, in Glycerin zur
Aufbewahrung gegeben wurde. Als dieses Verfahren nach 5
Tagen wiederholt wurde, liess die geringe Ausbeute an Fibrinsyntonin im Vergleich zur weit vorgeschrittenen Lösung des
Fibrins vermuthen, dass schon eine weitere Umwandlung des
Fibrins stattgefunden hatte, weshalb das Filtrat des Neutrali-
sationspräcipitats einer Untersuchung unterzogen wurde, was
früher versäumt worden war.

· Dieses Fehlen einer schon in den ersten Tagen der Digestion anzustellenden Prüfung auf Pepton wird durch die aus anderen Versuchen oben
mitgetheilte Beobachtung ergänzt, dass schon nach 24stündiger Salzsäure-
(und Salpetersäure-) Digestion sich Peptone nachweisen lassen.

Der Fibrinrest zeigte während fünftägigen Digerirens mit

---

1) Meissner, Zeitschr. f. ration. Med. Bd. 10.
2) Hoppe-Seiler, Handb. d. phys. u. pathol.-chem. Analyse, 1865,
p. 192 u. 261.
3) Kühne, über Pankreasverdauung Virchow's Archiv 1867.

1,0procentiger Salzsäure bei 60° C. keine Neigung sich zu lösen,
die Säure hatte eine violette Färbung angenommen, und bewirkte
bei der spectroskopischen Untersuchung nur eine gleichmässige
Verdunkelung des Spectrums; auch die Reactionen auf Indol,
Indican und Indigo gestatteten nicht, den Farbstoff in diese
Gruppe verweisen zu können.

Zum Extrahiren der noch verdaulichen Theile wird bei 40° C.
der Fibrinrest mit Magensaft und 0,4procentiger Salzsäure 10 Tage
lang digerirt, der colloide braune Rest auf dem Filter mit Wasser
ausgewaschen. Derselbe ist in verdünnter und concentrirter Salzsäure unlöslich, quillt in concentrirter Kochsalzlösung nur auf;
in seiner verdünnten Sodalösung gibt Kochen mit oder ohne
Salpetersäure einen Niederschlag, der in Ammoniak unter Orange-
färbung löslich ist. Seine mit Soda und Salpeter bereitete Asche
gibt, gelöst in verdünnter Salpetersäure, mit molybdänsaurem
Ammoniak einen gelben krystallinischen Niederschlag, während
die nicht alkalische Asche die Phosphorsäurereaction nicht zeigt.
In diesen Reactionen bietet der unverdauliche Fibrinrest
auffallende Aehnlichkeit mit Nuclein [Miescher[1]], dessen Vorhandensein sich auf die in den Fibrinflocken eingeschlos-
senen Blutkörperchen zurückführen lassen könnte.

Das Filtrat, welches muthmasslich Peptone enthielt, wurde
bei 75—80° C. zu einer bräunlichgelben syrupösen Masse eingedampft, diese aus der Schale mit absolutem Alkohol als ein
sandiger Körper gefällt, der abgegossene Alkohol, zum Sieden
erhitzt, wieder daraufgegeben und 20 Stunden stehen gelassen.
Durch dieses Verfahren hatte der Alkohol eine gelbe Farbe angenommen, während die sandige Masse in feinere Partikel zer-
theilt worden war. Wie vor dem Erhitzen mit Alkohol war sie
in kaltem Wasser nur theilweise löslich, liess beim Glühen auf
dem Platinblech Asche, zeigte mikroskopisch sich entschieden
feinkörnig und amorph. Um im Weiteren nicht unverständlich
zu werden, will ich bei der Mannigfaltigkeit der Präparate diese
Masse vorläufig als Pepton und den gelbgefärbten Alkohol als
Alkophyr bezeichnen.

Das Pepton, mit Wasser zum Sieden erhitzt, hinterlässt,

---

1) Miescher, Hoppe-Seiler, med.-chem. Untersuchungen, IV. Heft,
p. 452.

heiss auf das Filter gebracht, einen schwarzgrauen Rückstand,
während das klar abtropfende Filtrat sich alsbald durch eine
gelbliche Ausscheidung trübte, welche abfiltrirt wurde.

Mikroskopisch ergibt sich für letztere nichts Auffälliges, sie verbrennt
auf dem Platinblech ohne Asche, während der Filterrückstand Asche hinterlässt und mikroskopisch in gelblicher Grundsubstanz eine schwarze
amorphe Masse zeigt. Mit Soda geglühte Asche davon wird in verdünnter
Salpetersäure gelöst und in dieser Lösung durch molybdänsaures Ammoniak
Phosphorsäure nachgewiesen, ein Befund, den ich mit dem Lecithingehalt
der dem Fibrin anhaftenden Blutkörperchen erklären würde, wenn nicht die
Extraction mit heissem Alkohol vorausgegangen wäre, in welchem Lecithin
leicht löslich ist. Salpetersäure bewirkt in der Lösung dieses Filterrück-
standes (mit 0,4proc. Salzsäure) einen in Ammoniak löslichen Niederschlag,
ebenso Essigsäure und Magnesiumsulphat eine trübe weisse Ausscheidung,
während Tanninlösung keine Fällung bewirkt. — Die gelbliche Ausscheidung
der Peptonlösung wird in verdünntem Natron carbonicum heiss gelöst und
mit Essigsäure neutralisirt, wobei sie sich unbedeutend trübt, während ihr
Verhalten gegen Kochen mit oder ohne Salpetersäure, Essigsäure und Ferrocyankalium vor wie nach dem Neutralisiren sich gleich bleibt. Vom Filtrate
der Peptonlösung unterscheidet sie sich nur durch negatives Verhalten
gegen Millon's Reagens, Sublimat und durch gelbrothe Färbung mit Natron-Kupfersulphat.

In der Peptonlösung entstand während des Abdampfens zur
Entfernung ihres starken Kochsalzgehaltes bei einiger Concentration zwischen 70 und 80° C. ein Coagulat, das durch Filtration beseitigt, die Eigenschaften eines Acidalbuminats zeigte. Das
concentrirte Pepton durch Erkalten zum Auskrystallisiren des
Chlornatrium zu bringen, gelang nicht; dasselbe blieb in Wasser
zu einer nicht vollkommen klaren Flüssigkeit gelöst einige Tage
stehen, wobei es sich etwas mehr trübte. Nach Kochen mit
Essigsäurezusatz wurde die Lösung klar filtrirt und auf dem
Wasserbade zur Entfernung der Essigsäure eingeengt, wobei über
Nacht reichliche krystallinische Chlornatriumausscheidung erfolgte.
Die Krystallmasse wurde nun in Filterpapier mit Pergamentum-
kleidung eingeschlagen und gepresst, ein Verfahren, welches ermöglichte, ohne grossen Verlust aus dem Filterpapier durch Aus-
laugen mit Wasser das Pepton in reinerem Zustande zu gewinnen.
Diese Lösung zeigte folgendes, den Eigenschaften der Peptone
entsprechendes Verhalten:

Kochen, Salpetersäure bewirkten keine Ausscheidung, letztere selbst beim Erwärmen nur Gelbfärbung, die mit Ammoniak
in Orange übergeführt werden konnte. Mit Natronhydrat und

wenig Kupfersulphat entstand Purpurfärbung, mit Quecksilber-
oxydnitrat ohne Säureüberschuss weisse Ausscheidung, die sich
nicht im Ueberschuss des Reagens, aber beim Erwärmen, nachdem sie sich zusammengeballt, zum grössten Theil löste und bei
Zusatz von salpetriger Säure nach längerem Kochen als röthli-
ches Pulver unter Röthung der Lösung sich niederschlug. Mit
Essigsäure und Ferrocyankalium tritt sofort, auch bei neutrali-
sirter Peptonlösung, leichte Trübung ein, ebenso nur stärker mit
Pikrinsäure und mit Quecksilberchlorid, starke Fällung mit
Tanninlösung.   Concentrirte Salzsäure, ebenso Essigsäure mit
Magnesiumsulphat, geben keine Reaction. Basisches Bleiacetat
bewirkt eine im Ueberschuss des Reagens nicht, dagegen neutrales Bleiacetat eine lösliche Trübung; mit Alaunlösung entsteht
allmählich leichte Trübung, ebenso mit Kupfersulphat nach einigen Minuten. Eisenchlorid erzeugt weisse Trübung, die sich bei
Eisenchloridüberschuss unter rother Färbung löst.

Um von dem Werthe dieser Reactionen mich zu überzeugen,
nahm ich durch Digestion mit 0,4procentiger Salzsäure und Pepsin
aus gekochtem und dann getrocknetem Fibrin gewonnenes Pepton,
das durch gleichzeitige Diffusion im Brütofen von der Verdauungsflüssigkeit getrennt worden war. Da diese Peptonlösung beim Neutralisiren einen unbedeutenden Syntoningehalt zeigte (wohl eine Folge
der fünf Tage ohne Wechsel der Membran fortgesetzten Diffusion im
Brütofen), wurde sie, durch Kochen concentrirt, filtrirt und erkaltet
n Zimmerwärme über Nacht nochmals diffundirt. Dieses Pepton
verhielt sich, nachdem es auf dem Wasserbade concentrirt worden
war, vollständig wie die aus Salzsäuredigestion ohne Pepsin dargestellte Peptonlösung in allen Reactionen, nur blieb sie klar
mit Eisenchlorid, und war der Niederschlag mit neutralem Bleiacetat im Ueberschuss des Reagens nicht löslich. — Während
Mühlenfeld[1]) in seinem reinen Pepton die Natron-Kupfersulphat-
Reaction nicht bekam, trat dieselbe bei dem diffundirten Pepton
mit schöner purpurrother Farbe ein.

Die Alkophyrlösung wurde mittelst Concentration auf dem
Wasserbade und Erkalten von einer grossen Menge Chlornatrium
befreit, ohne dass der Kochsalzgehalt dadurch ganz beseitigt
werden konnte. Bei stärkerer Concentration schied sich mehr

1) Mühlenfeld, Pflüger's Archiv, V. Bd., p. 388.

und mehr ein aus schwarzbraunen öligen Tropfen bestehender
Bodensatz aus, während sich auf der Oberfläche ein zartes schil-
lerndes Häutchen gebildet hatte, das mikroskopisch nicht etwa
aus Leucin, sondern aus öligen Tröpfchen bestand. Das zu
Syrupconsistenz eingedampfte Alkophyr löste sich selbst bei Siedehitze nur zum Theil in verdünntem Alkohol, während an dem Glas-
stabe, mit welchem zur Förderung der Lösung umgerührt wurde,
eine zähe dunkelbraune Masse festhaftete, die nicht in absolutem
Alkohol, aber in kohlensauren Alkalien und verdünnten Säuren
löslich war und einen aromatischen Geruch hatte, der beim Abdampfen der Alkophyrlösung nach Entfernung des Alkohols schon
wahrnehmbar war. In ihren Reactionen machte diese, gelöst in
kohlensaurem Natron, im Vergleich zur Peptonlösung folgende
Ausnahme:

Mit Salpetersäure entstand eine in Ammoniak lösliche Trübung, mit
Natron-Kupfersulphat gelbgrüne Farbe, gegen Millon's Reagens, sowie
gegen Tanninlösung, Pikrinsäure, Quecksilberchlorid und neutrales Bleiacetat verhielt sie sich negativ.

Der in verdünntem Alkohol gelöste Theil des Alkophyr näherte sich in seinen Reactionen sehr der Peptonlösung, und dif-
ferirte nur durch negatives Verhalten gegen Essigsäure und Ferrocyankalium, gegen Bleiacetat und gegen Natron-Kupfersulphat.

Nach verschiedenen Richtungen angestellte Versuche über
eine spontane Pepsinentstehung durch Einwirkung der Säure auf
Fibrin ergaben keine brauchbaren positiven Anhaltspunkte.

Eine in gleicher Weise mit 0,4procentiger Salpetersäure eingeleitete Digestion liess sich nicht weiter verfolgen, weil nach
einigen Tagen sich intensive sogenannte Xanthoproteinfärbung
der Verdauungsflüssigkeit eingestellt hatte, deren Farbstoff durch
keines der mir zu Gebot stehenden Mittel entfernt werden konnte.
Doch hatte ich mich vor Eintritt der Gelbfärbung und durch die
oben angedeuteten Versuche bei 40° C., bei welcher Temperatur
die Färbung länger ausbleibt, genügend überzeugen können, dass
aus Fibrin durch Digestion mit verdünnter Salpetersäure Peptone
gebildet werden können.

Getrocknetes Fibrin, das zuvor gekocht worden war, zeigte,
mit Säure ohne Pepsin bei 60° C. digerirt, entschieden geringere
Neigung zum Zerfall als ungetrocknetes; ferner scheint die Brütofenwärme von 40° C. für die Digestion ohne Pepsin etwas zu

niedrig zu sein, indem die Lösung des Fibrins längere Zeit beansprucht.

Schliesslich lassen sich meine Untersuchungsresultate in folgenden Sätzen zusammenfassen:

1. Pepsin diffundirt nicht.
2. Die Pylorusdrüsen produciren kein Pepsin.
3. Salzsäure oder Salpetersäure ist in 0,4procentiger Verdünnung ohne Pepsin im Stande, bei einer Temperatur von 60° C., gekochtes Fibrin, wenn auch langsam, zu lösen und in Peptone überzuführen.
4. Diese Fähigkeit, Peptone zu bilden, entwickeln beide Säuren schon bei 40° C. in geringerem Maasse, die Salpetersäure aber entschieden langsamer.
5. Desshalb ist die Salpetersäure, welche bei der Pepsinverdauung dieselben Dienste leistet, in Versuchen zum Nachweis von Pepsin der Salzsäure vorzuziehen.

Heidelberg, den 15. Januar 1873.

Erklärung von W. Preyer.

Im Hinblick auf die Form der neuesten in diesem Archive (VI, 642 und VII, 90) gegen die Richtigkeit des myophysischen Gesetzes versuchten Angriffe, verzichte ich auf eine ausführliche Zurückweisung derselben. Wer genau unterscheidet, was ich voraussetze und was ich beweise, erkennt leicht die völlige Unhaltbarkeit der bisher vorgebrachten Einwände.

Die logarithmische Beziehung zwischen Muskelcontraction und fundamentalem Reize einerseits und zwischen Muskeldehnung und Gewicht andererseits, welche ich in dieser Zeitschrift vorläufig angekündigt habe, findet ihre eingehende theoretische und experimentelle Begründung in einem besonders erscheinenden Werke, mit dessen Ausarbeitung ich beschäftigt bin.

Jena, am 1. Februar 1873.

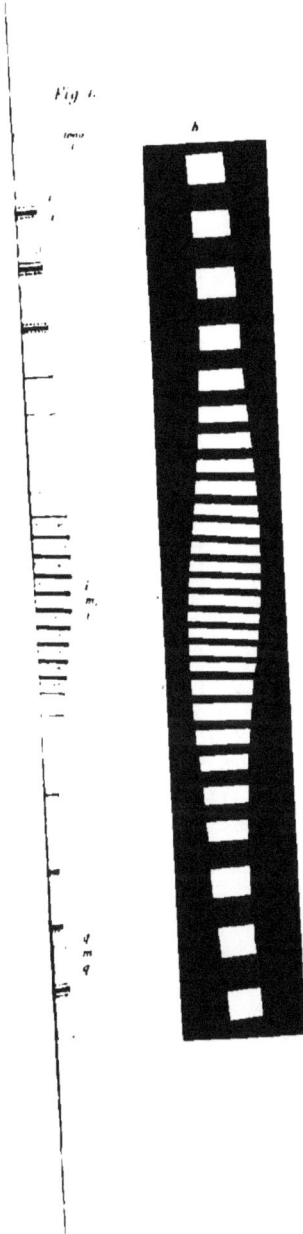

Fig. III.

Fig. I.

(Aus dem physiologischen Laboratorium zu Groningen.)

Ueber den Einfluss einiger Substanzen auf die Reflexerregbarkeit des Rückenmarks.

Von

Dr. S. Meihuisen.

Wie bekanntlich einerseits viele pathologischen Zustände in einer abnormen Modification der Reflexerregbarkeit ihren Grund haben, suchen wir andererseits durch die verschiedensten therapeutischen Methoden auf diese Erregbarkeit einzuwirken, sie herabzustimmen resp. zu erhöhen. Die Zahl der dazu empfohlenen Substanzen hat sich mit der Zeit in hohem Grade vermehrt. Für die meisten derselben wird jedoch bisher eine systematische experimentelle Untersuchung ihrer Wirkungsweise vermisst, eine Lücke, deren Ausfüllung mir in pharmakodynamischer Hinsicht sehr wünschenswerth erscheint. Die folgenden Untersuchungen stellen sich nicht die Aufgabe, diese Ausfüllung vollständig zu geben, sondern nur einen Beitrag in dieser Richtung zu liefern. Ich beschränke mich vorläufig auf die Reflexerregbarkeit des Rückenmarks.

Zum Versuchsthier in dieser Hinsicht eignet sich ohne Zweifel am besten der Frosch, dessen ich mich denn auch ausschliesslich bedient habe. Der Frosch nämlich erträgt die hier erforderliche (vergl. unten) Rückenmarksdurchschneidung sehr leicht und sehr lang. Nach dieser Operation bleibt die Reflexerregbarkeit wenigstens 3 bis 4 Tage die gleiche; zuweilen hatte ich Frösche, welche während 8 bis 10 Tagen nach der Durchschneidung stets die gleiche Erregbarkeit zeigten, wie am ersten Tage. Bei Säugethieren und Vögeln dagegen wirken die Folgen der eingreifenden Operation innerhalb kurzer Zeit in hohem Grade störend auf Erregbarkeits-Experimente.

Der zweite Grund, wesshalb nur Frösche hier brauchbar sind, ist dieser, dass nur bei diesen Thieren von einer annähernd genauen Messung der Erregbarkeit die Rede sein kann. Die gewöhnlichen mechanischen, thermischen und electrischen Reize sind bei Säugethieren und Vögeln zwar qualitativ, aber nicht quantitativ anwendbar, wenigstens lassen sie keine einigermassen genaue Messung des Grades der Erregbarkeit zu. Die Türck'-sche Methode (Reizung mit verdünnter Säure), die, wie sich unten ergeben wird, für Frösche sehr zweckmässig ist, kann bei Thieren mit dicker Epidermis natürlich nicht angewendet werden. Und Enthäutung beeinträchtigt zu schnell den normalen Zustand der enthäuteten und dann chemisch gereizten Körperstelle.

Welche Reizungsmethode ist nun die beste zur Messung der Reflexerregbarkeit des Frosches? Bei der Wahl derselben liess ich mich durch die folgenden Betrachtungen leiten:

Bei electrischer Reizung durch Inductionsschläge kann bekanntlich aus dem Rollenabstande bei der Minimalzuckung auf den Grad der Erregbarkeit geschlossen werden. Die Zuckungen durch directe Muskelreizung machen es natürlich unmöglich, zu dieser Reizung einfach die Haut einer Extremität ohne weitere Vorbereitung zu benutzen. Setschenow hat vorgeschlagen, dazu ein lospräparirtes Stück der Rückenhaut zu verwenden. Professor Huizinga fand es noch zweckmässiger, den zu reizenden Hautlappen an der Aussenseite des Oberschenkels zu bilden, und zwar in der Form eines Dreiecks, dessen Spitze am Knie liegt und dessen Basis in der Höhe des Oberschenkelkopfes die verbindende Brücke (ca. 1 Cm. breit) zur übrigen Haut bildet. Jedenfalls bleibt aber solch ein Hautlappen nicht lange normal reizbar, auch nicht wenn derselbe vor der Vertrocknung gehörig geschützt wird. Ausserdem muss bei dieser Reizungsmethode der Frosch aufgehängt werden, sonst würde man den Hautlappen schwerlich unverrückt auf den Electroden halten. Und selbst wenn das Thier in hängender Stellung sich befindet, ist es nicht leicht zu verhüten, dass die Reflexbewegungen nicht eine kleine Verschiebung bewirken. Das Aufhängen des Frosches aber, selbst wenn es noch so schonend geschieht, hat, wie ich unten zeigen werde, einen so schädlichen Einfluss auf die Reflexerregbarkeit, dass es hier ganz unzulässig ist.

Weiter könnte man zur electrischen Reizung statt der Haut einen Nervenstamm verwenden, z. B. das centrale Ende des durchschnittenen Ischiadicus. Die Reflexbewegungen müssten dann im andern Beine auftreten. Bei dieser Methode aber sind jedesmal starke Reize erforderlich, einestheils weil von den Nervenstämmen aus viel schwerer Reflexe ausgelöst werden, als von den

Nervenendigungen aus, anderntheils weil die Reflexe im andern
Beine auftreten, also auf die andere Körperhälfte überschlagen
müssen. Solche starke Reize erschöpfen den Nerven bald.

Die thermische Reizung hat ebenfalls ihre misslichen Seiten;
die genügende Regulirung und Abstufung des Reizes ist nicht
leicht; eine gleichzeitige mechanische Reizung ist schwer zu verhüten; einigermassen starke thermische Reize alteriren die Haut
des Frosches sehr bald; ausserdem ist der Erfolg eines thermischen Reizes nicht so sicher und constant, dass Wärme hier als
Reiz zulässig wäre.

Lässt sich bei der mechanischen Reizung die Reizstärke in
Zahlen ausdrücken? Beim Kneifen mit dem Finger oder der
Pincette natürlich nicht. Ich versuchte dazu die folgende Me-
thode: An dem Unterende eines Pendels war ein geknöpftes
Stäbchen so befestigt, dass das Pendel einen Hammer bildete,
der am Stiele aufgehängt war. Die Schwimmhaut des Frosches
wurde auf einer geeigneten Fläche so ausgebreitet, dass bei einer
Pendelschwingung der Hammer darauf schlug, und zwar dann,
wenn das Pendel eben den niedersten Stand erreicht hatte. Ein
Gradbogen gab die Höhe an, von welcher das Pendel fiel. Diese
Höhe war das Maass für die Stärke der Schläge. Beim Gebrauche
dieses Apparats ergaben sich aber zwei Uebelstände. Der eine
war, dass der Spielraum zwischen einer unwirksamen Reizgrösse
und einer allzu starken sehr gering war. War in einem Falle
z. B. die Fallhöhe des Pendels 7°, dann war der Schlag zu
schwach um reizend zu wirken. Bei 8° und 9° erfolgte Reaction,
aber schon bei 10° Fallhöhe waren die Schläge so stark, dass
sie Quetschung der Haut verursachten und dieselbe bald ihre
Erregbarkeit verlor. Dies geschah schon, wenn als Pendel ein
leichtes Stäbchen aus Holz mit ebenfalls hölzernem Hammer angewendet wurde. Der zweite Uebelstand bestand darin, dass bei
jeder Reflexbewegung natürlich die Schwimmhaut weggezogen
wurde, und man also nicht sicher sein konnte, dass jede Reizung
unter denselben Umständen geschah, dass die Schwimmhaut immer auf gleicher Weise dem Schlage des Hammers ausgesetzt
war. Ich habe mich daher dieser Vorrichtung und der mechanischen Reizungsmethode überhaupt nicht weiter bedient, um so
mehr, da die nun zu besprechende chemische Methode meinen
Zwecken hinreichend genügte.

Türck (über den Zustand der Sensibilität nach theilweiser Trennung des Rückenmarks, Wiener Zeitschr. VII, 1, 1851) war der Erste, welcher zur Messung der Reflexerregbarkeit die verdünnte Schwefelsäure als Reiz benutzte, worin die Hinterextremität des Frosches getaucht wurde. Aus der Zeit vom Eintauchen bis zum Auftreten der Reflexbewegung schloss er dann auf die Erregbarkeit. Je schneller der Frosch reagirte, um so erregbarer war er. Diese Methode hat sich mir als sehr empfehlenswerth erwiesen, ungeachtet der Beschwerden, welche Herzen (Expériences sur les centres moderateurs de l'action reflexe Turin, 1864) dagegen vorgebracht hat. Ich erlaube mir diese Beschwerden etwas näher zu beleuchten.

Herzen sagt (a. a. O. S. 9): l'acide sulfurique est un moyen auquel on ne peut pas se fier absolument. D'abord après avoir plongé les extrémités postérieures de l'animal plusieurs fois dans la solution acide, quelque faible qu'elle soit, on remarque une coloration plus obscure de la peau aux endroits plongés. Si la solution ne touche plus que ces mêmes endroits, l'animal réagit plus lentement et enfin pas du tout. Si on touche une partie fraiche de la peau avec la même solution (par ex. la cuisse au lieu de la jambe) il réagit encore, mais la dépression augmente rapidement, pour peu que la solution acide soit une idée plus concentrée qu'il ne faut (ce qui varie suivant la disposition individuelle des grenouilles) l'animal tombe dans un état de prostration complète. On conçoit que voici un important élement d'erreur. An einer andern Stelle (S. 44) heisst es: M. Seczenow conseille de ne pas employer une solution trop concentrée, qui dégage des réactions trop rapides. Je me suis tenu à cette règle; j'ai employé une solution qui ne faisait réagir les grenouilles normales qu'au bout de 5, 10 et 15 secondes, et malgré cela j'ai toujours observé que la sensibilité à cette irritation diminue très vite et avec une rapidité différente suivant la disposition individuelle des grenouilles. Au bout de 5 à 10 immersions la peau des extrémités trempées devient plus foncée, livide et bientôt après l'épiderme devient opaque. La grenouille est alors presqu' insensible à de nouvelles immersions, ce qui pourrait faire croire à une depression de l'action réflexe qui n'a pas lieu. Une demi-heure ou une heure après on peut enlever comme un gant tout l'épiderme des extrémités qui ont été trempées dans l'acide.

Fragt man nach der Concentration der Säure, womit Herzen reizte, so findet sich nur diese einzige Angabe, „dass normale Frösche darin nach 5, 10 bis 15 Secunden reagirten". Diese Angabe ist ziemlich unbestimmt, zumal da Herzen die Bezeichnung „normale Frösche" nicht näher erklärt. Werden damit Frösche gemeint, welche intact sind, deren Rückenmark nicht durchschnitten ist, so ist mit der Angabe sehr wenig anzufangen, da bei solchen Thieren die Zeit bis zum Eintritt der Reaction viel zu variabel ist, um sich mit einiger Sicherheit bestimmen zu lassen.

Ebenso wenig theilt Herzen mit, welche Froschart er benutzte, die R. esculenta oder temporaria. Dieser Umstand ist nicht unwesentlich. Die erstere Art nämlich, den grünen Wasserfrosch, habe ich zu diesen Versuchen sehr wenig geeignet gefunden, einestheils wegen seiner dickeren Epidermis, anderentheils weil er überhaupt schwächer reagirt als der braune Frosch. Stets habe ich diesen letzteren, die R. temporaria, benutzt, und zwar immer frisch eingefangen oder höchstens nach kurzer Gefangenschaft.

Weiter, und das ist wohl die Hauptursache der schlechten Resultate Herzen's, hat er allemal nach der Reizung das Abspülen der Säure mit destillirtem Wasser unterlassen. Ein einziges Mal (S. 19) spricht er von Abwischen mit einem Tuche, was natürlich nicht genügt, die Säure zu entfernen.

Ich reizte mit verdünnter Schwefelsäure von $\frac{1}{5}$ pCt. in weitaus den meisten Fällen. Jede Viertelstunde fand eine Reizung statt und nach jeder Reizung wurde die Haut sorgfältig mit Wasser abgespült. Mit Beachtung dieser Cautelen blieb die Erregbarkeit der Frösche sich Stunden lang gleich, und niemals habe ich eine Missfärbung oder eine Ablösung der Haut beobachtet. Einige Versuche mögen hier folgen, woraus sich die völlige Unschädlichkeit dieser Reizungsmethode ergiebt. Die mitgetheilten Zahlen bedeuten die Anzahl Metronomschläge (100 per Minute) von der Eintauchung bis zur ersten merkbaren Reflexbewegung.

Zeit	Frosch A.	B.	C.	D.	E.
9 h.	8	4	4	5	6
9 15	7	4	2	5	6
9 30	7	4	8	5	8
9 45	7	3	4	5	7
10 —	8	2	3	5	7

Zeit	Frosch A.	B.	C.	D.	E.
10 15	7	2	3	5	7
10 30	9	4	4	5	7
10 45	8	4	4	5	6
11 —	8	3	4	6	5
11 15	7	3	5	6	5
11 30	8	3	5	6	6
11 45	8	4	4	6	6
12 —	8	4	5	5	7
12 15	9	4	5	6	6
12 30	· 8	4	5	6	6

Folgen die Reizungen sich zu schnell, z. B. in Pausen von
5 Minuten, dann sinkt die Erregbarkeit innerhalb einer Stunde
beträchtlich, z. B.:

Zeit	Fr. A.	B.	Zeit	Fr. A.	B.
10 h.	7	4	10 35	8	6
10 5	6	4	10 40	9	9
10 10	7	4	10 45	11	8
10 15	5	4	10 50	15	8
10 20	6	4	10 55	12	9
10 25	7	5	11 —	17	9
10 30	8	6			

Um diese Fehlerquelle zu vermeiden, soll man also die Pau-
sen zwischen den Reizungen nicht zu kurz wählen. Bei einer
Pause von 15 Minuten bleibt fast immer während der ersten
Stunden die Erregbarkeit sich völlig gleich, nur in sehr seltenen
Fällen nimmt sie nach der dritten Stunde langsam ab.

Bei dem Studium der reflexhemmenden oder reflexfördernden
Einflüsse kann daher die verdünnte Schwefelsäure in der angegebenen Concentration von $\frac{1}{5}$ pCt. sehr zweckmässig als Reiz
benutzt werden, wenn man nur die folgenden Cautelen in Acht
nimmt: erstens nach jeder Reizung die Extremität sorgfältig ab-
zuspülen; zweitens die Reizungen mit nicht zu kurzen Pausen
zu wiederholen. Tritt dann die Modification der Erregbarkeit
innerhalb drei Stunden nach der Application der untersuchten
Substanz auf, so kann man sicher sein, dass diese Modification
von der Substanz und nicht von der Versuchsmethode herrührt.

Ein wesentlicher Umstand bei diesen Versuchen ist endlich
die Temperatur. Dieselbe soll nicht zu hoch steigen. Eine mittlere Zimmertemperatur von 15—16° hat keinen wahrnehmbaren
schädlichen Einfluss, wohl aber tritt dieser auf, wenn die Tempe-

ratur über 19° steigt. Die Frösche werden dann matt, reactionslos und sterben oft in kurzer Zeit ohne sonstige Ursache. Solche „spontane" Todesfälle habe ich bei niederer Temperatur niemals beobachtet. Bei Herzen's Versuche ist, wie er selbst anerkennt (a. a. O. S. 12), der schädliche Einfluss der hohen Temperatur auch wohl im Spiele gewesen; er arbeitete nämlich während der Sommerhitze in Florence.

Zur Bestimmung der Reflexerregbarkeit der Frösche sollen natürlich die willkürlichen Bewegungen ausgeschlossen werden. Dazu durchschnitt ich das Rückenmark in der Verbindungslinie der hinteren Ränder der Trommelfelle. Diese Operation muss schnell und mit möglichst geringer Blutung geschehen. Jeder beträchtliche Blutverlust beeinträchtigt sehr die Reflexerregbarkeit, wovon ich mich durch besondere Versuche überzeugte. Verblutung aus dem angeschnittenen Herzen vernichtet in sehr kurzer Zeit, höchstens einer halben Stunde, alle Reflexerregbarkeit. Hier wirken aber der Blutverlust und das Aufhören der Circulation zusammen.

Wie soll nun der Frosch aufgehängt werden? Sanders (Leipziger physiol. Arbeiten 1867) schlug dazu einen Haken in den Unterkiefer, doch dabei ist es erforderlich, vorher das Gehirn zu zerstören. Um diese Zerstörung zu vermeiden, versuchte ich eine andere Aufhängemethode, wobei der Frosch in einer hölzernen Gabel hing, deren zwei Zinken gerade den Leib des Thieres zwischen sich fassten und zwar so, dass der Frosch die Gabelzinken unter den Achseln hatte und die Bauchseite nach dem Gabelstiele gekehrt ward. Der ganze Hinterkörper hing dann frei hinab.

Diese Art der Aufhängung erwies sich aber bei näherer Erfahrung als unzweckmässig. Die fortwährende hängende Stellung hatte öfters einen schädlichen Einfluss auf die Erregbarkeit; und da die ganze Schwere des Frosches auf die Achselhaut und die Brusthaut drückte, löste dieser Druck manchmal störende Reflexbewegungen aus. Weitaus am besten fand ich es, den Frosch gar nicht aufzuhängen und bei der Anstellung der Versuche auf folgende Weise zu verfahren: Nach der Rückenmarksdurchschneidung lege ich die Thiere zur Erholung in einen feuch-

ten Raum. Nach einer halben Stunde sind sie meistens schon
verwendbar; doch um mich vor den unmittelbaren Einflüssen
der Operation ganz sicher zu stellen, benutze ich sie fast immer
erst nach einer bis mehreren Stunden. Solch ein Frosch bleibt
im Mittel 2 bis 3 Tage zum Versuche brauchbar, so lange nämlich
ändert sich seine Reflexerregbarkeit nicht. Mitunter bleibt
dieselbe bis zum achten Tage sich vollkommen gleich. Ein
paar dieser Fälle setze ich hierher:

	A		B	
	Morg.	Abends	Morg.	Abends
1. Tag	7	7	12	11
2. „	7	9	12	10
3. „	12	8	11	12
4. „	7	7	11	13
5. „	7	7	12	14
6. „	8	8	12	12
7. „	9	7	13	13
8. „	8	8	12	12

Jedesmal, wenn ich nun reizen will, fasse ich den Frosch
mit Daumen und Zeigefinger behutsam hinter den Vorderbeinen
und halte ihn vertical. Das Thier bleibt vollkommen ruhig
oder beruhigt sich jedenfalls nach ein paar Zuckungen und
lässt dann die Hinterbeine schlaff hängen. Dann wird der eine
Fuss (jedesmal derselbe) bis zur Ferse in die Säure getaucht,
wobei der Frosch vertical hängen bleibt, und darin gelassen, bis
Reflexbewegung eintritt. Sogleich wird dann der Fuss heraus-
gezogen und in eine grosse Menge destillirtem Wasser abgespült und das Thier wieder in den feuchten Raum zurückgelegt.
Die Schläge eines auf 100 gestellten Metronoms vom Moment
der Eintauchung bis zum Moment des Reflexes werden gezählt
und notirt.

Finde ich nun bei drei Reizungen in Pausen von 10 Minuten jedesmal dieselbe Zahl Schläge, so schliesse ich, dass der
Frosch sich von der Rückenmarksdurchschneidung erholt hat,
und nehme diese Zahl als Norm an. Meine meisten Frösche
reagirten nach 5—8, einzelne nach 3—5, andere erst nach 10
bis 20 Schlägen.

Ist so die Normalerregbarkeit bestimmt, so wird die Substanz, deren Einfluss untersucht werden soll, unter die Rückenhaut injicirt. Dann muss das Thier eine Viertelstunde ruhig

gelassen werden, um den störenden Einfluss des sensiblen Reizes
der Injection zu vermeiden. Wie aus den Versuchen von Goltz
u. A. hervorgeht, setzen nämlich sensible Reize die Reflexerregbarkeit herab. Für mich war es vor Allem wichtig zu wissen,
wie lange diese Herabsetzung nachwirkt. Bei meinen hierauf
bezüglichen Versuchen benutzte ich als Reiz die Injection von
$1/_8$ bis $1/_4$ Cc. 10 procentiger Kochsalzlösung und fand unmittelbar nach der Injection die Erregbarkeit bedeutend herabgesetzt.
Diese herabgesetzte Erregbarkeit blieb ungefähr 5 Minuten lang
auf derselben Höhe und kehrte dann allmälig zur Norm zurück.
Zehn Minuten nach der Injection war der Frosch fast wieder
normal erregbar, und nach weiteren fünf Minuten war jede
Spur von Wirkung der reizenden Flüssigkeit verschwunden.
Auch wenn ich einen mechanischen starken Reiz anwendete
(das Umschnüren einer Extremität mit einem Bindfaden), war
das Resultat dasselbe; die Erregbarkeit war anfänglich stark
herabgesetzt, doch innerhalb 10 Minuten wieder vollkommen
normal. Findet man also 15 Minuten nach der Injection der
zu untersuchenden Substanz eine Modification der Erregbarkeit,
so kann man sicher sein, dass dieselbe nicht vom Injections-
reize an sich herrührt.

Ich gebe nun zur Beschreibung der einzelnen Versuchsresultate über.

Bromkalium.

Dieses viel gebrauchte Salz verdiente hier wohl in erster
Reihe untersucht zu werden. Zwar ist schon genügend constatirt,
dass bei Vergiftungen mit Kalisalzen die Reflexbewegungen bald
aufhören, doch bei den hierüber gemachten Versuchen von Eulenburg und Guttmann u. A. sind meines Wissens keine speciellen Messungen der Erregbarkeit angestellt. Was die Betheiligung des Broms an der Bromkaliumwirkung betrifft, ergeben
auch meine Versuche, dass dieselbe in dieser Hinsicht nicht stattfindet. Chlorkalium wirkt vollkommen wie Bromkalium, eher
noch etwas stärker [1]); und Bromnatrium ist sogar in grosser
Menge ohne alle Einwirkung auf den Reflexapparat.

---

1) KCl = 52. 4 pCt. K; KBr. = 32. 8 pCt. K. Daher die stärkere Wirkung
des KCl.

Zum Beispiel einige Versuchstabellen:

	Fr. A. 0,015 KBr.	Fr. B. 0,008 KBr.
Norm vor der Inj.	7	5
Nach der Inj.		
15 Min.	16	15
30	23	7
45 Min.	21	13
1 St.	kein Refl. nach 50 Schlägen	19
1 15	id.	19
1 30	id.	22
1 45	id.	13
2 —	id.	12
3 30	9	10
4 30	4	10

0,015, 0,030, 0,045, 0,060 NaBr injicirt und 6—10 Stunden lang die Thiere geprüft; die Reflexerregbarkeit bleibt vollkommen normal.

	A.	B.	C.
Norm	5	4	4
Inject. von	0,015 KCl	0,008 KCl.	0,005 KCl.
Nach der Inj.			
15 Min.	17	13	19
30	15	12	14
45	28	16	18
1 St.	Reflex verschwunden	15	12
1 15		13	12
1 30		16	22
1 45		16	17
3 30		Reflex verschw.	
4 —			3
5 30		Nach starken Reizen schwache Reaction	
6 —			4

Nach Injection von 0,020 Bromkalium oder Chlorkalium blieb in einer Viertelstunde aller Reflex selbst auf die stärksten Reize aus. Das Herz schlug dann noch schwach; Nerven und Muskeln waren noch reizbar für schwache Ströme des Schlittenapparats.

Die Frage stellt sich nun: In welcher Weise heben die Kalisalze die Reflexerregbarkeit auf? Fünf Möglichkeiten könnten hier in Betracht kommen. Bei einer Reflexbewegung müssen wenigstens fünf verschiedene Organe im Spiele sein: der sensibele Endapparat, die centripetal oder centrifugal leitenden Nerven, der centrale Apparat, die motorischen Nervenendplatten, die Muskeln. Jede Substanz, welche die Thätigkeit eines dieser Organe beeinflusst, kann dadurch die Reflexbewegung modificiren.

Ob eine reflexherabsetzende Substanz diese Wirkung hat durch Verringerung der Leistungsfähigkeit der Nerven oder Muskeln, ist leicht zu entscheiden. Man vergiftet einen Frosch mit der Substanz und prüfe von Zeit zu Zeit die Erregbarkeit bis gerade aller Reflex, auch nach den stärksten Reizen, aufgehört hat. Sobald dies eintritt, wird ein Nerv und ein Muskel freigelegt und ihre Erregbarkeit mit schwachen Inductionsschlägen untersucht. Findet man dann Nerv und Muskel noch normal erregbar, so haben diese jedenfalls an der Reflexherabsetzung keinen Theil.

Hat man sich durch diesen Versuch hierüber Gewissheit verschafft, so bleiben noch die Möglichkeiten, dass die untersuchte Substanz die Thätigkeit entweder des centralen Apparates oder der (sensibelen oder motorischen) peripherischen Endapparate beeinflusst. Zwischen diesen beiden entscheidet man folgenderweise:

Nach theilweiser Entfernung des Steissbeines isolirt man beiderseits die Nerven für die Hinterextremitäten, führt einen starken Faden unter dieselben und schnürt den Faden mit Schonung der Nerven fest zu, so dass das Hinterende des Frosches vollständig von der Circulation abgeschlossen ist. Verfährt man hierbei vorsichtig und vermeidet Blutung, so ertragen Frösche diese Operation vier Stunden und mehr, ohne dass die Reflexerregbarkeit von den Hinterextremitäten aus abnimmt. Ist das Thier so vorgerichtet, (auch das Rückenmark muss natürlich durchschnitten sein) so wird ihm die zu untersuchende Substanz injicirt, in solcher (vorher bestimmter) Menge, dass innerhalb einer Stunde die volle Wirkung derselben auftritt. Ist dies der Fall, hat bei der Anwendung von Kalisalz z. B. jeder Reflex von den Vorderextremitäten aus aufgehört, so prüft man die Hinterextremitäten. Bekommt man dann auch von diesen aus keinen Reflex mehr, so beweist dies, dass das Kalisalz die Reflexcentra ausser Thätigkeit gestellt hat. Denn hätte das Kali lähmend auf die Endapparate gewirkt und dadurch den Reflex aufgehoben, so müsste in diesem Versuche die Auslösung der Reflexbewegungen von den Hinterextremitäten aus nach wie vor gelingen, da hier durch die Ligatur das Gift nicht zu den Hinterextremitäten hat gelangen können und also die Nervenendigungen derselben mit dem Gifte nicht in Contact gewesen sind.

Mittelst der oben im Allgemeinen beschriebenen Versuche

constatirte ich, dass die reflexdeprimirende Wirkung der Kalisalze eine centrale ist; nämlich, dass sie den Theil des Reflex-
actes, der im Rückenmark stattfindet, beeinträchtigen oder gänzlich verhindern.

Schliesslich noch die beiläufige Bemerkung, dass, sobald die
Erscheinungen der Kali-Intoxication auftreten, die Frösche sehr
dunkel gefärbt, fast schwarz aussehen. Dasselbe ist auch der
Fall bei Vergiftungen mit Zink, Chloralhydrat, Carbolsäure. Erholen sich die Thiere wieder, so erscheint die normale Färbung
wieder.

Zinksalze.

Dieselben gehören bekanntlich unter die berühmtesten Anti-
pasmotica. Dass aber ihre Anwendung bisher eine rein empi-
rische gewesen ist, sollte man schliessen aus Nothnagel's Ausspruch in seinem Handbuche der Arzneimittellehre: „Für den
Ausdruck „Narcoticum frigidum“, mit welchem man Zinkoxyd
häufig belegt hat, ist in seiner physiologischen Wirkungsweise
keine Berechtigung zu finden.“

Meine Versuche aber haben mir diese Berechtigung allerdings gezeigt. Insoweit das Zink die Thätigkeit der Reflexcentra
im Rückenmark sehr herabsetzt, verdient es vollends den Namen
eines Narcoticums. Ich injicirte eine Lösung von Zinkacetat.
Folgende sind einige Versuchsnotizen [1]).

	A.	B.	C.	D.	E.
Norm vor der Injection	8	7	4	8	4
Nach der Injection von	0,010	0,008	0,006	0,005	0,003 Znacetat
15 Min.	32	16	14	25	10
30	50	∞	15	41	9
45	∞	R	24	∞	32
1 St.	R	kein Reflex	∞	R	∞
5 —	10		todt	20	13

Grössere Gaben bis 0,015 und 0,020 vernichteten innerhalb
einer Stunde allen Reflex, während Herzschlag und Respiration
nach dieser Zeit noch im Gange waren. Die oben beim Kali
beschriebenen Versuche ergaben, dass die reflexhemmende Wirkung des Zinks eine centrale ist.

---

1) Das Zeichen ∞ bedeutet, dass der Frosch nach 60 Metronomschlägen
noch nicht reagirte; R bedeutet, dass er nur auf sehr starke Reize (Kneifen
etc.) noch reagirte.

Chloralhydrat.

Von dieser Substanz behauptet Rajewski, dass kleine Gaben die Reflexerregbarkeit anfänglich erhöben und sie erst später herabsetzen, während grössere Gaben sogleich herabsetzend wirken. Diese anfänglich erhöhte Erregbarkeit habe ich bei meinen Versuchen nicht bestätigen können. Die kleinste von mir gegebene Menge (0,0005) wirkte entweder gar nicht oder veranlasste eine schwache Erniedrigung der Erregbarkeit ohne vorhergehende Erhöhung. Auch wenn ich sogleich nach der Injection die Prüfungen vornahm und sie in kürzeren Pausen als die üblichen 15 Minuten wiederholte, war keine Erregbarkeitszunahme zu constatiren. Auch die Wirkung des Chloralhydrats ist in dieser Hinsicht eine rein centrale; wenn der Reflex ganz verschwunden ist, sind Muskeln, Nerven und Nervenendapparate noch normal functionsfähig.

	A.	B.	C.	D.	E.	F.
Norm vor der Inj.	10	13	7	9	4	8
Nach der Inj. von	0,002	0,002	0,001	0,001	0,0005	0,0005 Chloralhydr.
15 Min.	19	30	13	12	7	10
30	27	46	12	8	5	5
45	27	37	20	11	5	5
1 St.	25	43	24	13	6	8
1 15	29	x	23	19	5	12
1 30	x	R	31	15	4	11
1 45	R	id.	x	14	4	9
2 —	kein Refl.	kein Refl.	R	19	6	9

Strychnin.

Die Einwirkung dieses Alkaloids auf das Rückenmark ist schon so oft und eingehend untersucht, dass ich von meinen Versuchen nichts Anderes erwartete, als eine Bestätigung des bereits Bekannten. Doch könnte ich einige weniger bekannte Thatsachen beobachten, die eine nähere Erwähnung verdienen.

Bei der grossen Empfindlichkeit der Frösche für Strychnin müssten, sollten nicht die Tetanus-Anfälle jede Erregbarkeitsmessung unmöglich machen, minimale Gaben administrirt werden. Ich injicirte $1/50 - 1/80$ Milligramm Strychninacetat. Nach einigen Minuten traten dann die Intoxicationserscheinungen ein, und zwar so, dass auf Berührung und andere leichte mechanische Reize die Krampfanfälle folgten, doch nicht hochgradig und nur von

kurzer Dauer. Wurde der Frosch sich selbst überlassen und nicht
absichtlich gereizt, so blieb er längere Zeit ruhig, so dass im
Verlaufe eines ganzen Versuchs die tetanischen Krämpfe zusammengenommen nur unbedeutend waren und nicht sehr ermüdend
wirken konnten.

Nahm ich einen so vergifteten Frosch zwischen Daumen
und Zeigefinger vorsichtig auf, so folgte unmittelbar der Krampfanfall, der ein paar Secunden dauerte, ohne intensiv zu sein.
Dann erschlafften die gestreckten Hinterextremitäten, und wurde
das Thier weiter in derselben Stellung ruhig hängend gehalten,
so trat auch kein weiterer Anfall in der ersten Zeit wieder auf.
Wenn ich nun ganz vorsichtig eine Extremität in Wasser von
Zimmertemperatur tauchte, erfolgte keine Reaction; Berührung
mit Flüssigkeit wirkte also nicht als Reiz. Nun tauchte ich die
Extremität in die verdünnte Säure. Reaction erfolgte allerdings;
die Säure wirkte reizend; aber es trat kein tetanischer Anfall
ein. Statt dessen zog das Thier, gerade wie jeder andere Frosch,
nach einigen Secunden das Bein aus der Säure heraus und machte
eine einfache Reflexbewegung. Die Zahl der Metronomschläge
erwies, dass die Reflexerregbarkeit für chemische Reize keineswegs über die Norm erhöht war. Beim folgenden Abspülen des
gereizten Beines in Wasser blieb der Frosch wiederum vollständig in Ruhe. Als er aber darauf vorsichtig wieder niedergelegt
wurde, war die Berührung mit dem Teller, worauf er hingelegt
wurde, schon ein genügender Reiz, um einen neuen Krampfanfall
hervorzurufen. Mit einem solchen Frosch kann man so oft man
will in schneller Abwechslung constatiren, dass auf jeden auch
noch so leisen mechanischen Reiz der Streckkrampf, auf den
chemischen Reiz eine einfache Reflexbewegung folgt, während
die Erregbarkeit für diesen letzteren Reiz die normale geblieben ist.

Wie ist diese Thatsache zu erklären? Könnte man annehmen, dass mechanische Reize durch andere Nervenendigungen
aufgenommen würden als die chemischen, und dass dann in diesem
Falle das Strychnin die peripherischen Endapparate für chemische Reize unangetastet lässt, während es die Thätigkeit der
peripherischen Endapparate für mechanische Reize stark erhöht?

Diese an sich zwar nicht sehr wahrscheinliche Voraussetzung
prüfte ich folgender Weise. Einem Frosche wurde, wie oben

beschrieben, eine Ligatur gelegt um den gesammten Hinterleib, mit Freilassung der Nerven für die Hinterextremitäten. Dann wurde ihm im Vorderkörper $^1/_{40}$ Milligramm Strychninacetat injicirt. War nun die oben erwähnte Voraussetzung richtig, so müsste nach einiger Zeit auf Berührung des Vorderkörpers ein Krampfanfall folgen, auf Berührung der Hinterextremitäten aber entweder nichts oder höchstens eine einfache Reflexbewegung. Nach eingetretener Vergiftung trat aber, nach jeder Berührung, sowohl des Vorder- als des Hinterkörpers, der Anfall ein. An peripherischen Ursachen für das verschiedene Verhalten der mechanischen und der chemischen Reize war also nicht zu denken, die Ursache musste eine centrale sein.

Bekanntlich hat Danilewsky (Reich. u. d. Bois' Archiv 1866) die Reflexbewegungen ihrer Ausdehnung nach eingetheilt in tactile und pathische. Tactile Reflexbewegungen stehen in unmittelbarer Beziehung zu dem gereizten Orte. Pathische sind allgemeine Bewegungen, welche, ohne unmittelbare Beziehung zu dem gereizten Orte, als Antwort auf schmerzhafte Erregung erscheinen. Nach meinen Versuchen würde dann Strychnin das tactile System unangetastet lassen, wie auch Danilewsky ausdrücklich sagt: „Strychnin vergrössert ungemein stark die Beweglichkeit der Moleculartheilchen nur des pathischen Systems des reflectorischen Apparats." Die besondere Beziehung aber des chemischen Reizes zum tactilen System und des mechanischen zum pathischen, bleibt auch bei dieser Annahme ebenso unerklärt wie zuvor, und darauf kommt es hier doch hauptsächlich an.

Die Thatsache, dass ein chemischer Reiz eine ganz andere Reflexerscheinung veranlasst als ein mechanischer, während zugleich die Erregbarkeit für chemische Reize gleich geblieben, für mechanische stark erhöht ist, deutet jedenfalls darauf hin, dass verschiedenartige Reize auch verschieden arrangirte Reflexorgane beeinflussen können, oder (wie man sich vielleicht lieber ausdrücken soll) die Reflexorgane in verschiedener Ausbreitung beeinflussen. In diesem Falle bleibt der centrale Erfolg der chemischen Reize auf das locale Centrum für die gereizte Extremität beschränkt, während der centrale Erfolg des mechanischen Reizes sich auf alle Reflexcentra ausbreitet. Dabei wird bekanntlich die Form des Reflexes oft eine andere. Worin aber in dieser Hinsicht die Differenz zwischen der chemischen und der mechani-

schen Reizung besteht, diese Frage bleibt vorläufig eine ungelöste.

Die folgende Versuchstabelle möge zur Abstraction des Gesagten dienen:

	A.	B.	C.	D.	E.
Norm v. d. Inj.	5	8	12	6	6
Nach d. Inj. v.	¹/₆₀ Mgrm.	¹/₆₀ Mgrm.	¹/₆₀ Mgrm.	¹/₆₀ Mgrm.	¹/₆₀ Mgr. Strychnin
15 Min.	6	6	14	6	6
30	7	6	10 1″Anf.	6 1″Anf.	6 1″Anfall
45	6	3 1″Anfall	17	5	3
1 —	6	9	12	5	4
1 15	5	8	14	5	7
1 30	5	7	13	5	8
1 45	5	8	12	5	9
4 —	7	nicht bestimmt	5	7	5
9 — Anfälle sehr zahlreich	6	8	8	7	7
24 — Jedes Symptom d. Vergiftung verschwunden	5	6	7	4	4

Chinin.

Es ist leicht zu constatiren, dass schon mässige Gaben dieses
Alkaloids bei Fröschen eine Abnahme und bald darauf gänzliche
Vernichtung der Reflexerregbarkeit verursachen. Eulenburg
und Simon, Chaperon u. A. haben auf diese Thatsache schon
aufmerksam gemacht. Unzulässig wäre es aber, daraus sogleich
zu schliessen auf eine deprimirende Wirkung des Chinins auf die
spinalen Reflexcentra. Denn hier ist, wie mir meine Versuche zu
lehren scheinen, die durch Chinin veranlasste Circulationsstörung
stark im Spiele.

Ich schnitt den Fröschen, denen ein Paar Stunden früher
das Rückenmark durchschnitten war und die sich wieder vollkommen erholt hatten, ein kleines Loch in die Brustwand zur
Beobachtung der Herzbewegungen. Diese Operation an sich
schadet, wie ich mich überzeugte, der Reflexerregbarkeit keineswegs; viele Stunden danach bleibt dieselbe sich gleich.

Den also vorbereiteten Thieren wurde 0,004 — 0,006 salz-
saures Chinin injicirt und dann der Herzschlag beobachtet zugleich mit der Erregbarkeitsbestimmung. Es stellte sich nun
heraus, dass innerhalb der ersten 10 Minuten nach der Injection
die Herzschläge weniger frequent und schwächer wurden, nach
15 Minuten nur noch ganz schwach auftraten und allmählig vollkommen aufhörten; das Herz stand still. Während dieser Zeit

blieb die Erregbarkeit der normalen gleich; als das Herz schon
ganz schwach schlug, und selbst als es schon stillstand, war noch
kein Sinken der Erregbarkeit zu bemerken. Erst nach dem
Herzstillstande begann dieses Sinken und schritt dann stets
weiter, bis das Thier 15—30 Minuten nach dem Herzstillstande
auf keinen Reiz mehr reagirte. Zuweilen aber sank die Erregbarkeit viel schneller, sodass sie schon innerhalb der ersten
5 Minuten nach dem Herzstillstande von der normalen Höhe bis
auf Null herabsank.

War die Gabe geringer, 0,001—0,002, sodass die Herzbe-
wegung nicht aufhörte, so liess sich auch keine Aenderung der
Erregbarkeit beobachten. Aus diesen Versuchen scheint mir hervorzugehen, dass die reflexdeprimirende Wirkung des Chinins
nicht auf einer directen Beeinflussung der am Reflex betheiligten
Elemente beruht, sondern eine secundäre ist, eine Folge der
durch das Gift gesetzten Kreislaufsstörung. Dass solche Störungen
der Reflexerregbarkeit in hohem Grade schaden, habe ich schon
früher (S. 207) mitgetheilt.

Alkohol.

1 Cc. verdünnten Alkohol von 10 pCt. den Fröschen beigebracht, setzt die Erregbarkeit während längerer Zeit stark
herab. Nach der Erholung aus diesem Zustande folgt aber eine
sehr merkbare Erhöhung. Die Hälfte dieser Gabe ($\frac{1}{2}$ Cc. von
10 pCt.) hat weniger constante Wirkungen. Die reflexdeprimirende Wirkung des Alkohols ist eine centrale.

	A.	B.	C.
Norm vor der Inj.	10	6	4
Nach der Inj. von	1 Cc.	10 % Alkohol	
15 Min.	12	22	16
30	15	42	26
45	28	45	∞
1 St.	46	43	R
1½ —	48	48	R
24 —	5	, 3	2

Caffein.

Nach einer Gabe von 0,005—0,010 Caffein sinkt die Erregbarkeit für chemische Reize sehr stark, so stark zuweilen, dass
aller Reflex auch auf die stärksten Reize ausbleibt. Während
dieses Depressionsstadiums tritt aber nicht selten eine unzweifel-

bafte Erregbarkeitserhöhung für mechanische Reize auf. Weil mir
eine richtige Messungsmethode fehlte, kann ich diese Erhöhung
nicht in Zahlen ausdrücken. Jedoch sie documentirte sich vollkommen deutlich dadurch, dass die Frösche während der Caffein-
intoxication auf die schwächsten mechanischen Reize (Berührung
u. s. w.) reagirten, was sie im normalen Zustande nicht thaten.
Nicht immer aber konnte ich diese Erhöhung constatiren.

Während Gaben bis zu 0,010 für Frösche nicht tödtlich
sind, verursachen grössere Mengen über 0,010 innerhalb weniger
Stunden den Tod. Dabei habe ich aber den von Loven (Archives de physiol. I, 179) beschriebenen Tetanus der Extremitäten nicht beobachtet.

Die oben beschriebenen Versuche ergaben, dass das Caffein
auch durch Vermittelung des Centrums auf den Reflex wirkt.

	A.	B.	C.
Norm vor der Inj.	8	12	10
Nach der Inj. von	0,010	0,005	0,002 Caffein
15 Min.	18	24	13
30	19	26	21
45	∞	23	24
1 St.	kein Refl.	20	13
1 15	id.	30	13
3 —		28	32
4 —	10	8	kein Refl.

Morphin.

Von vornherein war zu erwarten, dass sich bei den Versuchen mit dieser Substanz eine Reflexdepression ergeben würde.
Dieselbe liess sich auch allerdings beobachten. Darauf folgte
aber, nachdem die Erregbarkeit zur Norm zurückgekehrt war,
eine Erhöhung, welche allmählig in vollständige Reactionslosig-
keit übergeht.

Der Verlauf einer Morphinvergiftung beim Frosch ist folgender: Nach der Injection von 0,003 bis 0,008 Morphiumacetat [1]
folgt während der ersten Stunden eine Herabsetzung der Erregbarkeit, die so weit gehen kann, dass der Frosch auf den Reiz
der verdünnten Schwefelsäure sogar nach 50 Metronomschlägen

---

[1] Gegen Morphin verhalten sich die Frösche individuell sehr verschieden. Bei dem einen bewirkten 0,003 eine vollständige starke Intoxication;
bei anderen gleich grossen waren 0,006 nur eben genügend, die Vergiftungs-
symptome schwach hervortreten zu lassen.

noch nicht reagirt. Zum gänzlichen Verlust der Erregbarkeit
kommt es jedoch nicht. Dieses Depressionsstadium dauert wenigstens drei Stunden, meistens längere Zeit, dann geht es allmählig vorüber und es tritt eine erhöhte Erregbarkeit auf. Dieselbe ist nach 12—24 Stunden (von der Injection gerechnet) sehr
ausgesprochen. Dann ziehen z. B. die Frösche, die in der Norm
nach 8—10 Schlägen den Reiz der verdünnten Säure mit einer
Reflexbewegung beantworten, den eingetauchten Fuss unmittelbar
oder nach 1—2 Schlägen wieder aus der Säure heraus. Diese
Erregbarkeitserhöhung bezieht sich hauptsächlich, vielleicht ausschliesslich, auf chemische Reize. Für mechanische Reize scheinen die Frösche nicht mehr erregbar zu sein als gewöhnlich,
einfache Berührung löst keinen Reflex aus. Allerdings lässt der
Mangel einer genaueren Messungsmethode jeden entscheidenden
Ausspruch hinsichtlich der Erregbarkeit für mechanische Reize
gewagt erscheinen.

Während der Frosch noch mehr als normal erregbar ist für
chemische Reize, beginnen Krampfanfälle aufzutreten, die sich
mit kürzeren oder längeren Pausen (1 bis mehrere Minuten)
wiederholen. Dieselben befallen den ganzen Körper und äussern
sich an den Hinterextremitäten als ausgesprochene Streckkrämpfe.
Bald nachdem diese Anfälle aufgetreten sind, beginnt die Reflexerregbarkeit stark abzunehmen, ohne dass die Krämpfe an Frequenz oder Stärke abnehmen. Dabei ist es sehr deutlich, dass
die Erregbarkeit für mechanische Reize viel schneller abnimmt,
als die für chemische. Man bekommt nämlich in diesem Stadium
nicht selten Frösche, welche die heftigsten Krämpfe zeigen und
auf die stärksten mechanischen Reize nicht mehr reagiren [1]),
während sie für die verdünnte Schwefelsäure noch ziemlich erregbar sind. Endlich ist alle Reflexerregbarkeit vollkommen verschwunden.

Dass die Beeinflussung der Reflexerscheinungen durch Morphin
nicht durch Vermittlung der peripherischen Endorgane stattfindet,
geht hervor aus dem Resultat des schon öfter erwähnten Versuchs.
Als nämlich die Hinterextremitäten durch Ligatur vollständig vom

---

1) Die Morphinkrämpfe sind daher wohl nicht Reflexkrämpfe, wie der
Strychnintetanus, da sie mit einer stark herabgesetzten Erregbarkeit zu-
sammengehen können.

Kreislauf ausgeschlossen waren und in den Vorderkörper Morphin injicirt war, verschwand auch aus den Hinterextremitäten der Reflex vollständig. Bei diesen Versuchen müsste die Vergiftung schnell auftreten, um die störenden Folgen der Ligatur als Fehlerquellen auszuschliessen. Daher war die Gabe hier grösser als gewöhnlich, und zwar 0,025 bis 0,030. In einer halben Stunde hörte dann der Reflex vollkommen auf.

Digitalin.

Hinsichtlich der Wirkung dieser Substanz kann ich die von Weil erhaltenen Resultate (Reich. u. du Bois, Archiv 1871) vollständig bestätigen. Bei Fröschen, denen am Tage zuvor nach der Methode von Goltz die Hemisphären abgetrennt sind, bewirkt 0,001 Digitalin eine starke Herabsetzung der Reflexerregbarkeit, welche auftritt bevor noch das Gift seine Einwirkung auf das Herz ausübt. Durchschneidung des Rückenmarks hinter den Trommelfellen hebt dann diese Reflexdepression wieder auf. Bei Fröschen, denen das ganze Hirn einschliesslich der Medulla oblongata abgetrennt ist, kommt keine directe Reflexdepression durch Digitalin zu Stande. Erst dann, wenn durch die Einwirkung des Giftes das Herz schon stillsteht, sinkt die Erregbarkeit in Folge der Kreislaufstörung.

In der Deutung der Thatsachen möchte ich Weil jedoch nicht unbedingt beistimmen. Jedenfalls hat das Digitalin nichts zu schaffen mit den spinalen Reflexcentra. Weil schliesst nun, dass hier reflexhemmende Centren im Spiele sind, die hinter dem Grosshirn, aber vor dem Unterende des verlängerten Markes gelegen sind. Vor der Rückenmarksdurchschneidung können diese Centren noch den Reflex in den spinalen Centren hemmen, nach der Durchschneidung nicht mehr. Wenn man nun annimmt, dass Digitalin diese hemmenden Centren reizt, so sind die Erscheinungen der Reflexdepression allerdings erklärt.

Doch man soll meines Erachtens zur Annahme von hemmenden Nervenwirkungen nicht eher seine Zuflucht nehmen, bis jede andere Erklärung sich als unzulässig herausgestellt hat. Und das dünkt mir hier nicht der Fall zu sein. Statt von zwei unerwiesenen Voraussetzungen auszugehen (erstens die Anwesenheit von reflexhemmenden Centren im verlängerten Mark, zweitens die Reizung dieser Centren durch Digitalin) kann man ebenso gut von einer wohlbegründeten Thatsache ausgehen, nämlich von der Einwirkung des Digitalins auf das vasomotorische Centrum. Directe oder indirecte Reizung dieses Centrums bewirkt eine Verengerung der kleinen Arterien, hauptsächlich der innern Organe, während die Arterien an der Peripherie weniger beeinflusst werden. Diese Verengerung hat eine relative Anämie des Innern des Körpers zur Folge, während der Blutzufluss zur Haut befördert wird, in dieser eine compensatorische Hyperämie eintritt. Auf diese Weise lassen sich die Resultate von Heidenhain's wichtigen Untersuchungen über die Abnahme der Körpertemperatur durch sensible Reize am ungezwungensten erklären. Auch Ackermann (Volkmann's klinische Vorträge Nr. 48) erklärt auf dieselbe Weise das Sinken der Körpertemperatur nach dem Gebrauch des Digitalins.

Wenn also Digitalin durch seine Wirkung auf das vasomotorische Centrum einen anämischen Zustand des Rückenmarks hervorrufen kann, so kann diese Anämie ihrerseits die Thätigkeit der Ganglienzellen des Rückenmarks beeinträchtigen. Diese Behauptung findet ihre Stütze einestheils in den bekannten Versuchen von Schiffer, woraus sich ergiebt, dass die beim Stenson'schen Versuch auftretende Lähmung ihren Grund hat in einer durch die Aortenligatur bewirkte Anämie des Rückenmarks, also auf Functionsstörung der spinalen Centra beruht. Anderentheils spricht die oben (S. 207) mitgetheilte schnelle Vernichtung der Reflexerregbarkeit durch Verblutung direct zu Gunsten dieser Behauptung.

Damit ist freilich noch nicht erwiesen, dass die Reflexdepression durch Digitalin ihre Ursache hat in einer vasomotorischen Wirkung, sondern nur gezeigt, dass man zur Erklärung dieser Depression noch nicht nothwendig zur Annahme von reflexhemmenden Centren zu greifen braucht.

Wenn ich hier diese Mittheilungen vorläufig schliesse, so geschieht dies nicht, weil ich keine anderen Substanzen als die oben besprochenen untersucht habe. Ich habe noch eine Anzahl Körper auf Frösche einwirken lassen und auf die Aenderungen der Reflexerregbarkeit dabei geachtet, u. A. Atropin, Cyankalium, Codeïn, Thebaïn, Papaverin, Narceïn, Narcotin, Nicotin, Carbolsäure, Theobromin, Ergotin. Alle diese Stoffe aber hatten entweder gar

keine oder sehr inconstante Wirkungen, welche in zu hohem
Grade von der Dosis und von der Individualität des Versuchsthieres abhängig waren, oder sie veranlassten störende Neben-
wirkungen, welche die Messung der Reflexerregbarkeit unmöglich
machten.

Schliesslich möchte ich noch darauf hinweisen, dass alle die
oben besprochenen Körper, ausgenommen Digitalin, die Reflexerregbarkeit modificirten bei Thieren, denen Hirn und verlänger-
tes Mark abgetrennt war; dass also in keinem dieser Fälle die
Wirkung auf den Reflex durch cerebrale Hemmungscentren zu
Stande kommen könnte.

Untersuchungen über Pfeilgifte.

Von

G. Valentin.

(Nebst Taf. IV.)

— . —

Siebente Abhandlung.

Die Muskelcurven einiger angeblichen Ersatzmittel des Curare.

Wir haben in der dritten [1] und der sechsten [2] dieser Abhandlungen gesehen, dass die elektrisch gereizte Muskelmasse
curarisirter Frösche eigenthümliche Verkürzungscurven liefert, sobald der elektrische Strom längere Zeit hindurch geht, nicht aber,
wenn die Kette nur einen kleinen Bruchtheil einer Secunde geschlossen bleibt. Es fragte sich unter diesen Verhältnissen, ob
Gifte, denen man eine curareähnliche Wirkung zugeschrieben hat,
wie die Hundszunge, das Jodmethylstrychnin (CH_3J.Strychnin $=$
$C_{21}H_{22}N_2O_2 . CH_3J$), das schwefelsaure Methylstrychnin ([Strych-
nin . CH_3]$SO_4 = [C_{21}H_{22}N_2O_2 . CH_3]_2 . SO_4$), das Oxyäthylstrychninchlorür (Strychnin $+ [C_2H_5O]Cl. = C_{21}H_{22}N_2O_2 + [C_2H_5O]Cl.$)
und der (geschwefelte) Brucinschwefelwasserstoff ($C_{23}H_{26}N_2O_4$.
S_3H_2) ähnliche Wirkungen darbieten oder nicht.

Die Richtigkeit der Behauptung, dass der Auszug der Hunds-

---

1) Diese Zeitschrift. Bd. II, S. 518—597. Vgl. auch die Zuckungsgesetze
des lebenden Nerven u. Muskels. Leipz. u. Heidelberg 1863, 8. S. 140, 141.
2) Diese Zeitschrift. Bd. IV, S. 213—225.

zunge (Cynoclossum officinale) wie Curare wirke [1]), wurde von Schroff Vater und Sohn [2]), wie von Koch [3]) in Abrede gestellt. Herr Professor Flückiger hatte mir ein Extract aus Pflanzen, die in der Nähe von Iseltlub im Berner Oberlande gesammelt worden, im Jahre 1869 bereitet. Es erwies sich als fast vollkommen wirkungslos. Frösche, denen man es unter die Haut gebracht, lebten noch mehrere Tage in den günstigsten Fällen. Sie starben bisweilen, jedoch unter anderen Erscheinungen, als nach Curarevergiftungen. Ihr Wadenmuskel zeichnete nur die gewöhnlichen Formen der Muskelcurven auf. Herr Flückiger hatte noch die Güte, mir 1870 Extracte aus der Wurzel und dem Kraute von Exemplaren herzustellen, die in dem Berner botanischen Garten gezogen worden waren. Beide Präparate wirkten in hohem Grade giftig, und zwar der Auszug der Wurzel stärker als der andere, wenn man sie in Wasser vertheilt hatte.

Loos [4]) und Buchheim, die sich mit derselben Frage beschäftigten, dehnten ihre Prüfungen auf einzelne Pflauzen der Familie der Boragineen überhaupt aus (Anchusa officinalis, Lycopsis arvensis, Symphytum officinale, Pulmonaria officinalis, Lithospermum arvense, Myosotis palustris, Myosotis stricta und Echium vulgare ausser Cynoglossum). Extractproben der Hundszunge lieferten keine sichtlichen Vergiftungserscheinungen. Ein aus ihr abgeschiedenes, leicht zersetzbares Alkaloid, das Cynoclossin [5]), gab deutlichere, curareähnliche Erfolge. Der Auszug von Echium erzeugte Streckkrämpfe und der aus Anchusa Lähmungserscheinungen [6]).

Stahlschmidt, Schroff, A. Crum Brown und Thomas. R. Fraser [7]) haben nachgewiesen, dass sich die Wirkung des

---

1) Setschenow (nach Diedülin) in dem medicinischen Centralblatte 1868, S. 211. Vgl. auch Lud. Hermann, Untersuchungen der Physiologie der Muskeln und der Nerven. Drittes Heft. Berlin 1868. 8. S. 7.

2) C. v. Schroff, Lehrbuch d. Pharmacognosie. Zweite Auflage. Wien 1869. 8. S. 284.

3) C. Koch, Versuche über die chemische Nachweisbarkeit des Curarins in thierischen Flüssigkeiten und Geweben. Dorpat 1870. 8. S. 38—39.

4) J. Loos, Ueber die pharmacologische Gruppe des Curarins. Giessen 1870. 4. S. 16.

5) Ebendaselbst S. 20.

6) Ebendaselbst S. 21. 23.

7) Siehe A. Crum Brown und Thomas R. Fraser on the Chan-

. Strychnins in seinen Verbindungen mit Methyl oder Aethyl wesentlich ändert. Die gewöhnlichen Reflexstarrkrämpfe bleiben gänzlich aus oder erscheinen schwächer und vorübergehender. Die Zeichen der Vergiftung erinnern an die des Curare. Ich verdanke das Jodmethylstrychnin, mit dem ich meine Versuche anstellte, der freundlichen Mittheilung von Flückiger, das schwefelsaure Methylstrichnin der geneigten Zusendung von Fraser und das von Strecker dargestellte Oxyäthylstrichninchlorür der von Vierordt, welcher schon mit diesem eine Reihe von Versuchen in Gemeinschaft mit Vaillant[1]) angestellt hat.

Meine Beobachtungen ergaben:

1. Man kann aus wild wachsenden Exemplaren von Cynoglossum officinale ein aus der gesammten Pflanze bereitetes Extract erhalten, das nur wenig giftig wirkt. Hat man es unmittelbar oder in der schmutzig grünen Lösung unter die Rückenhaut eines Frosches, selbst zu wiederholten Malen gebracht, so bleiben alle Krankheitszeichen aus. Andere Frösche starben unter Merkmalen, die nicht im Entferntesten an Curare erinnerten. Die Muskelcurven zeigten auch dann die gewöhnlichen Formen.

2. Die braungelben wässrigen Lösungen eines Wurzel- und eines Krautauszuges der Hundszunge, die künstlich gezogen worden, erwiesen sich als wirksamer, und zwar jener mehr als dieser.

3. Die Zeichen, welche sie hervorriefen, wichen von denen der Curarevergiftung wesentlich ab.

4. Betrachten wir zuerst die braungelbe wässrige Lösung des giftigeren Wurzelauszuges, so werden die Willkührbewegungen des Frosches zuerst langsamer und schwerfälliger. Man hatte dann eine Stufe, auf der jeder Sprung oder jedes Anfassen des Thieres einen nur kurze Zeit anhaltenden Starrkrampf der Hinterbeine erzeugte. Diese Eigenthümlichkeit kehrte auch noch später

ges produced by direct Chemical Additions on the Physiological Actions of Certain Poisons. Proceedings of the Royal Society of Edinburgh. Session 1867—1868, p. 228—231. Vgl. auch Session 1868, 1869, p. 464, 560 und vorzugsweise A. Crum Brown und Thomas R. Fraser on the Connection between Chemical constitution and Physiological action. Part. 1. Transactions of the Royal Society of Edinburgh. Vol. XXV, 1868. 4. p. 1—57.

1) Siehe Th. Husemann in Virchow's Jahresbericht. V. Jahrg. für 1870. Bd. I, Abth. 3, S. 364 nach Vaillant im Journal d'Anatomie et de Physiologie. Mai et Juin 1870. 8. p. 256.

wieder, wenn das Thier wie todt dalag und sich nicht mehr umkehren konnte, nachdem es auf den Rücken gelegt worden. Es kam vor, dass Frösche, die sich in diesem Zustande befanden, noch ein oder mehrere Male sprangen, wenn man die Zehen drückte oder sie sonst auf irgend eine Weise kräftiger reizte. Das Thier öffnete in manchen Fällen den Mund, wie nach Veratrinvergiftungen, als litte es an starken Uebelkeiten. Manche Frösche gaben laute Stimmtöne zu einzelnen Zeiten von sich.

5. Die Muskelcurven, welche die mit dem Wurzelextracte der Hundszunge vergifteten Thiere aufschrieben, erinnerten weit mehr an die des Veratrins oder guter Extracte von Veratrum album, als an die des Curare. Sie boten überdies manche Eigenthümlichkeiten dar, wie sie bis jetzt noch nicht noch andern Vergiftungen wahrgenommen worden.

6. Die Empfänglichkeitsstufe, auf welcher sich diese merkwürdigen Muskelcurven zeigen, tritt schon, ehe das Thier todt ist, auf. Sie steigt in der Folge und erreicht oft ihre grösste Höhe einen Tag nach dem Tode oder noch später. Sie nimmt hierauf ab, bis endlich die characteristischen Muskelcurven zu den allerletzten Zeiten der Leistungsfähigkeit gänzlich fehlen.

7. Ist die Reizbarkeit nicht zu tief gesunken, so hat man zuerst eine rasche Zusammenziehung, die bis zu einem Maximum fortschreitet. Eine theilweise langsame oder schnelle Erschlaffung folgt unmittelbar nach. Eine nachträgliche Erhebung der Muskelcurve kommt nach ihr zum Vorschein. Sie ist jedoch zum Theil ein Kunstproduct, weil der rasch gesunkene Hebel des Myographion nachschwingt. Sie ändert sich immer mit weit geringerer Geschwindigkeit, als die erste. Die zweite schliessliche Erschlaffung schreitet mit weit grösserer Langsamkeit, als selbst nach den Veratrinvergiftungen fort. Hat die erste eine irgend bedeutende Geschwindigkeit, so liefert ihr Curventheil, um mich eines geometrischen Ausdruckes zu bedienen, die Linie des stärksten Falles der gesammten Aufzeichnung.

8. Nimmt die Empfänglichkeit im Laufe der nach dem Tode verflossenen Zeit ab, so bleibt zuerst die nachträgliche Erhebung aus. Die Erschlaffung, die immer noch langsam erfolgt, fordert weniger Zeit als früher, weil sich jetzt die grösste Hubhöhe bedeutend verkleinert hat.

9. Die allerletzten Reizbarkeitsstufen der Muskelmasse lie-

fern die gewöhnlichen, auch in nicht vergifteten Fröschen um
diese Zeit auftretenden Muskelcurven nach unmittelbarer Muskelreizung. Man hat eine niedere Hubhöhe. Die Zusammenziehung
und die Erschlaffung ändern sich mit grösserer oder geringerer
Langsamkeit. Es kommt vor, dass diese einen kürzeren Zeitraum als jene in Anspruch nimmt.

10. Ist nicht die Reizbarkeit des Hüftgeflechtes allzu tief
gesunken, so erhält man in der Regel eine grössere erste Zusammenziehung und oft auch eine langsamere Erschlaffung, wenn
man den Nerven, als wenn man unmittelbar den Muskel elektrisch reizt. Ausnahmen hiervon sind mir im Ganzen nur selten
vorgekommen. Es kann sich auf späteren Erregbarkeitsstufen
oder bei unvollkommneren Giftwirkungen ereignen, dass sich die
allgemeine Regel für eine Stromesrichtung bewährt und für die
andere nicht.

11. Mag der Muskel von den Nerven aus oder unmittelbar
gereizt werden, so erschlafft er im Allgemeinen um so langsamer,
je längere Zeit seit dem Aufhören der Verkürzung verstrichen ist,
also zuletzt häufig asymptotisch. Die Erschlaffung nimmt oft
mehr als einige hundert, ja wahrscheinlich nicht selten mehr als
tausend Mal so viel Zeit als die Verkürzung in Anspruch. Der
Muskel erscheint zuletzt in einzelnen Fällen etwas länger als
früher. Die Zusammenziehung hat also eine geringe Erweichung,
eine Herabsetzung des Elasticitätsmoduls herbeigeführt. Während
die erste grösste Verkürzung $\frac{1}{10}$ Secunde oder etwas weniger
zu dauern pflegt, hat man nicht selten den Fall, dass der Muskel
seine äusserst langsame asymptotische Längenvergrösserung erst
beginnt, nachdem 18 bis 30 Secunden verstrichen sind. Es kommen daher mehr als 100 Secunden heraus, wenn man noch die
Asymptose in Betracht zieht.

12. Wir haben früher [1]) gesehen, dass die Verlängerung der
Erschlaffungsdauer nach Curare- und selbst nach Veratrinvergiftungen aufhört, wenn man den Kettenstrom nur einen kleinen
Bruchtheil einer Secunde geschlossen erhält. Sie pflegt daher
auch bei dem Gebrauche der Inductionsströme auszubleiben. Das
Hundszungenextract erzeugt eine so grosse Empfindlichkeit in
dieser Beziehung, dass der Strom einer Kette, die nur $\frac{1}{61}$ Se-

---

1) Dieses Archiv. Bd. IV, S. 223—225.

cunde geschlossen bleibt, hinreicht, die nachträgliche Erhebung und eine sehr bedeutende Verlängerung der Erschlaffungsdauer hervorzurufen. Die durch einen Inductionsstrom erzeugte Curve kann wenigstens die letztere deutlich verrathen.

13. Die braungelbe wässrige Lösung des Krautextractes der Hundszunge, das schwächer und langsamer wirkte, führte zu Muskelcurven, in denen die nachträgliche Erhebung häufig mangelte, die Verlängerung der Erschlaffungsdauer dagegen mit vollem Nachdrucke hervortrat.

14. Alle geschilderten Eigenthümlichkeiten der Muskelcurven wiederholen sich, man mag vorher das verlängerte Mark quer durchschnitten, nur das Gehirn oder dieses und das Rückenmark zerstört haben. Lässt man das centrale Nervensystem unversehrt, so kann es, besonders bei aufsteigenden Strömen vorkommen, dass sich eine starke, rasche Verkürzung an einer Stelle der langsamen, sehr verlängerten Erschlaffung einschaltet.

15. Besitzen die mit dem Wurzelauszuge vergifteten Nerven und Muskeln einen hohen oder auch nur einen mässigen Empfänglichkeitsgrad für die geschilderten Eigenthümlichkeiten der Muskelcurven, so kann er durch rasche auf einander folgende Reizungen herabgesetzt und durch Ruhe von Neuem erhöht werden.

16. Die Dauer der verborgenen Reizung betrug in der Regel $^1/_{42}$ bis $^1/_{35}$ Secunde, wenn das Thier mit dem Wurzelauszuge vergiftet worden und eine grössere Empfänglichkeit für die eigenthümlichen Muskelcurven verrieth. Sie stieg zuletzt bis auf $^1/_{13}$ bis $^1/_{14}$ Secunde, sobald sich die Empfänglichkeit ihrem Ende näherte. Die Vergiftungen mit dem schwächer wirkenden Krautextracte zeichneten sich durch kürzere Zeiten jener Dauer aus. Sie betrugen in der Regel $^1/_{67}$ bis $^1/_{36}$ Secunde. Ein beständiges Verhältniss dieses Werthes zu der der ersten Verkürzung oder der grössten Hubhöhe liess sich in keiner Versuchsreihe nachweisen.

Fig. 1 gibt ein Beispiel der Muskelcurven, die der Wadenmuskel eines mit dem kräftigen Wurzelextracte vergifteten Frosches aufzeichnete. Die Kette, welche aus zwei kleinen mit verdünnter Schwefelsäure geladenen Zinkkohlenelementen bestand, wurde mittelst der Anschlagsvorrichtung für $^1/_{63}$ Secunde geschlossen. $p\,n$ zeigt an, dass der absteigende, und $c\,n$, dass der

aufsteigende Kettenstrom durch den Hüftnerven in einer Länge
von ungefähr 3 Mm. ging. c m und p m bedeuten, dass er den
ganzen Wadenmuskel unmittelbar anregte. Da die Curven auf
einem sich drehenden Cylinder aufgeschrieben wurden, so setzt
sich jede links aufhörende Linie in entsprechender Höhe rechts
fort. Verfolgt man den Gang der Linien, vorzugsweise unter
der Lupe, so erkennt man die erste rasche Erhebung, die nachfolgende schnelle theilweise Erschlaffung, welche die Linie des
stärksten Falles erzeugt, während die erste Zusammenziehung
die Linie der stärksten Steigung bedingt, die nachträgliche Erhebung, von der ein Theil von der Nachschwingung des Hebels
der Myographion herrührt, und die beträchtlich verlängerte End-
erschlaffung. Man sieht zugleich, dass die Reizung des Hüftgeflechtes kräftiger als die unmittelbare Ansprache des Muskels
wirkte.

Fig. 2 erläutert die Einflüsse der Inductionsströme an einem
Frosche, der mit dem schwächer wirkenden Krautextracte der
Hundszunge vergiftet worden. n bedeutet wiederum die Nerven-
und m die unmittelbare Muskelreizung. i e will sagen, dass der
Schliessungsinductionsstrom auf-, und i p, dass er absteigend dahinging. Die entsprechenden Oeffnungsströme hatten also die
entgegengesetzten Richtungen. Die Auf- und Niedergänge nach
der ersten Verkürzung sind blosse nachträgliche Pendelschwingungen des Schreibstiftes, also Kunsterzeugnisse. Die senkrechte
gerade Linie trifft die Zeitabscisse in demjenigen Punkte, welcher
dem Augenblicke des Schlusses des erregenden Kettenstromes
entspricht. Der Inductionsstrom begann daher etwas später zu
wirken [1]). Die auf der Abscissenlinie gemessene Entfernung von
jenem Punkte bis zu dem Anfange der Muskelcurve liefert desshalb eine etwas zu grosse Dauer der verborgenen Reizung. Die
erregende Kette blieb $^{1}/_{29}$ Secunde geschlossen. Man sieht wiederum die stärkere Wirkung der Nerven- als der Muskelerregung
und die ausserordentliche Verlängerung der Erschlaffungsdauer.
Der Mangel einer jeden nachträglichen Erhebung verräth sich
zugleich bei genauerer Verfolgung der Curvenlinien.

17. Das Jodmethylstrychnin, dessen ich mich zu
meinen Versuchen bediente, bildete ein weisses krystallinisches
Pulver. Das Mikroskop zeigte Rhomben und Prismen, vorzugs-

1) Dieses Archiv, Bd. IV, S. 105, 106.

weise aber vollkommene oder an einzelnen Stellen rhombisch
ausgebrochene Platten, meistentheils von ziemlicher Dicke. Ihre
Doppelbrechung erzeugte die schönsten Farben auf dem dunklen
Grunde des Polarisationsmikroskopes. Ich gebrauchte zu Versuchen eine rein wässrige Lösung von $1/1093$ oder 0,092 pCt.,
also ungefähr $1/10$ pCt. Der Zusatz einiger Tropfen Essigsäure
gewährt den Vortheil, dass man weit mehr der Giftmasse als in
reinem Wasser lösen kann [1]. Jene $1/10$ pCt. wässrige Lösung
vergiftet schon einen Frosch, nachdem man 5 bis 10 Tropfen
der Pravaz'schen Spritze, von denen jeder durchschnittlich 0,017
Grm. wiegt, oder selbst weniger unter die Rückenhaut gebracht
hat. Dieses entspricht 0,00008 bis 0,00016 Grm. Jodmethylstrychnin. Ueberlässt man die Thiere sich selbst, nachdem man
ihnen nicht zu grosse Gaben verabreicht hat, so können sie sich
nach einigen Tagen erholen, indem wahrscheinlich das Gift mit
dem Harne ausgeschieden wird.

18. Die mit jener 0,9 procentigen Lösung angestellten Versuche bestätigten die Angabe von Joly und Cahours, so wie
von Crum Brown und Fraser [2] dass das Jodmethylstrychnin
noch reflectorische Starrkrämpfe, ähnlich wie das Strychnin erzeugt. Sie fallen aber häufig geringer aus, als sich nach der
enthaltenen Strychninmenge erwarten liesse, so dass sich schon
der mässigende Einfluss des Methyls deutlich verräth.

19. Ich habe an einem anderen Orte [3] als Ergebniss der
Aufzeichnung der Muskelcurven hervorgehoben, dass man die
Geneigtheit zu stürmischen Zusammenziehungen von der erhöhten
Reflexzusammenziehung, besonders bei Strychninvergiftungen,
unterscheiden muss. Jene geht in der Regel dieser voran und
beide verhalten sich bis zu einem gewissen Grade unabhängig
von einander. Dasselbe wiederholt sich für das Jodmethylstrychnin. Man hat zuerst eine Stufe erhöhter Empfänglichkeit, in

---

1) Nach Crum Brown und Fraser (Transact. of the R. Society of
Edinburgh. Vol. XXV, 1868, pag. 7) löst sich ein Theil Jodmethylstrychnin in 385 Theilen reinen Wassers. Die concentrirteste Lösung entspräche
also 0,26 pCt.

2) Crum Brown und Fraser in den Proceedings of the R. Society
of Edinburgh. Session. 1868—1869, p. 559—561.

3) Die Zuckungsgesetze des lebenden Nerven und Muskels. Leipzig u.
Heidelberg 1863. 8. S. 140.

welcher sowohl die Nervenerregung, als die unmittelbare Muskelreizung rasch ablaufende Zusammenziehungen mit grossen Hubhöhen und kurzen Zeiten der verborgenen Reizung hervorrufen.
Die Ansprache der Nerven wirkt in der Regel stärker als die
unmittelbare der Muskeln. Die Geneigtheit zu Starrkrämpfen tritt
erst einige Zeit später auf. Hat man passende grössere Gaben
des Giftes angewandt und z. B. die essigsaure statt der bloss
wässrigen Lösung gebraucht, so bestehen die Zuckungen, welche
sich als Reflexe oder in Folge von Inductionsströmen erzeugen,
aus einer Reihe auf- und niedergehender Wellen.

20. Ein jeder Anfall jener Starrkrämpfe, er möge durch
die Reizung der äusseren Haut reflectorisch oder durch den elektrischen Strom erregt worden, liefert eine rasche Verkürzung
und eine spätere allmählig und viel langsamere Erschlaffung oder
Abnahme der Zusammenziehung. Die schwächere Strychninwirkung verräth sich auch hier dadurch, dass man auf keine
wiederholten Auf- und Niedergänge stösst, wie sie oft die Reflexkrämpfe des Strychnins auf der Stufe der grössten Empfänglichkeit darbieten [1]. Eine schwache aber nur unvollkommene Erinnerung hieran gibt der seltene Fall der nachträglichen
Erhebung. Die Curven würden daher an die des Curare erinnern, wenn sie auch dieselbe steile Ansteigung und den spitzen
Uebergang von der grössten Hubhöhe zu dem Anfang der Erschlaffung hätten, was aber nie der Fall ist. Man hat aus diesem
Grunde eine wesentliche Verschiedenheit.

21. Der Ketten- oder der Inductionsstrom, den man durch
das Hüftgeflecht oder den Muskel leitet, führt zur Zeit der erhöhten Empfänglichkeit zu einer Zusammenziehung, deren langsam ablaufende Curve mit der des gleichzeitig herstellbaren
Reflexstarrkrampfes übereinstimmt, nur dass häufig die Hubhöhen
kleiner ausfallen und die Erschlaffungen schneller beendigt werden. Die Dauer der verborgenen Reizung ist immer bei dem
reflectorischen Starrkrampf weit grösser, als bei der elektrischen
Nerven- oder der unmittelbaren Muskelreizung. Sie nimmt in
der Regel für diese zu, so wie die Reizbarkeit im Verlaufe der
nach der Vergiftung verflossenen Zeit sinkt.

22. Alle diese Erscheinungen wiederholen sich nach der

_____

1) Siehe dieses Archiv, Bd. II, Taf. IV, Fig. 2a u. 2b.

Zerstörung des Gehirns eben so gut, als wenn man nur das verlängerte Mark quer durchschnitten hat, um die Willkührbewegungen auszuschliessen. Ist auch das Rückenmark zermalmt worden, so fehlen natürlich die Reflexkrämpfe. Die Curven, welche die Nerven- oder die unmittelbare Muskelreizung liefert, können auch dann noch dieselben langgezogenen, zuerst steil sinkenden und dann allmählig hinabgehenden Erschlaffungslinien darbieten, wie früher.

23. Es hängt während dieser Empfänglichkeitsstufe von einzelnen nicht genau verfolgbaren Nebenbedingungen ab, ob die Nerven- oder die unmittelbare Muskelreizung kräftigere Erfolge nach sich zieht.

24. Nimmt im Laufe der Zeit die Reizbarkeit immer mehr ab, so verliert sich zuerst die Empfänglichkeit für die reflectorischen Starrkrämpfe, die sich jedoch ein bis zwei Tage nach dem Tode erhalten kann, wenn man das Präparat in einem mit Wasserdampf gesättigten Raume aufbewahrt. Man hat später eine Zwischenstufe, auf der es von der elektrischen Reizstärke und der Stromesrichtung abhängt, ob man eine verlängerte oder eine kurze Erschlaffung hat. Diese kann selbst weniger lange als die Zusammenziehung dauern. Die Norm, dass die Verkürzung mehr Zeit fordert, als die Erschlaffung, bildet sogar die Regel auf einer späteren Reizbarkeitsstufe. Die Muskelcurven werden zuletzt immer flacher, weil die Zusammenziehung langsamer ansteigt und abfällt, ganz wie man dieses bei gesunden enthaupteten Fröschen unmittelbar vor dem Aufhören aller Leistungsfähigkeit wahrnimmt. Die Dauer der verborgenen Reizung wächst auch dann beträchtlich nach den Jodmethylstrychninvergiftungen. Diese letzten Wirkungsstufen treten nach 1½ bis 3 Tagen auf.

Fig. 3 kann unmittelbar versinnlichen, wie der Reflexstarrkrampf ähnliche Curven wie die elektrische Reizung liefert, wie aber beide von den früher gegebenen des Curare [1]) wesentlich abweichen. Die unterste Curve rührt von einem Anfalle von Starrkrampf her, der durch Druck auf die Zehen des unversehrten Hinterbeines des enthirnten Thieres 5¼ Stunden nach der Vergiftung erzeugt worden. Die darauf folgenden zwei Curven wurden dadurch gewonnen, dass man zuerst einen auf- und dann

---

1) Siehe dieses Archiv, Bd. II, Taf. IV, Fig. 3, 4, 5.

einen absteigenden Schliessungsinductionsstrom [1]) durch den Wadenmuskel, der seine Verkürzung aufzeichnete, leitete. Die zwei obersten Curven rühren von denselben Strömen, als sie auf das Hüftgeflecht wirkten, her. Die auf den Abscissen senkrechten Linien bezeichnen den Augenblick, in welchem die erregende Kette geschlossen wurde. Die Inductionsströme brachen also um einen Bruchtheil einer Secunde in die thierischen Theile später ein, als das Zwischenstück der Abscisse zwischen den Durchschnittspunkten der senkrechten Linie und dem Anfange der Muskelcurve anzeigt.

Um den Unterschied der Wirkungen des Jodmethylstrychnins und der anderen in dieser Abhandlung betrachteten Gifte von denen des schwefelsauren Strychnins klar zu machen, gebe ich in Fig. 4 und 5 zwei Haupttypen, wie sie nach Vergiftungen mit dem genannten oder mit anderen einfachen Strychninsalzen auftreten. Fig. 4 stammt von einem Frosche, dem eine geringe Menge einer verdünnten Lösung von schwefelsaurem Strychnin in die Bauchhöhle gespritzt worden. Trifft man die rechte Gabe, so erhält man dann immer die hier wiedergegebenen charakteristischen Merkmale. Fig. 5 stammt von einer anderen Vergiftungsweise. Man mengt einen Tropfen einer Lösung schwefelsauren Strychnins, die $^1/_{48}$ des Strychninsalzes enthält, mit 5,7 Ccm. Wasser. Hat ein Frosch einige Zeit in dieser Lösung gesessen, so wird er von den heftigsten Reflexstarrkrämpfen ergriffen und geht schliesslich zu Grunde [2]).

Fig. 4 ist derjenigen Erregungsstufe entnommen, bei welcher Wechselkrämpfe dem anhaltenden Starrkrampfe vorangehen und sich selbst zuletzt länger, als im Laufe der späteren Zeiten er-

---

1) Ich bediene mich hier der S. 228 gebrauchten Ausdrucksweise. Wahrscheinlich wirkten aber nur die entgegengesetzt gerichteten Oeffnungsströme.

2) Die Thiere können in solchen Fällen die erhöhte Reizbarkeit des Rückenmarkes, welche die Starrkrampfanfälle nach Erschütterungen hervortreten lässt, Tage lang bewahren. Es kam mir auch vor, dass sie in anderes Wasser gebracht, Tage der Ruhe und wiederum andere der erhöhten Empfänglichkeit darboten. Der spätere Anfall konnte davon herrühren, dass das Strychnin in den Harn übergegangen und mit diesem in das umgebende Wasser gelangt war. Ich habe aber auch die gleiche Erscheinung und zuletzt den Tod an Fröschen gesehen, deren Wasser täglich und selbst noch öfter erneuert wurde.

halten. Die unterste Curve entspricht dem höchsten und die oberste dem niedersten Empfänglichkeitsgrade. Jene wurde zuerst und jede nächst höhere 5 bis 10 Minuten nach der vorangehenden aufgezeichnet. Trifft man die passendste Reizbarkeitsgrösse, so können die Reihen der durch die Wechselkrämpfe erzeugten Wellen zehn Mal so viel Linien, als in der untersten Abbildung von Fig. 4 liefern. Die erste Zusammenziehung fällt auch in allen Fällen, wie die Abbildung zeigt, beträchtlich stärker als die spätern aus. Man darf jedoch nicht übersehen, dass sie künstlich vergrössert erscheint, weil der Hebel des Myographion rasch emporgeworfen wird.

Fig. 5 stellt diejenige Art von Strychninwirkung dar, bei welcher die anhaltenden Starrkrämpfe die Oberhand haben. Die beiden untersten Muskelcurven sind demjenigen Zeitraume entnommen, in welchem diese Empfänglichkeitsstufe aufzutreten anfängt, und die beiden obersten demjenigen, in welchem sie mit vollem Nachdrucke auftritt.

Es hängt übrigens von der Gabe des Strychnins und der Empfänglichkeit des Frosches ab, welche der zwei Haupttypen der Krampfformen zum Vorschein kommt, oder ob sich Mischungen beider geltend machen.

25. Betrachten wir zuerst die unmittelbar kenntlichen Erscheinungen, welche die Vergiftung mit schwefelsaurem Methylstrychnin erzeugt, so hängen diese äusseren Zeichen von der Gabe und der Individualität des Thieres wesentlich ab. Ein mittelgrosser Frosch z. B. zeigte keine auffallende Störung seines Verhaltens, nachdem $^3/_5$ Mgrm. des Giftes in die Bauchhöhle gebracht worden. 1,1 Mgrm. lähmten die Willkührbewegungen vorübergehend in sichtlicher Weise. Das Thier erholte sich aber wiederum nach einer Reihe von Stunden. 1,3 Mgrm. reichten zuletzt hin, einen nachdrücklicheren Vergiftungszustand hervorzurufen. Ein grosser Frosch, der 1,5 Mgrm. erhalten hatte, verfiel in die bald zu erwähnende Geneigtheit zu Starrkrämpfen, war aber wiederum am folgenden Tage vollkommen munter. Er musste 2,4 Mgrm. des Giftes bekommen, um weiter reichende Störungen darzubieten. Andere Erfahrungen lehrten, dass es Frösche gibt, die alle Fähigkeit der willkührlichen Bewegung schon in weniger als 10 Minuten verlieren, wenn man ihnen 1 $^1/_2$ bis 4 Mgrm. des Giftes verabreicht. Eine Gabe von weniger als einem Milli-

gramm schliesst in der Regel die Möglichkeit der baldigen vollkommenen Erholung nicht aus. Eine solche von 4 Mgrm. lähmt
vollständig, und zwar schon nach 3 bis 4 Minuten.

26. Wirkt eine grössere Menge des Giftes kräftig ein, so
zeigt sich keine Spur von Starrkrämpfen, die von selbst oder
reflectorisch nach Hautreizen oder am Ende von Willkührbewegungen aufträten. Das Methyl hat also dann die charakteristischen Erfolge des Strychnins vollständig aufgehoben. Arbeitet
hingegen das Gift langsamer oder schwächer, so bemerkt man
eine Erscheinung, die an das Strychnin, oder richtiger gesagt, an
das Jodmethylstrychnin entfernter Weise erinnert. Hat der Frosch
eine kräftige Willkührbewegung gemacht, so folgt ein Anfall von
Starrkrampf vorzugsweise in den Hinterbeinen nach. Er dauert
jedoch nicht lange. Man hat sogar nur eine einfache Zusammenziehung, also keinen wahren Starrkrampf, wenn sich die
Geneigtheit hierzu erst allmählig ausbildet oder umgekehrt wenn
sie wiederum abnimmt, um durchgreifenderen Lähmungserscheinungen Platz zu machen.

26. Ist die Leichtigkeit der Entstehung dieser Krampfanfälle geringer geworden, so bedarf es stärkerer reflectorischer
oder anderer Reize, um sie hervorzurufen. Es kann zuletzt dahin kommen, dass man nur ein Zucken einzelner Muskeln der
Hinterbeine oder selbst nur gesonderter Muskelbündel anzuregen
vermag.

27. Der Beginn der Lähmungserscheinungen verräth sich
zuerst durch eine gewisse Ungeschicklichkeit im Sprunge und in
den anderen Körperbewegungen. Das Thier kann später nicht
mehr in einem irgend hohen Satze springen und bekommt oft
unmittelbar darauf einen der oben erwähnten Krampfanfälle in
den Hinterbeinen. Das Springen wird in der Folge unmöglich.
Der Frosch vermag aber noch die Hinterbeine, wenn auch mit
sichtlicher Mühe, langsam und unvollständig zu bewegen. Die
Lähmmung nimmt nur mehr zu, bis alle Willkührbewegungen
gänzlich aufhören.

28. Liegt der Frosch vollkommen regungslos, gleichsam wie
curarisirt, da, so erzeugt immer noch ein Druck der Hinterzehen
Reflexbewegungen, vorzugsweise in dem Vorderkörper, namentlich den Vorderzehen und den Augenliden. Die Willkührbewegungen sterben mit einem Worte früher, als die Reflexthätigkeit ab.

29. Beide Arten von Erscheinungen verlieren sich von hinten nach vorn. Das Thier kann noch die Vorderbeine willkührlich bewegen, wenn die Hinterbeine regungslos da liegen. Es hebt willkührlich den Kopf und den vordersten Theil des Rumpfes, wenn der übrige Körper eine todte angeheftete Masse bildet. Sind auch jene unthätig geworden, so wird noch das andere Augenlid willkührlich geschlossen und der Kopf schwach gehoben. Ruft die mechanische Reizung der Hinterzehen keine Veränderung mehr hervor, so erhält man noch schwache Reflexbewegungen durch Druck auf die Vorderzehen. Es kommt aber als Ausnahmefall vor, dass diese letztere Erregungsweise noch wirkt, wenn die Berührung der Bindehaut erfolglos bleibt. Die Empfänglichkeit von dieser erhält sich in der Regel am Längsten. Liegt schon das Thier regungslos da, so verstärkt sich noch häufig von Zeit zu Zeit seine Athmung und man hört bisweilen schwache wiederholte Stimmtöne.

30. Sind die Willkührbewegungen gänzlich geschwunden und die Reflexwirkungen bis auf kleine Spuren herabgesunken, so kann immer noch die Quertheilung des verlängerten Markes, wenn auch nicht starke, doch wenigstens mehr oder minder ausgedehnte Zusammenziehungen in den Hinterbeinen erzeugen. Diese fehlen hingegen, sowie die Lähmungserscheinungen weiter fortgeschritten.

31. Die kleinen automatischen Zuckungen, die bisweilen nach Curarevergiftungen auftreten [1]), sind mir wenigstens in denjenigen mit dem schwefelsauren Methylstrychnin angestellten Versuchen, in denen ich darauf achtete, nicht vorgekommen. Es ereignete sich dagegen, besonders nach grösseren Gaben dieses Giftes, dass einem Krampfanfalle in den Hinterbeinen Nachzuckungen in gesonderten Muskeln oder Muskelbündeln auftraten.

32. Wurde zuerst für das Curare als eigenthümliches Merkmal hervorgehoben, dass der Muskel während der Dauer des Geschlossenseins der Kette mit stets geringer werdender Stärke zusammengezogen bleibt und mit dem Oeffnen derselben bis zu einem gewissen Grade plötzlich erschlafft, um dann mit abnehmender Geschwindigkeit und zuletzt oft asymptotisch zu seiner ursprünglichen Länge zurückzukehren, so wiederholt sich das

---

1) Dieses Archiv, Bd. I, S. 492—494.

Gleiche und unter den günstigsten Verhältnissen noch in erhöhtem
Maasse für das Methylstrychnin. Allein schon die erste Zusammenziehung zeigt einen auffallenden Unterschied. Die höchste
Verkürzung pflegt bei dem Curare plötzlich, bei dem Methylstrychnin dagegen allmählig in die Erschlaffung überzugehen.
Die Curve bildet daher einen spitzen Winkel in dem ersteren
und einen mehr oder minder langen Bogen in dem letzteren
Falle. Obgleich die charakteristische Curvenform vorzugsweise
und in ausgesprochenerem Maasse nur dann auftritt, wenn man
den electrischen Strom unmittelbar durch die Muskelmasse leitet,
so zeigt sich doch auch oft genug die wesentliche Gestalt der
Curarecurve, wenn sie auch mit meist niederer Hubhöhe zum
Vorschein kommt, so wie man die Bewegungsnerven anspricht.
Dieses ist bei dem Methylstrychnin seltener und selbst unter
den günstigsten Bedingungen insofern unvollkommener der Fall,
als die rasche Erschlaffung bei dem Oeffnen der Kette und die
Oeffnungszuckung schwächer auftreten.

33. Die Fähigkeit, die charakteristischen Methylstrychnin-
curven hervorzubringen, entwickelt sich allmählig nach der Vergiftung, hält in einzelnen Fällen länger als 24 Stunden an und
verliert sich später wiederum, ehe die Reizbarkeit der Muskeln
gänzlich aufhört. Es ist nothwendig, dass die Kette längere
Zeit geschlossen bleibt. Beträgt die Dauer ihres Geschlossenseins nur einen kleinen Bruchtheil einer Secunde, so erhält man
die gewöhnliche Schliessungszuckung, bei der sogar oft die Erschlaffung kürzere Zeit als die Zusammenziehung in Anspruch
nimmt, oder eine einfache Zusammenziehung mit mehr oder minder, jedoch nicht ausserordentlich verlängerter Erschlaffungslinie.

34. Hat man den günstigsten Zeitpunkt getroffen, so erzeugt ein auf- oder ein absteigender Kettenstrom von sehr kleinen mit verdünnter Schwefelsäure geladenen Zinkkohlenelementen, den man verhältnissmässig längere Zeit durch die Muskelmasse selbst leitet, eine starke Schliessungszuckung, deren Hubhöhe
grösser als alle folgenden Verkürzungszustände ausfüllt (Fig. 6).
Der Muskel erschlafft dann rasch bis zu einem gewissen Grade.
Bleibt die Kette geschlossen, so behält er auch einen nicht unbedeutenden Grad von Verkürzung bei, selbst wenn die Dauer
des Geschlossenseins der Kette eine halbe Minute und länger
anhält. Die Zusammenziehung nimmt aber, wie die oberen wage-

rechten Linien in Fig. 6 zeigen, zuerst schneller und dann langsamer ab, so dass auch in dieser Hinsicht zuletzt eine asymptotische Aenderung auftreten kann. Oeffnet man die Kette, so hat man eine mehr oder minder kräftige Oeffnungszuckung. Das Fehlen zeigt zuerst an, dass die Empfänglichkeit wiederum abnimmt oder dass die Lähmung von vornherein zu tief eingriff. Es kann übrigens in solchen Fällen vorkommen, dass die Oeffnungszuckung bei einer Stromesrichtung mangelt und bei einer anderen auftritt oder im Laufe derselben Versuchsreihe bald fehlt und bald wiedererscheint. Die Erschlaffung nach dem Oeffnen der Kette erfolgt immer asymptotisch, so dass der Muskel nahezu seine ursprüngliche Länge erst nach einer mehr als einige hundert, ja mehr als tausend Mal so langen Zeit, als die erste Schliessungszusammenziehung dauerte, erreichen kann.

Nimmt die Empfänglichkeit ab, so bleibt nicht bloss, wie erwähnt, die Oeffnungszuckung aus, sondern die Hubhöhe der ersten Zusammenziehung sowohl, als die der während des Geschlossenseins der Kette anhaltenden Verkürzung werden kleiner und der Unterschied dieser beiden Verkürzungsgrössen geringer. Es kann sogar vorkommen, dass die Längenabnahme des Muskels noch nach der ersten Zusammenziehung im Anfange allmählig zunimmt und später von Neuem herabgeht, während die Kette geschlossen bleibt. Die allmählige Abnahme der Zusammenziehung während dieses Zeitraumes fällt auch langsamer aus.

35. Hat man nicht allzugrosse Gaben des Methylstrychnins angewandt, so zeigt sich der wesentliche Unterschied von den Curarewirkungen, dass die Empfänglichkeit der Nerven lange, in günstigen Fällen selbst mehr als 24 Stunden anhält, nachdem das Thier vollkommen gelähmt worden. Schon die lange Zeit, während welcher die Reflexbewegungen möglich bleiben, zeigt, dass hier das Nervensystem viel weniger rasch vollkommen unthätig wird, als nach den Curarevergiftungen. Man hat auch insofern eine Abweichung, als bisweilen die Inductionsschläge kräftigere Wirkungen hervorrufen, wenn sie durch die Nerven, als wenn sie durch den Muskel geleitet werden. Dasselbe kann sich selbst für Kettenströme, und zwar noch 24 Stunden nach der Einverleibung des Methylstrychnins wiederholen.

36. Man kann auch hier dem Falle begegnen, dass der mit einer rascheren Abgleichung versehene Kettenschluss einer

Anschlagsvorrichtung, besonders auf den letzten Stufen der Empfänglichkeit, nachdrücklicher, als die Schliessung von freier Hand wirkt. Die schnelle Abgleichung der Inductionsschläge kann wiederum mehr als 24 Stunden nach der Vergiftung beweisen, dass die Erregung der Nerven bei einem entsprechenden Stimmungszustande weit kräftiger, als die der Muskeln eingreift. Die grössten Hubhöhen beider Fälle verhielten sich z. B. wie 1 : 5 bei ab- und 1 : 3 bei aufsteigendem Strome. Es kommt jedoch auch vor, dass die Schliessung von freier Hand noch Zuckungen erzeugt, wenn die augenblickliche der Anschlagsvorrichtung nicht mehr wirkt.

36. Arbeitet man auch zur Zeit der günstigsten Erregungsstufe, so fallen die unter Nr. 34 geschilderten Muskelcurven weniger charakteristisch oder unvollkommener aus, wenn man schwächere Ströme, z. B. nur eines oder zwei Elemente statt sechs gebraucht.

37. Man findet als seltene Ausnahme während der Zeiten der grossen Empfänglichkeit, dass der z. B. absteigend durch den Muskel geleitete Strom eine Reihe von Wechselkrämpfen hervorruft, wie es Fig. 7 zeigt. Diese Curve wurde 1 ½ Stunde nach der Vergiftung aufgezeichnet. Der mittelgrosse Frosch hatte 1 ½ Mgrm. des schwefelsauren Methylstrychnins bekommen. Man sieht, dass hier eine anhaltende, stetig abnehmende Zusammenziehung nachfolgte. Ich habe jedoch auch einen anderen Fall der Art aus einem anderen Frosche aufgezeichnet, bei dem diese fortdauernde Verkürzung mangelte.

38. Alle geschilderten Eigenthümlichkeiten der Muskelcurven zeigen sich eben so gut nach blosser Zerstörung des Gehirns, als wenn man überdies das Rückenmark zermalmt oder das Hüftgeflecht durchschnitten hat.

39. Curare und Antiar wichen darin von einander ab, dass dieses den Herzschlag binnen Kurzem lähmt, jenes hingegen denselben lange fortbestehen lässt. Das Methylstrychnin schliesst sich in dieser Beziehung dem Curare an. Die Bewegungen des Herzens können länger als 24 Stunden anhalten und dann noch 30 Pulse für die Minute geben.

40. Das Oxyäthylstrychninchlorür wirkt im Wesentlichen ähnlich wie das Methylstrychnin. Man hat hier wiederum die nie fehlende Erscheinung, dass die Fähigkeit der willkühr-

lichen Bewegung viel früher, als die Reflexthätigkeit aufhört.
Es kann sogar vorkommen, dass der vollkommen unbewegliche
Frosch so reizbar ist, dass das Anklopfen an das Glas, in dem
er sich befindet, einen lebhaften Anfall eines rasch verschwin-
denden Streckkrampfes in den Hinterbeinen erzeugt. Eine Eigenthümlichkeit, die mir weder bei dem Curare noch bei dem
Methylstrychnin in so auffallendem Grade vorkam, bestand darin,
dass es eine Zeit gab, in welcher jeder Hautreiz nicht blos
Reflexbewegungen der Hinterbeine, sondern auch einen Stimm-
ton erzeugte, der stärker war, als man ihn bisweilen nach Strychninvergiftungen hört. Einer der vergifteten Frösche brachte
übrigens auch solche Töne von Zeit zu Zeit von selbst hervor.
Die Gabe, die einen mittelgrossen Frosch zu lähmen pflegt,
liegt zwischen einem und zwei Milligramm. Ein halbes Milligramm wirkte in keiner sichtlichen Weise oder höchstens nur
vorübergehend.

41. Die Aufzeichnung der nach Zehendruck oder nach
blossen Erschütterungen eingetretenen Krämpfe lehrte, dass sie
keine wahren Starrkrämpfe waren, sondern aus einfachen oder
mehrfach sich wiederholenden Zusammenziehungen bestanden,
deren Erschlaffung mehr oder minder lange, aber keineswegs
eine übergrosse Zeit anhielt.

42. Stellt man die Versuche zur günstigsten Empfänglich-
keitsperiode an, so erhält man alle unter Nr. 34 von dem Methylstrychnin geschilderten Eigenthümlichkeiten der Muskelcurven,
nur dass bisweilen die Oeffnungszuckung mangelt, wenn selbst
die übrigen charakteristischen Merkmale ausgesprochen sind. Ich
gebe z. B. zur Erläuterung eine solche Curve in Fig. 8. Sie
rührt von einem durch die Muskelmasse aufsteigend geleiteten
Kettenstrome her, der 1 Stunde 10 Minuten nach der Vergiftung
einwirkte.

43. Man hat eine Empfänglichkeitsstufe, auf welcher die
Erregung des Lendengeflechtes durch einen auf- oder einen absteigenden Kettenstrom ausserordentlich grosse Hubhöhen erzeugt.
Die Zusammenziehung fällt rasch ab. Nur das Ende der Erschlaffung schreitet langsamer fort, jedoch keineswegs asymptotisch. Alle diese Erscheinungen ändern sich nicht, man mag die
Kette nur wenige Secunden oder $\frac{1}{3}$ bis $\frac{1}{4}$ Minute geschlossen
erhalten. Wiederholt man dagegen denselben Versuch, indem

man den Strom durch die Muskelmasse leitet, so erhält man
eine bedeutend geringere Hubhöhe und die unter Nr. 42 erwähnten
Eigenthümlichkeiten der Muskelcurven.   Eine Oeffnungszuckung
kann in diesem Falle vorhanden sein oder nicht.   Die Nervenreizung liefert bisweilen eine drei- bis viermal so grosse Hubhöhe, als die unmittelbare Muskelerregung.   Fig. 9 gibt das Bild
des Erfolges der Nervenreizung durch einen aufsteigenden Strom.
Sie kann der in Fig. 8 dargestellten Wirkung gegenübergestellt
werden.

44.   Hatte die Empfänglichkeit bedeutend abgenommen, so
ereignete es sich, dass der Kettenschluss von freier Hand besser
wirkte, als der durch die Anschlagsvorrichtung, diese mochte zur
Anwendung eines Ketten- oder eines Inductionsstromes gebracht
werden.   Dasselbe wiederholte sich ausnahmsweise am Anfange,
wenn die Empfänglichkeit zu steigen begann.

45.   Der (geschwefelte) Brucin-Schwefelwasserstoff
bestätigte wiederum, wie wenig genau sich die wirksamen Gaben
eines Giftes im Allgemeinen bestimmen lassen.   Ein Frosch z. B.
zeigte gar keine Vergiftungserscheinungen, als er $7/10$ Mgrm. bekommen hatte.   Erst 1,9 Mgrm. wirkten nachdrücklich.   Bedeutende Erfolge traten dagegen ein, nachdem ein anderer Frosch
$1/8$ Mgrm. bekommen hatte.

46.   Das Schwinden der Willkührbewegungen vor den Reflexerscheinungen kehrt auch hier wieder.   Man bemerkt eine
grosse Geneigtheit zu reflectorischen Streckkrämpfen, bisweilen
sogar zu Opisthotonus und zu einer gewissen Zeit zur Erzeugung
eines reflectorischen Stimmtones.   Eigenthümliche Zuckungen z. B.
in den Bauchmuskeln gingen dieser Reizbarkeitsstufe hin und
wieder voran.   Sie wichen aber von den örtlich beschränkten
Zusammenziehungen, die man bisweilen nach der Curarevergiftung
bemerkt, sichtlich ab.

47.   Stellte man die Versuche während der passenden Erregungsstufe an, so erhielt man Muskelcurven, die im Wesentlichen
mit denen des schwefelsauren Methylstrychnins übereinstimmten,
nur dass in der Regel die Oeffnungszuckung mangelte.   Es kam
in einzelnen Ausnahmefällen vor, dass noch die Zusammenziehung
bis zu einer gewissen Grösse langsam stieg und später wiederum
langsam abnahm, während die Kette für längere Zeit geschlossen blieb.

48. Es gab in manchen Fröschen eine frühere Periode der Erregbarkeit, in welcher die Nervenreizung kräftiger als die electrische Ansprache der Muskelmasse wirkte, und eine spätere, in der das Umgekehrte auftrat. Es kam vor, dass die Inductions-schläge ausgiebigere Verkürzungen erzeugten, wenn sie durch die Nerven, die Kettenströme dagegen stärkere, so wie sie durch die Muskelmasse gingen. Diese Erscheinung wiederholte sich, ich mochte die Kette für längere Zeit mit freier Hand oder nur für $1/_{89}$ Secunde mittelst der Anschlagsvorrichtung geschlossen haben.

Ein Frosch verrieth die Eigenthümlichkeit, dass ein durch den Nerven ab- oder aufsteigender Strom nur zu einer Oeffnungs- und zu keiner Schliessungszuckung führte, $5^3/_4$ Stunden nach der Vergiftung. Die mehrfache Wiederholung des Versuches lehrte, dass man hier weder eine bloss zufällige, noch eine von versteck-ten Versuchsfehlern abhängige Erscheinung vor sich hatte.

49. Alle hier behandelten Gifte, sowie viele andere Fälle, die ich schon an anderen Orten erläuterte, führen zu einer asymptotischen Erschlaffung, d. h. zu der Wirkungsweise, dass der Muskel zu seiner ursprünglichen Länge um so langsamer zurückkehrt, je mehr Zeit seit dem Beginn der Erschlaffung ver-flossen ist. Es wurde schon früher bemerkt, dass desshalb die Dauer dieses Vorganges mehrere tausend Mal mehr betragen kann, als die der ersten Ansteigung der Zusammenziehung zu ihrem grössten Werthe. Dreht sich z. B. der Cylinder in 1,875 Secunden ein Mal herum, so fallen zuletzt die von dem erschlaf-fenden Muskel aufgezeichneten Linien so nahe zusammen, dass sie sich nicht mehr getrennt anschreiben, wenn man selbst die Spitze des Zeichenstiftes des Myographion so fein als möglich unmittelbar vorher geschliffen hat. Ich setzte desshalb den Cy-linder auf die zweite statt auf die dritte Achse des Uhrwerkes, die zu allen bisher erwähnten Curven gedient hatte. Eine Um-drehung desselben nahm dann 21,6 Secunden in Anspruch. Allein die letzten Stufen der asymptotischen Erschlaffung führten immer noch zu einer so langsamen Längenzunahme des Muskels [1]), dass

_____

1) Die schief verlaufenden Fasern des Wadenmuskels verlängern sich natürlich mehr. Nennt man α den Winkel, den sie mit der Längenachse bil-den, p die scheinbare und q die wirkliche Verlängerung, so hat man $q = \dfrac{p}{\cos \alpha}.$

wiederum die Linien nicht mehr gesondert von der feinen Spitze
gezeichnet wurden. Ich sperrte daher das Uhrwerk, während
alles Uebrige unverändert, die Spitze des Zeichenstiftes also mit
der Cylinderfläche in Berührung blieb, und wartete 3,6 oder 10
Minuten, die ich genau mit der Secundenuhr bestimmte, ehe ich
den Cylinder von Neuem drehen liess. Da der Stift an diesem
ruhte, so zeichnete die in der Zwischenzeit auftretende Verlängerung eine senkrechte Linie auf. Hob man später die Sperrung
auf, so erhielt man eine Kreislinie, die über der Zeitabscisse
lag, wenn der Muskel seine ursprüngliche Länge innerhalb der
Ruhezeit noch nicht erreichte, mit ihr zusammenfiel, wenn dieses
der Fall war und unter ihr lag, sowie die Verkürzung eine merkliche Erweichung des Muskels erzeugt hatte.

Die beiden in Fig. 10 abgebildeten Curven können das Gesagte beispielsweise erläutern. Obgleich man alle Einzelnheiten
erst dann in den Originalen erkennt, wenn man sie unter der
Lupe oder selbst unter einer schwächeren Vergrösserung eines
zusammengesetzten Mikroskopes betrachtet, so hoffe ich doch,
dass wenigstens das Wesentlichste aus den mitgetheilten Zeichnungen klar werden wird.

Da die zweite Achse des Uhrwerkes eine entgegengesetzte
Drehungsrichtung, als die dritte hat, so schreiten auch die in
Fig. 10 enthaltenen Curven in umgekehrtem Sinne, wie die in
Fig. 1 bis 9, fort. Der Cylinder drehte sich im Durchschnitt in
21,6 Secunden ein Mal herum. Der grosse Frosch, der zu diesem Versuche diente, war mehr als vier Stunden vorher durch
die Einspritzung von 15 Tropfen der einprocentigen schwefelsauren Methylstrychninlösung, die 2½ Mgrm. des Giftes
enthielten, zu den Beobachtungen vorbereitet worden. Eine vollständige Lähmung des ganzen Körpers hatte schon seit einigen
Stunden eingegriffen. Ich schloss die aus sehr kleinen mit verdünnter Schwefelsäure geladenen Zinkkohleclementen bestehende
Batterie von freier Hand mittelst des Stromwenders und liess die
Kette ungefähr während zweier Cylinderumgänge, also während
43 Secunden oder etwas mehr oder weniger, geschlossen. Hatten
sich ein oder einige Umgänge während der nachfolgenden Erschlaffung aufgezeichnet, so sperrte ich das Uhrwerk für ein
Paar Minuten, liess einen oder mehrere Umgänge wiederum anschreiben, sperrte von Neuem eine Zeit lang und untersuchte

die Verhältnisse abermals. Ich hatte mir das Ganze so eingerichtet, dass ich die Curven, während sie von dem sich drehenden
Cylinder von der Stiftspitze entworfen wurden, unter der Lupe
betrachten konnte, um den Gang des Uhrwerkes in dem rechten Augenblicke anhalten zu können.

Die obere Muskelcurve von Fig. 10, die ich 4 Stunden 55
Minuten nach der Vergiftung mittelst der Durchführung eines
aufsteigenden Stromes durch die Muskelmasse gewann, kann die
Asymptose versinnlichen. Die erste Erhebung abc betrug 6,6
Mm. [1]. Hielt ich die Kette 43 Secunden geschlossen, so sank
indessen die Verkürzung auf 1,4 Mm. Die Oeffnungszuckung
hik vergrösserte sie im Maximum auf 1,7 Mm. von der Zeitabscisse an gerechnet. Der Muskel, dem noch 1,25 Mm. zu
seiner ursprünglichen Länge fehlten, verlängerte sich später um
0,5 Mm. in den ersten 43 Secunden der Folgezeit, um nahezu 0,3 Mm.
in den ferneren 3 Minuten, um 0,2 Mm. in den zweitfolgenden drei
und um ungefähr 0,16 Mm. in den letzten 4 Minuten. Man hatte
also im Ganzen 1,16 statt 1,25 Mm. 10 Minuten 43 Secunden
nach der Kettenöffnung. Es fehlten daher noch 0,09 Mm. oder
ungefähr $1/_{11}$ Mm. zu der ursprünglichen Länge. Dem entsprechend ergab auch die Ausmessung der Curve, dass der Endtheil
um etwa $1/_{15}$ Mm. höher stand, wie die Zeitabscisse.

Die charakteristische Eigenschaft der asymptotischen Erschlaffung besteht, wie erwähnt, darin, dass die Länge des Muskels in der Zeiteinheit um so weniger zunimmt, je mehr Zeit
seit der Kettenöffnung verstrichen ist. Die eben angeführten
Werthe können dieses in Zahlen versinnlichen, wenn wir die
auf die Secunde kommende durchschnittliche Verlängerung näher
betrachten. Wir haben dann:

Perioden	Dauer der Perioden in Secunden		Mittlere auf die Secunde kommende Verlängerung des Muskels in Millimet.	Verhältniss Werth, den der letzten Periode ($= 0,00066$) als Einheit genommen
Erste	von	0 bis 43	0,01163	17,6
Zweite	»	43 » 223	0,00167	2,5
Dritte	»	223 » 403	0,00111	1,7
Vierte	»	403 » 643	0,00066	1,0

1) Ich führe hier und im Folgenden die Zahlen an, wie sie die unmittelbare Ausmessung der Curve unter der Lupe ergab. Da diese unter
ungefähr doppelter Vergrösserung aufgeschrieben worden, so betrug der
wahre Werth nahezu die Hälfte.

Hätte sich auch selbst der Muskel nach Maassgabe des Se-
cundenwerthes der vierten Periode in der allerletzten Zeit verlängert, so würde er beinahe 137 Secunden gebraucht haben, um
die noch fehlenden 0,09 Mm. zu erreichen. Er wäre also erst nach
643 + 137 oder 780 Secunden, mithin nach 13 Minuten, bei
seiner ursprünglichen Länge angelangt. Es liegt in der Natur
der Asymptose, dass diese Berechnungsweise eine zu kleine Zeitgrösse liefert. Man muss überdiess noch bedenken, dass der
Muskel schon um 5,2 Mm. während der 43 Secunden betragenden Dauer des Geschlossenseins der Kette erschlafft war, als
der erregende galvanische Strom unterbrochen wurde. Erinnern
wir uns, dass die erste Erregung, durch welche die grösste Verkürzung erreicht wurde, ungefähr $1/10$ Secunde forderte, und
rechnen wir nach dem eben Gesagten im Ganzen genommen
mehr als 780 + 43 = 823 Secunden für die Erschlaffung, so forderte diese jedenfalls mehr als 8230fache Zeit, wie die anhaltende Steigung der Zusammenziehung. Die über das Veratrin
und das Cynoglossum mitgetheilten Erfahrungen lehren, dass hier
noch weit grössere Zeiträume vorkommen, dass dann die Dauer
der Erschlaffung die der Zusammenziehung um das 50000- bis
100000fache übertreffen kann.

Wir wollen nun eben so verfahren, wie es für die so häufig
vorkommenden asymptotisch ablaufenden Wahrscheinlichkeitscur-
ven in der Wahrscheinlichkeitsrechnung gebräuchlich ist, d. h.
obgleich die Zeit, in welcher der Muskel seine ursprüngliche
Länge erreicht, eine endliche bleibt, diese doch als unendliche
betrachten, weil der Längenunterschied für eine noch grössere
endliche Zeit so klein wird, dass wir ihn gleich Null setzen
können. Wir werden demgemäss eine wahre Asymptose annehmen und die Formel der allgemeinen Gestalt der Erschlaffungscurve demgemäss einrichten. Man könnte hierbei zuerst die
allgemeinste Annahme machen, dass die gesammte Muskelcurve
von ihrem ersten Ansteigen bis zu ihrer grössten asymptotischen
Annäherung der Zeitabscisse einer und derselben Curve entspricht.
Wir wollen uns aber der Einfachheit wegen nur mit der Erschlaffungscurve beschäftigen, mithin eine beschränktere Voraussetzung zu Grunde legen und die Muskelcurve so ansehen, als
sei sie aus zwei verschiedenen krummen Linien, der Verkür-
zungs- und der Erschlaffungscurve, die sich in dem oberen End-

punkte der grössten Hubhöhe vereinigen, zusammengesetzt. Diese Auffassungsweise macht es möglich, die allgemeine Gleichung der Erschlaffungscurve so einzurichten, dass sie ein Seitenstück zu einer unter gewissen Bedingungen geltenden Elasticitätsgleichung bildet.

Nennen wir die laufenden Coordinaten x und y, und zwar in dem Sinne, dass die von Null bis zum positiven Unendlichen gehende Abscisse die Zeit misst und y die von dem positiven Maximum der Hubhöhe bis zu Null abnehmende Ordinate bezeichnet, dass wir also stets in dem positiven Abscissen- und Ordinatenfelde bleiben, so können wir als erste Näherungsformel der Erschlaffungscurve die Gleichung:

$$y = ce^{-f(x)} \tag{1}$$

aufstellen.

e bezeichnet hier die Basis der natürlichen Logarithmen und c eine Integrationsconstante, deren Werth sich durch Ausmessung an der Curve bestimmen lässt. f bildet das Functionszeichen. Die stetige Function $f(x)$ ist so beschaffen, dass sie für das stets positive x ebenfalls positiv bleibt, $f(o) = o$ und $f(\infty) = \infty$ wird. Das Minuszeichen drückt aus, dass y mit dem Wachsthume der Zeit abnimmt. Man hat also $y = c$ für $x = o$. Lässt man die Zeitabscisse an dem Anfange der Erschlaffung beginnen, so entspricht unter diesen Verhältnissen c der ersten Ordinate, welche die grösste Hubhöhe angibt. Man erhält anderseits $y = o$ für $x = \infty$. Das Minuszeichen des Exponenten von e hat zur Folge, dass y während des ganzen Verlaufes der Curve abnimmt, aber um so langsamer, je grösser die Zeitabscisse x allmählig wird.

Da aus (1) folgt, dass

$$f(x) = -log \cdot \frac{y}{c} = log \frac{c}{y} \tag{2}$$

so nimmt die Ordinatenlänge der Erschlaffungscurve in arithmetischem Verhältnisse ab, wenn die mit $f(x)$ bezeichnete Zeitfunction in geometrischem wächst.

Differenziren wir die Gleichung (1) nach x als der unabhängigen Veränderlichen, so erhalten wir:

$$dy = -ce^{-f(x)} \frac{\partial f}{\partial x} dx$$

oder, wenn wir für $ce^{-f(x)}$ seinen Werth y setzen

$$-\frac{dy}{\frac{\partial f}{\partial x}\,dx} = y \qquad (3)$$

Diese Gleichung lehrt, dass die Formel (1) auf der Annahme fusst, dass die während eines unendlich kleinen Werthes der Zeitfunction auftretende Erschlaffungsgrösse der am Anfange der Zeit vorhandenen Längenabnahme des Muskels proportional ist. Newton hat zuerst eine ganz ähnliche Voraussetzung für sein Erkaltungsgesetz gemacht und dabei $f(x) = x$ gesetzt, also eine einfachere Beziehung angenommen. Man stellte später ähnliche Ausgangssätze für die elastische Dehnung mit oder ohne vorangegangener Zusammendrückung, für die Absorption des Lichtes bei dem Durchgange durch (nicht absolut) durchsichtige Körper, für die Abgleichung der Inductionsströme auf, weil eine der asymptotischen ohne merklichen Fehler gleichzustellende Abnahme in allen diesen Erscheinungen vorkommt. Ich suchte schon an einem andern Orte [1]) darzulegen, dass sich nicht bloss die Erschlaffungscurve der Muskeln, sondern auch das Abklingen der Netzhautbilder, mithin auch die Gesammtgruppe der Erscheinungen, welche man der sogenannten Dauer der Netzhauteindrücke zuschreibt, unter demselben Gesichtspunkte auffassen lässt. Wenn später Helmholtz und Exner [2]) bei ihren Versuchen fanden, dass die zum Erblicken eines Gegenstandes nöthigen (kleinsten) Zeiten in arithmetischer Progression abnehmen, so wie die Beleuchtungsstärken oder die Grössen der Netzhautbilder in geometrischer wachsen, so bildet dieses eine durch die Erfahrung gewonnene Bestätigung derselben Betrachtungsweise. Wendet man sie auf den Gang der Erschlaffung an, so hat man ein Analogon zu dem der elastischen Nachdehnung, auf welche sich die Gleichung (1) ebenfalls anwenden lässt. Man darf aber bei keiner der physikalischen oder physiologischen Erscheinungen, eben so wie bei keinem Wahrscheinlichkeitsprobleme, das sich den durch (1) ausgedrückten Beziehungen fügt, vergessen, dass sie nur einer ersten Annäherung an die Wahrheit entsprechen.

1) Die physikalische Untersuchung der Gewebe. Leipzig u. Heidelberg 1867. 8. S. 417. Vgl. auch S. 243 und 524 flg.

2) Exner in den Sitzungsberichten der Wiener Akademie, Bd. LVIII 1868. 8. S. 624—625.

50. Die untere Curve in Fig. 10 rührt von einem absteigenden Kettenstrome her, den ich in 4 Stunden 39 Minuten nach der Vergiftung mit schwefelsaurem Methylstrychnin durch den Wadenmuskel leitete. Die Zusammenziehung, die ein Maximum von 5,6 Mm. erreicht hatte, nahm bis auf 2,3 Mm. während der 43 Secunden betragenden Dauer des Geschlossenseins der Kette ab. Die nachfolgende Oeffnungszuckung *hik* besass eine grösste Hubhöhe von 2,6 Mm. über der Zeitabscisse. Der Muskel war noch um 1,2 Mm. nach Beendigung desselben verkürzt. Die ersten nachfolgenden 43 Secunden führten zu einer Muskellänge, die zuletzt nur um 0,8 Mm. von der ursprünglichen abwich. Liess ich hierauf das Uhrwerk genau 10 Minuten lang ruhen, so hatte sich indessen die Senkungslinie *mn* aufgezeichnet. Ein neuer Cylinderumgang lieferte die der Zeitabscisse parallele Linie *pq*, die um etwas mehr als ¼ Mm. tiefer als diese lag. Die in Folge der Zusammenziehung eingetretene Muskelerweichung hatte also eine Verlängerung von 0,25 bis 0,30 Mm. erzeugt [1].

---

1) Ich habe mir eine möglichst sorgfältige Theilung von 100 Millimetern in 200 Grade auf einer Glasplatte zur Ausmessung der Curven anfertigen lassen. Drei Querstriche, die je einen halben Millimeter wechselseitig entfernt sind, gehen durch die Mitten der Theilungslinien, um den Maassstab desto sicherer an die Zeitabscisse oder eine andere gerade Linie anlegen zu können. Ich bringe die Glasplatte unmittelbar auf den eben gepressten Pappdeckel, auf dem der Curvenabdruck aufgeklebt ist, und messe unter der Lupe. Da sich dann noch ⅕ und selbst im Nothfalle ¹/₁₀ schätzen lässt, so kann man bis auf ¹/₁₀ oder sogar ¹/₂₀ Mm. hinabgehen. Handelt es sich, Längen, die unter einem bis zwei Millimetern liegen, an den Curven zu bestimmen, so controllire ich bisweilen die Ergebnisse der eben erläuterten Messungsart durch das Ophthalmometer von Helmholtz. Das von Meyerstein gelieferte Instrument, das die hiesige physiologische Sammlung besitzt, hat Glasplatten, deren Dicke ich zu 4,2083 Mm. aus Messungen, die ich an 5 Mm. Länge des beobachteten Gegenstandes anstellte, berechnete, vorausgesetzt, dass immer der Drehungsweg von 0° nach 90° eingeschlagen wurde. Es ist natürlich unmöglich, die Triebe mit so absoluter Genauigkeit zu arbeiten, dass der Weg von 0° nach 90° vollkommen mit dem von 0° oder 360° nach 270° übereinstimmt. Die Vergleichung, die ich an der mir zu Gebote stehenden Vorrichtung anstellte, ergab, dass man jeden Werth der Tabelle der Bildgrössen, die ich mir für den Weg von 0° bis 90° entworfen hatte, mit 1,0113 vervielfältigen muss, wenn man von 180° nach 270° gemessen hat. Die Kleinheit des Coëfficienten giebt ein gutes Zeugniss für die Genauigkeit der Arbeit. Dasselbe bekräftigte sich für die anderen Wege, wenn man vier Messungen desselben Gegenstandes, die von 0°, 90°, 180° und 270° ausgingen, gegenseitig ver-

Wir begegnen daher hier dem zweiten Falle, in welchem der
Ausdruck: Asymptose nur in dem Sinne genommen wird, dass
die Verlängerung um so langsamer erfolgt, je weniger die augenblickliche Muskellänge von der ursprünglichen abweicht, nicht
aber in dem, dass diese in keiner endlichen Zeit mehr wiederum
gewonnen wird.

Wir wollen die Erweichungslinie das unterhalb und die Ver-
kürzungs- und die Erschlaffungslinie das oberhalb der Zeitabscisse
liegende Stück der Muskelcurve nennen. Hätte man eine grosse
Anzahl von Abscissen und zugehörenden Ordinaten einer solchen
krummen Linie gemessen, so liesse sich mit mehr oder weniger
Mühe die Curvengleichung aus den Einzelbeziehungen, vorausgesetzt, dass sie zahlreich genug sind, herleiten. Solche Formeln
werden die Grundlage für eine mathematische Theorie der Mus-
kelzusammenziehung liefern. Betrachtete man die Verkürzungs-,
die Erschlaffungs- und die Erweichungslinie als eine einzige ununterbrochen fortlaufende Curve, so müsste sie eine Reihe an-
gebbarer Eigenschaften in jedem Fall besitzen.

a. Die Ordinaten können zwar Null, nie aber unendlich werden. Käme also eine Function vor, die an einer bestimmten
Stelle des Spielraums in das Unendliche überginge, so müsste
sie eine andere Function als Coëfficienten haben, die das Product
nicht bloss auf einen unbestimmten Ausdruck wie $o . \infty$ oder $\frac{\infty}{\infty}$
zurückführt, sondern auch dessen wahren, durch Differentiation
bestimmbaren Werth als eine endliche, der Stetigkeit entsprechende Grösse erscheinen lässt.

b. Der Anfangspunkt der Coordinaten befindet sich am Einfachsten in dem Anfange der Muskelcurve, weil man hier $y = o$

---

glich. Da die Bildbreite im Ophthalmometer von der Entfernung des Gegenstandes unabhängig ist, so befestige ich die Curvenzeichnung an einer beliebigen Wand, an der sie gut beleuchtet wird, und verschiebe das Doppel-
bild so lange, bis sich die entsprechenden Randbogrenzungen der Linien,
die den zu bestimmenden Zwischenraum einschliessen, wechselseitig berühren.

Die gegenseitige Entfernung der Linien fg und pq Fig. 10 gab auf
diese Weise 4,8 Grad oder $4°48'$ für den Weg von $0°$ nach $90°$. Da der
mittlere Brechungscoëfficient der mässig zerstreuenden Flintglasplatten
1,631658 nach Meyerstein beträgt, so erhält man eine Bildbreite von
0,269 Mm., also etwas mehr als $\frac{1}{4}$ Mm.

für $x = o$ hat. Es muss aber noch einen zweiten Werth $x = x_1$ geben, für den y wiederum verschwindet. Hieraus folgt, dass wenigstens ein Maximum von y zwischen diesen beiden, den positiven Theil begrenzenden Nullwerthen liegen wird.

c. Die Abscisse besitzt nur positive von Null bis Unendlich reichende Werthe und keine negativen. Da aber y nach dem zweiten Verschwinden negativ wird, während x in positivem Sinne fort wächst, so ist der zweite Nullpunkt kein Minimum.

d. Enthält die Verkürzungs- oder die Erschlaffungscurve eine Reihe auf- und niedergehender Wellen, also eine Anzahl relativer Maxima und Minima, so muss für diesen Curventheil die Anzahl der grössten Werthe die der kleinsten um eine Einheit übertreffen. Der Null gesetzte erste Differenzialcoëfficient einer Gleichung, welche der Muskelcurve ohne die Erweichungslinie entspricht, wird also eine Gleichung von dem $2n + 1^{ten}$ Grade liefern, wenn diese lauter reelle Wurzeln besitzt, und eine solche von $2(n + p) + 1^{ten}$ Grade, wenn auch imaginäre Wurzeln auftreten, da diese immer paarig erscheinen. Dabei müssten n der reellen Wurzelwerthe, in den zweiten Differenzialcoëfficienten eingetragen, diesen positiv und $n + 1$ ihn negativ machen. Sollte der zweite Differenzialcoëfficient Null sein, so wäre so lange fortzudifferenziren, bis einer von gerader Ordnung auftritt, der nicht verschwindet. Die von ungerader müssten sämmtlich der Null gleichen.

e. Die negativen Ordinaten, die zwischen den Abscissenwerthen $x = x_1$ und $x = x_2$ erhalten werden, gehören der Erweichungslinie an. Die Grösse von y steigt dann geometrisch genommen (oder fällt in arithmetischem Sinne) stetig von o bis zu einem absolut grössten Werthe, den wir a nennen wollen. Hat man aber $y = - a$, so bleibt dieser Ordinatenwerth für alle Zeiten, also von $x = x_2$ bis $x = \infty$ constant, weil wir nur den Endzustand des Muskels unveränderlich für unsere Betrachtung denken müssen.

Man könnte diese Forderungen, und vorzugsweise die von e, welche die meisten Schwierigkeiten bereitet, denkbarer Weise erfüllen, wenn man z. B. das Imaginäre zu Hülfe zieht und es, so wie es erscheint, für unsere reelle Curve als Null betrachtet, ungefähr wie wir mit dem einzigen reellen Logarithmus einer positiven Zahl rechnen, ohne an die unendlich vielen imaginären Logarithmen, die sie noch besitzt, zu denken. e liesse sich auch befriedigen, wenn die Gleichung so beschaffen wäre, dass der negative Curventheil in eine der Abscisse parallele gerade Linie für $x = x_2$ bis $x = \infty$ ansartete, also y constant würde, weil in der Gleichung, die aus der Summe eines negativen beständigen und eines veränderlichen Theiles bestände, dieser von x_2 an für alle höheren positiven x Werthe unendlich klein würde oder verschwände. Versucht man aber solche Wege einzuschlagen, so findet man bald, dass es weit praktischer ist, die Erweichungslinie als eine gesonderte Curve zu betrachten und entweder eine einzige Gleichung für den positiven Theil der Muskelcurve aufzustellen oder eine erste für die Verkürzungs- und eine zweite für die Erschlaffungscurve anzunehmen. Man muss hier den Ausdruck für den abfallenden Theil der Muskelcurve so einrichten, dass y für $x = x_1$ und nicht erst für $x = \infty$ Null wird.

51. Die Muskelcurven haben nicht bloss ein Interesse für die Physiologie, sondern auch für die Giftlehre [1]). Die in dieser und der dritten Abhandlung mitgetheilten Thatsachen zeigen, dass es Gifte gibt, die charakteristische Muskelcurven herbeiführen, und zwar von einem gewissen Zeitraume nach der Vergiftung bis zu dem, wo die Reizbarkeit zu den letzten Stufen ihrer Grösse hinabgesunken ist. Die elektrische Erregung der Nerven bringt diese Eigenthümlichkeiten mit geringerer Stärke, als die unmittelbare der Muskelmasse hervor. Die Erfahrungen, welche z. B. über das Cynoglossum oder über die Methyl- und Aethylverbindungen des Strychnins in dieser Abhandlung dargestellt worden, führen zu der Ueberzeugung, dass oft noch die Muskelcurven auffallende Kennzeichen des angewandten Giftes abgeben, wenn die unmittelbar zu beobachtenden Vergiftungsfolgen oder die gewöhnlichen physiologischen Versuche nichts Besonderes oder nur Zweifelhaftes anzeigen.

52. Die Giftlehre wird sich auch noch, wie die Physiologie, eine andere Auffassungsweise der Muskelthätigkeit, die ich schon mehrfach hervorgehoben habe, aneignen müssen. Die gewöhnliche Annahme der Mechanik, dass die Arbeitsleistung durch das

---

1) Man darf dabei nicht übersehen, dass die Muskelcurven je nach Verschiedenheit der Thiere abweichen können. Die des Curare z. B. zeigen die eigenthümlichen Merkmale weit weniger in Säugethieren, als in Fröschen.

mechanische Moment oder die Nutzwirkung, also durch das Product der Zeiteinheit, z. B. der Secunde entsprechenden Hubhöhe in die bewältigte Last gemessen werde, genügt schon nicht
für die todte Natur, geschweige denn für die Muskelmasse, deren
Zusammensetzung und Leistung sich während der Verkürzung
von Augenblick zu Augenblick ändern. Man muss daher auch
die wirkliche Zeit, die Thätigkeitsdauer, in Rechnung bringen.
Stellt man, wie gewöhnlich, die Versuche so an, dass die ge-
hobene Last für alle Prüfungen unverändert bleibt, so kann man
diese als Einheit des Widerstandes ansehen, die Nebenbedingungen, die sich auf diesen beziehen, mit eingeschlossen. Der richtige Werth der Arbeitsleistung entspricht in diesem Falle der
Fläche, die von der (mit $y = o$ anfangenden und endenden) Muskelcurve und dem ihr entsprechenden Abscissenstücke begrenzt
wird. Ich habe es schon in der sechszehnten Muruelthierabhand-
lung besprochen, wie man diese Fläche mit Hülfe des Planimeters
unmittelbar bestimmen oder nach den bekannten Näherungsme-
thoden mit einer mehr oder minder befriedigenden Genauigkeit
berechnen kann. Wäre die Gleichung der Muskelcurve bekannt,
so würde $\int_{0}^{x_1} y\,dx$ die Fläche für die positive Arbeitsleistung des

Muskels geben und $\int_{x_1}^{x_2} y\,dx$ die für die negative (passive) Mus-

kelthätigkeit oder die Dehnungsleistung des Muskels während
der Entstehung der Erweichungscurve liefern. Da y durch die
Null geht und dann negativ wird, während das positive x fortwährend wächst, so wäre schon eine Trennung der beiden Inte-
grale aus mathematischen Gründen geboten. Die Giftlehre wird
aber eine weitere Sonderung vornehmen müssen. Nennen wir
x_m die Abscisse, welche der grössten Hubhöhe y_m, als dem Maximum entspricht, wenn nur eines, und dem grössten Maximum,
wenn mehrere vorhanden sind, so gibt $F_v = \int_{0}^{x_m} y\,dx$ die Arbeits-

leistung der Verkürzung und $F_r = \int_{x_m}^{x_1} y\,dx$ die der Erschlaffung,

wobei die Werthe von F_v und F_r für viele durch charakteristische
Muskelcurven bezeichnete Gifte gegenseitig ausserordentlich ab-

weichen, während sie einander für den Normalzustand bei weitem

näher stehen. Die Grenzen, innerhalb deren der Bruch $\frac{F_{\cdot}}{F_{\prime}}$ bei

gewissen Giften schwankt, werden eine besondere Bedeutung für
die Giftlehre gewinnen.

Es könnte sogar in Zukunft vorkommen, dass sie Fragen
aufstellte, die in die Variationsrechnung und nicht bloss in die
Differential- und Integralrechnung gehören. Nennen wir eine
Gruppe von Muskelcurven eine Summe derjenigen (wellenlosen)
charakteristischen Linien, die innerhalb kurzer Zeit durch verschiedene äussere Einflüsse oder in längerer nach der gleichen
Einwirkung von einem mittelst eines bestimmten Giftes getödteten Thiere erhalten werden, so wechselt in der Regel die Gestalt
der Curve von einem Einzelfalle zum andern. Alle bieten dagegen das Charakteristische des Giftes innerhalb gewisser Grenzen dar. Man kann daher fragen, welche der dieser Charakter-
eigenthümlichkeit entsprechenden Functionsformen die Fläche,
welche die Arbeitsleistung misst, zu einem Maximum unter den
gegebenen Nebenbedingungen macht, und nachsehen, ob die ihr
entsprechende Curvengestalt in der Wirklichkeit ein oder mehrere
Male vorgekommen ist oder nur ein Ideal bildet, dem sich einzelne Curven der gesammten Gruppe mehr oder minder nähern.
Da die Werthe der grössten Hubhöhe und der Abscissenlänge,
in der die Ordinate zum zweiten Male Null wird, so wie oft
auch der Tangentenwinkel oder der erste Differentialcoëfficient
ausgezeichneter Stellen innerhalb bekannter Grenzen bei allen
Curven der Gruppe schwanken, so werden wahrscheinlich stets
hinreichende Grenzbedingungen vorhanden sein, um eine bestimmte
Lösung der Variationsaufgabe möglich zu machen. Es versteht
sich übrigens von selbst, dass man nicht Curven mit und ohne
Spitze aus einer und derselben Gruppe wird vergleichen dürfen.

53. Es unterliegt keinem Zweifel, dass die mannigfachsten
Curarearten Strychnin enthalten. Schomburgk gibt z. B.
Strychnos toxifera, Str. Schomburgkii Kl. und Str. cogens
Benth. unter den Bestandtheilen des Urari von British Guyana
an [1]. Die Behauptung, dass die Indianer Schlangenzähne nie
zusetzen [2], widerlegt sich dadurch, dass ich ein Stück Curare

[1] Siehe z. B. Schroff a. a. O. S. 258, 259.
[2] Koch, a. a. O. S. 8, 9.

besitze, in dem ein solcher Giftzahn eingeschmolzen ist. Die
Beimischung solcher thierischen Gifte kommt aber jedenfalls nur
ausnahmsweise vor. Es fragt sich überdies, wie Koch schon
richtig bemerkt, ob nicht die Wirkung durch das immer bei der
Curarebereitung angewandte Auskochen zerstört wird. Dem sei
wie ihm wolle, so erzeugt keine Curareart in Fröschen die anhaltenden reflektorischen Starrkrämpfe, die das Strychnin hervorruft. Die örtlichen Zuckungen, die in der ersten dieser Abhandlungen erwähnt worden, bleiben immer schwach und sind keine
Starr- sondern Wechselkrämpfe. Sie fehlen übrigens sehr häufig.
Kaninchen und Murmelthiere können eher, wie in der sechszehnten Abhandlung über den Winterschlaf der Letzteren erläutert
worden, Analogieen mit dem Strychnin darbieten.

Wittstein glaubte schon aus den Reactionen schliessen zu
können, dass der Curarin Strychnin enthalte [1]. Während Preyer
angab, dass das von ihm dargestellte Curarin zwanzig Mal stärker als Curare wirke, fanden Koch [2] und Dragendorff, dass
das von ihnen nach dem gleichen Verfahren bereitete Curarin
nur ein Mal eben so kräftig, sonst dagegen schwächer vergiftete.
Die Erscheinungen, welche das Methyl- oder das Aethylstrychnin
erzeugt, führen von selbst auf die Frage, ob nicht die eigenthümlichen Einflüsse des Curare davon herrühren, dass das Strychnin seine gewöhnliche Wirkungsart verloren, weil es sich mit
einem modificirenden organischen Körper verbunden hat. Die
in dieser Abhandlung geschilderten Thatsachen scheinen jedoch
anzudeuten, dass hier keine einfache Verbindung mit Methyl oder
Aethyl thätig ist.

Allgemeine Buchstabenbezeichnung in den Abbildungen der Muskelcurven.

abc. Erste Verkürzung.
cd. Der nächste und daher verhältnissmässig stärkste Abfall.
fg. Zeitabscisse.
hik. Oeffnungszuckung.
mn. Endabfall der Erschlaffung.
pq. Gerade Erweichungslinie.
k. Kettenstrom.
f. Inductionsstrom.
p. Absteigender ⎱ Strom.
c. Aufsteigender ⎰
n. Reizung der Nerven.
m. Unmittelbare Erregung der Muskelmasse.

1) Koch, a. a. O. S. 10.
2) Koch, ebendaselbst S. 59.

(Aus dem physiologischen Institut zu Breslau.)

Ueber einige chemische Reactionen des thätigen und unthätigen Muskels.

Von

Dr. Paul Grützner.

———

Ausgehend von der bekannten Thatsache, dass der Muskel während seiner Arbeit Sauerstoff, den er bereits in irgend welcher Verbindung in sich besitzt, verbraucht und zu Oxydationen verwendet, brachte ich denselben während oder nach seiner Thätigkeit mit Stoffen zusammen, die leicht Sauerstoff abgeben, um zu sehen, ob er auch diese, gleich wie das durch ihn kreisende Blut, ihres Sauerstoffes berauben, sie reduciren könnte.

Zuerst operirte ich mit Indigo in der Form des indigoschwefelsauren Natron, das ich in concentrirter Lösung einem Frosche entweder in das Herz oder die längs der linea alba verlaufende Bauchvene einspritzte. Als ich nach einigen Minuten durch kleine Hautschnitte mich von der gleichmässigen Färbung der verschiedenen Muskeln — namentlich der zu verwendenden gastrocnemii — überzeugt hatte, unterband ich, um den stärkeren Blutzufluss zu dem tetanisirten Schenkel zu verhindern, die Aorta oberhalb ihrer Theilungsstelle und tetanisirte einen Schenkel, gewöhnlich vom Rückenmark aus, während der anderseitige Ischiadicus selbstverständlich durchschnitten war. Da nun bekanntermassen der Indigo durch reducirende Mittel seine Farbe wechselt, indem er durch eine grünliche Zwischenstufe in eine fast farblose, sich an der Luft wieder bläuende Verbindung übergeht, glaubte ich auf diese Art möglicherweise einen Unterschied zwischen dem thätigen und unthätigen Muskel nachweisen zu können, und mehrere in dem Sinne obiger Annahme ausgefallene Experimente — der thätige Muskel war heller, hin und wieder grünlicher als der unthätige — liessen mich beinahe an die Constanz des Factums glauben. Allein bei weiterer Prüfung zeigte sich der Indigo nicht als das passende Mittel, den thätigen Muskel vom unthätigen unterscheidbar zu machen, indem sehr häufig beide Muskeln gleich blau gefärbt blieben oder sogar der ruhende heller war als der thätige. Auch eine andere Art, die Einwirkung des Muskels auf den Indigo zu prüfen, nämlich das Zerreiben der betreffenden Muskeln in einer verdünnten Indigolösung und nachträgliches Filtriren, hatten dieselben schwankenden Resultate zur Folge.

Ich nehme Gelegenheit, hier an ein Factum zu erinnern, dessen K r o n e c k e r in seiner Arbeit über „die Ermüdung und Erholung der quergestreiften Muskeln" p. 182 gedenkt. K r o n e c k e r fand nämlich, dass schwache Lösungen von übermangansaurem Kali, welche er durch die Gefässe eines ermüdeten Muskels leitete, in Bezug auf die Restitution der Muskeln gleichwerthig mit arteriellem Blute waren, konnte aber die Unfehlbarkeit des Versuches ebenso wenig bestätigen, wie ich dies betreffs der Entbläuung des Indigos zu thun im Stande war.

Ohne hier länger bei der Ursache dieses wechselnden Verhaltens zu verweilen, die eben völlig unbekannt ist, gehe ich gleich über zu einem andern Körper, der in seinen allgemeinen Beziehungen zum Sauerstoff schon lange bekannt und auch neuerdings in dieser und anderer Richtung untersucht worden ist, nämlich der Pyrogallussäure [1]). Dieselbe, eine äusserst schwache Säure, ja wie R ü s i n g behauptet, diesen Namen völlig mit Unrecht führend, zeichnet sich durch ihre Neigung zum Sauerstoff aus, den sie aus der Luft und aus flüssigen Körpern aufnimmt. Sie thut dies um so energischer, wenn freies Alkali in ihrer Lösung sich vorfindet. Die Zersetzungsproducte, welche hierbei entstehen, sind zweierlei Art: erstens ein brauner, huminartiger, sonst nicht näher charakterisirter Körper, der in Lösung bleibt, zweitens gelbliche Krystalle, die zuerst von A i m é G i r a r d unter dem Namen Purpurogallin als Oxydationsproduct der Pyrogallussäure beschrieben wurden. Sie sind ausgezeichnet durch ihre Unlöslichkeit in kaltem Wasser und ihre Farbenreaction in alkalischen und sauren Flüssigkeiten. In ersteren (beispielsweise in verdünntem Ammoniak) lösen sie sich mit prachtvoll blauer, in letzteren (HCl, SO_3) mit rother Farbe auf, ohne dass jedoch, namentlich die blaue Farbe, Bestand hätte. Dieses Purpurogallin, dessen weitere Eigenschaften, wie Bildungs- und Darstellungsweise, von seinem Entdecker und S t r u v e (Annalen der Chemie

---

1) S t r u v e: Annalen der Chemie u. Pharmacie, Bd. 163, Heft I, p. 160. J ö d e l l: Hoppe-Seyler, Med.-chem. Unters. Heft III, p. 422.

u. Pharmacie Bd. 163, p. 160 u. Zeitschrift f. Chemie 1870, 86) eingehend behandelt werden, ist für uns nur insofern von Interesse, als es ein Oxydationsproduct der Pyrogallussäure ist.

Um nun die Einwirkung des thätigen und unthätigen Muskels auf Pyrogallussäure zu erfahren, experimentirte ich in folgender Weise. Ein Gastrocnemius eines Frosches, mit seinem Nerven in bekannter Weise in der feuchten Kammer eines Pflüger'schen Myographions aufgehängt, wurde in Pausen von c. 2 Secunden durch schwache Ströme des Magenelectromotors, die ein Metronom auslöste, zu kurz dauernden tetanischen Zusammenziehungen erregt. Dabei hob er ein Gewicht von etwa 20 Grm. Gewöhnlich nach 5 Minuten langer Arbeit oder, wenn die Erregbarkeit eher nachliess, auch schon früher, wurde er abgeschnitten und in 5 Cc. einer 0,5procentigen Pyrogallussäurelösung, die jeden Tag frisch bereitet wurde, in einer Reibschale zerrieben. Gleiches geschah mit dem unthätigen Muskel desselben Thieres, der inzwischen ebenfalls in der feuchten Kammer auf einem Porzellanplättchen gelegen hatte. Bringt man alsdann die Flüssigkeiten mit den zerriebenen Muskeln auf Filtra, so zeigt sich ausnahmslos das Filtrat des thätigen Muskels **wasserhell bis hellgelb, das des unthätigen aber bräunlich; in diesem bildet sich Purpurogallin, in jenem nicht oder nur spurweise.**

Die Deutung dieser Thatsache anlangend, so wird man natürlich zunächst die Bräunung der Pyrogallussäure durch den unthätigen Muskel auf dessen alkalische Reaction schieben, während die freie Säure des thätigen die Oxydation jenes Stoffes verhindert oder nur langsam zu Stande kommen lässt. Indess diese Erklärung ist zum mindesten nicht ausreichend. Denn erstens tritt eine Bräunung der Pyrogallussäure resp. Purpurogallinbildung ein auch durch saure Flüssigkeiten (beispielsweise durch saure HO_2 lösung oder durch Weintraubensaft, wie Struve erwähnt). Zweitens bräunt sich die Säure bei Weitem stärker durch den Muskel selbst, als durch Zusatz derjenigen Menge freien Alkalis, welche aus ihm durch Ausquetschen gewonnen wird.

Um Letzteres zu beweisen, bereitete ich mir eine rothe und blaue Lakmuslösung nach der Heidenhain'schen Vorschrift (Leistung des Muskels p. 146), so dass 1 Cc. der ersten gerade einen der zweiten, so wie 1 Cc. einer bestimmten KO-Lösung neutrali-

sirte. Zerreibt man alsdann einen möglichst von Blut befreiten
Gastrocnemius eines Frosches in 5—10 Cc. der blauen Lösung
und fügt von der rothen so viel hinzu, bis die Mischung sich eben
röthet, so giebt der Ueberschuss der rothen Lösung über die
blaue die Menge freien Alkalis an, welches aus dem Muskel
ausgequetscht wurde. Diese Menge Alkali nun bräunt eine bestimmte Menge Pyrogallussäure bei weitem nicht so stark, wie
der andere Gastrocnemius, dessen Alkaligehalt von dem des ersten
kaum verschieden sein dürfte. Zerreibt man nämlich jenen in
Pyrogallussäure und filtrirt, so ist — namentlich nach einigen
Stunden — das Filtrat des Muskels ganz dunkelbraun, während
die Pyrogallussäurelösung mit dem Alkali gelbbraun geworden
ist und verhältnissmässig wenig nachdunkelt. — Es sind also
ausser dem Alkali noch andere Stoffe in dem Muskel vorhanden,
welche Bräunung der Pyrogallussäure bewirken, sei es, indem
sie nur Sauerstoff übertragen, sei es, dass sie ihres eigenen
Sauerstoffs beraubt werden. Jene Körper sind die in dem Muskel
enthaltenen und mit in das Filtrat übergehenden Albuminate, die
in alkalischer Lösung sehr energisch auf Pyrogallussäure bräunend einwirken, dies aber nicht oder doch kaum thun bei vor-
herrschender saurer Reaction oder in coagulirtem Zustande. Säuert
man nämlich das Filtrat des unthätigen Muskels hinreichend an,
so bleibt die Bräunung ganz aus; fällt man dagegen durch Kochen
seine Albuminate, so bräunt es sich nur etwa so stark, wie die
aus dem Muskel durch Ausquetschen entfernbare Menge Alkali
mit der gleichen Menge Pyrogallussäure es thut. Hienach wirkt
also der unthätige Muskel auch unabhängig von der
Alkalescenz in höherm Grade oxydirend auf die Pyrogallussäure ein, während der thätige ihre Oxydation
kaum zu Stande kommen lässt.

Noch auffälliger tritt ein Unterschied in der Reaction der
beiden Muskeln ein, wenn man nicht reine Pyrogallussäure,
sondern eine Mischung von ihr mit einer Spur eines Eisenoxyd-
salzes verwendet.

Bevor ich jedoch auf diese Reaction näher eingehe, wird es
passend sein, derjenigen zu gedenken, die Eisensalze mit jener
Säure geben. Reine Oxydulsalze geben mit ihr weder einen
Niederschlag, noch eine Farbenveränderung, mit Oxyd verun-
reinigte eine schwach violette Färbung, die durch Luftzutritt

nachdunkelt und einen schmutzig violetten Ton annimmt, Oxyd-
salze selbst in der ersten Zeit ebenfalls eine blauschwarze Färbung, die schliesslich in eine röthliche Nuance übergeht. Diese
Veränderung tritt sehr schnell ein bei Eisenchlorid.

Ich fand nun in einer Mischung von Eisenchlorid und überschüssiger Pyrogallussäure ein Reagens, welches sowohl gegenüber oxydirenden, als auch reducirenden Körpern eigenthümliche charakteristische Reactionen darbietet. Bringt man
nämlich jene Mischung mit Körpern der erstern Art zusammen,
so bräunt sich dieselbe in üblicher Weise, wie es die Pyrogallussäure an und für sich thut. Dagegen verwandelt sich ihre sehr
unscheinbare bräunliche Farbe in ein schönes, dunkles Violett,
wenn sie mit reducirenden Körpern in Berührung gebracht
wird. So nimmt sie beispielsweise diese Farbe an durch Schütteln mit Zink-, Kupfer- oder Eisenspähnen, ferner durch Schwefel-
ammonium, schwefligsaure Alkalien, Glycerin, Harnsäure etc., also
durch Mittel der verschiedensten Art und Reaction, die alle nur
das gemeinschaftlich haben, dass sie reducirend wirken[1]).

Daher empfahl sich die Anwendung jenes oben genannten
Reagens so zu sagen von selbst zur Entscheidung der Frage,
wie es mit der Reductions- resp. Oxydationsfähigkeit der Muskelfaser stünde. Analog der Wirkungsweise aller jener reducirenden
Mittel musste der thätige Muskel, falls er wirklich reducirend
wirkte, jene Mischung bläuen, der unthätige aber, der ja factisch
oxydirende Eigenschaften hatte, sie bräunen. Und in der That
erfüllte sich diese Hoffnung bei jedem Versuche, der mit dem
Muskel und jenem Reagens angestellt wurde.

Es zeigte sich nämlich Folgendes: Wenn man in je 5 Cc.
einer frisch bereiteten Mischung aus einem Volumen Pyrogallussäurelösung von 0,5 pCt. und einem halben Volumen einer Eisenchloridlösung von 0,01 pCt. einen thätigen und unthätigen Gastrocnemius zerreibt und filtrirt, so ist das Filtrat des thätigen Muskels hell violett, das des unthätigen rothbraun.
Ersteres behält ziemlich lange seine Farbe, letzteres bräunt sich
an der Luft bedeutend nach, so dass der Unterschied der Farben
in den beiden Flüssigkeiten, welcher bei dieser Anwendung der

---

1) Milchsäure, in welcher Menge oder Concentration man sie auch verwende, wirkt als bläuend auf obige Mischung.

Mittel stets in obigem Sinne, wenn auch nicht immer gleich stark vorhanden ist, nach einigen Minuten noch auffälliger wird.

Hiernach liegt nun natürlich Nichts näher und ist Nichts verführerischer, als auch dem thätigen Muskel, der jene Mischung bläut, wie jedes andere reducirende Mittel, eine reducirende Wirkung auf jene Flüssigkeit zuzuschreiben, um so mehr, da er durch seine Thätigkeit Sauerstoff verbraucht hat und ja auch aus dem arteriellen Blute oder übermangansauren Kali sich durch Sauerstoffaufnahme restituirt.

Indess der Nachweis, es handle sich um eine Reduction, gelingt in Wirklichkeit nicht.

Reducirt wird durch den Muskel zunächst nicht die Eisenverbindung; denn schon ehe überhaupt jene Flüssigkeit mit ihm zusammengebracht wird, ist nur Eisenoxydul in derselben nachzuweisen. Die Ursache hiervon liegt darin, dass überschüssige Pyrogallussäure Eisenoxydsalze vollständig zu Oxydulsalzen reducirt. Daher tritt jene violette Färbung durch den thätigen Muskel, wie durch reducirende Mittel auch ganz in derselben Weise ein, wenn man anstatt eines Eisen o x y d salzes eine gleiche Menge eines Eisen o x y d u l salzes verwendet. Reducirt wird auch nicht die Pyrogallussäure; denn nach wie vor lässt sie sich in den Mischungen als solche nachweisen. (Zudem sind auch Reductionsproducte der Pyrogallussäure nicht bekannt.)

Ich glaube vielmehr, jene Verbindung ist pyrogallussaures Eisenoxydul, welches sich zum Beispiel bildet, wenn man fein vertheiltes metallisches Eisen in wässriger Pyrogallussäure auflöst. Bei Luftabschluss entsteht unter Entwicklung von Gasbläschen (H) eine dunkel violette Verbindung, in der man nur Eisenoxydul nachweisen kann [1]. Dass bei dem Zusammenbringen eines Eisenoxydulsalzes mit Pyrogallussäure diese Verbindung nicht entsteht, liegt eben einfach in der ungemein schwachen Eigenschaft der Pyrogallussäure als Säure, welche, da ihre Verbindung mit dem Eisenoxydul löslich ist, dieses nicht von einer stärkern Säure zu trennen vermag. Fügt man aber zu einer Mischung eines Eisensalzes mit obiger Säure eine kleine Quan-

---

1) Die violette Verbindung, mit ein paar Tropfen HCl entfärbt und mit Rhodankalium behandelt, wird nicht roth, aber tiefblau durch rothes Blutlaugensalz.

tität Alkali (KO, NaO, NH₄ etc.) hinzu, so tritt sofort eine dunkel
blauviolette Färbung auf, indem sich die Pyrogallussäure mit dem
freigewordenen Eisenoxydulhydrat verbindet. Mehrzusatz von
Alkali macht die Mischung rothbraun, indem dann die noch freie
Pyrogallussäure gebräunt wird und beide Farben sich mischen.

Aehnlich verhalten sich oben genannte reducirende Stoffe,
da sie entweder alkalisch reagiren oder das saure Eisensalz in
ein basisches umwandeln, mit dem sich die Pyrogallussäure verbinden kann.

So wird durch Schütteln mit Zink- oder andern Metallspänen
die sauer reagirende Eisenchloridlösung bedeutend abgestumpft,
indem sich Zinkchlorid und freies Eisenoxyd bildet. Letzteres
wird nun von der Pyrogallussäure reducirt und in jene violette
Verbindung übergeführt. — Auch die Harnsäure bildet mit dem
Eisenoxyd eine basische unlösliche Verbindung, die von der Pyrogallussäure zerlegt werden kann. Eigenthümlicher Weise vermag
nämlich diese sonst so schwache Säure mit nicht zu sauern oder
basisch reagirenden Eisensalzen Verbindungen einzugehen und
selbst stärkere Säuren auszutreiben (s. Gmelin, Handb. d. org.
Chemie Bd. II, p. 802). — Schliesslich wirkt auch Glycerin ab-
stumpfend auf saure Eisenchloridlösungen und hat demgemäss
dieselbe Wirkung betreffs der Bildung jenes blauvioletten pyro-
gallussauren Eisenoxyduls.

Da nun auch spontan in Lösungen von Eisenoxydulsalzen
diese sich in basische Verbindungen umwandeln, erklärt es sich,
dass dieselben, mit Pyrogallussäure zusammengebracht, sich nach
einigem Stehen an der Luft bläuen, obwohl das Eisensalz und
die Pyrogallussäure zuerst gar nicht aufeinander wirkten.

Das pyrogallussaure Eisenoxydul bildet sich drittens auch,
wenn anstatt der Alkalis ein Salz mit starker Basis und schwacher Säure — auch wenn letztere in geringem Ueberschuss ist —
zu obiger Mischung hinzugefügt wird, so dass also beispielsweise
schwefelsaures Eisenoxydul und Pyrogallussäure einerseits und
milchsaures Kali andrerseits sich zu schwefelsaurem Kali, pyrogallussaurem Eisenoxydul und milchsaurem Eisenoxydul umwandeln. Das von seiner Säure befreite Eisenoxydul verbindet sich
also mit der Pyrogallussäure und die frei gewordene Milchsäure
hindert diese Verbindung nur dann, wenn sie in grösseren Mengen
vorhanden ist. Spuren freier Milchsäure blassen die Farbe (durch

Bildung von milchsaurem Eisenoxydul) nur etwas ab, grosse
Mengen, so wie jede andere starke Säure, zerstören sie ganz
und wandeln sie in ein schmutziges Gelb um. Der Unterschied
in der Nuance des Violett, je nachdem man nur Alkali oder ein
Salz, namentlich mit freier Säure, zu obiger Mischung zugesetzt
hat, begreift sich hiernach leicht. Aus diesen Verhältnissen also
folgt, dass die Violettfärbung einer Mischung von Pyrogallussäure und einer Eisenoxyd- oder Oxydulsalzlö-
sung durch den thätigen Muskel diesem zwar mit vielen reducirenden Substanzen gemeinschaftlich, aber
doch kein Zeichen einer Reduction ist, sondern lediglich auf die Anwesenheit von milchsaurem Alkali (bei
geringem Milchsäureüberschuss) zurückzuführen ist.

Etwas anders gestalten sich die Verhältnisse, wenn man den
Eisengehalt in der zu verwendenden Mischung um das Vierfache
oder noch weiter vermehrt. Mit einer solchen Flüssigkeit
zeigt der thätige wie unthätige Muskel eine tiefviolette
Färbung. Der erste aus demselben Grunde, wie vordem, es
bildet sich nur mehr pyrogallussaures Eisenoxydul, der zweite
aber verhält sich analog der Wirkung einer kleinen Menge Alkali
auf die bekannte Mischung. Bei sehr geringem Eisengehalt
konnte das Alkali des unthätigen Muskels zweierlei thun: erstens
unter Zersetzung des Eisensalzes sich mit der frei gewordenen
Säure desselben verbinden, zweitens aber noch zur Oxydation
der freien Pyrogallussäure beitragen (daher entstand ja die früher
erwähnte rothbraune Farbe des Filtrats vom unthätigen Muskel).
Bei viel Eisensalz aber wird sämmtliches Alkali gebunden durch
die Säure des Eisensalzes, es kann nicht bräunend auf die Pyrogallussäure einwirken und lässt diese sich ganz mit dem frei
gewordenen Eisenoxydul vereinigen. Somit erklären sich die
verschiedenen Reactionen der Muskeln bei viel oder wenig Eisengehalt in der bekannten Mischung.

In diesem Mengenverhältniss des Alkalis zum Eisensalz findet
auch noch folgende Erscheinung ihre Erklärung. Es besteht
nämlich in der ersten Zeit des Zusammenreibens jener Mischung
mit dem unthätigen Muskel ebenfalls eine violette Farbe, die
aber bald in eine rothbraune übergeht, wenn mehr Alkali aus
den Muskelbündeln herausgequetscht wird. Auch hier trägt
das Alkali zunächst zur Bildung von pyrogallussaurem Eisen-

oxydul bei, weiter hinzutretendes Alkali lässt die Pyrogallussäure oxydiren.

Bezeichnet man die Pyrogallussäure mit P, so dürften folgende Gleichungen jene Verhältnisse übersichtlich darstellen.

1. Es ist viel Eisen oder, was auf dasselbe hinausläuft,
wenig Alkali in der Mischung, dann ist

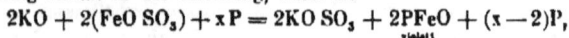

$$2KO + 2(FeO\,SO_3) + xP = 2KO\,SO_3 + 2PFeO + (x-2)P,$$
_{violett}

die Mischung mithin violett.

Oder 2. Es findet sich wenig Eisen resp. viel Alkali vor,
dann erhält man

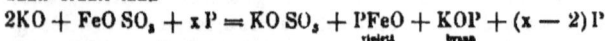

$$2KO + FeO\,SO_3 + xP = KO\,SO_3 + PFeO + KOP + (x-2)P$$
_{violett}   _{braun}

eine rothbraune Farbe.

Nebenbei will ich erwähnen, dass die genannte Reaction
(Blaufärbung des Reagens durch den unthätigen Muskel) freilich
nicht so intensiv sich beobachten lässt, wenn man die Muskeln
erst in indifferenten Flüssigkeiten (schwachen Kochsalzlösungen
etc.) zerquetscht, filtrirt und dann das Reagens zu dem Filtrat
hinzufügt oder wenn man erst die Muskeln in Pyrogallussäure
zerquetscht und nachher das Eisensalz zusetzt, nicht aber wenn
man umgekehrt verführt, einfach deshalb, weil die Pyrogallussäure das schon gebildete milchsaure Eisenoxydul zu zersetzen
nicht im Stande ist, während in den ersten Fällen die wirksame
Substanz (milchsaures Alkali) ausgezogen wird und mit den unveränderten Reagentien in Berührung kommt.

Schliesslich will ich noch auf ein Factum aufmerksam machen, das, zwar nicht constant in seinem Auftreten, mich doch
gerade so wie die zweite Reaction eine kurze Zeit an die Möglichkeit, die reducirende Wirkung des thätigen Muskels auf einfache Weise darzuthun, glauben liess.

Zerreibt man nämlich einen thätig gewesenen Muskel in
0,1—0,5procentiger Eisenchloridlösung, der man noch eine Spur
Alkali hinzufügen kann, damit sich freies Oxyd bildet [1]), so wird
die schwach bräunliche Lösung hellgelb. War vordem nur Eisen-

---

1) Dasselbe erreicht man auch, wenn man diese schwache Eisenchloridlösung einige Zeit (24 Stunden) stehen lässt. Der dann in jener Flüssigkeit auftretende Dissociationsprocess (s. Gorup Besanez, Lehrb. d. Chemie. Anorg. Thl. p. 569) führt zur Bildung von Eisenoxyd, das von der Milchsäure reducirt und zu milchsaurem Eisenoxydul umgewandelt wird.

oxyd nachzuweisen, so zeigt diese Lösung reichlich Oxydul, indem sich milchsaures Eisenoxydul gebildet hat. Indess diese reducirende Wirkung kommt nicht dem thätigen Muskel als solchem, sondern der in ihm gebildeten Milchsäure zu, welche, wie man sich sehr leicht durch rothes Blutlaugensalz überzeugen kann, reducirend auf Eisenoxydsalze wirkt.

Jene Gelbfärbung (Bildung von milchsaurem Eisenoxydul) gelang mir, nebenbei gesagt, nur bei grünen im Sommer gefangenen Fröschen, blieb aber vollständig aus bei den grauen Winterfröschen. Die Menge der frei gewordenen Milchsäure dürfte vielleicht der Grund dieser Erscheinung sein.

Wenn ich nun auch durch alle diese Reactionen nichts wesentlich Neues über den Stoffwechsel der Muskeln, namentlich keine reducirenden Eigenschaften in dem thätigen — wie ich anfänglich glaubte — aufgefunden habe, so hielt ich dieselben doch für erwähnenswerth, da sie in sehr bequemer und leichter Art gewisse chemische Umsetzungen, welche während der Thätigkeit des Muskels vor sich gehen, zu demonstriren geeignet sind.

Ueber quere Durchströmung des Froschnerven.

Von

Dr. **Eduard Hitzig,**
Privatdocent in Berlin.

Die experimentelle Bearbeitung der Frage nach den bei querer Durchströmung des Nerven auftretenden Reizeffecten wurde mir durch folgende Betrachtung nahe gelegt.

Man hat seit einigen Jahren versucht, eine Anzahl der bisher erworbenen Kenntnisse von der allgemeinen Nerven- und Muskel-Physiologie zur Heranbildung mehr weniger vollständiger electro-therapeutischer Systeme zu verwerthen. Eine Schule sucht, wie es scheint, das Wesen vieler Krankheiten in abnormer Stärke oder Schwäche der Nervenströme und meint, den vorausgesetzten Uebelständen durch Anwendung der einen oder der andern Stromrichtung entgegenzutreten; Einzelne setzen auch wohl einfach lähmende oder erregende Wirkungen bestimmter Stromrichtungen und Stromstärken voraus. Eine andre Schule, deren Begründer und hauptsächlichster Vertreter Brenner ist, hält sich an die Erscheinungen des Pflüger'schen Electrotonus. Brenner und seine Anhänger heilen vermittelst der, die abnorme Erregbarkeit des Nerven herabsetzenden Anode, oder mit der die abnorme Schwererregbarkeit desselben behebenden Kathode.

Es ist hier nicht der Ort, die Frage zu erörtern, ob die Aufstellung derartiger Systeme zweckmässig sei, bevor das Vorhandensein der vorausgesetzten Veränderungen in den Lebenseigenschaften des Nerven überall nicht nur erwiesen, sondern auch als Ursache der krankhaften Erscheinungen erwiesen war. Eine andre Erwägung lag mindestens eben so nahe.

Man konnte und musste sich fragen, ob es überhaupt Galvanisationsmethoden gäbe (denn nur die Galvanisation kann hier in Betracht kommen), welchen man eine der erwähnten therapeutischen Wirkungen rein von dem einmal eingenommenen physiologischen Standpunkte aus zutrauen durfte. Sah man nun von der zuerst erwähnten Methode ab, um nur die andre — die sogenannte polare — Methode zu berücksichtigen, so konnte man sich zunächst nicht von dem Einwande losmachen, dass bei den zu therapeutischen Zwecken angewandten Methoden immer Reizeffecte auftreten, die wir der Längsdurchströmung zuzuschreiben gewohnt sind. Wenn man sich dann auch den verschiedenen über das Wesen des Erregungsvorganges im Nerven vorgebrachten Theorieen gegenüber ganz objectiv verhielt, so war doch durch aprioristische Gründe die Möglichkeit nicht auszuschliessen, dass nicht die Längsdurchströmung als solche irgend einen bestimmenden Einfluss ausübe.

Ferner leuchtete auf den ersten Blick ein, dass der den Nerven durchfliessende Strom ebensowohl eine Austrittsstelle als eine Eintrittsstelle haben muss, und dass in Folge dessen von reinen Wirkungen des einen oder des andern Poles höchstens in einem ganz beschränkten Sinne die Rede sein konnte. Es wären ja Fälle denkbar, bei denen eine höchst circumscripte, für den Heilzweck allein differente Stelle vorhanden und als solche zu erkennen sein würde. Die ausserhalb derselben, wenn auch auf dasselbe Gebilde fallenden Polwirkungen könnten für den gegebenen Fall um so mehr indifferent sein, als man vielleicht im Stande wäre, den dorthin fallenden Stromschleifen eine rela-

tiv geringe Dichte zu geben. Auch musste auf das eigenthümliche Reactionsgesetz des Acusticus insofern Rücksicht genommen
werden, als man es nach meiner Erläuterung der Brenner'schen
Versuche in der Hand hat, in diesem Nerven in der That immer
nur die eine oder die andre der electrotonischen Phasen zur
Entwicklung zu bringen. Indessen würden doch derartige Aus-
nahmeverhältnisse niemals die Basis für ein, ganz andre Bedingungen umfassendes System bilden dürfen.

Unter diesen Umständen würde es unverständlich sein, wie
Brenner so viel Mühe auf die Entwicklung einer Theorie verwenden konnte, welche der nothwendigsten Vorbedingungen ent-
behrt, wenn nicht aus seinen eigenen Schriften sowohl, als aus
denen seiner Anhänger ein grundsätzlicher Irrthum in physikalischer Beziehung hervorgeleuchtet hätte. Brenner hat als einen
Fundamentalsatz die durch eine Anzahl an und für sich richtiger
Beobachtungen gestützte Lehre aufgestellt: Der Nerv reagirt
im Sinne der ihm näheren Electrode. Abweichende
Reaction bedeutet, wo sie vorkommt, ein mit Sicherheit nicht zu erklärendes Uebergreifen der andern Electrode in den Bereich der ersteren — der differenten.

Daraufhin baute sich die Anschauung auf, der Strom zerlege
den eingeschalteten menschlichen Theil ohne Rücksicht auf dessen
anderweitige Zusammensetzung in eine anelectrotonisirte und in
eine katelectrotonisirte Strecke von, rücksichtlich des Leitungswiderstandes, gleicher Länge. Man stellte sich also z. B. alle
der Anode räumlich näheren Nerven als anelectrotonisirt vor.
Es bedarf keiner weiteren Erläuterung, um die Irrthümlichkeit
derartiger Anschauungen zu beweisen; man darf aber wohl sagen,
dass diese Meinung nicht lange ohne entschiedenen Widerspruch
geblieben sein würde, wenn sie in der ihr so eben gegebenen
präcisen Form jemals ausgesprochen worden wäre. Gerade
die Verschwommenheit der äusseren Fassung ermöglichte eine
Discussion ganz anderer Natur, nämlich eine solche, welche sich
gar nicht an den eigentlichen Kern der Sache hielt.

Eigentlich schon in Folge der Untersuchungen von Erb[1]),
vollends aber nach den höchst überzeugenden Versuchen von

---

1) Ueber electrotonische Erscheinungen am lebenden Menschen. Arch.
für klin. Med. III, 513—528.

Filehne[1]) hätte bei hinreichender Klarheit der Anschauungen über das bereits Geleistete der erhobene Streit füglich ruhen können. Man war darüber belehrt, dass man sich bei der „polaren" Reizung die Summe aller Stromfäden in drei Resultanten zerlegt denken müsse. Eine von diesen habe ↑, die andere ↓ Richtung, die dritte aber liege senkrecht zur Längsaxe des Nerven. Je nach der Lage des stromprüfenden Muskels sei es die eine oder die andere der erstgenannten Resultanten, durch die der Erregungsvorgang in die Erscheinung tritt, die dritte wurde auf Grund von Versuchen andrer Autoren als wirkungslos angesprochen.

Dieser letzte Punkt schien mir zur Erledigung der Frage, soweit sie therapeutische Interessen berührt, allein noch einer Bearbeitung zu bedürfen. Denn dass man nach Acceptirung der eben vorgetragenen Anschauungsweise weder von reinen Pol-, noch von reinen Richtungs-Wirkungen ferner reden kann, liegt auf der Hand. Man konnte eben nur den Einwand erheben, dass gerade die grösseste Dichte der Stromschleifen der auf die Längsaxe des Nerven senkrechten Richtung entspräche, dass desshalb gerade diese Richtung hauptsächlich in Betracht käme, und dass ihre Unwirksamkeit, als auf Grund älterer Methoden behauptet, keineswegs ausser Frage gestellt sei. Daran hätten sich dann weitere Folgerungen über den Werth solcher „polaren" Wirkungen knüpfen lassen.

Es war also zunächst erforderlich, das Thatsächliche über jeden Zweifel festzustellen. Der auf diesen Zweck gerichtete Versuch musste so angestellt werden, dass nicht nur die aus älteren Anordnungen resultirenden Zweifel beseitigt wurden, sondern auch etwa isolirbaren Polwirkungen Rechnung getragen war.

Man findet die ältere Literatur über die quere Durchströmung bei du Bois-Reymond[2]) in eingehender Weise besprochen, so dass ich mich ihrer Anführung für überhoben halten darf. du Bois-Reymond kam nach anderweitigen vergeblichen Versuchen auf die bereits von Galvani benutzte Versuchs-Anordnung zurück, bei der der Nerv quer über einen vom Strome durchflossenen

---

1) Die electrotherap. und die physiol. Reizmethode. Arch. für klin. Med. VII, 575—586.

2) Untersuchungen über thierische Electricität. Bd. I, S. 296 f.

Faden gedrückt war. Hierbei blieben innerhalb mässiger Stromstärken nicht nur die Schliessungs- und Oeffnungszuckungen aus,
sondern es kam auch zu keiner säulenartigen Polarisation. Nach
diesem Forscher diente die quere Erregung, soviel mir bekannt
geworden, nicht wieder zum Gegenstand einer eigenen Untersuchung. Indessen kam sie bei zu anderen Zwecken von Pflüger[1]
und von Munk[2]) unternommenen Untersuchungen gleichwohl in
Betracht, ohne jedoch zu veränderten Resultaten zu führen. —
Nachdem nun durch du Bois-Reymond zwei der wichtigsten
Hülfsmittel für die Technik der Electro-Physiologie — der Mo-
dellirthon und das Rheochord — eingeführt waren, lohnte es
sich ohnehin wohl, diese Frage von Neuem in Angriff zu nehmen.

Bei der Anordnung meiner Versuche hielt ich es für wesentlich, erstens die intrapolare Strecke zu verlängern, zweitens den
Nerven nur der Wirkung je einer Electrode zu unterwerfen, drittens ein Galvanoskop in den Hauptkreis einzuschalten. Letzteres war ja bei der Reizmethode Galvani's nicht möglich.

Der Strom wurde in der Regel von 3—4 kleinen Daniell's
geliefert; zu einigen Versuchen wurden mehr Elemente benützt.
Die Pole gingen in Ermangelung eines Rheochords zu einem
Siemens'schen Widerstandskasten, der die Einschaltung einer
Nebenschliessung von 0,1—10,0 S. E. Widerstand gestattete (gelegentlich wurden auch grössere Widerstände eingeschaltet). Von
dort ging der eine Zweig der Leitung über meinen Sauerwald'schen Multiplicator von 20000 Windungen, der andre direct
zu einer Pohl'schen Wippe. Die Leitung war dann in dem einen
Zweige wieder direct, in dem andern durch einen Quecksilber-
schlüssel unterbrochen bis in die feuchte Kammer, in der selbstverständlich alle Versuche vorgenommen wurden, fortgeführt.

Die zu untersuchenden Nerven, sowie die eigentlichen Electroden, von denen gleich die Rede sein wird, befanden sich auf
einem kleinen aus lackirtem Kork und Glas angefertigten Gestelle.
Auf eine Glasplatte war ein etwas breiter Kork, der im Centrum
eine senkrechte Glasstange trug, aufgekittet. Ein zweiter Kork,
der sich mittelst einer centralen Bohrung auf dieser Stange verschieben liess, trug in einem seitlichen Loche eine horizontal

---

1) Untersuchungen über die Physiologie des Electrotonus. S. 179, 283
und 410.

2) Untersuchungen über das Wesen der Nervenerregung. Bd. I, S. 318 ff.

liegende Glasstange, auf der sich ein dritter Kork horizontal verschieben liess.

Auf diesen Kork war ein mikroskopisches Objectglas aufgekittet, die eigentlichen Electroden bestanden aus einem möglichst schmalen Streifen von plastischem Thon, der mit einer 1procentigen Kochsalzlösung angefeuchtet war und senkrecht zu der langen Axe des Objectglases lag. Die Continuität dies Streifens war durch einen senkrecht auf seiner Axe stehenden schmalen Spalt unterbrochen, in den die zu reizenden Nerven kamen. An den beiden vom Nerven abgekehrten Enden trug der Thonstreifen je einen kleinen Wulst aus Thon, auf dem die Spitzen der Thonstiefelelectroden du Bois-Reymond's ruhten.

In den Spalt brachte ich entweder die beiden Ischiadici oder nur den einen. Benutzte ich zwei Nerven, und von dieser Versuchsreihe soll zunächst die Rede sein, so trug ich Sorge, dass sich dieselben nur innerhalb des Spaltes berührten; damit aber nicht der Nerv mit dem Thonstreifen seitlich in Berührung käme, schützte ich je eine halbe Seite des Letzteren durch einen in die vorerwähnten Wülste senkrecht eingedrückten, bis an den Spalt reichenden schmalen Glimmerstreifen. Durch sanften Druck auf den einen Wulst liess sich der Spalt leicht verengern. Die zu durchströmende Stelle lag möglichst peripher, immer aber unterhalb des Abganges der Oberschenkeläste.

Bei dieser Anordnung lag nun der eine Nerv im Bereiche der Anode und der andre im Bereiche der Kathode. Gab es also einen Reizeffect, welcher auf rein polare, unabhängig von der Längsdurchströmung auftretende Wirkungen zu beziehen war, so musste bei der Schliessung der Kathoden- und bei der Oeffnung der Anoden-Schenkel zucken. Nach der Wendung des Stromes mussten die Schenkel ihre Rolle wechseln. Auch der Verlängerung der intrapolaren Strecke war durch die Verwendung zweier Nerven Rechnung getragen.

Ich constatirte zunächst an den Nerven grosser Sommerfrösche, dass die gewöhnliche Längsdurchströmung bereits bei 0,1 Widerstand der Nebenschliessung[1]) in der Regel Schliessungs-

---

1) Ich führe keine Ausschläge der Nadel an, da die Astasie des Paares während der Untersuchung nicht immer die gleiche war. An der Benutzung einer Spiegel-Boussole war ich bei diesen in meiner Wohnung angestellten

zuckung des ↑ und wohl auch des ↓ Stromes gab, wenn die
durchflossene Strecke etwa die doppelte Länge des Querdurch-
messers eines Nerven hatte. Bei 0,2 Widerstand sah man gelegentlich schon die Effecte mittelstarker Ströme. Indessen traf
es sich bereits bei dieser Untersuchung, dass die beiden Nerven
desselben Frosches geringe Differenzen der Erregbarkeit zeigten.
Bei den Versuchen mit querer Durchströmung konnte ich alsdann
die bereits von Galvani gemachten Angaben bestätigen. Wenn
ich das Mittel aus den 16 niedrigsten bei Anwendung ganz
schmaler Electroden gewonnener Zahlen ziehe, finde ich, dass die
erste Zuckung des einen Schenkels etwa bei 1,6 Widerstand
eintrat. Die höchste jener Zahlen ist 3,3, die niedrigste 0,5.
Waren beide Electroden erheblich breiter, so musste der Strom
ausserordentlich viel stärker sein, ein Resultat, welches keiner
Erläuterung bedarf.

Die nächste Frage war, ob der zuerst zuckende Schenkel
der Kathode entsprach; die erste Zuckung war nämlich ausnahmslos eine Schliessungszuckung. Von 17 Versuchen, bei
denen auf die Stromstärke des Zuckungsminimum bei beiden
Stellungen der Wippe im Ganzen nur an einem Schenkel eine
Zuckung eintrat, war dies 12mal der Anodenschenkel und 5mal
der Kathodenschenkel.

Dann fragte es sich noch, ob die erste Oeffnungszuckung
dem Anodenschenkel entspräche. Von 12 Versuchen, bei denen
zuerst nur eine Schliessungszuckung aufgetreten war, trat die
erste Oeffnungszuckung 7mal im Kathoden- und 5mal im Anodenschenkel auf. In 11 von diesen 12 Versuchen hatte derselbe
Schenkel, welcher die erste Oeffnungszuckung zeigte, auch die
erste Schliessungszuckung gezeigt.

Hiermit wären die gestellten Fragen beantwortet. Die senkrecht auf die Längsaxe des Nerven fallenden Stromfäden sind in
der That offenbar ganz unwirksam. Die Schliessungszuckung
entspricht bei der gewählten Anordnung keineswegs dem Kathodenschenkel, noch die Oeffnungszuckung dem Anodenschenkel.
Woher das deutliche Ueberwiegen der im entgegengesetzten Sinne
erfolgenden Reaction kam, bleibe vorläufig dahingestellt.

Versuchen verhindert. Uebrigens flog die Nadel auf die Stromstärken,
welche bei querer Durchströmung Zuckung ergaben, regelmässig gegen die
Hemmung, sobald ich die Nebenschliessung zum Multiplicator offen hatte.

Bisher wurde lediglich der zuerst zuckende Schenkel erwähnt. Das Verhalten des zweiten Schenkels, sowie die bei den übrigen Reizmomenten vorhandenen und ausbleibenden Reizeffecte verlangen noch Berücksichtigung. Man hätte meinen sollen, der zweite Schenkel müsste bei der einen Stellung der Wippe genau dasselbe zeigen, wie der erste Schenkel bei der andern Stellung der Wippe. Dies war indessen nur einmal unter 34 Versuchen der Fall. In einer grossen Zahl von Beobachtungen machte der eine Schenkel einen ganzen, übrigens bei den einzelnen Versuchen verschiedenen Turnus von Zuckungen durch, bevor der andre Schenkel die erste Zuckung zeigte. Hierzu waren im Mittel aus 12 Versuchen 2,7 S. E. Widerstand mehr erforderlich, als beim correspondirenden andern Schenkel. Die geringste Differenz betrug 0,3, die grösste 14,0 S. E. Einmal blieb der zweite Schenkel auch bei Ausschaltung der Nebenschliessung ganz ruhig. Nachdem dann die Lage der Nerven derart verändert war, dass sie ihre Thonstreifen vertauscht hatten, betrug die Differenz für den erst überhaupt nicht reagirenden Nerven noch immer 9,3 S. E., gleich darauf wurde sein Zuckungsminimum bei Längsdurchströmung geprüft. Die hierbei constatirte geringere Erregbarkeit des zweiten Nerven war aber zu unbedeutend, um diese enormen Differenzen allein zu erklären. Derselbe gab bei 0,1 nur ↑ schwache Schliessungszuckung, der andre hingegen ↑ und ↓ stärkere Schliessungszuckung.

Dieses scheinbar paradoxe Verhalten ist bei genauerer Ueberlegung nicht so unerklärlich. Die angewendete Versuchsanordnung ist eine relativ complicirte und verlangt die Einführung mehrerer Factoren, für deren Unveränderlichkeit man nicht einstehen kann. Jeder Physiologe sieht in der Herstellung des Froschpräparates eine unvermeidliche Misshandlung des Ischiadicus. Wenn nun auch begreiflicherweise mit der äussersten Sorgfalt verfahren wurde, so ist doch offenbar die Präparation von Einfluss auf die Erregbarkeit der Präparate gewesen. (Ich habe mich übrigens von dem Vorhandensein dieses Umstandes durch besondere Untersuchung der einzelnen Nerven hintereinander bei Quer- und Längsdurchströmung überzeugt.) Da nun bei der angewendeten Methode nur ein Bruchtheil der wirklich vorhandenen Stromintensität in Betracht kommt, so müssen die bei der queren Durchströmung gefundenen Differenzen natür-

lich viel grösser ausfallen, als diejenigen bei der Längsdurchströmung.

Ich fand ferner, dass der Thonstreifen dem Nerven Flüssigkeit entzieht, auch wenn die Kette nicht längere Zeit geschlossen
bleibt. Ist letzteres aber der Fall, so dürfte die fortführende
Wirkung des Stromes gleichfalls in Betracht kommen. Es ist
klar, dass geringe Differenzen in der aufgesogenen Flüssigkeits-
Menge, namentlich wenn dieser ein ungleichmässiges Anliegen
des Nerven an den Thon vorangeht oder folgt, ganz unüberseh-
bare Complicationen in den Versuch einführen können. Schon
du Bois-Reymond hat die bei dem Versuche mit dem Faden auftretenden Zuckungen aufgefasst als Effecte einer der Nervenaxe
parallelen Strom-Componente, die durch Ungleichheiten des Widerstandes der durchflossenen Strecke bedingt ist. Bei der von mir
benutzten Anordnung ist diese Gefahr grösser. Es kann dabei,
wie mir scheint, auch zu Stromcurven von unregelmässigem
und wechselndem Verlaufe kommen. Weiterhin ist es nicht
wohl möglich, genau die gleichen Längsabschnitte der Nerven der Durchströmung zu unterwerfen. Geringe Fehler werden übersehen und die, welche man bemerkt, lässt man zweckmässiger unverbessert, da man sonst an der Vorrichtung leicht
mehr verdirbt, als man wieder gut machen kann.

Wenn die soeben angeführten Umstände im gleichen Sinne
zusammenwirken, so müssen sie das Eintreten oder Ausbleiben
des Reizeffectes ganz ausserordentlich beeinflussen. Andrerseits
kann durch Zufall ein Nerv wirklich einmal nur senkrecht zu
seiner Längsaxe getroffen werden, dann bleiben die Zuckungen
eben auch bei relativ so enormen Stromintensitäten aus.

Ich bin den einzelnen Fehlerquellen durch Variirung der
Versuche in den Grenzen des Möglichen nachgegangen, so dass
ich schliesslich viele paradoxe Erscheinungen willkürlich hervorbringen konnte. Es giebt zunächst noch eine Fehlerquelle, welche
die Summe der bereits angeführten zu überwiegen im Stande ist;
ich rede von der ungleichen Breite der Einströmungsstellen. Man
ist in dieser Beziehung ungeachtet aller Sorgfalt immer etwas
vom Zufalle abhängig. Um den Einfluss dieses Umstandes zu
constatiren, gab ich der einen Electrode die Gestalt eines T,
dessen zwei kurze, möglichst gleich geformte Schenkel dem einen
Nerven anlagen, die Nerven selbst berührten sich untereinander

nur in der Verlängerung des langen, der andern Electrode gleich
geformten Schenkels. Bei 7 so variirten Versuchen zuckte stets
der dem T entsprechende Schenkel zuerst. Das arithmetische
Mittel der für diese Zuckung erforderlichen Widerstandseinheiten
war 0,55, also sehr viel niedriger als bei den andern Versuchsreihen. Als der andere Nerv dem T angelegt war, zuckte nun
dieser zuerst und zwar 6mal von jenen 7 Beobachtungen. Derselbe besass aber nun fast stets eine nicht unbeträchtlich geringere Erregbarkeit, als der zuerst anliegende. Das Mittel aus
jenen 6 Beobachtungen ist nämlich 0,95.

Ueberhaupt habe ich aus der Summe aller Untersuchungen
den Eindruck gewonnen, als ob sämmtliche von mir angewendeten Anordnungen für die Erregbarkeit beider Nerven nicht
gleichgültig wären. Die Erregbarkeit des zu dem nicht zuckenden Schenkel gehörenden Nerven schien zu sinken, die des andern Nerven stieg. Auch durch längere Dauer der Kettenschlies-
sung wurde, wie oben schon angedeutet, der Zuckungsmodus der
Nerven geändert. Ich bin jedoch diesen freilich sehr interessanten
Dingen nicht nachgegangen, da sie mich weit über die mir ge-
steckten Grenzen hinausgeführt hätten.

Die hier angeführten Versuche geben also ganz befriedigende
und übereinstimmende Resultate, so lange man sich schwacher
Ströme bedient. Unter Anwendung starker Ströme schwellen die
Ausschläge der unvermeidlichen Fehlerquellen indessen zu gewal-
tiger Grösse an. Es hat desshalb einerseits keinen Zweck, alle
abweichenden, manchmal sehr verwirrenden Erscheinungen zu
erörtern. Wer es unternehmen will, diese Untersuchungen zu
wiederholen, wird selbst im Stande sein, sich zurecht zu finden.
Andrerseits war es aber selbstverständlich, dass der Versuch
durch Einschaltung nur eines Nerven vereinfacht werden musste.

Hierbei erhielt ich denn mutatis mutandis genau die gleichen
Resultate wie bei Verwendung zweier Nerven; auch dann, als
ich die Nerven ganz kleiner Frösche einschaltete. Nur verlangte
jede dieser Modificationen stärkere Ströme für den Eintritt des
Zuckungsminimums. Das Gleiche war der Fall, sobald ich den
Nerven zwischen den Thonstreifen etwas comprimirte, ohne ihn
jedoch zu quetschen. Besonders interessant war, dass sich auch bei
dieser Anordnung eine ganz paradoxe Erscheinung wiederholte,
die mir schon bei der andern Anordnung zu schaffen gemacht

hatte. Der Nerv gab nämlich bei der einen Stellung der Wippe nur Schliessungs-, bei der andern nur Oeffnungszuckungen. Als ich zwei Nerven verwandte, hatte ich mich schon überzeugt, dass der Nerv keineswegs immer oder vorwiegend dann Kathodennerv war, wenn sein Muskel bei der Schliessung, oder Anodennerv, wenn sein Muskel bei der Oeffnung zuckte. Gleichwohl wäre es widersinnig, wenn man annehmen wollte, dass der Nerv sich in dem ersteren Falle nicht unter der Einwirkung einer Kathode, in dem andern Falle nicht unter der Einwirkung einer Anode befunden hätte.

Mit Rücksicht auf das identische Verhalten bei Verwendung eines oder zweier Nerven hat man sich zunächst die einzelnen Nervenröhren als durch die interfibrilläre Flüssigkeit getrennte Leiter für sich vorzustellen. Darnach kann es in der durchflossenen Strecke viele Anoden und Kathoden geben, so dass man nicht nöthig hat die auftretende Zuckung als von dem ganzen Nerven herrührend aufzufassen. Ist nun an einer Stelle der durchflossenen Strecke die Dichte der wirksamen Stromfäden verhältnissmässig gross gegen alle übrigen Stellen, so müssen von diesem Punkte aus allerdings bei der einen Stromrichtung Anodenund bei der andern Stromrichtung Kathodenwirkungen ausgelöst werden, während an den übrigen Punkten noch eine mehr weniger erhebliche Steigerung der Stromstärke erforderlich werden kann, ehe es zu Zuckungen kommt.

Hiemit halte ich die mir gestellte Aufgabe für erledigt und mich besondrer Schlussfolgerungen durch die Eingangs gegebenen Erläuterungen für überhoben. du Bois-Reymond und Pflüger haben zwar bereits nachdrücklich auf die Wichtigkeit aufmerksam gemacht, welche diese Reizmethode auch in andrer Beziehung für viele unsrer Anschauungen haben kann. Namentlich wäre es interessant, über den Grund der Unwirksamkeit der queren Durchströmung mit einer positiv beweisenden Erklärung ans Licht zu kommen. Es drängt sich nach dem eben Angeführten die Frage auf, ob er nicht darin liegt, dass Anode und Kathode in dieselbe Nervenfaser fallen. Indessen wird sich mit diesen Untersuchungen von äusserster Schwierigkeit besser ein Physiologe von Fach befassen.

Ueber das Vorkommen von gelösten Erden und Phosphorsäure im alkalischen Blute.

Von

A. P. Fokker,

Dr. med. in Goes (Holland).

Die Vermuthung, dass eine eigenthümliche Verbindung von Erden oder deren Salzen mit Eiweiss die Ursache dieser paradoxen Erscheinung sei, ist schon von verschiedenen Autoren ausgesprochen worden. So behauptet K ü h n e [1]): „das Serum enthält etwas phosphorsauren Kalk = $3CaOPO_5$, der sich beim Coaguliren des Eiweisses mit diesem ausscheidet und füglich mit diesem in einer Verbindung existiren muss, weil er ohne dies im alkalischen Serum nicht löslich sein könnte."

Es ist aber noch Niemandem gelungen, diese Verbindung darzustellen und somit diese u. A. auch von Brücke gehegte Hypothese zu einer auf Facta begründeten Erklärung zu erheben.

Ich hoffe den Beweis liefern zu können, dass diese Hypothese richtig war und dass wirklich Verbindungen von Erden mit Eiweiss existiren und künstlich dargestellt werden können.

Kalkalbuminat.

Wenn man ein Reagirröhrchen ein Paar Zoll hoch mit zerschnittenem und filtrirtem Hühnereiweiss füllt und vorsichtig eine dünne Schicht pulverisirtes Calciumoxyd darauf streut, mischen beide Substanzen sich nicht, fangen aber nach einigen Stunden an zu verkleben, und es bildet sich auf der Berührungsfläche eine dünne Schicht milchweisser, undurchscheinender steifer Gallerte. Allmählig wächst diese Schicht, indem sich an der Seite des Eiweisses neue Schichten anlagern, die nach und nach durchscheinender werden, und hat sich nach einigen Tagen öfters alles Eiweiss zu steifem Gallert umgewandelt. Diese Gallerte, das Product der Einwirkung von Kalk auf Eiweiss, ist Kalkalbuminat. Nach Zerbrechung des Proberöhrchens gelingt es leicht dieselbe

---

1) Physiol. Chemie p. 184.

in kleinere Stücke zu zerschneiden, vom anhängenden Kalk zu reinigen und in distillirtem Wasser abzuwaschen. Eine leichtere Methode, Kalkalbuminat in reinem Zustande zu gewinnen, ist folgende: Man bringe zerschnittenes und filtrirtes Hühnereiweiss in ein flaches Schüsselchen, lege ein Stück Fliesspapier darauf, so dass dieses auf dem Eiweiss schwimmt, und bestreue das Fliesspapier mit dem pulverisirten Kalk. Nach einem oder zwei Tagen wird sich an der Eiweissfläche des Fliesspapiers eine Schicht durchscheinender Gallerte abgesetzt haben, welche ganz frei von überschüssigem Kalk ist.

Die Stücke Kalkalbuminat lösen sich in Wasser, jedoch nicht so leicht wie Alkalialbuminat, und zeigt diese Lösung eine alkalische Reaction, die nur durch längeres Waschen und wiederholten Wasserwechsel zu beseitigen ist. Sie lösen sich ferner in Chlornatriumlösung, und diese Lösung zeigt dieselben Reactionen wie die Kochsalz-Alkalialbuminatlösung, d. h. wird durch Kochen und Säuren unlöslich gefüllt.

In Lösungen von Chlorcalcium und kohlensaurem Natron ist Kalkalbuminat jedoch so gut wie unlöslich. An der Luft trüben sich wässerige Lösungen von Kalkalbuminat feinkörnig; binnen einigen Tagen bilden diese suspendirten Theilchen einen Niederschlag, der sich als kohlensaurer Kalk erweist.

Festes Kalkalbuminat löst sich fast gar nicht in verdünnter Salz- oder Salpetersäure, nur schwierig in Essigsäure, aber leicht in verdünnter Phosphorsäure, indem selbst die undurchscheinenden weissen Stücke darin bald glashell durchsichtig werden, ohne jedoch ganz zu verschwinden.

In verdünnter Salz- oder Salpetersäure bekommen sie die Eigenschaften von coagulirtem Eiweiss und verlieren dabei sogar ihre Löslichkeit in Phosphorsäure. Bei der Auflösung von Kalkalbuminat in Phosphorsäure entwickelt sich Schwefelwasserstoff.

Die wässerigen Lösungen von Kalkalbuminat coaguliren nicht beim Kochen; nach Zusatz concentrirter Lösungen von Kochsalz oder sonstigen Alkalisalzen coaguliren sie aber, entweder in der Kälte oder doch bei 100°. Sie werden durch Säuren gefüllt, indem sich das gefällte Eiweiss durch weiteren Zusatz der Säure wieder löst. Auch Kohlensäure füllt dasselbe vollständig aus, während sich die durch Kohlensäure entstandene feine Trübung in Alkalien und kohlensauren Alkalien sogleich

wieder löst; wir werden unten auf diese Erscheinung näher eingehen. Eine Lösung von Kalkalbuminat in Salzsäure, das heisst
eine wässerige Lösung von Kalkalbuminat, welche mit Salzsäure
angesäuert worden ist, wird bei Zusatz von Alkali gefällt, sobald
die Reaction neutral geworden ist, doch löst sich der Niederschlag wieder bei der ersten Andeutung von Alkalescenz. Setzt
man aber Alkali zu einer phosphorsauren Lösung von Kalkalbuminat, so wird sämmtlicher Kalk als basischer phosphorsaurer
Kalk niedergeschlagen, indem das freiwerdende Eiweiss sich
zum Theil mit dem Alkali verbindet, zum anderen Theile aber
als feinkörnige Trübung zurückbleibt. Der Filterrückstand besteht demnach aus phosphorsaurem Kalk und Eiweiss; letzteres
kann, wenigstens zum grössten Theile, durch Behandlung mit
Alkali vom Salze abgetrennt werden.

Die Lösungen von Kalkalbuminat in Wasser, in Essig- oder
Phosphorsäure werden durch oxalsaures Ammoniak gefällt, indem
sämmtlicher Kalk als oxalsaurer Kalk ausfällt; auch ein Theil
des Eiweisses wird niedergeschlagen, während ein anderer Theil
an Ammoniak gebunden bleibt und im Filtrate erscheint. Nur
wenn viel freie Säure, zumal Phosphorsäure zugegen war, gibt
das Filtrat bei Zusatz von Alkali einen Niederschlag, der aber
aus früher gelöst gewesenem oxalsaurem Kalk besteht.

Versetzt man eine essigsaure Lösung von Kalkalbuminat mit
ein wenig Oxalsäure, so wird, wenn keine überschüssige Säure
da ist, sämmtlicher Kalk und sämmtliches Eiweiss niedergeschlagen; das Filtrat enthält demnach kein Eiweiss mehr.

Magnesia-Albuminat.

Mischt man Hühnereiweiss mit Magnesiumoxyd, so entsteht
nach einigen Stunden eine weiche, schleimige Gallerte, die sich
leicht in distillirtem Wasser löst. Die Lösung reagirt weit stärker
alkalisch als eine Lösung von Magnesiahydrat in Wasser. Die
Lösungen von Magnesiaalbuminat trüben sich, wenn sie sehr
concentrirt sind, beim Kochen, ohne jedoch zu coaguliren; gehörig verdünnt, bleiben sie aber beim Kochen ganz klar und
coaguliren nur nach Zusatz starker Salzlösungen. Sie werden
weiter von geringen Mengen verschiedener Säuren, auch Kohlensäure, gefällt, und löst sich diese Füllung auf Zusatz kleiner
Mengen von Kali oder Ammoniak.

Kali und Natron erzeugen in Lösungen von Magnesiaalbuminat sogleich einen Niederschlag von Magnesiahydrat, so dass das Filtrat Alkalialbuminat enthält und ein Theil des Eiweisses mit der Erde niedergerissen und von dieser durch etwaige Lösungsmittel getrennt werden kann.

Ammoniak reisst aber in den Magnesiaalbuminatlösungen nur einen Theil der Erde mit nieder, so dass das Filtrat mit phosphorsaurem Ammoniak oder Natron dann wieder einen Niederschlag gibt.

Es fragt sich nun, haben Erdalkalialbuminate eine constante Zusammensetzung? Diese Frage ist gewiss sehr schwer zu beantworten, und stellte ich bisher keine Untersuchungen an, um sie zu lösen. Bekanntlich haben die quantitativen Untersuchungen von Alkalialbuminat bisher kein constantes, zuverlässiges Resultat gegeben, indem immer ungleiche Mengen Alkali sich vorfanden, weil immer sehr schwer zu entscheiden ist, ob das Alkalialbuminat kein freies Alkali mehr enthält. Indessen scheint mir Kalkalbuminat, das „auf trocknem Wege", d. h. ohne Vermischung des Eiweisses mit gelöstem Erdalkali dargestellt wird, ein günstigeres Präparat zur Entscheidung dieser Frage, als Alkalialbuminat, bei dem, sogar nach längerem Waschen, immer noch der Verdacht vorliegt, dass noch freies Alkali anwesend sei.

Die Lösungen der Erdalkalialbuminate werden durch Alkalien zersetzt, indem das Alkali die Erde substituirt und letztere als unlösliches Oxydhydrat niedergeschlagen wird. Scheinbar steht dies im Widerspruch mit der Erscheinung, dass der durch Kohlensäure in einer keinen überschüssigen Kalk enthaltenden Kalkalbuminatlösung entstandene Niederschlag sich vollständig in Alkalien und kohlensauren Alkalien zur klaren Flüssigkeit löst. Diese paradoxe Erscheinung ist nur auf folgende Weise zu erklären: Beim Präcipitiren einer Albuminatlösung durch eine Säure wird erstere in reinem Eiweiss und Alkali resp. Erdalkali getrennt, indem das Eiweiss als feinkörnige Trübung sichtbar wird, das Alkali oder die Erde aber sich mit der Säure zu einem, gewöhnlich löslichen, Salze verbindet; wird aber Kohlensäure zum Präcipitiren einer Kalkalbuminatlösung verwendet, so kann, wenn die Lösung nicht zu viel Kalk enthält und gehörig verdünnt ist, der gebildete kohlensaure Kalk durch Kohlensäure gelöst bleiben. In diesem Falle wird, wenn man durch kohlensaures Alkali das Eiweiss löst, eine klare Flüssigkeit erhalten, welche Alkalialbuminat nebst durch Kohlensäure gelösten kohlensauren Kalk enthält. Nach mehrtägigem Stehen gibt diese Flüssigkeit Kohlensäure an die Luft ab und wird feinkörnig getrübt, eine Trübung, welche zweifelsohne aus kohlensaurem Kalk bestehen muss, sich aber fast gar nicht an den Boden absetzt. Im Vacuum wird aber die Kohlensäure auf einmal ausgetrieben, und so gelingt es auch, einen Bodensatz zu gewinnen, der nur aus kohlensaurem Kalk besteht.

Ein weiterer Beweis für die Richtigkeit dieser Annahme gibt auch das verschiedene Verhalten einer Mischung von Kalkalbuminatlösung und kohlensaurer Natronlösung, je nachdem man vorher das Albuminat durch Kohlensäure gefällt hat oder nicht. Denn während im ersteren Falle die Flüssigkeit mehrere Stunden oder Tage lang klar bleibt, trübt sich im letzteren Falle die Mischung schon nach wenigen Minuten, sobald nämlich das Alkali die Stelle der Erde eingenommen hat, indem hier keine freie Kohlensäure anwesend ist, um den entstandenen kohlensauren Kalk zu lösen.

Wir haben jetzt gesehen, dass, wenn man eine wässerige Kalkalbuminatlösung durch Kohlensäure fällt, der Niederschlag vollkommen durch eine kohlensaure Natronlösung aufgenommen wird, und dass die so erhaltene klare Flüssigkeit kohlensauren Kalk, durch Kohlensäure gelöst, enthält.

Mischt man nun diese Flüssigkeit mit einer Lösung von phosphorsaurem Natron, $PHNa_2O_4$, so erhält man eine klare, mitunter opalisirende Flüssigkeit, die sich mehrere Tage lang unverändert erhält und stark alkalisch reagirt. Diese Flüssigkeit enthält Kalk, der durch oxalsaures Ammoniak vollständig fällbar ist. Dieser Kalk ist gelöst, und, da nur zwei Säuren anwesend sind, kann derselbe nur entweder als kohlensaurer Kalk durch freie Kohlensäure, oder aber als phosphorsaurer Kalk gelöst sein. Dass Ersteres nicht der Fall ist, beweist der Umstand, dass die Flüssigkeit auf dem Wasserbade gekocht werden kann, ohne sich zu trüben, ja dass sie sogar, im luftleeren Raume längere Zeit aufbewahrt, sich vollkommen unverändert erhält; freie Kohlensäure kann die Flüssigkeit also nicht enthalten, denn diese würde bei solcher Behandlung ausgetrieben werden.

Dass der Kalk aber auch nicht als phosphorsaures Kalksalz

anwesend ist, beweist die alkalische Reaction der Flüssigkeit. Es bleibt desshalb nur die Möglichkeit übrig, dass eine eigenthümliche Verbindung von Kalkalbuminat mit einer dieser Säuren, oder mit beiden, in einer alkalischen Flüssigkeit löslich, entstanden ist.

Was die Alkalicität der Flüssigkeit angeht, erwies sich bald, dass diese nur durch kohlensaure (oder phosphorsaure) Alkalien bedingt sein darf; denn auf Zusatz von überschüssigem Alkali trübt sich die Flüssigkeit allmälig und es entsteht ein flockiger Niederschlag, der aus phosphorsaurem Kalk besteht.

Indessen war mir der ganze Process noch nicht ganz klar. Ich hatte durch ein Gemisch von Kalkalbuminat und kohlensaurem Natron Kohlensäure geleitet und danach phosphorsaures Natron hinzugesetzt; es ergab sich, dass die erhaltene opalisirende Flüssigkeit phosphorsauren Kalk, und zwar gelöst, enthielt. Wie aber stand es mit dem Eiweiss? Hätte das Natron den Kalk substituirt, so hätte die von mir gefundene Verbindung von Kalk und Eiweiss nichts mit dieser Erscheinung zu schaffen, sondern bezog sich die ganze Geschichte auf die noch nicht beschriebene Löslichkeit von phosphorsaurem Kalk in kohlensaurer Natronalbuminatlösung, oder hatte vielleicht das Kalkalbuminat, das sonst durch Alkalien zerstört wird, sich bei Anwesenheit von Phosphorsäuren unverändert erhalten und war diese Verbindung durch freie Kohlensäure gelöst geblieben? Letzteres kam mir wahrscheinlich vor; in beiden Fällen müsste die Verbindung auch aus Alkalialbuminat darzustellen sein. Dies gelingt denn auch leicht: man kann eine wässerige, freies Alkali enthaltende Alkalialbuminatlösung mit Kohlensäure sättigen, den Niederschlag durch Kalkwasser lösen, um nach Zusatz von phosphorsaurem Natron die gewünschte alkalische Flüssigkeit zu erhalten, die auf Zusatz von freiem Alkali phosphorsauren Kalk absetzt.

Oder man erhält dieselbe Flüssigkeit, wenn man eine Alkalialbuminatlösung durch Kohlensäure fällt, die Trübung durch kohlensaures Alkali löst und frisch gefällten phosphorsauren Kalk zusetzt; nach einigen Stunden filtrirt man den nicht gelösten phosphorsauren Kalk ab: das Filtrat enthält phosphorsauren Kalk, jedoch weniger als die auf ersterem Wege bereitete Flüssigkeit.

Dass es sich hier nicht um eine einfache Lösung handelt

und dass nicht etwa phosphorsaurer Kalk bei Gegenwart von überschüssiger Kohlensäure löslicher in eine Natronalbuminatlösung als in einer kohlensauren Natronlösung ist, beweist, dass, wenn man Kalkwasser durch Kohlensäure fällt und $PHNa_2O_4$ zusetzt, das alkalische Filtrat phosphorsauren Kalk, der durch freies Alkali fällbar ist, enthält. Dieser phosphorsaure Kalk ist aber durch Kohlensäure gelöst, indem dieselbe auch beim Erwärmen sich absetzt, was bei meiner Eiweissverbindung, wie gesagt, nicht der Fall ist.

Ich versuchte jetzt die Lösung so einfach als möglich darzustellen. Es ergab sich, dass Stücke Kalkalbuminat sich nur sehr wenig in einer verdünnten phosphorsauren Natronlösung lösen und dass eine Mischung von wässeriger Kalkalbuminatlösung und phosphorsaurer Natronlösung sich bald trübt und einen flockigen Niederschlag, aus phosphorsaurem Kalk bestehend, absetzt.

Hatte ich aber die wässerige Kalkalbuminatlösung entweder durch Kohlensäure oder durch minimale Quantitäten Essig-, Salpeter-, Salz- oder Schwefelsäure vollständig gefällt und dann erst phosphorsaures Natron zugesetzt, so erhielt ich eine opalescirende Flüssigkeit, die sich längere Zeit unverändert erhält und nur nach Zusatz von freiem Alkali phosphorsauren Kalk ausfällen liess.

Man kann sich deshalb den Vorgang nur so vorstellen, dass durch eine Verbindung von Eiweiss mit phosphorsaurem Kalk das Verhalten dieses Salzes insoweit modificirt wird, dass, während phosphorsaurer Kalk in einer überhaupt alkalisch reagirenden Flüssigkeit unlöslich ist, phosphorsaures Kalkalbuminat in einer solchen gelöst bleibt, wenn nur die Reaction nicht durch freies Alkali, sondern durch alkalisch reagirende Alkalisalze hervorgerufen ist.

Wenn man nämlich Kalkalbuminatlösung mit phosphorsaurer Natronlösung mischt, verbindet sich die Phosphorsäure mit dem Kalkalbuminat und wird dabei Natron frei, das die eben gebildete Verbindung wieder zerstört.

Fällt man aber vorher das Kalkalbuminat durch eine Säure und setzt dann erst phosphorsaures Natron hinzu, so neutralisirt die zum Präcipitiren verwendete Säure das aus dem phosphorsauren Natron frei werdende Alkali, und die Verbindung von phorphorsaurem Kalkalbuminat bleibt gelöst.

Noch eine Sache scheint mir von Wichtigkeit: Wenn man Stücke Kalkalbuminat in verdünnter Phosphorsäure löst, enthält das Filtrat phosphorsauren Kalk und Eiweiss; setzt man aber zu dieser Flüssigkeit phosphorsaures oder kohlensaures Natron bis zur alkalischen Reaction, so wird phosphorsaurer Kalk gefällt, obgleich hier kein freies Alkali anwesend ist. Wenn man aber Kalkalbuminatlösung mit Phosphorsäure ansäuert und jetzt phosphorsaures Natron zusetzt, so bringt kohlensaures Natron keine Fällung hervor, und ist nur freies Alkali im Stande, den phosphorsauren Kalk zu präcipitiren.

Die Ursache des verschiedenen Verhaltens dieser beiden Flüssigkeiten kann nur die sein, dass bei einer längeren Einwirkung der Säure, als bei der Lösung von Stücken Kalkalbuminat stattfindet, das Albuminat in Syntonin umgewandelt wird, während bei der zweiten Operation, wo die Säure nur kurze Zeit einwirkte, diese Umwandlung nicht Statt finden könnte.

Es beweist dieses die Möglichkeit, saure Lösungen von Albuminaten darzustellen, obschon diese Lösungen allmählig in Syntonin umgewandelt werden.

Es bleibt mir jetzt noch übrig zu beweisen, dass das von mir gefundene Kalkalbuminat im Blutserum existirt. Dieses gelang mir sehr leicht. Nur Ochsenblut stand mir zu Gebot, dessen Serum ich nach 24 Stunden klar vom Blutkuchen abgoss. Ich gestehe, dass das so erhaltene Serum nicht ganz frei von Blutkörperchen war, es war aber ziemlich farblos und, wie ich meinte, für diese nur qualitative Untersuchung hinreichend rein; überdies war ich nicht im Stande, reineres zu bekommen.

Es stellte sich heraus, dass das mit einem gleichen Volum distillirten Wassers verdünnte Serum nach Zusatz von überschüssiger Natronlauge anfangs ganz klar blieb, sich aber nach wenigen Stunden trübte. Die Trübung setzt sich als flockiger Bodensatz gut ab, kann durch Decantiren, nachher durch Filtriren abgewaschen werden und besteht nur aus phosphorsauren Erden (und Eiweiss). Auch unverdünntes Serum gibt, mit Natronlauge versetzt, den nämlichen Bodensatz; es bildet sich hier aber leicht festes Natronalbuminat, das die weitere Behandlung des Präcipitate erschwert. Nur wenn man das Serum stark verdünnt, z. B. mit dem zehnfachen Volum Wasser, trübt sich die Mischung wohl nach einigem Stehen, allein es setzt sich kein Präcipitat zu Boden.

Es verhält sich demnah das Blutserum ganz wie meine künstlich dargestellte Flüssigkeit, d. h. es kann einige Zeit aufbewahrt werden, sogar im luftleeren Raume, ohne dass der phosphorsaure Kalk sich absetzt; derselbe wird aber durch Alkalilauge allmählig gefällt und durch oxalsaures Ammoniak, wie schon bekannt ist, präcipitirt.

Ich glaube jetzt den Beweis geliefert zu haben, dass Blutserum phosphorsauren Kalk, mit Eiweiss verbunden, enthält, nebenbei auch annehmen zu dürfen, dass sämmtlicher Kalk des Serums in dieser Verbindung anwesend ist und dass somit keine andere Kalkverbindungen im Blute existiren. Meine Resultate sind also ganz im Widerspruch mit den neulich von Pribram [1]) veröffentlichten, gegen welche ich eine Einwendung machen zu müssen glaube.

Pribram schied aus Hundeblut reines Serum durch Centrifugiren ab, setzte Ammoniak im Ueberschuss zu und, „da sich keine Fällung von Calciumphosphat ergab, das als solches wohl überhaupt im alkalischen Serum nicht leicht vorhanden sein kann", fügte er noch Ammoniumoxalat hinzu, worauf sogleich Trübung erfolgte. Das so gewonnene Oxalat wurde durch Centrifugiren abgeschieden, sorgfältig gewaschen und . unter Beobachtung der erforderlichen Cautelen in bekannter Weise als Aetzkalk bestimmt. Im Filtrate wurde die vorhandene Phosphorsäure als Ammonmagnesiaphosphat gefällt und als pyrophosphorsaure Magnesia gewogen. Pribram erhielt so in einem Falle 0,015 pCt. Kalk und 0,01067 Phosphorsäure, während er im veraschten Gesammtserum 0,017 pCt. Kalk und 0,0406 pCt. Phosphorsäure fand. Aus der Vergleichung dieser Zahlen schliesst er, dass der Kalk aus dem Serum durch die gewöhnlichen Reagentien direct vollständig fällbar sei, muthmasslich auch nur in einer Verbindungsform, jedoch nicht als phosphorsaurer Kalk vorhanden sei, dass der Phosphor jedoch sowohl als direct fällbare Phosphorsäure, als auch, und zwar zum grössten Theile, in anderer Form im Serum vorkomme. Im veraschten Filtrate fand sich auch kein Kalk, sondern 0,032 pCt. Phosphorsäure. „Es ergibt sich

---

1) R. Pribram. Eine neue Methode zur Bestimmung des Kalkes und der Phosphorsäure im Blutserum. Bericht d. k. sächs. Ges. d. Wissensch. 1. Juli 1871.

daraus", sagt Pribram, „dass selbst, wenn man die Möglichkeit eines gelösten Zustandes des $(PO_4)_2 Ca_3$ im alkalischen Blutserum unter Mithülfe irgend eines organischen Körpers zugeben wollte, die fällbare Phosphorsäure nicht hinreichen würde, den gesammten Kalk zu binden, und dass demnach der Ueberschuss in anderer Weise gebunden sein müsste".

Meine Einwendung nun gegen seine Untersuchung ist, dass er das Serum mit Ammoniak versetzte und „da keine Trübung folgte", durch oxalsaures Ammoniak den Kalk fällte. Ammoniak fällt aber, wie ich gefunden habe, phosphorsaure Erden aus dem Blutserum aus und hat sich schon nach ein Paar Stunden die Füllung flockig abgesetzt. Dass Pribram nach Ammoniakzusatz keine Trübung sah, war die Folge zweier Ursachen: erstens untersuchte er Hundeblutserum, das, wie er selbst angibt, nur selten vollkommen durchsichtig war; zweitens wartete er nicht lange genug, bis die Erdphosphate sich flockig abgesetzt hatten. Es liegt aber die Wahrscheinlichkeit vor, dass letztere schon gleich nach Zusatz von Ammoniak sich abzusetzen anfangen, aber nur dann sichtbar werden, wenn sie sich zu grösseren Flocken vereinigt haben. Als Pribram nun Ammoniakoxalat zusetzte, war schon ein Theil der Erdphosphate ausgeschieden, und erhielt er also, als er den, wie er meinte, durch oxalsaures Ammoniak erzeugten Niederschlag durch Centrifugiren abschied, ein Gemisch von oxalsaurem Kalk und Erdphosphaten. Nach dem Glühen hielt er also den Rückstand für Aetzkalk, der aber im Wesentlichen aus Aetzkalk und pyrophosphorsauren Erden bestand.

Dies dürfte die Ursache sein, dass er im Filtrate so wenig fällbare Phosphorsäure und „in dem durch Centrifugiren abgeschiedenen Niederschlag mehr Kalk fand, als mit der Phosphorsäure zu $P_2O_5Ca_3$ verbunden sein konnte".

Ob Pribram Recht hat, wenn er behauptet, „dass sämmtlicher Kalk aus dem Blutserum durch die gewöhnlichen Reagentien direct vollständig fällbar, die Phosphorsäure aber zum grössten Theile in anderer Form im Serum vorkömmt", kann ich leider nicht entscheiden, da mir die Apparate fehlen, um reines Serum zu gewinnen. Nur glaube ich durch die mitgetheilten Untersuchungen angezeigt zu haben, wie eine Verbindung von phosphorsaurem Kalk mit Eiweiss in alkalischer Flüssigkeit gelöst sein kann, und dass diese Verbindung auch wirklich im

Blutserum vorkommt. Ob Kalksalze auch in anderer Form im Blutserum anwesend seien, kommt mir dabei sehr unwahrschein- lich vor.

Schliesslich erwähne ich noch, dass Herr Prof. Heynsius in Leiden die Güte hatte, meine Versuche über die Erdalkali- albuminate zu controliren, wofür ich ihm hier öffentlich meinen Dank ausspreche.

Ueber Bestimmung des Stickstoffgehaltes der Albuminate.

Von
Prof. J. Seegen und Dr. J. Nowak.

Die Frage, ob man berechtigt sei, eine bestimmte Ziffer für den Stickstoffgehalt des Fleisches den Ernährungsversuchen mit Fleisch zu Grunde zu legen, ist von Einem von uns (S.) zuerst angeregt worden, und die seit jener Zeit von verschiedenen For- schern dieser Frage gewidmete Aufmerksamkeit beweist, dass die fundamentale Bedeutung derselben auch gewürdigt wurde.

Die meisten dieser Forscher [Schenk [1]), Huppert [2]), Pe- tersen [3])] berücksichtigten bei dem Studium dieser Frage den Einfluss, welchen die Thiergattung, der Wasser-, der Fettgehalt, das Bindegewebe auf den Stickstoffgehalt des Fleisches haben, und kamen auch schon von diesen Gesichtspunkten zu dem Re- sultate, dass der Stickstoffgehalt des Fleisches bedingt sei durch diese Einflüsse und in nicht unbeträchtlichen Grössen schwanke.

Diese wichtige Frage war auch hier Gegenstand der For- schung geworden, und zwar hatte sich zuerst Dr. Toldt bei Gelegenheit eines von ihm ausgeführten Ernährungsversuches und später, von jedem solchen Versuche unabhängig, der Eine von uns (N.) mit Lösung dieser Frage beschäftigt. Im Vordergrunde der Untersuchung stand die Erledigung der Cardinalfrage, ob

------

1) Schenk, Sitzungsberichte der k. Akad. d. Wissenschaften 1870.
2) Huppert, Ueber den Stickstoffgehalt des Fleisches. Zeitschrift f. Biologie, 7. Bd., 3. Heft.
3) Petersen, Ueber die Schwankungen etc. Zeitschrift für Biologie, 7. Bd., 2. Heft.

die für die Stickstoffbestimmung angewendete Will-Varrentrapp'-
sche Methode auch genüge, um den gesammten Stickstoffgehalt
des Fleisches nachzuweisen.

Die eingehendsten Versuche führten zu dem Resultate [1]), dass
die Verbrennung mit Natronkalk stets weniger Stickstoff liefere als die Verbrennung mit Kupferoxyd. Die
Ergebnisse der nach den zwei Methoden angestellten Analysen
differiren von 0,7—0,8 pCt. beim Hundefleisch, und von 2,7—3
pCt. beim Pferdefleisch.

Der Einfluss der Bestimmungsmethode auf das Ergebniss der
Analyse wurde seitdem auch von Petersen und Märker geprüft. Petersen machte acht vergleichende Rindfleischanalysen,
4 mit Natronkalk und 4 nach der Methode von Dumas. Die
auf gasvolumetrischem Wege ermittelten Zahlen fielen in drei
Fällen um ein Geringes 0,2—0,3 pCt. für trockene Substanz höher
aus als die durch die Natronkalkverbrennung erhaltenen.

Dr. Petersen bemerkt, „dieses Resultat kann nicht auffallend sein, da die Methode von Dumas bekanntlich in der
Regel zu hohe Resultate gibt. Der Unterschied zwischen den
Ergebnissen der beiden Bestimmungsmethoden ist aber, namentlich auf frisches Fleisch bezogen, so unbedeutend, dass er überhaupt nicht ins Gewicht fällt. Es wäre also höchst überflüssig
gewesen, die Brauchbarkeit der Methode von Will und Varren-
trapp zur Fleischanalyse noch weiteren Prüfungen zu unterziehen.“

Petersen wurde, wie er mittheilt, zu seinen vergleichenden
Analysen durch eine vorläufige Mittheilung über die Verschiedenheit der Ergebnisse der beiden Untersuchungsmethoden veranlasst.
Wir dürfen annehmen, dass, wenn er die Arbeit in extenso ge-
kannt hätte, er es nicht so überflüssig gefunden haben würde,
die Methode noch weiteren Prüfungen zu unterziehen, ehe er sein
entschiedenes Votum über die Brauchbarkeit der Will-Varrentrapp'schen Methode für die Stickstoffbestimmung im Fleische
abgab.

Der Ausspruch, die Natronkalkbestimmung genüge nicht um
den vollen Stickstoffgehalt des Fleisches zu ermitteln, stützt sich
auf die Ergebnisse einer ernsten Arbeit, bei welcher keine jener

---

[1) Nowak, Ueber den Stickstoffgehalt des Fleisches. Sitzungsber. d.
k. Akad. d. Wissensch., 64. Bd.

Cautelen ausser Acht gelassen wurde, die für eine Frage von solcher Bedeutung, wie es die Vergleichung zweier sonst gleich ausgezeichneter Untersuchungsmethoden ist, massgebend sein könnte.

Es war dem Untersuchenden natürlich nicht unbekannt, dass die gasvolumetrische Methode, wie sie meist ausgeführt wird, ein Stickstoffplus liefere, welches von dem N. der in der Röhre zurückgebliebenen atmosphärischen Luft stammt. Um diesen Fehler zu vermeiden, begnügte man sich nicht die atmosphärische Luft durch die verhältnissmässig kleine Kohlensäuremenge verdrängen zu wollen, welche man aus einem Theile des in der Verbrennungsröhre befindlichen kohlensauren Natrons entwickelt, man liess vielmehr durch viele Stunden, ehe die Verbrennung begonnen wurde, Kohlensäure durch das Verbrennungsrohr streichen. Vorversuche wurden ausgeführt, um die Fehlergrenze bei dieser so modificirten Kupferoxydverbrennung zu ermitteln, und das Resultat derselben war, dass die zurückgebliebene atmosphärische Luft eine so minimale Menge betrage, dass der sich aus derselben entwickelnde Stickstoff das Ergebniss der Analyse kaum um einige Hundertstel eines Procentes modificire.

Nachdem die Fehlergrenzen der Methode sichergestellt waren, wurden vergleichende Analysen nach beiden Methoden mit chemisch reinen und in ihrer Zusammensetzung genau gekannten Produkten thierischen Stoffumsatzes ausgeführt. Es wurden Harnsäure und Kynurensäure gewählt, und es stellte sich heraus, dass die beiden Methoden für Harnsäure ganz übereinstimmende Resultate liefern, dass dagegen für Kynurensäure das Resultat der Analysen sehr verschieden ausfalle, je nach der angewendeten Methode, dass die Kupferoxydbestimmung 5,43—5,41 pCt. N. lieferte, während die Natronkalkverbrennung nur 3,2—3,7 pCt. N. ergab.

Erst nach diesen Vorarbeiten wurden die vergleichenden Fleischanalysen begonnen, welche zu dem oben erwähnten Resultate führten, dass nämlich die Elementaranalyse 0,7—3 pCt. mehr Stickstoff lieferte als die Natronkalkverbrennung. Und gerade beim Rindfleisch war die Differenz in dem Ergebnisse der beiden Methoden eine sehr bedeutende. Die Will-Varrentrapp'sche Methode ergab als Stickstoffgehalt in der trockenen Substanz 12,1—12,4 und die Kupferoxydverbrennung desselben Fleisches gab 15,10—15,11 pCt.

Herr Dr. Petersen wird es gewiss nicht ungerechtfertigt

finden, wenn wir unsern durch 38 Elementaranalysen gestützten
Ausspruch nicht erschüttert glauben durch das Resultat seiner 4
Analysen, bei denen überdiess die genauere Darlegung der Methode nicht angegeben ist; und wie viel gerade bei Beurtheilung
vergleichender Untersuchungen auf die Kenntniss der Details der
Ausführung ankommt, brauchen wir nicht weiter auseinander zu
setzen.

Märker in Halle hat, gleichfalls veranlasst durch den Ausspruch, dass die Natronkalkverbrennung nicht genüge, um den
N-gehalt des Fleisches zu ermitteln, vergleichende Analysen nach
beiden Methoden ausgeführt. Leider ist uns über das Ergebniss
dieser Untersuchungen keine ausführliche mit Ziffern belegte Mittheilung bekannt. Märker hat seinen Bericht, und wie es scheint
ohne Ziffernbelege der agriculturchemischen Section der Naturforscherversammlung, in Leipzig gemacht. Nach dem uns vorliegenden Referate [1]) hat Märker schwefelsaures Ammoniak untersucht und nach beiden Methoden gleiche Resultate erhalten. „Bei
kohlenstoffhaltigen und stickstoffreichen Körpern (Kleber) erhält
man beim Verbrennen mit Natronkalk und nachherigem Titriren
der vorgelegten SO_3 zu niedrige Resultate, und mit noch un-
günstigern Verhältnissen hat man es bei der Bestimmung des
Fleisches zu thun.“

Die Durchführung einer vergleichenden Analyse, angestellt
mit schwefelsaurem Ammoniak, erscheint uns für die Entscheidung
der vorliegenden Frage ganz ungenügend, weil darüber, dass
Ammoniaksalze durch Erhitzen mit Alkalien eine vollständige Zer-
legung erfahren, kein Zweifel besteht. Bezüglich jener Substanzen, über welche in Bezug auf die Wirksamkeit der beiden Methoden eine Meinungsdifferenz besteht, gibt Märker selbst zu,
dass beim Verbrennen mit Natronkalk nicht aller Stickstoff der
organischen Substanz durch Neutralisation mit Säuren bestimmbar wird.

Wir haben uns enthalten, über den Grund der Differenz in
den Ergebnissen der beiden Bestimmungsmethoden eine bestimmte
Meinung auszusprechen, weil wir die Frage, ob nicht durch bestimmte Modificationen des Verfahrens die Verbrennung mit Natronkalk zutreffende Resultate gäbe, als eine noch nicht gelöste ansehen.

Märker bezieht das geringere Ergebniss der Natronkalk-

_____
1) Chemisches Centralblatt 46.

analyse darauf, dass nicht aller Stickstoff in Form von Ammoniak, sondern in Form von anilinartigen Producten zum Vorschein komme und diese sich der Titrirung entziehen. Wenn man statt Schwefelsäure Platinchloridlösung vorlege, bekäme man Resultate, die mit denen der Dumas'schen Methode übereinstimmen.

Wir gestehen, dass uns diese Erklärung höchst befremdet und dass wir eigentlich annehmen müssen, der Referent habe Märkers Ansicht nicht richtig wiedergegeben. Es ist wohl unzweifelhaft, dass Anilin dasselbe Sättigungsvermögen besitze wie Ammoniak, ein Aequivalent Anilin sättigt nicht mehr und nicht weniger wie das Ammoniak ein Aequivalent Säure. Es ist also für die Berechnung des Stickstoffgehaltes ganz gleichgültig, ob die dieser Berechnung zu Grunde gelegte Menge der neutralisirten Säure durch Anilin oder durch Ammoniak neutralisirt wurde. Es verhält sich mit der Säure nicht anders als es sich mit dem Platin verhält, wo auch die aequivalente Menge Ammoniak und Anilin mit Platinchlorid Doppelsalze bilden und es gleichgültig ist, wenn man aus dem durch Glühen gewonnenen Platin die Stickstoffmenge berechnet, ob Anilin oder Ammoniak zum Ausgangspunkte der Berechnung genommen wird.

Wenn Märker bei Vorlage von Platinchlorid zu andern und zu höhern Stickstoffzahlen gelangte als bei der Vorlage von SO_3, hat diess, wie wir uns aus eigenen Beobachtungen überzeugten, darin seinen Grund, dass bei der Verbrennung kohlenstoffreicher Körper ein Theil des Platinchlorids durch die in die Salzsäure übergehenden und durchFiltriren nicht zu entfernendenDestillationsprodukte zersetzt wird. Wenn aller durch Glühen des Niederschlages gewonnene Platin auf Ammoniumplatinchlorid bezogen wird, bekommt man zwar höhere Stickstoffziffern, aber sie sind vollkommen irrig, weil sie auf falschen Voraussetzungen beruhen.

Wir haben in dem von uns zu Verbrennungen benutzten Zucker kaum Spuren von Stickstoff nachweisen können. Wenn wir Zucker allein mit Natronkalk verbrannten, wurde durch die vorgelegte Salzsäure so viel Platinchlorid zersetzt, dass aus dem geglühten Platinrückstand ein Stickstoffgehalt von 0,7 pCt. angezeigt worden wäre, wenn diese Zersetzung durch übergegangenen Ammoniak veranlasst worden wäre.

Im Gegensatze zu diesen Zweifeln über die Bedeutung der Methode für die Analyse gewisser stickstoffhaltiger Substanzen,

haben Ritthausen und Kreusler die höchst interressante Thatsache mitgetheilt, dass zur Bestimmung des Stickstoffgehalten von
Leucin die Will-Varrentrapp'sche Methode nicht ausreiche.
Reinstes Leucin, mit der etwa 120fachen Menge Natronkalk behandelt, gab nur 7,9 pCt. N., während dasselbe 10,68 pCt. enthält. Es schliesst sich diese Beobachtung an die von Strecker,
dass für Guanidin die sonst so vortreffliche Methode nicht genüge,
da nicht aller N. in Form von Ammoniak zur Erscheinung kommt.

Ritthausen und Kreusler[1]) fanden, dass sie im Stande
seien, allen N. des Leucins durch Verbrennung mit Natronkalk
zu erhalten, wenn sie dem Gemenge von Leucin und Natronkalk
Rohrzucker zusetzten.

Das Ergebniss der Untersuchung in Bezug auf den Werth
der beiden Bestimmungsmethoden für die Analyse des Fleisches,
die Erfahrung, dass manche aus der Zersetzung der Eiweisskörper
hervorgehende Substanzen sich den beiden Untersuchungsmethoden
gegenüber dem Fleische analog verhielten, dass speciell beim
Leucin, also bei einem der nächsten Derivate der Eiweisskörper
durch Verbrennung mit Natronkalk nicht sein ganzer Stickstoffgehalt nachgewiesen werden künne, legten die Erwägung nahe,
zu untersuchen, wie sich die Eiweisskörper überhaupt den beiden
Stickstoffbestimmungsmethoden gegenüber verhielten.

Diese breitere Untersuchungsbasis hatte einen doppelten Zweck,
es sollte erstens dadurch festgestellt werden, ob Fleisch in seinem
Verhalten gegen diese Methoden eine Ausnahme bilde, oder ob
es als Glied einer gleichartigen Reihe von Verbindungen sich
eben nur diesen analog verhalte; es sollte zweitens dadurch die
praktisch wichtige Frage gelöst werden, ob für Ernährungsver-
suche mit andern eiweisshaltigen Verbindungen die für diese
Körper durch Verbrennung mit Natronkalk gefundenen Stickstoffwerthe als Basis für die Einnahme bei Stoffwechselrechnungen
verwendet werden können.

Wir haben uns daher entschlossen, unsere Untersuchung auf
die wichtigsten im Thier- und im Pflanzenkörper vorkommenden
Eiweissstoffe auszudehnen.

Die Untersuchungsobjecte waren: Serumalbumin, Casein,
Blutfibrin, Muskelsyntonin, Kleber aus Weizenmehl und
Legumin aus Linsenmehl dargestellt.

1) Journal für practische Chemie. N. F. Bd. 3, p. 310.

Da es uns nicht um Feststellung des absoluten Stickstoffgehaltes zu thun war, sondern nur um das Verhältniss in dem Ergebnisse der verschiedenen Bestimmungsmethoden, war es nicht von
Werth, die angewendeten Eiweissstoffe chemisch rein darzustellen.
Das Serumalbumin, Blutfibrin, Muskelsyntonin und Kleber 2 wurden
von uns dargestellt, Kleber 1 und Casein waren gekaufte Präparate, das Legumin war im Laboratorium des Herrn Prof. Hlasiwetz dargestellt.

Wir wollten zuerst nur die beiden auch beim Fleische angewendeten Methoden in ihren Resultaten vergleichen. Aber die
Mittheilung von Ritthausen und Kreusler, dass Zucker die
Natronkalkverbrennung so wesentlich beeinflusse, und die von
uns gemachte Erfahrung, die mit dieser Thatsache übereinstimmte,
dass nämlich der sehr amylumreiche Kleber, durch Verbrennung
mit Natronkalk eben so viel Stickstoff lieferte, als die mit dieser
Substanz vorgenommene Elementaranalyse ergab, bestimmte uns,
die Wirkung, welche Zucker auf die Verbrennung übt, mit in
den Kreis der Untersuchung zu ziehen.

Die Analysen wurden in derselben Weise und mit denselben
Cautelen ausgeführt, die bei den Fleischuntersuchungen ausführlich erörtert sind [1]).

Ehe wir an die Analyse der Albuminate gingen, wollten wir
nochmals einen in seiner Zusammensetzung genau gekannten
Körper in seinem Verhalten zu den zwei Bestimmungsmethoden
prüfen, und wir wählten dazu das Kreatin.

Die Analysen ergaben:

I. Mit Natronkalk.

Substanz 242 Mg.

Stickstoff in Form von Ammoniak 788 Mg. = 32,5 pCt. N.

II. Kupferoxydbestimmung.

Substanz 133,6 Mg.

Gasmenge 37,84 Cc., t. 15,93, b. 733.

Corr. Gasmenge 33,87 = 425,6 Mg. = 31,9 pCt. N.

Das Stickstoffplus liegt bei dieser Untersuchung auf Seite der
Natronkalkbestimmung. Es widerlegt schon dieses Ergebniss die
Annahme, dass die gasvolumetrische Bestimmung stets ein zu

---

1) A. a. O.

hohes Resultat liefere. Es ist auch ganz erklärlich, dass mit
der Modification, mit welcher wir die Dumas'sche Methode ausführen, dieselbe leicht ein kleines Stickstoffdeficit liefert. Es
wird nämlich durch die mehrstündige Kohlensäuredurchströmung
vor der Verbrennung die atmosphärische Luft nahezu vollständig
verdrängt, während der aus der Verbrennung hervorgehende und
in der Röhre befindliche Stickstoff nur durch die Kohlensäure
verdrängt wird, welche zum Schlusse der Operation aus dem
Reste des kohlensauren Natrons entwickelt wird. Es ist nun
denkbar, dass diese Verdrängung durch die verhältnissmässig
viel kleinere Kohlensäuremenge keine ganz vollständige ist und
dass eine kleine Menge des aus der Verbrennung hervorgegan-
genen Stickstoffes in der Röhre zurück bleibt.

Wir haben nach dem Versuche mit Kreatin und nachdem
wir die genannten Albuminate untersucht hatten, auch nochmals
einige vergleichende Fleischanalysen gemacht, die den Zweck haben sollten, zu prüfen, wie die Beimengung von Rohrzucker die
Fleischanalysen mit Natronkalk beeinflusst.

Wir lassen nun das Ergebniss aller Analysen in nachstehen-
der Tabelle folgen:

Albumin.
a. Natronkalkverbrennung.

Ohne Zucker.			Mit Zucker.			
Substanz in Grm.	Stickstoff in Mg.	Stickstoff per Cent.	Substanz in Grm.	Zucker in Grm.	Stickstoff in Mg.	Stickstoff per Cent.
0,625	74,2	11,87	0,1964	0,870	25,2	12,83
0,599	70,0	11,68	0,2052	1,400	26,6	12,96
0,3076	36,4	11,83	0,230	3,040	31,8	13,80

b. Kupferoxydverbrennung.

Substanz	Corrigirte Gasmenge	Stickstoff in Mg.	Stickstoff per Cent.
0,297	36,11	45,37	15,28
0,322	38,92	48,90	15,18
0,300	37,15	45,69	15,23

Caseïn.

a. Natronkalkverbrennung.			b. Kupferoxydverbrennung.			
Substanz in Grm.	Stickstoff in Mg.	Stickstoff per Cent.	Substanz in Grm.	Corrigirte Gasmenge	Stickstoff in Mg.	Stickstoff per Cent.
Fettreiches Caseïn.						
0,531	602	11,34	0,401	41,82	52,26	13,03
0,535	644	12,03	0,407	41,97	52,74	12,95
Entfettetes Caseïn.						
0,491	172	12,26	0,499	57,75	72,56	14,50

Kleber.

Kleber I, sehr amylumreich.

a. Natronkalkverbrennung.			b. Kupferoxydverbrennung.			
Substanz in Grm.	Stickstoff in Mg.	Stickstoff per Cent	Substanz	Corr. Gasmenge	Stickstoff in Grm.	Stickstoff per Cent.
0,438	196	4,47	0,896	30,3	38,07	4,23
0,420	182	4,33				

Kleber II, Spuren von Amylum.

a. Natronkalkverbrennung.

Ohne Zucker.			Mit Zucker.			
Substanz in Grm.	Stickstoff in Mg.	Stickstoff per Cent	Substanz in Grm.	Zucker in Grm.	Stickstoff in Mg.	Stickstoff per Cent.
0,254	336	13,2	0,260	2,60	364	14
0,270	359	13,8	0,3845	2,40	541	14,08

b. Kupferoxydverbrennung.

Substanz in Grm.	Corr. Gasmenge in Co.	Stickstoff in Mg.	Stickstoff per Cent.
260	30,4	38,19	14,68
452	53,38	64,07	14,81

Fibrin.

a. Natronkalkverbrennung.			b. Kupferoxydverbrennung.			
Substanz in Grm.	Stickstoff in Mg.	Stickstoff per Cent.	Substanz in Grm.	Corr. Gasmenge	Stickstoff in Mg.	Stickstoff per Cent.
0,366	565,6	15,4	0,418	59,14	67,87	16,23
0,711	106,4	15,0	0,209	26,83	33,71	16,10

Muskelsyntonin.

a. Natronkalkverbrennung.			b. Kupferoxydverbrennung.			
0,409	630	15,40	0,306	41,07	51,60	16,86
0,403	616	15,28	0,410	56,43	70,92	16,82

Legumin.

0,303	434	14,3	0,3017	39,94	50,07	16,59
0,420	596	42,2	400	52,99	66,44	16,61

Fleisch I.

Natronkalkverbrennung.
Ohne Zucker.

Natronkalkverbrennung.
Mit Zucker.

Substanz in Grm.	Stickstoff in Mg.	Stickstoff per Cent.	Substanz in Grm.	Zucker in Grm.	Stickstoff in Mg.	Stickstoff per Cent.
0,3806	429	11,27	0,200	2,400	25,6	12,8
0,2526	268	11,41	0,2044	2,780	26,0	12,74

Kupferoxydverbrennung.

Substanz in Grm.	Corr. Gasmenge	Stickstoff in Mg.	Stickstoff per Cent.
0,520	54,64	68,65	13,20
0,496	51,85	65,00	13,17

Fleisch II.

Natronkalkverbrennung. Ohne Zucker.			Natronkalkverbrennung. Mit Zucker.			
Substanz in Grm.	Stickstoff in Mg.	Stickstoff per Cent.	Substanz in Grm.	Zucker in Grm.	Stickstoff in Mg.	Stickstoff per Cent.
0,504	63,00	12,8	0,198	3,000	27,06	13,7
0,445	53,48	12,0	0,200	3,000	27,20	13,6

Kupferoxydverbrennung.

Substanz in Grm.	Corr. Gasmenge	Stickstoff in Mg.	Stickstoff per Cent.
0,499	55,62	69,89	14,00
0,3982	44,69	56,15	14,10

Fleisch III.

Natronkalkverbrennung. Ohne Zucker.			Natronkalkverbrennung. Mit Zucker.			
Substanz in Grm.	Stickstoff in Mg.	Stickstoff per Cent.	Substanz in Grm.	Zucker in Grm.	Stickstoff in Mg.	Stickstoff per Cent.
0,500	58,26	11,65	0,300	3,00	39,09	13,03
0,500	59,78	11,93	0,250	2,50	32,75	13,11

Kupferoxydverbrennung.

Substanz in Grm.	Corr. Gasmenge	Stickstoff in Mg.	Stickstoff per Cent.
0,498	56,82	70,77	14,20
0,502	62,70	78,81	14,14

Die Resultate unserer Untersuchung lassen sich in folgenden Sätzen zusammenfassen:

1. Die Analyse der sämmtlichen Albuminate giebt, je nachdem sie nach der einen oder nach der andern Methode ausgeführt wird, einen verschiedenen Stickstoffgehalt, und zwar erhält man stets weniger Stickstoff, wenn derselbe durch Verbrennung mit Natronkalk in Form von Ammoniak gewonnen wird, als man erhält, wenn der Stickstoff in Gasform durch Kupferoxydverbrennung entwickelt wird. Die Differenz in dem Ergebnisse der beiden Bestimmungsmethoden ist nicht für alle von uns untersuchten Eiweisskörper dieselbe, sie ist am grössten beim Albumin, sie beträgt 3,4—3,5 pCt., also mehr als 20 pCt. des Gesammtstickstoffgehaltes, sie ist am geringsten beim Fibrin, nämlich nur 0,7—1,1 pCt. Bei den meisten Eiweisskörpern beträgt sie ungefähr 1,5 pCt., ungefähr 10 pCt. des gesammten Stickstoffgehaltes. Bei den von uns untersuchten Fleischproben lieferte die Natronkalkverbrennung

nur 1,7—2,6 pCt. weniger Stickstoff als die Kupferoxydbestimmung, was ungefähr 12—18 pCt. des Stickstoffgehaltes des
trockenen Fleisches gleich kommt.

Die früher gewonnene Erfahrung, dass man nicht im Stande
sei, den Gesammtstickstoff des Fleisches in Form von Ammoniak
zu entwickeln, ist also keine vereinzelte Thatsache. Das Fleisch
verhält sich darin, wie es seiner Zusammensetzung entspricht,
den Eiweisskörpern analog. Es steht in Bezug auf die Grösse
des Ausfalles im Stickstoffgehalte bei Natronkalkverbrennung dem
Albumin am nächsten, ohne dasselbe ganz zu erreichen. Immer
ist der Ausfall bedeutender, als er für Fibrin oder Muskelsyntonin ist.

Wir haben es unterlassen, uns eine Theorie über die Ursache der Differenz in dem Ergebnisse der beiden Untersuchungsmethoden zu bilden. Es liegt nahe, daraus Schlüsse auf die
Constitution der Eiweisskörper ziehen zu wollen, da es doch
sehr denkbar ist, dass die verschiedene Lagerung der Stick-
stoffatome es bedinge, dass bei den einzelnen Eiweisskörpern
eine grössere oder geringere Menge des Stickstoffgehaltes in
Form von Ammoniak zur Ausscheidung gelange, während eine
gewisse Stickstoffmenge bei allen Albuminaten durch die einfache Natronkalkverbrennung nicht in Ammoniak übergeführt
werden kann. O. Nasse[1]) hat dieser Seite der Frage eine
eingehende Untersuchung gewidmet und es versucht, aus der
Einwirkung von Barythydrat auf die Eiweisskörper, speciell
aus dem Verhältniss zwischen der bei dieser Einwirkung sich
rasch entwickelnden Stickstoffmenge und der spätern nur in langen Zeiträumen sich entwickelnden Stickstoffmenge Anschauungen über das Lagerungsverhältniss der Stickstoffatomcomplexe
zu abstrahiren. Wir wollen es unterlassen zu erörtern, ob die
gewonnenen Thatsachen schon eine solide Unterlage für weit-
gehende Schlüsse bieten. In jedem Fall ist die dadurch gewonnene Anregung zu weitern Untersuchungen von Bedeutung und
hoffentlich auch fruchtbringend. Bedauern müssen wir, dass
O. Nasse die Verbrennung mit Natronkalk für genügend erachtet hat, um die wirklichen Stickstoffwerthe der Eiweisskörper zu
ermitteln. Die niedern Stickstoffwerthe, die er für die meisten

---

1) O. Nasse, Studien über die Eiweisskörper. Pflüger's Archiv,
Band VI.

Eiweisskörper gefunden hat und die so beträchtlich von dem durch andere Analytiker auf anderem Wege gefundenen abweichen, hätte ihm sagen müssen, dass Märker's Ansicht, die Will-Varrentrapp'sche Methode gäbe bei Eiweisskörpern dieselben Resultate wie die Kupferoxydbestimmung, nicht richtig sein könne. Für uns sind die von Nasse durch Natronkalkverbrennung erhaltenen Stickstoffzahlen von Werth, da sie für jene Eiweisskörper, die auch wir untersucht haben, mit den von uns Gefundenen nahezu übereinstimmen und immer kleiner sind, als die von uns durch Kupferoxydbestimmung erhaltenen Werthe. Wenn berücksichtigt wird, dass Nasse die von ihm untersuchten Eiweisskörper mit grosser Sorgfalt und möglichst rein darstellte, sind die kleinen von ihm gefundenen Stickstoffzahlen eine eclatante Bestätigung unserer Erfahrung, dass ein beträchtlicher Theil des Stickstoffgehaltes der Eiweisskörper durch einfache Natronkalkverbrennung nicht zur Entwicklung gelangt.

2. Die Natronkalkverbrennung liefert stets eine grössere Stickstoffmenge, wenn der zu analysirenden Substanz reichlich Zucker zugesetzt wird. Schon Fresenius [1] macht auf den Vortheil der Zuckerbeimengung für das Gelingen der Analyse aufmerksam. Ritthausen und Kreusler haben ziffermässig nachgewiesen, dass durch Zuckerbeimengung das Resultat der Analyse geändert wird. Unsere Versuche lehrten uns, dass eine mässige Zuckerbeimengung auf das Ergebniss der Analyse keinen wesentlichen Einfluss einnimmt. Man muss mindestens vom Zucker die 10fache Menge des Substanzgewichtes nehmen, um eine dem wahren Stickstoffgehalte annähernde Stickstoffmenge in Form von Ammoniak zu erhalten. Nach unsern Erfahrungen wird aber selbst bei einer noch grössern (der 12—16fachen) Zuckerbeimengung der volle durch Kupferoxydverbrennung erhaltene Stickstoffwerth nicht gewonnen. Die Natronkalkverbrennung mit Zucker kann also auch nicht dazu dienen, den wirklichen Stickstoffgehalt der Albuminate zu ermitteln.

Die Zuckerbeimengung in grosser Menge hat aber noch das Unangenehme, dass dadurch die Verbrennung eine sehr mühselige wird; es dauert 4—5 Stunden und bedarf der höchsten Temperatur, um etwa 3 Grm. Zucker vollständig zu verbrennen.

1) Fresenius, Anleitung zur quantitativen chem. Analyse.
2) A. a. O.

3. Wenn es sich um die wahre Ermittelung des Stickstoffgehaltes der Albuminate handelt, muss man den Stickstoff als
Gas gewinnen. Alle auf anderem Wege ermittelten Werthe dürfen
nicht als der wirkliche Stickstoffgehalt der Eiweisskörper angesehen und als solcher in Rechnung gebracht werden.

(Physiologisches Laboratorium in Bonn.)

Fortgesetzte Untersuchungen über die Athmung der Lunge.

Von

Moritz Nussbaum.

Als Wolffberg die besonders von C. Ludwig vertretene
Ansicht, dass die Lunge eine specifische, die Kohlensäure austreibende Kraft besitze, der bekannten experimentellen Prüfung unterzog, ergab sich bei den anfänglichen Untersuchungen das
unerwartete Resultat, dass die Spannung der Kohlensäure in dem
venösen Blute des rechten Herzens eher einen etwas höheren
Werth als die des Blutes der abgeschlossenen Lungenalveolen zu
liefern schien. Wolffberg sah sich in Folge dessen veranlasst,
die Methoden so lange zu verbessern, bis die mit dem Lungencatheter einerseits und dem Aërotonometer andrerseits festgestellten
Mittelwerthe nahezu zusammenfielen. Dass die von Strassburg
mit dem Aërotonometer für die Kohlensäurespannung des Blutes
im rechten Ventrikel gefundenen Zahlen durchschnittlich beträchtlich höher, als die von Wolffberg liegen, kann einen eigentlichen
Einwand nicht abgeben, weil derselbe bekanntlich unter ganz
anderen Bedingungen, d. h. an nicht tracheotomirten Thieren,
und meist an solchen, die im Zustande hochgradiger Verdauung
waren, experimentirt hat. Nur die an demselben Thier gleichzeitig gemessene Kohlensäurespannung des Blutes im rechten
Ventrikel und der abgeschlossenen Lungenalveolen verbürgt vergleichbare Resultate.

Wenn nun auch Wolffberg diesen wesentlichen Gesichtspunkt als massgebend bei seinen Untersuchungen betrachtete und
zu Resultaten gelangte, welche der Voraussetzung, dass die Lunge
keine specifische Kohlensäure austreibende Kraft besitze, durch-

aus entsprachen, so ist auf der anderen Seite doch nicht zu verkennen, dass seine Mittelwerthe aus einer zu kleinen Zahl von
Beobachtungen abgeleitet sind, die er wegen Mangel an Musse
zu vermehren nicht in der Lage war. Ein einziger gröberer Beobachtungsfehler, der einen der gefundenen Werthe beeinflusst, könnte
demgemäss das Gesammtresultat wieder in Frage stellen.

In Anbetracht der principiellen Wichtigkeit der vorliegenden
Frage für die Function der Lunge forderte mich deshalb Professor
Pflüger auf, durch Bereicherung des wesentlichen Beobachtungs-
materiales den Satz vollkommen festzustellen, dass die mit dem
Lungencatheter gemessene Kohlensäurespannung der Lungenalveolen gleich sei der im Blute des rechten Herzens, und hierdurch die Frage zum endgültigen Abschlusse zu bringen.

Die Methoden, deren ich mich bedient habe, sind ganz dieselben, welche ich aus den Untersuchungen von Wolffberg und
Strassburg, die in diesem Archiv publicirt worden sind, als
bekannt voraussetzen darf, und ich gehe deshalb sofort zur Mittheilung der Versuchsprotokolle über.

Ein Aderlass dauerte gewöhnlich zwei Minuten; das Ende
desselben fiel mit dem des in derselben horizontalen Reihe verzeichneten Lungencatheterversuches zusammen. Nach jedem Versuche wurde das Thier von Lungen- und Herzcatheter befreit,
um auch in den vorher abgesperrten Theilen normale Athmung
und Circulation wieder herzustellen.

Versuche vom 4. December 1872.

Lungengas	Blutgase		Bemerkungen
	Im Teno-meterrohr Stickstoff mit 6,8 pCt. CO₂ 3,7 pCt. O	Im Teno-meterrohr Stickstoff mit 4,5 pCt. CO₂	
I. Versuch: CO_2 8,7 % O 4,1 »	—	—	Dauer des Lungencatheterver-suches: 5 Minuten.
II. Versuch: CO_2 4,2 % O 3,1 »	5,6 % 4,0 »	4,1 % 1,8 »	Dauer des Lungencatheterver-suches 17 Min., des Aderlasses 90 Sec. Durch das hochprocentige Gasgemisch warm 90 Cbcm., durch das andere 75 Cbcm. Blut geflossen.
III. Versuch: CO_2 4,7 % O 4,0 »	—	—	Dauer des Versuches 5 Min.
IV. Versuch: CO_2 4,8 % O 2,6 »	5,8 % 3,9 »	4,2 % 1,2 »	Dauer des Lungencatheterver-suches 11 Min., des Aderlasses 2 Min. Es flossen durch das Rohr mit 6,8 pCt. CO₂ 70 Cbcm., durch das andere 65 Cbcm. Blut.
V. Versuch: CO_2 3,05 % O 3,2 »	—	—	Dauer des Versuches 8 Minuten 30 Secunden.

Da in dem Tonometerrohr von niedrigem Kohlensäuregehalt
noch ein sehr geringes Sinken desselben beobachtet ist, so ist
4,1 der richtige Spannungswerth. Gleichzeitig lieferte das andere
Tonometerrohr die Maximalwerthe — 5,6 und 5,8 —, welche
wegen des ursprünglich sehr hohen Kohlensäuregehaltes und der
sehr geringen Spannung des venösen Lungenblutes weit über dem
wahren Werthe liegen müssen.

Versuche vom 2. Februar 1873.

Lungengas	Blutgase		Bemerkungen
	Im Tonometerrohr 91,2 pCt. N u. 8,8 pCt. CO$_2$	Im Tonometerrohr 96,3 pCt. N u. 3,7 pCt. CO$_2$	
I. Versuch: CO$_2$ 3,1 % O 3,2 »	—	—	Dauer des Versuches 5 Min.
II. Versuch: CO$_2$ 4,8 % O 2,5 »	6,7 % 2,7 »	3,9 % 2,4 »	Dauer des Lungencatheterversuches 23 Min., des Aderlasses 2 Min. Geflossen sind durch das hochprocent. Gasgemisch 92 Cbcm., durch das andre 140 Cbcm. Blut.

Es hat sich ein solches Exsudat in den Bronchien gebildet,
dass man mit dem Lungencatheter nicht mehr über die Bifur-
cation der Trachea hinaus vordringen konnte; von weiteren Versuchen an demselben Thiere musste Abstand genommen werden.

Was die gefundenen Werthe betrifft, so darf man wohl mit
sehr grosser Wahrscheinlichkeit 3,9 als wahre Spannung der
Kohlensäure des venösen Blutes im rechten Herzen betrachten,
obwohl der Werth ein Minimalwerth ist. In dem Tonometerrohr,
dessen ursprüngliches Gasgemisch einen Gehalt von 3,7 pCt.
Kohlensäure hatte, ist nämlich, trotz der Geschwindigkeit der Diffu-
sionsausgleichung und trotzdem eine so grosse Blutmenge durch-
geflossen, nur eine so kleine Veränderung eingetreten, dass man
sie fast unter die Beobachtungsfehler rangiren könnte. Man wird
dies um so plausibler finden, als in dem anderen Tonometerrohr,
wodurch um ein Drittel weniger Blut floss, in derselben Zeit die
bedeutende Verringerung von 8,8 auf 6,7 pCt. stattgefunden, d. h.
eine zehn Mal grössere Differenz sich geltend gemacht hat.

Versuche vom 16. Februar 1873.

Lungengas	Blutgase		Bemerkungen
	Im Tonometerrohr 94,4 pCt. N u. 5,6 pCt. CO₂	Im Tonometerrohr 97 pCt. N u. 3,0 pCt. CO₂	
I. Versuch: CO₂ 3,5 % O 3,8 »	—	—	Dauer des Versuchs 5 Min.
II. Versuch: CO₂ 2,5 % O 4,2 »	3,4 » nicht bestimmt	3 3 % 3,6 »	Dauer des Lungencatheterversuches 17 Min., des Aderlasses 2 Min. Durch das Rohr mit 5,6 pCt. CO₂ flossen 90 Cbcm., durch das andere 120 Cbcm. Blut.
III. Versuch: CO₂ 3,3 % O 3,9 »	—	—	Dauer des Versuchs 5 Min.
IV. Versuch: CO₂ 2,8 % O 3,2 »	3,5 % 2,9 »	3,2 % 3,1 »	Dauer des Lungencatheterversuches 10 Min., des Aderlasses 2 Min. Es flossen durch das hochprocentige Gasgemisch 110 Cbcm., durch das andere 90 Cbcm. Blut.
V. Versuch: CO₂ 3,2 % O 3,4 »	—	—	Dauer des Versuches 5 Min.

Die gefundenen Werthe für die Kohlensäurespannung im venösen Blute des rechten Herzens sind zwischen den beiden angewandten Gasgemischen eingeschlossen.

Versuche vom 28. Februar 1873.

Lungengas	Blutgase		Bemerkungen
	Im Tonometerrohr 95 pCt. N u. 5 pCt. CO₂	Im Tonometerrohr 94,4 pCt. N u. 4,6 pCt. CO₂	
I. Versuch: CO₂ 4,1 % O 1,1 »	—	—	Athmung ruhig, gleichmässig u. flach. Dauer des Versuchs 5 Min.
II. Versuch: CO₂ 4,4 % O nicht bestimmt	4,3 % 1,1 »	4,3 % 1,3 »	Dauer des Lungencatheterversuches 14 Min. 30 Sec., des Aderlasses 1 Min. 30 Sec. Es flossen durch das Rohr mit 5 pCt. CO₂, 50 Cbcm., durch das andere 60 Cbcm. Blut.
III. Versuch: CO₂ 5,16 % O 1,3 »	—	—	Dauer des Versuchs 5 Min.
IV. Versuch: CO₂ 6,0 % O 1,65 »	5,6 % 0,5 »	5,3 % 0,7 »	Der Hund bei Dyspnoe. Dauer des Lungencatheterversuches 5 Min. 50 Sec., des Aderlasses 1 Min. 50 Sec. Es flossen durch beide Rohre des Tonometers je 65 Cbcm. Blut.
V. Versuch: CO₂ 7,0 % O 1,6 »	—	—	Die Dyspnoe steigert sich. Dauer des Versuchs 5 Min.

Wie aus der Tabelle ersichtlich ist, haben wir bei Versuch IV und V an einem nicht normal athmenden Thiere gearbeitet. Bei Versuch IV ist, weil die Kohlensäurespannung in beiden Tono-

meterrohren gestiegen ist und sich dem höheren Werthe der
Kohlensäurespannung der Lungen bis zu 0,4 pCt. genähert hat,
allerdings die Wahrscheinlichkeit vorhanden, dass hier und dort
gleiche Spannung sei. Da dies aber nicht vollkommen sicher
ist, so werde ich diesen Versuch zu der nun folgenden Feststellung der Mittelwerthe nicht benutzen.

Wolffberg fand als Mittelwerth für die Kohlensäurespannung

in den Lungenalveolen	im venösen Blute des rechten Herzens
. . . . 3,56 %	. . . . 3,43 %

Es resultirt aus meinen Versuchen vom

	in den Lungenalveolen	im venösen Blute des rechten Herzens
4. Dec. 1872 . .	4,10 ,	. . . . 4,15 ,
2. Febr. 1873 . .	3,95 ,	. . . . 3,90 ,
16. , , . .	3,06 ,	. . . . 3,30 ,
28. , ...	4,55 ,	. . . . 4,30 ,

Das arithmetische Mittel beträgt also für die Kohlensäurespannung des Blutes in den Lungenalveolen
3,84, in dem Blute aus dem rechten Herzen 3,81.

Es ist somit sicher, dass die Werthe für die Spannung der Kohlensäure in der abgesperrten Lungenluft
und im venösen Blute des rechten Herzens identisch sind.

Des Einwandes sei hier noch gedacht, dass möglicherweise
der Gasaustausch zwischen der abgesperrten und der normal athmenden Lungenparthie nicht vollkommen auszuschliessen sei.
Dieser Einwand hat namentlich dann einen Schein der Berechtigung, wenn der Lungencatheter in einem Bronchus dritter oder
vierter Ordnung lag und also nicht einen ganzen Lungenlappen
absperrte.

Deshalb wurde der Catheter in einen Bronchus 4. Ordnung
einer ausgeschnittenen Lunge eingeführt, der Raum mit atmosphärischer Luft, die übrige Lunge mit dem so leicht diffusiblen
Wasserstoff gefüllt. Die nach 10 Minuten durch den Catheter
entleerte Luft enthielt keinen Wasserstoff.

Schliesslich sei es mir erlaubt, an dieser Stelle meinen verehrten Lehrern, dem Herrn Professor Pflüger und seinem ersten
Assistenten, dem Herrn Dr. Zuntz, meinen wärmsten Dank auszusprechen für die Unterstützung in Rath und That, welche sie
dieser Arbeit angedeihen liessen.

Schwefelsaures Strychnin. *fig. 7.*

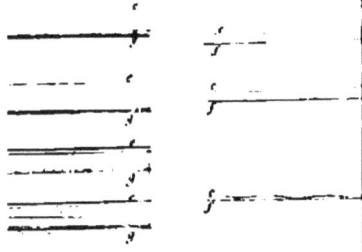

fig. 8.

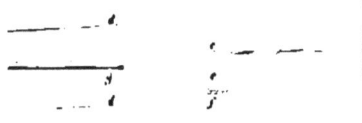

Strychninbad , Starrk *fig. 9.*

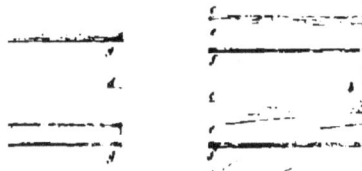
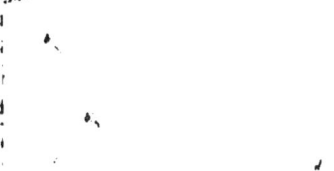

fig. 10.

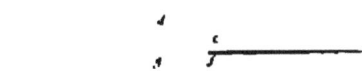
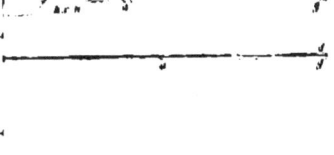

Schwefelsaures Methyl

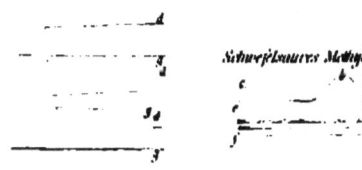
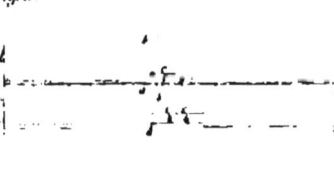

Weitere Untersuchungen über den Electrotonus, insbesondere über die Erstreckung desselben auf die intramusculären Nervenenden.

Von

L. Hermann.

(Hierzu Taf. V, Fig. 1—7.)

Gewisse in der nächstfolgenden Arbeit vorkommende Versuche führten mich auf die Frage, ob, wie weit und wie stark die Nervenfasern innerhalb des Muskels am Electrotonus Theil nehmen, wenn eine Strecke des Nervenstamms polarisirt wird. Auf den ersten Blick leuchtet ein, dass die „eingetretenen Fasern" (so will ich, um schleppende Benennungen zu vermeiden, hier immer die Nervenfasern innerhalb des Muskelkörpers nennen) sich in zwei wesentlichen Puncten von den gewöhnlichen unterscheiden: erstens durch ihren im Allgemeinen nicht parallelen Verlauf, zweitens durch ihre relativ mächtige Umhüllung mittels eines Leiters (die Muskelsubstanz), den wir als indifferent bezeichnen können. Beide Umstände, besonders der letztere, verhindern es auf dem nächstliegenden Wege, nämlich durch Ableitung von zwei Muskelpuncten zur Boussole, Aufschluss über unsre Frage zu erhalten; denn gesetzt, es erstrecke sich der Electrotonus auf die eingetretenen Fasern, nach dem gleichen Gesetz wie auf die äusseren, so würde jene Ableitung nur ein sehr schwaches Bild davon liefern können, einmal weil (abgesehen von der Einmischung des Muskelstroms, die sich eliminiren lässt) die eingetretenen Fasern ihrer mannigfachen Richtungen wegen zum Theil gar keine, zum Theil sogar entgegengesetzte Componenten zum abgeleiteten Strom liefern würden, noch mehr aber weil die Muskelsubstanz eine äusserst wirksame Nebenschliessung für die electrotonischen Ströme abgeben muss.

Ein weiterer Umstand, der wenigstens für die letzten Enden der eingetretenen Nervenfasern von Bedeutung sein kann, ist die Verzweigung der Primitivfasern vor ihrem Eintritt in die Muskelfasern.

Um über die vorliegende Frage Aufschluss zu erhalten, gab es kaum einen anderen Weg, als zunächst für Leitercombinationen mit metallischem Kern einige Vorfragen zu erledigen, und dann soweit möglich zu Versuchen an Nerven überzugehen.

Die Fortsetzung der in einer früheren Arbeit [1]) mitgetheilten Untersuchungen über die Ströme an flüssigen Leitern mit polarisirbarem Metallkern hat folgende weiteren Ergebnisse geliefert.

1. Einfluss von Querschnittsveränderungen des flüssigen Leiters zwischen durchflossener und abgeleiteter Strecke auf die Stärke der abgeleiteten Stromzweige. Das Versuchsrohr (p. 312) wurde in der Mitte durchschnitten, und beide Hälften, deren jede nunmehr vier Röhrenansätze hatte, durch einen Kautschukschlauch mit einander verbunden. Der Platindraht ging durch das ganze Rohr hindurch. Das Kautschukrohr konnte durch eine Schraubvorrichtung in beliebigem Grade, bis zu vollständigem Verschluss comprimirt werden. Das Rohr war (wie in pag. 319, Nr. 21) so aufgestellt, dass die Ansätze nach unten ragten und in kleine mit Zinklösung gefüllte Becher tauchten, in welche die amalgamirten Zinkelectroden eingesenkt wurden; es geschah dies, einmal damit die Compression des Kautschukschlauchs kein Ueberfliessen zur Folge hätte, noch mehr aber damit die bei der Compression unvermeidlichen kleinen Verschiebungen des Platindrahtes ohne Einfluss wären, da jetzt die Electroden so weit vom Draht entfernt waren, dass jener Einfluss verschwand.

Bei vollständiger Verschliessung des Rohrs und Zuleitung des Stromes zu zwei Ansätzen der einen Seite, bleiben die abgeleiteten Ströme, wie schon aus § 2, p. 313 hervorgeht, auf der anderen Seite aus; nur eine geringe Spur bleibt zurück, die von der Benetzung des Drahtes auch bei vollständiger Verschliessung des Kautschuks herrührt. [2]) Man kann aber das Kautschukrohr ziemlich stark verengen, ohne dass eine merkliche Schwächung der abgeleiteten Ströme eintritt; erst wenn man fast bis zum vollständigen Verschlusse gelangt ist, tritt eine solche ein. — Verbindet man die beiden nächsten Becher zu beiden Seiten des Kautschukrohrs mit einander durch ein mit Zinklösung gefülltes

---

1) Dies Archiv VI, p. 312.

2) Verschliesst man die einander zugekehrten Röhrenenden, anstatt sie durch den Schlauch zu verbinden, mit Korken, durch welche der Draht hindurchgeht, so bleibt jede Spur des abgeleiteten Stromes aus.

Heberrohr [1]), so hat dies ganz dieselbe Wirkung wie eine entsprechende Querschnittsvermehrung der am Drahte befindlichen
Flüssigkeitsumhüllung. Ist der Kautschuk verschlossen, so bewirkt die Anbringung des Heberrohrs das Auftreten des abgeleiteten Stromes in voller Stärke; ist das Kautschukrohr offen,
so bewirkt das Hinzukommen des Heberrohrs eine gewisse, nicht
sehr bedeutende Verstärkung des Stromes. Bei verschlossenem
Kautschuk bewirkt schon das leere, innen nur benetzte Heberrohr einen kräftigen abgeleiteten Strom.

Aus diesen Versuchen folgt: 1. Die Stärke der abgeleiteten
Ströme nimmt zu mit dem Querschnitt der flüssigen Hülle zwischen durchflossener und abgeleiteter Strecke; die Zunahme des
Querschnitts ist jedoch von um so kleinerem Einfluss, je grösser
derselbe schon ist, so dass nur bei sehr kleinem Querschnitt der
Einfluss der Verdickung erheblich ist. [2]) 2. Es ist vollkommen
gleichgültig für die abgeleiteten Ströme, ob die Flüssigkeit zwischen durchflossener und abgeleiteter Strecke den Draht durchgängig berührt, oder ob diese Berührung an einer Stelle unterbrochen ist, oder ob an einer Stelle der Querschnitt der Flüssigkeit in einen dem Drahte anliegenden und einen von ihm getrennten Theil zerfällt. Dies Resultat ergiebt sich eigentlich
schon aus p. 313, § 2.

2. Einfluss der Erstreckung des Kerns oder der
Hülle jenseits der abgeleiteten Strecke auf die Stärke
der abgeleiteten Ströme. Zu diesen Versuchen diente dieselbe Rohraufstellung wie zu den vorigen; jedoch befand sich
durchflossene und abgeleitete Strecke auf derselben Seite des
Kautschukrohrs; ferner war vom Platindraht jenseits des Kautschuks in derselben Weise wie p. 313, § 2 eine Schlinge nach
aussen geführt, in welche ein Schlüssel eingeschaltet war. Man
konnte also jenseits der abgeleiteten Strecke sowohl die Hülle,

---

1) Am bequemsten durch Anwendung eines gabligen Glasrohrs, dessen
beide Schenkel durch Kautschukschläuche in die Becher eintauchen, und
in welches man die Flüssigkeit bis über die Theilungsstelle hinaufsaugt.

2) Die Vermehrung des Querschnitts ist identisch mit einer Verminderung des Widerstandes der flüssigen Hülle; auch anders geartete Ver-
minderungen des Hüllenwiderstandes zwischen durchflossener und abgeleiteter Strecke haben denselben Effect, z. B. die Anlegung eines gut leitenden indifferenten Bogens, wie sie in der früheren Arbeit (VI, p. 318, 326,
353) beschrieben ist.

durch Zuklemmung des Kautschukschlauchs, als auch den Kern,
durch Oeffnung des Schlüssels, verkürzen. Jede dieser beiden
Verkürzungen hat eine erhebliche Schwächung der abgeleiteten
Ströme zur Folge. Der abgeleitete Strom ist also schwächer,
wenn, bei gleichbleibendem Abstande zwischen durchflossener
und abgeleiteter Strecke, letztere sich in der Nähe des Endes der
Leitercombination befindet, und zwar ist als Ende der Combi-
nation schon das Ende des einen Leiters anzusehen.

3. **Einfluss einer Verzweigung der Leitercombination auf die abgeleiteten Ströme.** Das Kernrohr taucht
wiederum mit seinen acht Ansätzen in 8 Becher; zu Becher 1 und
2 wird der Strom zugeleitet, von Becher 3 und 4 abgeleitet.
Becher 5 ist durch ein mit Zinklösung gefülltes Heberrohr mit
einem neunten Becher verbunden; dies Heberrohr enthält, wie
das Hauptrohr, einen Platindraht. Der Platindraht des Hauptrohrs ist durch Ansatz 5 und Becher 5 schlingenförmig nach
aussen geführt, und diese Schlinge kann durch einen Schlüssel
mit dem Platindraht des Heberrohrs in metallische Verbindung
gesetzt werden, der ebenfalls durch Becher 5 nach aussen geführt ist. — So lange der Schlüssel nicht geschlossen ist, der
Kern des Nebenrohrs also mit dem des Hauptrohrs nicht verbunden ist, hat das erstere gar keinen Einfluss auf die Vorgänge
im Hauptrohr. Sobald aber diese Verbindung hergestellt, das
Heberrohr mit seinem Kern also zu einem wirklichen Zweige der
Leitercombination wird, zeigt sich eine erhebliche **Verstärkung**
der abgeleiteten Ströme im unverzweigten Theile des Hauptrohrs.
Geschieht dagegen die Ableitung im Hauptrohr durch Becher
6—7, also jenseits der Verzweigungsstelle, so werden die hier
abgeleiteten Ströme durch Herstellung der Kernverzweigung **geschwächt.** Die Anbringung eines Zweiges zur Leitercombination
bewirkt also hinter demselben Verstärkung, neben demselben
Schwächung der abgeleiteten Ströme. —

Diese Resultate lassen sich nun zunächst mit den Vorstel-
lungen, welche wir uns (p. 323 ff.) über die Vorgänge in einer
Leitercombination der genannten Art auf Grund der früheren
Versuche gebildet haben, sehr gut vereinigen.

Der der Flüssigkeit zugeführte Strom sucht den metallischen
Kern zu erreichen, der um so mehr den hauptsächlichsten Ab-
gleichungsweg bildet, je geringer, vor allem in der intrapolaren

Strecke selbst, die Mächtigkeit der feuchten Umhüllung ist. Die Intensität der von den Electroden zu den verschiedenen Puncten des Kerns gehenden Stromfäden würde bei nicht polarisirbarem Kern schon in geringer Entfernung von `den Electroden verschwindend klein sein wegen der raschen Zunahme des Widerstandes, der unmittelbar an den Electroden wegen des geringen Abstands derselben vom Kern sehr klein ist. Bei polarisirbarem Kern aber haben wir an allen Puncten der Kernoberfläche einen Uebergangswiderstand, den man überall gleich annehmen kann. Je grösser derselbe ist, um so mehr verschwinden ihm gegenüber die von der Länge abhängigen Widerstände der Stromfäden, um so gleichmässiger also vertheilt sich die Intensität auf alle, auch auf die erst in grossem Abstande von den Electroden in den Kern mündenden Stromfäden, um so stärker erscheint also die Ausbreitung der Ströme längs des Kernes.

Die von der Oberfläche der Flüssigkeit abgeleiteten Stromzweige werden zunächst um so stärker sein, je mehr Electricität durch die zwischen den Fusspuncten des leitenden Bogens liegende Hüllenstrecke fliesst, um jenseits derselben Kernpuncte zu erreichen. Ist daher der Kern oder die Hülle hinter der abgeleiteten Strecke unterbrochen, so wird diese Electricitätsmenge entsprechend vermindert, also der abgeleitete Strom geschwächt (s. oben sub 2). Umgekehrt muss Verlängerung des Kerns innerhalb der Hülle den abgeleiteten Strom verstärken.

Noch mehr aber als durch das Hinzukommen entfernter Kernpuncte muss das Hinzukommen näherer Kernpunkte durch Anbringung eines Kernzweiges die abgeleiteten Ströme verstärken, oder allgemeiner: jede Vergrösserung der Kernoberfläche, durch Verlängerung, Verbreiterung oder Verzweigung muss die abgeleiteten Ströme hinter sich verstärken. Dies folgt auch unmittelbar aus folgender Betrachtung: Der Widerstand jedes Stromfadens von einer Electrode zur andern setzt sich zusammen: a) aus dem Widerstand der beiden Wege in der Flüssigkeit, b) aus dem Widerstande des Weges im Kern, c) aus den beiden Uebergangswiderständen an der Oberfläche des Kerns. Je grösser c gegen a und b ist, um so mehr wird der Satz gelten, dass jeder Punct der Kernoberfläche, wo er auch liegen mag, einen gleich intensiven Stromfaden erhält. Wird also jenseits der abgeleiteten Strecke die Oberfläche des Kerns irgendwo vergrössert, so wird die Summe der hierhin strömenden Electricität, und somit der abgeleitete Strom vergrössert. Diese Betrachtung führte auf eine hübsche Modification des sub 3 erwähnten Verzweigungsversuchs. Statt des Kernzweiges wurde nämlich einfach eine in den Becher 5 eingesenkte Platinplatte mit der aus dem Hauptrohr herausgeführten Drahtschlinge in metallischem Contact gebracht; die Folge war eine viel bedeutendere Verstärkung der von 3 und 4 abgeleiteten Ströme, als durch Anbringung des Kernzweiges.

Da in Wirklichkeit der Widerstand der Flüssigkeit und vielleicht selbst der des Drahtes gegen den Uebergangswiderstand nicht geradezu verschwindet (s. unten), so wird doch jeder Kernpunct k einen um so schwächeren Stromfaden empfangen, je entfernter er von der Electrode liegt, und je mehr Electricität schon in nähere Kernpuncte eingetreten ist. Wird also die Anzahl der näheren Kernpuncte durch Anbringung eines sich zwischen k und der Electrode inserirenden Zweiges vergrössert, so wird die in k einströmende Electricitätsmenge vermindert; der Zweig muss also neben sich die abgeleiteten Ströme schwächen (s. sub 3).

Je grösser der Uebergangswiderstand ist, um so weniger Einfluss wird der Widerstand der Flüssigkeit auf die Stromausbreitung haben, um so unabhängiger also wird die in jeden Kernpunct eintretende Electricitätsmenge sein: a) von seiner Entfernung von der Electrode, b) von den Querschnittsgrössen der Flüssigkeit zwischen Kernpunct und Electrode. Schon a priori ist also einzusehen, dass bei denjenigen Combinationen, in denen sich die Zweigströme längs des Kerns sehr weit ausbreiten, auch der Querschnitt der Flüssigkeit zwischen durchflossener und abgeleiteter Strecke von geringem Einfluss auf die Stärke der abgeleiteten Ströme sein wird, d. h. schon bei mässigem Querschnitt weitere Vergrösserung desselben keine merkliche Steigerung der Ströme zur Folge hat (vgl. sub 1); da beim Querschnitt Null der Strom verschwindet, muss natürlich der Einfluss der Querschnittsgrösse in der Nähe der Null am grössten sein, wie es die Versuche ergeben haben. —

Die während des Stromes eintretende Polarisation an jedem Puncte der Kernoberfläche wird bei schwachen Strömen, bei denen das Maximum der Polarisation nirgends erreicht wird, proportional sein der Intensität des in den Kernpunct eintretenden Stromzweiges. Da uns vor Allem daran liegt, die Abstufung

der Polarisation kennen zu lernen, so ist zunächst zu untersuchen,
in welchem Grade dieselbe aus den abgeleiteten Strömen zu ersehen ist.   Hierüber ergiebt sich auf elementarem Wege folgendes: In einiger Entfernung von den Electroden (um so näher
bereits, je dünner der ganze Leiter ist) kann man, wie aus dem
Vorstehenden folgt, behaupten, dass durch jeden Querschnitt des
Leiters ebensoviel Electricität in der Hülle von der Electrode
wegströmt, als im Kern zu ihr hinströmt. (Wir beschränken uns
hier, um kürzer sprechen zu können, auf die Betrachtung der
Anodenseite.) Die Differenz aber der durch zwei Querschnitte
in der bezeichneten Weise strömenden Electricitätsmengen ist
gleich der Electricitätsmenge, welche in der zwischenliegenden
Strecke aus der Hülle in den Kern eingetreten ist.   Jene Differenz wird aber gemessen durch die Kraft des Stromes in einem
ableitenden Bogen, dessen Fusspuncte den beiden Querschnitten
entsprechen.   Und die in die zwischenliegenden Kernpuncte eingetretene Electricitätsmenge ist ferner proportional der Summe
ihrer Polarisationen, oder, bei constanter Länge der Strecke, der
mittleren Polarisationsgrösse derselben. Hieraus folgt, dass wenn
ein ableitender Bogen von constanter Spannweite längs des Leiters verschoben wird, die Kraft der abgeleiteten Ströme ein Maass
ist für die mittlere Polarisationsgrösse in der abgeleiteten Strecke.
Je kürzer also die abgeleitete Strecke ist, um so genauer ist die
Abstufung der abgeleiteten Stromkräfte ein Bild des Abfalls der
Polarisation (ein Bogen, dessen Fusspuncte einander unendlich
nahe wären, würde direct die Polarisation eines Oberflächen-
elementes des Kerns messen).   Die mathematische Betrachtung
(vgl. Anhang 1) lehrt ausserdem, dass der abgeleitete Strom zugleich ein Maass ist für die Differenz der Polarisationsgrössen
an seinen beiden Fusspuncten.

Wenn also die Verdickung der Hülle an einer Stelle hinter
derselben die abgeleiteten Ströme verstärkt, so bedeutet dies
zugleich, dass sie ebendaselbst die Polarisationsgrössen verstärkt.
In kürzerem Ausdruck kann man sagen, dass überall die Spannung (messbar durch die abgeleiteten Ströme) der Polarisation
proportional ist.

Wir haben nun analoge Fragen, wie sie bisher behandelt
sind, auch für die Polarisation der Nervenkerne zu stellen, so-

weit sie der experimentellen oder theoretischen Beantwortung
zugänglich sind.

Was zunächst den Einfluss des Hüllenwiderstandes
zwischen durchflossener und abgeleiteter Strecke auf
die Stärke des abgeleiteten Stromes betrifft, so kann eine Verminderung dieses Widerstandes erreicht werden: 1. durch Verdickung der Hülle, indem man die Zwischenstrecke mit einem
indifferenten Leiter umgiebt, 2. durch Anlegung eines indifferenten Bogens an die Zwischenstrecke. Beide Versuche leisten im
Wesentlichen dasselbe, beide sind auch schon mit dem zu erwar-
tenden Erfolge angestellt: der erste von Gruenhagen[1]), der
zweite von Roeber[2]). Jeder von Beiden hat das Resultat zur
Erhärtung einer Theorie des Electrotonus zu verwerthen gesucht,
der erste für eine einfache Stromschleifentheorie, der zweite für
die du Bois'sche Theorie; wir werden weiter unten sehen, mit
welchem Rechte.

Den Gruenhagen'schen Versuch habe ich in der Weise
angestellt, dass ich die Zwischenstrecke in 0,7procentige Kochsalzlösung eintauchte. Die durchflossene und die abgeleitete
Strecke hatten am Nerven einen Abstand von 30 - 40 Mm.;
jedoch waren die Electrodenpaare so zusammengeschoben, dass
die Zwischenstrecke eine nach unten hängende Schlinge von der
Gestalt eines schmalen U bildete. Diese Schlinge hing in ein
Trichterchen herab, welches das Ende eines rechtwinklig umgebogenen, in einem Stativ befestigten Glasrohrs bildete. Letzteres
war mit einem ausserhalb der feuchten Kammer stehenden[3]),
mit der Kochsalzlösung gefüllten Fläschchen durch ein auf dessen
Boden reichendes Rohr verbunden, so dass durch Eintreiben von
Luft in das Fläschchen die Lösung zu beliebiger Höhe in den
Trichter hineingetrieben und so eingestellt werden konnte. So
konnte also jederzeit die Nervenschlinge in die Lösung versenkt
und wieder frei gemacht werden, ohne dass eine Berührung oder
eine Lüftung des Glaskastens der feuchten Kammer nöthig war[4]).

1) Zeitschr. f. rationelle Med. (3) XXXIII, 256.
2) Arch. f. Anatomie u. Physiologie 1869; Heft 5.
3) Meine feuchte Kammer besitzt am hinteren Rande des Grundbretts
eine Anzahl durchbohrende Glasröhren zur Herausführung von Drähten.
Eine dieser Glasröhren diente zur Verbindung des Trichterrohrs mit der
Druckflasche.
4) Jede kurze Lüftung der feuchten Kammer bewirkt nämlich, wovon

Der Versuch zeigt nun ausnahmslos, dass die Eintauchung
der Schlinge die electrotonische Ablenkung ganz colos-
sal vergrössert. Unterbindung zwischen der eingetauchten
und der durchflossenen oder abgeleiteten Strecke hebt die Wirkung auf.

Denselben Effect, wie durch Eintauchung der Schlinge in
Flüssigkeit, erhält man auch durch blosses Aneinanderkleben
ihrer beiden Schenkel, sei es in ganzer Länge oder nur an einem
möglichst hoch oben gelegenen Puncte; ja man kann auf diesem
Wege noch viel stärkere Wirkungen erlangen, weil es möglich
ist, mit der Verklebung höher hinauf an die Electroden zu kommen, als mit dem Niveau der Flüssigkeit.

Dem Roeber'schen Versuch habe ich insofern eine vervoll-
kommnete Gestalt gegeben, als ich zugleich feststellte, ob wirklich die Compensation des Stromzweiges im Zwischenbogen die
Wirkung desselben auf die abgeleitete Strecke beseitigt, wie es
nach der Roeber'schen Ansicht und auch aus einem allgemeine-
ren Gesichtspunct (s. unten) zu erwarten war. Wie Fig. 1 zeigt,
sind dem Nerven 6 Electroden (von der im folgenden Aufsatz
beschriebenen Art) fest angelegt; *a b* sind die polarisirenden,
c d die des Zwischenbogens, *e f* die ableitenden. Die kreuzlose
Wippe *w* gestattet die Boussole nach Belieben in den Zwischenbogen oder in den ableitenden Bogen einzuschalten; im letzteren
Falle dient der Schlüssel *s* zum Schliessen und Oeffnen des Zwischenbogens. In den Zwischenbogen ist ferner die gewöhnliche
Compensationsvorrichtung eingeschaltet. Der Versuch geschieht
folgendermassen: Zuerst wird die Boussole in den Zwischenbogen
eingeschaltet, *s* geöffnet, der polarisirende Strom bei *t* geschlossen und die Compensatorstellung ermittelt, die den abgeleiteten
Strom grade compensirt; jetzt wird der polarisirende Strom wieder (bei *t*) geöffnet, ebenso der compensirende Strom (bei *q*),
ferner durch Umlegen der Wippe die Boussole mit *e f* verbunden.
Jetzt werden die electrotonischen Ablenkungen in *e f* sowohl für
geöffneten als für geschlossenen Zwischenbogen (bei *s*) notirt;

ich mich sehr oft überzeugt habe, eine sehr merkliche Widerstandsvermehrung
des Nerven, also Verminderung der Ablenkung. Für die Versuche, um die
es sich hier handelt, ist freilich wegen ihres mächtigen Resultats diese
Fehlerquelle irrelevant; aber sehr wesentlich ist ihre Vermeidung für andere ähnliche (vergl. unten S. 312).

hierauf dasselbe wiederholt, während der compensirende Strom
bei q geschlossen ist.

Der Versuch ergiebt nun in der That auf das Schönste, dass
die Compensation des Stromes im Zwischenbogen die verstär-
kende Wirkung des letzteren auf den abgeleiteten Strom vollkommen aufhebt. Ich führe ein Beispiel an:

Entfernung $ab = 16$, $bc = 3$, $cd = 13$, $de = 3$, $ef = 15$ Mm. Polarisirender
Strom 1 Dan.

	cd offen, geschl., offen, geschl.	geschl. und com-pensirt (464 cpg)
1. Richtung ←		
Ablenkung in ef:	← 4 ← 25 ← 5 ← 28	← 5.
2. Richtung →		(331 cpg)
Ablenkung in ef:	→ 1 → 15 → 1 → 13	→ 1.

Die Zahlen sind die Grössen der Ablenkungen in Scalentheilen; vom
Ruhestrom der abgeleiteten Strecke kann bei diesen Versuchen ganz abgesehen werden, da der polarisirende Strom immer erst geschlossen wird,
nachdem der Ruhestrom den Magneten eingestellt hat, und nur die Veränderung des Magnetstandes notirt wird.

Erst nach diesem Versuch also ist man wirklich empirisch
berechtigt zu der Roeber'schen Behauptung, dass der Zuwachs,
den der abgeleitete Strom durch den angelegten Zwischenbogen
empfängt, gleich ist der electrotonischen Wirkung, welchen der
im Zwischenbogen kreisende Strom für sich dem ableitenden
Bogen ertheilen würde.

Dieses Resultat aber, weit entfernt etwas für die Molecular-
theorie des Electrotonus zu beweisen, lässt sich mit jeder Theorie
desselben, so auch mit der unsrigen vereinigen. Es folgt nämlich ganz allgemein aus den Spannungs- und Strömungsgesetzen
der Electricität, dass in jedem wie auch gestalteten Leitersystem,
in welchem sich Electricität bewegt, ein Theil desselben ohne
Veränderung in dem übrigen System fortgenommen werden kann,
wenn in diesem Theil kein Stromzweig vorhanden ist. Umgekehrt sind die Veränderungen, welche die Anlegung eines indifferenten Bogens an ein Stromsystem in dem letzteren hervorbringen,
jedesmal dieselben, als wenn man den in den angelegten Bogen
übergehenden Stromzweig für sich auf das stromlos gedachte
System wirken lässt, die hieraus resultirende Spannungsvertheil-
lung ermittelt, und letztere nun zu der vor Anlegung des indifferenten Bogens vorhandenen Spannungsvertheilung algebraisch
hinzufügt. Denn compensirt man den im angelegten Bogen
kreisenden Stromzweig durch einen Gegenstrom auf Null, so

fällt jede Wirkung des Bogens hinweg, wie aus dem erstange-
führten Satze hervorgeht.

Welche Theorie des Electrotonus man also auch aufstellen
mag, eine falsche oder die richtige, immer muss die Wirkung
eines angesetzten Leiters auf den abgeleiteten Strom dieselbe
sein, wie sie der in den Leiter übergehende Strom, für sich genommen, haben würde. Gruenhagen war also in theoretischem
Irrthum, als er in seinem Versuch einen Beweis für seine und
gegen die du Bois'sche Theorie gefunden zu haben glaubte,
und eben so irrig wäre es, aus dem Roeber'schen Versuch etwas
zu Gunsten der du Bois'schen Theorie zu folgern. Trotzdem
ist der Versuch für uns nicht grade überflüssig, denn wir werden
das eben angeführte Theorem sogleich zu einer wichtigen Aufgabe benutzen, und es ist immer gut solche Theoreme erst in
Bezug auf ihre Gültigkeit für die thierischen Theile zu prüfen,
wo nicht alle Bedingungen so klar zu Tage liegen, wie bei andern physicalischen Versuchen. Unser Compensationsversuch aber
beseitigt alle Bedenken.

Indem wir die zwei andern Fragen, die den am Drahtleiter
behandelten (S. 303, 2 und 3) entsprechen, noch einen Augenblick
verschieben, wollen wir von unserm jetzigen Standpunct aus unsrer Hauptaufgabe näher zu kommen suchen, nämlich der Er-
mittlung der Polarisation der Nervenfasern, soweit sie in den
Muskel eingetreten, oder was auf dasselbe hinauskommt, in einen
andern guten Leiter eingebettet sind.

Die Aufgabe ist aber schon der Hauptsache nach gelöst,
wenn wir nur an zwei Puncte der extrapolaren Strecke einen
leitenden Bogen uns angelegt denken und nun untersuchen, wie
sich in der von ihm umfassten Strecke die Polarisation unter
seinem Einfluss ändert. Hierzu benutzen wir das S. 310 besprochene Theorem, nach welchem alle verändernden Wirkungen des
leitenden Bogens sich als directe Wirkung des im Bogen kreisenden Stromzweiges für sich betrachten lassen.

Diese Aufgabe lässt sich schon durch Anschauung annäherud
lösen; die analytische Lösung verweise ich auf Anhang 2. Es
sei in Fig. 2 $A N$ die extrapolar anelectrotonische Strecke des
Nerven und $a r s n$ die Curve, welche die electrotonischen Spannungen der Oberfläche angiebt (es ist dies nach Anhang 1 eine
Exponentialcurve; in unmittelbarer Nähe der Electrode gilt sie

nicht mehr streng, ist daher hier abgebrochen). $R\,U\,S$ sei nun ein angelegter leitender Bogen, in den sich ein electrotonischer Stromzweig von der angegebenen Richtung ergiesst. Dieser verhält sich nun in Bezug auf die Spannungen im Nerven wie ein zweiter, schwächerer polarisirender Strom, dessen Anode S, dessen Cathode K ist; er bewirkt also für sich eine Spannungsvertheilung, die durch die Curve $l\,r\,s\,m$ dargestellt ist; diese Spannungen sind zu den bei offenem Bogen vorhandenen algebraisch zu summiren. So entsteht die resultirende Spannungscurve $\alpha\,\lambda\,\varrho\,\sigma\,\mu\,n$. Man sieht, dass der Bogen vor und hinter sich den Spannungsabfall steiler macht (also die abgeleiteten Ströme verstärkt), zwischen seinen Fusspuncten aber den Abfall der Spannungen vermindert. Da die Polarisationen überall den Spannungen proportional sind (vgl. S. 307 und die Anhänge), so werden also auch die Polarisationen hinter dem Bogen (d. h. zwischen ihm und der durchflossenen Strecke) vermindert, vor ihm verstärkt und zwischen seinen Fusspuncten der gleichmässigen Vertheilung genähert. Die Curve der Spannungen und der Polarisationen bleibt dabei durchaus stetig. Selbstverständlich ist die Wirkung des Bogens um so beträchtlicher: 1. je näher der durchflossenen Strecke er angebracht ist; 2. je geringer sein Widerstand; 3. je steiler der Abfall der Polarisation in dem gegebenen System ist. Bei metallischem Kern ist er im Allgemeinen weniger steil als beim Nerven (vgl. S. 305), daher auch die Wirkung des Bogens auf die abgeleiteten Ströme beim Drahtrohr weniger erheblich als beim Nerven (vgl. die betr. Versuche am Drahtrohr in der vorigen Arbeit S. 318, und oben S. 303, 306, andrerseits die Versuche am Nerven oben S. 308, wo auch die Versuche von Gruenhagen und Roeber besprochen sind). Die Wirkung des Bogens auf die Strecke zwischen ihm und dem polarisirenden Strom hat Roeber in seiner Arbeit untersucht und auch hier seinen verstärkenden Einfluss bestätigt. Ich habe den Versuch so modificirt, dass statt des Bogens Eintauchung des Nerven in Kochsalzlösung (nach der oben S. 308 erwähnten Methode) angewandt wurde. Die ableitenden Electroden wurden in der Nähe des Stroms angebracht und der Rest des Nerven hing in den Trichter des Druckgefässes hinab. Füllung des Trichters hatte jedesmal Verstärkung des ableitenden Stromes zur Folge. Der Einfluss der Schliessung des Nervenstroms durch

die Flüssigkeit fiel durch dasselbe Verfahren wie S. 310 ausser
Betracht. Natürlich ist die Wirkung dieser Eintauchung viel
schwächer als die bei der Eintauchung der Zwischenstrecke, weil
hier die eingetauchte Strecke viel weiter vom polarisirenden
Strom entfernt ist, da die abgeleitete Strecke dazwischen liegt [1]).

Es bleibt nun noch übrig, die eben abgeleiteten Wirkungen
auf die Polarisation in der durch den Bogen überbrückten, resp.
in Flüssigkeit eingetauchten Strecke experimentell zu bewahr-
heiten. Hierzu besitzen wir für den Nerven kein Mittel; für
metallischen Kern giebt der Anblick der Gasabscheidung am
Draht im Kernrohr einen, freilich unvollkommenen Anhalt. Dagegen ist es mir gelungen, ein sehr elegantes Versuchsverfahren
hierzu aufzufinden, nämlich durch Benutzung der Nobili'schen
Ringe, welche die Ausbreitung der Polarisation durch die Abscheidung eines sichtbaren Electrolyten genau zu verfolgen gestatten. Mit ausgezeichnetem Erfolge habe ich für meinen Zweck
als metallische Platte eine Quecksilberoberfläche benutzt.

In einer grossen Porcellan-Reibschaale von 15.5 Cm. oberem
Lichtungsdurchmesser wurde auf Quecksilber eine dünne Schicht
einer gesättigten Lösung von Bleioxyd in Kali ausgebreitet. Als
Electroden dienten zwei Platindrähte, beide in Glasröhren eingeschmolzen, die nur die Spitze frei liessen. Die positive Electrode
wurde nahe dem Rande in das Quecksilber versenkt, die negative im Centrum dicht über dem Quecksilber befestigt, so dass
sie nur in die Bleilösung eintauchte. Ferner war ein Glastrichter,
dessen Rohr nach oben ragte, excentrisch in Bezug auf das Gefäss so befestigt, dass sein Rand (Durchmesser 48 Mm.) in die
Lösung versenkt war und dicht über dem Quecksilber schwebte;
der nächste Punct des Randes war ca. 20 Mm. von der negativen Electrode entfernt. Das Trichterrohr war mit einem Kautschukschlauch und Quetschhahn versehen, so dass man die
Bleilösung in den Trichter hinaufsaugen konnte.

Wird bei leerem Trichter der Strom (18 Grennets) geschlossen, so bilden sich sofort sehr schöne vollkommen regelmässige
Ringe, die durch die Anwesenheit des eintauchenden Trichters
nicht im mindesten verzerrt werden. Löst man jetzt die Ringe

---

1) Bei diesem Versuche ist die S. 308 besprochene Maassregel, die
Lüftung der feuchten Kammer zu vermeiden, für deutliche Resultate unentbehrlich.

durch einen umgekehrten Strom wieder auf [1]) und wiederholt
nun den Versuch, nachdem man durch Aufsaugen den Trichter
gefüllt und eventuell durch ein wenig neue Flüssigkeit das Niveau im Gefässe wieder hergestellt hat, so zeigt sich mit wun-
dervoller Deutlichkeit, dass jetzt die ganze Fläche unter dem
Trichter fast ohne Abstufung die gleiche Farbe zeigt und dass
die Ringe von kleinerem Radius als der Abstand des Trichter-
randes vom Centrum, in der Nähe des Trichters sich etwas eindrücken, während die übrigen umgekehrt am Trichter nach aussen
abbiegen und um denselben herumgehen. Der Versuch, den ich
sehr häufig wiederholt und in seinen Resultaten abgezeichnet habe
(vgl. Fig. 3), zeigt also auf das schönste, dass eine Verdickung
der Flüssigkeitsschicht, wie sie hier in allen unter dem Trichter
durchgehenden Radien stattfindet, die Abstufung der Polarisation
verändert, indem die Curve derselben, längs des Radius genommen, diejenige Höhe, die sie beim Beginn der verdickten Stelle
hat, mit kaum sichtbarem Abfall durch die ganze Länge derselben beibehält und erst jenseits in den Abfall übergeht, den die
übrigen Radien schon in den dem Trichterort entsprechenden
Strecken zeigen.

Zur vollständigen Beurtheilung der Polarisation in den intramusculären Nerven bleiben uns nun noch die zwei, S. 311 ver-
schobenen Fragen übrig, welche den Fragen 2 und 3 für den
Drahtleiter (S. 303) entsprechen.

Der Einfluss, welchen die Nähe des Nervenendes auf
die abgeleiteten Ströme ausübt, lässt sich experimentell ermitteln,

1) Bei dieser Auflösung pflegt ein wenig abgelöstes Bleisuperoxyd als
Pulver in der Flüssigkeit zurückzubleiben, das aber fast gar nicht stört.
Am schönsten gelingen natürlich die Ringsysteme, wenn man jedesmal die
Flüssigkeit erneuert. Zur Reinigung des Quecksilbers nach mehreren Versuchen genügt Waschen mit Salzsäure. Für Diejenigen, welche den Versuch wiederholen wollen, bemerke ich, dass man Kalilauge und nicht
Natronlauge dazu nehmen möge. — Zum physicalischen Studium der Ring-
farben und für genaue Messungen werden natürlich feste Metallplatten unentbehrlich sein; für unsre Aufgabe hier leistet aber das Quecksilber wegen der leichten Beschaffung, Reinigung und Erneuerung, des Vermeidens
der Polirarbeit etc. vortreffliche Dienste. Die Ringe werden durch vorsichtiges Entfernen des Trichters nicht im mindesten gestört, und lassen
sich so genau betrachten und zeichnen. Natürlich wird der Apparat er-
schütterungsfrei aufgestellt.

wenn man den polarisirenden Strom an einem Ende des Nerven
anbringt, von der nächstfolgenden Strecke zur Boussole ableitet,
und nachdem man den·Betrag der electrotonischen Ablenkung
notirt hat, den Versuch wiederholt, nachdem man den Rest des
Nerven abgeschnitten; es ist geboten im zweiten Falle den jetzt
sich einmischenden Nervenstrom annähernd zu compensiren, damit die Ablenkung von etwa gleichem Magnetstande aus erfolgt.
Die nach Analogie des Versuchs am Drahtrohr (S. 303) zu er-
wartende Verringerung des Stromes nach dem Abschneiden wollte
jedoch nicht deutlich erscheinen; auch kann sie, wie die Theorie
ergiebt, nur sehr schwach sein, und der Versuch ist sehr misslich,
weil beim Abschneiden Lüftung der Kammer (S. 308) und eine
geringe Verschiebung des Nerven an den Electroden schwer ver-
meidlich ist und man den Versuch an einem Nerven nur einmal
anstellen kann. Theoretisch ist eine Verminderung des Stroms
und eine Vergrösserung der Polarisationen in der Nähe des
Schnittes unzweifelhaft. Ich verweise die theoretische Betrachtung auf Anhang 3.

Ueber den Einfluss der Verzweigung der Primitivfasern
lassen sich begreiflicherweise keine Versuche anstellen. Jedoch
ist diese Frage leicht durch Anschauung zu lösen. Wir nehmen
dabei an, dass bei der Verzweigung der Kerne sich zugleich
deren Oberfläche in Summa vergrössert, wie es ja bei der Ner-
venverzweigung wirklich der Fall ist. Eine Verzweigung mit
gleichzeitiger derartiger Verdünnung, dass die Oberfläche unverändert bleibt, würde gar keinen Einfluss haben. Denkt man sich
nun den Kern an einer Stelle verzweigt, oder was auf dasselbe
hinauskommt, verdickt, so dass die Oberfläche vergrössert wird,
so wird offenbar an dieser Stelle der Uebergangswiderstand für
die in den Kern einströmende Electricität verringert. Je bedeutender nun diese Verringerung ist, in um so bedeutenderem Maasse
wird die Electricität diese Stelle wählen, um in den Kern einzutreten. Eine verzweigte oder verdickte Kernstrecke wird also
vor und hinter sich den Eintritt in den Kern, somit die Polarisation und die Spannung vermindern; ist z. B. $a r s n$ (Fig. 4)
die Curve der Spannungen oder der Polarisationen in der anelectrotonischen Strecke, und $R S$ die verzweigte oder verdickte
Kernstrecke, so wird die Curve in den Verlauf $a r' s' n$ übergeben
müssen, da der spannungsdeprimirende Effect der Verdickung

iu der Nähe der verdickten Stelle am grössten ist. Die Figur zeigt zuletzt, dass die abgeleiteten Ströme, deren Kraft von der Steilheit der Spannungscurve abhängt, hinter der verzweigten Stelle (in A R) überall verstärkt, vor derselben (in S N) geschwächt werden. Die erstere Folgerung ist für den Drahtkern schon oben (S. 304) durch Versuche bewiesen und (S. 305) durch Anschauung begründet worden.

Wenden wir nun endlich die gewonnenen Ergebnisse auf unsere im Eingang gestellte Frage nach der Erstreckung der Polarisation auf die intramusculären Nerven an, so ergiebt sich Folgendes:

Wir können die electrotonische Polarisationscurve der myopolaren Strecke auf die intramusculären Fasern nach demselben Gesetze, dem sie bis zum Muskel folgt, fortgesetzt denken, haben aber dann noch folgende Veränderungen an ihr anzubringen: 1. Der Einfluss der Verzweigung der Primitivfasern bewirkt ein starkes Sinken der Curve, so dass die Enden eine viel schwächere Polarisation besitzen, als ihnen nach ihrem Abstande vom polarisirenden Strom zukommen würde. 2. Der Einfluss der Endigung selbst erhöht an den Enden die Polarisation auf das Doppelte ihres aus 1 resultirenden Betrages. 3. Der Einfluss der Schliessung durch die leitende Muskelsubstanz erhöht weiter die Polarisation der Enden ungefähr auf die mittlere Grösse, welche die Polarisation im ganzen intramusculären Verlauf der Nervenfaser besitzt.

Man sieht also, dass sich die wirkliche Grösse der Polarisation an den Enden, auf die es uns in der nächstfolgenden Untersuchung wesentlich ankommen wird, nicht bestimmt angeben lässt. Es wirken sich vermindernde und erhöhende Einflüsse entgegen; wahrscheinlich ist es, dass die ersteren wegen der starken Verzweigung der intramusculären Fasern überwiegen werden. Immerhin darf man behaupten, dass bei Anbringung eines Stromes am unteren Ende des Nerven die von der unteren Electrode herrührende Polarisation sich in merklicher Weise bis zu den Faserenden erstrecken muss, aber wahrscheinlich daselbst einen geringeren Betrag hat als an einem gleich weit vom Strom entfernten suprapolaren Puncte.

Zum Schlusse noch einige Bemerkungen über die wirkliche Gestalt der Polarisations- und Spannungscurven am Nerven (beide sind ähnliche Curven, vgl. S. 307 und Anhang I). Das theoretisch ermittelte Gesetz, das in Anhang I erörtert ist, gilt nicht für die nächste Umgebung der Electroden, weil es eben nur eine Annäherung ist, gewonnen durch Vernachlässigung des Cylinderradius gegen die Abstände von den Electroden. An den Electroden selbst sind wir also auf eine willkürliche Ergänzung der Curven angewiesen, wobei ausserdem zu bedenken ist, dass in der Gegend der Electroden auch die zu Grunde gelegte Annahme einer Polarisationsconstante, d. h. einer der Stromdichte proportionalen Polarisation, nicht mehr streng gelten wird, sobald die Ströme einigermassen stark sind. — Was ferner die Beziehungen beider Electroden zu einander betrifft, so ergiebt die Theorie, dass man jede derselben für sich zu behandeln und die so sich ergebenden Spannungen algebraisch zu summiren hat. Man erhält also als wirkliche resultirende Spannungs- oder Polarisationscurve etwa die in Fig. 5 stark ausgezogene Curve *naicn'*. Die Figur zeigt zugleich: 1. dass die Spannungen, Polarisationen und die extrapolar abgeleiteten Ströme durch Verkürzung der intrapolaren Strecke geschwächt werden müssen (gleiche Intensität des polarisirenden Stromes vorausgesetzt), wie schon aus du Bois-Reymond's Versuchen und ebenso aus den meinigen am Drahtrohr hervorgeht (dies Archiv VI, p. 316); 2. dass die durchflossene Strecke selbst in der Mitte einen Indifferenzpunct *i* besitzt.

Das Dasein und die Lage des Indifferenzpunctes lässt sich auf galvanischem Wege nicht ermitteln (die du Bois'sche Theorie des Electrotonus kennt keinen Indifferenzpunct). Auf irritativem Wege hat Pflüger das Dasein des Indifferenzpunctes entdeckt, indem er fand, dass die intrapolare Strecke in zwei Abtheilungen von entgegengesetztem physiologischen Verhalten zerfällt. Zugleich fand er, dass der neutrale Grenzpunct mit Vergrösserung der Stromstärke sich von der Anode zur Cathode verschiebt. Da nun der Pflüger'sche Indifferenzpunct, wie namentlich die folgende Arbeit zeigen wird, mit unserm Indifferenzpunct, d. h. dem Punct, dessen Polarisation = Null, identisch ist, so fragt sich, ob diese Verschiebung sich mit unserer Theorie des Electrotonus vereinigen lässt.

Dies ist nun wirklich der Fall, obwohl wir nicht im Stande sind, die Erscheinung wirklich zu erklären. Genug, wenn ge-

zeigt wird, dass sie mit der Theorie nicht im Widerspruch steht.
Wir haben nämlich offenbar beim Nerven einen der vielen Fälle,
wo die Polarisationsconstanten für beide Polarisationsstellen ungleiche Grösse haben. (Dies ist bekanntlich sogar der gewöhnliche Fall.) Beispiele solcher Combinationen, jedoch mit metallischem Kern, haben wir schon früher untersucht (VI, p. 319).

Für solche Fälle ist nun scheinbar das Einfachste, wieder
die Polarisationscurve jeder der beiden Electroden für sich festzustellen und beide, jetzt verschiedene Curven, algebraisch zu
summiren; im Allgemeinen würde dann, wie man leicht findet,
der Indifferenzpunct nicht in die Mitte der durchflossenen Strecke
fallen; aber er würde sich auch nicht mit der Stromintensität
verschieben, da beiderseits die Polarisationsgrössen die Intensität
als Factor enthalten. Aber das Princip der Superposition und
die in Anhang I mitgetheilten Formeln sind überhaupt für den
Fall, dass die Polarisationsconstante nicht überall dieselbe, sondern von der Stromrichtung abhängig ist, wenigstens vor der
Hand nicht anwendbar, da die zu Grunde gelegte Weber'sche
Untersuchung auf die erstere Bedingung basirt ist (durch Einführung der zweiten steigen die ohnehin schon sehr grossen
Schwierigkeiten der Untersuchung enorm). Wir können also
noch gar nicht übersehen, ob nicht die Theorie dieses Falles
wirklich eine Verschiebung des Indifferenzpuncts mit der Stromstärke ergeben wird. Ferner ist es wohl denkbar, dass die
Polarisationsgrösse nicht, wie in der theoretischen Untersuchung
angenommen, der Stromdichte proportional, sondern eine compli-
cirtere, und zwar an den beiden Polarisationsstellen verschiedene
Function der Dichte ist, in welchem Falle zwar unsre allgemeinen
Folgerungen im Wesentlichen bestehen bleiben würden, aber nothwendig eine veränderte Gestalt der Curven und eine Verschiebung
des Indifferenzpunctes mit der Stromstärke sich ergeben müsste.
Das Gesagte wird genügen zu zeigen, dass die Erklärung der
Verschiebung zwar der Zukunft überlassen bleiben muss, die
Thatsache aber keineswegs als Einwand gegen unsre Erklärung
des Electrotonus zu betrachten ist.

Wie nun ungefähr die Gestalten der Polarisationscurven bei
Verschiebung des Indifferenzpunctes sich ändern werden, ist
schwer zu sagen. Das von Pflüger gewählte Schema (Electrotonus Taf. V, Fig. 18) lässt die Curven trotz der Verschiebung

in ihren beiden Hälften symmetrisch, wobei man aber die Annahme in den Kauf nehmen muss, dass das Maximum der Polarisation nicht immer in die Electroden selbst fällt. Hält man dies letztere für unwahrscheinlich, so bleibt nur übrig, die Curven unsymmetrisch anzunehmen, wobei sie etwa die in Fig. 6 abgebildete Gestalt erhalten würden.

Theoretische Anhänge.

I. (Zu Seite 307.)

Die Theorie der Ströme in einem Cylinder mit polarisirbarem Kern, eine der schwierigsten Aufgaben der Electricitätstheorie, ist von H. Weber vor Kurzem gegeben worden.[1] Die Resultate lassen sich in eine sehr einfache Form bringen, wenn man den Querschnitt des Cylinders sehr klein annimmt gegen die Abstände der Electroden von einander und von dem betrachteten Querschnitt. Jede Electrode bewirkt für sich eine nach beiden Seiten gleichmässig abfallende Spannungsvertheilung, und zwar ist die mittlere Spannung in einem um die Grösse z von der Electrode entfernten Querschnitt unter der genannten Beschränkung

$$u = \pm \, aJ. \, e^{-\vartheta z},$$

worin z die absolut genommene Entfernung von der Electrode, J die Intensität des durch die Electrode eintretenden Stroms, e die Basis der natürlichen Logarithmen, a und ϑ Constanten, welche von dem Leitungsvermögen und den Radien des Kerns und der Hülle und von der Polarisationsconstante (Uebergangswiderstand) abhängen. Das positive Vorzeichen ist zu nehmen, wenn die Electrode eine Anode ist. Die resultirende Spannung eines Punctes findet man durch algebraische Summation aller von den vorhandenen Electroden herrührenden Einzelspannungen.

Hat man einen durch zwei Electroden zugeleiteten Strom von der Intensität J, ist ferner $2a$ der gegenseitige Abstand der Electroden, und z der Abstand eines auf der Anodenseite liegen-

---

1) Ueber die stationären Strömungen der Electricität in Cylindern. Borchardt's Journal LXXV, p. 1, 14 ff.

den Querschnitts von der Mitte der Electroden, so ist offenbar die (mittlere) Spannung in z:

$$u = aJe^{-\vartheta(z-a)} - aJe^{-\vartheta(z+a)}$$
$$= aJ\left(e^{\vartheta a} - e^{-\vartheta a}\right)e^{-\vartheta z}$$

Setzt man den constanten Ausdruck $a\left(e^{\vartheta a} - e^{-\vartheta a}\right) = A$, so ist

$$u = A.J.e^{-\vartheta z}.$$

(Auf der Cathodenseite wäre der Ausdruck mit negativem Vorzeichen zu nehmen, wenn z immer die a b s o l u t e Entfernung vom Nullpunct bedeutet; wird z algebraisch genommen, so würde der Exponent auf der Cathodenseite positiv zu nehmen sein, wenn die z nach der Anodenseite positiv gezählt werden.)

Die durch einen Querschnitt senkrecht strömende Electricitätsmenge ist nun offenbar proportional dem ersten Differentialquotienten der Spannung nach der Axe, $\dfrac{du}{dz}$; ferner ist die in ein Längenelement der Kernoberfläche einströmende Electricitätsmenge gleich der Differenz der durch zwei aufeinander folgende Querschnitte strömenden Electricitätsmengen, also proportional dem zweiten Differentialquotienten $\dfrac{d^2u}{dz^2}$, der letztere ist also zugleich proportional der Polarisation des Kerns im Querschnitt z.

Sofort ergiebt sich nun aus den Eigenschaften der Exponentialfunction, dass u, $\dfrac{du}{dz}$, $\dfrac{d^2u}{dz^2}$ einander proportional sind, und ausserdem u und $\dfrac{d^2u}{dz^2}$ gleiches Vorzeichen besitzen. Schon hieraus folgt, dass in jedem Querschnitt Spannung, durchströmende Menge und Polarisationsgrösse einander proportional sind.

Wird an einem an zwei Puncte (z und z') angelegten indifferenten leitenden Bogen die electromotorische Kraft ϵ durch Compensation gemessen, so hat man

$$\epsilon = u - u' = AJ\left(e^{-\vartheta z} - e^{-\vartheta z'}\right).$$

Die Polarisationen in den Querschnitten z und z' sind nach dem Obigen (γ eine Constante):

$$p = \gamma.\frac{d^2u}{dz^2} = \gamma\vartheta^2 AJe^{-\vartheta z}; \quad p' = \gamma\vartheta^2 AJe^{-\vartheta z'};$$

woraus folgt

$$\epsilon = \frac{1}{\gamma\vartheta^2}(p - p'),$$

d. h. die durch Compensation gemessene Kraft im ableitenden Bogen ist ein Maass für die Differenz der Polarisationen an seinen Fusspuncten.

Betrachtet man ferner das Integral

$$\int_z^{z'} p\,dz = \gamma\vartheta^2\,AJ\int_z^{z'} e^{-\vartheta z}\,dz = -\gamma\vartheta\,AJ\left(e^{-\vartheta z'} - e^{-\vartheta z}\right) = \gamma\vartheta_z,$$

so ergiebt sich, dass die Kraft im ableitenden Bogen auch für die Summe aller zwischen seinen Fusspuncten liegenden Polarisationen ein proportionales Maass ist. Beide Sätze sind im Text ausgesprochen worden.

II. (Zu Seite 311.)

Es sei, während alle Zeichen dieselbe Bedeutung wie oben behalten, auf der Anodenseite ein leitender Bogen angelegt, dessen Fusspuncte um c und c' vom Nullpunct entfernt sind; die Intensität des in diesen Bogen sich ergiessenden Stromzweiges, die sich nicht genau berechnen lässt, sei J' (jedenfalls ist $J' < J$ und beide gleich gerichtet). Der Einfluss des leitenden Bogens soll nun nach dem Theorem von S. 310 als Wirkung des Stromes J' berechnet werden. Im Querschnitt z, welcher zwischen den Fusspuncten des ableitenden Bogens liegt ($c < z < c'$), ist ohne den Bogen die Spannung

$$u = AJe^{-\vartheta z}.$$

Zu dieser summiren sich nun noch die Spannungen v und v', welche von der Cathode (c) und der Anode (c') des Stromes J' herrühren, also

$$v = -A'J'e^{-\vartheta(z-c)}$$
$$v' = A'J'e^{-\vartheta(c'-z)}.$$

Also $U = u + v + v' = AJe^{-\vartheta z} - A'J'\left(e^{-\vartheta(z-c)} - e^{-\vartheta(c'-z)}\right)$ und die Polarisation in z nach Anlegung des Bogens

$$\Gamma = \gamma\vartheta^2\,AJe^{-\vartheta z} - \gamma\vartheta^2\,A'J'\left(e^{-\vartheta(z-c)} - e^{-\vartheta(c'-z)}\right).$$

Das zweite Glied dieses Ausdrucks ist der durch den Bogen erfolgende Zuwachs der Polarisation. Dieser Zuwachs ist positiv, wenn der eingeklammerte Factor negativ ist, d. h. wenn $z-c > c'-z$; er wird Null, wenn $z-c = c'-z$, d. h. in der Mitte des angelegten Bogens. Wenn $z < c$ oder $z > c'$ ist, wobei die Vorzeichen der Exponenten in obigen Gleichungen sich ändern, wird der

Zuwachs im ersteren Falle negativ, im letzteren positiv. Zwischen
der Mitte des Bogens und der positiven Electrode des polarisirenden Stromes wird also die Polarisation überall vermindert,
jenseits der Mitte überall vergrössert, in der Mitte des Bogens
selbst bleibt sie unverändert. Dasselbe gilt von der Spannung,
welche überall der Polarisation proportional ist.

III. (Zu Seite 315.)

Zur Untersuchung des Einflusses, den die Nähe des Endes
der Leitercombination auf die Spannungen, Polarisationen und
Ströme ausübt, liefert das Princip der Spiegelung, welches
in der Theorie der electrischen Ströme vielfache Anwendung findet,
ein vortreffliches Mittel. In Fig. 7 sei AC der polarisirende Strom
und aec die Spannungscurve der anelectrotonischen Strecke. Der
unendliche Leiter werde nun bei E abgeschnitten. Man findet
dann den Einfluss dieser Beendigung, wenn man sich bei E eine
reflectirende Fläche denkt, die den Leiter in seiner Verlängerung
abspiegelt, so dass das Spiegelbild in $A'C'$ einen entgegengesetzten polarisirenden Strom zeigt, und nun so verfährt, als ob
dieser Strom und die von ihm herrührende Spannungscurve $a'e'c'$
wirklich vorhanden wäre, und die Spannungen superponirt. Die
Spannungscurve für AE geht dadurch in die Gestalt akl über,
welche die gesuchte Spannungscurve ist. Man sieht sofort, dass
die Beendigung in E die Spannungen überall erhöht, in E selbst
auf den doppelten Betrag, rückwärts um immer weniger. Dieselbe Veränderung erleiden die Polarisationen. Die abgeleiteten
Ströme aber werden durch die Nähe des Endes geschwächt.

Es ist leicht zu erkennen, dass das Ende des Leiters um so
stärker wirkt, je grösser die Polarisation an der Abschnittsstelle
war, d. h. je näher dieselbe der Electrode liegt, oder je weniger
steil der Abfall der Spannungen überhaupt ist. Deshalb muss
die Wirkung des Endes beim Nerven viel schwächer sein, als
beim Drahtrohr; in der That haben wir sie nur beim letzteren
constatiren können (s. S. 303 und 315). Ferner ist hier nochmals zu bemerken, dass das Ende des Kerns allein oder der
Hülle allein denselben Effect haben muss, wie das Ende der ganzen Leitercombination (vgl. S. 304).

—

Untersuchungen
über das Gesetz der Erregungsleitung im polarisirten Nerven.

Von

L. Hermann.

(Hierzu Taf. VI, Fig. 8—16.)

I. Aufstellung und erste Begründung des Gesetzes.

In zwei früheren Arbeiten [1]) habe ich gezeigt, dass die Veränderungen des electrotonischen Zuwachsstromes während tetanischer Erregung des Nerven, welche von Bernstein in den
extrapolaren Strecken, von mir auch für die durchflossene Strecke,
festgestellt sind, sich erklären lassen, wenn man annimmt, dass
die mit der Erregung verbundene Negativität wachse, wenn die
Erregung zu positiveren, dass sie abnehme, wenn die Erregung
zu negativeren Nervenstellen fortschreitet. Es existirt bei der
jetzigen Erklärung des Electrotonus durch Polarisation des Nerven keine andre plausible Erklärung der genannten Erscheinungen.
Der von mir aufgestellte Satz wird aber erst dann seine volle
Bestätigung erhalten, wenn gezeigt ist, dass er überhaupt alle
Erregungserscheinungen am polarisirten Nerven erklärt, und
allein erklärt.

Dass die mit der Erregung verbundene Negativität ein wirk-
licher proportionaler Ausdruck der Erregung, wenn nicht sogar
mit der Nervenerregung überhaupt identisch ist, kann bei dem
jetzigen Standpunct unsrer Kenntnisse nicht bezweifelt werden.
du Bois-Reymond hat durch zahlreiche Versuche bewiesen, dass
diese Negativität nur durch die wirklichen Nervenreize bewirkt
wird; Bernstein hat sie in ihrem wellenförmigen Ablauf durch
die Länge des Nerven verfolgt und gezeigt, dass erstens dieser Ablauf mit derselben Geschwindigkeit erfolgt, wie der der durch Muskelzuckung nachweisbaren Erregung nach Helmholtz's Messungen,
dass ferner der Electrotonus auf die Grösse dieser Negativität,
wenn sie am Querschnittsende des Nerven gemessen wird, denselben
Effect hat wie auf die durch Muskelzuckung gemessene Erregung

---

1) Dies Archiv VI. p. 358, 561.

nach Pflüger's Untersuchungen. Wenn also der von mir aufgestellte Satz richtig ist, so muss er auch in der Form gültig
sein, wo von der Erregung überhaupt, nicht bloss von der Negativität die Rede ist. Wir haben also zu prüfen, ob folgender
Satz allgemein richtig ist:

Die Erregung wächst während ihres Ablaufs durch den
polarisirten Nerven, wenn sie zu positiveren, sie nimmt ab, wenn
sie zu negativeren Nervenstellen fortschreitet.

Wir besitzen zwei Mittel, um den Erregungszustand des
Nerven zu messen: erstens der Erfolg in den mit dem Nerven
verbundenen Organen, Muskel (Drüse etc.) oder Ganglienzelle;
dieses Mittel sagt nur etwas aus über den Erregungszustand des
letzten an das Erfolgsorgan angrenzenden Nervenelements, und
Nichts über den Rest des Nerven; — zweitens die galvanische
Wirkung der Erregung; dies Mittel ist auf jedes beliebige Stück
der Continuität des Nerven anwendbar, sagt aber Nichts aus
über die absolute Grösse der Erregung eines Nervenelements,
sondern nur über die Differenz der Erregungsgrösse an zwei
zum Galvanometer abgeleiteten Puncten des Nerven [1]. Beide
Mittel, jedes für sich unvollkommen, müssen sich zur vollständigen Uebersicht des Erregungsablaufs im ganzen Nerven gegenseitig ergänzen.

Da unser Satz nichts über die absolute Grösse der Erregung
aussagt, so hätte er, streng genommen, schon seine volle Berechtigung aus dem zweiten Untersuchungsmittel, von welchem
er hergenommen ist, wenn nicht das unmittelbare Erfahrungs-
resultat möglicherweise doch noch andere Erklärungen zuliesse,
als die meinige. So wird es also dringend nöthig, auch das
erste Mittel zur Prüfung des Satzes heranzuziehen.

Sollen Muskelzuckungen zur Untersuchung benutzt werden,
so stehen uns drei Wege offen: Entweder A) muss das an die
Muskelfaser angrenzende Nervenende möglichst unpolarisirt sein,
und nun der Effect von Reizen untersucht werden, die an polarisirten Nervenstellen angebracht sind; dies ist nichts Anderes,
als der von Pflüger schon längst angestellte Versuch; oder ·

---

1) Diejenige Nervenstelle, an welcher die Erregungswellen bei tetani-
nischer Reizung stärker anlangen, muss während der Reizung sich negativ
verhalten gegen die andere, und dieser Strom sich zu dem in der Ruhe
bestehenden als „Erregungsschwankung" algebraisch addiren.

B) es muss das Nervenende am Muskel polarisirt sein und die Erregung an möglichst unpolarisirten Nervenstellen erfolgen; ein bisher nicht angestellter Versuch; — C) endlich kann sowohl die Reiz- als die Erfolgsstelle polarisirt sein.

Indem ich die strengere mathematische Formulirung unsres zu prüfenden Satzes auf eine andre Stelle verschiebe, will ich hier nur auf folgenden wesentlichen Punct aufmerksam machen. Wenn die Polarisation stetig über den Nerven ausgebreitet, und die Veränderung der Erregung von Stelle zu Stelle proportional ist der Veränderung der Polarisation von Stelle zu Stelle, so ist es klar, dass bei Reizung des Nerven an einer Stelle *a* die Grösse der an einer Stelle *b* anlangenden Erregung nur abhängig ist von der Erregungsgrösse in *a*, und von den Polarisationszuständen in *a* und *b*, dagegen nicht von den Polarisationszuständen der zwischen *a* und *b* gelegenen Nervenstellen. Welches also auch der Polarisationszustand der zwischen *a* und *b* gelegenen Nervenstellen sei, die von *a* ausgehende Erregung wird in *b* anlangen: 1. in unveränderter Stärke, wenn *a* und *b* gleichnamige und gleich grosse Polarisation besitzen; 2. verstärkt, wenn *a* negativer ist als *b*; 3. geschwächt, wenn *a* positiver ist als *b*.

Die Pflüger'schen Versuche sind, wie schon angeführt, sämmtlich so angestellt, dass die Prüfstelle *b* (Nervenende im Muskel) ganz oder annähernd unpolarisirt war. Bei unpolarisirter Prüfstelle *b* wird aber die Erregung in *a* nach dem eben Gesagten unverändert anlangen, wenn auch *a* unpolarisirt ist (z. B. im Indifferenzpunct liegt), verstärkt, wenn *a* negativ polarisirt (catelectrotonisirt), geschwächt, wenn *a* positiv polarisirt (anelectrotonisirt) ist. Dies ist aber wirklich das allgemeine Resultat der Pflüger'schen Versuche, das mithin, weitere Prüfung im Einzelnen vorbehalten, durch unsern Satz ebenso erklärt werden kann, wie durch den Pflüger'schen Satz, dass der Electrotonus die Erregbarkeit der Nervenstellen verändert.

II.   Prüfung des Gesetzes durch die Pflüger'schen Electrotonusversuche.

In den zahlreichen Pflüger'schen Versuchen, deren ausnahmslose Richtigkeit durch unzählige Wiederholungen in Untersuchungen, Uebungen und Vorlesungen constatirt ist, haben wir das erste umfangreiche thatsächliche Material, an welchem vor

allen Dingen unser Satz sich durchgängig bewahrbeiten muss,
wenn er richtig ist.

Für die Reizung zwischen durchflossener Strecke und Muskel
ist gar kein Zweifel; die Polarisation am Nervenende im Muskel
ist hier entweder Null, oder gleichnamig aber schwächer als
die Polarisation der Reizstelle. Der Effect eines stets gleich
starken Reizes muss also bei absteigendem Strom (wo die Polarisation der Reizstelle negativer ist als die des Endes) verstärkt,
bei aufsteigendem geschwächt sein. Dies ist wirklich ausnahmslos
der Fall.

[Ich will gleich hier einen wichtigen Punct erledigen. Jeder,
der die Pflüger'schen Versuche häufig wiederholt hat, weiss,
dass sie um so schöner gelingen, je mehr sich die Reizstärke
dem Schwellenwerthe nähert; bei nur wenig stärkeren Reizen
hat gewöhnlich der Electrotonus, sei er stark oder schwach,
nicht den mindesten Einfluss mehr auf die Zuckungsgrösse. Dieses
Verhalten, obwohl vermuthlich jedem Physiologen aus Erfahrung
bekannt, hat bisher nicht die nöthige Beachtung in theoretischer
Beziehung gefunden. Man hielt meist die Erklärung für genügend, dass der Zustand der Erregbarkeit am einflussreichsten
sein müsse, wenn der Reiz so minimal ist, dass die Erregung
gleichsam um ihre Existenz kämpft. Diese Erklärung ist aber
unzulässig, weil sie eine ganz bestimmte, unbewiesene Annahme
involvirt über die Abhängigkeit zwischen Erregbarkeit, Reiz und
Erregung [1]. Ich habe aber bei zahlreichen Versuchen über Electrotonus die Ueberzeugung gewonnen, dass diese Erklärung nicht
bloss unberechtigt, sondern gradezu unrichtig ist. Mit Steigerung
der Reizstärke schwindet nämlich der Einfluss des Electrotonus
ganz plötzlich, und zwar immer grade bei der Reizstärke, welche
das Maximum der Muskelzuckung herbeiführt. Bei dieser und

---

1) In Wirklichkeit existirt eine Beziehung wie die hier verlangte bei
den Empfindungen; denn in der Fechner'schen Maassformel kann man den
Schwellenwerth des Reizes als den reciproken Werth der Erregbarkeit des
Seelenorgans betrachten, also sagen, dass die Empfindungen proportional
sind den Logarithmen der Producte aus Reiz und Erregbarkeit; da nun
diese Producte um so kleiner sind je kleiner die Reize, und die Logarithmen um so steiler wachsen je kleiner die Numeri, so wird der Einfluss
der Erregbarkeit auf die Empfindung um so grösser sein, je kleiner der
Reiz (ebenso umgekehrt der Einfluss der Reizgrösse auf die Empfindung
um so grösser je kleiner die Erregbarkeit).

allen höheren Reizstärken ist aber nicht allein die catelectrotonische Zuckungsvermehrung nicht mehr merklich (die ja unmöglich ist, weil die Zuckung schon maximal ist), sondern auch die anelectrotonische Zuckungsverminderung ist sehr schwach und erlischt gänzlich bei einer Reizstärke, die ganz wenig über derjenigen liegt, die das Zuckungsmaximum bewirkt. Bei allen stärkeren Reizen ist nicht die geringste Spur des electrotonischen Einflusses mehr vorhanden, so genau man auch die Myographionstriche messen möge und so stark auch der Electrotonus sei. Dies plötzliche und gänzliche Aufhören des Einflusses beweist, dass die Ursache darin gesucht werden muss, dass die Muskelzuckung, als Function der Erregung des letzten Nervenelements betrachtet, schon bei einem sehr niedrigen Werth der letzteren ihr Maximum erreicht, während jene noch beträchtlich wachsen kann. Dies geht unter anderm daraus hervor, dass (tetanisirende) Reizstärken, welche auf einen Muskelnerven applicirt, schon maximalen Muskeltetanus herbeiführen, zur Demonstration der negativen Schwankung des Nervenstroms am Querschnitt kaum hinzureichen pflegen, und dass durch Steigerung der Reizstärke die Schwankung jedenfalls sehr bedeutend vergrössert werden kann. Halten wir also fest, dass die Nervenerregung noch sehr weit über den Werth steigen kann, der schon das Maximum der Muskelzuckung herbeiführt, so wird es sofort klar, dass Reize, die über jenem Werth liegen, zur Demonstration von electrotonischen Erregungssteigerungen, und ein wenig höhere auch für die von Erregungsverminderungen ungeeignet sein müssen.]

Bei den Pflüger'schen Versuchen an der intrapolaren Strecke ergab sich bekanntlich das Resultat, dass erstens dieselbe in zwei Abschnitte von entgegengesetztem Verhalten zerfällt, deren Grenze (der Indifferenzpunct) mit zunehmender Stärke des polarisirenden Stromes von der Anode zur Cathode vorrückt, und dass zweitens die Zuckung verstärkt wird, wenn die stets gleiche Reizung im Cathodenabschnitt, geschwächt, wenn sie im Anodenabschnitt erfolgt, um so mehr, je näher die Reizstelle den Electroden liegt. Diese Resultate entsprechen unserem Satze, wenn wir annehmen, dass der Pflüger'sche Indifferenzpunct identisch ist mit dem physicalischen Indifferenzpunct, d. h. mit der Grenze der positiv und der negativ polarisirten Strecke, welche auf direct

galvanischem Wege festzustellen wir bis jetzt kein Mittel besitzen
(vgl. den vorstehenden Aufsatz S. 317 f.). Unter dieser Voraussetzung ist es nun klar, dass nach unserm Satze jede Erregung
im negativ polarisirten Abschnitt am (annähernd) unpolarisirten
Nervenende [1] verstärkt anlangen muss, umgekehrt jede Reizung
in der Anodenstrecke geschwächt.

Für die Erfolge der Reizung der totalen intrapolaren Strecke
unterscheidet sich die Erklärung durch unsern Satz in nichts
Weiterem von der durch den Pflüger'schen, da nach beiden die
Reizung jedes anelectrotonischen Punctes verminderte, die jedes
catelectrotonischen verstärkte Zuckung zur Folge hat.

Wir kommen nun zu den Reizungen der suprapolaren Strecke.
Hier bewirkt bekanntlich wiederum anelectrotonische Reizung
(absteigender Strom) stets verminderte Zuckung, dagegen catelectrotonische Reizung (aufsteigender Strom) bei schwachen polarisirenden Strömen verstärkte, bei stärkeren verminderte Zuckung.
Pflüger erklärt die letztere scheinbare Ausnahme von seinem
Gesetz, dass Catelectrotonus die Erregbarkeit erhöht, durch einen
Einfluss des Electrotonus auf das Leitungsvermögen, der auch
ganz im Sinne seiner Theorie der Nervenleitung ist. Wenn nämlich jedes Nervenelement gereizt wird durch den Erregungszustand
des angrenzenden Theilchens, so muss Herabsetzung der Erregbarkeit immer verbunden sein mit Erschwerung der Leitung, also
können bei aufsteigendem Strome und suprapolarer Reizung die
zwischen der Reizstelle und dem Muskel liegenden anelectrotonisirten Strecken durch ihre Leitungsunfähigkeit den Erfolg der
Reizung vereiteln, obgleich die Erregbarkeit an der Reizstelle
erhöht ist.

Auch für unsern Satz bildet das Verhalten bei suprapolarer
Reizung und aufsteigendem Strome auf den ersten Blick eine
Ausnahme. Wenn nämlich, wie oben (S. 325) gesagt ist, die
Polarisationszustände der zwischen Reizstelle und Muskel liegen-
den Nervenstellen ohne Einfluss auf die Grösse der anlangenden
Erregung sind, so müssen wir erwarten, dass bei Reizung der

---

1) In jedem Falle erstreckt sich die Polarisation, und zwar in nachweisbarer Weise, über die ganze Länge des Frosch-Ischiadicus, wie
man bei genauen Versuchen stets findet. Es giebt also streng genommen
keine extrapolare Entfernung, in welcher man den Einfluss des Electrotonus
als Null bezeichnen kann.

negativ polarisirten supranpolaren Strecke die Erregung am unpolarisirten oder schwach positiv polarisirten Nervenende im Muskel stets verstärkt anlangt, wie sie bei entgegengesetzter Stromrichtung wirklich stets geschwächt anlangt. Die Pflüger'sche Erklärung der Abweichung können wir uns selbstverständlich nicht zu Nutze machen, da ja unser Satz von Erregbarkeitsverminderung durch Anelectrotonus nichts enthält. Indessen liegt auch für uns eine Erklärung nahe, die weiter unten streng durchgeführt werden wird und die ich hier nur kurz andeute: die Erregung nimmt nämlich in unserm Falle in ihrem Verlaufe von der Reizstelle nach der Cathode hin ab, erreicht dort ihr Minimum, nimmt dann bis zur Anode wieder zu, erreicht dort ihr Maximum und nimmt dann endlich bis zum Muskel wieder ab. Ich werde weiter unten zeigen, dass, wenn diese Curve in der Cathodengegend unter den Schwellenwerth des Reizes herabsinkt, die Erregung erlöschen muss, dass ferner schon Annäherung an diesen Schwellenwerth im Sinne des beobachteten Resultates wirkt, dass endlich in demselben Sinne das Resultat beeinflusst wird, wenn das Maximum der Curve an der Anode über dem Maximalwerth der Nervenerregung liegt.

III. Prüfung durch neue Reizversuche.

Man sieht, die Pflüger'schen Versuche sind sowohl durch Veränderung der Erregbarkeit durch den Electrotonus, als durch unsern Satz erklärbar, und enthalten kein Experimentum crucis für beide Erklärungsweisen. Ein solches kann überhaupt nicht gefunden werden, so lange die Erfolgsstelle im Muskel unpolarisirt oder im Vergleich mit der Reizstelle schwach polarisirt ist. Denn in diesem Falle ergeben immer beide Theorien Erfolgsverstärkung bei negativer, Schwächung bei positiver Polarisation der Reizstelle.

Ein Experimentum crucis, in welchem beide Theorien entgegengesetzte Resultate verlangen, wird sich ergeben, wenn die Erfolgsstelle, d. h. das Nervenende im Muskel, polarisirt ist (s. oben S. 325 sub B).[1] Ist dann z. B. die Reizstelle unpolari-

---

1) Ich bemerke hier ein für allemal, dass es für die Betrachtungen dieser Arbeit gleichgültig ist, was man als das physiologische Ende der Nervenfasern betrachtet, ob die Eintrittsstelle in die Muskelfasern, oder irgend eine innerhalb der letzteren gelegene Fortsetzung. In einer späteren Arbeit denke ich auf diese Frage zurückzukommen.

sirt, so würde der Pflüger'sche Satz bei Anelectrotonus des
Nervenendes verminderte, bei Catelectrotonus vermehrte Zuckung,
der unsrige aber grade das Entgegengesetzte verlangen. Ist auch
die Reizstelle polarisirt (S. 325 sub C), so entsteht ein Experimentum crucis, wenn sie gleichnamig, aber schwächer polarisirt
ist als das Nervenende; positive Polarisation beider würde dann
nach dem Pflüger'schen Satze Verminderung, nach dem unsrigen
Vermehrung der Zuckung bewirken, negative umgekehrt. (Nach
unserm Gesetze findet man den electrotonischen Zuwachs immer
sofort durch folgende leicht verständliche Regel: Construirt man
die S. 317 des vorigen Aufsatzes besprochene, Fig. 5 stark ausgezogene Polarisationscurve, so langt die von einem Punct
a ausgehende Erregung an einem Punct b verstärkt
oder geschwächt an, je nachdem der zu b gehörige Cur-
venpunct absolut höher oder absolut tiefer auf dem Papier liegt als der zu a gehörige.)

Für jedes Experimentum crucis muss also das Nervenende
im Muskel polarisirt, die Reizstelle unpolarisirt oder gleichnamig
aber schwächer polarisirt sein. Hierdurch ist unser Versuch
vollkommen vorgeschrieben. Vor Allem muss die untere polarisirende Electrode dem Muskel so nahe wie möglich angebracht
werden, um das Nervenende zu polarisiren. Die Reizstelle soll
entweder unpolarisirt, oder gleichnamig aber schwächer polarisirt
sein. Im ersteren Falle muss sie entweder angebracht werden
im Indifferenzpunct der intrapolaren Strecke, oder an einem
möglichst weit entfernten suprapolaren Puncte, wobei aber kaum
zu vermeiden ist, dass sie noch in den Bereich der Polarisation
fällt (vgl. S. 328, Anm.), die dann entgegengesetzt der des Nervenendes ist, wodurch der Character des Experimentum crucis
verloren geht. Im zweiten Falle muss sie intrapolar unterhalb
des Indifferenzpuncts angebracht werden.

Aus dieser Betrachtung ergiebt sich Folgendes als die rich-
tigste Form des Experimentum crucis: Der polarisirende Strom
durchfliesst den ganzen Nerven, indem die untere Electrode dem
Muskel möglichst nahe angebracht wird, die obere an das Querschnittsende. Der Reiz soll nun im Indifferenzpunct oder etwas
unterhalb desselben angebracht werden; wie weit nach unten er
angebracht werden darf, vergegenwärtigt das Schema Fig. 8.
a und b seien die polarisirenden Electroden, c das Ende einer

intramusculären Nervenfaser; die Stromstärke sei diejenige, bei welcher der Indifferenzpunct i in der Mitte von ab liegt; es sei dann d derjenige intrapolare Punct, dessen Polarisation gleich stark (und gleichnamig) mit der des Nervenendes c ist[1]). Es ist dann di der Bereich, in welchem der Reiz für das Experimentum crucis anzubringen ist. In allen Fällen, wo er in die Strecke di fällt, verlangt der Pflüger'sche Satz für den aufsteigenden Strom Verminderung, für den absteigenden Verstärkung der Zuckung, der meinige umgekehrt für den aufsteigenden Strom Verstärkung, für den absteigenden Verminderung.

Wie man sofort sieht, besteht die Schwierigkeit des Versuchs darin, in jedem einzelnen Falle erstens zu wissen, wo der Indifferenzpunct i liegt, der sich mit der Stärke des polarisirenden Stromes verschiebt; zweitens wo der Punct d liegt; der Punct d liegt offenbar für jede Faser etwas anders, da die intramusculär kurz endigenden Fasern, wie bc', offenbar am Ende c', stärker polarisirt sein müssen, der gleich stark polarisirte Punct d', also näher an a liegen muss. Wir sind durch diese Unsicherheit gezwungen, die Frage des Experimentum crucis etwas anders zu stellen.

Wir fragen: Giebt es in der unteren Hälfte der intrapolaren Strecke ab eine Stelle oder Strecke di, deren Reizung, welches auch die Stärke des polarisirenden Stromes sei, bei aufsteigendem Strome verstärkte, bei absteigendem verminderte Zuckung zur Folge hat? Wenn es eine solche giebt, so ist unser Satz bewiesen.

Ehe ich diese Fragestellung und ihre beweisende Kraft erörtere, wird es zweckmässig sein, die Versuche selbst anzuführen. Ich gebe das Verfahren so genau als irgend möglich an, weil auf diesem Gebiete selbst das Unbeachtetlassen des kleinsten Umstandes das Resultat in Frage stellt.

Die Zuckungsgrössen werden mittels des Pflüger'schen Myographions in der neueren, von Sauerwald etwas modificirten Form (geräumigere Kammer, Bewegung der Schreibplatte durch Trieb mit getheiltem Knopf) aufgeschrieben, an welchem ich noch eine (schon von Willy[2]) kurz erwähnte) Vorrichtung

---

1) Vgl. hierüber den vorstehenden Aufsatz.
2) Dies Archiv V, p. 279.

zum Aufspannen von berussten Papieren statt der Glastafeln
habe anbringen lassen. Die Versuchstafeln werden so sämmtlich,
durch Harzlösung fixirt, aufbewahrt.

Bei jedem Versuche führt ein Assistent Protocoll, indem der
Experimentator bei jedem Einzelversuch die Zahl der Knopftbei-
lung, die der Plattenstellung entspricht, und die Bedingungen
des Versuchs laut ausspricht; beides wird niedergeschrieben. Nach
Beendigung der Reihen werden nach diesem Protocoll auf der
Tafel (vor der Fixirung) mit einer Präparirnadel zu jedem Versuch die Bedingungen hinzugeschrieben.

Strenge Regeln bei allen Versuchen sind: 1. dass jeder
Zuckungsversuch mit Polarisation zwischen zwei Versuchen ohne
Polarisation liegt; 2. dass während einer Reihe (zur Vermeidung
von Täuschungen durch Modificationen) nicht mit der Richtung
des polarisirenden Stromes, sondern nur mit der Intensität desselben gewechselt wird [1]); 3. dass (vgl. S. 326) vor jeder Reihe
der Minimalreiz, der eben noch eine merkliche Zuckung auslöst,
ermittelt und dieser für die ganze Reihe beibehalten wird [2]).

Ich habe vor Allem electrische Reize angewandt. Die
Electroden waren stets unpolarisirbar, und zwar von der verein-
fachten Form, welche ich bereits beschrieben habe [3]). Um viele
solche Electroden bequem in kleinem Raum anbringen zu können,
habe ich den in Fig. 9 und 10 in natürlicher Grösse abgebildeten
Electrodenträger schon vor längerer Zeit construiren lassen und
vortrefflich bewährt gefunden. Die auf einem schweren Fuss
stehende Säule AB, welche so hoch ist wie die Säule des Myo-
graphiontisches, trägt die verschiebbare Hülse H mit der Klemmschraube K. Der vierkantige Stab CD von Kammmasse trägt
die auf ihm verschiebbaren Messinghülsen E_1, E_2, E_3, von denen
eine, E_0, an die Hülse H direct festgeschraubt ist, also den Kantel

---

1) Dieser Wechsel geschieht stets systematisch, indem in gewissen Intervallen vom schwächsten Strome zum stärksten vorgeschritten, und dann
gewöhnlich in derselben Reihenfolge wieder zurückgegangen wird.

2) Als eine vierte wichtige Vorschrift kann noch angeführt werden,
dass der Kochsalzthon der Electroden immer durch aufgetropfte 0,7pro-
centige Kochsalzlösung sehr feucht gehalten werden muss, weil er sonst
die Neigung hat, dem Nerven Wasser zu entziehen (vgl. dies Archiv VI,
p. 334, Anm. 2), was grosse Störungen nach sich zieht.

3) Dies Archiv IV, p. 211.

CD trägt. Jede der Hülsen E besitzt vorn eine Klemmschraube s zur Fixirung gegen den Kantel, unten eine Klemme t zur Aufnahme eines Leitungsdrahtes, und oben eine kurze Messingröhre r, in welche ein Zinkdraht z von 2,6 Mm. Durchmesser (60 Mm. lang) hineinpasst, der durch die Klemmschraube u fixirt wird. Jede der Hülsen E hat an der einen Seitenfläche des Körpers eine papierdünne Elfenbeinplatte p, so dass bei vollkommenem Zusammenschieben doch kein metallischer Contact zwischen den Hülsen möglich ist. Die Zinkdrähte z werden jedesmal am vorderen Ende a frisch amalgamirt und mit einer Lage Zinkvitriolthon umgeben, auf welche dann ein Reiter von Kochsalzthon (vgl. die vorige Anmerkung) aufgesetzt wird, der oben eine scharfe, dem Draht parallele First hat [1]). Bei ganz zusammengeschobenen Hülsen ist der Abstand der Zinkdrahtaxen (also auch der Thonfirsten) voneinander = 9 Mm.[2]) Um nun die Thonfirsten einander noch mehr nähern zu können, sind eine Anzahl Zinkdrähte wie in Fig. 11 bajonettförmig abgebogen, so dass man in dieser Beziehung vollste Auswahl hat.[3])

Der polarisirende Strom wurde nie über 4 Daniell's gesteigert; für die schwächeren Ströme diente das du Bois'sche Rheochord, beschickt mit einem Daniell; an meinem Rheochord sind 156 Mm. der Scala = 1 Siem. Einheit, das ganze Rheochord hat also einen Widerstand (20000 Mm. der Scala) von etwa 128 S.-E. Im Folgenden sind die Millimeter des Rheochords kurz als du Bois'sche Einheiten (1 d. B. = $\frac{1}{156}$ S.-E.) bezeichnet. Beim Stande auf 0 („minimum") ist der Stromzweig meist schon hinreichend, um deutliche Polarisationswirkungen zu geben.

Als Reize dienten Schliessungsinductionsströme, welche durch Oeffnen einer Nebenschliessung zur primären Spirale erzeugt wurden. Zu dieser Oeffnung diente die Helmholtz'sche Wippe,

---

1) Dies Verfahren ist besser als das früher von mir angewandte, den Kochsalzthon als Endkappe vorn aufzudrücken; das Verlacken des vorderen Zinkendes (dies Archiv IV, p. 212) wird dadurch zugleich entbehrlich.

2) Schmaler als sie sind kann man nämlich die Hülsenkörper nicht machen, weil sonst die Schraubenköpfe bei u, s und t unbequem klein würden.

3) Den Apparat, bestehend aus Säule, 8 Hülsen, Kantel und 20 Zinkdrähten nebst Vorrath an dickem Zinkdraht liefert Mechanicus F. Meyer in Zürich.

deren Griffel du Bois-Reymond sehr zweckmässig durch einen
Winkelhebel ersetzt hat. In der Handhabung dieses Hebels er-
langt man schnell eine solche Uebung, dass die Oeffnungen des
Ruhecontacts c vollkommen uniform ausfallen [1]).

Da die Reizungen intrapolar ausgeführt wurden, so stellen
sich vor Allem die Bedenken ein, welche Pflüger veranlasst
haben, bei den Untersuchungen des particllen Verhaltens der intrapolaren Strecke die electrische Reizung mit der so sehr viel
unbequemeren und unsichreren chemischen zu vertauschen. Nach
den Gesetzen der Stromverzweigung muss sich nämlich erstens
ein Zweig des Reizstroms durch den polarisirenden Kreis, also
durch die ganze intrapolare Strecke, zweitens ein Zweig des
polarisirenden Stroms durch den Reizkreis ergiessen. Beide an
sich sehr störende Uebelstände kann man aber, wie schon Wundt,
wenigstens für den einen ausgeführt hat [2]), auf ein völlig unwirk-
sames Minimum reduciren. Das Verfahren hierzu besteht darin:
1. die Reizelectroden einander so nahe als irgend möglich zu
bringen, 2. die durchflossene Strecke so lang als irgend möglich
zu machen, 3. sowohl in den Reizkreis als in den polarisirenden
Kreis so grosse Widerstände einzuschalten, dass der Widerstand
des sehr kurzen zwischen den Reizelectroden liegenden Nerven-
stücks gegenüber dem Widerstand des übrigen Reizkreises und
dem des übrigen polarisirenden Kreises verschwindend klein ist.
Dies habe ich dadurch bewerkstelligt, dass 1. die beiden Thonfirsten der Reizelectroden nur 2—3 Mm. voneinander abstanden,
2. die intrapolare Strecke den ganzen Nerven umfasste, also fast
60 Mm. lang war, 3. sowohl in den Reizkreis als in den Polari-
sationskreis unpolarisirbare Zinkvitriolwiderstände von 53500,
beziehlich 11800 S.-E. eingeschaltet wurden. Alle drei Maass-
regeln lagen ohnehin im Interesse meiner Versuche, denn es kam
darauf an, die voraussichtlich kurze Strecke di in einer möglichst langen durchflossenen Strecke mit Sicherheit auffinden zu
können, und ferner war jedes Mittel willkommen, das die Reizströme möglichst schwächte und auch die schwächsten noch
wirksamen polarisirenden Ströme noch in das Bereich der Untersuchung zu ziehen gestattete.

---

[1]) In einigen Versuchen habe ich das Pendel des Pendelmyographions
einen Contact umwerfen und dadurch den primären Strom öffnen lassen.

[2]) Untersuchungen zur Mechanik der Nerven etc. Erlangen 1871, p. 137 ff.

Das constante Resultat aller so angestellten Versuche ist nun wirklich über alles Erwarten übereinstimmend mit dem, was aus unserem zu prüfenden Satze folgt.   Ich führe nur Ein Beispiel vollständig an, in welchem die Zuckungshöhen *h* die Längen der Myographionstriche, die Reizstärken den Abstand der beiden Rollen des Inductionsapparats in Millimetern bedeuten.

Länge des Nerven 58 Mm. Abstände vom Muskel: untere polarisirende Electrode 5, untere Reizelectrode 21, obere Reizelectrode 24, obere polarisirende Electrode 58 Mm.   Die Reizstelle ist also von der unteren Electrode 16, von der oberen 34 Mm. entfernt, liegt also etwa an der Grenze des unteren und mittleren Drittels der durchflossenen Strecke.

I. Polarisirender Strom aufsteigend. Reizstärke 165.					II. Polarisirender Strom absteigend. Reizstärke 161.				
Nr.	h ohne Pol.	Nr.	Stärke des pol. Stromes	h bei Polar.	Nr.	h ohne Pol.	Nr.	Stärke des pol. Stromes	h bei Polar.
1	2,0	2	I D. minim.	5,5	1	2,5	2	I D. minim.	0,0
3	1,4	4	» 10 dB	5,5	3	3,0	4	» 10 dB	0,0
5	3,2	6	» 100	5,4	5	2,2	6	» 100	0,0
7	2,9	8	» 1000	5,5	7	3,6	8	» 1000	0,0
9	4,1	10	» 11000	5,6	9	4,7	10	» 11000	0,0
11	3,9	12	» voll	5,6	11	5,3	12	» voll	0,0
13	3,0	14	2 D. »	5,6	13	4,6	14	2 D. »	0,0
15	3,1	16	3 D. »	5,6	15	4,8	16	3 D. »	0,0
17	2,9	18	4 D. »	5,6	17	4,9	18	4 D. »	0,0
19	3,0	20	1 D. »	5,6	19	4,9	20	1 D.	0,0
21	2,9	22	» 11000	5,7	21	4,7	22	» 11000	0,0
23	2,8	24	» 1000	5,8	23	5,1	24	» 1000	0,0
25	3,5	26	» 100	5,7	25	4,9	26	» 100	0,0
27	3,0	28	» 10	5,1	27	4,0	28	» 10	0,0
29	1,3	30	» minim.	4,2	29	2,7	30	» minim.	0,0
31	0,7	—	—	—	31	3,2	—	—	—

Anmerkung.   Jede electrotonische Zuckungsverminderung pflegt die unmittelbar nachfolgende Zuckung nach Oeffnung des polarisirenden Stroms etwas über die Norm zu erhöhen. Nach electrotonischen Zuckungserhöhungen ist die Zuckung unmittelbar nach der Oeffnung ebenfalls etwas über die Norm gesteigert, so dass man, wenn man im letzteren Fall die Versuche zu schnell ausführt, leicht die electrotonische Zuckungserhöhung übersehen kann. Ueberall also, wo der Strom die Zuckung verstärkt, muss man zwischen je zwei Versuchen gehörige Pausen lassen. Auf das Wesen der electrotonischen Nachwirkungen denke ich in einer späteren Arbeit einzugehen.

Der vorstehende Versuch, und alle nach gleicher Methode

angestellten, zeigt, dass es im unteren Drittel der bis nahe an
den Muskel reichenden intrapolaren Strecke eine Stelle giebt,
deren Reizung bei jeder Stromstärke bei aufsteigendem Strom
verstärkte, bei absteigendem Strom geschwächte Zuckung giebt.
Durch diese Thatsache ist unser Satz endgültig bewiesen, da sie
nur durch ihn erklärt werden kann.

Unsre Reizstelle muss nämlich bei aufsteigendem Strome,
wie auch der Indifferenzpunct sich verschieben möge, jedenfalls
bei irgend einer (mittleren) Stromstärke im Bereiche des Anelectrotonus liegen; hier müsste also nach dem Pflüger'schen
Satz die Wirkung des Reizes geschwächt erscheinen, zumal da
ja sogar der ganze untere Rest des Nerven im Anelectrotonus
sich befindet. Nach dem Pflüger'schen Satze sollte man erwarten, dass unsre Reizstelle, die nur bei den schwächsten Strömen
im Catelectrotonus liegt, nur bei diesen verstärkte, bei allen
übrigen Stromstärken aber geschwächte Wirkung hat. Statt dessen
sehen wir bei allen Stromstärken verstärkte Wirkung. Man
wäre also vom Standpuncte des Pflüger'schen Satzes auf den
Einwand angewiesen, dass selbst der stärkste von uns angewandte Strom noch in dem Sinne zu den schwachen gehören
sollte, dass der Indifferenzpunct immer noch von der Cathode
über zweimal so weit entfernt liegt, als von der Anode. Dieser
Einwand, an sich schon so gut wie unmöglich, würde aber sofort widerlegt werden durch die Erfolge bei absteigendem Strome.
Denn bei der eben genannten Annahme bezüglich der Schwäche
unsrer Ströme würde sich bei absteigendem Strome unsre Reizstelle sicher immer im Catelectrotonus befinden, und doch sehen
wir hier vom schwächsten bis zum stärksten Strome jedesmal
den Reizeffect durch die Polarisation gradezu annullirt! Und
noch dazu, obgleich sich auch der ganze untere Nervenrest im
Catelectrotonus befindet!

Dagegen stimmt die Erfahrung, dass die Wirkung des polarisirenden Stromes, trotz der Verschiebung des Indifferenzpuncts, bei allen Stromstärken der Richtung nach dieselbe
bleibt, vortrefflich zu unserem Satze. Bei aufsteigendem Strome
liegt unsre Reizstelle bei mittelstarken und starken Strömen im
Anelectrotonus, ist aber stets schwächer positiv polarisirt als das
der untern Electrode nähere Nervenende; die Erregung muss also
im Muskel verstärkt anlangen; bei schwachen Strömen wird sie

in den Indifferenzpunct oder in den Catelectrotonus fallen, die Erregung also um so mehr verstärkt anlangen. Entsprechend lautet die Betrachtung für absteigenden Strom.

Rücken wir mit der Reizstelle näher an die Mitte der intrapolaren Strecke, so bleiben die Resultate genau dieselben; nach dem Pflüger'schen Satze würde das Auftreten verstärkter Zuckung bei aufsteigendem Strome, verminderter bei absteigendem bei mittlerer Stromstärke erst in der oberen Hälfte der durchflossenen Strecke erfolgen; für aufsteigenden Strom rückt der Punct, für den sich das genannte Resultat aus dem Pflüger'schen Satze ergiebt, mit der Stärke des Stromes nach oben, für absteigenden nach unten vor; ein Punct, der bei gleicher Stromstärke beide Resultate giebt, kann nach dem Pflüger'schen Satze überhaupt nur in der oberen Hälfte der Strecke liegen, und zwar erst um so höher hinauf, je stärker der Strom.

Wir haben also ein wirkliches Experimentum crucis vor uns, das schlagend für unsern Satz entschieden hat.

Es ist nun von Interesse die untere Grenze der Strecke experimentell zu ermitteln, für die unser Resultat gilt, also die Stelle, wo es in sein Gegentheil umschlägt, d. h. unterhalb welcher die Reizung bei aufsteigendem Strome verminderte, bei absteigendem verstärkte Zuckung giebt. Ich habe in zahlreichen Versuchen gefunden, dass diese Grenze 1. um so weiter hinabrückt, je näher dem Muskel die untere polarisirende Electrode angebracht wird; wenn man mit letzterer den untersten Nervenpunct erreicht hat, an dem man noch die Electrode anbringen kann, ohne den Muskel damit zu berühren (ca. 3 Mm. vom Gastrocnemius) und nun durch Verschieben der Reizelectroden die Umschlagsstelle ermittelt hat, so kann man jedesmal dieselbe noch um einige Millimeter weiter hinabrücken, wenn man nunmehr die untere polarisirende Electrode statt am Nerven am Oberschenkelknochen anbringt [1]), so dass der Strom das obere Muskelende mit durchfliesst [2]). Im günstigsten Fall, d. h. wenn

---

1) Hierzu diente eine besondere Zinkelectrode, die an der den Muskel tragenden Säule verschiebbar befestigt war. Der Muskel ist in meinen Versuchen stets von seinem Träger isolirt, indem der Oberschenkelknochen in einer Kautschukröhre steckt, und mit letzterer eingeklemmt wird.

2) Als Ort der untern Electrode ist aber in diesem Falle die Eintrittsstelle des Nerven in die Muskelmasse zu betrachten, weil hier erst die

die untere Electrode so weit unten als möglich, aber immer noch
am Nerven liegt, rückt die Grenze ziemlich beträchtlich in das
untere Drittel der intrapolaren Strecke hinein, aber niemals bis
in das untere Viertel. An der Grenze selbst geben die Versuche
schwankende Resultate, indem die Stärke des polarisirenden
Stromes Einfluss gewinnt (vgl. unten). 2. Je weiter oben die
untere Electrode liegt, um so höher liegt auch der Grenzpunct,
er rückt zuletzt in die obere Hälfte der intrapolaren Strecke
hinein, womit der Versuch den Character des Experimentum crucis
verliert. In der That haben wir jetzt die gewöhnliche Form des
Pflüger'schen Versuchs und demgemäss auch Pflüger's Resultate vor uns. Ueberhaupt ist ausdrücklich zu urgiren, dass
Pflüger's Versuche durchweg richtig und ihre Deutung durch
den Pflüger'schen Satz durchaus zutreffend ist; erst unsre neuen
Versuche zwingen uns, eine neue Erklärung durch unsern Satz
aufzustellen, die auch für sämmtliche Pflüger'schen Versuche
höchst befriedigend passt.

Es kann also keinem Zweifel mehr unterliegen, dass unsre
Grenze nicht etwa der Indifferenzpunct ist, sondern diejenige
Nervenstelle, welche gleichnamige und gleichstarke Polarisation
hat mit dem mittleren Polarisationszustand aller intramusculären
Nervenendigungen. Da es in der Natur dieser Stelle liegt, dass
sie immer unterhalb des Indifferenzpunctes sich befinden muss,
so wird sie nothwendig bei extrem unterer Lage des Indifferenzpunctes, d. h. bei den schwächsten aufsteigenden und bei den stärksten
absteigenden Strömen etwas nach unten verschoben werden müssen.
Eine Betrachtung der Fig. 6 lehrt, dass diese Stelle durch mässige
Verschiebungen des Indifferenzpunctes nicht wesentlich verschoben zu werden braucht. Dass aber bei den bezeichneten beiden
extremen Fällen wirklich die Grenze etwas weiter herabrückt,
als sie sonst liegt, ist aus Versuchstafeln, die ich besitze, sehr
schön zu ersehen, und ich habe es schon oben angedeutet.
An der Grenze selbst ist nämlich das Verhalten gewöhnlich
folgendes: aufsteigende Ströme wirken schwächend, sehr schwache
aber verstärkend; absteigende Ströme wirken verstärkend, sehr
starke aber schwächend auf die Zuckung.

Stromdichte, die im Nerven herrscht, ihren Anfang nimmt. Die direct die
intramusculären Fasern treffenden Stromzweige können wegen zu geringer
Dichte vernachlässigt werden.

Ich habe nun noch den Einwand zu besprechen, der hergenommen werden könnte von der oben S. 334 erwähnten Verzweigung des Reizstroms durch die ganze intrapolare Strecke, die ich freilich durch die ebendaselbst angeführten Vorkehrungen auf ein Minimum reducirt habe. Diese Verzweigung würde eine Totalreizung der intrapolaren Strecke mit sich bringen; wie schwach dieselbe übrigens unter allen Umständen sein muss, ergiebt sich daraus, dass ich immer nur mit strengen Minimalreizen gearbeitet habe und bei der Aufsuchung derselben die erste Zuckung jedenfalls herrühren wird von der Durchströmung der 3 Mm. langen Strecke zwischen den Reizelectroden, und nicht von der Durchströmung des Restes des Polarisationskreises, deren Intensität allerhöchstens $\frac{1}{20}$ der directen Durchströmung ist, wo der eingeschaltete Widerstand von 11800 S.-E. gar nicht einmal in Rechnung gezogen ist. Gesetzt aber, es fände wirklich eine Totalreizung statt, die zur Zuckung wesentlich beitrüge, so würde deren Effect nach dem Pflüger'schen Gesetze doch immer von der Richtung des polarisirenden Stromes unabhängig sein und nur durch jeden schwachen Strom verstärkt, durch jeden starken geschwächt werden. Dies ist aber himmelweit verschieden von unserm Resultat.

Um nun aber diesen Einwand gänzlich zu umgehen, habe ich einige Versuche mit chemischer Reizung nach Pflüger's Methode angestellt. Der Erfolg war eclatant derselbe, wie bei der electrischen Reizung. Bringt man einen Tropfen gesättigter Kochsalzlösung auf die Gegend des dritten Sechstels (von unten gerechnet) der langen bis an den Muskel reichenden intrapolaren Strecke, und wartet man, bis schwacher Tetanus sich einstellt, so wird derselbe durch Schliessen des polarisirenden Stromes in aufsteigender Richtung augenblicklich ungemein verstärkt, durch absteigenden Strom sofort aufgehoben oder sehr vermindert, und zwar geschieht dies sowohl bei schwachen, als bei mittleren und starken Strömen.

Die andre Gefahr der electrischen Reizung (S. 334), nämlich die Verzweigung des polarisirenden Stromes in den Reizkreis, begründet zwar keinen Einwand gegen die Beweiskraft meiner Versuche, ist aber um so einflussreicher für das Gelingen derselben. In der That, lässt man den in den Reizkreis eingeschalteten Widerstand fort, so werden die Resultate äusserst schwankend

und unübersehbar. Es ist dies leicht zu erklären. Der Austritt des
Zweiges des polarisirenden Stromes aus dem Nerven in den Reizkreis macht nämlich die eine der Reizelectroden zu einer Anode, die
andre zu einer Cathode; so schwach der Stromzweig auch sei,
es kann, wenn er irgend merklich ist, leicht dahin kommen, dass
die durch ihn gesetzten directen Polarisationen stärker sind, als
die abgeleiteten, von dem wenngleich viel stärkeren polarisirenden Hauptstrom herrührenden Polarisationen an den Stellen, auf
die es uns ankommt, nämlich die Reizstelle und das Nervenende
im Muskel. Welche unübersehbaren Complicationen dies herbeiführen muss, ist leicht zu begreifen. Ich muss daher die Wie-
derholer meines Versuchs dringend ermahnen, den Widerstand
im Reizkreise nicht etwa wegzulassen; während der Widerstand
im polarisirenden Kreise, wie ich mich überzeugt habe, für das
Gelingen des Versuchs nicht unbedingt erforderlich ist. —

Ausser dem bisher besprochenen Hauptversuch lassen sich
noch eine Anzahl anderer Prüfungsmethoden für den aufgestellten Satz erdenken. Bei diesen allen aber handelt es sich nicht
mehr um den Sinn der Wirkung überhaupt, sondern nur um
Vergleichung der Stärke der Wirkung. Die bisher besprochenen Versuche waren Kreuzversuche im engeren Sinne, bei denen
unser Gesetz eine Verstärkung der Zuckung verlangte, wo das
Pflüger'sche Gesetz eine Verminderung erwarten lässt, und umgekehrt. Jetzt aber werden Fälle zur Sprache kommen, in denen
beide Gesetze gleichförmige Veränderungen der Zuckung erfordern, die Stärke der Veränderung aber in beiden Gesetzen eine
verschiedene Function der Versuchsbedingungen ist. Die Versuche
werden dadurch, dass die Stärke der electrotonischen Wirkungen
in Frage kommt, ungleich subtiler und schwieriger, als die bisherigen.

Versuche mit Verschiebung der ganzen Versuchsstrecke (durchflossene und Reizstrecke) längs des
Nerven. Man betrachte die schematische Figur 12. MN sei
der Nerv, ab die durchflossene Strecke, u_1, u_2, o_1, o_2 seien Reizstellen, von denen u_1, u_2 im Bereich des Anelectrotonus, o_1, o_2
im Bereich des Catelectrotonus, ferner u_1 infrapolar, u_2, o_1 intrapolar, o_2 suprapolar liegen. Die punctirte, gradlinigt vereinfachte
Curve p_1 p_2 p_3 p_4 bezeichnet die Polarisationen. Nach unserm
Gesetze wirkt der polarisirende Strom auf die Zuckungen von

u_1 und u_2 aus schwächend, auf die von o_1 und o_2 aus verstärkend, weil die Polarisationsordinate im Muskel ($= O$) kleiner
ist als die von u_1 und u_2, und grösser als die von o_1 und o_2.
Wird nun, während sämmtliche Electroden ihre gegenseitige Lage
beibehalten, der Nerv so zu ihnen verschoben, dass er die Lage
$M_1 N_1$ annimmt, so dass die Polarisationsordinate im Muskel
einen positiven Werth annimmt, so muss offenbar nach unserm
Satze jetzt die Schwächung bei u_1 und u_2 geringer, die Verstärkung bei o_1 und o_2 aber grösser sein, als vorher. Bei
absteigendem Strom (Fig. 13), wird in der Lage MN die Zuckung
von u_1 und u_2 aus verstärkt, die von o_1 und o_2 aus geschwächt;
in der Lage $M_1 N_1$ ist die Verstärkung von u_1 und u_2 geringer,
die Schwächung von o_1 und o_2 grösser als vorher.

Aus unserm Gesetze folgt also: Wird der polarisirende
Strom sammt den Reizstellen dem Muskel genähert, ohne dass
sonst etwas verändert wird, so vermindert sich die (gleichviel
wie beschaffene) Wirkung des Electrotonus auf den Erfolg aller
unterhalb des Indifferenzpunctes liegenden Reizstellen, dagegen
verstärkt sich die Wirkung auf den Erfolg aller oberhalb des
Indifferenzpunctes liegenden Reizstellen. Nach dem Pflüger'schen
Gesetze dagegen ist zu einem solchen Verhalten kein Grund.

Die zur Prüfung dieses Verhaltens anzustellenden Versuche
sind mit meinem Apparate (S. 332), bei welchem die Electroden
unverrückbar gegeneinander befestigt sind, leicht und elegant
ausführbar. Jedoch sind, damit sie beweisend werden, eine Anzahl Vorsichtsmaassregeln dringend erforderlich.

Denkt man sich den Nerven einer Anzahl unverrückbar mit
einander verbundener Electroden einmal mit einer oberen, einmal
mit einer unteren Strecke seines Verlaufes aufliegend, so ist
offenbar in beiden Fällen der polarisirende Strom, gleiche electromotorische Kraft und gleiche extranervale Widerstände vorausgesetzt, nicht von gleicher Intensität und Dichte. Denn der Nerv
hat oben einen viel grösseren Querschnitt als unten. Wollte man
die Intensität in beiden Fällen mit Hülfe des Galvanometers durch
extrapolare Widerstände oder Kraftveränderungen ausgleichen, so
wäre nun erst recht die Dichte verschieden. — Wir haben aber
Mittel, diesen Uebelstand zu überwinden: Erstens kann man
Bedingungen herstellen, durch welche der Querschnitt des Nerven
ohne Einfluss auf die Stromdichte wird. Ist E die electromoto-

rische Kraft, W der extranervale Widerstand, l und q Länge und
Querschnitt der eingeschalteten Nervenstrecke und φ der specifische Widerstand des Nerven, so ist die Intensität des Stromes:

$$J = \frac{E}{W + \frac{l\varphi}{q}} = \frac{Eq}{Wq + l\varphi}$$

und die Stromdichte im Nerven

$$D = \frac{J}{q} = \frac{E}{Wq + l\varphi}.$$

In diesem Ausdruck kommt q nur vor mit W multiplicirt. Die
Dichte wird also vom Nervenquerschnitt um so unabhängiger,
je mehr der extranervale Widerstand gegen den Widerstand des
Nerven selbst verschwindet. Dies ist aber bei unsern Versuchen
im höchsten Grade der Fall, da im extranervalen Bogen gar
keine Flüssigkeit sich befindet. — Zweitens: sollte trotzdem
die Dichte bei der unteren Stromlage etwas grösser sein als bei
der oberen, so könnte dies im Sinne unseres Versuches nur für
die oberen Reizstellen wirken, deren Beeinflussung bei unterer
Stromlage stärker sein soll; bei den unteren Reizstellen soll aber
umgekehrt die electrotonische Beeinflussung in der oberen Stromlage grösser sein, wo die Dichte gewiss niemals die grössere ist.
Gegen das Gelingen des letzteren Versuchs kann also aus den
Querschnittsverschiedenheiten nie ein Einwand erhoben werden;
um aber diesen Vortheil auch für den Erfolg der oberen Reizstellen zu erlangen, braucht man nur künstlich die untere Nervenstrecke zur dickeren zu machen, indem man sie durch ein
angelegtes Nervenstück verdickt. — Drittens: Von allen Ein-
wänden der besprochenen Art wird man frei, wenn man gleichzeitig eine obere und eine untere Reizstelle dem Versuche
unterwirft. Hier muss die Verschiebung der Versuchsstrecke nach
unten die electrotonische Beeinflussung der oberen Reizstelle vergrössern, gleichzeitig aber die der unteren verringern. Treten
wirklich diese beiden Erfolge zusammen ein, so ist jeder
Einwand beseitigt, der von einer Verschiedenheit der Stärke des
Electrotonus bei oberer und unterer Versuchslage hergenommen
werden könnte. Dies ist besonders deshalb höchst wünschenswerth, weil ja auch die Länge der durchflossenen Strecke von
Einfluss auf die Stärke des Electrotonus ist, und diese leicht,
trotz des unveränderlichen Electrodenabstands, bei der Verschie-

bung um ein kleines sich ändern könnte, durch Veränderung der
Spannung des Nerven zwischen den Electroden.

Es wurden also in der grossen Mehrzahl dieser Versuche
dem Nerven ausser den polarisirenden Electroden zwei Reizelectrodenpaare angelegt: das eine in der Nähe des unteren, das
andere in der Nähe des oberen Pols. Für das letztere ist es
ziemlich gleichgültig, ob es intra- oder suprapolar liegt, und beide
Lagen wurden in den verschiedenen Versuchen wirklich benutzt.
Bei der unteren Reizstelle ist es dagegen zweckmässiger, sie intrapolar zu legen, weil bei infrapolarer Lage die Annäherung der
durchflossenen Strecke an den Muskel bei unterer Versuchslage
um ein beträchtliches Stück weniger möglich ist, als wenn sich
keine Reizstelle zwischen unterem Pol und Muskel befindet. Das
Gelingen des Versuchs hängt aber wesentlich davon ab, dass
diese Annäherung möglichst vollständig sei. So wurde denn
also die untere Reizstelle meistens intrapolar [1]), die obere bald
intra-, bald suprapolar gelegt. Für intrapolare Reizstellen ist
aus dem oben (S. 334, 340) angegebenen Grunde die Einschaltung eines grossen Widerstandes in den Reizkreis unumgänglich nothwendig.

Um für die untere Versuchslage die Annäherung des unteren
Pols an den Muskel bis auf etwa 2 Mm. bringen zu können,
wurde bei diesen Versuchen der Balken des Electrodenträgers
schräg gestellt, so dass der Thon der untersten Electrode mit
seiner First dem Muskelende des Nerven ungemein nahe kommen
kann, ohne dass der Thon mit dem Muskelbauch in Berührung
kommt, eine sehr förderliche Einrichtung.

Da es bei diesen Versuchen nur darauf ankommt, denjenigen
Rheochordstand kennen zu lernen, bei welchem die erste deutliche Wirkung des polarisirenden Stroms auf den Erfolg jeder
einzelnen der beiden Reizstellen auftritt (und diese Rheochordstände für die obere und untere Versuchslage zu vergleichen), so
müssen die polarisirenden Ströme möglichst schwach sein. Es
wurde daher in den ungetheilten Kreis eines Daniells ein Widerstand von 1000 bis 4000 S.-E. eingeschaltet, und erst von diesem

─────────

[1) Jedoch ist eine Anzahl Versuche auch bei infrapolarer unterer Reizstelle angestellt, und hat dasselbe Resultat, nur schwächer ausgeprägt, ergeben.

Kreis mittels des Rheochords der polarisirende Strom abgezweigt.
(In den abgezweigten Strom den Widerstand einzuschalten, ist
aus der S. 342 sub 1 angegebenen Rücksicht unzulässig.) Ferner
wurden die Rheochordstände in grossen Sprüngen, von je 1000
Einheiten, verändert.

Das Schema des Versuchs ist nun nach den besprochenen
Vorbereitungen folgendes. Nach Anleitung des Schemas Fig. 12
werden dem Nerven ein polarisirendes und zwei reizende Electrodenpaare angelegt, letztere gewöhnlich entsprechend u_1 und o_2;
die beiden Reizpaare stehen den polarisirenden Electroden so
nahe als irgend möglich, und haben selbst die geringste mögliche
Spannweite. Der Electrodenträger steht schräg aufwärts gerichtet
(s. oben). Der Strom ist zuerst durchweg aufsteigend. Der
Nerv liegt zuerst mit seinem obersten Theile den 6 Electroden
an (Stellung $M N$); hier wird nun für die Reizstelle o eine nahezu
minimale Reizstärke aufgesucht (vgl. S. 326), und für die Rheochordstände 1000—10000, event. noch höher, die Wirkung des
Stromes auf die Zuckungen festgestellt (Reihe $O\,o\,\uparrow$). Dann
wird für die Reizstelle u ebenso verfahren (Reihe $O\,u\,\uparrow$). — Jetzt
wird der Nerv abgenommen, der Electrodenträger dem Muskel
genähert und der Nerv mit seinem untersten Theile aufgelegt
(Stellung $M_1 N_1$). Wiederum wird für die Reizstelle o die Reizstärke festgestellt, und zwar so, dass die Zuckungen so genau wie möglich dieselbe Höhe haben wie in $O\,o$, was
leicht zu erreichen ist. Die Polarisationsversuche werden durchgemacht (Reihe $U\,.\,o\,.\,\uparrow$); dann für die Reizstelle u diejenige
Reizstärke aufgesucht, die ebenso grosse Zuckungen liefert wie
in $O\,.\,u$, und wiederum die Polarisationsversuche durchgemacht
(Reihe $U\,.\,u\,.\,\uparrow$). — Jetzt erst wird zum absteigenden Strom übergegangen, und hier, um Eine Umlagerung zu ersparen, mit der
jetzt grade vorhandenen unteren Stromlage begonnen, im Uebrigen
wie oben verfahren. Es folgen also die 4 Reihen: $U\,.\,o\,\downarrow$, $U\,.\,u\,\downarrow$,
$O\,.\,o\,\downarrow$, $O\,.\,u\,\downarrow$.

Diese subtilen Versuche erfordern grosse Ausdauer und Uebung.
Ihr Erfolg ist aber auf das Schönste den Erwartungen entsprechend, sobald alle angegebenen Regeln genau befolgt werden.

Als Beispiele führe ich aus einigen Versuchen die Grenzwerthe
an. $+$ bedeutet Verstärkung, $-$ Schwächung der Zuckung durch
den polarisirenden Strom. Die Zahlen sind Rheochordwerthe.

1. **Länge der durchflossenen Strecke 15 Mm. Untere Reizstelle infrapolar, obere suprapolar. Im Hauptkreis des polarisirenden Stromes 2000 S.-E.**

	Lage:	Untere Reizstelle:	Obere Reizstelle:
Strom ↑	Oben	— von 1000 ab	+ von 2000 ab
„ „	Unten	— „ 4000 „	+ „ 1000 „
Strom ↓	Oben	+ „ 1000 „	— „ 2000 „
„ „	Unten	+ „ 4000 „	— „ 1000 „

2. **Länge der durchflossenen Strecke 26 Mm. Untere Reizstelle intrapolar, obere suprapolar. Im Hauptkreis 2000 S.-E.**

	Lage:	Untere Reizstelle:	Obere Reizstelle:
Strom ↑	Oben	— von 2000 ab	+ von 19000 ab
„ „	Unten	+ (!) „ 4000 „	+ „ 1000 „
Strom ↓	Oben	+ „ 1000 „	— „ 4000 „
„ „	Unten	— (?) „ 1000 „	·· „ 1000 „

Besonders interessant ist, dass für die untere Reizstelle, bei intrapolarer Lage derselben, die Schwächung der electrotonischen Wirkung durch die Annäherung der Versuchsstrecke an den Muskel bis zur Umkehr des Sinnes der electrotonischen Wirkung geben kann, wie das zweite Beispiel zeigt. Die Ursache ist leicht verständlich; wir haben nämlich hier Bedingungen, welche denen unseres ersten Experimentum crucis (s. oben S. 330 ff.) entsprechen.

In einer Anzahl von Versuchen zeigte sich das Resultat, d. h. die Differenz der wirksamen Stromstärken bei beiden Versuchslagen, für die absteigende Stromrichtung etwas weniger stark ausgeprägt, als für die aufsteigende, und zwar auch dann, wenn der Versuch mit der ersteren begann. Dies ist leicht dadurch erklärlich, dass der Catelectrotonus sich weniger stark in der intramusculären Nervenendigung geltend macht, als der Anelectrotonus. —

Versuche mit Verschiebung der durchflossenen Strecke allein, bei festliegender, suprapolarer Reizstelle. Unser Satz verlangt, dass bei hochliegender Reizstelle das Hinabrücken der durchflossenen Strecke nach dem Muskel hin anfangs von einer Abnahme, weiterhin aber von einer Wiederzunahme der electrotonischen Wirkung begleitet sei; denn wenn bei den tiefsten Lagen, z. B. des aufsteigenden Stromes, die Nervenenden im Muskel positiv polarisirt sind, so muss dies in gleichem Sinne wirken wie die negative Polarisation der Reizstelle bei oberen Lagen der durchflossenen Strecke. Scheinbar

widerspricht uuu dieser Folgerung das bekannte Resultat der
Pflüger'schen Versuche [1]), dass das Herabrücken der durchflossenen Strecke allgemein die electrotonische Wirkung auf die suprapolare Reizstelle schwächt.

Indessen hat Pflüger, da ihm ja die hier vorliegende Frage
fern lag, nicht diejenigen Bedingungen eingeführt, welche eine
Polarisation des intramusculären Nervenbereichs bei unterer Lage
der durchflossenen Strecke begünstigen, ja es lag sogar im Interesse der Klarheit seiner Versuche, diese Bedingungen zu vermeiden. Sie bestehen 1. in möglichster Stärke des polarisirenden
Stromes, 2. in möglichster Nähe desselben am Muskel, 3. vor
Allem in möglichster Länge der durchflossenen Strecke. Bei
Pflüger betrug diese Länge, obwohl sie speciell für diese Versuche nicht angegeben ist, ohne Zweifel wie in allen analogen
Versuchen (p. 160, 173), nur 4 Mm. Es kann also selbst bei
der tiefsten denkbaren Lage der durchflossenen Strecke (die zu
wählen Pflüger gar keine Veranlassung hatte, also auch wohl
nicht gewählt hat) keine irgend erhebliche Polarisation der intramusculären Nervenenden vorhanden gewesen sein. Die ange-
zogenen Versuche enthalten also nicht das von uns gesuchte dritte
Experimentum crucis.

Soll dieses in entscheidender Weise angestellt werden, so
muss es dahin zielen, dass eine gewisse tiefere Lage der durchflossen Strecke einen grösseren Einfluss auf den Erfolg der suprapolaren Reizung hat, als eine etwas höhere. Denken wir
uns zunächst einen so langen Nerven, dass bei Application des
polarisirenden Stromes auf seine Mitte die beiden Enden ganz
ausserhalb des Bereichs der Polarisation fallen, so würde der
Erfolg der Reizung am Ende *A* auf den am andern Ende *B*
liegenden Muskel durch den polarisirenden Strom gar nicht beeinflusst werden. Wird aber jetzt die durchflossene Strecke verschoben, so wird sich ein Einfluss einstellen, und zwar nach
unserm Satze sowohl wenn sie nach dem Muskel zu, als wenn
sie nach der Reizstelle zu verschoben wird (beide Male in gleichem Sinne), nach dem Pflüger'schen Satze nur, wenn sie nach
der Reizstelle hin verschoben wird. Die uns zu Gebote stehenden Froschnerven sind aber nie so lang, dass es eine wirkungs-

1) Electrotonus p. 221 ff., 382 ff.

lose mittlere Lage des polarisirenden Stromes geben kann. Ein
Blick auf Fig. 14 lehrt aber, dass es wenigstens eine mittlere
Lage geben muss, wo die Wirkung am kleinsten ist. Es sei
nämlich m das intramusculäre Nervenende, r die Reizstelle, die
intrapolare Strecke $A\,C$ also von mittlerer Lage, so ist die Wirkung der Polarisation nach unserm Satze proportional der Summe
der Ordinaten $m\,n + r\,s$. Wird nun die intrapolare Strecke dem
Muskel um das Stück $m\,m_1$ genähert, so ist die Wirkung der
Polarisation proportional $m_1\,n_1 + r_1\,s_1$, dies ist aber $>m\,n+r\,s$,
wenn die Curven die angenommene Gestalt haben. Dasselbe
tritt ein, wenn die Strecke $A\,C$ der Reizstelle genähert wird, wo
wieder $m_2\,n_2 + r_2\,s_2 > m\,n + r\,s$. Die Wirkung der Polarisation
ist also nach unserm Satze bei der mittleren Lage, wo Reizstelle
und Muskelende gleich grosse entgegengesetzte Polarisationen
haben, die kleinste [1]).

Unser Satz verlangt also, unter der genannten Voraussetzung,
dass es eine gewisse Lage des polarisirenden Stromes giebt, von
der aus das Herabrücken desselben gegen den Muskel den electrotonischen Einfluss auf die suprapolare Reizstelle vergrössert.
Könnten wir dies wirklich nachweisen, so wäre ein dritter Beweis für unsern Satz gefunden.

Welches ist aber diese mittlere Lage? Jedenfalls liegt sie
dem Muskel viel näher als der (am Querschnittsende des Nerven
befindlichen) Reizstelle; denn der Nerv setzt sich noch weit in
den Muskel hinein fort, und an seinen Enden soll die Polarisation so gross sein wie an der Reizstelle. Nach S. 316 der
vorstehenden Arbeit aber muss hierzu der Strom noch unter
der Mitte zwischen Nervenende und Reizstelle seine Lage haben.
Also erst sehr weit unten dürfen wir diejenige Lage erwarten,
von wo aus Abwärtsschiebung die Wirkung vergrössert; der Spielraum unsres Versuchs ist folglich klein. Nun muss aber ausserdem die durchflossene Strecke ziemlich lang sein, wenn eine erhebliche intramusculäre Polarisation eintreten soll, wodurch wieder
der Abstand der oberen Electrode von der Reizstelle so gering
wird, dass die letztere auch bei unterer Stromlage stark polarisirt sein wird.

---

1) Diese Folgerung lässt sich auch leicht auf analytischem Wege aus
den in Anhang I. des vorigen Aufsatzes angegebenen Gleichungen de-
duciren.

Die Aussichten für Gelingen des Versuchs waren also von vornherein gering, und in der That kann ich trotz unablässiger Bemühungen kein schlagendes Resultat aufweisen. Ich wählte immer die grössten Frösche, die ich hatte, legte die Reizstelle ganz an das obere Ende und brachte die beiden Stromlagen einander übergreifend an, um die durchflossenen Strecken möglichst lang nehmen zu können, ohne doch der Reizstelle mich zu sehr zu nähern. Nun fand sich freilich häufig die Wirkung der unteren und der oberen Stromlage gleich, obgleich letztere etwa 10—12 Mm. der Reizstelle näher lag als erstere; ja es wirkte auch hin und wieder die untere Stromlage ganz entschieden etwas stärker; aber diese Resultate sind nicht entscheidend. Denn annähernde Gleichheit der Wirkungen zweier von der Reizstelle sehr entfernter Stromlagen lässt sich auch mit dem Pflüger'schen Satze vereinigen, weil die Curve der Polarisation um so weniger steil abfällt, je weiter man sich von der Electrode entfernt, es also auf die Polarisation an der Reizstelle wenig Einfluss haben wird, ob sie 35 oder 45 Mm. von der durchflossenen Strecke entfernt ist. Und die zuweilen auftretende stärkere Wirkung der entfernteren Stromlage könnte darauf beruhen, dass in ihr in solchen Fällen zufällig die Stromdichte oder die Länge der durchflossenen Strecke ein wenig grösser gewesen sei als in der oberen Stromlage.

Wir sind also nicht im Stande auf dieses Verfahren ein Experimentum crucis zu gründen; Nichts aber wäre verkehrter als die Meinung, dass diese Versuche gegen unsern Satz und für den Pflüger'schen entschieden hätten. Die intramusculäre Endpolarisation ist eben, wie aus den Betrachtungen im vorstehenden Aufsatze, S. 316, hervorgeht, selbst bei tiefster Stromlage immer noch schwach im Vergleich zur Polarisation an der Reizstelle, und der Effect der Annäherung des Stromes auf die erstere wird dadurch vermindert, dass die schwächende Wirkung der Verzweigung (vgl. a. a. O.) mit der Zunahme der Polarisation ebenfalls grösser wird, so dass also die Verschiebung der Stromlage auf die Polarisation der Reizstelle immer einen grösseren oder wenigstens nie deutlich kleineren Einfluss ausübt als auf die der Nervenenden im Muskel. So erklärt sich der Misserfolg der Versuche vollkommen befriedigend. Erst wenn man einen so langen Nerven zur Disposition hätte, dass untere Stromlagen auch

bei kräftigeren Strömen ohne Einfluss auf die oben liegende
Reizstelle wären, liesse sich ein wirklich entscheidender Versuch
anstellen. Hier müsste nach unserm Satze die Verschiebung des
polarisirenden Stromes von der Reizstelle aus nach unten anfangs
eine Abnahme des electrotonischen Zuckungszuwachses bis Null
und dann eine Wiederzunahme desselben bewirken.

IV. Prüfung durch galvanische Versuche.

Das erste der beiden S. 324 genannten Mittel, nämlich die
Muskelzuckung, haben wir nun soweit als irgend möglich zur
Prüfung unseres Satzes benutzt. Was das zweite, die galvani-
sche Wirkung der Erregung betrifft, so sind wir schon längst im
Besitz der nöthigen Daten. Ich meine hier nicht den Ersatz des
Muskels als Prüfmittel durch den Nervenstrom am Querschnitt
des abgeschnittenen Nerven; die negative Schwankung dieses
Stromes zeigt bekanntlich nach Bernstein unter dem Einflusse des
Electrotonus ganz dieselbe Veränderung wie die Muskelzuckung;
wir hätten also z. B. unser Experimentum crucis auch so anstellen können, dass wir statt der Muskelzuckung die negative
Schwankung des Nervenstroms beobachteten. Aber erstens hätte
dies keinen Vortheil, denn die Zuckungsgrösse ist ein viel em-
pfindlicheres Reagens auf den Erregungszustand des Nervenendes
als die Schwankung, ferner ein viel schonenderes, denn letztere
erfordert das schnell den Nerven erschöpfende Tetanisiren; vor
Allem aber wären die Versuche ungemein trügerisch, weil beim
Heranrücken der polarisirten Strecke an die abgeleitete, worin
ja das Wesentlichste unserer Versuche besteht, sich die electrotonische Schwankung Bernstein's höchst complicirend einmischt.
Der Leser wird sofort einsehen, dass die galvanische Wirkung
der Erregung hier nur in dem Sinne zur Entscheidung herangezogen werden kann, dass wir dadurch die Differenz der Erregungsgrösse an zwei beliebigen Stellen der von der Erregung durch-
laufenen Strecke festzustellen vermögen.

Ist nun wirklich die Negativität vermöge der Erregung ein
Maass der letzteren, so ist eben die Veränderung, welche Bern-
stein für die extrapolar, ich für die intrapolar electrotonisirten
Nervenstrecken bei der Erregung gefunden haben, eine Bestäti-
gung unseres Satzes, und diese Thatsachen haben ja grade zur
Aufstellung desselben geführt. In der That muss, wenn der

ganze Nerv erregt ist, nach unserm Satze am stärksten negativ,
oder richtiger „negativer" werden die Stelle der Anode, am
schwächsten die der Cathode, und allgemein jede der Anode
nähere stärker, jede der Cathode nähere schwächer, als eine vom
Electrotonus gar nicht betroffene Nervenstelle. Die extrapolaren
Strecken müssen also durch die Erregung eine dem polarisirenden Strom entgegengesetzt gerichtete (also in Beziehung zum
ruhenden electrotonischen Stromzuwachs negative) Schwankung
zeigen, die intrapolare Strecke eine dem polarisirenden Strom
gleich gerichtete Schwankung. Dies ist aber nach Bernstein's
und meinen Untersuchungen wirklich der Fall. Da nun, wenn
meine Erklärung des Electrotonus richtig ist, eine andre Erklärung der von Bernstein und mir beobachteten Schwankungen
nicht denkbar ist, so sind diese Schwankungen unter der Voraussetzung der Richtigkeit jener Erklärung ein ebenso vollkommener Beweis für unsern Satz, als die Zuckungsversuche.

V. Speciellere Formulirung des Gesetzes.

Wir dürfen also jetzt den Satz als bewiesen betrachten,
dass die Erregung, wenn sie zu positiver polarisirten Nervenstellen vorschreitet, an Grösse zunimmt, wenn sie zu negativeren vorschreitet,
an Grösse abnimmt.

Nehmen wir die Grösse der Polarisation, wie es von hier
ab durchgängig geschehen soll, im algebraischen Sinne, d. h.
betrachten wir negative Polarisation als kleiner denn Null, so
lautet unser Satz:

Die Erregung nimmt an Grösse zu oder ab, je nachdem sie
zu (in algebraischem Sinne) stärker oder schwächer polarisirten
Stellen vorschreitet.

Für die Erledigung einiger wichtigen Fragen wird es nun
nöthig, dem Satze eine strengere mathematische Fassung zu
geben, wenigstens eine der vielen denkbaren. Wir nehmen die
Nervenaxe zur Abscissenaxe und bezeichnen den Abstand eines
Punctes derselben von einem beliebigen Anfangspunct mit z.
Ferner sei die Polarisation jeder Nervenstelle bezeichnet durch

$$p = f(z) \qquad\qquad (1)$$

Unser Satz behauptet, dass die Veränderung der Erregung von
einem zum nächstfolgenden Puncte abhängig ist von dem Unter-

schiede der Polarisationen an beiden Puncten, dass also, wenn wir die Erregungsgrösse am Puncte z mit ϱ bezeichnen,

$$\frac{d\varrho}{dz} \quad F\left(\frac{dp}{dz}\right)$$

Da ϱ jedesmal zunimmt, wenn p in algebraischem Sinne zunimmt, so ist der einfachste denkbare Fall der, dass die Function F in einfacher Proportionalität besteht, dass also

$$\frac{d\varrho}{dz} \quad k. \frac{dp}{dz}$$

worin k eine von p unabhängige Grösse. Eine einfache Ueberlegung zeigt aber, dass k keine Constante sein kann; denn wäre $\frac{d\varrho}{dz}$ nur abhängig von $\frac{dp}{dz}$, so würde jede beliebige Erregung an zwei Nervenstellen von gegebener Polarisationsdifferenz immer um dieselbe Differenz verschieden anlangen; es müsste also die Bernstein'sche Schwankung und ebenso die von mir beobachtete Erregungsschwankung der intrapolaren Strecke von der Reizgrösse unabhängig sein, während in Wirklichkeit diese Schwankungen mit der Reizgrösse eclatant zunehmen. Die Veränderung der Erregung muss also zugleich von der Grösse der Erregung abhängig sein, d. h. wir müssen $k = \varphi\,(\varrho)$ und als einfachste Annahme $= c \cdot \varrho$ setzen, worin c eine Constante. Wir erhalten also als einfachste zulässige Annahme

$$\frac{d\varrho}{dz} \quad c. \varrho. \frac{dp}{dz} \tag{2}$$

Durch Umformung ergiebt sich

$$\frac{d\varrho}{\varrho} \quad c. \, dp$$

und durch Integration

$$log\,\varrho = cp + const.$$

Nennen wir r die Erregungsgrösse an irgend einer Nervenstelle (z_i) mit der Polarisationsgrösse p_i, so ist

$$log\,r = cp_i + const.,$$

also

$$log\,\varrho - log\,r = log\,\frac{\varrho}{r} = c\,(p - p_i) \tag{3}$$

oder

$$\varrho = r.\,e^{\,c\,(p - p_i)} \tag{4}$$

worin e die Basis des natürlichen Logarithmensystems.

Die Gleichung (4) genügt, wie man leicht findet, sowohl unserm Satze im Allgemeinen, als auch den specielleren schon (S. 325) vorweggenommenen Folgerungen. Erstens nämlich ist

$\varrho = r$, wenn $p = p_\iota$; $\varrho \gt r$. wenn (in algebraischem Sinne, s. oben) $p \gt p_\iota$; $\varrho \lt r$ wenn $p \lt p_\iota$. Zweitens ist das Verhältniss von ϱ und r nur von p und p_ι abhängig, dagegen von den Polarisationen aller zwischenliegenden Stellen unabhängig, vorausgesetzt, dass die Polarisation sich von Stelle zu Stelle stetig und nirgends sprungsweise ändert, wie es ja stets der Fall ist (nur für diese Bedingung gilt die obige Integration). Untersuchen wir z. B. den Einfluss einer Zwischenstelle (x_ι) mit der Polarisation p_j. Die Erregung langt hier an mit dem Werthe

$$\varrho_\iota = r . e^{c (p_\iota - p_\iota)}$$

Setzen wir diesen Werth in (4) für r ein, und gleichzeitig p_ι für p_ι, so erhalten wir für ϱ wieder den alten Werth; denn

$$\varrho = r . e^{c (p_\iota - p_\iota)} . e^{c (p - p_\iota)} = r . e^{c (p - p_\iota)}$$

Um das in Gleichung (4) ausgedrückte Gesetz graphisch darzustellen, müssten wir zunächst mit Hülfe der im vorigen Aufsatz S. 320 gegebenen Gleichungen p durch z ausdrücken. Da aber die Constanten A und β für den Nerven unbekannt sind und letztere die Gestalt der Curve wesentlich beeinflusst, da ferner in der Nähe der Electroden die Curven willkürlich ergänzt werden müssen (S. 317), so verlieren wir nicht viel, wenn wir uns die Aufgabe dadurch vereinfachen, dass wir für die Construction der Erregungscurven die Curve der p gradlinigt annehmen, wie es in Fig. 15 durch die punctirte Linie $N a b i c d N'$ geschehen ist.

In dieser Figur habe ich die (ausgezogenen) Curven genau verzeichnet, welche die Veränderung der Erregungsgrösse bei ihrem Ablauf durch den polarisirten Nerven nach Gleichung (4) darstellen. Die Ordinaten der Curven stellen also ϱ dar. $N N_\iota$ ist die Nervenaxe, e der Ort der Anode, f der der Cathode, $a b i c d$ die vereinfachte Curve der Polarisationen. Die Ausgangserregung r ist in allen Curven durch eine Höhe von 10 Mm. repräsentirt. Die Grössen von ϱ sind so erhalten, dass in Gleichung (4) $c = 0,1$ und p, p_ι so gross genommen sind, als die Ordinaten der punctirten Curve Millimeter umfassen.

Die stark gezogene Curve IIII ist die einer Erregung, welche ausserhalb des Bereichs des Electrotonus mit einer Stärke von $r = 10$ entspringt. Ob sie auf der Anoden- oder auf der Cathodenseite entspringt, ist für die Curve gleichgültig; ebenso gilt die Curve zugleich für eine vom Indifferenzpunct i in der Stärke 10 ausgehende Erregung.

Die Curve $A A A A$ gilt für dieselbe Erregung, wenn sie von der Stelle der Anode ausgeht, und zwar ist sie von der Ausgangsstelle (wie alle Curven) nach beiden Seiten hin entworfen; ebenso gilt $K K K K$ für die in gleicher Stärke ($r = 10$) von der Cathode ausgehende Erregung. $A'A'A'A'$ ist die Curve, wenn der Ausgangspunct der Erregung an der (extra- oder intrapolaren) Stelle des mittleren Anelectrotonus liegt, $K'K'K'K'$ entsprechend für mittleren Catelectrotonus.

Das Gesetz dieser Curven springt sofort in die Augen; sie haben sämmtlich an der Anode ein Maximum, an der Cathode ein Minimum. Die hier liegenden Ecken sind in Wirklichkeit ohne Zweifel durch continuirliche Uebergänge ersetzt, weil ja die punctirte Polarisationscurve in Wirklichkeit nicht die von uns gezeichneten Ecken hat. Es bedarf kaum der Erwähnung, dass jede Curve zugleich für den Fall gilt, wo die Erregung von einem beliebigen Puncte mit der der Ordinate dieses Punctes entsprechenden Stärke ausgeht; so gilt z. B. $I I I I$ auch für eine von der Anode in der Stärke 27,2, oder von der Cathode in der Stärke 3,7 ausgehende Erregung.

Die Curven zeigen, dass die Erregung an der Anode stärker vergrössert anlangt, als an der Cathode verkleinert; ist ϱ_i der Werth von ϱ am Indifferenzpunct (oder ausserhalb des electrotonischen Bereichs), ϱ_a und ϱ_k die Werthe an der Anode und Cathode, so verhält sich immer

$$\varrho_a : \varrho_i : \varrho_k = e : 1 : \frac{1}{e};$$

oder
$$\varrho_a : \varrho_k = e^2 : 1.$$

Es folgt hieraus, dass die Bernstein'sche Schwankung, welche der Ausdruck ist der Differenz zweier derselben Curve angehörigen Werthe von ϱ in zwei gleichseitig extrapolar gelegenen Puncten, bei gleicher Reizstärke und Reizstelle im Anelectrotonus grösser sein muss, als im Catelectrotonus (vorausgesetzt, dass beide verglichene abgeleitete Strecken symmetrisch zur intrapolaren liegen), eine Folgerung, der die bisherigen Versuche (vgl. dies Archiv VI, p. 359) wenigstens nicht widersprechen.

Wir kommen jetzt zu der S. 329 vertagten Frage, wie bei suprapolarer catelectrotonischer Reizung das Ausbleiben der Zuckung
zu erklären ist, sobald der polarisirende Strom eine gewisse
Stärke überschreitet. Pflüger suchte den Grund hiervon in
der Leitungserschwerung der zwischen Reizstelle und Muskel
liegenden schwer erregbaren anelectrotonisirten Strecke. Wir
können uns natürlich diese Erklärung nicht zu Nutze machen,
da wir ja keine Erregbarkeitsveränderungen annehmen.

Der so zu sagen „kritische" Punct für die Erregung ist bei
uns offenbar nicht die Anode, sondern die Cathode; denn hier
erreicht die durchgehende Erregung ihren Minimalwerth. Es
liegt in der Natur des Nerven, dass es eine Erregung von solcher Schwäche giebt, dass sie sich nicht weiter fortzupflanzen
vermag; man kann die Grenze als einen „Schwellenwerth" bezeichnen, der jedoch nicht mit der sog. Reizschwelle verwechselt
werden darf. Dieser Schwellenwerth ist diejenige Erregungsgrösse, bei welcher die Fähigkeit, den Nachbarquerschnitt zu erregen, eben anfängt (oder aufhört). Erreicht die Erregung auf
ihrem Wege zur Cathode, oder schliesslich erst an dieser selbst,
den Schwellenwerth, so muss sie erlöschen. Es ist klar, dass
dies um so leichter eintreten muss, je schwächer der ursprüngliche Reiz und je stärker der polarisirende Strom und je weiter
von der Cathode die Erregung entsprungen ist. Unter diesen
Umständen also wird die Cathode oder deren Umgegend für die
Erregung undurchgängig.

Wir haben zwei Mittel, um diese Folgerung experimentell zu
prüfen. Das erste besteht in der Erregungsschwankung der intrapolaren Strecke, welche an sich von der Lage der Reizstelle in der
Weise abhängig sein sollte, dass sie bei Reizung im Anelectrotonus
geschwächt, bei solcher im Catelectrotonus verstärkt wird, wie ein
Blick auf Fig. 15 lehrt. Haben wir aber einen solchen Grad der Polarisation und eine solche Schwäche des Reizes, dass die Erregung an
der Cathode erlischt, so muss, wie man leicht einsieht, die genannte
Schwankung ausbleiben, wenn der Reiz an der Cathodenseite
angebracht wird (und zwar fern genug, dass die Erregung bis zur
Cathode schon zur Schwelle herabsinken kann), dagegen in voller,

d. h. ein wenig geminderter Stärke auftreten, wenn der Reiz auf der Anodenseite angebracht wird. Bei den früheren Versuchen (dies Archiv VI, p. 561) konnte dies Resultat nicht auftreten, weil damals absichtlich stets die schwächsten Ströme gewählt wurden.

Das zweite Mittel besteht in der Vergleichung der Zuckungen, je nachdem der Reiz in intra- oder extrapolarem Catelectrotonus (von gleicher Stärke) angebracht wird. Bei aufsteigendem Strom hat der suprapolare Reiz die Cathode zu passiren und wird also bei starkem Electrotonus erlöschen können, während der intrapolar in gleich starkem Catelectrotonus angebrachte nicht erlischt; bei absteigendem Strome hat der intrapolare Reiz die Cathode zu passiren, der infrapolare nicht; liegen also beide in gleich stark catelectrotonisirten Puncten, so wird bei starkem Electrotonus der erstere erlöschen können, der letztere nicht.

Das erste der beiden Verfahren habe ich folgendermassen ins Werk gesetzt. Der polarisirende Strom, in dessen Kreis zugleich die Boussole, mit dem Rheostaten als Nebenschliessung, eingeschaltet war, wurde in der Mitte des Nerven, in einer Strecke von 12—20 Mm. applicirt. An beiden Enden des Nerven, also etwa 20 Mm. von den Electroden entfernt, befanden sich Reizelectrodenpaare, zwischen denen, mittels einer kreuzlosen Wippe, gewählt werden konnte; um die Reizstärke von dem Widerstand der beiden Reizstrecken möglichst unabhängig zu machen (was übrigens für die Beweiskraft der Versuche, wie man sehen wird, nicht unumgänglich nöthig ist), schaltete ich in den Reizkreis einen Widerstand von 53500 S.-E. ein. Der zur Erregung dienende Inductionsapparat spielte mit Helmholtz'scher Einrichtung. Um die Scala, die schon durch die schwächsten polarisirenden Ströme aus dem Gesichtsfelde gebracht wird, innerhalb des letzteren zu erhalten, wurden dieselben beiden Mittel angewandt, die schon bei der vorigen Arbeit hierzu gedient hatten [1]), nämlich Nebenschliessung zur Boussole, und Verstellung des Compensationsmagneten. Meist wurden, besonders bei starken polarisirenden Strömen, beide combinirt.

Der Erfolg dieser Versuche bestätigte so eclatant meine Erwartungen, dass von diesem Augenblick ab auch der letzte Zweifel

---

1) Dies Archiv VI, p. 562, 564.

an der Richtigkeit unsres Satzes schwinden musste. Bei schwachen
polarisirenden Strömen zeigte sich, wie schon früher angegeben,
kein constanter Unterschied in der positiven Erregungsschwankung
des intrapolaren Stromes, mochte die Erregung an der Anoden-
oder an der Cathodenseite der durchflossenen Strecke stattfinden [1].
Sobald aber die Ströme die Stärke von 1 Dan. mit 1000 d. B.
als Nebenschliessung überschritten, wurde die Schwankung bei
Reizung an der Cathodenseite bis zur Unmerklichkeit geschwächt,
während sie bei Reizung an der Anodenseite mit der Stärke des
polarisirenden Stromes beständig wuchs. Um jeden Einfluss einer
Verschiedenheit der beiderseitigen Reizstärken auszuschliessen,
wurden die Versuche stets bei beiden Richtungen des polarisirenden Stromes angestellt; jedesmal aber war das Resultat das
angegebene. Wir müssen also schliessen, dass bei starkem Electrotonus die Erregung die Cathode nicht zu passiren vermag, oder
wenigstens beim Passiren sehr bedeutend geschwächt wird. Leider
sind über das angegebene, in die Augen springende Resultat
hinaus, genauere quantitative Angaben nicht möglich. Bei starkem Electrotonus ist nämlich, durch beständige Veränderung
des Nervenwiderstandes [2], die Intensität des polarisirenden
Stromes in beständiger Veränderung begriffen, so dass die Scala
fortwährend wandert. Eine irgend genaue numerische Angabe
über den Betrag der Erregungsschwankung wird dadurch zur
Unmöglichkeit, und sehr schwache Schwankungen lassen sich
überhaupt nicht mehr sicher constatiren, so dass ich nicht
sagen kann, ob bei Reizung auf der Cathodenseite die Schwankung noch schwach vorhanden ist oder ganz fehlt; das erstere
war oft ziemlich entschieden angedeutet. Die Wichtigkeit
einiger hier sich aufdrängender Fragen hat mich veranlasst,
auf ein Mittel zu denken, das auch bei rasch wanderndem Mag-

---

1) Dass die Polarisation der Reizstelle sich von so wenig Einfluss auf
die Grösse der Schwankung zeigt, liegt höchst wahrscheinlich theils an der
Schwäche des Electrotonus, theils an der entfernten Lage der Reizstellen.
Die bei den früheren Versuchen beobachtete scheinbare Gesetzlosigkeit
(a. a. O. p. 565) beruhte wahrscheinlich auf einer gewissen Einmischung des
hier in Rede stehenden Einflusses der Cathode. Es ist klar, dass es ein
Grenzgebiet der Stromstärken geben muss, wo das Ueberwiegen der catelectrotonischen Erregung in ein Zurückbleiben derselben übergeht.

2) Vgl. dies Archiv V, p. 227, 258, 260.

neten noch geringfügige Schwankungen genau zu messen gestattet. Der von mir entworfene Apparat ist in Arbeit, und nach
seiner Vollendung werde ich die hier abgebrochene Untersuchung
der intrapolaren Erregungsschwankung wieder aufnehmen. —

Das zweite der oben (S. 355) genannten Mittel, um den
Einfluss der Cathode auf die sie passirende Erregung zu untersuchen, besteht in der Vergleichung der Wirkung einer intra-
und einer extrapolar catelectrotonisirten Nervenstelle.

a. Untersuchung bei aufsteigendem Strome. Bei
möglichst langer intrapolarer Strecke wurde zu beiden Seiten
der oberen Electrode je ein Reizelectrodenpaar angebracht, zwischen denen durch Umlegen einer Wippe ohne Kreuz gewählt
werden konnte. In den Reizkreis war aus Rücksicht auf das
eine intrapolare Electrodenpaar ein grosser Widerstand eingeschaltet, und zwar jenseits der Wippe, so dass er bei beiden
Reizstellen zur Geltung kam. In den Versuchsreihen wurde erst
für die eine Reizstelle der Minimalreiz aufgesucht und nun die
polarisirende Stromstärken durchexperimentirt, und erst dann zur
andern Reizstelle übergegangen, und mit ihr in gleicher Weise
verfahren; dann wurde wieder mit der ersten Reizstelle experimentirt u. s. f.

Die Resultate dieser Versuche sind folgende: 1. Die obere
(suprapolare) Reizstelle wird durch den aufsteigenden Strom fast
niemals in ihrer Wirkung begünstigt, sondern die schwächeren
Ströme haben gar keinen Einfluss, die mittleren und starken
vermindern und annulliren die Wirkung. — Dies Resultat steht
auf den ersten Blick im Widerspruch mit der Pflüger'schen
Angabe, dass bei suprapolarer catelectrotonischer Reizung die
schwachen Ströme immer die Zuckung verstärken. Indess ist
der Grund der Abweichung leicht zu ermitteln, er liegt in der
grossen Länge der intrapolaren Strecke bei meinen Versuchen.
Dass für kürzere intrapolare Strecken die Pflüger'sche Angabe
richtig ist, habe ich unzählige Male constatirt. Ebenso gewiss
aber ist es, dass bei beständiger Verlängerung der intrapolaren
Strecke ein Zustand erreicht wird, wo die Zuckungserhöhung
durch suprapolaren Catelectrotonus auch für die schwachen Ströme
ausbleibt. Bei den hier in Rede stehenden Versuchen war die
intrapolare Strecke 35—50 Mm. lang. — 2. Die Wirkung der
intrapolaren Reizstelle wird durch den aufsteigenden Strom bei

schwachen Strömen enorm vergrössert; mit zunehmender Stromstärke tritt auch hier ein Punct ein, wo die Vergrösserung in
ihr Gegentheil umschlägt. Die Stromstärke, bei welcher der Um-
schlag eintritt, ist stets grösser als die, bei welcher die Schwächung für die suprapolare Reizstelle anfängt, sie ist ferner um
so grösser, je näher die Reizstelle der Cathode liegt.

Diese Resultate lassen sich mit den Pflüger'schen Sätzen
folgendermassen vereinigen: Die Erregbarkeit ist in den catelectrotonisirten Strecken erhöht, dem Erfolg wirkt aber entgegen
die Leitungserschwerung in der anelectrotonisirten Strecke, wodurch bei starken polarisirenden Strömen eine Uebercompensirung
eintritt, besonders leicht wenn die Länge der anelectrotonisirten
Strecke durch Verlängerung der intrapolaren Strecke wächst. Um
nun aber zu erklären, dass die intrapolare Reizstelle so enorme
Zuckungserhöhungen zeigt, während die letzteren bei der suprapolaren ganz ausbleiben, müsste man die Annahme machen, dass
der intrapolare Catelectrotonus viel stärker ist als der extrapolare.
Diese Annahme ist aber schon deshalb sehr misslich, weil, wie
besondere Versuche zeigen, das Verhältniss dasselbe bleibt,
wenn die suprapolare Reizstelle der Cathode viel näher angelegt wird, als die intrapolare. Sie wird aber vollends unmöglich
durch die Resultate der Versuche an der unten liegenden Cathode
bei absteigendem Strom.

b. Untersuchung bei absteigendem Strom. Wiederum
wurden bei möglichst langer intrapolarer Strecke zwei Reizstellen
gewählt, aber diesmal zu beiden Seiten der unteren Electrode.
Der constante Erfolg dieser Versuche ist folgender: 1. Die untere
(infrapolare) Reizstelle giebt bei jeder Stromstärke unter dem
Einfluss des absteigenden Stromes enorm verstärkte Zuckungen.
2. Die obere (intrapolare) Reizstelle giebt nur bei den aller-
schwächsten, ganz minimalen Stromstärken überhaupt Zuckungen,
die niemals verstärkt sind; alle kräftigeren Ströme heben die
Zuckungen auf.

Ich füge vor weiterer Discussion noch die Resultate der anelectrotonischen Untersuchung bei. Bei der Anordnung 1 (Reizstellen zu beiden Seiten der oberen Electrode) zeigt bei absteigendem Strom die untere (intrapolare) Reizstelle schon bei den
schwächsten Strömen verminderte oder keine Zuckung, die obere
(suprapolare) erfordert zur Schwächung der Zuckungen schon

ziemlich starke Ströme. Bei Anordnung 2 (Reizstellen zu beiden Seiten der unteren Electrode) zeigt bei aufsteigendem Strom die untere (infrapolare) Reizstelle schon bei den schwächsten Strömen verminderte Zuckung, die obere (intrapolare) Reizstelle zeigt bei den schwächsten Strömen etwas verstärkte, und erst bei mittelstarken Strömen verminderte Zuckung.

Diese Versuchsresultate lassen sich folgendermassen übersichtlich zusammenordnen. Wir denken uns einen Nerven, der an beiden Enden mit Muskeln versehen ist, M_1, M_2 in Figur 16. Der Nerv ist fast in seiner ganzen Länge, nämlich in der Strecke $A\,C$ vom polarisirenden Strom, und zwar von A nach C durchflossen. r_1, r_2, r_3, r_4 sind vier Reizstellen, auf welche stets gleiche, und zwar sehr schwache Reize wirken. Die folgende kleine Tabelle vergegenwärtigt dann den Zuckungszuwachs, den jede der vier Reizstellen unter dem Einfluss des Stromes empfängt, und zwar für Muskel M_1 und für Muskel M_2, und für schwachen, mittleren und starken Strom.

Stärke des polarisirenden Stromes	r_1		r_2		r_3		r_4	
	M_1	M_2	M_1	M_2	M_1	M_2	M_1	M_2
Schwach	—	0.	+,	—.	+	0.	0.	+
Mittel	—	0 od.—.	—	—.	+	—.	—.	+
Stark	—	—.	—	—.	—,	—.	—.	+

Sehen wir nun, wie sich der Pflüger'sche und unser Satz diesen Ergebnissen gegenüber bewähren. Nach dem ersteren soll jede Reizstelle für beide Muskeln denselben (auf der Erregbarkeitsveränderung beruhenden) Zuckungszuwachs empfangen [1]), mit Ausnahme des Falls, wo beim einen Muskel sich eine stark anelectrotonisirte Strecke zwischen Reizstelle und Muskel einschiebt, wo dann im betreffenden Muskel statt eines + ein — Zuwachs eintreten kann. Wir finden in unsrer Tabelle (wenn wir aus dem liegenden Grunde die Fälle mit dem Zuwachs 0 ausser Betracht lassen) drei Fälle, wo der Zuwachs in beiden Muskeln entgegengesetzt ist, nämlich r_2 schwacher Strom, r_3 mittlerer Strom, r_4 mittlerer und starker Strom. Von diesen ist

---

1) Vgl. Pflüger, Electrotonus p. 466.

nur in Einem, nämlich bei r_4 der Unterschied durch eingeschobenen Anelectrotonus erklärbar, in allen übrigen würde dieser Einfluss grade zum entgegengesetzten Resultat führen, wie man leicht findet. Der Pflüger'sche Satz reicht also zur Erklärung der Thatsachen nicht aus. Auch wenn man zwei Reizstellen in Bezug auf den gleichen Muskel vergleicht, findet man Widersprüche gegen den Pflüger'schen Satz. Namentlich ist in M_1 der Zuwachs für r_3 +, für r_4 —; in M_2 dagegen der Zuwachs für r_3 —, für r_4 +. r_3 sowohl als r_4 liegen (bei mittlerer Stromstärke) im Catelectrotonus. Bei M_2 ist kein Anelectrotonus eingeschaltet. Das Negativwirken bei r_3 könnte also, da r_3 intrapolar liegt, nur auf Verschiebung des Indifferenzpuncts bezogen werden, d. h. r_3 könnte im Anelectrotonus liegen; dies ist aber wegen der mittleren Stromstärke unwahrscheinlich, vollends unmöglich aber, weil die Zuckung in M_1 von r_3 aus verstärkt ist. Andrerseits ist die verschiedene Wirkung von r_3 und r_4 in Bezug auf M_1 unverständlich; hier ist zwar Anelectrotonus eingeschaltet, aber in gleichem Maasse für r_3 und r_4.

Unser Satz dagegen vermag die Erscheinungen vollkommen zu erklären. Da r_1 und r_2 im Anelectrotonus, r_3 und r_4 im Catelectrotonus liegen, so sollten eigentlich sowohl nach unserm als nach dem Pflüger'schen Satze in der ganzen linken Hälfte der Tabelle —, in der ganzen rechten Hälfte + Zuwachse verzeichnet sein. Hiervon sind eine Anzahl Ausnahmen erkennbar, die sich folgendermassen erklären. Ich habe in der Tabelle alle Fälle, in welchen zwischen Reizstelle und Muskel die Cathode liegt, mit einem . bezeichnet; wie man sieht, ist in allen diesen Fällen entweder (bei schwächeren Strömen) kein, oder ein negativer Zuwachs vorhanden, d. h. die Cathode ist für die Erregung ein Punct des Scheiterns, sowie der Strom einigermassen stark ist; dies war eben zu beweisen. Ausserdem sind nur noch zwei Ausnahmen von dem Normalverhalten vorhanden, nämlich die durch , bezeichneten; bei schwachen Strömen giebt r_2 in M_1 einen positiven statt des negativen, bei starken r_3 in M_2 statt des negativen einen positiven Zuwachs. Diese beiden Fälle aber erklären sich augenblicklich aus der von Pflüger festgestellten Verschiebung des Indifferenzpuncts in der intrapolaren Strecke mit den Stromstärken.

So sind wir denn zu einer neuen Bestätigung unseres Gesetzes gelangt, indem auch durch die Zuckungsversuche gezeigt ist, dass die Erregung bei starkem Electrotonus die Cathode nicht überschreiten kann.

Uebrigens lehrt ein Blick auf die Figur 16, dass die Erregung auch bei der Ueberschreitung der Anode eine Veränderung erleiden kann, die schliesslich eine Schwächung derselben bewirkt. Es muss nämlich offenbar, wie einen Minimalwerth der Erregung, der zur Fortpflanzung unfähig ist (S. 354), so auch einen Maximalwerth derselben geben, der nicht überschritten werden kann; dies liegt so unverkennbar in der Natur eines Auslösungsapparats, dass weitere Begründung unnöthig erscheint. Gesetzt nun, die Linie 40 bezeichne das Maximum der Ordinatenhöhe, welche die Erregung erreichen kann. Die von der Cathode herkommende Erregung $K'K'K'$ wird nun bei der gewählten Stärke des Electrotonus bei L das Maximum erreichen, also bis zur Anode nicht weiter wachsen können; sie langt also an der Anode mit der Stärke 40 an und muss nun von hier aus nach unserm Gesetze in der Curve MM abnehmen, langt also schliesslich jenseits des electrotonischen Bereichs statt mit der Grösse 27,2 nur mit der Grösse 14,8 an; in denselben Verlauf würde auch die Erregung $K'K'$ übergehen. Läge das Maximum schon bei 20, so würde schon die Erregung II durch den Einfluss der Anode verkleinert werden. Ob und wie weit dieser Einfluss bei den Electrotonusversuchen zur Geltung kommt, darüber besitze ich bis jetzt keine Erfahrungen [1]).

Schliesslich muss ich noch eine Bestätigung unseres Gesetzes erwähnen, zu welcher ich ganz unerwartet in Folge einer zufälligen Beobachtung gelangt bin. Bei den S. 340 ff. besprochenen Versuchen fiel mir nämlich auf, dass bei der Schliessung des polarisirenden Stromes häufig Tetanus auftrat. In allen Versuchen aber folgte das Auftreten dieses Tetanus einem deutlich in die Augen springenden Gesetz: War der Strom aufsteigend, so trat der Tetanus stets leichter, resp. bei schwächeren Strömen auf in der unteren Stromlage; war aber der Strom absteigend, so war der Tetanus begünstigt durch die obere Stromlage. In einer Reihe ad hoc angestellter Versuche bestätigte sich dies

---

1) Schon in der Nähe des Minimums und Maximums werden vermuthlich die Leitungsgesetze nicht mehr strenge Geltung haben.

Gesetz durchgängig, sobald überhaupt Tetanus auftrat. Ferner
zeigten auch die Schliessungszuckungen der schwachen Ströme
eine analoge Beziehung. Sobald überhaupt Unterschiede in der
Stärke der Schliessungszuckung beider Stromlagen vorkamen,
war stets bei aufsteigendem Strom in der unteren Stromlage,
bei absteigendem in der oberen die stärkere Schliessungszuckung
vorhanden.

Die Erklärung dieses eigenthümlichen Verhaltens wird wohl
kaum auf einem andern Wege möglich sein, als durch unser
Gesetz. Man betrachte noch einmal die Schemata Fig. 12 und 13,
in denen jetzt die Reizstellen o, u weggelassen werden. Die Erregung bei der Schliessung des polarisirenden Stroms geht von
der Cathode b aus. Man sieht nun augenblicklich aus den
punctirt angedeuteten Polarisationscurven, dass die von b ausgehende Erregung bei aufsteigendem Strom in M_1 stärker anlangt
als in M; bei absteigendem umgekehrt in M stärker als in M_1.
Bei aufsteigendem Strom wird also die Schliessungszuckung bei
unterer Stromlage stärker sein müssen als bei oberer, bei absteigendem Strom umgekehrt; ganz wie es wirklich die Versuche
ergeben. Dieselben Einflüsse werden sich geltend machen müssen,
wenn statt der Schliessungszuckung (aus noch unbekannten Gründen) Tetanus auftritt. Auch für die Oeffnungszuckung lässt sich
ein Unterschied in gleichem Sinne ableiten, indessen tritt diese
erst bei stärkeren Strömen auf, wo die Electrodenpolarisation auf
die durchgehende Erregung schon Einflüsse der S. 354 ff. erör-
terten Art ausübt; so sind denn hier die Verhältnisse schon viel
schwerer übersehbar und die Versuche ergeben kein constantes
Resultat. Ueberhaupt möchte ich mir die Anwendung unseres
Gesetzes auf die Erscheinungsweise des Zuckungsgesetzes für
eine besondere Arbeit vorbehalten.

Ausserordentlich erklärungsfähig erweist sich ferner unser
Satz für die Erscheinungen am Querschnittsende eines Nerven.

du Bois-Reymond hat die Entdeckung gemacht, dass der
von Längs- und Querschnitt eines Nerven abgeleitete Strom während der Erregung eine Abnahme erleidet; eine ähnliche Abnahme
hat er auch für den von zwei Längsschnittspuncten abgeleiteten
Strom gefunden, deren einer dem Querschnitt näher liegt. Diese
Thatsache, welche der Ausgangspunct für alle späteren Untersuchungen der galvanischen Wirkungen der Erregung geworden

ist, lässt sich jetzt höchst befriedigend durch unsern Satz erklären.

Der Längsquerschnittsstrom muss nämlich, welches auch seine Ursache sein mag, eine negative Polarisation oder einen Catelectrotonus der Nervenfasern bewirken, welche am Querschnitt selbst am stärksten ist und mit zunehmender Entfernung von ihm abnimmt. Denn dieser Strom tritt aus dem Faserkern in der Nähe des Querschnitts am Längsschnitt aus; seine Austrittsstellen werden aber durch den Uebergangswiderstand vermöge der Polarisation in derselben Weise nach dem Aequator hin erweitert, wie die Austrittsstelle irgend eines fremden dem Nerven zugeleiteten Stromes. Nach unserm Satze wird nun jede in der Nervenfaser nach dem Querschnitt verlaufende Erregung, sobald sie in den Bereich der negativen Polarisation kommt, an Intensität abnehmen und am Querschnitt selbst sehr bedeutend geschwächt oder ganz annullirt anlangen müssen; umgekehrt würde eine am Querschnitt entstehende Erregung in ihrem Verlaufe an Intensität zunehmen müssen. Beim Tetanus langen also alle Erregungswellen an, jeder dem Querschnitt näheren Stelle schwächer an, jede dem Querschnitt nähere Stelle muss also durch die Erregung positiv werden gegen jede entferntere. Dies ist aber das wirklich beobachtete Verhalten.

Andrerseits ist auch die scheinbar erhöhte Erregbarkeit der dem Querschnitt nahen Nervenstellen durch ihre negative Polarisation leicht erklärbar. Jede von ihnen ausgehende Erregung muss in ihrem Verlauf zu den unpolarisirten, also positiveren, Nervenstellen anschwellen, also stärker am Muskel anlangen, als eine gleiche von einer dem Querschnitt fernen Nervenstelle ausgehende Erregung.

VII. Schlussbemerkungen.

Wir haben nunmehr den im Eingang aufgestellten Satz mit allen uns zu Gebote stehenden experimentellen Mitteln geprüft und durchgängig bestätigt gefunden. Wir werden ihn also fortan als festgestellt ansehen. Eine locale Erregbarkeitsveränderung durch den Electrotonus kann ausserdem allerdings bewirkt werden; aber es fehlt vor der Hand für eine solche Annahme jeder thatsächliche Anhalt, denn alle bisher bekannten Erscheinungen lassen sich aus unserm Leitungsgesetze vollkommen erklären.

Pflüger hat bekanntlich sein Zuckungsgesetz, nach welchem eine Nervenstelle durch Entstehen von Catelectrotonus und durch Verschwinden von Anelectrotonus erregt wird, in sehr befriedigender Weise abgeleitet aus den von ihm aus seinen Versuchen abgeleiteten localen Erregbarkeitsveränderungen; wenigstens war es plausibel zu machen, dass ein plötzlicher Uebergang in einen erregbareren Zustand eine Erregung verursache. Dies Verständniss des Pflüger'schen Erregungsgesetzes scheint nun auf den ersten Blick durch unsern neuen Satz verloren zu gehen.

Wenn wir bedenken, dass jeder auf den Nerven wirkende Strom augenblicklich an der Anode positive, an der Cathode negative Polarisation setzt, so können wir unter Einführung algebraischer Bezeichnungsweise, und indem wir dem undurchströmten Nerven die Polarisation Null zuschreiben, den Pflüger'schen Satz kurz so ausdrücken:

Eine gegebene Nervenstrecke wird erregt, wenn ihr Polarisationszustand (in algebraischem Sinne) abnimmt.

Den innigen Zusammenhang dieses Gesetzes mit dem in dieser Arbeit festgestellten und mit den electromotorischen Erscheinungen bei der Erregung werde ich in einer folgenden Arbeit darlegen. Das vorhandene Material berechtigt schon jetzt zu einer überraschend einfachen Anschauung über das Wesen der Nervenerregung und ihrer Fortleitung. Indessen ziehe ich es vor, die Ausführung derselben einer folgenden Arbeit vorzubehalten, in welcher ich sie noch durch weitere experimentelle Stützen zu begründen suchen werde.

Zürich, im Februar 1873.

Aschenanalyse von Leuchtorganen mexikanischer Cucúyos.

Von

Dr. Carl Heinemann
in Vera-Crnz.

Die Mangelhaftigkeit unserer Kenntnisse über die chemischen Bestandtheile der Leuchtorgane von Lampyriden und über den Leuchtprocess selbst, ist wohl wesentlich in der Kleinheit der Objekte begründet, welche europäischen Forschern zu Gebote stehen; dagegen gibt die Grösse der amerikanischen Pyrophoren dem Gedanken Raum, tiefer in diese Verhältnisse eindringen zu können.

Was ich hier in dieser Richtung biete, ist freilich nur der Anfang für weitere Untersuchungen, nämlich eine Aschenanalyse von Leuchtorganen hiesiger Cucúyos. Wegen mangelnder Hülfsmittel musste ich mich auf eine qualitative Analyse beschränken.

Es wurden die Bauchleuchtorgane von 186 Cucúyos der grösseren Art (siehe meine Arbeit im 8. Bande des Archivs für mikroskopische Anatomie) sorgfältig präparirt und über der Berzeliuslampe im Porzellantiegel bei schwachem Feuer verkohlt, die Kohle mit kochendem Wasser behandelt, und hierauf der unlösliche Rückstand bei starker Glühhitze weiter verascht, was bis auf einen ganz unbedeutenden Kohlenrest gut gelang.

Der Wasserauszug reagirte schwach alkalisch und entwickelte auf HCl-Zusatz wenige Bläschen eines Gases, dessen Natur, ob Kohlensäure, der geringen Menge wegen nicht festgestellt werden konnte. Die weitere Prüfung ergab Spuren von Chlor und ferner Phosphorsäure und Kali in relativ bedeutender Menge.

Der in Wasser unlösliche Aschenantheil löste sich bis auf Spuren in Salzsäure. Die Untersuchung ergab als deutlich nachweisbare Bestandtheile Kohlensäure und Kalk.

Um nun die Vertheilung der gefundenen Stoffe zu discutiren ist es nothwendig, an den Bau der Leuchtorgane zu erinnern. Man muss an denselben bekanntlich 2 Schichten unterscheiden, eine leuchtende, welche aus Leuchtzellen und Tracheen zusammengesetzt ist, und eine nicht leuchtende, in welcher ich im Gegensatz zu Külliker's Angaben über Lampyris wenigstens

bei Pyrophoren keine Zellen auffinden konnte. Hier besteht diese
Schicht aus gröberen Tracheenstämmen und dazwischen gelagerten compakten zum Theil kugligen Massen, in welchen schon
die mikroskopische Beobachtung die Anwesenheit zweier verschiedener Verbindungen wahrscheinlich macht, denn ein Theil
jener Körper lässt eine Zusammensetzung aus kleinen scharf con-
turirten Körnern erkennen, während andere namentlich nach Aufhellung durch Kalilauge eine strahlig krystallinische Structur
aufweisen. An Lampyriden machte Kölliker die interessante
Entdeckung, dass die nicht leuchtende Schicht auf Säurezusatz
reichlich Harnsäure auskrystallisiren lässt; ich konnte dies für
die Cucúyos bestätigen, nicht so aber die Vermuthung Kölli-
kers, dass Ammoniak die mit der Harnsäure verbundene Base
sei. Meine oben mitgetheilte Analyse gibt nun hierüber Aufschluss und glaube ich dieselbe zwanglos folgendermaassen aus-
legen zu können.

Die Harnsäure kommt in 2 Verbindungen vor, einmal als
harnsaurer Kalk, welcher die aus Körnern zusammengesetzten
Massen bildet und als harnsaures Kali, für welches man die
krystallinischen Massen ansehen muss. Die Kohlensäure in dem
in Wasser unlöslichen Aschenantheil ist als Verbrennungsproduct
der Harnsäure zu betrachten, denn es entwickelt die nicht leuchtende Schicht frisch auf Säurezusatz keine Kohlensäure. Die
Phosphorsäure muss man, glaube ich, als Derivat der Leuchtzellen
ansehen, denn in der nicht leuchtenden Schicht könnte sie nur
als phosphorsaurer Kalk enthalten sein und in diesem Falle hätte
sich in dem nur in Salzsäure löslichen Aschenantheil P_2O_5 nachweisen lassen. Eine andere Frage und gerade die wichtigste,
ob sie präformirt und mit Kali verbunden vorkommt, oder ihre
Entstehung der Verbrennung organischer phosphorhaltiger Körper
verdankt, wird durch eine Aschenanalyse allein nicht beantwortet.

Hier ist der Anknüpfungspunct für weitere Versuche, die
hoffentlich nähere Aufklärung über den Leuchtprocess geben
werden.

Vera-Cruz, 18. October 1872.

(Aus dem physiologischen Laboratorium des Herrn Prof. Hoppe-Seyler.)

Zusammensetzung der grauen und der weissen Substanz des Gehirns.

Von

D. Petrowsky

in St. Petersburg.

Nach dem Vorschlage des Herrn Professor Hoppe-Seyler unternahm ich eine vergleichende quantitative Untersuchung der beiden Hirnsubstanzen. Als Material benutzte ich möglichst frisches Rindshirn, wobei zu jeder Analyse 4 Gehirne vereinigt wurden. Im Ganzen wurden 2 Analysen ausgeführt. Als Mittel aus diesen zwei Analysen ergaben sich folgende Zahlen:

100 Gramm

der grauen Substanz enthalten		der weissen Substanz enthalten	
Wasser	81,6042	Wasser	68,3508
feste Bestandtheile	18,3958	feste Bestandtheile	31,6492

100 Gramm trockene Substanz enthält:

Albuminstoffe mit Glutin	55,3733	Albuminstoffe mit Glutin	24,7252
Lecithin	17,2402	Lecithin	9,9045
Cholesterin u. Fette	18,6845	Cholesterin u. Fette	51,9088
Cerebrin	0,5331	Cerebrin	9,5472
In wasserfreiem Aether unlösliche Substanz	6,7135	in wasserfreiem Aether unlösliche Substanz	3,3421
Salze	1,4552	Salze	0,5719

Diese Resultate erhielt ich nach folgender Methode: Das Gehirn wurde von seinen Häuten befreit, die Oberfläche mit wenig Wasser gewaschen und darauf die graue Rinde von der weissen Substanz möglichst mit dem Wasser isolirt, was ziemlich leicht gelingt, da die graue Substanz viel weicher und weniger elastisch ist als die weisse. Ebenso wurde eine Portion weisser Substanz aus dem Innern der Hemisphären genommen. Nachdem eine genügende Menge dieser und jener Substanz gesammelt worden war, wurde jede von ihnen in einem Mörser möglichst schnell zerrieben, in einem Porzellanschälchen gewogen, mit einer überschüssigen Menge kalten Alkohols vermischt, circa 24 Stunden stehen gelassen, filtrirt und auf dem Filter mit Alkohol gewaschen. Der Rückstand wurde von dem Filter gesammelt und in einem

Kolben mit Aether erschöpft. Das, was vom Aether nicht gelöst
war, wurde mit 95 pCt. Alkohol so lange ausgekocht und
heiss filtrirt, als der Alkohol noch etwas davon aufnahm. So
erhielt ich drei Extracte und einen Rückstand.

Das erste kalte Alkoholextract wurde durch Abdestilliren
und Abdampfen aus dem Wasserbade von Alkohol befreit, über
Schwefelsäure getrocknet und gewogen. Von dem Aetherauszug
wurde der Aether abdestillirt, der Rest auf dem Wasserbade abgedampft, über Schwefelsäure getrocknet und gewogen. Das
erste kalte Alkoholextract wurde nun ferner mit wasserfreiem
Aether über Chlorcalcium behandelt, durch einen gewogenen Filter
über Chlorcalcium filtrirt und das Filtrat zum Aetherauszuge hinzugefügt. Der Aether wurde von neuem abdestillirt, der Rückstand getrocknet und gewogen. Ebenso wurde der im wasser-
freien Aether unlösliche Rückstand mit dem Filter getrocknet,
gewogen, dann vom Filter gesammelt, im destillirten Wasser gelöst und auf Zuckergehalt untersucht. Der getrocknete und gewogene Aetherauszug, welcher nur aus Lecithin, Cholesterin und
Fetten besteht, wurde, um Lecithin zu bestimmen, mit einer Mischung von Salpeter und Soda geschmolzen, in Wasser gelöst,
mit Salpetersäure stark angesäuert und mit Ueberschuss von
molybdensaurem Ammoniak versetzt, circa 20 Stunden stehen
gelassen, dann abfiltrirt und der Niederschlag in Ammoniak gelöst;
die Lösung, mit Ueberschuss einer Mischung von schwefelsaurem
Magnesia, Chlorammonium und Ammoniak versetzt, wiederum 20
Stunden stehen gelassen, der Niederschlag auf den Filter gesammelt, mit einer schwachen Ammoniaklösung mehrmals gewaschen, sammt dem Filter in einem Platintiegel stark geglüht
und gewogen. Aus der Menge der erhaltenen pyrophosphorsauren
Magnesia wurde nach der in Hoppe-Seyler's Handbuch (S. 314,
§ 219) angegebenen Methode die Menge des Lecithins berechnet.
Die erhaltene Quantität von Lecithin, von dem ganzen Aetherauszuge subtrahirt, gab die Menge des Cholesterins und der Fette.
Der warme Alkoholauszug wurde ebenso bis zum Trockenwerden
auf dem Wasserbade abgedampft, über Schwefelsäure getrocknet,
gewogen und sein Lecithingehalt auf dieselbe Weise wie im Aetherauszuge berechnet. Die erhaltene Menge des Lecithin von dem
Gewichte des warmen Alkoholauszuges subtrahirt, worauf sich
die Menge des reinen Cerebrin ergab. Der Rückstand, welcher

weder im kalten Alkohol noch im Aether oder warmen Alkohol
löslich ist, wurde verkohlt, die Kohle ausgelaugt und dann verascht, diese Lauge bis zur Trockene abgedampft, gewogen und
das Gewicht zum Gewicht der Asche hinzuaddirt.

Auf diese Weise erhielt ich nun folgende zwei Tabellen:

II.

**Zusammensetzung der Extracte und des Rückstandes in Procenten
ausgedrückt. (Mittel aus zwei Bestimmungen.)**

Extracte der grauen Substanz:	Extracte der weissen Substanz:
1. 100 Th. des kalten Alkoholauszugs enthalten:	1. 100 Th. kalten Alkoholauszugs enthalten:
a) in wasserfreiem Aether unlösliche Substanz 20,4532	a) in wasserfreiem Aeth. unlösliche 12,0094
b) in wasserfreiem Aether lösliche Substanz . 80,0467	b) in wasserfreiem Aeth. lösliche 87,9905
2. 100 Th. Aetherauszug, zusammen mit a:	2. 100 Th. Aetherauszug, zusammen mit a:
Lecithin 45,7162	Lecithin 14,4773
Cholesterin + Fette? . 54,2838	Cholesterin + Fette? . 85,5227
3. 100 Th. warmen Alkoholauszuges:	3. 100 Th. warmen Alkoholauszuges:
Lecithin 73,8392	Lecithin 10,4776
Cerebrin 26,1607	Cerebrin 89,5224
4. 100 Th. Rückstandes enthalten:	4. 100 Th. des Rückstandes enthalten:
Albuminstoffe 97,4393	Albuminstoffe 97,7393
Salze 2,5607	Salze 2,2607

100 Gramm nicht getrockneter Hirnsubstanz geben folgende Summe
Extracten, welche = trockner Substanz gesetzt wurden:

Graue Substanz:	Weisse Substanz:
Summe von Extracten . . . 18,3958	Summe von Extracten . . . 31,6492
» Wasser 81,6042	» Wasser 68,8508

III.

Die Quantität der Auszüge auf 100 Grm. trockner Substanz bezogen.

Graue Substanz:	Weisse Substanz:
Kalter Alkoholauszug . . . 32,8235	Kalter Alkoholauszug . . . 27,8288
Aetherauszug 8,3100	Aetherauszug . . . 36,2093
Warmer Alkoholauszug . . 2,0378	Warmer Alkoholauszug . . 10,6646
Rückstand 56,8285	Rückstand 25,2971

Nach diesen Data ist Tabelle I berechnet. Ich kann noch
hinzufügen, dass der in wasserfreiem Aether unlösliche, in Wasser
lösliche Theil des Extractes I keine Zuckerreaction gibt, weder
mit der Heller'schen noch mit der Trommer's Probe. Ferner
der feste Rückstand von der grauen Substanz enthält um 0,6288
pCt. mehr P_2O_5 als der Rückstand der weissen Substanz, nämlich: 100 Theile des Rückstandes der grauen Substanz enthalten
3,3942 pCt. P_2O_5 und 100 Theile des Rückstandes der weissen
Substanz enthalten 2,7654 pCt. P_2O_5. Bei Behandlung des festen
Rückstandes mit künstlichem Magensaft, bei einer Temperatur
von 40° in einem Oelbade, erhält man einen unverdaulichen Rückstand, welcher P_2O_5 enthält, aber bei Verbrennung, trotz der
sorgfältigsten Waschung mit gewöhnlichen HCl, eine geringe Quantität Asche hinterlässt, welche nicht näher bestimmt worden war.
Die Quantität dieses unverdaulichen Rückstandes ist beinahe gleich
in der grauen und in der weissen Substanz, nämlich: 100 Grm.
trockene graue Substanz enthalten 14,3283 pCt. und 100 Grm.
trockene weisse Substanz enthalten 14,4574 pCt. Diese Zahlen
erhielt ich aus einer einzigen Analyse; der Gehalt an P_2O_5 wurde
quantitativ nicht bestimmt.

Beide Substanzen enthalten ferner einen Albuminstoff, welcher
in ClNa-Lösung übergeht und bei Sättigung der Lösung mit ClNa
einen Niederschlag gibt. Ebenso erhält man einen Niederschlag
vom Ueberschuss des Wassers. In der grauen Substanz lässt
sich noch ein bei 75° C. Albuminstoff nachweisen, deren Existenz
in der weissen Substanz ich nicht sicher nachweisen konnte.

Vergleichen wir nun die in Tabelle I angegebenen Zahlen
untereinander, so sehen wir, dass die trockene graue Substanz
etwas mehr als zur Hälfte aus Albuminstoffen besteht. Cholesterin
und Fette, wenn diese letzteren überhaupt darin enthalten sind,
machen nur $\frac{1}{4}$ der ganzen Masse aus; Cerebrin enthält die graue
Substanz sehr wenig. Die Hauptmasse der grauen Hirnsubstanz
besteht also aus Wasser und Albuminstoffen. Die weisse Substanz zeigt eine ganz umgekehrte Vertheilung der Stoffe, nämlich: Cholesterin nebst Fetten bilden viel mehr als die Hälfte der
ganzen trockenen Masse, die Albuminstoffe aber nur $\frac{1}{4}$ der
ganzen Masse; auch Cerebim enthält sie in grosser Quantität.

(Aus dem physiolog. Institut des Herrn Prof. Kühne zu Heidelberg.)

Ueber die eiweissartigen Substanzen der Leberzelle.

Von

P. Plósz.

Die grosse Zahl der chemischen Processe, von denen wir theils wissen, theils voraussetzen, dass sie in der Leber vor sich gehen, liess es wichtig erscheinen, nähere Kenntnisse über die chemische Beschaffenheit der Leberzelle zu erhalten. Auf Vorschlag von Herrn Professor Kühne unternahm ich die hier zu beschreibende Untersuchung derselben, welche das Ziel hatte, die bisher beinahe gar nicht bekannten Bestandtheile der Leberzelle, das Protoplasma und die eiweissartigen Körper desselben kennen zu lernen.

Es wurden, soviel mir bekannt, über diesen Gegenstand bisher keine Untersuchungen veröffentlicht, so dass ich, ohne vorhergegangene Resultate anführen zu müssen, sogleich an die Beschreibung meiner Untersuchung schreiten kann.

Es ist bekannt, dass die Leberzelle, vom Organismus getrennt, sehr bald bedeutende Veränderungen erleidet. Dieselben zeigen sich nicht nur in der veränderten Function, sondern auch in den veränderten äusseren Eigenschaften der Zelle.

Die frische, noch unveränderte Leber besitzt auch an blutfreien Schnitten ausnahmslos alkalische Reaction. Dieselbe geht nach kurzem Stehen bei Zimmertemperatur, noch schneller bei Bluttemperatur, in neutrale, dann in saure über. Mit dieser Veränderung der Reaction schreitet eine Vergrösserung der Resistenz einher. Die im frischen Zustande zarte, biegsame Leber wird starrer und gegen mechanischen Druck widerstandsfähiger (Kühne).

Um die diesen Erscheinungen zu Grunde liegenden chemischen Processe kennen zu lernen, sowie um nähere Kenntnisse über die Constitution der noch unveränderten Zelle zu erhalten, musste die Leber sowohl in ganz frischem Zustande bei noch alkalischer Reaction, als auch nach dem Erstarren untersucht werden.

Ich will die erstere die frische, die zweite die todtenstarre Leberzelle nennen und mit der Beschreibung der Untersuchung der letzteren beginnen.

1. Die todtenstarre Leberzelle.

Zur Untersuchung dienten während der ganzen Versuchsreihe
Lebern von Hunden und Kaninchen. Um die Eiweisskörper der
Leberzelle in Bezug ihrer Qualität untersuchen zu können, musste
die Leber vor Allem von Blut, Galle und Lymphe befreit werden.
Es geschah dies durch Ausspritzen der Gefässe durch die Pfortader und den Ductus choledochus, wobei der Ductus cysticus
unterbunden und die Gallenblase entfernt wurde. Als Waschflüssigkeit diente eine Chlornatriumlösung von 0,75 pCt. NaCl-
gehalt, welche mittelst Saugrohr und in die Gefässlumina einge-
bundener Canüle in continuirlichem Strome durch die Leber gepresst wurde. Der Druck einer Wassersäule von 0,5—1,0 Meter
Höhe genügte, um nach und nach alle Gefässbezirke zu entbluten.
Es ist hier auch wie bei jedem Injectionsverfahren darauf zu
achten, dass im Anfange kein zu hoher Druck angewendet werde.
Es werden sonst einzelne Gefässe zerrissen, andere so sehr ausgedehnt, dass sie die abführenden Gefässe anderer Bezirke zu-
sammendrücken und das Entbluten derselben hindern.

Das Durchleiten der Waschflüssigkeit wurde so lange fortgesetzt, bis dieselbe vollkommen farblos abfloss, was in einer halben
bis 3 Stunden erreicht war. Die in die Porta injicirte Flüssigkeit fliesst hierbei durch die Leberarterie und durch die Leber-
venen, die in die Gallengänge injicirte dagegen durch die Lymphgefässe ab. Die Leber wird nach diesem Verfahren blass. Ihre
Farbe variirt nach den verschiedenen Zuständen zwischen weiss-
gelb, gelbbraun und schiefergrau. Sie wird in einzelnen Fällen
vollkommen vom Blute befreit, so dass man in ihren Auszügen
durch kein Reagens mehr Blutkörperchen oder Blutfarbstoff nachweisen kann.

Es wird durch dieses Verfahren auch das Glycogen und der
Zucker bald entfernt, so dass es mir öfters schon nach 1—2stün-
digem Durchleiten nicht mehr gelang, diese Körper in der Waschflüssigkeit, sowie in Proben des durch Zerquetschen der Leber
gewonnenen Zellenbreies nachzuweisen. Nur bei sehr glycogen-
reichen Lebern kam es vor, dass sie erst nach 8 bis 10 Stunden
dauerndem Durchleiten glycogenfrei wurden.

Durch das Ausspülen der Gefässe der Leber werden auch
die in der betreffenden Waschflüssigkeit löslichen Eiweisskörper
der Leberzelle gelöst. Die Diffusionsfähigkeit der Eiweisskörper

aus der Zelle in das Gefässlumen ist in diesem Falle durchaus nicht so gering, als man es häufig geneigt wäre anzunehmen.

Um die Zellen von den übrigen, wenn auch ziemlich spärlichen Gewebsbestandtheilen der Leber zu isoliren, wurde die vom Blute befreite Leber zerschnitten und durch nicht zu dichtes Leinen geknetet. Es zeigt sich hierbei, dass die Masse der Leber zum grössten Theile durch die Zellen gebildet wird; es bleibt nach längerer Behandlung von verhältnissmässig grossen Leberstücken nur ein sehr geringer, aus Gefässen, Kapselstückchen etc. bestehender Rest in der Leinentasche zurück.

Ich will hier bemerken, dass man auf diese Art sehr schöne Gefässamificationen aus der Leber darstellen kann.

Der durch Leinen getriebene Brei zeigt unter dem Mikroskope zum grössten Theile unbeschädigte Zellen, Detrituskörnchen und öfters einzelne rothe und farblose Blutkörperchen.

Der Zellenbrei wurde hierauf mit einer NaCl-Lösung von 0,75 pCt. versetzt und zur Senkung der Zellen hingestellt. Nach einigen Stunden senkten sich die Zellen soweit, dass eine Portion der darüber stehenden Flüssigkeit mit der Pipette abgehoben werden konnte. Der so bereitete erste Auszug ist von Zellen frei, jedoch opalisirend, bis molkig trübe. Es rührt dies, wie ich mich überzeugte, nicht allein von dem etwa vorhandenen Glycogen her, denn auch glycogenfreie Leberextracte zeigen diese Eigenschaft, sondern von äusserst feinen suspendirten Körnchen, die so klein sind, dass sie durch das Filter hindurchgehen und dem körnigen Protoplasma mechanisch zertrümmerter Zellen abstammen. Man kann aus dem Zellenbrei durch Zerreiben desselben in der Reibschale zu jeder Zeit eine solche schwer und trüb filtrirende Flüssigkeit darstellen, und die mikroskopische Untersuchung lehrt dann, dass sehr viele Zellen beschädigt worden sind. Noch mehr ist dies der Fall, wenn man die Leber mit Sand zerreibt oder die gefrorene Leber im abgekühlten Mörser zerstösst. Es lässt sich auf diese Weise eine Masse gewinnen, die unter dem Mikroskope gar keine erkennbaren Zellen, nur Körnchen und Detritus zeigt.

Ist der erste Auszug nach dem Filtriren nicht hinreichend klar, so kann man nach Abheben desselben mit einer neuen Portion von NaCl-Lösung einen zweiten gewinnen, der dann gewöhnlich ein klares Filtrat liefert und auch zur Untersuchung noch genügende Mengen von Eiweisskörpern enthält.

1. Der so erhaltene NaCl-Auszug (0,75 pCt. NaCl) besitzt neutrale, manchmal sehr schwach saure Reaction. Enthält folgende Eiweisskörper:

a) Einen bei beiläufig 45° C. coagulirenden Eiweisskörper. Derselbe kann sowohl aus den isolirten Zellen durch Extraction, als auch aus der unversehrten Leber durch Ausspülen der Gefässe mit Wasser, mit Lösungen von NaCl, Na₂SO₄, Na₂CO₃, NaHO, HCl und Essigsäure gewonnen werden, ist demnach in den genannten Lösungsmitteln löslich, wird durch Pepsin ohne Rückstand verdaut, kann nach der Coagulation bei 45° durch weiteres Erhitzen nicht gelöst werden; unterscheidet sich demnach von dem Eiweisskörper, den Bence Jones und später Stockvis im Harne an Osteomalacie Leidender gefunden haben.

Die Coagulationstemperatur dieses Körpers wurde in wässeriger Lösung bestimmt. Bei langsamem Erhitzen derselben entsteht schon bei 39—40° C. Trübung und es kommt die Coagulation, wenn man diese Temperatur längere Zeit einwirken lässt, schon unter 45° zu Stande. Es ensteht dann aber, trotzdem sich die Flüssigkeit durch Filtriren klar vom Coagulum trennen lässt, in der klaren Flüssigkeit beim erneuten Erhitzen schon bei demselben Temperaturgrade, wo die Coagulation stattfand, wieder Trübung und Gerinnung. Und nur, wenn man die Coagulation bei 45° erzielte, entsteht im Filtrate, beim weiteren Erhitzen erst über 60°, wieder Trübung.

Die Coagulationstemperatur wird durch Gegenwart von Salzen, hauptsächlich aber von Säuren, bedeutend herabgedrückt, wie das auch bei anderen Eiweisskörpern beobachtet wird.

Der Körper zeigt, wie zu ersehen, in seiner Reaction volle Uebereinstimmung mit dem bei 45° coagulirendem Eiweisskörper, den Kühne in der Muskelfaser gefunden hat.

b) Eine Eiweis-Nucleinverbindung, welche bei 70° C. coagulirt, mit dem soeben gekennzeichneten Eiweisskörper identische Lösungsverhältnisse zeigt und von demselben nur durch den höheren Coagulationspunkt getrennt werden kann.

Erhitzt man den sub 1. angegebenen Auszug nach genauer Neutralisation, so bekommt man bei 45° C. ein reichliches Coagulat, das, wie schon angegeben, ohne Rückstand verdaulich ist. Nach dem Abfiltriren des Coagulats bleibt im Filtrate ein eiweissartiger Körper gelöst. Versetzt man ein solches klares Filtrat

mit etwas Pepsinglycerin und soviel Salzsäure, dass das Ganze
2—4 pro Mille HCl enthalte, so entsteht darin, nachdem man
einige Stunden im Brütofen digerirt hat und nachweisbar viel früher
coagulables Eiweiss peptonisirt wurde, ein pulveriger, manchmal
sich zusammenballender Niederschlag von weiss, gelb bis brauner
Farbe. Der Niederschlag ist für Pepsin nicht verdaulich, unlöslich in Wasser, Säuren und neutralen Salzen. Leicht löslich
selbst in verdünnten kohlensauren und ätzenden Alkalien. Die
Substanz ist schwefel- und phosphorhaltig, verbrennt, nachdem sie gut mit Alkohol, Wasser und Säure gewaschen wurde,
ohne Asche zurückzulassen, hinterlässt jedoch beim Verbrennen
eine schwer verbrennliche Kohle. Unterbricht man das Erhitzen,
bevor die Kohle glühend wird, so findet man, dass dieselbe, mit
Wasser angefeuchtet, energisch sauer reagirt und an Wasser
grosse Mengen von Phosphorsäure abgiebt. Lässt man dagegen
die Kohle tüchtig glühen, dann bekommt man viel weniger oder
gar keine Phosphorsäure.

Es stimmt diese Substanz in allen Eigenschaften mit derjenigen überein, die Miescher[1]) in den Kernen der Eiterzellen
entdeckt hat und welche von ihm Nuclein genannt wurde.

Solange wir eine so unvollkommene Kenntniss über die chemische Constitution des Nucleins besitzen, lässt es sich natürlich
von zwei aus verschiedenen Organen gewonnenen ähnlichen Körpern nicht entscheiden, ob dieselben wirklich auch identisch sind
oder nicht. Die Uebereinstimmung in den Reactionen bietet
hierfür, wie allgemein bekannt, nicht genügende Anhaltspunkte.
Ich muss es demnach dahingestellt sein lassen, ob diese Substanz mit dem Nuclein wirklich identisch oder demselben nur sehr
ähnlich ist, glaube aber, dass ich dieselbe trotzdem, wegen der
vollkommenen Uebereinstimmung, die sie in den Reactionen und
auch in dem Schwefel- und Phosphorgehalt mit dem Nuclein
Miescher's zeigt, mit demselben Namen bezeichnen soll, die
strenge Beweisführung der Identität oder Verschiedenheit beider
Körper weiteren Untersuchungen überlassend.

Aus alledem geht hervor, dass durch die Pepsinverdauung
in der Lösung eines allem Anscheine nach homogenen Körpers,
Eiweiss peptonisirt und zur selben Zeit eine Substanz (Nuclein),
die darin früher löslich war, gefällt wird.

1) Hoppe-Seyler, Medic.-chem. Untersuchungen IV. Heft 1872.

Die einfachste Erklärung für diese Erscheinung bildet die Annahme der Präexistenz einer in Wasser und Säuren löslichen Nucleoalbuminverbindung, welche durch die Verdauung in Peptone und Nuclein gespalten wird. Die Peptone verbleiben dabei in Lösung, während das in der sauren Flüssigkeit unlösliche Nuclein gefällt wird.

Nach den Untersuchungen von Lubavin [1]) ist es wahrscheinlich geworden, dass das Casein auch eine Verbindung von Nuclein mit Eiweiss darstellt. Dasselbe wird durch Pepsin in Peptone und einen Körper gespalten, der das Meissner'sche Dyspepton ist und in allen Reactionen mit dem Nuclein Miescher's übereinstimmt. Das Casein unterscheidet sich jedoch vom Nucleoalbumin der Leberzelle in dem wesentlichen Punkte, dass das Casein die Reactionen des Alkalialbuminates besitzt, während das Nucleoalbumin in Wasser und Salzlösungen löslich ist.

Ich konnte aus den Muskeln von Kaninchen eine dem Nucleoalbumin ähnliche Substanz extrahiren. Ich habe Nuclein erhalten bei der Verdauung einer ganz klar filtrirten Eiweisslösung, die nach Ausspritzen der Gefässe aus dem Muskel mit 10procentiger NaCl-Lösung erhalten wurde.

Es scheint demnach das Vorkommen von Verbindungen des Nucleins mit Eiweiss im Organismus ein verbreitetes zu sein.

Das Nuclein kann aus dem Nucleoalbumin der Leberzelle auch auf anderem Wege, als durch die Verdauung abgespalten werden. Erhitzt man das Siedecoagulat des Nucleoalbumins längere Zeit im Wasserbade mit verdünnter Essigsäure, so wird nach und nach alles Eiweiss gelöst, während das in der Säure unlösliche Nuclein zurückbleibt. Die Trennung mittelst der Pepsinverdauung ist jedoch dieser zweiten Methode bei weitem vorzuziehen.

Beinahe in allen eiweisshaltigen Flüssigkeiten und Geweben des Thierkörpers wurde, soweit es bisher untersucht worden, das Serumalbumin oder ein demselben durchaus ähnlicher Körper gefunden. In der Leberzelle ist dasselbe wegen der Gegenwart des Nucleoalbumins nicht nachweisbar, denn das Nucleoalbumin theilt mit dem Serumalbumin alle Reactionen in Bezug auf Löslichkeit und Coagulationstemperatur, so, dass eine Trennung der beiden Körper mit den gegebenen Methoden nicht ausführbar ist.

2. Extrahirt man die isolirten und mit Wasser oder 0,75-

---

1) Hoppe-Seyler, Medic.-chem. Untersuchungen IV, 1872.

procentiger NaCl-Lösung erschöpften Zellen mit NaCl-Lösung von 10 pCt., so bekommt man reichliche Mengen eines bei 75 ° C. coagulirenden Eiweisskörpers in Lösung. Derselbe ist durch viel Wasser, sowie durch Ueberschuss von concentrirter NaCl-Lösung, oder durch Eintragen von NaCl-Stückchen füllbar, wird aus der NaCl-Lösung durch HCl gefällt und in Acidalbumin übergeführt, und ist durch Pepsin ohne Rückstand verdaulich.

Der Körper ist demnach den globulinartigen Eiweisskörpern zuzuzählen, dem Myosin in Allem ähnlich und vielleicht auch in Bezug seiner Entstehungsweise damit identisch.

3. Die Leberzelle, die an die NaCl-Lösungen von 0,75 und von 10 pCt. kein Eiweiss mehr abgab, wurde hierauf mit Salzsäure von 0,4—1,0 pCt. HCl-Gehalt behandelt. Dieselbe giebt an die Säure, wenn auch sehr langsam, noch viel Eiweiss ab. Ebenso lässt sich aus den Zellen durch Ausziehen mit Na_2CO_3-Lösung noch Eiweiss gewinnen, nur enthält die alkalische Lösung noch einen zweiten Körper, das Nuclein. Dieses Nuclein ist auch in den Zellen vorhanden, die kein Nucleoalbumin mehr enthalten. Es zeigt schon ursprünglich die Reaction des Nucleins und lässt sich von den Eiweisskörpern der Zelle durch Ansäuern der alkalischen Lösung und Waschen des Niederschlages mit verdünnter Säure trennen. Es muss demnach dieses Nuclein als freies angesehen werden im Gegensatze zu demjenigen, welches im Nucleoalbumin enthalten ist.

Leichter und schneller als durch Fällung kann man es von Eiweiss frei erhalten, indem man dasselbe der Pepsinverdauung unterwirft.

Der Eiweisskörper, der neben dem Nuclein in den durch die NaCl-Lösungen (0,75- und 10proc.) erschöpften Zellenresten noch enthalten ist, zeigt sich unlöslich in Wasser und Lösungen neutraler Alkalisalze, schwer löslich in der Kälte in verdünnten Säuren und kohlensauren Alkalien, etwas leichter löslich beim Erhitzen mit kohlensaurem Alkali, noch leichter in heisser sehr verdünnter Säure, sogleich löslich beim Erwärmen mit NaHO.

Einmal in Lösung gebracht verhält sich der Körper in der sauren oder alkalischen Lösung wie Acidalbumin resp. Alkalialbuminat.

Im Ganzen genommen zeigt demnach dieser Eiweisskörper in seinen Reactionen Aehnlichkeit mit dem Alkalialbuminat. Es lassen sich jedoch zwischen dem Verhalten dieses Körpers und

dem des Kalialbuminates, wenn auch weniger auffallende, doch
immerhin bestimmte Differenzen auffinden.

Das eigentliche Alkalialbuminat, z. B. das Casein der Milch,
oder das Lieberkühn'sche Kalialbumin, ist sehr leicht löslich,
selbst in Spuren von Säuren oder kohlensauren Alkalien, während
dieser Körper aus der Leberzelle nur nach tagelanger Behandlung in
geringer Menge durch die genannten Reagentien ausgezogen wird.

Wäre dieser Eiweisskörper mit dem Alkalialbuminat identisch, so müsste sich die isolirte Leberzelle in kohlensaurem
Natron leicht, fast momentan, lösen, da alle übrigen Eiweisskörper der Zelle, und auch das Nuclein, darin leicht löslich sind.
Man müsste dann nach Entfernung der Erdphosphate, Fette und
etwaigen anderen in Alkali unlöslichen Substanzen eine klare
Lösung erhalten. Dies ist aber nicht der Fall. Die Leberzelle
zerfällt nach und nach beim Schütteln mit kohlensaurem Natron.
Anfangs sind noch die Kerne sichtbar, später zerfallen auch
diese und es entsteht eine je nach der Concentration molkig bis
milchig trübe Flüssigkeit, deren Trübung nur durch Erhitzen mit
viel Wasser und verdünnter Salzsäure (oder Essigsäure), oder
Natronlauge aufgehellt werden kann.

Zur Entfernung der Fette behandelte ich solche trübe Flüssigkeiten mit Aether. Die Flüssigkeit wird hierbei merklich klarer
und es sammeln sich die die Trübung bewirkenden Molecüle
in einer zwischen Aether und wässeriger Flüssigkeit schwimmenden Schicht. Nach Abheben des Aethers und der unteren halb-
geklärten Flüssigkeit kann man diese schleimige Masse mit erneuten Portionen von Aether und Lösung von kohlensaurem
Natron behandeln, und so von Fett, dem Nuclein, und von den
in Na_2CO_3 leicht löslichen Eiweisskörpern der Zelle befreien.

Die so gewonnene Substanz besitzt dieselben Reactionen,
welche die die Trübung bewirkenden Molecüle besassen. Dieselbe ist in der Kälte nur in Spuren löslich in kohlensaurem
Natron und verdünnter Säure, sogleich löslich beim Erhitzen
mit NaHO, oder viel sehr verdünnter (0,5—1,0 pCt.) Salzsäure.

Aus dem Angeführten geht hervor, dass dieser schwerlösliche
Eiweisskörper zwar dem Alkalialbuminat ähnlich ist, mit demselben
jedoch durchaus nicht als identisch betrachtet werden kann.

Herr Prof. Kühne sprach diesen Verhältnissen gegenüber
die Ansicht aus, wonach er es für möglich erachte, dass im Orga-

nismus schwerlösliche, dem coagulirten ähnliche Eiweisskörper vorkommen. Die weitere Verfolgung dieser Ansicht war
unter den gegebenen Umständen dringend geboten.

Die Resultate der diesbezüglich angestellten Untersuchung
kann ich in Folgendem zusammenfassen.

Coagulirtes Eiweiss nennt man im Allgemeinen solches, das
durch Erhitzen, Einwirkung gewisser chemischer Agentien (Alkohol,
starke Säuren, Salze schwerer Metalle etc.) in den unlöslichen,
besser gesagt in den schwerlöslichen, Zustand überführt worden ist.

Es lässt sich nicht bestimmt angeben, ist jedoch sehr wahrscheinlich, dass alle diese Agentien auf dieselbe Art, vielleicht
durch Wasserentziehung, wirken.

Ausser dem angeführten existirt noch ein allgemein bekannter, nur zufällig wenig beachteter Einfluss, der die Eiweisskörper
in den schwerlöslichen Zustand überführt. Wie Jedermann, der
mit Eiweisskörpern zu thun hat, bekannt ist, entsteht in wässerigen oder salzhaltigen Eiweisslösungen, wenn sie längere Zeit
stehen, ein sich immer mehr vermehrender Niederschlag. Das
früher in der Flüssigkeit gelöste Eiweiss wird für dieselbe Flüssigkeit unlöslich. Noch schneller werden Niederschläge von Globulin, Myosin, Kalialbuminat und Syntonin, wenn sie auf dem
Filter gewaschen werden oder unter Flüssigkeit stehen, unlöslich
für diejenigen Lösungsmittel, in welchen sie früher löslich waren.

Ich habe vor Allem untersucht, inwiefern eine Aehnlichkeit
oder Verschiedenheit zwischen den verschiedenen coagulirten resp.
schwerlöslichen Eiweisskörpern angenommen werden kann.

Ob nämlich 1. die aus den verschiedenen Eiweissarten durch
dieselbe Einwirkung entstandenen coagulirten Eiweisskörper in
ihren Reactionen miteinander übereinstimmen; ob 2. die durch
verschiedenartige Einwirkung (Hitze, Säure, Alkohol etc.) erhaltenen coagulirten Eiweisse untereinander als identisch betrachtet
werden können, oder nicht.

In Bezug auf die erste Frage stellte es sich heraus, dass
die aus den verschiedenen Eiweissarten dargestellten coagulirten
Eiweisskörper in ihren Reactionen nur solche ganz geringe Differenzen zeigen, die immer sehr gut auf die Unterschiede der äusseren Gestalt der Coagulate zurückgeführt werden können. So sind
z. B. die mehr pulverigen oder feinflockigen Coagulate, die man
durch Erhitzen pulveriger Niederschläge oder sehr verdünnter

Lösungen erhält, viel leichter löslich als die dichten zusammen
geballten Massen, die man aus concentrirten Lösungen erhält.
Nur das Eieralbumin scheint hierin eine Ausnahme zu machen.
Es schien dasselbe auch, aus sehr verdünnten Lösungen gefällt,
schwerer löslich zu sein als die entsprechenden Niederschläge
anderer Eiweisskörper.

Bezüglich der zweiten Frage zeigte es sich, dass unter den
durch verschiedene Einflüsse coagulirten Eiweisskörpern hinsichtlich der Löslichkeit auch keine grösseren Unterschiede bestehen.
Nur wird bei manchen Coagulationsmethoden viel unverändertes
Eiweiss durch das coagulirte mitgerissen; dies ist hauptsächlich
bei der Coagulation durch Alkohol und Metallsalze der Fall,
und auch bei der Coagulation durch Hitze, wenn man eine unvollständige Gerinnung bei zu niedriger Temperatur durch pro-
trahirtes Erhitzen erzielt. Aus solchen lockeren Gerinnseln lässt
sich dann ein Theil des Eiweisses durch dasjenige Lösungsmittel,
in welchem dasselbe früher gelöst war, auswaschen, während der
andere Theil zurückbleibt und sich als coagulirtes Albumin verhält. Die so gewonnenen feinkörnigen Coagulate verhalten sich
dann so, wie das durch Sieden aus verdünnter Lösung feinflockig
gefällte Eiweiss.

Dieselben Reactionen, wie das durch Sieden, Alkohol oder
Säuren und Metallsalze gefällte Eiweiss, zeigen auch die durch
längeres Stehen unlöslich gewordenen Niederschläge von Globulin,
Myosin, Syntonin und Kalialbuminat. Die aus den verschiedenen Eiweissarten durch Stehen ihrer Niederschläge unter Wasser
entstandenen schwerlöslichen Eiweisse besitzen untereinander identische Reactionen, und es werden die Reactionen derselben auch
durch Erhitzen der schon schwerlöslichen Niederschläge nicht
verändert, wogegen Niederschläge von noch leichtlöslichem Myosin oder Syntonin etc. durch Erhitzen sofort in den schwerlöslichen Zustand überführt werden. Die schwerlöslich gewordenen
Niederschläge von Myosin etc. zeigen sich demnach auch darin den
übrigen coagulirten Eiweisskörpern ähnlich, dass sie durch Erhitzen,
so wie das coagulirte Eiweiss, nicht weiter angegriffen werden.

Die Löslichkeitsverhältnisse, welche dem eben Gesagten zufolge alle aus veschiedenen Eiweissarten durch verschiedene
Coagulationsmethoden erhaltenen coagulirten Eiweisskörper besitzen, sind die folgenden.

Dieselben sind unlöslich in Wasser und neutralen Salzen, schwerlöslich selbst beim Erhitzen feinvertheilter Niederschläge in kohlensauren Alkalien, leicht löslich endlich beim Erhitzen mit NaHO oder sehr verdünnter Salzsäure. Gegenwart neutraler Alkalisalze behindert die Lösung in der Säure, wogegen der feinvertheilte Zustand des Coagulates dieselbe bedeutend begünstigt. So sind Coagulate, die man aus sehr verdünntem Blutserum gewinnt, sowie die durch längeres Aufbewahren oder durch Erhitzen unlöslich gewordenen Niederschläge von Myosin etc., wenn sie von neutralen Alkalisalzen frei sind, in sehr verdünnter Salzsäure beim Erhitzen sofort löslich.

Die Lösungen verhalten sich wie Acidalbumin oder Alkalialbuminat.

Vergleicht man diese Reactionen der coagulirten Albumine mit denjenigen des in der Leberzelle enthaltenen, sub 3. beschriebenen Eiweisskörpers, so findet man, dass dieselben mit einander vollkommen übereinstimmend sind. Der schwerlösliche Eiweisskörper der Leberzelle verhält sich gerade so wie feinzertheiltes Siedecoagulat des verdünnten Blutserums, oder wie der schwerlöslich gewordene Myosin- oder Globulinniederschlag.

Um zu erfahren, ob dieser Körper auch in der frischen Leberzelle enthalten ist und nicht erst durch Einwirkung der Reagentien (Wasser, Salzlösung etc.) aus anderen Eiweisskörpern künstlich dargestellt wurde, stellte ich einige Versuche an, die ich bei der nachfolgenden Beschreibung der frischen Leberzelle anführen werde.

Unter den Entstehungsarten solcher schwerlöslicher Eiweisskörper finden wir eine (die Umwandlung der löslichen Niederschläge beim Stehen in unlösliche), die unter solchen Umständen stattfindet, dass sie auch im Organismus vor sich gehen könnte, und es hätte nichts Befremdendes an sich, die Möglichkeit einer solchen Entstehungsweise zuzugeben. Es könnten in der lebenden Zelle immerhin Processe vor sich gehen, wodurch Eiweisskörper niedergeschlagen und die Niederschläge sich auf eine der angeführten ähnlichen Weise in unlösliches Eiweiss verwandeln könnten. Trotzdem schien es bezüglich der Genese dieses Körpers von grossem Interesse, einen Vergleich zu ziehen zwischen den Eigenschaften desselben und denjenigen eines anderen Eiweisskörpers, dessen Entstehung eben durch eine besondere Art von

Gerinnung bewirkt wird. Die Entstehung des Fibrins, die Fibringerinnung, wie man zu sagen pflegt, findet zwar, soweit bekannt,
normal im Organismus nicht statt, es werden aber pathologisch
in Exsudaten und Extravasaten etc. so häufig Gerinnungen beobachtet, und auch die Gerinnung des normalen aus der Ader gelassenen Blutes geht unter solchen Umständen vor sich, wo von
Fäulniss, von Abgestorbensein noch durchaus nicht die Rede sein
kann, so dass die Fähigkeit, Fibrin zu bilden, immer noch als
eine dem lebenden· Gewebe oder Flüssigkeit zukommende betrachtet werden muss. Von dieser Seite angesehen, könnte demnach die Fibringerinnung oder ein derselben analoger Process
ebenso gut dienen zur Erklärung der Entstehungsweise des
schwerlöslichen Eiweisskörpers der Leberzelle, wie die Umwandlung der Eiweissniederschläge beim Stehen.

Da wir bei Feststellung der Qualität der Eiweisskörper auf
die Löslichkeitsverhältnisse derselben angewiesen sind, mussten
vor Allem die diesbezüglichen Eigenschaften der beiden Körper,
des Fibrins und des schwerlöslichen Eiweisskörpers der Leberzelle in Vergleich gebracht werden.

Die bekanntermassen von einander abweichenden Angaben
der Löslichkeitsverhältnisse des Fibrins machten eine erneute
experimentelle Untersuchung derselben nöthig, und ich muss die
hierbei gewonnenen Resultate, obgleich die Untersuchung durchaus nicht als abgeschlossen betrachtet werden kann, soweit sie
unsere Frage berühren, hier anführen. Es zeigte sich, dass das
rohe Fibrin, wenn es durch Waschen mit Wasser vollkommen
entfärbt ist und auch an Wasser nichts mehr abgiebt, ausser dem
eigentlichen Fibrin doch immer noch einen Eiweisskörper enthält,
der in Salzlösung, Säuren und Alkalien leicht löslich
ist, aus der Salzlösung durch viel Wasser und CO_2 gefällt wird,
sich demnach wie die Globulinsubstanzen des Serums verhält,
und wahrscheinlich nichts weiter, als durch das Fibrin mitge-
rissenes Paraglobulin darstellt.

Nach Auswaschen dieses Körpers behält die Flocke ihr Aussehen vollständig bei, und es bleibt eine Substanz zurück, die in
Wasser und Salzlösungen absolut unlöslich ist, bei gewöhnlicher Temperatur in sehr verdünnter Salzsäure schwer, noch
schwerer in Na_2CO_3 gelöst wird, in der Siedehitze in NaHO,
sowie bei Abwesenheit von Salzen in HCl sogleich gelöst wird;

iu diesen Reactionen demnach mit dem coagulirten Albumin, sowie mit dem schwerlöslichen Eiweiss der Leberzelle vollständig
übereinstimmt, wie auch in dieser Beziehung zwischen dem mit
Salz gewaschenen rohen und gekochten Fibrin kein Unterschied
zu finden ist. Es wäre nach Feststellung dieser Reactionen hier
der Ort gewesen, nähere Untersuchungen zur Erklärung der von
Brücke (Sitzungsber. d. kais. Akad. d. Wiss. Wien 1859, 14. Juli)
gefundenen Unterschiede zwischen rohem und gekochtem Fibrin
anzustellen. Brücke fand, dass, während gekochtes Fibrin bloss
Peptone und Syntonin giebt, rohes Fibrin der Pepsinverdauung
unterworfen, nach kurzer Dauer der Verdauung ausser den Peptonen und dem durch Neutralisation fällbaren Syntonin noch einen
Eiweisskörper liefert, der durch Neutralisation nicht, wohl aber
durch Sieden der neutralen Lösung gefällt wird, sich demnach
wie in Salzen lösliches, genuines Eiweiss verhält. Da nun im
rohen Fibrin, ausser dem schwerlöslichen wirklichen Fibrin, ein
in Salzen löslicher Eiweisskörper enthalten ist, so lag die Annahme sehr nahe, wonach das verschiedene Verhalten des rohen
und gekochten Fibrins durch die Gegenwart dieses Körpers bedingt wird. Meine diesbezüglichen Versuche gaben mir bisher keine schlagenden Resultate, so dass ich hierüber nicht zu
urtheilen im Stande bin. Nach diesen Reactionen muss aber
jedenfalls die Möglichkeit zugegeben werden, dass der schwerlösliche Körper der Leberzelle mit dem Fibrin identisch sein kann,
und demnach muss auch die zweite Möglichkeit des Entstehens
derselben in Folge eines der Fibringerinnung analogen Processes
aufgestellt werden.

Die von einander abweichenden Angaben über die Löslichkeit des Fibrins in Salzlösungen lassen sich aus einem eigenthümlichen, wie es scheint nicht in allen Fällen gleichen Verhalten desselben erklären. Das Fibrin verhält sich gegen die
Salzlösung anders, wenn es mit derselben digerirt, als wenn es
mit derselben extrahirt wird. Die Gegenwart der durch die Salzlösung aus der Flocke ausziehbaren Substanzen bewirkt, dass das
Fibrin bei 30—40° C. zum grossen Theile manchmal ganz gelöst wird, wobei sich nicht jedes Fibrin gleich verhält, manchmal vollkommen und schnell, andermal nur zum Theil in Lösung
geht. Extrahirt man hingegen das Fibrin in der Kälte rasch
mit immer neuen Portionen der Salzlösung, so geht nur die Glo-

bulinsubstanz in Lösung, während das Fibrin zurückbleibt und, wie schon angegeben, bei keiner Temperatur durch die Salzlösung gelöst wird. Dieses eigenthümliche Verhalten des Fibrins beruht offenbar auf der Anwesenheit eines in Salzen löslichen fibrinlösenden Körpers, der nicht in jedem Fibrin in gleicher Menge enthalten ist und der durch die Salzlösung entfernt werden kann. Ich kann bei diesem Punkte den Verdacht nicht unterdrücken, wonach hier die Lösung des Fibrins durch einen fermentativen Process bewirkt wird und dass demnach das rohe Fibrin häufig ausser dem Pepsin (Kühne) und dem saccharificirenden Ferment, (vgl. d. Heft, Ueber das saccharificirende Ferment des Blutes) noch andere und darunter eines enthält, das bei 30—40 C. bei Gegenwart von Salzen Fibrin zu lösen vermag. Das Ferment, welches hiefür in erster Linie in Betracht gezogen werden muss, wäre das eiweissverdauende Ferment des Pankreassaftes.

Ausser den gefundenen eiweissartigen Substanzen suchte ich in der Leberzelle von vorne herein einen Körper, der bisher in den meisten zelligen Geweben angetroffen, oder wo seine Gegenwart nicht erwiesen werden konnte, wenigstens angenommen wurde.

Es ist dieser Körper das Kalialbuminat resp. das Casein. Der Nachweis des Kalialbuminates begegnet in allen Flüssigkeiten, wo dasselbe nicht in gelöstem Zustande (Milch, Serum) in grösserer Menge enthalten ist, grossen Schwierigkeiten. Es ist auch dies ein Grund, weshalb die Angaben der Autoren über den Gehalt einzelner Organe an Alkalialbuminat so häufig differiren.

Bei dem Nachweis ungelöster Alkalialbuminate ist man auf die negativen Löslichkeitsverhältnisse angewiesen, auf die Unlöslichkeit in Wasser und neutralen Salzlösungen. Löst man derlei Körper in alkalischer oder saurer Flüssigkeit, so ist gegen die Untersuchung immer der Einwurf möglich, dass ein Theil der Substanz durch das Reagens selbst während der Behandlung in Alkalialbuminat oder Acidalbumin verwandelt wurde, da sich alle leicht löslichen Eiweisskörper in der Säure oder dem Alkali auch rasch, wenigstens theilweise in Acidalbumin oder Alkalialbuminat verwandeln.

Umsomehr ist dies der Fall bei so schwer löslichem Eiweiss, wie das beschriebene. Die geringen Mengen, die sich in der Kälte in Alkali oder Säure lösen, verhalten sich in der Lösung sogleich als Alkalialbuminat oder Acidalbumin und bei Anwesenheit dieser Körper lässt es sich demnach natürlich nicht bestimmen, ob ausserdem noch leicht löslicher wirkliches Kalialbumin in Lösung gieng, besonders dann nicht, wenn nicht grössere Mengen dieses letzteren Körpers anwesend sind. Es könnten hierüber bei den bestehenden Methoden nur vergleichende quantitative Versuche entscheiden.

Diese sind die Gründe, weshalb ich das Alkalialbuminat in der Leberzelle nicht fand und dasselbe nicht unter den Eiweisskörpern der Zelle aufzählen kann.

II. Die frische Leberzelle.

Um die Leberzelle bei alkalischer Reaction und bei ihrer ursprünglichen weichen Consistenz, d. i. noch vor Eintritt der Todtenstarre untersuchen zu können, wandte ich eine Methode an, die auch bei der Leber durch Kühne, Pavy u. A. zu verschiedenen Zwecken, und die von Kühne zur Untersuchung des Protoplasmas der noch nicht erstarrten Muskelfaser benutzt wurde. Ich suchte die Leber des Thieres so schnell wie möglich abzukühlen und das Entbluten, sowie die Isolirung der Zellen bei niedriger Temperatur auszuführen.

Ich erreichte dies, indem ich die Bauchhöhle öffnete, eine Canüle in die Porta des lebenden Thieres einband und dieselbe mit einem Reservoir verband, das eiskalte Salzlösung (von 0,75 pCt. NaCl-Gehalt) enthielt und beliebig hoch gestellt werden konnte. Das Blut wurde von der Salzlösung schon unter einem geringeren Drucke wie bei der todten Leber verdrängt. Das Entbluten geschieht auf diese Art weit schneller und vollständiger als wenn man todte Lebern nimmt, wo viele Gefässe durch Blutgerinnsel, die oft schwer weggeschwemmt werden, verstopft sind. Sobald das Durchströmen im Gange war, wurde die Leber ausgeschnitten und in eine in Kältemischung stehende Schaale gelegt, wo sie unter 0 abgekühlt und vollkommen vom Blute befreit wurde.

Nach dem Entbluten wurde die Leber sogleich in einen Kautschukbeutel gebunden in Kältemischung gebracht, wo sie rasch gefror und herausgenommen, mit dem Messer zerschnitten und im abgekühlten Mörser zerrieben werden konnte. Die Lebersplitter wurden hierauf in Leinen geschnürt und unter einer starken Presse rasch während des Aufthauens bei Zimmertemperatur ausgepresst. Da die Leberzelle schon unter 0 aufthaut, so hat auch die ablaufende Flüssigkeit diese Temperatur und ist demnach vor weiterer Zersetzung geschützt.

Die Zellen der Leber werden, wie schon erwähnt, durch das Zerreiben im gefrorenen Zustande sehr vollkommen zertrümmert. Es entsteht dabei nach dem Aufthauen eine durch suspendirte Körnchen schwerflüssige Masse, die durch abgekühlte mit eiskalter Salzlösung benetzte Filter filtrirt, einige Tropfen einer opalisirenden Flüssigkeit abgiebt. Es ist dies das dem Muskelplasma Kühne's analoge Leberplasma.

Das Leberplasma reagirt alkalisch, enthält viel Eiweiss, Glycogen und Spuren von Zucker. Ich konnte darin den bei 45° C. coagulirenden Eiweisskörper, sowie das Nucleoalbumin der todtenstarren Zelle wiederfinden.

Die Isolirung der Körnchen von der Flüssigkeit gelingt durch Filtriren nicht, die Papierporen werden zu schnell verstopft. Kleine Mengen des körnigen Theiles kann man aber von der Flüssigkeit getrennt erhalten, indem man die von der Presse ablaufende Masse abermals gefrieren lässt und, in dicke Schichten von Filtrirpapier gehüllt, während des Aufthauens auspresst.

Der so erhaltene Zellenrest, der zwischen dem Papier zurückbleibt, besteht ausser etwaigen Fettkörnchen aus Detritus, und zeigt genau die beschriebenen Reactionen des schwerlöslichen Eiweisskörpers der todtenstarren Leberzelle; nur enthält die Masse immer noch Globulin.

Es schien bei dieser Untersuchung besonders einladend, die Identität dieses Globulinkörpers mit dem Myosin der Muskelfaser nicht nur bezüglich des Verhaltens gegen Reagentien, sondern auch in genetischer Hinsicht darzuthun. Es hätte diese Darlegung zugleich eine Erklärung für die Erscheinung der Todtenstarre der Leber abgeben können. Ich habe viele Versuche über diesen Punkt angestellt, ohne auch nur einmal beweisende Resultate zu bekommen. Es ist mir niemals gelungen, in dem klaren Filtrate des auf die beschriebene Art bereiteten Leberplasmas eine nachträgliche Ausscheidung von Myosin zu beobachten. In einzelnen Fällen entstanden geringe flockige Gerinnsel in der früher klaren Flüssigkeit, es waren dann aber immer auch Spuren von Blut anwesend und die Gerinsel verhielten sich auch wie Fibrin.

Nach den angestellten Versuchen muss ich demnach die

Frage über die Identität des Globulins mit dem Myosin unent-
schieden lassen. Die Demonstration der Myosingerinnung, wenn
solche überhaupt stattfindet, scheint in der Leber grösseren
Schwierigkeiten zu begegnen als dies beim Muskel der Fall ist,
da der Muskel viel mehr an Myosin als die Leberzelle an Globulin enthält. Anderseits aber musste ich meine Versuche an
Lebern von Warmblütern vollführen, da, wie bekannt, die Lebern
der Frösche, und wie ich fand auch der Schildkröte im Winter
sich in einem eigenthümlich atrophischen Zustande, mit Zerfall
der Zellen verbunden, befinden, und in Folge dessen für meine
Zwecke unbrauchbar waren.

Da der Nachweis des Myosins in der Leberzelle auf diesem
Wege nicht gelungen ist, versuchte ich dasselbe auf einem andern zu erreichen, der zwar viel verwickelter ist und niemals
der directen Demonstration gleichwerthig sein kann, nichtsdestoweniger vielleicht manches Licht zu geben vermag. Es ist bekannt, dass nach Kühne's Untersuchungen die Ursache der
Todtenstarre des Muskels auf die Gerinnung des Myosins zurückzuführen ist, und dass demnach die Todtenstarre unter denjenigen
Bedingungen, wo die Myosingerinnung nicht stattfindet, auch nicht
zu Stande kommen kann. Auf diese Erfahrung gestützt, versuchte
ich die Verhältnisse aufzufinden, unter welchen die Todtenstarre
in der Leber nicht auftritt, oder unter welchen die bereits erstarrte Leber wieder weich wird. Es musste zu diesem Zwecke
vor Allem ein Apparat zu Stande gebracht werden, der eine
genaue Messung des Widerstandes, den die Leberoberfläche dem
eindrückenden Gewichte entgegensetzt, gestattete. Meine diesbezüglichen Untersuchungen sind noch nicht soweit gediehen,
dass sie schon jetzt veröffentlicht werden könnten. Ich kann
nur vorläufig bemerken, dass die frische sowie die todtenstarre
Leber eine ziemlich vollkommene Elasticität besitzt, mit eiskalter
NaCl-Lösung vom Blute befreit werden kann und bei 0° Temperatur nach dem Entbluten noch sehr lange weich bleibt, sowie
die alkalische Reaction beibehält. Einspritzen von Wasser bewirkt sofort Hartwerden, ebenso wirken Säuren, wenn sie nicht
im Ueberschuss angewendet werden. Die Starre kann durch
NaCl-Lösung von 10—15 pCt., sowie durch längeres Auswaschen
mit Säure oder Alkali beseitigt werden. Es müssen weitere Untersuchungen zeigen, wieweit die Starre mit dem Sauerwerden

in causalem Zusammenhange steht oder damit nur, wie bei der
Muskelfaser, der Zeit nach mehr oder weniger zusammenfällt.

Die alkalische Reaction der herausgeschnittenen Leber geht
beim Liegen bei gewöhnlicher Temperatur sehr rasch in neutrale
und diese in saure über. Die Säurebildung erreicht bald ein Maximum, das nicht überschritten wird. Wäscht man die Säure durch
Ausspritzen der Leber aus, oder übersättigt man sie mit kohlensaurem Alkali, so entsteht nach einigem Digeriren abermals saure
Reaction, eine Erscheinung, die sich gewöhnlich mehrere Male
wiederholen lässt. Ebenso kann man mit Aether aus zerstossenen
blutfreien Leberstücken bei Zimmertemperatur mehrere Wochen
lang immer neue Säure ausziehen.

. Die Säurebildung überschreitet demnach in der Leber ein
gewisses Maximum nicht deshalb nicht, weil die Säuregeneratoren
ren durch die Bildung dieses Maximums verbraucht worden sind,
sondern weil ein gewisser Säuregrad der weiteren Säuerung selbst
ein Hinderniss setzt. Die Säurebildung wird ausserdem behindert
durch zu niedere oder zu hohe Temperatur, sowie durch Gegenwart mancher Reagentien (Alkohol), nicht behindert durch Aether.

Die gebildete Säure ist, ausser den durch Geruch deutlich
erkennbaren flüchtigen Fettsäuren, eine in H_2O, Aether und
Alkohol lösliche, die die Kohlensäure aus ihrer Natronverbindung
austreibt, beim Abdistilliren des Aethers zurückbleibt, dagegen
mit den Wasserdämpfen etwas flüchtig ist, durch Alkali dem
Aether entzogen wird. Die Säure stimmt in den geprüften Reactionen mit der Milchsäure überein, womit jedoch noch keineswegs entschieden werden kann, ob sie damit auch wirklich
identisch ist.

Die Verhältnisse, unter welchen die Säurebildung stattfindet,
sowie der Umstand, dass sich der Process durch die entstandene
saure Reaction selbst ein Ziel setzt, sind auch ähnlich den Verhältnissen, unter denen die Milchsäuregährung vor sich geht.
Und es ist hier um so mehr an eine durch fermentativen Process
statthabende Bildung von Milchsäure aus Glycogen resp. Zucker
zu denken, da, wie Schottin gezeigt hat, die frische abgeschabte
Leberzelle die Fähigkeit besitzt, nicht nur aus Rohrzucker Traubenzucker, sondern aus diesem unter Kohlensäureentwicklung
Milchsäure zu bilden.

Die mit NaCl-Lösung mehrere Stunden lang gewaschene

Leber wird nicht mehr sauer. Die säurebildenden Factoren
werden demnach durch längeres Auswaschen entfernt. Durch
dasselbe Verfahren wird aber auch das Glycogen und vielleicht
auch das Ferment ausgewaschen, worüber ich bald Näheres mitzutheilen hoffe.

III. Mikroskopisches Verhalten der Leberzelle.

Nachdem durch die Untersuchung die Qualität der beschriebenen Eiweisskörper der Leberzelle, sowie der Nucleingehalt derselben festgestellt wurde, versuchte ich die chemische Beschaffenheit
der Zelle mit dem mikroskopischen Verhalten gegen Reagentien
in Einklang zu bringen.

Die lebende sowie die todtenstarre Leberzelle besitzt ein
trübes Protoplasma. Nur sind in der lebenden Zelle weniger
Körnchen sichtbar, als in der erstarrten; es tritt deshalb die
matte wachsähnliche Grundsubstanz des Protoplasmas in der
frischen Zelle mehr hervor. In beiden Zellen sind zwei Arten
von Körnchen deutlich voneinander zu unterscheiden. Die grösseren runden, dunkelcontourirten bestehen aus Fett, wie man sich
davon durch das Verhalten gegen Osmiumsäure leicht überzeugen
kann. Das Fett erscheint auch in den ganz frischen, aus dem
lebenden Thier möglichst rasch unter das Mikroskop gebrachten
Zellen schon in grösseren Körnchen, ebenso wie in den Zellen
der frischen gefrorenen oder wie in denjenigen der todtenstarren
Leberzelle. Ob nicht neben den grösseren Körnchen noch staub-
förmig zertheiltes Fett in der frischen Zelle vorhanden ist, konnte
ich nicht bestimmen.

Die Körnchen der zweiten Art sind in der frischen Zelle
viel kleiner, sie erscheinen noch bei einer Vergrösserung von
3—400 als staubförmige Punkte. Nur in der todtenstarren oder
durch Reagentien veränderten Zelle sind ausser den Fettkörnchen
noch andere grobkörnigere Ausscheidungen zu sehen. Die staub-
förmigen Punkte, sowie die durch Reagentien hervorgebrachten
Abscheidungen verhalten sich nicht homogen. Es ist durch ihr
Verhalten gegen Reagentien nachzuweisen, dass es mehrere Substanzen sind, die in dieser Weise abgeschieden werden.

Durch NaCl-Lösung von 0,75 pCt. wird die todtenstarre
Leberzelle nicht sichtbar alterirt. NaCl-Lösung von 10 pCt.
löst einen Theil der feinen Körnchen auf, während ein anderer

Theil darin unlöslich ist und sich nur in Säure löst. Es bleibt
aber ein Theil derselben auch nach der Behandlung mit der
Säure sichtbar und verschwindet nur dann, wenn überhaupt die
ganze Zelle gelöst wird. Es werden, wie hieraus ersichtlich, bei
Eintritt der Todtenstarre, oder vielleicht noch im Leben der Zelle
mehrere Körper aus dem gelösten oder gequollenen Zustande
abgeschieden.

Wie ich durch mündliche Mittheilung erfahren habe, beobachtete Herr Prof. K ü h n e schon vor längerer Zeit, dass sich
die Leberzelle in ihrem Verhalten gegen Essigsäure von allen
anderen Zellen unterscheidet, so, dass man die Leberzelle an
diesem Verhalten unter anderen Zellen erkennen kann. Die Kerne
werden auf Zusatz von Essigsäure zwar deutlicher sichtbar,
schrumpfen aber nicht. Ich untersuchte diese Erscheinung näher
und fand, dass die Kerne selbst mit einer Essigsäure von 20 pCt.
behandelter Zellen nicht geschrumpft waren. Man kann sie aber
zur Schrumpfung bringen, wenn man sie zuerst mit einer NaCl-
Lösung von 10 pCt. extrahirt und dann die Säure einwirken
lässt. So präparirte Kerne schrumpfen auf Zusatz von Essigsäure oder Salzsäure gerade so wie die Kerne der Eiterkörperchen. Ebenso tritt Schrumpfung ein, wenn man die Zellen längere
Zeit mit viel sehr verdünnter Salzsäure oder Essigsäure extrahirt.
Die Säure sowie die NaCl-Lösung extrabiren dabei offenbar einen
Körper aus dem Kerne, der die Schrumpfung verhindert.

Unterwirft man die Leberzelle der Pepsinverdauung, so zerfällt nach einiger Zeit nicht nur der Zellkörper, sondern auch
der Kern, und es bleibt das unverdauliche Nuclein in ganz feinen
Körnchen zurück. Es lässt sich hieraus vielleicht der Schluss
ziehen, dass im Kerne der Leberzelle nicht soviel Nuclein enthalten ist, als in den Kernen anderer Zellen, die bei der Verdauung in der sauren Flüssigkeit zwar schrumpfen, aber doch
ganz bleiben, oder dass hier das Nuclein in Verbindung mit andern Körpern enthalten ist, woraus auch erklärlich wäre, weshalb die Kerne der Leberzelle auf Säurezusatz nicht schrumpfen.
Dieselben enthalten neben dem durch die Säure schrumpfenden
Nuclein mechanisch gemengt noch andere, wahrscheinlich eiweiss-
artige Bestandtheile, oder sie enthalten das Nuclein in einer
nicht schrumpfenden chemischen Verbindung.

(Aus dem physiolog. Institut des Herrn Prof. Kühne in Heidelberg.)

Ueber das saccharificirende Ferment des Blutes.

Von

P. Plósz und E. Tiegel.

Bei der in neuerer Zeit geltenden Erklärungsweise für solche Prozesse, wie sie in dem von Tiegel veröffentlichten Aufsatze „Ueber eine Fermentwirkung des Blutes" [1] beschrieben worden sind, sucht man in jedem einzelnen Falle die Wirkung auf eine ganz bestimmte Substanz, ein „ungeformtes Ferment" zurückzuführen, dessen möglichste Isolirung für jeden einzelnen Fall als naturgemäss involvirtes Problem angesehen werden muss. Man ist namentlich davon zurückgekommen, solche fermentative Wirkungen irgend welchen in Zersetzung oder anderen chemischen Veränderungen begriffenen Substanzen zuzuschreiben, sondern man pflegt im Gegentheil die Unveränderlichkeit der Fermente während der Ausübung ihrer Wirkung hervorzuheben. Um darum die in dem eben citirten Aufsatze angegebenen Erscheinungen mit diesen geläufigen Anschauungen und mit den sie stützenden Thatsachen in Einklang bringen zu können, musste es wünschenswerth erscheinen, die saccharificirende Wirkung, welche das Blut im Momente, in dem seine Blutkörperchen zerstört werden, äussert, durch ein zur Thätigkeit gelangendes präformirtes Ferment und nicht etwa durch die im Augenblick der Auflösung der Blutzellen höchst wahrscheinlich statthabenden moleculären Umlagerungen erklären zu können. Durch eine Reihe von Versuchen, die wir zur näheren Prüfung dieses Verhältnisses vornahmen, wurden wir zur geeignetsten Form entscheidender Experimente hingeführt, die wir hier beschreiben wollen.

Versuche. Man setze einer beliebigen Portion geschlagenen Blutes ihr 10—12faches Volumen ½—¾ procentiger NaCl Lösung zu und giesse das Gemisch entweder in eine sehr flache Glas- oder auch in eine gewöhnliche Porzellanschale und lasse es bei einer Temperatur, die + 5° C. nicht übersteigen darf, 24 Stunden lang ruhig stehen. Nach dieser Zeit haben sich die Blutzellen gesenkt und sich so von der zugesetzten Flüssigkeit, die wir in Folgendem Waschflüssigkeit nennen wollen, getrennt. Beim Hunde- und beim Kaninchenblut war in unseren Versuchen die Wasch-

[1] Pflügers Archiv für Physiologie Bd. VI, pag. 249.

flüssigkeit immer nur sehr wenig gelbröthlich gefärbt und vollkommen klar. Die Blutkörperchen hatten eine hellrothe Farbe und setzten sie sich gegen die über ihnen stehende Waschflüssigkeit scharf ab. Beim Rinderblut hingegen war die Waschflüssigkeit hier und da bereits dunkel gefärbt und ihre Trennungslinie gegen die Blutkörperchen keine scharfe. Es hängt dies höchstwahrscheinlich mit der schlechten Behandlung, die das Blut im Schlachthause und beim Transport zu erfahren pflegt, zusammen. Sind diese Erscheinungen eingetreten, so können die hier anzugebenden Versuche nicht gemacht werden. Wir werden indessen auf diesen Fall zurückkommen.

1. Ist die Waschflüssigkeit klar und hell gefärbt, so lassen sich in derselben gewöhnlich nachweisen: in der Hitze beim Ansäuern coagulirendes Eiweiss in geringer Menge und Spuren von Peptonen. Letztere durch eine ganz schwach röthliche Färbung, die nach Entfernung des coagulirenden Eiweisses beim Versetzen einer Probe mit Aetznatron und einer sehr geringen Menge von schwefelsaurem Kupfer eintritt. Mitunter lassen sich Spuren von Zucker nachweisen, oder es sind merkliche Mengen von Peptonen vorhanden. In diesem Fall ist das Blut zu dem zu beschreibenden Experiment nicht geeignet. Ist dies nicht der Fall, so setze man 25 Cbcm. der Waschflüssigkeit zu einer beliebigen Menge Stärkekleister in den Brütofen und untersuche nach einer Stunde auf Zucker. Man wird solchen in grösseren oder geringeren Quantitäten durch die Trommer'sche Probe oder durch die Gährungsprobe nachzuweisen im Stande sein, mehr nach längerer Zeit.

2. Man nehme 25 Cbcm. von der auf dem Boden des Gefässes sich befindenden an Blutkörperchen sehr reichen Flüssigkeit, setze sie einer gleichen Menge Kleister wie im vorigen Versuche zu und mache endlich durch ein beliebiges Mittel lackfarben. Findet man nach einer Stunde noch Saccharification, so entferne man mit einem Heber oder mit einer Pipette das Waschwasser so gut wie möglich, und giesse wieder ein gleiches Quantum neuer auf + 5° C. abgekühlter NaCl-Lösung zu. Wenn sich nun nach 24 Stunden die Blutzellen wieder gesetzt haben, so wiederhole man die Prüfung derselben auf ihre Fermentwirkung. Entweder ist diese vollständig verschwunden, oder nur nach mehreren Stunden und bei successivem Zusatz mehrerer Blutkörperchenportionen nachzuweisen, während sie auch dem zweiten Waschwasser zukommen wird.

3. Den Rest der Blutkörperchen sammt der wirksamen Waschflüssigkeit lasse man nun 2 Mal 24 Stunden bei einer Temperatur zwischen 20° und 30° C. stehen. Langsam wird sich ein grosser Theil der Blutkörperchen auflösen und in demselben Maasse die Waschflüssigkeit dunkler und ihre Farbe gesättigter werden. Durch von Zeit zu Zeit angestellte Proben kann man sich überzeugen, dass Hand in Hand mit diesen Erscheinungen eine Zerstörung des Fermentes geht, die gewöhnlich nach der angegebenen Zeit eine vollständige ist.

Die beiden ersten Versuche scheinen uns, zusammengehalten mit den Versuchen 1 und 2 des Aufsatzes „Ueber eine Ferment-

wirkung des Blutes" [1]) in der Art interpretirt werden zu müssen,
dass in der That in den Blutkörperchen des geschlagenen Blutes
ein Ferment vorhanden ist, das aber für gewöhnlich so gebunden
ist, dass es an seiner Wirkung verhindert wird. Durch das beschriebene Verfahren kann diese Bindung gelöst werden und
darum das Ferment zu seiner Wirkung gelangen. Ueber die Art
und Weise dieser Bindung des Fermentes sind wir nicht im
Stande bestimmte nähere Angaben zu machen, und ebenso nicht
über die Wirkung der NaCl-Lösung auf die Blutkörperchen. Zu
einer Vermuthung in dieser Beziehung wurden wir indessen durch
folgende Beobachtung geführt. Mit 3procentiger NaCl-Lösung
konnten wir aus mit Wasser sehr gut ausgewaschenem, ganz
weissem Fibrin, zu gleicher Zeit mit einer globulinen Substanz
(s. „Die eiweissartigen Substanzen der Leberzelle von P. Plósz")
ein saccharificirendes Ferment ausziehen, das wir von der globulinen Substanz nicht weiter zu trennen im Stande waren. Da
nun das Fibrin vorher reichlich mit Wasser gewaschen worden
war, ohne an dieses Ferment abzugeben, so wird es nicht unwahrscheinlich, dass das Ferment speciell an diese globuline
Substanz gebunden war und nur mit dieser gelöst wurde. Ein
ganz ähnliches Verhältniss, wie es hier für das Fibrin Statt hat,
kann nun auch für die Blutkörperchen Statt haben, in der
Art, dass in ihnen das Ferment an eine ganz bestimmte Substanz
gebunden ist, und nur mit Lösung derselben, die aber durch
¹/₂procentige NaCl-Lösung bewirkt wurde, frei wird. Diese
Auffassung wird noch dadurch gestützt, dass es uns, wie wir
weiter unten ausführen werden, nicht gelang, Ferment in die
gewaschenen Blutkörperchen wieder hineinzubringen.

Ob der Grund, welcher in Versuch 3 das Dunkelwerden und
die offenbar immer mehr und mehr vor sich gehende Auflösung
der Blutkörperchen verursacht, mit dem Ferment zerstörenden
identisch ist, oder mit demselben nur zu gleicher Zeit verläuft,
können wir durchaus nicht sagen. Beide Erscheinungen werden
jedoch durch Kälte (Temperaturen unter + 5° C.) sichtlich ver-
zögert oder für einige Tage auch ganz aufgehalten. Wenn man
eine Mischung von möglichst frischem Blute und NaCl-Kleister
macht, diese Mischung dann gefrieren und durch directes Erwär-

---

1) Pflügers Archiv, Bd. VI, pag. 249.

men wieder möglichst rasch aufthauen lässt, so erhält man in
kurzer Zeit eine ziemlich bedeutende Saccharification, obgleich
wir aus diesem Gemisch durch Fällen mit Alkohol nicht mehr
im Stande waren eine fermenthaltige Flüssigkeit zu gewinnen,
während uns dies mit direct aus der Ader in Alkohol aufgefan-
genem Blut und mit wirksamer Waschflüssigkeit gelang. Aus
den Alkoholniederschlägen, die wir, um sie zu trocknen, immer
über Nacht auf dem Filter liegen liessen, zogen wir die Fermente
mit reinem Wasser aus. Unseres Wissens wurde diese Methode
zuerst von Hüfner angewendet.

Wie übrigens der in dem Aufsatze „Ueber eine Fermentwirkung des Blutes"[1]) mitgetheilte Versuch 3 beweist, scheinen
die fermentzerstörenden Agentien in vollem Maasse erst nach der
Zerstörung der Blutzellen zur Wirkung zu gelangen. Dass diese
Prozesse keine schwachen sind, davon überzeugten wir uns bei
unsern Versuchen, Ferment in die erst gewaschenen Blutkörperchen wieder hineinzubringen.

Versuch. Wir setzten zu ungefähr 15 Cbcm. gewaschenen Blut
körperchen 3 Cbcm. eines sowohl auf Eiweiss wie auf Amylum sehr wirksamen Pancreasglycerins und liessen die Mischung 24 Stunden bei einer
Temperatur unter + 5° C. stehen. Nach dieser Zeit versetzten wir eine
Probe davon mit NaCl-Kleister und digirirten sie eine Stunde im Brütofen.
Die saccharificirende Wirkung des Pancreasfermentes war eine sehr deutliche. Nun stellten wir den Rest der Mischung von Pancreasglycerin und
Blutkörperchen in den Brütofen. Nach 24 Stunden war keine Veränderung
zu bemerken, indem die Blutkörperchen sich rothbleibend an den Boden
des Gefässes angesetzt und von einer ziemlich klaren überstehenden Flüssigkeit gesondert hatten, die noch saccharificirend wirkte. Nun lösten wir
die Blutkörperchen mit Aether auf und liessen das Gemisch weitere 24
Stunden im Brütofen stehen. Nach dieser Zeit war in einer Probe, die wir
angesäuert, gekocht und die ausfallenden Albuminate abfiltrirt hatten, auf
Zusatz von Aetznatron und sehr wenig stark verdünntem Kupfersulphat
keine Spur einer Rothfärbung zu erkennen. Wir schlossen daraus auf Abwesenheit von Peptonen. Den Rest des Gemisches versetzten wir nun
wieder mit Kleister und digirirten ungefähr 6 Stunden. Nach dieser Zeit
war noch keine Saccharification eingetreten. Wir waren also nicht im Stande
mit Sicherheit Fermente in die Blutkörperchen einzuführen, wohl aber
konnten wir durch die aufgelösten Blutkörperchen künstlich zugesetztes
auf Kleister und Eiweiss sehr wirksames Ferment zerstören.

Wenn diese Thatsachen es auch ausser Zweifel setzen, dass
im defibrinirten Blute ausserhalb der Gefässe fermentzerstörende

---

1) Pflügers Archiv, Bd. VI, pag. 249.

Prozesse ablaufen können, besonders beim lackfarben gemachten
Blut, so sind wir dadurch keineswegs berechtigt, irgend einen
bindenden Rückschluss auf physiologische Vorgänge zu machen.
Als Hauptgrund hierfür betrachten wir den, dass wir es eben
nicht mehr mit lebendem Blute, sondern mit solchem, bei welchem die erste Leichenerscheinung, die Gerinnung, sich bereits
abgespielt hat, zu thun haben. Aehnliche Einwendungen kann
man auch gegen die Behauptung des Fermentgehaltes der lebenden Blutzellen machen. Um darum in Betreff des Fermentgehaltes
der Blutkörperchen im lebenden Blute zu einem bindenden Schlusse
zu gelangen, sahen wir kein anderes Mittel, als das Experiment
am lebenden Thier.

Zum Beleg für die Ansicht, dass auch in den Blutkörperchen
des lebenden Blutes in gleicher Weise ein Ferment gebunden sei,
wie wir es für die Zellen des defibrinirten Blutes ausgeführt haben,
müssen wir zunächst wieder das Bock'- und Hoffmann'sche
Experiment in Anspruch nehmen, das wir nach der von diesen
Forschern angegebenen Weise und genau mit dem von ihnen
angegebenen Erfolg zu wiederholen im Stande waren. Wir erklären das Experiment jetzt so, dass durch die NaCl-Lösung
einerseits Ferment aus den Blutzellen, andererseits Glycogen aus
der Leber ausgewaschen wird. Den Zucker fanden wir bei
Wiederholung des Experimentes immer im Harn; um nun auch
das Ferment zu gewinnen, wurde folgendermassen verfahren.

Versuch. Der bei einem nicht nur bis zum Verschwinden des
Zuckers im Harn, sondern bis zum Zugrundegehen des Thieres fortgesetzten Experiment gewonnene Harn wurde mit dem dreifachen Volumen
96 procentigen Alkohol versetzt und 24 Stunden bei einer Temperatur unter
+ 5° C. stehen gelassen. Nach dieser Zeit hatte sich ein feinflockiger
Niederschlag gebildet, den wir, auf einem Filter gesammelt, eine Zeitlang
mit Alkohol wuschen und ihn dann, auf dem Filter liegend, bei gewöhnlicher Zimmertemperatur 12 Stunden lang trockneten. Nach dieser Zeit
übergossen wir das auf dem Trichter liegende Filter mit reinem Wasser.
Die ablaufende Flüssigkeit war ganz klar, zuckerfrei und wirkten 20 Ccm.
derselben auf eine beliebige Menge Kleister in Zeit von 2 Stunden deutlich saccharificirend.

Obgleich es nun schon Béchamp gelungen ist, durch wesentlich dieselbe Methode aus dem normalen Harn ein saccharificirendes Ferment zu gewinnen, so halten wir den besonderen
Nachweis eines solchen Fermentes im menschlichen diabetischen
Harne doch von Interesse. Umsomehr, da wir schon bei Anwen-

dung geringer frisch gelassener Harnmengen aus dem Alkohol-
niederschlage sehr deutlich saccharificirendes Ferment erhielten,
das demnach hier in grosser Menge enthalten zu sein scheint.
Um grössere Fermentmengen aus einem menschlichen diabetischen
Harne zu gewinnen, benutzten wir ausser der directen Füllung
mit Alkohol eine zweite Methode, indem wir vor dem Alkoholzusatz den Harn sich durch Verdunstung bei gewöhnlicher Zimmertemperatur bis fast zur Syrupconsistenz concentriren liessen. Der
durch Alkoholzusatz gewonnene Niederschlag wurde dann in möglichst wenig Wasser gelöst, und da die Lösung noch sehr zuckerhaltig war, wurde sie von Neuem mit Alkohol gefüllt. Im Ganzen
musste dieses Verfahren vier Mal angewendet werden, ehe es gelang,
eine zuckerfreie Fermentlösung zu bekommen. Trotzdem man auf
diese Weise grosse Verluste an Ferment erleidet, war die zuletzt
gewonnene Lösung doch noch sehr energisch saccharificirend.

Eben weil nun aber der diabetische Urin Ferment enthält,
konnte man annehmen, beim Bock'- und Hoffmann'schen Experiment werde das Glycogen in den Nieren oder vielleicht erst
im Urin in Zucker umgewandelt und stamme das Ferment aus
den Nieren. Folgende Beobachtung macht es indessen wahrscheinlich, dass bei diesen Experimenten die Saccharification im
Blute oder in der Leber und nicht in den Nieren geschehe. Ein
Thier, bei welchem wir das Bock'- und Hoffmann'sche Experiment ausführten, ging zu Grunde, während es noch in voller
Zuckerabsonderung begriffen war. Während sein Herz noch
schlug, wurde der Bauch geöffnet und Stücke der schnell heraus-
gerissenen Leber in kochendes Wasser geworfen. Sie wurden
auf Glycogen und Zucker untersucht, enthielten letzteren in reicher Menge, von ersterem war durch die Jodreaction nichts nachzuweisen. In dem mit Wasser verdünnten Blute des Thieres
liess sich nach Ausfüllen der Albuminate durch die Trommer'sche
Probe unmittelbar viel Zucker nachweisen. Das Blut selbst,
und nicht nur der Urin, zeigte also einen aussergc-
wöhnlich hohen Zuckergehalt.

Herr Külz[1]) hat bei Wiederholung des von Bock und
Hoffmann angegebenen Experimentes häufig keinen Zucker im
Harne auftreten sehen. Da aber nach keinem seiner Versuche
eine Untersuchung des Blutes und der Leber vorgenommen wor-

1) Beiträge zur Hydrurie u. Melliturie, Habilitationsschrift für Marburg.

den zu sein scheint, die Resultate einer solchen Untersuchung
wenigstens nirgends angegeben sind, so glauben wir hier von
allen weiteren Schlüssen, die Herr Külz zieht, Umgang nehmen
zu können.

Auf die Erwiderung des Herrn v. Wittich[1]) gegen die
in dem Aufsatze „Ueber eine Fermentwirkung des Blutes"[2])
geäusserte Hypothese, dass die saccharificirende Fermentation
in der Leber durch das im Blute enthaltene Ferment geschehe,
möchten wir hier in Kürze Folgendes entgegnen. Angenommen,
es wäre in den Leberzellen wirklich ein Ferment enthalten, es
wäre also das Experiment des Herrn v. Wittich vorwurfsfrei,
so müsste es als sehr wünschenswerth und interessant erscheinen,
den Beweis zu liefern, dass dieses Ferment innerhalb der Zellen
wirklich zu wirken im Stande ist. Alle Fermentwirkungen, welche
wir bis jetzt im Körper kennen, kommen in freien Flüssigkeiten
vor, und dass die Möglichkeit der Fermentwirkung innerhalb der
lebenden Zellen des Säugethierkörpers nicht ohne Weiteres angenommen werden darf, mögen die von uns an den Blutzellen gewonnenen Erfahrungen bezeugen. Für die Leberzellen wird dieser
Wunsch noch ganz besonders dringend, weil Schöpffer[3]) unter
Naunyn's Leitung bewiesen hat, dass in Leberzellen, die von
sehr zuckerreichem Blute umspühlt sind, sich Glycogen ablagert,
die Leber einem solchen Blute wenigstens den Zuckergehalt zum
grössten Theile zu entziehen im Stande ist. Wenn aber Herr
v. Wittich geneigt sein sollte anzunehmen, dass Ferment und
Glycogen als solche aus den Leberzellen ausgewaschen werden,
so halten wir es bei der grossen Menge von Ferment, welche
im Blute enthalten ist, für wahrscheinlicher, dass dieselbe Flüssigkeit, welche Ferment aus den Leberzellen auswäscht, dies in
viel höherem Maasse aus den Blutzellen thut. Bei der bekannten Eigenschaft der eiweissartigen Substanzen, Fermente auf sich
niederzuschlagen, kann es uns nicht einfallen a priori leugnen
zu wollen, dass die Leberzellen Fermente enthalten, die aber
darum noch keineswegs in ihnen erzeugt zu sein brauchen. Dass
aber das von Herrn v. Wittich angegebene Verfahren geeignet

1) Pflüger's Archiv, Bd. VII, pag. 28.
2) Pflüger's Archiv, Bd. VI, pag. 249.
3) Archiv für experimentelle Pathologie, Bd. I, pag. 78 und als Inauguraldissertation für Bern.

sei, diese und keine anderen Fermente zu isoliren, müssen wir
aufs Entschiedenste bestreiten. In der That ist das betreffende
Experiment in hohem Grade geeignet, das Ferment, welches durch
den Wasserstrom, der die Blutzellen auflöst, im Leberblute frei
wird, in den gerinnenden Leberzellen zu fixiren. Dass in der
That bei der v. Wittich'schen Behandlung die Leberzellen gerinnen, beweisen zur Genüge die Erfahrungen von Plósz und
überdies v. Wittich's Angaben selbst, dass das Leberparenchym
fest und teigig geworden sei (l. c. pag. 30). Dass unter diesen
Umständen die von uns angegebene Erscheinung, eine Fixirung
des Fermentes, durch die Leberzellen eintritt, kann Herr v. Wittich
selbst am allerwenigsten bezweifeln, da er in der Arbeit „Ueber
die Pepsinwirkung der Pylorusdrüsen" (Pflüger's Arch. Bd. VII,
pag 25) dasselbe Verhältniss für Pepsin und Protoplasma der Pylorusdrüsen als „äusserst wahrscheinlich" bezeichnet. Was die
geringe Protoplasmamasse der Pylorusdrüsen thun kann, wird
das massige Protoplasma der Leber wohl auch thun können.
Wir hatten wiederholt Gelegenheit blut- und zuckerfreie Leber-
stücke zu gewinnen, die aber noch Glycogen enthielten. Sie
konnten 48 Stunden und länger im Brütofen digerirt werden,
ohne dass ihr Glycogen vollständig verschwunden gewesen wäre,
während dies mit bluthaltigen Stücken derselben Leber nach
2—3 Stunden immer der Fall war.

Nach Diesem müssen wir entschieden aufrecht halten, dass
die Annahme, die in der Leber statthabende Saccharificirung
werde in der Norm (und beim Bock'- und Hoffmann'schen
Experiment) durch im Blute enthaltene Fermente bewirkt, gegenüber der v. Wittich'schen Ansicht ungleich mehr Wahrscheinlichkeit für sich hat. Wir sind jedoch zur Ueberzeugung gekommen,
dass auf den bis jetzt eingeschlagenen Wegen eine absolut exacte,
definitive Lösung der Frage überhaupt nicht herbeigeführt werden
kann, denn wir wissen nie, wie gross und welcher Art die Lei-
chenerscheinungen sind, wir wissen nur, dass sie sehr schnell
eintreten. Sollten wir im Laufe anderer, allgemeinerer Arbeiten
über die Physiologie der Leber der Sache näher kommen, werden wir darüber berichten.

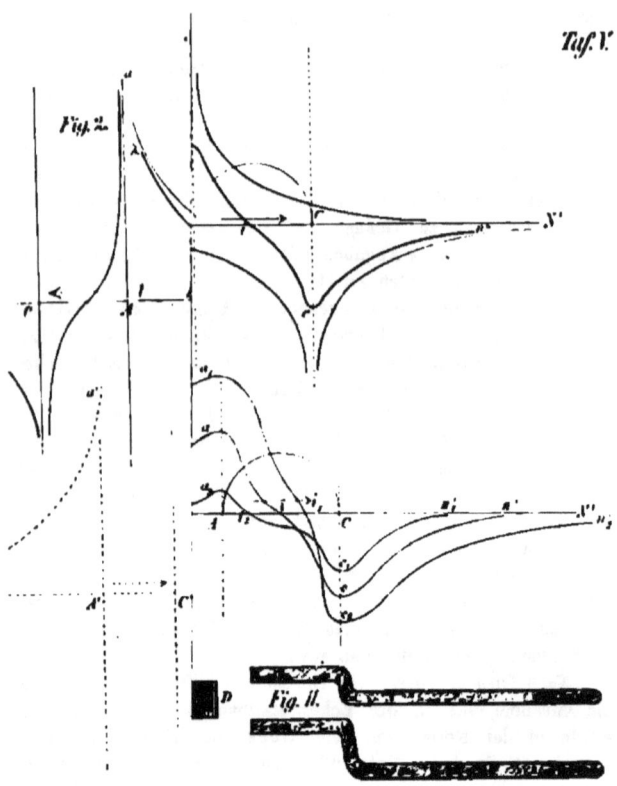

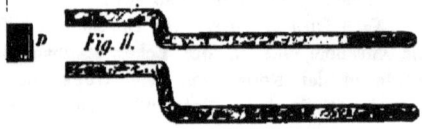

Fig. II.

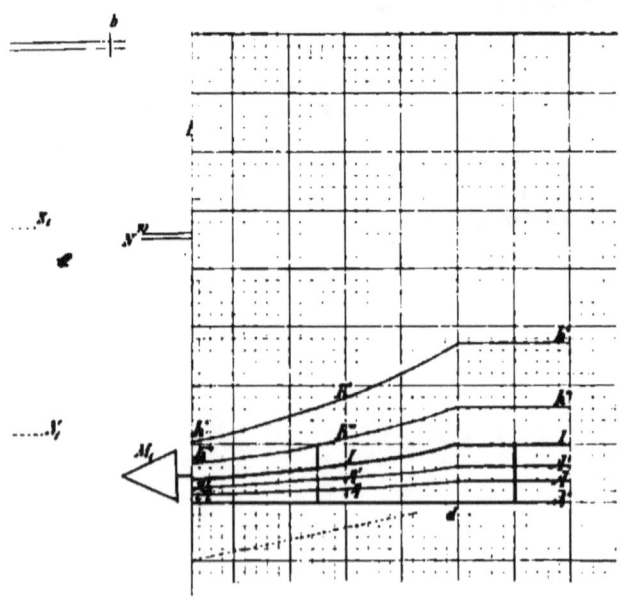

Ueber den Ort der Zersetzung von Eiweiss- und andern Nährstoffen im thierischen Organismus.

Von

F. Hoppe-Seyler.

So zahlreich auch die Versuche sind, welche verschiedene Physiologen ausgeführt haben, um durch quantitative Untersuchung der Einnahmen und der Ausgaben eines Organismus bei der einen oder andern Ernährung desselben ausfindig zu machen, wo und wie die Zersetzungsvorgänge der Eiweissstoffe und anderer organischer Nährstoffe geschehen, ist doch die Kenntniss dieser Vorgänge durch die Stoffwechseluntersuchungen kaum gefördert worden, und trotz mancher entgegenstehenden Behauptungen liegen noch dieselben einander entgegengesetzten Ansichten vor, welche im Anfang der vierziger Jahre von Lehmann und Liebig ausgesprochen wurden.

C. G. Lehmann, später Frerichs, am bestimmtesten endlich Bidder und C. Schmidt, fanden, dass die Menge des innerhalb eines bestimmten Zeitraumes ausgeschiedenen Harnstoffs abhängig ist von der Quantität der in dieser Zeit zugeführten stickstoffhaltigen Nährstoffe, und dies Resultat ist durch eine sehr grosse Anzahl späterer Untersuchungen bestätigt, so dass man es als eine unzweifelhafte Thatsache unbedingt betrachten muss. Lehmann und später ebenso die andern oben genannten Experimentatoren glaubten nicht annehmen zu dürfen, dass bei sehr reichlicher Fütterung mit Fleisch, Eiweiss u. s. w. die reichliche Harnstoffproduction aus den einzelnen Organen des thierischen Körpers herstamme, sondern meinten, dass diese zwar auch stets Eiweiss zersetzten und Harnstoff bildeten, der überschüssige Harnstoff aber durch eine Zersetzung des überschüssig zugeführten Eiweiss im Blute entstehe, dass überhaupt dies überschüssige Eiweiss gar nicht in die Organe gelange. Eine abgerundete Form gaben besonders dieser Ansicht Bidder und Schmidt in ihrer Theorie von der Luxusconsumtion, indem sie es aussprachen, dass zur Erhaltung der Thätigkeit der Organe eines Thiers ein bestimmtes typisches Nahrungsmaass täglich

erforderlich sei, was darüber vom Thier verzehrt werde, gelange
nicht in die Organe, werde in dem Blute zu Harnstoff, CO_2 und
H_2O oxydirt, sei Luxusconsumtion.

Dieser Anschauung geradezu entgegen vertrat v. Liebig in
seiner Thierchemie 1842 die Ansicht, dass im Blute eines Thiers
eine solche Zersetzung nicht stattfände; er sagt „für den Process
der Ernährung kann es keinen grössern Widerspruch geben, als
wenn vorausgesetzt wird, dass der Stickstoff der Nahrungsmittel
fähig wäre, in den Harn als Harnstoff überzugehen, ohne vorher
zu einem Bestandtheile der Gebilde geworden zu sein" u. s. w.
Liebig hat diese Ansicht festgehalten [1]).

Obwohl von vornherein wenig Hoffnung vorhanden war, dass
die Entscheidung darüber, welche dieser entgegenstehenden Ansichten die richtige sei, durch Untersuchungen der Einnahmen
und Ausgaben bestimmter Organismen unter bestimmten Verhältnissen erreicht werden könne, wurden doch angeregt durch Liebig's Ideen zunächst von Bischoff [1]), dann von demselben im
Vereine mit Voit [2]), später von letzterem allein [3]) eine grosse
Anzahl von Untersuchungen am Hunde ausgeführt, die allerdings
neben manchen anderen Zwecken doch auch besonders dahin
zielten, zu entscheiden, ob eine Luxusconsumtion bestehen könne.

Bischoff [4]) spricht zwar als Resultat seiner Untersuchungen
aus: „1. der Harnstoff ist das stickstoffhaltige Product der Umsetzung der stickstoffhaltigen Körpertheile; 2. Nie ist der Harnstoff ein Product der directen Metamorphose der eiweisshaltigen
Blutbestandtheile. Von allen stickstoffhaltigen Nahrungsmitteln
macht allein der Leim, der indessen auch niemals ein natürliches Nahrungsmittel ist, — — eine Ausnahme, indem er direct
im Blute in Harnstoff übergeht".

Wie Bischoff aber durch seine Harnstoffbestimmungen bei
bestimmter Fütterung diese Resultate erhalten konnte, ist nicht
ersichtlich.

1) Ann. d. Chem. u. Pharm. 1870, Bd. 153, S. 206.

2) Th. L. W. Bischoff, Der Harnstoff als Maass des Stoffwechsels,
Giessen 1853.

3) Th. L. W. Bischoff und C. Voit, die Gesetze der Ernährung
des Fleischfressers durch neue Untersuchungen festgestellt, Leipzig und
Heidelberg 1860.

4) A. a. O. S. 141.

In der 1860 erschienenen Arbeit von Bischoff und Voit ist eine klar verständliche Ansicht kaum herauszufinden, noch viel weniger aber eine sichere Begründung der ausgesprochenen Sätze. So heisst es hier S. 243: „3. Wir lernen so schon beim Hunger zwei Bedingungen des Umsatzes kennen. Die eine ist der Sauerstoff, die andere die Masse der Organe; aber eine dritte ergiebt sich schon von selbst in dem Blute oder dem Plasma, wenn dessen Wirkung auch im Hunger nicht so bestimmend hervortritt; denn es ist von selbst klar, dass das Blut zu der Umsetzung mitwirkt, da sich aus ihm die Organe wiedererzeugen, was ohne eine Anziehung dieser Organe zum Blute oder dieses zu ersteren nicht denkbar ist. So sind denn Blut, Organe und Sauerstoff die drei Factoren, welche die Umsetzung hervorbringen und wir begreifen, wie ihre vereinte Wirkung etwas, nämlich eben die Umsetzung der stickstoffhaltigen Organe, bewirkt, was weder der Sauerstoff allein, noch das Plasma allein, noch das Organ für sich bewirkt." Ferner S. 249: „Dieser Gang der Verhältnisse liefert den absoluten Beweis, dass von einer Luxusconsumtion des Fleisches nach der Frerichs-Schmidt'schen Annahme, d. h. von einer Oxydation des Eiweiss der Nahrung im Blute, ohne dass dasselbe in die Ernährung und Umsetzung der stickstoffhaltigen Körpertheile eingegangen, gar keine Rede ist; denn bei der ersten Darreichung und Steigerung der Fleischnahrung reicht sie noch nicht zum Ersatz des Verlustes aus; bei weiterer Steigerung erfolgt eine Ausgleichung von Verlust und Ersatz, bei noch weiterer Steigerung Ansatz und endlich, wenn man noch mehr steigert, frisst das Thier nichts mehr."

Dass sich aus derartigen allgemeinen Betrachtungen keine brauchbaren Stützpuncte zum Angriff der Luxusconsumtionstheorie ergaben, scheint auch Voit gefühlt zu haben, denn er hält die Sache nicht für abgemacht, sondern kommt in seinen zahl- und umfangreichen spätern Abhandlungen immer von Zeit zu Zeit wieder auf dies Thema zurück, um wieder seinen Abscheu gegen diese Theorie auszusprechen, aber gewiss hätte früher Niemand ahnen können, dass er gerade der entschiedenste Gegner der Ideen Liebig's werden könnte und weit über die Luxusconsumtion hinausgehen würde. Dies Letztere ist aber wirklich der Fall. Es würde zu weit führen, die einzelnen Phasen durchzugehen, welche ihn zu seiner jetzt mehrfach ausführlich erklärten

Anschauung der Verhältnisse geführt haben; es möge genügen, diese seine jetzige Auffassung zu schildern, ihr Verhältniss zu Liebig's Ideen und ihre Haltbarkeit gegenüber den bekannten Thatsachen ins Auge zu fassen. Indem ich dies thue, folge ich nur der Aufforderung, die er mir selbst hat angedeihen lassen.

Seit mehreren Jahren rechnet Voit mit Begriffen, denen er die Bezeichnung „Organeiweiss" und „circulirendes Eiweiss" beigelegt hat, diese Bauschbezeichnungen sind in den Schilderungen der Stoffwechselversuche der landwirthschaftlichen Chemiker, der Physiologen und selbst der Pathologen bereits heimisch geworden. Aus den verschiedenen weitläufigen Erklärungen von Organeiweiss und circulirendem Eiweiss war mir wohl klar geworden, dass Voit mit Liebig's Ideen in vollständige Opposition getreten war, aber die Begriffe selbst, welche er mit diesen Worten verband, waren mir unverständlich geblieben. In meinem Berichte über die Abhandlung Liebig's über die Gährung und die Quelle der Muskelkraft (Jahresbericht über die gesammte Medicin. 1870, I. S. 73) und über die Entgegnung Voit's (siehe ebendaselbst) glaubte ich es aussprechen zu müssen, dass ich sie nicht verstehe und musste deshalb auf das Original verweisen. Dass die Begriffe selbst unklar waren, sah ich wohl, doch gehörte ein solches Urtheil nicht in den Jahresbericht, und ich konnte mich noch nicht überwinden zu glauben, dass Voit in Wirklichkeit so beklagenswerthen Irrthümern sich hingiebt, wie es sich nun wirklich zeigt.

In seiner Abhandlung „über die Bedeutung des Leims bei der Ernährung" [1] sagt Voit: „Wenn Hoppe-Seyler in seinem Jahresbericht für 1871 [2] bekennt, dass ihm meine Vorstellungen über den Unterschied des Organeiweisses und des circulirenden Eiweisses unklar geblieben sind, so hätte ich sehr gewünscht, dass er bei dieser Gelegenheit gesagt hätte, was ihm unfasslich ist, die Thatsache, welche ich erklären will oder meine Erklärung, und ferner, was ihm an letzterer unbegründet erscheint und ob er eine andere mit den Thatsachen harmonirende an ihre Stelle zu setzen weiss." Voit giebt sich nun in der citirten Abhandlung abermals auf vielen Seiten alle Mühe, klar darüber so werden,

---

1) Zeitschr. für Biologie, Bd. VIII, S. 353.
2) Soll heissen 1870.

was er Organeiweiss nennt und was er als circulirendes Eiweiss
bezeichnet. Er sagt z. B. S. 352: „Ich meine, es wäre geradezu
auffallend und mit dem geregelten Fortgange der Thätigkeiten
im Thierkörper unvereinbar, wenn das in den Geweben, z. B.
den Muskelfasern, den Leberzellen, den Ganglienzellen etc. abge-
lagerte und mit anderen Stoffen die Organe aufbauende Eiweiss
sich ebenso verhielte und ebenso rasch zerfallen könnte als dasjenige Eiweiss, welches die Gewebe durchströmt und zum grössten
Theile eben vom Darme aus in die Säfte oder in die Lymphe
übergegangen ist." Man könnte hiernach glauben, Voit habe
sagen wollen, es sei geradezu auffallend, wenn es keine Luxusconsumtion gebe, denn wenn er an andern Orten C. Schmidt
vorwirft, er habe nicht beachtet, dass das sich zersetzende Luxus-
eiweiss immerhin dem Organismus zum Nutzen käme, so ist das
doch ungefähr ebenso viel, als wolle er Schmidt vorwerfen, behauptet zu haben, Holz könne auch verbrennen ohne Wärme zu
entwickeln. Die classischen Arbeiten von C. Schmidt hat ein
solcher Vorwurf nie berührt.

Die Ideen von Voit über das circulirende Eiweiss werden
aber auf der citirten Seite 352 nur 10 Zeilen unter obigem Citat
weiterhin erläutert: „dagegen wird das in den Säften circulirende
Eiweiss, in welches auch das Eiweiss der Nahrung geräth und
welches höchstens 12 pCt. des ersteren ausmacht, grösstentheils
zersetzt."

Wie diese beiden Citate zusammenstimmen, verstehe ich
nicht, denn im ersten soll das circulirende Eiweiss grösstentheils
eben vom Darme aufgenommen sein und 10 Zeilen weiter unten
soll das eben vom Darme aufgenommene Eiweiss nur 12 pCt.
des circulirenden Eiweiss ausmachen.

Aber abgesehen von diesem Widerspruche glaubte ich nach
diesen Angaben zu wissen, dass die Eiweissstoffe des Chylus,
der Lymphe und des Blutplasma das circulirende Eiweiss sein
sollten. Diesen Glauben konnte ich aber nur bis zur Durchlesung
der Seite 361 der citirten Abhandlung erhalten, denn dort steht:
„Ich hätte das circulirende Eiweiss wohl auch noch Plasmaeiweiss
nennen können, aber ich habe es mit Absicht nicht gethan, da
das Plasmaeiweiss an und für sich nicht zerlegt wird (wie z. B.
das Blutplasma, welches grösstentheils zum Organeiweiss zu
rechnen ist), sondern nur insofern, als es strömt und die Organe

durchsetzt." Diese letztere Exposition sowie die von Voit daran geknüpfte Zusammenfassung giebt mir, wie ich glaube, genügenden Grund, mein Suchen nach dem circulirenden Eiweiss
einzustellen, denn ich bin vollkommen überzeugt, dass Voit selbst
nicht weis, was und wo circulirendes Eiweiss ist; dasselbe ist
nur eine imaginäre Grösse, welche er lediglich in dem Bestreben,
in seine Anschauungen einzuführen versucht hat, um durch deren
Hülfe über die thatsächlichen Befunde ins Klare zu kommen, eine
Unternehmung, die ihn aber in ein Labyrinth geführt hat, für
welches er den Ariadnefaden nicht findet. Ohne diese verwirrenden Bezeichnungen über Bord geworfen zu haben, wird es nicht
möglich sein, eine Klarheit zu erhalten über die Orte der Zersetzung, geschweige denn über den Vorgang der Zersetzung selbst.
Wie wenig sicher sich Voit über das Zutreffende seiner Unterscheidung fühlt, zeigt der Anfang des obigen Citats aus seiner
Leimarbeit, wo er in Ermangelung eines Beweises nur sagt, es
sei geradezu auffallend, wenn das Eiweiss in den Organen so
schnell zerfiele wie das circulirende.

Ich habe oben behauptet, dass Voit in der Opposition gegen Liebig's Ansichten noch weiter gehe als Frerichs und
C. Schmidt. Diese haben wohl angenommen, dass bei zu
reichlicher Fleischfütterung ein Theil der Eiweissstoffe ausserhalb
der Organe im Blute oxydirt werde; Voit behauptet aber, das
Eiweiss der Organe sei stabiler, schwerer angreifbar als das
imaginäre im Lymphstrome enthaltene vom Plasmaeiweiss verschiedene circulirende Eiweiss, das erstere werde erst in circulirendes umgewandelt, um zersetzt zu werden. Nach seiner
Vorstellung sind die Organe Magazine und der ganze Stoffwechsel
oder der grösste Theil desselben verläuft im Lymphstrome. Wie
in aller Welt kann ein Physiologe zu einer solchen Ansicht gelangen und wie kann Voit durch seine Wägungen von Hunden,
ihrem Futter u. s. w. irgend einen Aufschluss über die Stabilität
oder Nichtstabilität des Eiweiss in Lymphe oder Organen erhalten haben! Die Ideen Liebig's scheinen verlassen, ihre frühern
eifrigsten Vertheidiger sind allmälig von ihnen abgefallen und
bekämpfen sie thatsächlich, sind sie deshalb unrichtig? Niemand
hat meines Wissens auch nur einen einigermassen haltbaren Beweis
gegen ihre Zulässigkeit beigebracht, Liebig hatte ein Recht sie
aufzustellen und festzuhalten, und sie allein stehen im Einklange

mit den Ergebnissen mannigfaltiger physiologischen Untersuchungen. Als Lehmann, Frerichs, Bidder, und Schmidt die
Ansicht aussprachen, dass bei reichlicher Fleischnahrung ein Theil
des Eiweiss im Blute oxydirt werde, galt noch allgemein die
Ansicht, dass das Blut selbst im Stande sei, Oxydationen von
Eiweissstoffen u. s. w. auszuführen. Ich habe später gefunden [1]),
dass man weder durch den Blutfarbstoff im Stande ist, kräftiger
auf organische Stoffe Sauerstoff einwirken zu lassen als durch
atmosphärische Luft, noch überhaupt durch defibrinirtes Blut eine
oxydirende Wirkung erhalten kann, die nicht auch durch den
Sauerstoff der Luft herbeigeführt werden könnte, dass dagegen
lebende Gewebsstücke (Arterienwand, Muskelschnitte) dem Blute
den locker gebundenen Sauerstoff relativ schnell entziehen [2]). Beim
Stehen des Blutes bilden sich reducirende Stoffe allmälig, die
gleichfalls den locker gebundenen Sauerstoff in Beschlag nehmen;
dies ist aber eine Erscheinung, die bereits als der beginnenden
Fäulniss zugehörig betrachtet werden darf. Pflüger wies ferner
nach, dass das frisch aus der Ader gelassene Blut einen Theil
seines locker gebundenen Sauerstoffs schnell verschwinden lassen
kann durch festere Verbindung desselben [3]); auch Alex. Schmidt [4])
giebt an, dass Blut von erstickten Thieren, mit Sauerstoff geschüttelt, Sauerstoff in festere Verbindung übergehen lässt. Scheremetjewski [5]) und ebenso J. J. Müller [6]) überzeugten sich, dass
beim Zusatz von milchsaurem Alkali zu Blut, welches durch ein
noch lebendes ausgeschnittenes Organ getrieben wurde, Sauerstoff

1) Medic. chem. Untersuchungen, Tübingen 1866, 1. Heft, S. 138.

2) Gegenüber dieser Angabe ist, soviel mir bekannt geworden, nur
eine abweichende Schilderung des Sachverhaltes aus der Schrift von W.
Preyer „Die Blausäure“, physiologisch untersucht etc. 1870, zu entnehmen.
Preyer sagt hier S. 86: „das Blut behält den Sauerstoff, den es im Augenblick der Unterbrechung beherbergte, gerade wie der Leichnam eines in
das Herz von der Kugel tödlich getroffenen Menschen noch hellrothes Blut
weist.“ In den nächsten Minuten nach dem Tode ist dies wohl noch der
Fall, aber fortdauernd verliert das arterielle Blut seinen Sauerstoff an die
Herzwandung. Preyer hat es sich nur gedacht, dass der lockergebundene
Sauerstoff am Blutfarbstoff bliebe, gesehen kann er es nie haben.

3) Centralbl. f. d. med. Wiss. 1867, S. 321 und S. 722.

4) Bericht d. Gesellsch. d. Wiss. zu Leipzig, Bd. XX, S. 12. Arbeiten
a. d. physiol. Anstalt z. Leipzig 1868, S. 1.

5) Ebendaselbst S. 114.

6) Ber. d. Gesellsch. d. Wiss. Leipzig 1. Juli 1868.

in feste Verbindung überging und CO_2 entwickelt wurde; der
Erstere fand aber auch, dass das Blut diese Einwirkung nicht
zeigte, wenn es mit milchsaurem Natron versetzt stehen gelassen
und nicht durch das ausgeschnittene Organ getrieben wurde. Die
Versuche von Alex. Schmidt wurden von Pflüger[1]) wiederholt und nur festere Bindung von geringen Mengen Sauerstoff
durch Erstickungsblut constatirt. Pflüger theilt nicht allein jetzt
die Ansicht, dass der locker gebundene Sauerstoff des Blutes
nicht vom Blute selbst vorbraucht wird, sondern hat, gestützt
auf seine und seiner Schüler Wolffberg und Strassburg Untersuchungen, die Zweifel beseitigt, die hinsichtlich des Diffusions-
übergangs von Sauerstoff aus dem Blute in die Organe durch
die Wandung der Capillaren von Ludwig und Worm-Müller[2])
ausgesprochen waren. Dass die lebenden Zellen im Stande sind,
Sauerstoff mit organischen Stoffen in Verbindung zu setzen,
schon aus den einfachsten Beobachtungen an wirbellosen Thieren
hervor, ob aber bei der Strömung und Reibung des Blutes in
den Capillargefässen eine Ozonbildung und damit eine Oxydation
organischer Stoffe, welche durch das ruhende arterielle Blut nicht
oxydirt werden, eintritt, darüber fehlen noch entscheidende Versuche, über deren Resultate ich jedoch bald Mittheilungen werde
machen können; eine solche Ozonbildung würde natürlich einen
gleichzeitigen diffusiblen Uebergang von Sauerstoff in die Organe
durch die Capillarwandung hindurch nicht ausschliessen. Soviel
ist jedoch als ausgemacht festzuhalten, dass durch keinen Versuch und keine Beobachtung bis jetzt irgend eine Andeutung
gewonnen ist, dass im Blute selbst wesentliche Oxydationen
während des Lebens ausgeführt werden; da aber die Lymphe
offenbar Sauerstoff gar nicht enthält, so können auch hier keine
Oxydationen stattfinden. Welche andere Umsetzungsprocesse von
Nährstoffen können aber der Lymphe und dem Blute eigen sein?
Es ist bis jetzt von Fermenten nur ein diastatisches in Chylus
und Blut nachgewiesen von Hensen und neuerdings in den
Blutkörperchen von Tiegel[3]); und dies könnte also nur eine

---

1) Obiges Citat Centralbl. f. d. med. Wiss. 1867. S. 722 u. dies Archiv
VI, S. 44.

2) Ber. d. Gesellsch. d. Wiss. z. Leipzig, Bd. XXII, S. 351. Arbeiten
der physiol. Anstalt z. Leipzig 1870, S. 119.

3) Dies Archiv VI, S. 249.

Umwandlung von löslichem Amylum, Dextrin oder Glycogen bewirken, weiter aber nichts. Eine wesentliche Umwandlung des
Zuckers kann im Blute nicht geschehen, findet auch nachweisbar
nicht statt. Allerdings ist das Blut alkalisch, sowie die Lymphe,
und Traubenzucker in alkalischen Lösungen sehr geneigt sich
zu zersetzen zu reducirenden Stoffen, aber das Alkali des Blutes
ist, wie die Untersuchungen Sertoli's und wieder neuerdings
sehr bestimmt die von Wolffberg und Strassburg gezeigt haben, von Albuminstoffen und CO_2 stärker gesättigt als im einfachen kohlensauren Salze, seine Einwirkung auf Zucker kann
daher nicht in Betracht kommen. Hinsichtlich der Eiweissstoffe
hat Niemand auch nur eine Andeutung gegeben, wie sie im Blute
oder der Lymphe oder dem Chylus zerfallen könnten. In einem
höchst interessanten Falle von Ruptur der Chylusgefässe, veranlasst durch Druck einer Geschwulst, in welchem durch Punction
aus der Bauchhöhle mehrere Liter von schönem Chylus erhalten
und untersucht werden konnten [1], fand ich diastatisches Ferment
in sehr geringer Menge, kein Pepsin, kein eiweissverdauendes
oder fettespaltendes Ferment. Der Procentgehalt an Eiweissstoffen, die durch Coagulation fällbar waren, sowie der Gehalt
an Fetten blieb gleich, als Portionen dieses Chylus mehrere
Stunden bei Bluttemperatur digerirt waren, bis endlich die Fäulniss eintrat. Pepton wurde in diesem Chylus gefunden, aber in
sehr geringer Quantität, nur Spuren, aber immerhin Pepton nach
den Reactionen gegen Essigsäure und Ferrocyankalium, Salpetersäure, Kupfervitriol und Natronlauge; unzweifelhaft waren
diese Spuren aus dem Darmcanale in den Chylus übergegangen,
nicht erst in ihm gebildet.

Es ist nach den geschilderten Verhältnissen kein Grund vorhanden, im Chylus, Blut, Lymphe irgend eine wesentliche Zersetzung von Eiweissstoffen, Fetten, Zuckerarten anzunehmen, alle
Deductionen, welche aus Stoffwechselversuchen in dieser Richtung
gemacht sind, ergeben sich als unbegründete Hypothesen, die
nicht allein deshalb zu verwerfen sind, weil ihnen ein Fundament
fehlt, sondern hauptsächlich weil sie einigen Thatsachen widersprechen, die hinsichtlich der Vorgänge innerhalb der Organe
bereits bekannt geworden sind.

---

1) Die gesammten Resultate dieser Untersuchungen werden in Kurzem publicirt werden.

Wenn ich jetzt zur Besprechung der Vorgänge innerhalb der
Organe übergehe, so habe ich zunächst vorauszuschicken, dass
ich die Bezeichnung Organ nur für Gebilde nehme, die in steter
Umwandlung begriffen sind, dass ich ein stabiles Organeiweiss
sowenig kenne als ein schnell zerfallendes circulirendes Eiweiss,
dass diese Bezeichnung von Voit, ebenso wie in seinen Worten
„Fleischansatz", „Fettansatz" verwerfe, da ich in ihnen und den
Begriffen, welche sie bezeichnen sollen, nur Rechenpfennige sehe,
welche ihm das Rechnen erleichtern, einen reellen Werth aber
nicht besitzen. Die physiologische Wissenschaft kennt
als Organe nur Zellen mit ihren verschiedenen Umwandlungen,
die schneller oder langsamer in Formen und chemischer Zusammensetzung je nach den Verhältnissen, in welchen sie sich befinden, eintreten. Eine Knospe am Baume, welche im Frühjahr
sich zu Zweigen, Blättern, Blüthen und Früchten entwickelt und
die Keime unendlicher Generationsreihen aus sich hervorquellen
lässt, ist in ihrer Entwickelung von denselben chemischen Umwandlungen und physikalischen Einwirkungen abhängig wie das
Samenkorn, und der sich regenerirende Muskel; die neuen Drüsenzellen sind nicht verschieden von der embryonalen Zelle in
chemischer Hinsicht und Umwandlung, bis die verändernden
Ausseneinflüsse aus der einen etwas anderes machen als aus der
andern. Alle lebenden organischen Gebilde enthalten Eiweissstoffe, wie es Liebig und Mulder schon vor langer Zeit nachgewiesen haben; W. Kühne hat näher einige der Eigenschaften
der Eiweissstoffe in den Protoplasmen kennen gelernt; es gelang
mir auch, in höhern und niedern Pflanzen und allen entwickelungsfähigen thierischen Zellen Lecithin und Cholesterin aufzufinden. In den farblosen Blutkörperchen fand ich auch Glycogen,
sowie sich bei der Entwickelung der Pflanzenzelle Anhydride von
Kohlehydrat als Amylum, Cellulose, Rohrzucker, Gummiarten bald
einstellen und eine grosse Rolle spielen. Cl. Bernard hat früher
bereits das allgemeine Vorkommen von Glycogen in den embryonalen Geweben und den Chorionzotten kennen gelehrt, im vorigen Jahre auch durch Eröffnung einer vor mehreren Jahren bei
der französischen Academie deponirten Note nachgewiesen, dass
er vor langer Zeit schon in den ersten Anfängen des sich entwickelnden Hühnchens Glycogen aufgefunden hat. Da es von
Interesse war, das allgemeine Vorkommen des Glycogens in jungen

entwickelungsfähigen Zellen zu verfolgen, richtete ich hierauf auch meine Aufmerksamkeit bei der Untersuchung einer Papillargeschwulst, die mir ganz frisch amputirt aus der Klinik meines verehrten Collegen Lücke gebracht war.

Diese Geschwulst wucherte an der Oeffnung eines Fistelgangs am Oberarme, welcher in eine Höhle im Knochen mit nekrotischem Knochenstück führte, bestand aus einer schwammigen blumenkohlartigen Zellenmasse, die relativ leicht abgetragen und gereinigt werden konnte. Die reichliche Quantität der Substanz, welche zu Gebote stand, gestattete neben den qualitativen Versuchen bezüglich der enthaltenen Eiweissstoffe auch einige quantitative Bestimmungen. Die Geschwulstmasse wurde im frischen wasserhaltigen Zustande gewogen und enthielt auf dieses Gewicht bezogen:

Glycogene Substanz . . . . 2,92 pr. Mille
Cholesterin . . . . 1,76 » »
Lecithin . . . . 5,16 » »
Nuclein (mit 33,45 pr. Mille P-Gehalt) . 0,90 » »

Von Eiweissstoffen wurde in dieser Zellenmasse Myosin in sehr reichlicher Quantität aufgefunden, durch ClNa nicht fällbares und in Wasser unlösliches Vitellin war nicht vorhanden. Das Glycogen wurde nach der Methode von E. Brücke[1]) isolirt. Da der Alkoholauszug in geringer Menge noch Zucker enthielt, kann der ursprüngliche Glycogengehalt der Zellen noch etwas höher, als die obige Bestimmung ergeben hat, gewesen und ein Theil desselben im Zeitraume von der Operation bis zur chemischen Untersuchung (2 bis 3 Stunden) in Zucker umgewandelt sein. Das Nuclein in der von Miescher[2]) geschilderten Weise isolirt, war natürlich nicht rein, der gefundene Phosphorgehalt wird in Zukunft, wenn die Zusammensetzung dieses wichtigen aber sehr schwer völlig zu isolirenden Körpers bekannt geworden ist, berechnen lassen, wieviel reines Nuclein darin war. Mit Jodlösung wurde das Nuclein sehr deutlich gelb gefärbt, beim Waschen mit Wasser nicht entfärbt. Auch in diesem schnell wachsenden pathologischen Zellenaggregate finden sich nach diesen Ergebnissen diejenigen Substanzen, die den normalen in ihrer Entwickelung begriffenen oder derselben fähigen Zellen den

1) Sitzungsber. d. Wien. Academ. d. Wiss. 1871, 3. Febr. Bd. LXIII, Abtheil. II.

2) Hoppe-Seyler, Med. chem. Untersuchungen, Tübingen, Heft IV.

farblosen Blutkörperchen, den embryonalen Zellen im Ei u. s. w.
zugehören, die allerdings Zersetzungsproducte wenigstens zum
Theil darstellen (da ja bei dem Starrwerden der Protoplasmen
chemische Veränderung bekanntlich eintritt), aber doch auf eine
übereinstimmende Constitution schliessen lassen, da die Zersetzungsproducte unter gleichen Verhältnissen die nämlichen sind.
Die Uebereinstimmung ist bei Thieren und Pflanzen freilich keine
vollständige, indem zwar bei allen sich Globulinsubstanzen finden,
aber in den Pflanzensamen Stoffe, die mit dem Vitellin übereinstimmen nach den Reactionen, in den thierischen Zellen dagegen
myosinartige Stoffe, durch Steinsalz fällbar aus ihren verdünnten
Salzlösungen. Es ist nicht anzunehmen, dass in bösartigen Carci-
nomen jemals andere der Entwickelung dienende Stoffe sich finden
lassen, als in den farblosen Blutkörperchen, der jungen Muskel-
zelle und Drüsenzelle, dagegen ist vorauszusehen, dass auch sie
Eiweissstoffe, Cholesterin, Lecithin und Glycogen enthalten.

Im Chylus wie im Blute ist so gut wie gar kein Glycogen
aufzufinden, Lecithin im Chylus in sehr geringer Menge. In der
oben erwähnten Chylusuntersuchung (Chylus vom Menschen) fand
sich nur 0,829 pr. Mille Lecithin. Es ist sonach von diesen
Stoffen anzunehmen, dass ihre Entstehung ebenso wie die des
Nuclein eine Function der Zellen ist.

Hinsichtlich des Glycogen wissen wir bereits durch die Untersuchungen von Dock [1]), dass hungernde Thiere, mit Rohrzucker
gefüttert, sehr schnell Ansammlung von Glycogen in der Leber
erhalten. Von Woroschiloff [2]) wurde der Versuch am Hunde
wiederholt und dies Resultat vollständig bestätigt. Schöpfer [3])
injicirte Traubenzuckerlösung in Aeste der Pfortader und fand,
dass sich Glycogen in der Leber bildete und der Zucker nicht
in das Blut des Körpers überging. Die Leber besteht allein
aus Zellen, wenn man von den Blut- und Gallengefässen und
der Glisson'schen Kapsel absieht, und die Untersuchungen von
Bock und Hoffmann [4]) haben erwiesen, dass das Glycogen in

---

1) Dies Arch. V, S. 571.
2) Die Untersuchungen von Woroschiloff werden in Kursem publicirt werden.
3) E. Schöpfer, Beiträge zur Kenntniss der Glycogenbildung in d.
Leber. Inauguraldiss. Bern 1872.
4) Arch. f. pathol. Anat. u. Physiol. Bd. LVI.

den Leberzellen mikroskopisch sehr sicher nachgewiesen wird.
Wird nun aber ein hungerndes Thier nicht mit Zucker sondern
mit Eiweiss gefüttert oder mit Leim, so steigt gleichfalls der
Gehalt an Glycogen in der Leber, und man kann nicht bezweifeln, dass bei Eiweiss- oder Leimfütterung dies Glycogen in der
Leber aus Eiweiss oder Leim gebildet ist. Die Function der
Bildung des Glycogen ist eine Function der Zellen, sie kann
geschehen aus Zucker, Eiweiss, Leim. So wie es sich in der
Leber verhält, zeigt es sich hinsichtlich des Glycogens auch in
den Muskeln. Nun ist aber die Production junger Zellen selbst
abhängig von der reichlicheren oder kärglicheren Ernährung, für
ihre Production ist ein Verbrauch von Eiweissstoffen nöthig zur
Bildung von Cholesterin, Lecithin, die eben in allen jungen Zellen
sich bereits finden, ausserdem zur Production von Glycogen, wenn
weder Zucker noch Leim gegeben sind, ausserdem enthalten die
jungen Elemente selbst reichlich Eiweissstoffe. So ist also nachweisbar die Ernährung von directem Einfluss auf die qualitativen
und quantitativen Verhältnisse der Organe; diese wachsen sofort
an Zahl und nehmen die vom Darm her aufgenommenen Substanzen
in sich auf. Die Verhältnisse, welche bezüglich der Bildung des
Glycogens bekannt sind, zeigen deutlich, dass eine Verabreichung
von Kohlehydrat oder Leim eine Ersparung von Eiweiss ergiebt,
(bezogen auf dieselbe Anzahl gebildeter neuer Elemente oder auf
bestimmten Glycogengehalt der Organe), es wird also auch eine
Verminderung von Harnstoff eintreten müssen bei der Kohlehydrat-
fütterung [1]), wenn überhaupt aus dem Eiweiss bei seiner Umwandlung zu Glycogen Harnstoff als Nebenproduct gebildet wird.

Die neuentwickelten Zellen sind nun in ihren Lebensthätig-
keiten und in der Gestaltung, die sie annehmen, durchaus abhängig von den Verhältnissen, unter welche sie gerathen. Dass
die enormen Mengen von Zellen, welche auf einer eiternden Fläche
als Eiterkörperchen ausgeschieden werden, nicht im Voraus eine
specifische Organisation für diese Lebensart erhalten haben, sondern dass dieselben unter günstigern Verhältnissen eine andere
Entwickelung genossen hätten, dürfte wohl nicht bezweifelt werden können. Dass ein Organismus, welcher an starken und an-

---

1) Wie ich es früher experimentell gefunden habe und es später von
Volt bestätigt ist. Volt hält seine Versuche für besser, ich die meinigen,
darüber zu streiten wäre nutzlos.

dauernden Eiterungen leidet, schnell von Kräften kommt, die
drüsigen Organe u. s. w. amyloide Degeneration erfahren, wird
wohl mehr auf dem Mangel neugebildeter Zellen am normalen
Orte als auf einer nicht wohl zu erklärenden Entziehung von
Nährstoffen durch den Eiter beruhen. Es scheint hier am Einfachsten und Richtigsten anzunehmen, dass die jungen Zellen
dem Orte des Reizes zuwandern, und hierdurch die normalen
Gewebe verarmen, wie auch Cohnheim dies Verhältniss aufgefasst zu haben scheint. Dass die Fettbildung in der Leber und
im Bindegewebe gänzlich von den Verhältnissen abhängig ist,
dass also die Zellen, welche in einem fett gewordenen Organismus sich mit Fett gefüllt haben, unter andern Verhältnissen wenig oder gar kein Fett enthalten haben würden und ihr ganzer
Entwickelungs-, d. h. Lebensprocess oder Stoffwechsel ein anderer
geworden wäre, dürfte auch Niemand bezweifeln.

Aus allen den gezeichneten Beispielen geht aber hervor,
dass diese Organe keine stabilen, sondern ausserordentlich wan-
delbare sind, mit dem regsten Stoffwechsel und gänzlich abhängig
hinsichtlich desselben von der Zufuhr von Nahrungsmaterial.

Wie verhält es sich nun aber mit den ausgebildeten Drüsen,
Muskeln, Nerven? Ueber die Nerven ist zu wenig bekannt; von
Muskeln und Drüsen wissen wir, dass ihre Thätigkeit, also ihr
Stoffwechsel, abhängig ist von Nerveneinflüssen. Wir wissen
aber auch, dass in den Muskeln und Drüsen gewisse Stoffum-
wandlungen unabhängig vom Nervenreize stets thätig sind, auch
wenn die Drüse nicht zu secerniren scheint und der Muskel nicht
contrahirt ist. In wie weit diese Umsetzungen abhängig sind
von der reichlichen oder kargen Ernährung des Organismus,
darüber ist nur ganz Ungenügendes bekannt. Es ist aber überhaupt eine irrige Vorstellung, wenn man meint, dass Muskeln,
Drüsen u. s. w. bestehende Apparate seien, denen durch Diffusion beständig todtes Material zugeführt werde, welches sie ver-
arbeiteten. Nachgewiesen ist noch nicht einmal die Aufnahme
von Kohlehydraten; Blut und Lymphe enthalten von letzteren
stets nur Spuren, weniger als die Muskeln; die Aufnahme derselben durch Diffusion allein ist also nicht möglich und doch
verarbeiten Leber und Muskeln reichlich Glycogen, haben also
bedeutenden Bedarf daran. Eine Aufnahme von Albuminstoffen,
Fetten, Lecithin u. s. w. ist aber gar nicht anzunehmen, da diese

Stoffe in wässerigen Lösungen gar nicht diffusionsfähig sind. Die Muskeln bilden fortdauernd Kreatin, Xanthin, Sarkin u. s. w., Stoffe, die nur aus Eiweissstoffen entstehen können, sie bilden Glycerinphosphorsäure, welche ohne Zweifel aus Lecithin entsteht. Nach allen diesen Thatsachen stehen der Annahme stabiler Fabrikeinrichtungen in Muskeln und Drüsen die Schwierigkeiten entgegen, dass, wenn nicht ganz unbekannte Wege und Processe gefunden würden, auf denen das Material ihnen zugeführt würde, Arbeitseinstellung aus Mangel an Material eintreten müsste. Unzweifelhaft einfacher und den bekannten Thatsachen entsprechender ist die Hypothese, dass diese Apparate nur das verarbeiten, was sie besitzen, und zwar in der Weise verarbeiten, wie es ihre Verhältnisse mit sich bringen, dass dabei ihre Lebensdauer eine um so kürzere ist, je reger ihr Stoffwechsel vor sich geht, dass aber durch neu gebildete Elemente die abgängigen alten ersetzt werden und je nach der besseren oder schlechteren Ernährung des Organismus, dem Alter und sonstigen Umständen desselben schnellerer oder langsamerer Zerfall der alten und vollständiger oder unvollständiger Ersatz derselben durch jungen Nachwuchs von Zellen stattfindet.

Von den neugebildeten Zellen ist es bekannt, dass sie im Stande sind, auch nicht gelöste Stoffe als feine Tröpfchen oder Körnchen in sich aufzunehmen, sie werden im Blut, Chylus, Lymphe die feine Molecularmasse, welche Fette, Cholesterin, Lecithin und Eiweissstoffe enthält, in sich aufnehmen und das Blutplasma auf diese Weise klären. Es ist nicht unwahrscheinlich, dass jedes Körnchen mit seiner Molecularbewegung einen Reiz auf ein benachbartes Protoplasma ausübt und dies bewegt, es in sich aufzunehmen. Hier bietet jedenfalls die Nahrungsaufnahme keine mechanischen Schwierigkeiten.

Man kann nun entgegnen, dass die Schwierigkeiten für die Erklärung der Aufnahme von Nährstoffen in Muskel- und Drüsenzellen keine grösseren wären als für die Resorption des Chymus vom Darmcanale her. Wenn bei leicht diffusibeln Stoffen, wie Salze und Zucker, die Diffusion hinreichen mag zur Erklärung ihrer Aufnahme in Blut und Chylus, ist dies gewiss hinsichtlich anderer Stoffe nicht der Fall, und zwar würden ausser den Fetten, welche in eine feine Molecularmasse verwandelt und theilweise verseift sind, hierher auch andere, nicht diffundirende Substanzen,

denen man seit Graham den Namen der colloiden [1]) gegeben
hat, zu rechnen sein.

Die Kräfte, durch welche diese nicht einfach gelösten Substanzen in die Chylusgefässe getrieben werden, sind unbekannt,
und die Hypothesen, welche über die Wirkung der peristaltischen
Bewegung, der Expansion des centralen Raumes in den Zotten
durch die Blutspannung in den umspinnenden Arterien, die Erleichterung des Eintritts der Fette durch die Benetzung mit Galle
u. s. w. aufgestellt sind, erweisen sich sämmtlich als ungenügend.
Wir wissen aber seit den Untersuchungen von Brücke und
seiner Schüler, dass die Epithelien des Darmcanals sich bei dieser Resorption betheiligen, denn diese Zellen füllen sich selbst
mit der molecularen Masse des Chymus; der ganze Vorgang
scheint wieder auf einer Thätigkeit der Protoplasmen zu beruhen,
deren nähere Ursachen noch zu ermitteln sind. Bei diesem Processe findet auch sofort die Bildung der Eiweissstoffe des Lymph-
und Blutplasma statt; die in dem Chylus vom Menschen von mir
gefundene Menge von Pepton war ganz unbedeutend, wie oben
bereits erwähnt ist, dagegen betrug der Gehalt an coagulirbaren
Eiweissstoffen in der einen Punctionsflüssigkeit 36,7, in der andern 48,0 pr. Mille. Vom Hunde und Pferde ist der reiche Gehalt des Chylus an coagulablen Eiweissstoffen gleichfalls bekannt.

---

1) Die Unterscheidung in krystallisirende und colloide Substanzen
scheint mir aus dem Grunde keine glückliche, weil einerseits den krystallisirten Stoffen die amorphen gegenüber gestellt werden und eine Verwech-
selung zwischen amorpher und colloider Eigenschaft nicht selten vorkommt.
Graham sagte, die colloiden Stoffe seien nicht diffusibel. Es giebt nun
Körper in hinreichender Zahl, die noch Niemand krystallisirt gesehn hat,
die man stets im festen Zustande nur amorph gewinnt, die aber in ihren
Lösungen sehr gut diffundiren. Die wirklich nicht diffundirenden Stoffe
scheinen nun alle, soweit mir bekannt, gar nicht gelöst zu sein, wenn auch
ihre Vertheilung äusserst fein und gleichmässig sein kann. Ein grosser
Theil der Albuminstoffe, Gummiarten, Dextrine, die sog. lösliche Kieselsäure, einmal eingetrocknet, lösen sich nie wieder in der frühern klaren
Weise auf. Die Lösung eines Körpers ist immerhin eine chemische Verbindung; bei der Abscheidung aus der Lösung kann ein Körper krystallisiren, aber nicht, wenn er amorph suspendirt ist. Kieselsäure scheint nur
dann aus Wasser zu krystallisiren, wenn die Temperatur über 100° ist.
Ein gequollener Körper kann nicht diffundiren, da die Bewegung seiner
Theilchen nicht frei ist, während Wasser sich zu seinen Theilchen hin bewegen kann.

Da nun im Magen und durch das Pancreassecret Acidalbumin und Pepton gebildet wird, so scheint auch das eine Function der Epithelzellen des Darmes zu sein, diese Körper in Serumalbumin und die fibrinbildenden Stoffe überzuführen, und da sich diese Eiweissstoffe auch bei Avertebraten finden, kann ihre Bildung wenigstens nicht mit der Bildung der rothen Blutkörperchen in untrennbarem Zusammenhange stehen. Der Chylus wäre nach dieser Ansicht das Secret des Darmepithels.

Eine eigenthümliche Luxusconsumtion von Eiweissstoffen muss dann eintreten, wenn im Darme sich grössere Quantitäten in der Verdauung begriffener Eiweissstoffe befinden und die Producte der Verdauung nicht schnell genug entfernt werden. Wie W. Kühne zuerst beobachtete, bilden sich dann Leucin und Tyrosin neben andern Stoffen aus den Eiweisskörpern, dieselben können schwerlich im Organismus wieder in Eiweissstoffe umgewandelt werden, werden aber (wenigstens das Leucin) in Harnstoff schliesslich umgewandelt in den Harn übergehen.

Sehr schwierig ist es, eine ausreichende Vorstellung über die Wirkung des Sauerstoffs in den Organen zu gewinnen. Man kann sich dieselbe in zweierlei Weise denken, nämlich 1. es bilden sich in den Organen reducirende Stoffe, welche den durch Diffusion ihnen zukommenden inactiven Sauerstoff sich aneignen, oder 2. der Sauerstoff wird in den Organen in activen Sauerstoff, in Ozon übergeführt. Für beide Auffassungen lassen sich gute Gründe beibringen. Die ganze Umwandlung von Stoffen in der Leber kann nur sehr wenig von dem Zutritt von Sauerstoff beeinflusst sein, denn die Leber empfängt nur sehr wenig Sauerstoff und es bilden sich in ihr Stoffe, welche in alkalischen Lösungen den indifferenten Sauerstoff der Luft aufzunehmen im Stande sind, z. B. das Bilirubin. Der relative Sauerstoffzutritt kann es bedingen, ob eine braune oder eine grüne Galle abgesondert wird. Auch im Harne finden sich Stoffe, welche wenigstens in alkalischen Lösungen als reducirende angesehen werden müssen. Andererseits ist vom Pflanzengewebe die Fähigkeit der Ozonbildung unzweifelhaft, Binz giebt sie auch vom Safte der Lymphdrüsen neuerdings an. Für die Ozonbildung spricht sehr der Umstand, dass, abgesehen von geringen Mengen anderer Excretionsstoffe, ausser Harnstoff oder Harnsäure nur CO_2 und Wasser ausgeschieden werden, wenigstens bei Fleischfressern, bei

Pflanzenfressern sind, wie z. B. beim Pferde, die Quantitäten nicht so weit oxydirter Stoffe bedeutender, und hier spielen Indican und eine Phenol bei der Zersetzung mit Säure liefernde Substanz neben der Hippursäure keine unwichtige Rolle. Alle diese Substanzen gehören aber nach den enthaltenen Atomcomplexen den aromatischen Körpern zu und es ist bekannt, wie diese relativ weniger leicht vom Ozon angegriffen werden, als die fetten Säuren und Alkohole. Die Bildung von Ozon in den Organen und die Bildung reducirender Substanzen würde sich aber nicht anschliessen, da das Ozon nie im Ueberschuss vorhanden ist und die höheren Oxyde eines Atomcomplexes oft leichter oxydabel sind als die niederen, wie es die einfachste Reibe der Hydroxylsubstitutionen des Benzols zeigt, ebenso auch viele fette Körper.

Fasse ich zum Schlusse nochmals in einigen wenigen Sätzen kurz zusammen, welche Momente als vorläufige Anhaltspunkte für die Beurtheilung des Ortes und der Art und Weise der Zersetzung von Eiweiss und anderen Nährstoffen im thierischen Organismus dienen können, so würde Folgendes hervorzuheben sein:

Das Blut und die Lymphgefässe besitzen weder nachweisbare Fermente noch die oxydirenden Eigenschaften, welche zu der Annahme berechtigen könnten, dass in Blut oder Lymphe der Ort der wesentlichen chemischen Lebensprocesse oder überhaupt des Zerfalls der Nährstoffe zu suchen sei, dagegen kennen wir chemische Veränderungen in der Zusammensetzung der Drüsen und der Muskeln, welche durch die Ernährung hervorgerufen werden und welche zeigen, dass auch Eiweissstoffe in den Organen relativ schnell zerlegt werden können. Muskeln und Drüsen sind keine stabilen Apparate, welche eingeführte Nährstoffe fabrikmässig verarbeiten, sondern Aggregate zelliger Elemente von nicht lange währender Existenz, die sich schnell verbrauchen, während neue Elemente an die Stelle der alten treten. Die junge entwickelungsfähige Zelle ist allein der Aufnahme auch von nicht gelösten Nährstoffen fähig und ihre Vermehrung ist abhängig von der reichlicheren oder kärglicheren Ernährung des Organismus, sie besitzt die Fähigkeit, fermentative Processe und Oxydation organischer Stoffe beim Zutritt atmosphärischen Sauerstoffs auszuführen.

Unter diesen Verhältnissen sind die Ideen von C. G. Leh-

mann, Frerichs und C. Schmidt über das Stattfinden einer
Zersetzung der über das typische Maass eingeführten Nährstoffe
im Blute, als durch keine bekannte Thatsache gestützt, unhaltbar,
noch vielmehr aber sind die Annahmen Voit's und seine Begriffe
von „Organeiweiss" und „circulirendem Eiweiss" zu verwerfen,
da einerseits sein circulirendes Eiweiss nirgends im Organismus
zu finden ist, andererseits von einer Stabilität der Organe und
des Eiweiss derselben nicht die Rede sein kann und endlich für
eine schwierig zu lösende Aufgabe nichts von grösserem Nachtheil
ist, als Unklarheit in den Bezeichnungen und in der Fragestellung.

Ein Versuch über die sog. Sehnenverkürzung.

Von
L. Hermann.

In seiner neuesten Arbeit über die quergestreifte Muskelsubstanz findet Th. W. Engelmann es „nicht begreiflich", wie
man die sog. Sehnenverkürzung, d. h. die in heissem Wasser
erfolgende Schrumpfung bindegewebiger Stränge in der Richtung
ihrer Faserung, als Verkürzung eines Eiweissgerinnsels auffassen
könne (dies Archiv VII. p. 177, Anm. 1), und dieselbe Opposition erhebt er (p. 179, Anm. 2) gegen meine ganz analoge Auffassung der Starreverkürzung der Muskeln. Besonders führt er
als Einwände ins Feld den „minimalen" Eiweissgehalt der Sehnen,
ferner die Grösse der Arbeit (?), welche bei diesen Verkürzungen
geleistet werde [1], und die aus Coagulationen nicht erklärt werden
könne. Er selbst erklärt die Erscheinung, sowie auch die Muskelcontraction auf Reize, durch die Annahme länglicher „Molecüle",
deren grosse Axe der Faserrichtung parallel ist, und welche
durch Quellung sich der Kugelgestalt zu nähern suchen.

Trotz aller theoretischen Bedenken Engelmann's ist aber
doch das „Unbegreifliche" richtig, wovon er sich durch einen
einfachen und naheliegenden Versuch hätte überzeugen können.
Ich selbst habe diesen Versuch schon im November 1869 angestellt und in diesen Tagen mit vervollkommneten Hülfsmitteln

---

1) So ausserordentlich gross kann ich die bei einmaliger Hebung
einer Belastung geleistete Arbeit nicht finden.

und gleichem Resultate wiederholt. Ich hätte ihn längst mitgetheilt, hätte ich geglaubt, dass Jemand an dem Zusammenhang
zwischen Sehnenverkürzung und Eiweissgerinnung zweifle.

Auf dem Tisch des Pflüger'schen Myographion (die grössere,
jetzt von Sauerwald verfertigte Form) wird ein kleines Stativ
befestigt, welches einen zweiarmigen Hebel trägt, der sich sehr
leicht um eine horizontale Axe dreht. Das eine Ende des Hebels
schwebt gerade über dem Loch, durch welches sonst der Muskel
an den Myographionhebel angreift, und ist durch einen langen
dünnen Hakendraht mit letzterem verbunden. Das andre Ende
überragt den Myographiontisch und ist, ebenfalls durch einen
langen Hakendraht, mit dem oberen Ende des zu untersuchenden
thierischen Stranges verbunden. Letzterer ist unten in eine an
einer verticalen Säule verschiebbare Klemme eingezwängt; die
Säule ist ebenfalls fest mit dem Myographiontisch verbunden, auf
welchen ihr Fussbrett (verkehrt) festgezwängt ist. Sie ragt neben
dem Myographion (welches etwas erhöht steht) in ein mit Wasser
gefülltes Becherglas herab, das mit einem Thermometer versehen
ist; das Wasser, das durch eine einfache Vorkehrung bei constantem Niveau erhalten wird, wird durch einströmenden Dampf
gleichmässig und mit beliebiger Geschwindigkeit erwärmt.

Spannt man so im Wasser einen möglichst dünnen Sehnen-
streifen aus (vom Rinde, 1—4 □Mm. Querschnitt, 8—10 Cm.
Länge), mit schwacher Belastung durch geringes Uebergewicht
der Schreibseite des Myographionhebels, und erwärmt man nun
das Wasser, so kann man den Gang der Verkürzung mit der
Temperatur mit der grössten Sicherheit und Eleganz auf der
berussten Papierplatte (vgl. meinen letzten Aufsatz) verzeichnen
und fixiren. Man findet so, dass die Länge des Stranges bis
65° vollkommen unverändert bleibt; fast genau bei 65°
beginnt eine mächtige Verkürzung, die sich bis etwa 75°
vollendet. Die Sehnenverkürzung fällt also auf das Genaueste mit der Temperatur zusammen, bei welcher
die gewöhnlichen Eiweisskörper gerinnen. Dasselbe Resultat erhält man, wenn man statt des Sehnenstreifens einen
Streifen Froschhaut oder einen dünnen Strang von (starrem)
Rindfleisch, einen Nerven u. dgl. zum Versuche nimmt. In einigen
Fällen (niemals bei Sehnen) finden sich vor der bei 65° erfolgenden mächtigen definitiven Verkürzung äusserst minutiöse, an

der Grenze des Nachweisbaren stehende, unregelmässige Längen-
schwankungen, die ich theils der Ausdehnung der ins Wasser
tauchenden Säule, theils Quellungswirkungen zuschreibe.

Ich hoffe, Engelmann wird diesen Versuch wiederholen
und dann den Zusammenhang zwischen Sehnenverkürzung und
Eiweissgerinnung weniger unbegreiflich finden. Zugleich aber
wird er vielleicht seine Quellungstheorie, wenigstens für die
Sehnenverkürzung, aufgeben; er müsste denn zur Aufrechterhal-
tung derselben die Annahme machen, dass seine „intrafibrilläre
Umlagerung von Wasser und fester Substanz" zufällig grade bei
derselben Temperatur vor sich geht, bei welcher die Eiweisskörper gerinnen, — eine Annahme, die etwa auf gleicher Stufe
stände wie die, zu welcher er sich vor Kurzem allen Ernstes
herbeigelassen hat, um seine Hypothese für die Ströme und Secretion der Froschhaut zu retten, dass nämlich die glatten Muskeln an ihren natürlichen Enden eine stärkere, und zwar
enorm viel stärkere, electromotorische Kraft haben, als die quergestreiften Muskeln selbst an ihren künstlichen Querschnitten [1]).

Noch ein Wort über die von Engelmann erhobenen theoretischen Bedenken.

Der „minimale Eiweissgehalt" der Sehnen kann sich nur
auf das in kalte wässerige Extracte übergehende Albumin beziehen. Ausser diesem enthält aber die Sehne bekanntlich noch
viel in Wasser unlösliches Eiweiss, welches ebenfalls in der Hitze
„coaguliren" kann, denn Unlöslichkeit und Coagulation sind sehr
verschiedene Dinge (es ist bekannt, dass Fibrinfasern in der

---

1) Dies Archiv VII, p. 73. Ich habe der Engelmann'schen Erwiderung auf meine Bemerkungen nichts Wesentliches hinzuzufügen, da er
die Berechtigung meiner Einwände in der Hauptsache zugesteht. Herr
Engelmann untersuche nur vor Allem die el. Kraft der glatten Muskelfasern,
denn an diesem Haar hängt jetzt die Berechtigung seiner Hautstrom- und
Secretionstheorie. Er hat dazu um so mehr Grund, als man bisher nichts
von einer besonders hohen Kraft dieser Muskeln bemerkt, im Gegentheil
du Bois-Reymond sie relativ schwach vermuthet und gefunden hat
(Untersuchungen II, 1, p. 199 ff.) Das Wort enorm im Text habe ich
aus guten Gründen hervorgehoben. — Seltsam fand ich es, dass E. meine
Behauptung von der „Abwesenheit präexistirender electrischer Gegensätze
im Muskel", die auf dem mangelnden Nachweis derselben beruht, eine
„Hypothese" nennt (p. 75); als ob es eine Hypothese wäre, eine positive
Behauptung, die man für unerwiesen hält, zu negiren.

Hitze unter Verkürzung viele ihrer Eigenschaften ändern, ein Vorgang, den man allgemein als Uebergang in die coagulirte Modification bezeichnet). Auch kommt es wohl weniger auf die Menge als auf die Art der Vertheilung des vorhandenen Eiweisses an.

Was ferner die Grösse der geleisteten Arbeit betrifft, so weiss ich nicht, warum die Eiweisscoagulation nicht sollte Arbeit leisten können. Wir haben es ja hier mit einer noch ganz unverständlichen, wahrscheinlich sehr complicirten Atomumlagerung zu thun, bei der möglicherweise viel Kraft frei wird. Wenn ferner Engelmann (p. 179) urgirt, welche Arbeitsleistungen seine Quellung erklären könne, und dabei an die felsensprengenden Wirkungen quellender Pflanzentheile erinnert [1]), so muss man über die Grösse des zu Grunde liegenden Missverständnisses erstaunt sein. Mit unwiderstehlicher Kraft erfolgen bei den Quellungsprocessen · nur die Volumveränderungen, nicht aber die Einnahme einer gewissen Gestalt. Erbsen, die einen Schädel sprengen, haben nicht die mindeste Tendenz, einer gewissen Gestalt zuzustreben, im Gegentheil, sie platten sich gegenseitig polyedrisch ab [2]); ihre einzige Tendenz ist die, bei der Quellung ihr Volum zu vergrössern, und dadurch sprengen sie. In der Engelmann'schen Theorie der Muskelverkürzung aber wird die Kraft hergeleitet aus derjenigen, mit der die länglichen „Molecüle" der Kugelform zustreben; wie kann er also für die Grösse dieser Kraft etwas aus den Sprengungswirkungen herleiten wollen!

Ueber die Begründung, Berechtigung und Wahrscheinlichkeit der Engelmann'schen Quellungstheorie der Muskelcontraction enthalte ich mich hier des Urtheils. Ich müsste dabei auf viel tiefer liegende principielle Fragen eingehen, als ich es in diesem nur zur Abwehr geschriebenen Aufsatz beabsichtige.

Zürich, den 10. April 1873.

---

1) Die „Arbeit" beim Sprengen durch Quellung lässt sich sehr schwer schätzen, weil der Widerstand nur auf eine fast unendlich kleine Strecke überwunden zu werden braucht. E. hätte, aus Gründen, auf die ich hier nicht eingehen will, besser gethan, die sog. Kraft der Muskeln mit der Kraft quellender Substanzen zu vergleichen.

2) Vgl. Hofmeister, die Lehre von der Pflanzenzelle. Leipzig 1867, pag. 277.

Ueber die Gleichgewichtsbedingungen für den erregten und den unerregten Muskel.

Von

Dr. **Fr. Fuchs**
in Köln.

(Nebst Taf. VI b.)

———

Der ruhende unerregte Muskel stellt, belastet oder unbelastet, ein System im Zustande des Gleichgewichtes dar. Ebenso der andauernd erregte Muskel, wenn er unbelastet im Maximum seiner Verkürzung oder belastet in irgend einer anderen Lage unabänderlich verweilt. Ich habe mir die Aufgabe gestellt, die Bedingungen zu erörtern, an welche das Gleichgewicht in dem einen und dem anderen Falle gebunden ist. Lohnend scheint eine solche Untersuchung schon deshalb zu sein, weil sie den Grund der Contractilität aufzudecken verspricht, dieser merkwürdigen Eigenschaft, welche den Muskel von allen anderen elastischen Substanzen unterscheidet.

Doch wird man sich bei einer so viel versprechenden Unternehmung schon damit bescheiden dürfen, den zum Ziele führenden Weg mit Sicherheit zu betreten. Denn so leicht es nach den grossen von Mayer, Helmholtz und Clausius dargelegten Grundsätzen ist, die gesuchte Gleichgewichtsbedingung in Gattungsbegriffen auszudrücken, so schwierig wird es sein, die letzteren durch bestimmte Artbegriffe zu ersetzen. Am Schlusse der Untersuchung werden wir dem Ziele ungefähr so nahe sein, wie ein kräuterkundiger Mann, der die Gattung einer Pflanze mit Sicherheit und die Art mit einiger Wahrscheinlichkeit bestimmt hat.

Es erwächst zunächst schon eine Schwierigkeit bei der Fragestellung: Ist der erregte Muskel wirklich eines Gleichgewichtes im ideellen Sinne des Wortes fähig?

Der Wille, eine Reihe elektrischer Schläge, der thermische und chemische Reiz erregen den Muskel tetanisch. Doch liegt es wahrscheinlich nur am intermittirenden Gange der Erregung, dass im Tetanus nur eine Folge von Oscillationen zu Stande kommt und man darf wohl voraussetzen, dass einer durchaus stetigen Erregung auch ein vollkommener Gleichgewichtszustand

entsprechen würde. Hierfür zeugen auch der Tonus organischer
Muskelfasern, die andauernde Verkürzung des vom constanten
Strome durchflossenen Muskels [1]), (Wundt) die lange anhaltenden, nicht tetanischen Contractionen veratrinisirter Muskeln. (Fick
und Boehm). Daher wird man, glaube ich, kein Bedenken tragen,
den Gleichgewichtszustand des erregten Muskels als theoretisch
möglich anzunehmen. Gibt man diese Voraussetzung zu, so muss
sofort ein ungewöhnlicher Umstand auffallen.

Der Muskel hält ein Gewicht in bestimmter Höhe schwebend,
so lange der der Erregung zu Grunde liegende chemische Prozess
andauert. Das Gleichgewicht ist mithin hier gebunden an den
Bestand einer fortlaufenden Verwandlung, während dasselbe sonst
im Allgemeinen durch bestimmte Zustände der Materie bedingt wird.

Gleichwohl lässt sich voraussehen, dass die Aequilibrirung,
gleichgültig ob sie im erregten oder unerregten Muskel oder auch
in einem beliebigen statischen Systeme stattfinde, irgend einen
generellen Character haben müsse. Auf dem kürzesten Wege
wird sich dieser letztere darthun lassen, wenn man von dem
einfachsten Falle der Statik ausgeht, um das Princip desselben
einer fortschreitenden Verallgemeinerung zu unterwerfen.

Am Hebel findet Gleichgewicht statt, wenn die Gewichte sich
umgekehrt verhalten wie die Hebellängen. Der Grund ist leicht
einzusehen. Sollte eine unendlich kleine Lageveränderung wirklich stattfinden, so müsste sich nothwendiger Weise auf Kosten
einer mit der Verrückung eintretenden negativen Energieänderung [2])

---

1) Der von Eulenburg beschriebene Galvanotonus stellt vermuthlich dasselbe Phänomen im Grossen dar. Noch vor Kurzem hatte ich Gelegenheit, denselben in einem Falle von peripherischer Facialislähmung zu
beobachten, in welchem sich die stärksten inducirten Ströme als wirkungslos erwiesen, während schwache galvanische Ströme die Muskeln der ge-
lähmten Gesichtshälfte in andauernde Contractionen versetzten.

2) In der folgenden Erörterung wird das Wort Energie als Gattungs-
name für alle Zustände der Materie gebraucht, welche dem Princip von der
Erhaltung der Kraft unterworfen sind. Energien sind also 1. der Abstand
ponderabler Massen von der Erde, 2. der Werkinhalt, 3. der Wärmeinhalt
der Körper, 4. die lebendige Kraft der Bewegung, 5. das Potential der
Elektricität u. s. w. Die Verminderung dieser Grössen, also die Verminderung des Abstandes ponderabler Massen, des Werkinhaltes, des Wärmeinhaltes etc. heissen negative, die Vermehrung derselben Grössen heissen
positive Energieänderungen. Die Energieänderungen sind auf Kilogramm-
meter reducirt gedacht.

die lebendige Kraft bilden können, vermöge deren der Process sich in Wirklichkeit zu vollziehen hat. Nun sind aber in dem gedachten Falle die Bedingungen derart, dass der negativen Energieänderung d. h. der Senkung eines Gewichtes um eine Strecke bereits eine gleich grosse positive Energieänderung, nämlich die Heraufbewegung des n-fach grösseren Gewichtes um die n-fach kleinere Strecke coordinirt ist, so dass für die Bildung der den Process wirklich vermittelnden Energieänderung nichts übrig bleibt.

Eine für alle statischen Systeme geltende Generalisation würde lauten: Ein statisches System befindet sich immer. im Gleichgewichte, wenn bei einer jeden unendlich kleinen Verrückung die algebraische Summe der coordinirten Energieänderungen, welche hier ausschliesslich in der Hebung und Senkung ponderabler Punkte bestehen, gleich Null ist. Der eben ausgesprochene Satz ist nichts Anderes als das Princip der virtuellen Geschwindigkeiten. Die einzigen bei den Verrückungen statischer Systeme vorkommenden Energieänderungen sind, wie bemerkt, Hebungen und Senkungen ponderabler Punkte. Lassen wir diese Einschränkung jetzt fallen und stellen wir uns vor, dass bei den Verschiebungen eines Systemes beliebige andere Energieänderungen, Aenderungen des Werkinhaltes, des Wärmeinhaltes, des Potentials, der Elektricität etc. eintreten können. Es ist klar, dass für derartige Systeme ein dem ausgesprochenen analoger Satz gelten wird.

Wenn das gedachte System wirklich aus einem Zustande A in einen zweiten Zustand B übergeht, so ist nach dem Princip von der Erhaltung der Kraft die Summe der bei dieser Zustandsänderung vorkommenden positiven und negativen Energieänderungen gleich Null.

Die Möglichkeit der gedachten Zustandsänderung ist von einer Bedingung abhängig. Soll dieselbe nämlich von selbst, d. h. ohne dass dem Systeme eine Geschwindigkeit mitgetheilt wird, eintreten, so muss unter den Energieänderungen die Bildung derjenigen Bewegungsform vorkommen, vermöge deren sich die Zustandsänderung zu vollziehen hat.

Um diese Bewegungsform, durch welche sich eine blos mögliche Lageveränderung verwirklicht, im allgemeinsten Sinne be-

zeichnen zu können, sei es mir gestattet, dieselbe in aristoteli-
scher Sprechweise Entelechie [1]) zu nennen.

Die Entelechie, ihrer Natur nach eine positive Energieänderung, kann sich nur aus einer während der Lageveränderung
eintretenden negativen Energieänderung bilden. Es können nun
die Bedingungen des Systemes derartige sein, dass die negativen
Energieänderungen nicht ohne die gleichzeitige Bildung ander-
weitiger positiver auftreten können. Alle diese Energieänderungen,
mit Ausnahme der Entelechie, werden sich stets bilden, wenn
man die Lageveränderung des Systemes sich mit einer gegebenen gleichförmigen Geschwindigkeit vollziehen lässt, d. h. mit
einer Entelechie, welche nicht erst auf Kosten einer negativen
Energieänderung zu entstehen braucht. Sämmtliche bei einer
derartigen Verschiebung eintretenden Energieänderungen mögen
coordinirte heissen, weil man von ihnen sich vorstellen kann,
dass sie aus einem inneren Grunde so aneinander gekettet sind,
wie am Hebel die Hebung und Senkung der Gewichte aus dem
äusseren palpabeln Grunde der Befestigungsweise aneinander gebunden sind.

Es ist jedoch zu beachten, dass auch nur diejenigen Energieänderungen coordinirte genannt werden, welche ausschliesslich
mit der Verschiebung eintreten. Von ihnen sind daher alle Verwandlungen auszuschliessen, welche auch während des Gleichgewichtszustandes von Statten geben und während der Lageveränderung des Systemes fortdauern. Eine derartige, von den
coordinirten Energieänderungen zu sondernde Verwandlung ist
der der Muskelerregung zu Grunde liegende chemische Process.

Nach diesen Vorbemerkungen lässt sich eine umfassende
Gleichgewichtsbedingung mit den Worten aussprechen:

1. „Ein System befindet sich im Gleichgewichte, wenn bei
einer jeden mit beliebiger gleichförmigen Geschwindigkeit vollzogenen unendlich kleinen Verschiebung die Summe der coordinirten Energieänderungen gleich Null ist."

Ist der vorstehende Satz auch umkehrbar? Wäre dieses
der Fall, so würde man behaupten können:

---

1) ἡ κίνησις ἐντελέχεια τοῦ κινητοῦ. Arist. Durch einige neue Wort-
bildungen suche ich mir eine Erleichterung für die Darstellung zu schaffen.
Ich muthe Niemanden zu, dieselben zu adoptiren.

2. „Befindet sich ein System im Gleichgewichte, so ist die Summe der coordinirten Energieänderungen, welche bei einer jeden mit beliebiger gleichförmigen Geschwindigkeit vollzogenen unendlich kleinen Verrückung eintreten, gleich Null."

Es ist ersichtlich, dass diese Umkehrung nicht im allgemeinsten Sinne wahr ist. Sie ist offenbar nur für diejenigen Systeme statthaft, in denen, wie bei den statischen Systemen, 1. eine jede der vorkommenden Energieänderungen von der Geschwindigkeit der Verschiebung unabhängig ist, und 2. eine jede Energieänderung mit dem Sinne der Verschiebung ihr Zeichen einfach umkehrt.

Doch darf man mit voller Gewissheit und im allgemeinsten Sinne behaupten, dass, wenn Gleichgewicht stattfindet, die coordinirten Energieänderungen für diejenige Geschwindigkeit, mit welcher, vom Ruhezustande ausgehend, die erste unendlich kleine Lageveränderung sich von selbst, d. h. ohne anderweitige Mittheilung von Geschwindigkeit vollziehen würde, so beschaffen sein müssen, dass die Bildung der Entelechie ausgeschlossen ist. Es ist dieses aber die Geschwindigkeit Null.

Die durchaus allgemeine umkehrbare Gleichgewichtsbedingung würde daher lauten:

3. „Ein jedes System befindet sich im Gleichgewichte, wenn bei einer jeden unendlich kleinen mit der Geschwindigkeit Null vollzogenen Verschiebung die Summe der coordinirten Energieänderungen gleich Null oder positiv ist."

4. „Befindet sich umgekehrt das System im Gleichgewichte, so ist bei einer jeden unendlich kleinen mit der Geschwindigkeit Null vollzogenen Verschiebung die Summe der coordinirten Energieänderungen gleich Null oder positiv."

Diese beiden Sätze, welche die vorhergehenden als specielle Fälle unter sich fassen, sind so wenig anschaulich, dass ich kein Bedenken trage, der folgenden Erörterung die einfacheren Sätze 1 und 2 zu Grunde zu legen, zumal da die beiden Bedingungen, an welche die Gültigkeit des Satzes 2 gebunden ist, in den zu betrachtenden Fällen höchst wahrscheinlich zutreffen. Doch wird sich Alles, was in der Folge behauptet wird, in einer wenig modificirten Sprechweise auch unter Zugrundelegung der Sätze 3 und 4 darthun lassen.

Ein jeder elastischer Körper, der bei constanter Temperatur

einen Raum gleichmässig erfüllt, stellt ein System im Zustande
des Gleichgewichtes dar. Weshalb kann eine Volumenverminde-
rung des Systemes nicht eintreten?

Wir bemerken zunächst, dass die Entelechie des Vorganges
eine Bewegung der Moleküle sein würde, welche zwar nachträglich zu Wärme werden kann, aber an sich noch keine Wärme ist.

Nun ist die durch eine Volumenverringerung gegebene Lageveränderung der Moleküle eine negative Energieänderung, nämlich eine Verminderung des Werkinhaltes, auf deren Kosten sich
die Entelechie unfehlbar bilden würde, wenn ihr nicht bereits
eine anderweitige positive Energieänderung, nämlich die Vermehrung des Wärmeinhaltes coordinirt wäre.

Bei der Volumenvermehrung würden die umgekehrten Aenderungen eintreten, Verminderung des Wärmeinhaltes gleichzeitig
mit einer die Bildung der Entelechie ausschliessenden Vermehrung
des Werkinhaltes.

Um es kurz zu sagen, in dem gedachten Körper äquilibriren
sich der Werk- und Wärmeinhalt dadurch, dass sie der Bedingung
einer coordinirten Aenderung unterworfen sind.

Es interessiren uns im Besonderen die Bedingungen, durch
welche die Verlängerungen und Verkürzungen eines beliebigen
elastischen Stabes ausgeschlossen werden. Bezeichnet man die
Verkürzung des Stabes als eine negative $(-dl)$, die Verlängerung desselben als eine positive Grösse $(+dl)$, so kann man
in Kürze sagen, dass der Werkinhalt eine dem Sinne der Längenänderung gleichnamige, der Wärmeinhalt dagegen eine ungleichnamige Aenderung erfährt.

Die gleichnamige Aenderung des Werkinhaltes sowohl als die
ungleichnamige des Wärmeinhaltes sind der Grösse der unendlich
kleinen Längenänderung jedenfalls proportional; in Kilogrammetern müssen sie sich daher in der Form $P(\pm dl)$ und $-Q(\pm dl)$
darstellen lassen.

Bei der natürlichen Länge des Stabes wird daher das Gleichgewicht desselben bestehen durch die Coordination der Energieänderungen: $P(\pm dl) - Q(\pm dl) = 0$. Hieraus folgt $P - Q = 0$.
Die Grössen P und Q repräsentiren in Kilogrammen die Aequili-
brirungswerthe des Werk- und Wärmeinhaltes für die Längenverschiebung; bei der natürlichen Länge des Stabes. Sie sind
Gewichten vergleichbar, welche, von unsichtbarer Hand gezogen,

bei allen Längenänderungen des Stabes auf- und niedersteigen. Um den Sinn der Arbeit, welche von diesen ideellen Gewichten bei den Dehnungen und Verkürzungen des Stabes vollzogen wird, in anschaulicher Weise zu bezeichnen, nennen wir den Aequilibrirungswerth des Werkinhaltes (P) Werkzug, den Aequilibrirungswerth des Wärmeinhaltes (Q) Wärmedruck nach der Längsrichtung. Der Zug strebt den Stab zu verkürzen; der Druck sucht ihn zu verlängern. Der Zug leistet Arbeit bei der Verkürzung und fordert Arbeit bei der Verlängerung des Stabes; umgekehrt der Druck.

Hiernach kann man die beiden identischen Behauptungen aufstellen:

1. Bei der natürlichen Länge des Stabes sind die bei unendlich kleinen Längenänderungen eintretenden Aenderungen des Werk- und Wärmeinhaltes einander gleich.

2. Bei der natürlichen Länge des Stabes ist der Werkzug gleich dem Wärmedruck.

Bei jeder anderen Länge des Stabes findet Gleichgewicht nur bei einer Belastung desselben mittels eines Gewichtes statt.

Ist die Stablänge grösser als die natürliche, so muss zur Herstellung des Gleichgewichtes ein Gewicht p so angebracht werden, dass es bei der Verlängerung des Stabes eine Annäherung, bei der Verkürzung eine Entfernung von der Erde erfahren würde. Dem Systeme ist mit anderen Worten eine neue, der Bedingung einer ungleichnamigen Aenderung unterworfene Energie hinzuzufügen.

Bezeichnet man mit P' und Q' den Werkzug und Wärmedruck für diesen zweiten Zustand des Stabes, so besteht das Gleichgewicht durch die Coordination der Energieänderungen: $P'(\pm dl) - Q'(\pm dl) - p(\pm dl) = 0$. Es folgt $p = P' - Q'$.

Bei allen Stablängen, welche grösser sind als die natürliche, wird mithin die Werkänderung und entsprechend der aus derselben resultirende Werkzug grösser sein als die Wärmeänderung und entsprechend der Wärmedruck.

Der Unterschied zwischen dem grösseren Werkzuge und dem kleineren Wärmedrucke ist nichts anderes als der elastische Zug des Stabes, d. h. das Vermögen mit gleicher Stärke und in entgegengesetzter Richtung wie das angehängte Gewicht zu ziehen.

Führte man eine ähnliche Betrachtung für die Stablängen

durch, welche kleiner sind als die natürliche, so würde man finden, dass bei diesen Längen die Wärmeänderung und entsprechend der Wärmedruck grösser sein müssen als die Werkänderung und entsprechend der Werkzug und dass der elastische Druck aufzufassen ist als der Unterschied zwischen dem grösseren Wärmedrucke und dem kleineren Werkzuge.

Man kann das Resultat dieser Erörterung in die beiden gleichbedeutenden Sätze fassen:

1. „Befindet sich ein elastischer Stab bei irgend einer Länge im Gleichgewichtszustande, so ist bei einer unendlich kleinen Verkürzung oder Verlängerung die Summe der Werkänderung, der Wärmeänderung und der mechanischen Arbeit des angebrachten Gewichtes gleich Null."

2. „Befindet sich ein elastischer Stab bei irgend einer Länge im Gleichgewichtszustande, so ist das angebrachte Gewicht dem elastischen Zuge oder Drucke, d. h. dem Grössenunterschiede des Werkzuges und Wärmedruckes nach der Längsrichtung gleich."

Der Werkzug kann unter Umständen innerhalb weiter Intervalle unabhängig von der Temperatur sein; er ist alsdann lediglich eine Function der Stablänge. Der Wärmedruck dagegen ist stets von der Stablänge und der Temperatur oder, was dasselbe besagt, dem Wärmeinhalte zugleich abhängig. Aus diesem Grunde variirt der elastische Zug und Druck bei gegebener Stablänge mit der Temperatur.

Dürfen wir die vorstehende Betrachtung unmittelbar auf den unerregten Muskel anwenden?

Ist der elastische Zug des unerregten Muskels als Unterschied zwischen dem Werkzuge und Wärmedrucke aufzufassen?

Mit voller Gewissheit kann man die Frage nicht bejahen. Es ist an sich klar, dass die Vereinigung zweier beliebiger Energien die Elasticität eines Körpers bestimmen können, vorausgesetzt, dass sie der Bedingung einer coordinirten Aenderung unterworfen sind. Nehmen wir jedoch an, dass das Potential der Electricität einer solchen Bedingung im unerregten Muskel nicht genüge, so würden auch hier wohl der Werk- und Wärmeinhalt als einzige für die Elasticität massgebenden Energien übrig bleiben.

Gibt man diese Voraussetzung zu, so sind jetzt gleichwohl zwei Annahmen möglich, wie die folgende Ueberlegung zeigt.

Der Werkinhalt wird durch die mittlere Stellung der Moleküle bestimmt. Wird nun ein gewöhnlicher elastischer Stab gedehnt, so wird bei geringer Quercontraction die Raumeserfüllung der Moleküle vergrössert, was mit einer Vermehrung des Werkinhaltes gleichbedeutend ist. Bei dem Muskel verhält es sich jedoch anders. Das Volumen desselben ändert sich bei Dehnungen und Verkürzungen in der Längsrichtung nicht wesentlich. Man kann es daher a priori nicht wissen, ob die Annäherung der Moleküle in der einen, oder die Entfernung derselben in der anderen eine grössere Energieänderung repräsentirt, man kann es, mit anderen Worten, nicht wissen, ob der Werkinhalt bei der Verlängerung, oder ob er bei der Verkürzung eine Vermehrung erfährt. Auch fehlen directe Bestimmungen der coordinirten Wärmeänderung. Es sind daher zwei Annahmen möglich:

1. Der Werkinhalt erfährt bei der Längenänderung eine gleichnamige Aenderung, d. h. Verminderung bei der Verkürzung, Vermehrung bei der Verlängerung; der Wärmeinhalt erleidet dagegen eine ungleichnamige Aenderung, d. h. Vermehrung bei der Verkürzung, Verminderung bei der Verlängerung. In diesem Falle ist der elastische Zug des Muskels gleich dem Unterschiede des Werkzuges und des Wärmedruckes.

2. Die Aenderung des Werkinhaltes ist eine ungleichnamige, die des Wärmeinhaltes eine gleichnamige. Der elastische Zug ist dann gleich dem Unterschiede des Wärmezuges und des Werkdruckes.

Beide Annahmen lassen sich zur Erklärung der Contractilität gleich gut verwenden; auch führen beide, wie man in der Folge sehen wird, zu einem ähnlichen Ziele.

Es sei mir gestattet, der folgenden Erwägung zunächst die erstere Annahme zu Grunde zu legen. Eine graphische Darstellung möge zuerst die Abhängigkeit des Werkzuges und des Wärmedruckes von der jeweiligen Muskellänge anschaulich machen.

Auf die in Metern gemessene Muskellänge als Abscisse seien der Werkzug und der Wärmedruck, beide in Kilogrammen gemessen, als Ordinaten aufgetragen. Es sei (Fig. 1) AB die Curve des Werkzuges, CD die Curve des Wärmedruckes. Die Curven müssen sich an einem der natürlichen Länge olo entsprechenden Punkte schneiden, da hier der Werkzug gleich dem Wärmedruck ist. Rechts von lo sind die Ordinaten des Werkzuges (al_1) höber als die des Wärmedruckes (cl_1); der Unterschied derselben (ac) misst in Kilogrammen den elastischen Zug bei der jeweiligen Muskellänge (ol_1). Links von lo sind dagegen die Ordinaten des Wärmedruckes die höheren; der Ordinatenunterschied gibt hier den elastischen Druck an.

Der Flächeninhalt zwischen zwei benachbarten Ordinaten misst die coordinirte Aenderung des Werkinhaltes ($al_1 l_2 b$) und des Wärmeinhaltes ($cl_1 l_2 d$) in Kilogrammetern. Der Flächenunterschied ($acdb$) drückt ebenfalls in Kilogrammetern die mechanische Arbeit aus, mittels deren (bei gegebener, noch so kleiner Entelechie) die Dehnung des Muskels von ol_1 auf ol_2 vollzogen werden kann.

Wird jetzt der Muskel in einem ideellen Sinne tetanisirt, so dass er befähigt wird, ein Gewicht in der Schwebe zu halten, so müssen die Ordinaten zweier Curven, welche sich an einem andern Puncte, dem Maximum der Verkürzung, schneiden, die Acquilibrirungswerthe der Energien für diesen neuen Zustand darstellen.

Es liegt nun der Gedanke nahe, dass sich die Curve des Wärmedruckes in Folge der Erregung gegen die unveränderte Curve des Werkzuges verschiebt. Auf jeden Fall ist es wahrscheinlich, dass die Curve des Werkzuges während der Erregung dieselbe Gestalt hat wie im unerregten Zustande, da, bei gleichen Längen gedacht, die Art der Raumeserfüllung und damit auch der Werkinhalt in beiden Zuständen ziemlich gleich ist.

Ginge also die Curve des Wärmedruckes durch die Erregung in die Lage EF über, so wäre der Muskel jetzt befähigt, ein Gewicht tu bei der correspondirenden Länge oh in der Schwebe zu halten. Da die während der Erregung vermöge des chemischen Processes stattfindende Wärmebildung im Vergleich zu dem gesammten Wärmeinhalte des Muskels verschwindend klein ist, so besagt also unsere Hypothese, dass bei gleichem Wärmeinhalte der Wärmedruck im erregten Zustande für eine gegebene Muskellänge kleiner sei als im unerregten ($hu < km$).

Diese Annahme mag freilich auf den ersten Blick einigermassen befremden. Denn im Allgemeinen ändert sich in den elastischen Körpern der Wärmedruck bei gegebenem Volumen nur vermöge einer Aenderung des Wärmeinhaltes.

Man wolle jedoch beachten, dass Vermehrung und Verminderung einer Energie nicht die einzig mögliche Weise ist, vermöge deren sich der Aequilibrirungswerth derselben für eine Verschiebung ändert.

Am Hebel z. B. stellen die Abstände der Gewichte von der Erde die der coordinirten Aenderung unterworfenen Energien dar. Ohne Grössenänderung derselben kann hier offenbar der Aequilibrirungswerth geändert werden, nämlich durch einfache Verschiebung der Gewichte am Hebelarme. Es kommt eben ausschliesslich alles auf die die coordinirte Aenderung bestimmenden Umstände an, welche freilich nicht immer, wie beim Hebel, mit einer durchaus handgreiflichen Deutlichkeit hervortreten.

Der Wärmedruck nach der Längsrichtung ist ja auch eine Function, nicht des Wärmeinhaltes allein, sondern auch der Muskellänge. Unsere Hypothese behauptet also nur, dass derselbe noch von einer dritten Variabeln, der Wärmeform, abhänge.

Wir wollen es versuchen, die Sache durch ein Beispiel anschaulich zu machen.

Wir denken uns eine gewisse Menge eines permanenten Gases in einem cylindrischen Gefässe eingeschlossen. Das Gefäss habe einen beweglichen Deckel, auf welchem ein äquilibrirendes Gewicht Q ruhe. Nach der Krönig-Clausius'schen Gastheorie ist der Druck des Gases auf die Oberflächeneinheit proportional der in der Cubikeinheit vorhandenen lebendigen Kraft der fortschreitenden Molekularbewegung.

Würde jetzt ein Theil, etwa die Hälfte der lebendigen Kraft der fortschreitenden Bewegung, durch einen der Erregung analogen Vorgang in Rotationsgeschwindigkeit der Moleküle verwandelt und in dieser Bewegungsform erhalten, so würde, obwohl sich die durch die lebendige Kraft der Gesammtbewegung bestimmte Temperatur nicht geändert hätte, eine Contraction des Gases auf das halbe Volumen eintreten müssen und der niedergehende Deckel würde bei diesem Vorgange ein etwa über eine Rolle geleitetes Gewicht p heben können. Der von diesem letzteren Gewichte befreite Deckel würde, wenn sich jetzt die Rotationsgeschwindigkeit wieder in fortschreitende Bewegung verwandelte, wieder genau in seine Anfangsstellung zurückkehren, vorausgesetzt, dass dem Gase eine der Hebung des Gewichtes p äquivalente Wärmemenge zugeführt würde. Bei zweckmässiger Wahl des Gewichtes p würde im erregten Zustande des Gases — sit venia verbo — in jeder Lage zwischen der End- und

Anfangsstellung Gleichgewicht stattfinden können, so dass also
bei gegebenem Volumen demselben Wärmeinhalte, je nach der
Form, in welcher die Wärme vorhanden wäre, verschiedene Druckwerthe zukämen.

Lässt man die Annahme gelten, dass sich die Elasticität des
Muskels bei der Erregung in analoger Weise, d. h. durch Um-
gestaltung der Wärmeform verändert, so wird auch die Function
verständlich, welche der der Erregung zu Grunde liegende chemische Process für das Gleichgewicht hat.

Der letztere stellt eine den Gleichgewichtszustand des erregten Muskels begleitende Verwandlung dar, in welcher die Lageveränderung der Atome als negative, die Wärmebildung als
positive Energieänderungen auftreten.

An sich kann diese Verwandlung das Gleichgewicht nicht
bestimmen, denn für das letztere sind ja nur die coordinirten
Energieänderungen massgebend, Energieänderungen, welche nur
bei einer wirklichen Längenverschiebung eintreten würden, also
so lange das Gleichgewicht wirklich besteht, nur $\delta v v \acute{\alpha} \mu \epsilon \iota$, nicht
$\acute{\epsilon} v \epsilon \rho \gamma \epsilon \acute{\iota} \alpha$ bestehende Vorgänge sind.

Die actuelle im chemischen Processe fortlaufende Verwand-
lung könnte jedoch sehr wohl dazu dienen, den gegebenen Wärme-
inhalt des Muskels in der die neuen Druckwerthe bestimmenden
Form zu erhalten. Denn es begibt sich häufig genug, dass der
Bestand einer Energie in einer bestimmten Form an eine fort-
laufende Verwandlung gebunden ist, wie sich z. B. die lebendige
Kraft einer sich in einem widerstehenden Mittel bewegenden
Masse nur vermöge einer Verwandlung, etwa von Fallhöhe in
Wärme, behauptet.

Sehen wir zu, wie sich der Vorgang der Contraction unter
der gemachten Annahme gestalten würde.

Wir stellen uns vor, dass der bereits vorgängig tetanisirte
Muskel sich unter Leistung von Arbeit contrahire und nach der
Beendigung des Erregungsprocesses in die Ruhelage zurückkehre.

Nachdem die Curve des Wärmedruckes in die Lage EF
übergegangen ist, kann bei der Verkürzung des Muskels von $o l o$
auf $o k$ unter abnehmender Belastung eine Arbeit gleich dem In-
halte des Dreiecks $r s o$ gewonnen werden. Gleichzeitig tritt eine
Verminderung des Werkinhaltes gleich dem Flächenstücke $r w k l o$
und eine Vermehrung des Wärmeinhaltes gleich $s w k l o$ ein. (Diese

letztere Wärmebildung ist natürlich als coordinirte aufzufassen und daher von der gleichzeitig aus dem chemischen Processe stammenden total verschieden.)

Der Unterschied der beiden Flächenstücke $r\,w\,k\,lo$ und $s\,w\,k\,lo$ ist eben das die Maximalarbeit messende Dreieck $r\,s\,w$.   .

Durch die Verschiebung der Wärmecurve wird mithin der Werkinhalt einer negativen Energieänderung fähig und als positive Aequivalenzwerthe treten mechanische Arbeit und Wärme auf.

Hört jetzt der Erregungsvorgang auf, so springt die Curve des Wärmedruckes in ihre ursprüngliche Lage $C\,D$ zurück und bei dem darauf folgenden Rückgange des Muskels in seine Anfangsstellung könnte noch eine Arbeit gleich dem Flächenstücke $r\,v\,w$ gewonnen werden.

Gleichzeitig findet eine Verminderung des Wärmeinhaltes $r\,v\,k\,lo$ und eine Vermehrung des Werkinhaltes $r\,w\,k\,lo$ statt. Durch den Rückgang der Curve wird mithin der Wärmeinhalt einer negativen Energieänderung fähig, als deren positive Aequivalenzwerthe die Vermehrung des Werkinhaltes und die Leistung einer neuen Arbeit erscheinen.

Da sich der Muskel nach Ablauf des Processes wieder in seiner ursprünglichen Lage befindet, so muss schliesslich ein Wärmeconsum der geleisteten Arbeit entsprechen. Dies ist in der That das Endresultat des Vorganges. Denn das Flächenstück $r\,v\,w\,s$ drückt sowohl die geleistete Arbeit als auch den Unterschied zwischen dem auf dem Rückwege stattfindenden Wärmeconsum und der Wärmebildung auf dem Hinwege aus. Leistet der Muskel auf dem Rückwege keine äussere Arbeit, so bildet sich statt derselben zunächst lebendige Kraft (der Entelechie), welche schliesslich wieder in Wärme zurückverwandelt wird, so dass in diesem Falle nur die durch $r\,s\,w$ gemessene Arbeit und Wärmeverminderung übrig bleibt.

Characteristisch für unsere Annahme ist es, dass der der Arbeitsbildung auf dem Hinwege entsprechende Wärmeconsum auf dem Rückwege stattfindet.

Wir haben der vorliegenden Erörterung die Annahme zu Grunde gelegt, dass der Werkinhalt bei den Längenverschiebungen eine gleichnamige, der Wärmeinhalt dagegen eine ungleichnamige Aenderung erlitte. Die ganze Deduction liesse sich auch mit der zweiten Hypothese durchführen, dass die Aenderung der Wärme gleichnamig, die des Werkinhaltes ungleichnamig sei. In diesem Falle müsste man annehmen, dass durch die im chemischen Processe fortlaufende Verwandlung eine derartige Aenderung der Wärmeform bedingt würde, dass der Wärmezug im erregten Zustande grösser sei als im unerregten. Diese letztere Hypothese würde zur Consequenz führen, dass der der Arbeit entsprechende Wärmeconsum bereits auf dem Hinwege stattfinde.

Nach der einen wie der anderen Annahme wäre zwar eine Verminderung bereits bestehender Wärme der Aequivalenzwerth der geleisteten Arbeit. Doch ist diese Consequenz grundverschieden von der Behauptung, dass die im chemischen Processe stattfindende Molekulararbeit zunächst in Wärme und diese letztere nachträglich theilweise in Arbeit verwandelt würde. Der Unterschied ist bei Zugrundelegung der ersteren Annahme durchaus evident, da hier der Wärmeconsum später eintritt als die Arbeitsbildung. Die zweite Annahme lässt die Arbeit zwar direct aus der Wärme stammen, doch ist es hier der bereits vor der Einleitung der Erregung vorhandene Wärmevorrath des Muskels, welcher während einer gleichzeitigen Verwandlung für die mechanische Arbeitsleistung disponibel wird.

Professor Fick betrachtet die directe Bildung der Muskelarbeit aus Wärme als unvereinbar mit dem zweiten Hauptsatze der mechanischen Wärmetheorie, weil sie, als eine negative Verwandlung, einen Wärmeübergang zu einem Körper von sehr niedriger Temperatur zur Compensation verlange. Die Consequenzen der hier vertretenen Hypothesen führen indessen zu keinem Widerspruche mit dem genannten Satze, weil wir der negativen Verwandlung, Arbeitsbildung aus Wärme eine zweite Art von positiven Verwandlungen, nämlich Wärmebildung aus chemischer Molekulararbeit zur Seite setzen können.

In dem Januarhefte dieses Archives erschien eine Abhandlung Volkmann's, in welcher dieser Forscher nochmals die Frage behandelt: „Contrahirt sich der Muskel im Widerspiele mit seiner Elasticität oder nicht?" Findet das Erstere statt, so schreibt Volkmann dem erregten Muskel besondere contractile Kräfte, im anderen Falle jedoch nur eine Aenderung der Elasticität zu.

Auf einem neuen Untersuchungswege gelangt Volkmann zu dem Schlusse, dass die Annahme einer besonderen Muskelkraft zu einem unlösbaren Widerspruche zwischen Rechnung und Beobachtung führe und dass man daher nothwendiger Weise eine Aenderung der Elasticität als Grund der Zusammenziehung anzunehmen habe.

Es lässt sich jedoch leicht zeigen, dass

1. der Widerspruch zwischen der Rechnung und der Beobachtung nur dadurch entstanden ist, dass erstere unter einer falschen Voraussetzung angestellt wurde, dass

2. die gewählte Methode überhaupt nicht geeignet ist, die gestellte Frage zu entscheiden, und dass

3. die Frage einer anderen Fassung bedarf, damit sie überhaupt eine Beantwortung zulasse.

1. Stellen wir zunächst das Problem im Sinne Volkmann's. Es sei (Fig. 2) $o\,l\,o$ die Länge des unerregten, unbelasteten Muskels. Auf die jeweilige Muskellänge als Abscisse seien die correspondirenden elastischen Zugkräfte $(d f)$ und die elastischen Druckkräfte $(a\,b)$ nach irgend einer Gewichtseinheit gemessen, als Ordinaten aufgetragen. Die Linie $A\,B$ werde als gerade angenommen.

Wird jetzt der Muskel tetanisirt, so übt er in allen Lagen zwischen dem Maximum der Verkürzung $o\,h$ und der natürlichen Muskellänge $o\,l\,o$ statt des früheren Druckes $(a\,b)$ einen Zug $(b\,c)$ aus. Die der Einfachheit wegen als gerade angenommene Linie $C\,D$ begrenze die Ordinaten der in diesem neuen Zustande entwickelten Zugkräfte, gemessen durch die Anzahl von Gewichtseinheiten, welche der Muskel bei der jeweiligen Länge in der Schwebe halten kann.

Es sind nun zwei Fälle möglich. Entweder besteht, wenn der Muskel im erregten Zustande die Lage $o\,b$ einnimmt, der elastische Druck $a\,b$ fort oder nicht. Im ersteren Falle ist $a\,b + b\,c$ die Muskelkraft, im letzteren ist $b\,c$ die elastische Zugkraft des erregten Muskels.

Volkmann verfährt nun folgendermassen. Er bestimmt die Dehnung D_1, welche der Muskel im unerregten Zustande durch die Gewichtseinheit erfährt. Verkürzt derselbe sich nun unbelastet bei einer tetanischen Erregung um eine Strecke M ($l o\,h$),

so ist, wenn der elastische Druck ($e\,h$) fortbesteht, die elastische
Muskelkraft k im Maximum der Verkürzung

1) $$k = \frac{M}{D_1}$$

Volkmann belastet jetzt weiter den Muskel mit einem bekannten Gewichte p ($b\,c$) und tetanisirt genau in derselben Weise.
Er beobachtet eine Verkürzung M'' ($l o\, b$). In diesem zweiten
Zustande ist, wenn der el. Druck ($a\,b$) fortbesteht, die Muskelkraft k_1 ($a b + b c$)

2) $$k_1 = \frac{M''}{D_1} + p.$$

Indem er jetzt k_1 aus 2 gleich k aus 1 setzt und M'' aus
den bekannten Grössen M, D_1, p berechnet, findet er, dass das
beobachtete M'' kleiner ist als das berechnete.

Was sollte er billiger Weise hieraus schliessen? Einfach,
dass, wenn der elastische Gegendruck fortbesteht, k nicht gleich
k_1 sein könne, dass dann die hypothetische Muskelkraft bei identischen Erregungen aber verschiedenen Muskellängen von un-
gleicher Grösse sein müsse. Seltsamer Weise sieht er sich jedoch durch den Widerspruch zwischen seiner Rechnung und seiner
Beobachtung gezwungen, den elastischen Gegendruck, für den er
so manche Lanze gebrochen hat, nach langen Jahren des Kam-
pfes aufzugeben. Es ist jedoch offenbar nicht die Annahme des
Gegendruckes, welche den Irrthum in der Rechnung hervorruft,
sondern die Voraussetzung, dass die Summe des Gegendruckes
und des von dem erregten Muskel ausgeübten Zuges ($a b + b c$)
für alle Muskellängen zwischen dem Maximum der Verkürzung und
der natürlichen Muskellänge constant sein müsse, dass mit anderen Worten die Linie $C D$ der Linie $A B$ parallel gehen müsse.

So handgreiflich, wie in der vorliegenden Darlegung, tritt
allerdings der Irrthum in der Volkmann'schen Beweisführung
nicht hervor. Denn statt, wie wir fingirt haben, den Muskel,
um zur Gleichung 2 zu gelangen, mit einem bekannten Gewichte
p zu belasten, zieht er es vor, ein solches auf einem indirecten
Wege durch eine zwar gut ersonnene aber mühsame und über-
flüssige Methode zu bestimmen. Er ermittelt nämlich die Dehnung D_1, welche ein zweiter unerregter Muskel durch die Gewichtseinheit erfährt. Der zu tetanisirende Muskel wird nun mit
diesem zweiten so verbunden, dass der letztere bei der Verkür-

zung gespannt wird. Ist die beobachtete Verkürzung wieder M'',
so repräsentirt die Spannung des zweiten Muskels einfach ein
Zuggewicht $p = \dfrac{M''}{D_2}$ und die Muskelkraft k_1 wäre offenbar

$$3) \qquad\qquad k_1 = \frac{M''}{D_1} + \frac{M''}{D_2}$$

Volkmann glaubt nun, wie angegeben, $k = k_1$ setzen zu
müssen und berechnet M'' aus 1 und 3 nach der Formel

$$4) \qquad\qquad M'' = \frac{1}{1 + \dfrac{D_1}{D_2}} M.$$

Man lasse sich nur nicht dadurch beirren, dass Volkmann
seine Formel $M'' = \dfrac{M}{w + w'}$ schreibt. Denn w ist bei ihm gleich
1 und w' bedeutet das mühsam berechnete Verhältniss der müh-
sam berechneten Dehnbarkeiten $\dfrac{D_1}{l_1} : \dfrac{D_2}{l_2}$ wodurch, da l_1 in allen
Versuchen gleich l_2 ist, das unmittelbar aus den Columnen zu
entnehmende Verhältniss $D_1 : D_2$ glücklich reconstruirt wird. Wenn
also das beobachtete M'' mit dem berechneten nicht übereinstimmt,
so hat dies durchaus nichts auffallendes, da sich voraussehen
lässt, dass die empirisch bestimmbare Linie CD der empirisch
bestimmbaren Linie AB nicht parallel gehe.

II. Die Lagen der Linien AB und CD lassen sich aus
Volkmanns eigenen Versuchen bestimmen. Denn man kann
die Tangenten der Winkel α und α', unter denen AB und CD
die Muskellänge schneiden, nach den Formeln $tg\,\alpha = \dfrac{1}{D_1}$ und

$tg\,\alpha' = \dfrac{M''}{D_2\,(M - M'')}$ berechnen.

Führt man die Rechnung aus, so findet man, dass $tg\,\alpha'$ stets
weit kleiner ist als $tg\,\alpha$. So ist beispielsweise im ersten Ver-
suche $tg\,\alpha' = 0,04$, $tg\,\alpha = 0,1$, im zweiten $tg\,\alpha' = 0,04$, $tg\,\alpha = 0,1$,
im dritten $tg\,\alpha' = 0,05$, $tg\,\alpha = 0,2$.

Der von Volkmann vorausgesetzte Parallelismus besteht also
nicht, die Winkel α' sind stets spitzer als die Winkel α.

Ich denke, alles was Volkmann mit seiner Methode erreichen könnte, wäre die directe Bestimmung der hypothetischen
Muskelkraft. Dem steht aber nichts im Wege, da ja die Winkel

und Schnittpunkte der Linien AB und CD bekannt sind. Würde
aber die Möglichkeit die Ordinaten ab und bc der nacheinander
bestimmten Linien zu addiren, etwas zu Gunsten des hypothetischen Gegendruckes (ab) oder der hypothetischen Muskelkraft
$(ab + bc)$ aussagen? Nicht das Geringste. Die Rechnung wäre
eben ein einfaches Additionsexempel, welches ausführen mag,
wer sich, mit Galilei zu reden, für einen scherzo mathematico
interessirt [1]).

Der Irrthum Volkmann's ist also handgreiflich.

III. Volkmann wirft die Frage auf: „Besteht der elastische
Gegendruck des unerregten Muskels während der Erregung fort
oder nicht?"

Nach unserer obigen Auseinandersetzung kann man den
elastischen Druck des Muskels auffassen als Unterschied zwischen
dem grösseren Wärmedrucke und dem kleineren Werkzuge nach
der Längsrichtung [2]).

Man könnte daher zunächst die Frage so stellen:

„Ist der Unterschied des Wärmedruckes und des Werkzuges
— bei gegebener Muskellänge — im erregten und unerregten
Zustande von gleicher Grösse oder nicht?"

In dieser Fassung ist die Frage in der That eine wichtige.
Man kann nämlich zur Erklärung der Contractilität folgende Annahmen machen:

1. Werkzug und Wärmedruck sind bei gleicher Muskellänge
im erregten Zustande von gleicher Grösse wie im unerregten. Es
müsste dann zu dem Werkzuge ein neuer Energiezug hinzutreten,
so dass jetzt die Summe dieser beiden Züge grösser wäre als
der entgegengesetzte Wärmedruck. Ein solcher Energiezug müsste
aus der Bedingung resultiren, dass bei den Längenänderungen im

---

1) Lohnender ist es aus den Zahlen Volkmanns die mittleren Dehnbarkeiten (d_1 und d_2) desselben Muskels im erregten und unerregten Zustande zu bestimmen. Man findet, dass dem Weber'schen Gesetze entsprechend d_2 stets kleiner ist als d_1. So ist beispielsweise im ersten Versuche $d_1 = 1,3$, $d_2 = 0,3$, im folgenden ist $d_1 = 1,1$, $d_2 = 0,3$. Auch Volkmann bestimmt die Dehnbarkeit des erregten Muskels, aber um sie seltsamer Weise mit der Dehnbarkeit des zweiten (spannenden), unerregten
Muskels zu vergleichen.

2) Die folgende Unterscheidung lässt sich in derselben Weise bei Zugrundelegung der zweiten Annahme machen.

erregten Zustande eine dritte Energie, etwa das Potential der Elektricität, eine gleichnamige Aenderung erführe.

2. Es tritt kein neuer Energiezug hinzu. Dagegen wird der Wärmedruck gegen den Werkzug soweit erniedrigt, dass jetzt der letztere grösser ist als der erstere.

3. Es findet eine Aenderung des Wärmedruckes unter gleichzeitigem Hinzutreten eines neuen Energiezuges statt.

Die erste dieser Annahmen entspricht dem ersten, die zweite und dritte zusammen dem zweiten Theile der von Volkmann gestellten Frage. Welche von diesen Hypothesen sich auch als die richtige erweisen möge, jedenfalls wird man die Contractilität als eine Aenderung der Elasticität auffassen dürfen, wenn man den elastischen Zug generell definirt als Unterschied eines Energiezuges und eines Energiedruckes, die beiden letzteren aus der Bedingung von coordinirten Energieänderungen resultirend gedacht. Ich bin daher mit Prof. Fick der Ansicht, dass Weber, welcher die Contractilität zuerst für eine Aenderung der Elasticität erklärte, den Sachverhalt durchaus richtig bezeichnet hat. Gleichwohl muss man zugeben, dass Volkmann eine wichtige Unterscheidung gemacht hat, wenn er dieselbe auch gleich in eine anfechtbare Terminologie einkleidet.

Wir haben also dem von Volkmann vorgelegten Problem die Form gegeben: „Ist der Unterschied des Wärmedruckes und des Werkzuges — bei gegebener Muskellänge — im erregten und unerregten Zustande von gleicher Grösse oder nicht?"

Diese Frage lässt nun sofort eine Vereinfachung zu. Es ist aus dem oben angeführten Grunde nicht anzunehmen, dass sich der Werkzug in Folge der Erregung ändere. Man kann daher die Frage einfach so stellen:

„Ist der Wärmedruck bei gleichen Muskellängen im erregten und unerregten Zustande derselbe?" Auch in dieser Fassung lässt die Frage noch keine Beantwortung zu; denn der Wärmedruck ist an sich keine bestimmbare Grösse; bestimmbar ist dagegen das, was den Wärmedruck nach der Längsrichtung bedingt, nämlich die mit der Verkürzung und Dehnung eintretende Wärmeänderung. Die Frage würde jetzt also lauten: „Sind die Wärmeänderungen, welche bei gleichen unter gleichen Bedingungen vollzogenen Längenänderungen eintreten, im erregten und unerregten Zustande dieselben?"

In dieser Fassung lässt die Frage in der That eine Beantwortung zu, vorausgesetzt, dass es gelingt, im erregten Muskel die coordinirte Wärmeänderung von der gleichzeitig aus dem chemischen Processe stammenden zu sondern.

Wir haben in unserer obigen Ausführung angenommen, dass der Wärmedruck des erregten Muskels kleiner sei als der des unerregten und dass diese Verschiedenheit darin begründet sei, dass die Wärme vermöge einer fortlaufenden Verwandlung, des chemischen Processes, in eine neue Form übergeführt und in dieser Form für die Dauer der Erregung erhalten würde. In der That erscheint es Angesichts der wichtigen Rolle, welche die Wärme bei der inneren Aequilibrirung der Körper hat, von Hause aus als wahrscheinlich, dass der Wärmezustand des Muskels an der Entwicklung der neuen elastischen Kräfte nicht unbetheiligt ist.

Ist diese Vermuthung richtig, so werden die Formen strahlender Wärme, welche vom erregten Muskel ausgegeben werden, verschieden von denen des unerregten sein. In diesem Falle würde sich das vergleichende Studium der Wärmeformen in beiden Zuständen als ein neues und interessantes Gebiet der experimentellen Muskelphysik darbieten.

(Aus dem med.-chem. Laboratorium des Prof. Huppert in Prag.)

Ueber die Zusammensetzung der Frauenmilch.

Von

Dr. med. **Theodor Brunner**
aus Küsnacht, Kanton Zürich.

Anlass zu der Untersuchung, deren Resultate ich hier mittheile, wurde eine Angabe von L. Sourdat [1]), der die Milch aus der rechten Brust einer Frau wesentlich anders zusammengesetzt fand, als die aus der linken Brust. Darnach soll das Secret der rechten Drüse reicher gewesen sein an Eiweisskörpern (bis um das 1,9fache) und an Fett (um das 1,5—9fache), sowie an festen Bestandtheilen überhaupt (um das 1,2—1,7fache) während der Gehalt an Milchzucker auf beiden Seiten gleich gewesen sei oder, wenn ein Unterschied statt hatte, die Milch aus der

------

1) Sourdat, Comptes rendus T. LXXI, 87. 1870.

linken Brust mehr davon enthalten habe. Der Fall von Sourdat
bot aber das Eigenthümliche, dass die rechte Drüse etwa doppelt
so viel Milch lieferte, als die linke. Ich nahm mir nun vor,
zu ermitteln, ob unter gleichen Secretions-Verhältnissen, — die
Angabe von Sourdat als richtig vorausgesetzt — etwa ähnliche
Differenzen in der Secretions-Thätigkeit beider Drüsen desselben
Individuums wahrnehmbar seien, um so möglicher Weise von
einem neuen Gesichtspunkte aus einen neuen Einblick in die
Thätigkeit der Brustdrüse als milchbereitendes Organ gewinnen
zu können, mit anderen Worten die Frage ihrer Lösung näher
zu rücken, ob Bestandtheile der Milch von der Drüse selbst bereitet, oder vor ihr aus dem Blute nur abgeschieden werden.
Im Ganzen bin ich diesem Programm gefolgt, wenn schon meine
Aufmerksamkeit gleich von Anfang an noch von anderen Punkten
in Anspruch genommen wurde.

Zur Geschichte dieser Untersuchung möge noch erwähnt sein,
dass ich die ersten Analysen in Leipzig mit Material anstellte,
welches mir durch die gütige Vermittelung der Herren Professoren
Credé, Germann und Heunig zugänglich wurde. Im Ganzen
habe ich aber dort nur zu vier Analysen genügende Mengen
Milch erlangen können; und ich hätte die ganze Arbeit aus Mangel an Substanz aufgeben müssen, wenn mir nicht durch die Zu-
vorkommenheit des Herrn Prof. Ritter von Rittershain das
reiche Material der Prager Findelanstalt zu diesem Zwecke zur
Verfügung gestellt worden wäre.

Der Darlegung der Resultate habe ich einige Bemerkungen
über die angewandten Methoden voranzuschicken.

Zur Abnahme der Milch bediente ich mich Anfangs sog.
Milchpumpen, wie sie zum Selbstgebrauch den säugenden Frauen
empfohlen werden. Für jede Milchprobe wurde ein besonderer,
sorgfältig gereinigter und völlig trockener Apparat verwendet.
Ich habe aber dieses Verfahren der Milchgewinnung sehr bald aufgegeben, weil die Apparate nicht für jede Brust passend erhalten
werden konnten, vor allen Dingen aber, weil man mit ihnen der
Drüse die Milch sehr viel langsamer entzieht, als wenn die Drüse
einfach mit der Hand ausgestrichen wird. Die Milch wurde dann
sogleich in die für ihren Transport bestimmten reinen und trocknen Kölbchen gemolken und diese gut verschlossen in das Laboratorium gebracht.

Der Analyse selbst wurde durch die beschränkte Menge Milch, welche auf einmal einer Drüse entzogen werden konnte, ein bestimmter Gang aufgenöthigt. Die Methoden mussten so gewählt sein, dass mit 40—50 Grm. Milch die wichtigsten Bestandtheile der Milch doppelt bestimmt wurden. Wenn Einzelnbestimmungen schon an und für sich nicht das volle Vertrauen in Anspruch nehmen, so waren in diesem Fall doppelte, einander controlirende Analysen um so nothwendiger, als ja gerade der Hauptwerth auf Unterschieden in der Zusammensetzung liegen musste und somit die Fehlergrenzen besonders festzustellen waren.

Um eine möglichste Genauigkeit der Resultate zu erzielen, habe ich die zur Analyse verwendeten Portionen Milch nicht, wie empfohlen wird, abgemessen, sondern abgewogen. Die gesammte Milch einer Drüse befand sich in einem dünnwandigen Kölbchen, das durch einen Kork verschlossen war, dessen untere Fläche so zurecht geschnitten wurde, dass von demselben Nichts herunterbröckeln konnte. Die Milch wurde dann in den Waagekasten gestellt bis sie die Temperatur desselben angenommen hatte, d. h. bis sie auch bei längerem Verweilen auf der Waagschale constantes Gewicht zeigte; oft wurde dieser Punkt erst in mehreren Stunden erreicht. Dann wurde aus dem Kölbchen die zur Analyse bestimmte Portion Milch in die bereitstehenden Gefässe ausgegossen, und zwischen jedem Ausgiessen das Kölbchen gewogen; man erfuhr so durch die Differenz das Gewicht der einzelnen Portionen. Beim Ausgiessen bleibt am Rand des Kölbchenhalses eine kleine Menge Milch haften, die nicht wieder vollständig in das Kölbchen zurückfliesst; dieser Rest wurde durch die untere Fläche und denjenigen Theil des Korks, der beim Verstopfen in das Kölbchen selbst hinein kommt, sorgfältig weggenommen, so dass während des Wägens keine Milch vom Glase verdunstete. Vor jedem Ausgiessen einer neuen Portion wurde die Milch durch Schwenken des Gläschens gemischt, doch so, dass keine Milch an den Kork spritzte.

In dem allgemeinen Verfahren habe ich mir noch insofern eine Abweichung von dem Gebräuchlichen erlaubt, als ich das Trocknen der Milch und der Niederschläge nicht in der atmosphärischen Luft vornahm, sondern in einem Strom arsenfreien trocknen Wasserstoffs. Das Trocknen an der Luft in einem mit Dampf geheizten Trockenschrank nimmt nicht nur mehr Zeit in

Anspruch, beiläufig das Fünffache, als das Trocknen im Wasserstoffstrom, sondern die Substanzen färben sich dabei auch gelb,
selbst braun. Diese Erfahrung habe ich bei den ersten 4 Analysen gemacht, und habe dann nur im Wasserstoffstrom getrocknet. Die Substanzen, welche getrocknet werden sollten, befanden sich in Liebig'schen Trockenröhren in einem Bad siedenden
Wassers. Auf diese Weise gelingt es binnen 24 Stunden ein
vollkommenes Trocknen zu erzielen. Schaltet man zwischen die
Flasche, welche die Schwefelsäure zum Trocknen des Wasserstoffs
enthält und die Liebig'schen Röhren noch eine leere Flasche
ein, so wird keine Schwefelsäure mit bis zu den Substanzen ge-
rissen, und diese ändern ihre Farbe nicht im Geringsten; andernfalls
schwärzen sie sich an einzelnen Stellen oberflächlich.

Bei den Wägungen der leeren und der gefüllten Liebig'schen
Röhren wurde dieselbe Regel eingehalten, wie beim Wägen der
Milch; sie mussten erst die Temperatur des Waagekastens ange-
nommen haben.

Bei der Bestimmung der Eiweissstoffe habe ich eine wesentlich andere Methode angewandt, als bisher üblich war. Bis
auf die neueste Zeit ist der Caseïngehalt in der Frauenmilch
fast nur nach der Haidlen'schen Methode aus der Differenz,
d. h. durch Bestimmung aller andern Stoffe und durch Abzug
der Summe der einzelnen Bestandtheile von dem Gesammtgewicht
der Milch bestimmt worden und namentlich sind die zahlreichen,
in alle Lehrbücher übergegangenen Analysen von Vernois und
Becquerel in dieser Weise erlangt worden. Wie gross die dadurch bedingten Fehler sind, wird sich aus dem Folgenden ergeben. Einige ältere Chemiker, so Payen, ferner Chevallier,
Simon, sowie Clemm wogen zwar, wie Scherer [1] anführt, die
Eiweisskörper direct, aber sie glaubten sie in der Weise rein
erhalten zu können, dass sie die getrocknete Milch nacheinander mit
Aether und mit Alkohol, oder mit Aether und mit Wasser auszogen.
Von den älteren Chemikern coagulirten nur Chevallier und Henry
die Milch kochend durch Essigsäure, ein Verfahren, welches sich auf
die Frauenmilch nicht anwenden lässt. Erst Tolmatscheff [2] hat
unter Hoppe-Seyler's Leitung einen Weg eingeschlagen, welcher
die genaue Bestimmung der Eiweisskörper in der Frauenmilch zu

1) Scherer, Handwörterb. d. Physiologie Bd. 2, p. 462.
2) Tolmatscheff, Hoppe-Seyler's med. chem. Untersuch. p. 273.

gestatten scheint, indem er die Milch in der Kälte mit schwefelsaurer Magnesia sättigte, das so gefällte Caseïn abfiltrirte, mit
Magnesiasulphatlösung wusch, den Rückstand trocknete und den
Gehalt desselben an organischer Substanz feststellte. Im Filtrat
wurde dann das Eiweiss in gewöhnlicher Weise bestimmt. Allein
er hat nur eine solche Analyse ausgeführt und gibt selbst an,
dass sein Verfahren sehr umständlich sei. Eine zweite von ihm
gebrauchte Methode, nämlich das Fällen der Eiweisskörper aus
der Milch durch Alkohol dürfte insofern nicht empfehlenswerth
erscheinen, als mit den Eiweisssubstanzen auch Salze und Milchzucker niedergeschlagen werden. Die Beimengung an Salzen zu
dem Caseïn lässt sich zwar auch bei anderen Methoden nicht
vermeiden, doch möchte ihre Menge beim Fällen mit Alkohol
erheblicher sein, als bei Anwendung anderer Methoden. Ob und
wie aber Tolmatscheff den dem Niederschlag etwa anhaftenden Milchzucker entfernt hat, gibt er nicht an und beschränkt
so den Werth seiner Resultate.

Die directe Bestimmung der Eiweisssubstanzen in der Milch
habe ich für ein wesentliches Erforderniss gehalten. Zuerst
versuchte auch ich das Caseïn aus der Frauenmilch durch Zusatz von Essigsäure und Einleiten von Kohlensäure zu fällen,
machte aber in dieser Hinsicht keine besseren Erfahrungen als
Tolmatscheff, Biedert[1] u. A. Mochte ich der mit Wasser
verdünnten Milch vorher soviel Essigsäure zusetzen, dass sie gerade
sauer und nicht mehr alkalisch reagirte, sie stärker ausäuern
oder noch schwach alkalisch lassen, niemals schied sich das Caseïn
auch bei längerem Stehen in filtrirbaren Flocken ab. Die Flüssigkeiten gingen langsam und trüb durch das Filter, verstopften
dasselbe endlich ganz und im Filtrat waren grosse Mengen Eiweiss
nachweisbar.

Nach diesen Erfahrungen glaube ich, dass auf die von
Chevallier und Henry ausgeführten Analysen der Frauenmilch
kein Werth zu legen sei. E. Millon und A. Commaille[2]
geben an, nach einer im Wesentlichen mit der angeführten
gleichen Methode das Albumin der Frauenmilch bestimmt zu
haben, auch ihre Resultate sind also nicht zuverlässig.

[1] Biedert, Untersuchungen über die chemischen Unterschiede der
Menschen- und Kuhmilch. Dissertat. Giessen 1869, p. 26.
[2] Millon u. Commaille, Comptes rendus T. LIX, p. 396, 1864.

Die gesammten Eiweisssubstanzen aus der Frauenmilch ab-
zuscheiden gelingt leicht und vollständig, wenn man die Milch
mit verdünnter Essigsäure gerade bis zum Verschwinden der alkalischen Reaction versetzt und in die siedende Flüssigkeit ein
Mittelsalz bis zur Sättigung einträgt. Die Milch nimmt dann
während des Kochens wieder alkalische Reaction an, die man
abermals durch Essigsäure wieder eben zum Verschwinden bringt.
Nach dem Erkalten wird dann das Coagulum, welches auch alles
Fett einschliesst, mit dem Krystallbrei auf das Filter gebracht
und mit kaltem Wasser gewaschen, was leicht von Statten geht.
Die Gegenwart des Krystallbreies im Niederschlag erleichtert die
Ueberführung der Gerinnsel aus dem Glase auf das Filter ausnehmend, was bei der anderen Methode der Fällung des Caseïn
besondere Schwierigkeiten darbietet. Der ausgewaschene Niederschlag hinterlässt beim Verbrennen nur Spuren von Salzen. Das
Filtrat erweist sich bei der Prüfung mit der Xanthoproteinprobe
und mit dem Millon'schen Reagens entweder als völlig frei von
Eiweiss, oder enthält höchstens so geringe Spuren, wie sie häufig
der vollständigen Fällung von Eiweiss auch bei anderen Fällungs-
weisen entgehen. Beabsichtigt man im Filtrat den Milchzucker
durch Titriren zu bestimmen, so empfiehlt sich als anwendbares
Mittelsalz nicht die schwefelsaure Magnesia, weil der durch die
Alkalilauge entstehende Niederschlag von Magnesiahydrat die
Erkennung schwacher Nüancen von Blau oder Gelb geradezu
unmöglich macht; ich habe mich daher in diesen Versuchen des
schwefelsauren Natrons bedient. — Auf die angegebene Weise
erfährt man das Gewicht der Eiweisskörper der Milch plus dasjenige des Fettes; der Gehalt an Fett wird dann in einer anderen Portion Milch bestimmt und in Abzug gebracht.

Die angeführte Methode hat den Nachtheil, dass man nicht
das Caseïn neben dem Albumin bestimmen kann, sondern beide
eiweissartigen Bestandtheile der Milch neben einander erhält. In
Ermangelung eines besseren Verfahrens habe ich diesen Nachtheil
geringfügig erachtet.

Um die Zuverlässigkeit dieser Methode einer weiteren Prüfung zu unterziehen, habe ich in abgerahmter Kuhmilch die gesammten Eiweissstoffe nach der eben beschriebenen Methode
bestimmt und in anderen Portionen derselben Milch das Caseïn
und Albumin für sich gefällt. Es wurden so gefunden:

Casein + Fett 3,72 pCt. Albumin 0,23 pCt. Summa 3,95 pCt.

» + » 4,02 » » 0,10 » » 4,12 »

im Mittel also 4,04 pCt. Gesammteiweisssubstanzen plus Fett, während beim Kochen mit Natronsulphat in einer Analyse gleichfalls 4,04 pCt. Eiweisskörper plus Fett bestimmt wurden. — Bei der vergleichenden Analyse einer anderen Kuhmilch wurden ebenso befriedigende Resultate erhalten.

Die Abwesenheit von Eiweisskörpern im Filtrat und die genaue Uebereinstimmung der nach beiden Methoden erhaltenen Resultate beseitigen alle Zweifel an der Brauchbarkeit des von mir benutzten Verfahrens. Gleichwohl habe ich noch nach einer anderen, im Princip verschiedenen Cotrole gesucht und gehofft, sie in der Bestimmung des Stickstoffgehaltes der Milch zu finden. Zu diesem Zwecke wurde eine grössere Menge Frauenmilch, welche mehreren Individuen entnommen und gut gemischt wurde, mit Marmorpulver eingetrocknet, der Rückstand unter Luftabschluss gewogen, fein gepulvert und abgewogene Mengen desselben mit Natronkalk geglüht. Das sich entwickelnde Ammoniak wurde in Salzsäure aufgefangen, der Salmiak in üblicher Weise als Platinsalz abfiltrirt und das beim Glühen rückständige Platin gewogen. Gleichzeitig wurden in derselben Milch die Eiweisskörper nach meiner Methode bestimmt. Im Ganzen wurden so zwei vergleichende Analysen angestellt.

1. 126,6166 Grm. Milch gaben nach dem Trocknen mit Marmor 45,0149 Grm. Rückstand; in 100 Grm. Rückstand waren also die festen Bestandtheile von 281,26 Grm. flüssiger Milch enthalten. Von diesem Rückstand gaben

a) 6,1851 Grm. 0,2287 Grm. Pt. = 0,0323 Grm. = 0,523 pCt. Stickstoff.

b) 5,7776 » 0,2120 » » = 0,03001 » = 0,521 » »

Stammte dieser Stickstoff lediglich aus dem Casein und nimmt man dessen Stickstoffgehalt mit Lieberkühn zu 15,5 pCt. an, so hätte das analysirte Pulver nach der ersten Analyse 3,38 pCt., nach der zweiten 3,36 pCt., die frische Milch aber 1,20 und 1,19 pCt. Casein enthalten. Die directe Bestimmung ergab aber (nach Abzug des Fettes) im Mittel von zwei Analysen 0,25 pCt. Gesammteiweisssubstanzen. — Bei der zweiten Analyse wurden entsprechende Resultate erhalten.

2. Von 76,8433 Grm. Milch wurden 33,6572 Grm. Rückstand gewonnen, in 100 Grm. Rückstand waren also die festen

Bestandtheile von 222,37 Grm. frischer Milch enthalten. Es gaben vom Rückstand

a) 5,6817 Grm. 0,1939 Grm. Pt. = 0,02750 Grm. = 0,484 pCt. Stickstoff
b) 5,3293 , 0,1759 , , = 0,02495 , = 0,468 , ,

Darnach hätte der Rückstand 3,12 und 3,02 pCt., die flüssige Milch aber 1,40 und 1,36 pCt. Caseïn enthalten. — Bei der directen Bestimmung wurden aber gefunden 2,32 und 2,31 pCt. Eiweisskörper plus Fett, sowie 1,75 und 1,71 pCt. Fett, somit 0,59 pCt. Eiweisssubstanzen.

Möglicherweise hätte nun beim Glühen der Milch mit Natronkalk eine Substanz entstehen können, welche beim Eindampfen mit dem Platinchlorid Platin reducirte, welches dann bei dem Platinsalmiak auf dem Filter geblieben wäre; oder es hätte eine Substanz entstehen können, die mit dem Platin entweder direct oder erst beim Erwärmen, ähnlich dem Alkohol, eine in Aether-Alkohol unlösliche Verbindung hätte geben können, die sich nicht wegwaschen liess. Wenn sich auch gegen eine solche Annahme die genaue Uebereinstimmung der Analysen unter sich einwenden lässt, so habe ich doch nicht unterlassen, von der ersten Milch eine dritte Stickstoffbestimmung zu machen, hierbei aber das Ammoniak in Normalschwefelsäure aufgefangen und die Schwefelsäure mit Barytlösung zurücktitrirt. Die Analyse ergab zwar kein mit den anderen Bestimmungen sehr scharf stimmendes Resultat, weil die Flüssigkeit stark braun war, und sich die Endreaction nicht mit der erforderlichen Sicherheit erkennen liess, aber die Abweichung war nur gering und reichte auf keinen Fall hin, die gefundenen Unterschiede im Stickstoff- und Caseïngehalt zu erklären. Die Frauenmilch enthält also nach den Mittelzahlen 2,3 bis 4,8 Mal so viel Stickstoff, als ihrem Gehalt an Eiweisskörpern, diese als Caseïn gerechnet, entspricht.

Das Fett der Milch wurde nach der vorzüglichen Methode von Trommer[1]) bestimmt. Ich verwandte dazu den Rückstand der mit Marmorpulver eingetrockneten Milch an, in welchem das Wasser bestimmt worden war, der also vollkommen trocken war. Gegen dieses Verfahren hat neuerdings Schukoffsky[2]) den

---

1) Trommer, die Prüfung d. Kuhmilch, Berlin 1859. — Schmidt's Jahrb. 107, 291.
2) Schukoffsky, Ber. d. deutschen chem. Gesellschaft V. 76.

Einwand erhoben, dass der „Marmor nicht die Möglichkeit gebe,
die mikroskopischen Fettkügelchen von ihrer Caseïnhülle zu befreien, um dem Aether, welcher zur Auflösung des Fettes dient,
Zugang zu verschaffen". Dieser Einwand ist jedoch nicht stich-
haltig. Auch ich habe, wie Andere vor mir, die Erfahrung gemacht, dass mehrere mit derselben Milch nach dieser Methode
ausgeführte Bestimmungen sehr genau übereinstimmten. Sind
die hypothetischen Haptogenmembranen der Fetttröpfchen in der
frischen Milch wirklich ein Hinderniss, der Milch direct das Fett
durch Aether zu entziehen, so kommen sie in der mit Marmor
eingetrockneten Milch sicher nicht mehr in Betracht. Denn bei
der Trockentemperatur muss das Milchfett schmelzen und den
Marmor durchtränken, so dass es dem Aether sicher leicht zugänglich ist. — Hat man aus dem Kölbchen, welches den aus
dem Verdrängungsapparate abtropfenden Aether aufgenommen
hatte, den Aether verdunstet, so genügt ein ½ — ¾ stündiges Eintauchen des Glases in siedendes Wasser, um die letzten Spuren
Aether zu vertreiben. Das so gewonnene Fett der im Wasserstoffstrom getrockneten Milch hatte im geschmolzenen Zustand
meist eine rothgelbe Farbe, einige Male war es ganz farblos,
erstarrt sah es gelblich oder weiss aus.

Der Gehalt der Milch an Zucker wurde durch Titriren mit
Fehling'scher Lösung ermittelt, und zwar in dem Filtrat von
Eiweissniederschlag. Wiewohl mir ein vorzüglicher grosser
Wild'scher Polaristrobometer zur Verfügung stand, liess sich
dennoch die Bestimmung des Zuckers mit diesem Instrument
nicht ausführen, weil mir die dazu nöthigen grösseren Mengen
Milch fehlten. Die Bestimmungen mussten mit jenem Filtrat
gemacht werden. Hätte ich zu einer solchen Bestimmung 20
Grm. Milch verwendet und hätte diese 5 pCt. Zucker enthalten,
so wäre im Filtrat 1 Grm. Zucker vorhanden gewesen. Nun
besitzt der Milchzucker für gelbes Licht die specifische Drehung
+ 58,2 °, d. h. eine Milchzuckerlösung, welche in 100 Cc. 100
Grm. Zucker enthielte, würde in 10 Cm. dicker Schicht um 58,2 °
nach rechts drehen, und ein Unterschied im Gehalt der Lösung
um 0,1 pCt. würde sich durch eine Winkelabweichung von 0,0582 °
anzeigen. So würde das Verhältniss sein, wenn das Milchfiltrat
bloss 100 Cc. betragen hätte; betrug es 200 Cc., so wären 0,1
pCt. angezeigt worden durch eine Drehung von 0,0291 ", betrug

es 300 Cc., durch eine solche von nur 0,0194 °. In der That
aber machte das gesammte Filtrat 200 bis 300 Cc. aus, und da
höchstens nur 20 Grm. Milch zur Bestimmung verwendet werden
konnten, so hätten bei 300 Cc. Filtrat eine Drehung von 0,0194°
einen Gehalt der Milch an Zucker von 0,5 pCt. angezeigt. Der
kleinste Winkel, welcher an dem grossen Polaristrobometer mittelst des Nonius überhaupt noch abgelesen werden kann, ist
aber 0,02 ° und hätte man sich beim Ablesen um nur diese
Grösse geirrt, so hätte man 0,5 pCt. Zucker zu viel oder zu
wenig gefunden. Dieses Beispiel zeigt deutlich, dass auf diese
Art der Zuckerbestimmung verzichtet werden musste.

Auch bei der Ausführung der Titration wurden einige Abweichungen von den gewöhnlichen Vorschriften vorgenommen,
die durch eine, wie es scheint, nicht hinlänglich bekannte Fehlerquelle der Methode selbst bedingt waren. Hat man nämlich aus
der Fehling'schen Lösung das Kupfer durch eine gerade genügende Menge Zucker oder durch einen kleinen Ueberschuss als
Kupferoxydul ausgeschieden, so färbt sich die Flüssigkeit bald,
beim Kochen erheblich schneller als in der Kälte, wieder blau.
Das Kupferoxydul wird also in der alkalischen Flüssigkeit durch
den Sauerstoff der Luft wieder oxydirt und das neugebildete
Oxyd von der weinsäurehaltigen Flüssigkeit in Lösung genommen. Es ist nicht daran zu zweifeln, dass diese Reoxydation
des Oxyduls auch stattfindet, wenn die Flüssigkeit noch unredu-
cirtes Kupferoxyd enthält, wodurch der Fehling'schen Lösung
immer neue, wenn auch geringe Mengen von Kupferoxyd zugeführt werden. Verfährt mau bei der Zuckerbestimmung nun so,
dass man zu ein und derselben abgemessenen Menge siedender
Fehling'scher Flüssigkeit nach und nach so viel Zuckerlösung
zufügt, bis jene entfärbt ist, so gebraucht man mehr Zucker, als
dem ursprünglichen Kupfergehalt der Lösung entsprach, und man
findet zu wenig Zucker, um so weniger, je mehr Zeit die Bestimmung in Anspruch nahm.

Um diesen Fehler auf seine kleinste Grösse einzuschränken,
wurde daher so verfahren, dass zu mehreren gleich grossen Volumen Fehling'scher Flüssigkeit verschiedene Mengen des zucker-
haltigen Filtrats gesetzt und die Gemische dann annähernd gleiche
Zeit in gleicher Weise erhitzt wurden. Nachdem so zunächst die
äussersten Grenzwerthe festgestellt worden waren, differirten die

zuletzt verwandten Volumen der Zuckerlösung nur um Zehnte
Cubikcentimeter. Gekocht wurde in kleinen Kölbchen und die
Färbung der obersten Flüssigkeitsschicht ermittelt. Um die Ab-
setzung des Kupferoxyduls zu beschleunigen, wurde dem Gemisch
noch eine ziemlich grosse Menge Natronlauge zugesetzt und das
Kölbchen über eine Gasflamme gestellt, die nur so gross war,
dass das Drahtnetz nicht zum Glühen kam. Der Vorschlag, die
Flüssigkeit nach dem Kochen zu filtriren und im Filtrat das
überschüssige Kupfer zu suchen, ist unzweckmässig, denn sehr
häufig geht Kupferoxydul mit durch das Filter und macht wegen
seines leichten Ueberganges in Oxyd die Prüfung auf Oxyd illusorisch; und ferner färbt sich der mit der Luft in Berührung
kommende Theil des benetzten Filters sehr schnell blau, auch
wenn die Flüssigkeit schon gelb war. Die Färbung des Filtrates
kann aber gleichfalls keinen Anhalt für die Beurtheilung der
Flüssigkeit abgeben, weil heisse Alkalilauge durch Papier immer
mit gelber Farbe filtrirt.

Hält man die oben gegebenen Regeln beim Titriren des
Zuckers ein, so werden zwar die Fehler der Methode nicht ganz
vermieden, der Zucker nicht absolut genau bestimmt, aber man
erhält doch wenigstens vergleichbare Resultate. Uebrigens scheint
jener Fehler nicht sehr bedeutend zu sein. Von der Fehling'-
schen Lösung entsprach 1 Cc. 0,0067 Grm. Milchzucker. — Für
den Fall, dass man den Zucker nicht sobald bestimmen kann,
als wünschenswerth erscheint, empfiehlt es sich, dem Filtrat etwas
Phenol hinzuzusetzen. Das Phenol schützt den Zucker vor der
Zersetzung und beeinträchtigt das Titriren nicht im Geringsten.

Dass die Milch zur Bestimmung ihres Gehaltes an Wasser
mit Marmorpulver unter fleissigem Rühren eingedampft und der
gesammte homogene Rückstand vollends im Wasserbad im Wasserstoffstrom getrocknet wurde, habe ich bereits erwähnt.

Nach Darlegung der von mir benutzten analytischen Methoden, deren Erörterung ich mir schon um dessentwillen nicht
erlassen mochte, um einen Maassstab für die Genauigkeit meiner
Resultate zu geben, berichte ich nun über diese selbst. Ich
schicke voraus, dass ich stets darauf ausgegangen bin, jede Bestimmung zwei Mal zu machen, um eine Controle der Analysen
zu erhalten. Diese gute Absicht wurde, leider in vielen Fällen,
hauptsächlich dadurch vereitelt, dass viele der Liebig'schen

Trockenröhren im Wasserbad sprangen. Die grosse Uebereinstimmung in den meisten der Doppelbestimmungen wird aber
wohl auch eine Gewähr für die Zuverlässigkeit derjenigen Zahlen bieten, welche nur durch Einzelanalysen festgestellt werden
konnten.

· Ich gebe erst einige Notizen über die Individuen, von welchen die Milch stammt, sowie über die Umstände, unter denen
sie entnommen wurde, und lasse dann die Resultate in tabella-
rischer Form folgen.

Ueber die Frau, welche die Milch zur 7. Analyse lieferte,
sind keine Notizen vorhanden. Die Milch zu Nr. 5 und 6 stammte
von demselben Individuum. Alle Frauen waren gut genährt und
gesund, die Brustdrüsen bei Allen gleich entwickelt. Nur die dritte
Frau war brünett, die anderen blond. Zwei derselben (8 u. 11) konnten keine Angaben über ihr Alter machen, das der Nr. 11 wurde
gegen 30 Jahre geschätzt. Ueber das Alter der Ammen, die Zahl
der Geburten, welche die einzelnen Frauen durchgemacht hatten,
die Zeit, zu welcher nach der Geburt und nach der letzten Stillung die Milch entnommen wurde, gibt die Tabelle Aufschluss.

In den meisten Fällen besass die Milch das bekannte matt-
weisse Aussehen der Frauenmilch, und nur in zwei Fällen wurden Abweichungen wahrgenommen, insofern im Fall 3 die Milch
aus der linken Brust grünlich gelb, die aus der rechten Brust
dagegen röthlich war, während im 11. Falle die linke Drüse
eine grünliche, die rechte eine weisse Milch geliefert hat.

In allen Fällen wurde die Milch auf ihre Reaction geprüft,
und zwar in Rücksicht auf die Angabe von Soxhlet[1]), der
frische Kuhmilch stets amphoter reagirend fand, sowohl mit
blauen als mit schwach geröteten Gypsplatten. Von der Zeit,
wo die Milch abgenommen wurde, bis zur Prüfung verging einige
Zeit, aber in 9 Fällen von den 11, über welche Notizen vorhanden sind, und in welchen eine Milch sogleich nach der Abnahme,
die am spätesten geprüfte 12 Stunden nach der Abnahme auf
ihre Reaction untersucht wurde, reagirte die Milch beider Drüsen
bloss alkalisch und nicht sauer. Im ersten Fall reagirte 18 St. nach
der Abnahme die Milch aus der linken Brust bloss sauer, die aus
der rechten Brust 20 St. nach der Abnahme bloss alkalisch, nicht

---

1) Soxhlet, Journ. f. prakt. Chem. Bd. 6, p. 15.

sauer, und im 4. Falle 24 St. nach der Abnahme bloss sauer,
nicht alkalisch. Keine der sauern Milchproben enthielt Gerinnsel.

Nr.	Seite	Eiweiss und Fett	Fett	Eiweiss-körper	Zucker	Wasser	Summa	Letzte Stillung vor Monaten	Zahl der Geburten	Letzte Geburt vor	Alter der Frau Jahre
1	L.	2,47	—	0,56	—	86,96	—	2	1	8 Tg.	26
	R.	4,97	4,41					4			
2	L.{	3,55	2,14	}1,50	—	—	—	}5	1	6 Tg.	28
		3,61	2,02								
	R.{	3,32	2,07	1,28	—	88,72	—	}8			
		3,38									
3	L.	2,84?	—	—	7,36?	89,73	99,93	12	1	9 Mon.	26
	R.{	1,34	0,67	}0,81	5,64	90,98	}97,89				
		1,43	0,49		5,49	90,90					
4	R.	2,43	1,03	1,30	6,53	89,34	98,21	3	5	6 Tg.	31
5	L.	2,54{	1,98	}0,56	—	89,65	—	}1½		78 Tg.	
			1,97			89,63	—				
	R.	2,50	1,87	0,63	—	89,68	—				
6	L.{	4,05	3,62	}0,44	6,69	88,08	}98,78	}3	2	63 Tg.	}31
		4,08	3,04		6,65	88,00					
	R.	2,49{	1,87	}0,63	6,28	89,83	}98,65				
			1,85		6,32	89,88					
7	L.	4,62{	3,55	}1,05	6,65{	87,21	}98,92	—	—	—	—
			3,60			88,09					
	R.	—	—	—	6,55	—	—	—	—	—	—
8	L.{	1,43	1,58	0,18{	6,80	}89,18	97,41	}3½	3	7 Mon.	?
		1,47			7,05						
	R.	1,92{	1,75	0,15{	6,77	89,71	}98,49				
			1,79		6,79	89,86					
9	L.	—	—	—	6,23	90,84	—	}3	3	6 Mon.	36
	R.	1,60	1,06	0,54{	6,68	91,03	}99,23				
					6,56	90,99					
10	L.{	1,07	}0,84	0,26{	6,84	}91,02	98,95	}3	2	3 Mon.	25
		1,12			6,82						
	R.{	4,59?	}0,82	3,54?	4,65	91,42	100,41?				
		4,08?									
11	L.	0,42	0,24	0,18{	6,33	91,95	}98,65	20	3	6½Mon.	30?
					6,26	91,92					
	R.	1,68{	1,04	}0,65	4,75	90,74	}97,45	3			
			1,02		4,78	91,27					
12	L.	1,08	—	—	6,43	}91,76	99,19	30	4	6 Mon.	26
					6,26						
	R.{	1,02	0,77	0,25{	5,56	91,53	}98,66				
		1,01			6,43	91,73					
13	{	0,48	}0,28	0,25	—	—	—	} Milch von verschie-
		0,58						
14	{	2,32	1,75	}0,59	—	—	—	} denen Individuen
		2,31	1,71					

In der Tabelle sind die bei Doppelanalysen gewonnenen
Zahlen auch doppelt angeführt, die daraus berechneten Werthe
(Eiweisssubstanzen und Summe) aber nur einfach. — Einige von
den Zahlen sind zweifelhaft. So ergeben die bestimmten Bestandtheile der Milch aus der rechten Brust im 10. Falle allein
die Summe von 100,41 pCt.; wahrscheinlich rührt diess daher,
dass das Auswaschen oder das Trocknen des Eiweissniederschlages
nicht ganz zu Ende geführt war, worauf auch die starke Differenz
der entsprechenden Zahlen hinweist. Der Gehalt an Eiweisskörpern in dieser Milch wird also zu hoch angegeben sein.
Ebenso dürfte die Zuckerbestimmung oder die Eiweissbestimmung
in Analyse 3 L zu hoch ausgefallen sein, da die Summe beinahe
100 beträgt.

Der mittlere Fehler beträgt nach den Doppelbestimmungen für Eiweisskörper und Fett (mit Weglassung von Fall 10)
0,05 pCt., für das Fett 0,06, für den Zucker 0,10 und für das
Wasser, wenn Fall 7 L mit seiner ausnehmend starken Differenz
in Wegfall kommt, 0,13, mit Einrechnung dieses Falles aber
0,21 pCt. Die Werthe, welche sich bei der Analyse verschiedener
Milchproben als ausserhalb dieser Grenzen ergeben, dürfen also
auch als ausserhalb der Fehlerquellen liegend betrachtet werden.

Die Untersuchung hat nun folgende Resultate ergeben:
Im Mittel der sämmtlichen Analysen enthält die Frauenmilch
in 100 Gewichtstheilen:

0,63	Eiweisskörper (Mittel aus 18, Grenzwerthe	0,18— 1,54)
1,73	Fett (» » 18,	» 0,24— 4,41)
6,23	Zucker (» » 16,	» 4,65— 6,93)
90,00	Wasser (» » 20,	86,96—91,94)

und somit als Rest
1,41 lösliche Salze und Extractivstoffe.

Legt man der Berechnung der löslichen Salze und Extractivstoffe die Summe zu Grunde, welche sich aus der Bestimmung
aller einzelnen Bestandtheile mit Ausnahme der in Frage stehenden ergeben, so hätten diese im Mittel aus 13 betragen 1,51 pCt.
mit den Grenzwerthen 0,81 bis 2,59. Die Abweichung von der
oben angeführten Zahl ist unwesentlich.

Vergleicht man mit diesen Resultaten diejenigen, welche sich
bei früheren Analysen der Frauenmilch ergeben hatten, so fallen
sofort die erheblichsten Unterschiede auf, wie folgende Zusammenstellung zeigt.

	Clemm. [1]	Chevallier u. Henry [1]	Beyère [2]	Griffith [2]	Boedeker [3]	L'Héritier [3]	Vernois u. Becquerel [4]
Caseïn . . .	3,37	1,52	1,64	1,27	1,90	1,30	3,92
Fett	3,71	3,55	3,80	2,54	3,10	3,65	2,67
Zucker . . .	3,85	6,50	7,00	6,18	6,46	7,80	4,36
Salze	0,19	0,45	0,18	0,16	0,32	0,45	0,14
Wasser . . .	90,58	87,95	87,38	87,50	88,22	85,80	88,90

Am meisten zeigt sich zwischen diesen Zahlen und den von
mir gefundenen noch im Zuckergehalt eine Uebereinstimmung, und
ich möchte hier namentlich darauf hinweisen, dass Boedeker,
welcher nahezu so viel Zucker fand, wie meine Mittelzahl angibt,
sich derselben Methode zur Bestimmng des Zuckers bediente wie
ich. Dagegen sind die Abweichungen in Betreff aller andern
Stoffe beträchtlich, an Fett- und Eiweisskörpern wurde von meinen Vorgängern mehr gefunden, als von mir, an Wasser dagegen
weniger. Diese Unterschiede erklären sich nach meiner Meinung
grossentheils aus der angewandten Methode. Das Fett wurde
nicht immer direct gewogen, sondern es wurde der Fettgehalt
berechnet aus dem Gewichtsverlust, welchen die getrocknete
Milch bei der Extraction mit Aether erlitt, (so verfuhren u. A.
Vernois und Becquerel, deren an 89 Individuen ausgeführte
Analysen die Grundlage unserer Kenntniss von der Zusammensetzung der Frauenmilch bilden), je weniger vollkommen dieser
Rückstand getrocknet war, desto grösser wird der Gewichtsverlust ausgefallen sein. Ebenso wurde vielfach, und gerade
wieder von Vernois und Becquerel das Eiweiss nicht direct
bestimmt, sondern alle andern Bestandtheile, und als Caseïn der
Rest betrachtet. Der auffallend hohe Gehalt an Eiweisskörpern
den Vernois und Becquerel angaben, erklärt sich einfach daraus,
dass sie die Milch nicht vollständig trockneten; sie [5] geben an,
die Milch bei 60—80° getrocknet zu haben, und ferner, dass ihr
procédé peut être pratiqué en quelques heures, wobei man unmöglich genaue Resultate erlangen kann. Dazu kommt, dass sie
auch zu wenig Zucker gefunden haben müssen, denn sie ver-

1) Handwb. d. Physiol. II, 464.
2) Zeitschr. f. rat. Medicin, 3. Reihe, X, 164.
3) Bei Gorup-Besanez, Lehrb. d. physiol. Chem. 1. Aufl., p. 392,
wahrscheinlich nach L'Héritier, Traité de Chimie pathol. Paris 1842.
4) Comptes rendus XXXVI, 188.
5) A. e. a. O.

wendeten dazu das Filtrat der mit Lab- oder Essigsäure coagulirten Milch und bestimmten den Zucker im Polarimeter. In vielen Fällen mag diese Flüssigkeit noch (linksdrehendes) Eiweiss neben dem (rechtsdrehenden) Zucker enthalten haben. — Nur einige Forscher haben nahezu so wenig Eiweisssubstanzen gefunden, wie ich. L'Héritier [1] gibt 0,19—1,30 pCt. an und Payen [2] 0,24 pCt. Allein auch diese Zahlen erscheinen nicht vorwurfsfrei.

Anders scheint es sich zu verhalten mit den Analysen von Tolmatscheff [3]. Bei directer Bestimmung des Caseïns mit schwefelsaurer Magnesia fand er 1,28 pCt. Caseïn und 0,34 pCt. Albumin, und wenn die Eiweisssubstanzen zusammen mit Alkohol niedergeschlagen wurden, 1,10—4,19 pCt., nach letzterer Methode vielleicht zu viel. An Fett fand Tolmatscheff nach der Methode von Hoppe-Seyler 1,62—3,18 pCt. (im Mittel von fünf Analysen 2,38 pCt.) und an Zucker mit dem Polarimeter 5,16 pCt. (4,33—6,26). Die Milch war 4—36 Tage nach der Geburt entzogen worden.

Ich habe oben die Vermuthung ausgesprochen, dass sich die Abweichungen meiner Analysen mit denen der früheren Untersucher grossentheils aus der Methode erklären; ein Theil mag aber auf den Umstand geschoben werden, dass früher meist bald nach der Geburt abgesonderte Milch analysirt wurde, während ich die meisten Milchproben von Frauen nahm, die schon vor mehreren Monaten geboren hatten, und dass es scheint, wenn man die Milch verschiedener Individuen untereinander vergleicht, als ob mit der Zeit die Milch etwas ärmer an Eiweiss und Fett würde, während der Gehalt an Zucker, an Wasser, sowie an löslichen Salzen und Extractivstoffen ziemlich unverändert blieben, wie sich aus folgender Zusammenstellung ergibt.

---

1) L'Héritier, bei Gorup-Besanez a. a. O. p. 398 u. 401.
2) Payen in Gmelin Handb. VIII, 254.
3) Tolmatscheff, a. a. O. p. 275.

Eiweißkörper	Fett	Zucker	Wasser	Lösliche Salze und Extractivstoffe	Zeit nach der Geburt
1,50	2,08	—	—	—	6 Tage
1,28	2,07	—	—	—	
1,30	1,03	6,53	89,34	1,79	6 Tage
0,56	4,41	—	86,96	—	8 Tage
0,56	1,98	—	89,64	—	78 Tage
0,63	1,87	—	89,68	—	
0,44	3,63	6,67	88,04	1,22	83 Tage
0,63	1,86	6,30	89,86	1,35	
0,26	0,84	6,83	91,02	1,05	3 Monate
—	0,82	4,65	91,12	—	
—	—	6,23	90,84	—	6 Monate
0,54	1,06	6,62	91,01	0,77	
—	—	6,35	91,76	0,81	6 Monate
0,77	0,25	6,00	91,65	1,34	
0,18	0,24	6,25	91,94	1,35	6½ Monate
0,65	1,03	4,77	91,01	2,55	
0,18	1,58	6,93	89,18	2,59	7 Monate
0,15	1,77	6,78	89,79	1,51	
—	—	—	89,73	—	9 Monate
0,81	0,56	5,56	90,94	2,21	

Auch die Milch der Thiere ist früher nach der Haidlen'-
schen oder dieser ähnlichen Methoden analysirt worden und die
älteren Befunde eignen sich daher nicht zu einem Vergleich. Erst
in neuerer Zeit hat man begonnen, auch hier alle Bestandtheile
der Milch direct zu bestimmen. Um zu zeigen, welcher Unterschied in der Zusammensetzung der Kuhmilch und der Frauenmilch besteht, stelle ich neben die von mir gefundenen Zahlen
die Mittelwerthe aus den Zahlen, welche G. Kühn [1]) in Möckern
nach sehr zahlreichen Analysen der Kuhmilch angeführt hat, was
um so zulässiger ist, als dort im Wesentlichen dieselbe Methode
befolgt wurde.

1) G. Kühn, Chemisches Centralblatt 1871, p. 104.

	Eiweisskörper	Fett	Zucker	Extractivstoffe und lösliche Salze	Wasser
Frauenmilch . . .	0,63	1,73	6,23	1,41	90,00
Kuhmilch	2,85	3,12	4,56	0,98	88,53

Darnach ist die Kuhmilch zwar ärmer an Wasser, Zucker, löslichen Salzen und Extractivstoffen, als die Frauenmilch, aber erheblich reicher an Eiweisskörpern und Fett.

Einige meiner Analysen gestatten auch, die Zusammensetzung des Secretes beider Drüsen zu vergleichen. Ich gebe zunächst die Analysen der Milchproben, welche gleichzeitig und gleich lange nach der letzten Stillung den Drüsen entzogen wurden und lasse dann die folgen, in welchen die Milch gleichzeitig, aber verschieden lange nach der letzten Stillung abgenommen wurde.

Nr.	Seite	Eiweisskörper	Fett	Eiweisskörper und Fett	Zucker	Wasser	Extractivst. u. lösl. Salze	Zeit
5	L.	0,56	1,98	—	—	89,64	—	—
	R.	0,63	1,87	—	—	89,68	—	—
12	L.	—	—	1,08	6,35	91,76	0,81	—
	R.	—	—	1,02	6,00	91,65	1,34	—
3	L.	—	—	2,84	—	89,73	—	—
	R.	—	—	1,39	—	90,94	—	—
9	L.	—	—	—	6,23	90,84	—	—
	R.	—	—	—	6,62	91,01	—	—
10	L.	—	0,84	—	6,83	91,02	—	—
	R.	—	0,82	—	4,65	91,42	—	—
8	L.	0,18	1,58	—	6,93	89,18	2,59	—
	R.	0,15	1,77	—	6,78	89,79	1,51	—
6	L.	0,44	3,63	—	6,67	88,04	1,22	—
	R.	0,63	1,86	—	6,30	89,86	1,35	—
2	L.	1,50	2,08	—	—	—	—	5 Stund.
	R.	1,28	2,07	—	—	—	—	8 »
11	L.	0,18	0,24	—	6,25	91,94	1,35	20 Std.
	R.	0,65	1,03	—	4,77	91,01	2,55	3 »

Leider sind die Beobachtungen nicht so zahlreich, dass sich eine Gesetzmässigkeit der Erscheinungen ableiten liesse. Ebenso sind natürlich die Unterschiede in der Zusammensetzung der Milch, wenn sie gleichzeitig aber verschieden lange Zeit nach der letzten Stillung den Drüsen entzogen worden, vorläufig noch einer

Erklärung unzugänglich. Doch steht so viel fest, dass die Milch beider Brüste eine ungleiche Zusammensetzung haben kann.

Aus dem Angeführten wird sich auch ergeben haben, wie hinfällig die Angaben der Autoren in Bezug auf die Abhängigkeit der Zusammensetzung der Milch von Alter, Constitution, Hautfarbe, von Krankheiten etc. sind. Erst wenn zuverlässige, auf directer Bestimmung der Einzelnbestandtheile gegründete Analysen vorliegen, wird man daran gehen können, zuerst aus den nächstliegenden Einflüssen auf den Drüseninhalt (Stagnation der Milch in der Drüse etc.) die Unterschiede in der Zusammensetzung aufzuklären. Ich gebe mich der Hoffnung hin, dass meine Methode der Bestimmung der Eiweisssubstanzen der Frauenmilch dazu beitragen werde, dass man sich zur weiteren Verfolgung dieser Verhältnisse aufgemuntert sehen möchte.

Die vorstehenden Analysen habe ich im Laboratorium des Herrn Prof. Huppert in Prag ausgeführt, dem ich für seinen gütigen Rath und Beistand meinen besten Dank ausspreche.

Die Interferenzen elektrischer Erregungen.

Von

G. Valentin.

(Nebst Taf. VI a).

Man erhält eine Interferenz elektrischer Reizwirkungen, wenn zwei oder mehrere Strecken einer und derselben Primitivfaser gleichzeitig oder nach kurzen Zwischenzeiten von Erregungen getroffen werden. Wir wollen zunächst die bewegenden Nervenfasern betrachten und annehmen, dass die elektrische Abgleichung in einen oberen oder einen dem centralen Nervensysteme näher gelegenen Abschnitt in demselben Augenblicke, wie in einen unteren einbricht.

Die in diesem erzeugte Molecularveränderung eilt derjenigen, die in jenem entstanden, um eine gewisse Zeitgrösse bei ihrer ferneren peripherischen Verbreitung voran. Ist die Fortpflanzungsgeschwindigkeit überall dieselbe, so findet man die Grösse jenes Zeitunterschiedes, wenn man den gegenseitigen Abstand der beiden Nervenstrecken durch die Fortpflanzungsgeschwindigkeit der

Nervenerregung theilt, vorausgesetzt, dass alle hier vorkommenden Werthe auf dieselben Einheiten des Raumes und der Zeit bezogen werden. Sie bestimmt es dann, um wie viel früher die Erregung der unteren Strecke bei den Muskelfasern anlangt.

Nennen wir Muskelinduction die Anregung der die Zusammenziehung erzeugenden Molecularveränderung der Muskelfasern durch die der Nervenenden und dauert sie kürzere Zeit, als jener von der gegenseitigen Entfernung der beiden Nervenstrecken herrührende Zeitunterschied, so wirkt die zweite Muskelinduction auf die in Verkürzung begriffene Muskelfaser. Diese wird schon verhältnissmässig mehr zusammengezogen sein, wenn sich die obere Nervenerregung langsamer als die untere fortpflanzt. Man kann das Gleiche künstlich erzeugen, wenn man den oberen Nervenbezirk mit einer schwächeren und den unteren mit einer stärkeren Kette gleichzeitig reizt, weil die Fortpflanzungsgeschwindigkeit eine directe Function der Reizstärke bildet.

Schreitet die obere Erregung rascher als die untere fort, so wird hierdurch ein Zusammentreffen beider innerhalb des Nervenmarkes begünstigt. Man findet die hierzu nöthige Zeit, wenn man die gegenseitige Entfernung der beiden Nervenstrecken durch den positiven Unterschied der zwei Fortpflanzungsgeschwindigkeiten theilt. Da übrigens die Molecularveränderung, die durch eine Reizung erzeugt worden, sich nach beiden Seiten hin, wenigstens in ihren galvanometrischen Wirkungen verbreitet und nicht augenblicklich aufhört, sondern allmählig abklingt, so wird man jedenfalls eine Interferenz in der Nervenmasse zwischen dem untersten Punkte der oberen und dem obersten der unteren Nervenstrecke und oft genug noch eine zwischen dieser und den Nervenenden haben.

Die Erscheinungen erinnern an die physikalischen Interferenzen, die z. B. auftreten, wenn eine Schallwelle einer anderen, die an einem entfernteren Orte entstanden, vorauseilt. Sie lassen sich auch auf die Empfindungsfasern übertragen, indem man Induction der Ganglienkugeln statt Muskelinduction und Molecularveränderung von jenen statt Zusammenziehung setzt.

Gehen die beiden erregenden Ströme in gleicher Richtung in den zwei Nervenstrecken dahin, so spreche ich von positiven Interferenzen. Die erste bezeichnet den Fall, in dem sie ab-, und die zweite in welchem sie aufsteigen. Die Ströme verfolgen einander entgegengesetzte Richtungen bei den negativen Interferenzen. Die erste besteht darin, dass die obere Nervenstrecke ab- und die untere aufsteigend durchflossen wird. die zweite bietet die umgekehrte Beziehung dar.

Um Worte zu sparen, bediene ich mich einer schon früher gebrauchten Zeichensprache. Es bedeutet:

p. (peripherisch) den ab- und

c. (central) den aufsteigenden Strom.

s..p. (superior, peripherisch) zeigt an, dass die obere Nervenstrecke ab- und

s. c. (superior, central) dass sie aufsteigend durchflossen wird. Man hat eben so

i. p. (inferior, peripherisch) für den ab- und

i. c. (inferior, central) für den aufsteigenden Strom, der die untere Nervenstrecke durchsetzt. Folglich drückt

s. p. i. p. die erste und

s. c. i. c. die zweite positive,

s. p. i. c. die erste und

s. c. i. p. die zweite negative Interferenz aus.

Ich gebrauchte vier verschiedene Anordnungen, die Einflüsse der Interferenzen zu prüfen. Zwei führten einen und denselben Strom gleichzeitig durch eine obere und eine untere Nervenstrecke, die dritte leitete den Strom einer ersten Kette durch den oberen und den einer zweiten durch den unteren Nervenbezirk in demselben Augenblicke. Die vierte endlich unterschied sich von der dritten dadurch, dass man den zweiten Strom nahezu gleichzeitig oder eine beliebige Zeit später einbrechen liess.

Zwei Paare von stählernen Leitungsnadeln vermittelten die Erregung der beiden Nervenstrecken. Die zwei Spitzen jeden Nadelpaares standen um 2,3 bis 3 Mm. wechselseitig ab, so dass nahezu gleiche Nervenstrecken gereizt wurden, wenn man das eine Paar der Länge nach z. B. in den oberen und das andere in den unteren Theil des Hüftgeflechtes des entbirnten, sonst aber unversehrten Frosches einstach. Man gewinnt bei diesem Verfahren den wesentlichen Vortheil, dass man nicht mit einem mechanisch misshandelten Nerven, wie dieses in galvanischen Froschpräparaten der Fall ist, arbeitet. Der Uebelstand, dass Stromesschleifen durch die Nachbargewebe gehen und der mittlere Nervenbezirk von ihnen ebenfalls durchflossen wird, stört nicht. Man sieht dieses in vergleichenden Beobachtungen, die man zuerst mit dieser Anordnung und dann nach vorsichtiger Entfernung aller Nachbargewebe anstellt.

Der elektrische Kreis enthielt immer zwei Stromwender zur Herstellung der vier einfachen Reizungen und der vier Arten von Interferenzwirkungen. Ein Sauerwald'scher Galvanometer von 30000 Windungen, die aus zwei gleichen Hälften bestanden, war im Kreise eingeschaltet. Ich habe die Nadel desselben nur schwach astasirt, damit nicht die kräftigeren Ströme Ausschläge von mehr als 360° lieferten und diese sich im Laufe der Versuchszeit verkleinerten, weil die Astasie abgenommen hatte.

Fig. 1´ kann die erste Anordnung der Leitungen versinnlichen. ab ist das Element, das den Strom liefert, c ein Rheostat, durch den man alle beliebigen Widerstände von einer bis zu 4000 Siemens'schen Einheiten einschalten kann. Die punktirte Linie de bezeichnet den Gang des Stromes durch das an einem anderen Orte[1]) beschriebene Uhrwerk, dessen dritte Achse den berussten Cylinder trug, auf dem die Muskelcurven in doppelter Vergrösserung aufgeschrieben wurden und der sich in $1\frac{1}{2}$ Secunden ein Mal herumdrehte. f und p sind die Batterie- und g und n die zwei Ableitungsklemmen des ersten Stromwenders. q und x, so wie r und w bedeuten dasselbe für den zweiten Stromwender. $y\,\gamma\,z$ und $\alpha\,\delta\,\beta$ sind je ein Kugelschliesser, den man in $\gamma\,z$ oder $\delta\,\beta$ öffnen kann.

Will ich einen absteigenden Strom durch die obere Nervenstrecke mk allein leiten (s. p.), so stelle ich den ersten Stromwender gerade ein, so dass f mit g und p mit n verbunden ist, schliesse den Kugelschliesser γz und setze das Uhrwerk in Bewegung. Der positive Strom geht von a zu dem Rheostaten c und der nicht isolirten Uhrwerksklemme d. Der Kreis wird hier in einem gewissen Augenblicke des Ganges des Uhrwerkes durch die Anschlagsvorrichtung oder den Quecksilberschluss vervollständigt. Der Strom gelangt auf diese Art nach e, dann zur ersten Batterieklemme f, der ersten Ableitungsklemme g des ersten Stromwenders, und zur Galvanometerklemme h, durchsetzt die einen 15000 Windungen hi, tritt zur oberen Einstichsnadel k, fliesst durch das obere Nervenstück km in absteigender Rich-

---

1) Versuch einer physiologischen Pathologie des Nerven. Abth. I. Leipzig und Heidelberg 1864. S. S. 85.

tung, begibt sich durch die Stromwenderklemme $n\,p$ zu dem in γz geschlossenen Kugelschliesser $y\,\gamma z$ und kehrt hierauf durch $\varepsilon x \beta \iota$ zu dem negativen Batteriepole b zurück. Soll ein aufsteigender Strom die obere Nervenstrecke allein anregen (*s. c.*), so braucht man nur den ersten Stromwender umgekehrt zu schliessen, so dass f mit n und p mit g verbunden ist. Die Durchleitung der beiden Stromesarten durch den unteren Nervenabschnitt (*i. p.* und *i. c.*) fordert, dass der erste Kugelschliesser $y\,\gamma z$ offen, der zweite dagegen $\alpha\,\delta\beta$ geschlossen und der zweite Stromwender $q\,r\,w\,x$ in die gerade oder die umgekehrte Schlussstellung gebracht wird.

Will man Interferenzen erzeugen, so müssen die beiden Kugelschliesser offen bleiben, wie es γz und $\delta\beta$ zeigt. Soll die erste positive Interferenz (*s. p. i. p.*) entstehen, wenn das Uhrwerk den Hauptkreis in $d\,e$ schliesst, so stellt man die beiden Stromwender gerade ein, so dass f und g, p und n, q und r, x und w wechselseitig verbunden sind. Der positive Strom geht dann von a durch den Rheostaten c zur Uhrwerkschliessung $d\,e$, dann durch f und g und die 15000 Windungen $h\,i$ des Galvanometers zur oberen Nervenstrecke $k\,m$, die er absteigend durchsetzt, gelangt zu n und p, tritt in $p\,q$ vom ersten auf den zweiten Stromwender über, begibt sich von q zu r und durch die zweiten 15000 Windungen des Galvanometers $s\,t$ zur unteren Nervenstrecke $u\,v$, die er ebenfalls absteigend durchfliesst, und kommt endlich durch $w\,x$, β und ι zu dem negativen Kettenpole b zurück. Da derselbe Strom in derselben Richtung durch die beiden Galvanometerhälften $h\,i$ und $s\,t$ geht, so schlägt die Nadel stärker aus, als wenn der Strom nur durch den einen Nervenabschnitt und die eine Hälfte des Galvanometers tritt. Die Theorie fordert, dass die Ablenkung geringer, als die Summe der zwei einzelnen Anschläge bei dem Durchtritt durch je eine Nervenstrecke und eine Galvanometerhälfte sei. Die Erfahrung bestätigt es.

Stellt man die beiden Stromwender umgekehrt ein, so dass f und n, g und p, q und w, r und x verbunden sind, so hat man die zweite positive Interferenz (*s. c. i. c.*). Da dann beide Ströme gleichgerichtete, aber den vorigen entgegengesetzte Wege durch die zwei Galvanometerhälften $i\,h$ und $t\,s$ einschlagen, so hat man wiederum einen starken Nadelanschlag, jedoch nach der anderen Seite als früher.

Soll die erste negative Interferenz (*s. p. i. c.*) entstehen, so stellt man den ersten Stromwender gerade (also *f g* und *p n*), und den zweiten umgekehrt (mithin *q w* und *r x*) ein. Der Strom geht durch die erste Galvanometerhälfte in der Richtung *h i* und durch die zweite in der entgegengesetzten *t s*. Schliesst das Uhrwerk die Verbindung *d s*, so bleibt die Galvanometernadel ruhig. Dasselbe ist der Fall, wenn man die zweite negative Interferenz (*s. c. i. p.*) erzeugt, indem man den ersten Strom wieder entgegengesetzt (*f n* und *g p*) und den zweiten gerade (*q r* und *x w*) schliesst, weil dann der Strom von *i* nach *h* in der ersten und von *s* nach *t* in der zweiten Galvanometerhälfte geht.

Man sieht aus Fig. 1, dass diese Anordnung 15 Leitungsdrähte forderte. Die zweite in Fig. 2 dargestellte hatte nur 13, wie man bemerken wird, nöthig. Sie bot dafür den Nachtheil dar, dass sich in ihr Gabeltheilungen der Leitungsdrähte in *y* und *z* vorfanden. Die Kugelschliesser waren hier überflüssig, weil man nur den ersten Stromwender *f g u p* zu schliessen brauchte, wenn der Strom bloss die obere, und den zweiten *q r w x*, wenn er die untere Nervenstrecke allein durchsetzen sollte. Schloss man beide Stromwender gerade, so hatte man die erste positive Interferenz (*s. p. i. p.*), sobald das Uhrwerk den Kreis in *d s* vervollständigte. Die zweite positive Interferenz (*s. c. i. c.*) setzte wiederum die umgekehrte Schliessung beider Stromwender voraus. Wollte man die erste negative Interferenz (*s. p. i. c.*) herstellen, so musste man den ersten Stromwender gerade und den zweiten umgekehrt schliessen. Die zweite (*s. c. i. p.*) forderte natürlich das Entgegengesetzte. Man kann den Gang des Stromes, wie er sich je nach Verschiedenheit der Einstellung eines oder beider Stromwender gestaltete, in Fig. 2 leicht verfolgen.

Wollte man zwei verschiedene Ströme gleichzeitig einbrechen und interferiren lassen, so diente die Anordnung Fig. 3, welche die zwei früheren Stromwender *s f i s* und *g h t u*, und noch einen dritten *n p x w* forderte. Der Letztere diente nicht, den Strom umzukehren, sondern beide Ströme gleichzeitig zu schliessen. Schloss man den ersten Stromwender gerade oder umgekehrt und den dritten so, dass *n* mit *p* verbunden wurde, so ging ein auf- oder ein absteigender Strom des Elementes *a b* nur durch die obere Nervenstrecke *q r*. Die Schliessung des zweiten Strom-

wenders leistete denselben Dienst für die untere Nervenstrecke
$y z$ und das Element $c d$, wenn w und x metallisch verbunden
waren. Sollten dagegen die beiden interferirenden Ströme
gleichzeitig einbrechen, so schloss man zuerst die zwei Stromwender gerade (also $s i$, $f s$, $g t$ und $h u$) für die erste positive Interferenz (s. p. i. p.), oder umgekehrt (e s, f i, g u und
h t) für die zweite (s. c. i. c.), den ersten gerade ($e i$ und $f s$) und
den zweiten umgekehrt ($g u$ und $h t$) für die erste (s. p. i. c.) und
entgegengesetzt ($e s$ und $f i$, $g u$ und $h t$) für die zweite negative
Interferenz (s. c. i. p.). Beide Kreise wurden erst durch den
dritten Stromwender geschlossen. Sorgte man nun dafür, dass
n mit p in demselben Augenblick verbunden wurde, wie w mit u,
eine Bedingung, welche der auf Quecksilberschluss beruhende
Pohl'sche und die anderen gewöhnlichen Stromwender nicht, die
Stromwender mit Kugel- oder Punktberührung dagegen nach
passender Einstellung der Schrauben leicht erfüllen, so geben beide
Ströme gleichzeitig durch die zwei Nervenabschnitte.

Es war noch von Interesse, nachzusehen, wie sich die Interferenzwirkungen gestalten, wenn der eine Strom um eine beliebige Zwischenzeit später als der andere einbricht. Obgleich man
auch dieser Bedingung durch die Schraubeneinstellung an dem
dritten Stromwender $n p x w$ Fig. 3 genügen kann, so zog ich
doch die Fig. 4 abgebildete Einrichtung vor, weil sie es gestattete, die zwischen dem Einbrechen der beiden Ströme liegende
Zeit genauer zu bestimmen. Man hat wiederum in $u q t p$ den
ersten Stromwender für den Strom der ersten Batterie $i k$ und
in $\gamma y \beta x$ den zweiten für den der zweiten Batterie $m n$. Eine
Hartkautschukplatte besitzt vier kreisförmige Vertiefungen $a b c d$,
die mit Quecksilber gefüllt sind und von denen Eisendrähte ausgehen, die man mit den anderen Theilen der Anordnung metallisch verbindet, wie es die Linien $a w$, $b n$, $c k$ und $d t$ zeigen.
Sie besitzt in ihrer Mitte eine kreisrunde Oeffnung, durch welche
sie längs der zweiten Uhrwerksachse hinabgeschoben und dann
auf den Deckel des Uhrwerkkastens aufgesetzt wird. Ein Ring
von Hartkautschuk, den man an derselben zweiten Achse mit
einer Schraube in beliebiger Höhe befestigt, trägt zwei isolirte
congruente Messingstücke, eines, das fest ist, oben, und eines,
das sich um die Längsachse drehen lässt, unten. Jedes von
ihnen führt an seinen beiden Enden zwei Eisenstifte, die unten

spitz zulaufen und so eingestellt werden, dass ihre Spitzen e, f
g und h in die in a, b, c, d befindlichen Quecksilbertropfen bis
zu einer geringen Tiefe eindringen. Man sieht aus der in Fig. 4
gegebenen Zeichnung, dass der von dem galvanischen Elemente
$i\,k$ ausgehende Stromkreis, der das obere Nervenstück $r\,s$ durchsetzt, geschlossen wird, wenn das eine Paar der Stifte a mit c
und der von $m\,n$ ausgehende Kreis, der zu dem unteren Nerven-
stücke $z\,u$ gehört, wenn das andere Paar d und b metallisch
verbindet. Lässt man das Uhrwerk gehen, so dreht dieses mit
seiner zweiten Achse $e\,f$ und $g\,h$ im Kreise herum. Die beiden
erregenden Ströme werden während eines Umganges der zweiten
Achse vier Mal geschlossen und geöffnet. Die Stromesrichtungen
hängen dabei nur von der Einstellungsweise der beiden Strom-
wender $u\,q\,p\,t$ und $\gamma\,y\,\beta\,x$, nicht aber davon ab, ob $e\,f$ mit $a\,c$
und $g\,h$ mit $d\,b$, oder $e\,f$ mit $b\,d$ und $g\,h$ mit $c\,a$ verbunden ist.
Hat man $g\,h$ und $e\,f$ unter rechten Winkeln eingestellt und die
vier Quecksilberkugeln möglichst congruent in Lage und Grösse
gemacht, so brechen die beiden Ströme nahezu gleichförmig ein.
Dieses ist um so weniger der Fall, je mehr man $e\,f$ in Bezug
auf $g\,h$ verschiebt. Ueberschreitet dieses eine gewisse Grenze,
so wird immer nur ein Strom statt zweier geschlossen.

Die erregende Batterie bestand aus einem bis zwölf kleinen,
einem bis vier grossen Daniell oder einem bis vier grossen Zinkkohlenelementen, die mit verdünnter Schwefelsäure geladen waren.
Ich liess immer die Muskelcurven auf einem berussten, auf der
dritten Uhrwerksachse befestigten Neusilbercylinder aufschreiben,
druckte die Curven auf Gallertbogen ab, klebte sie auf Carton-
papier und maass unter der Lupe mittelst einer in halbe Millimeter getheilten Glasplatte, die noch Fünftheile des halben Milli-
meters gut schätzen liess, mindestens die grössten Hubhöhen,
bisweilen aber noch andere in Betracht kommende Grössen aus.
Die Untersuchungen werden vom Februar bis zum Julius an
Fröschen angestellt, die zum Theil seit dem Herbste künstlich
aufbewahrt, theils wenige Tage vorher frisch eingefangen waren.

Die Ergebnisse, die ich anführe, beruhen zunächst auf 1260
Einzelerfahrungen, deren Muskelcurven ich unter der Lupe aus-
gemessen und mir protocollarisch aufgezeichnet habe. 452 andere fügte ich später noch hinzu, um einzelne Punkte genauer
zu prüfen. Wir haben daher im Ganzen 1712 Beobachtungen. Ich

führe bisweilen das die betrachtete Eigenthümlichkeit am Schärfsten ausdrückende Beispiel zur Erläuterung des Gesagten bei. Die grössten Hubhöhen beziehen sich auf die Werthe, welche die Ausmessung der Muskelcurven unmittelbar gab. Man muss sie daher halbiren, um die wahren Näherungsgrössen zu erhalten. Da ich alle Theile des untersten Abschnittes des Unterschenkels bis auf die Achillessehne durchschnitten hatte, so zeichnete nur der Wadenmuskel die Verkürzungslinien auf. Er war immer mit 11 Grm. beschwert. Ist nichts Besonderes bemerkt, so gelten die Ergebnisse sowohl für eine Dauer des Geschlossenseins der Kette von mehreren Secunden, als für die eines grösseren oder kleineren Bruchtheiles einer Secunde.

Ich nenne den Charakter der Interferenzwirkungen die Art und Weise, wie der Nerv oder der Muskel die vier verschiedenen Interferenzarten beantwortet. Wir haben eine erhöhende Interferenz, wenn die Interferenzwirkung grösser ist, als die Summe der beiden Einzelwirkungen ihrer zwei Theilerregungen, und eine erniedrigende, sowie das Entgegengesetzte eintritt. Geht die Wirkungsabnahme bis auf Null herab, so erhält man eine hemmende Interferenz. Eine oder mehrere Interferenzwirkungen herrschen vor, wenn sie grösser als die übrigen ausfallen. Hängt endlich das Ergebniss einer Interferenzerregung nur davon ab, in welcher Richtung der Strom die eine Nervenstrecke durchsetzt, so nenne ich diese den bestimmenden Nervenabschnitt.

a. Reizung der Bewegungsnerven.

Die beiden Nadelpaare befanden sich hier immer in dem oberen und dem mittleren Theile der Hüftgeflechtsgegend, wenn nicht etwas Anderes angegeben wird. Ihre gegenseitige Entfernung betrug 6 bis 12 Millimeter nach der Grösse der Frösche.

α. Interferenzen eines und desselben Stromes.

Die in Fig. 1 erläuterte Anordnung diente vorzugsweise zu diesen Untersuchungen. Andere, die ich mit der Fig. 2 entsprechenden anstellte, führten im Wesentlichen zu denselben Ergebnissen. Kettenströme waren zunächst als Erregungsmittel in beiden Fällen thätig.

1. Der Charakter der Interferenzwirkungen hängt vor Allem von dem Stimmungszustande oder der ursprünglichen Molecularbeschaffenheit des Nerveninhaltes ab. Wie dieser über die Verkürzungen nach einfacher Nervenreizung zu einem grossen Theile entscheidet, so wiederholt sich das Gleiche für die Interferenzleistungen. Das Zuckungsgesetz des lebenden Nerven oder das ausschliessliche Auftreten von Schliessungszuckungen bei dem Gebrauche mässiger und selbst bedeutender Stromstärken erhält sich häufig bis zu den letzten Resten der Reizbarkeit nach dem Enthirnungstode oder nach Vergiftungen. Eben verharrt oft der Charakter der Interferenzwirkungen eines und desselben Bewegungsnerven trotz aller in mässigen Grenzen bleibenden elektrischen Misshandlungen bis zu den schwächsten Verkürzungsgrössen.

2. Reizte ich das Hüftgeflecht eines grossen kräftigen Frosches 12 bis 15 Minuten nach der Enthirnung mit möglichst schwachen Strömen, die durch ein halbgefülltes kleines Daniell'sches Element [1]) erzeugt wurden, während sich 3000 Siemens'sche Einheiten Widerstand ausser den 30000 Windungen des Galvanometers im Kreise befanden, so blieben nicht bloss die vier möglichen einfachen Erregungen (*s. p.*, *s. c.*, *i. p.* und *i. c.*), sondern auch die beiden positiven Interferenzen (*s. p.*, *i. p.* und *s. c. i. c.*) und die erste negative (*s. p. i. c.*) unbeantwortet. Die zweite negative (*s. c. i. p.*) dagegen lieferte eine grösste Ordinate der aufgezeichneten Muskelcurve oder eine grösste scheinbare Hubhöhe von 22,3 Millimeter. Dieser Interferenzcharakter und die bald zu erwähnenden Aenderungen desselben wiederholten sich für fast alle Frösche, die ich in den Monaten April, Mai und Juni untersuchte, sie mochten frisch eingefangen oder künstlich seit dem Herbste aufbewahrt worden sein. Wir können daher für sie sagen, dass die zweite negative Interferenz einzig und allein sichtliche Leistungen liefert, wenn man die Abgleichung möglichst schwacher Ströme auf zwei Strecken des Hüftgeflechtes einwirken lässt. Das dieser Wirkungsart entsprechende Schema ist daher:

$$s. c. i. p. > s. p. = s. c. = i. p. = i. c. = s. p. i. p. = s. c. i. c. = s. p. i. c. = o. \quad (1$$

---

1) Es hatte dieselbe Grösse, wie die, welche auf den schweizerischen Telegraphenstationen gebraucht werden.

2. Liess ich die Stromstärke steigen, indem ich z. B. die 3000 Einheiten Leitungswiderstandes auf 1000 herabsetzte, so änderten sich die Leistungen nur insofern, als jetzt der bloss durch die untere Nervenstrecke absteigend geleitete Strom (*i. p.*) eine scheinbare Hubhöhe von 3,3 Mm. lieferte. Die zweite negative Interferenz gab 27,1. Wir hatten also das Paradigma:

$$s.c.i.p. > i.p. > s.p. = s.c. = i.c. = s.p.i.p. = s.c.i.c. = s.p.i.c. = o. \quad (2)$$

Einzelne Versuchsreihen lehrten, dass auch eine oder mehrere andere einfache Wirkungen merkliche Zusammenziehungen liefern können. Wir erhalten daher den Satz: Geht man von den schwächsten Strömen zu etwas stärkeren über, so werden oft eine oder mehrere einfache Erregungen beantwortet. Keine andere Interferenzwirkung dagegen als die zweite negative führt zu einer sichtlichen Verkürzung. Diese ist beträchtlich grösser, als die, welche eine einfache Erregung hervorrief.

Wir begegnen hier zum ersten Male dem bald näher zu erläuternden Falle, dass die zweite Erregung die Wirkung der ersten aufhebt. Der die untere Nervenstrecke absteigend durchfliessende Strom (*i. p.*) gab in unserem Beispiele eine nicht ganz unbedeutende Wirkung. Diese fehlte, als beide Nervenstrecken von demselben Strome durchsetzt wurden (*s. p. i. p.*) und steigerte sich ausserordentlich, als man den absteigenden Strom der oberen Nervenstrecke mit einem aufsteigenden vertauschte (*s.c.i.p.*), der obere Nervenabschnitt also bestimmend (S. 466) eingriff.

3. Schaltete ich noch die letzten 1000 Einheiten in dem oben erwähnten Frosche aus, so gaben der die untere Strecke durchsetzende absteigende Strom (*i. p.*) 0,9 Mm., die erste positive Interferenz (*s. c. i. p.*) 0,6 Mm. und die zweite negative Interferenz (*s. c. i. c.*) eine Schliessungszuckung von 25,5 und eine Oeffnungszusammenziehung von 24,5 Mm. Die übrigen fünf Prüfungen blieben erfolglos. Wir haben also das Paradigma:

$$s.c.i.p. > i.p. > s.p.i.p. > s.p. = s.c. = i.c. = s.c.i.c. = s.p.i.c. = o. \quad (3)$$

Andere Versuche lehrten, dass es ein Merkmal des regelrechten Stimmungszustandes der Frösche bildete, dass etwas stärkere Ströme die Wirksamkeit der ersten positiven Interferenz eher als die der zweiten positiven und der ersten negativen hervortreten liessen.

Da in unserem Beispiele der Strom eine geringere Hubhöbe
lieferte wenn er beide Nervenstrecken, als wenn er nur die untere absteigend durchsetzte, so sehen wir wiederum, wie ein
zweiter Strom derselben Art die Thätigkeit des ersten erniedri-
gen kann. Die grosse Leistung der zweiten negativen Interferenz
(*s. c. i. p.*) zeigt abermals, wie sehr die obere Strecke bestimmend
einzugreifen vermag.

4. Verstärkt man den Strom noch mehr, so tritt die
Wirkung der zweiten positiven Interferenz früher als
die der ersten negativen ein. Die einfachen Reizungen
geben auch grössere Erfolge als vorher. Es kann dabei
nach Verschiedenheit der Frösche und der Reizungsarten vorkommen, dass die erste positive Interferenz (*s. p. i. p.*) stärker
als die zweite wirkt oder umgekehrt. Die Leistung der ersten
negativen Interferenz (*s. p. i. c.*) bleibt Null oder verhältnissmässig
klein und die der zweiten die grösste von allen. Man hat also:

$$s. c. i. p. > \frac{s. p. i. p.}{s. c. i. c.} > s. p. i. c. \geqq o. \qquad (4)$$

5. Wir wollen maximale Stromstärke diejenige nennen,
welche die grösstmögliche Hubhöbe selbst für die ungünstigste
Interferenz oder die erste negative (*s. p. i. c.*) liefert. Sie erzeugt für alle vier Interferenzarten mehr oder minder
ähnliche Wirkungen, von denen jede meistentheils
grösser als die gesonderten Einzelwirkungen, bisweil-
len aber kleiner als die Summe der zwei entsprechenden einzelnen Reizungserfolge ausfällt. Wir haben dann:

$$s. p. i. p. \backsim s. c. i. c. \backsim s. p. i. c. \backsim s. c. i. p. > \frac{s. p.}{i. c.} > o.$$

und hin und wieder zugleich für einzelne Interferenzwirkungen
$$> \frac{s. p. + i. p.}{s. c. + i. c.}_{\substack{s. p. + i. c. \\ s. c. + i. p.}} \qquad (5)$$

Es kann dabei vorkommen, dass eine Interferenz z. B. die
erste positive merklich weniger als die übrigen leistet. Reizte
ich z. B. den oben erwähnten Frosch mit dem Strome von vier
grossen mit Schwefelsäure geladenen Zinkkohlenelementen 34 bis
52 Minuten nach der Enthirnung, so ergab sich:

Ort und Richtung des erregenden Stromes	Scheinbare grösste Hubhöhe in Millimetern		Summe der Hubhöhen der entsprechenden Einzelwirkungen in Millimetern	
	Schliessungs-zuckung	Oeffnungs-zuckung	Schliessungs-zuckung	Oeffnungs-zuckung
s. p.	15,3	—	—	—
s. c.	22,0	15,8	—	—
i. p.	28,3	25,1	—	—
i. c.	42,0	6,5	—	—
s. p. i. p.	33,0	—	37,3	15,8
s. c. i. c.	42,0	36,4	64,0	22,3
s. p. i. c.	43,0	40,8	57,3	6,5
s. c. i. p.	43,0	21,8	50,3	40,9

Halten wir uns nur an die Schliessungswirkungen, so setzte das Hinzutreten der zweiten Erregung die Wirkung in allen Fällen herab. Die Oeffnungserfolge, die hier bei dem Gebrauche der Quecksilberschliessung eintraten, während die Kette ungefähr 1,6 Secunden geschlossen blieb, zeigten sich bei den Interferenzen stärker, als bei den einzelnen Erregungen. Andere Beobachtungen lehrten noch, dass die wirksamen Interferenzen kräftigerer Ströme das Auftreten von Oeffnungszuckungen, oft auch von langgezogenen, doppelt- oder mehrschlägigen Muskelcurven und die Zeichen unruhigerer Zusammenziehung überhaupt begünstigten.

6. Arbeitete ich mit verhältnissmässig kräftigen Stromstärken, die jedoch noch ziemlich entfernt von der maximalen lagen, so gaben mehr als neun Zehntheile der Frösche die nachdrücklichste Wirkung für die zweite negative Interferenz (*s. c. i. p.*). Die erste positive (*s. p. i. p.*) folgte meist, jedoch in ziemlichem Abstande nach. Es gehörte zu den im Ganzen sparsamen Fällen, dass die zweite positive (*s. c. i. c.*) die erste übertraf. Die erste negative (*s. p. i. c.*) stand immer am tiefsten. Dieser durch (4) ausdrückbare Charakter fehlte aber in Ausnahmsfällen von vorn herein, also vermöge der ursprünglichen Nervenstimmung oder er wechselte im Laufe der Prüfungszeit in Folge der mechanischen oder der elektrischen Misshandlung, oder unter dem Einflusse eines beständig durchgehenden Stromes, der die mittlere Strecke durchsetzte. Da wir auf die zuletztgenannte Nebenbedingung später zurückkommen werden, so wollen wir nur die beiden ersten Fälle durch je ein Beispiel erläutern.

Ein kräftiger Winterfrosch gab immer nur Schliessungs-

zuckungen unter dem Einflusse von drei kleinen Daniell'schen
Elementen. Die acht ersten Beobachtungen, die 4 Stunden 19
Minuten bis 4 Stunden 36 Minuten nach der Enthirnung ange-
stellt wurden, lieferten:

Ort und Richtung des Stromes	Grösste Hubhöhe in Millimetern	Ort und Richtung des Stromes	Grösste Hubhöhe in Millimetern	Summe der Hubhöhen der enthirnenden Einzelwirkungen in Millimetern
s. p.	13,0	s. p. i. p.	38,5	25,8
s. c.	Spur	s. c. i. c.	25,6	16,3
i. p.	12,8	s. p. i. c.	16,5	29,3
i. c.	16,3	s. c. i. p.	25,6	12,8

Man hatte also hier das Paradigma:

$$s.p.i.p. > \begin{matrix} s.c.i.c. \\ s.c.i.p. \end{matrix} > s.p.i.c. \quad \text{und} \quad \begin{matrix} s.p.i.p. \\ s.c.i.c. \end{matrix} > \begin{matrix} s.p.+i.p. \\ s.c.+i.p. \end{matrix} > s.c.+i.c. \tag{6}$$

Wurde hierauf ein absteigender starker Strom während 17,
und später ein aufsteigender während 11 Secunden durch eine
mittlere, 3 Mm. lange Nervenstrecke geleitet und immer alle acht
Reizarten während dieser Zeit sowohl, als vor- und nachher geprüft, so hatte die langdauernde elektrische Misshandlung zur
Folge, dass nachher der Nerv das Paradigma

$$s.c.i.p. > s.p.i.c. > s.p.i.p. > s.c.i.c. \tag{7}$$

lieferte und $i.p. = 24,3$ und $s.p.i.p. = 24,5$ war.

Es kam in anderen Ausnahmsfällen vor, dass sich von vorn
herein oder später zeigte:

$$\begin{matrix} s.p.i.p. \\ s.c.i.c. \end{matrix} > \begin{matrix} s.p.i.c. \\ s.c.i.p. \end{matrix} \geq 0. \tag{8}$$

oder umgekehrt:

$$\begin{matrix} s.p.i.c. \\ s.c.i.p. \end{matrix} > \begin{matrix} s.p.i.p. \\ s.c.i.c. \end{matrix} > 0. \tag{9}$$

Ich habe schon mehrfach darauf aufmerksam gemacht, dass
die Herstellung eines galvanischen Froschpräparates den Froschnerven mechanisch so sehr misshandelt, dass er auf elektrische
Ströme anders als der lebende unversehrte Nerv antwortet. Dasselbe kann sich für die Interferenzwirkungen wiederholen.

Ich hatte ein galvanisches Präparat, das nach dem Schema (9)
bei der Oeffnung des Interferenzstromes arbeitete. Ein anderes
lieferte

$$s.p.i.p. > s.c.i.p. > s.p.i.c. > s.c.i.c. \tag{10}$$

Dabei gab noch $s.p.i.c.$ 14 Mm. und $s.c.i.c.$ kaum 0,4 Mm.,
während $s.c.$ allein 20,0 Mm. und $i.c.$ allein 3,0 Mm. geliefert

hatte. Es ereignete sich auch in einem Präparate, dass die Schliessungshöhen der vier Interferenzarten nur um höchstens 1,5 Mm. von einander abwichen, die Oeffnungserfolge hingegen um 3,0 Mm., obgleich wiederum der erregende Strom nur aus drei kleinen Daniell bestand.

7. Die hemmende Wirkung oder der bis Null erniedrigende Einfluss des zweiten Stromes kann sich für alle Interferenzarten geltend machen. Man hat ihn in vielen Fröschen für die erste negative Interferenz (*s. p. i. c.*), so lange die Stromstärke eine gewisse Grenze nicht überschreitet. Der Mangel aller merklichen Zuckungen kehrt dann regelmässig wieder, man mag die Reizungen noch so oft innerhalb 3 bis 4 Stunden nach der Enthirnung vornehmen. Man findet ihn dann zunächst an einer oder beiden positiven Interferenzen (*s. p. i. p* und *s. c. i. c.*), und zwar in jenem Falle meistentheils so, dass man für einen von ihnen eine nicht unbedeutende Wirkung und für die andere Null hat. Es kommt dagegen weit seltener an der zweiten negativen Interferenz vor (*s. c. i. p.*).

Wir wollen uns das Gesagte an zwei Beispielen näher erläutern. Ein Winterfrosch, der nach dem Schema

$$s. c i p. > s. p. i. c. > \frac{s. p. i. p.}{s. c. i. c.} = o$$

antwortete, gab 2 bis $2\frac{1}{4}$ Stunden nach der Enthirnung:

s. p. = 10,0 Mm.; *i. p.* = 16,1 Mm.; *s. p. i. p.* = 0.
s. c. = 16,0 Mm.; *i. c.* = 8,5 Mm.; *s. c. i. c.* = 0.

Ein anderer, dessen Wirkungen ich nicht mit Kettenströmen, sondern mit den blossen Oeffnungsschlägen des Magnetelectromotors, also nach Abblendung der Schliessungsschläge untersuchte und der nach dem Paradigma:

$$s. c. i. c. > s. p. i. p. > \frac{s. p. i. c.}{s. c. i. p.} = 0$$

antwortete, zeigte $4\frac{1}{4}$ bis $4\frac{1}{8}$ Stunden nach der Enthirnung:

s. p. = 18,0; *i. c.* = 7,0; *s. p. i. c.* = 0
s. c. = 17,5; *i. p.* = 18,5; *s. c. i. p.* = 0
s. p. = 18,0; *i. p.* = 18,5; *s. p. i. p.* = 20,1
s. c. = 17,5; *i. c.* = 7,0; *s. c. i. c.* = 24,0.

8. Eine absolut erhöhende Interferenzwirkung oder der Fall, dass die Hubhöhe, die sie liefert, grösser ist, als die Summe der Hubhöhen der beiden Einzelerregungen kommt selten vor, wenn diese irgend grosse Werthe haben. Sie bildet hingegen die Regel, so wie jene klein oder Null sind. Ein frisch

eingefangener Frosch gab z. B. eine halbe Stunde nach der Enthirnung, wenn die Kette einen nur kleinen Bruchtheil einer Secunde geschlossen blieb

$$s.\,p. = 0; \quad i.\,p. = 0. \quad s.\,p.\,i.\,p. = \quad 8,8.$$
$$s.\,c. = 0; \quad i.\,c. = 0. \quad s.\,c.\,i.\,c. = \quad 9,9.$$
$$s.\,p. = 0; \quad i.\,c. = 0. \quad s.\,p.\,i.\,c. = \quad 0.$$
$$s.\,c. = 0; \quad i.\,p. = 0. \quad s.\,c.\,i.\,p. = 10,1.$$

Das Vorherrschen der zweiten negativen Interferenz über
die übrigen, das wir in diesem Beispiele wahrnehmen, kehrt in
solchen Fällen häufig wieder.

9. Die gegenseitige Berührung der stählernen Einstichnadeln
und der Thiergewebe erzeugt einen Strom, den wir den Gewebe-
strom nennen wollen. Er kann sich sowohl am Galvanometer als
durch Muskelzusammenziehungen verrathen. Hat man z. B. die
Anordnung Fig. 2, welche die Gabeltheilung der Leitungsdrähte
enthält, so schlägt die Galvanometernadel aus, wenn man den
einen der beiden Stromwender gerade und den anderen entgegengesetzt, nicht aber wenn man beide gerade oder beide entgegengesetzt schliesst, der Gesammtkreis aber noch im Uhrwerk
oder bei de offen ist. Der Wadenmuskel zuckt häufig im Anfange sehr stark. Beide Wirkungsarten nehmen im Laufe von
einer oder mehreren Stunden ab. Die Zusammenziehungen pflegen dabei früher, als die Nadelablenkungen auszubleiben. Wartet
man, bis sich die Nadel beruhigt hat und lässt den Hauptkreis
durch das Uhrwerk in de schliessen, so bleibt jede neue Ablenkung aus.

Wir wollen uns z. B. vorstellen, der erste Stromwender $fgnp$
sei gerade, und der zweite, $qvwx$, umgekehrt geschlossen und
k bilde den positiven Pol des durch das obere Nadelpaar erzeugten Gewebstromes, so geht dieser in der Richtung ih durch die
erste Galvanometerhälfte, dann von g nach f und y, biegt hier
um, gelangt von q nach w, v, u, fliesst in derselben Richtung ts
durch die zweite Galvanometerhälfte, und strömt endlich durch
$rwzpn$ zu dem negativen Pole m zurück. Eben so verfolgt
der andere Gewebstrom die Bahn $utsrxzpmnkihgfyqwv$.
Da beide Galvanometerhälften immer in derselben Richtung durchsetzt werden, so erhält man eine Nadelablenkung. Sind dagegen
beide Stromwender gerade geschlossen, so durchläuft der erste
Gewebstrom den Weg $kihgfyqrstuvwxzpmn$. Er durch-

setzt also die zwei Galvanometerhälften in den entgegengesetzten Richtungen *i h* und *s t*. Dasselbe wiederholt sich für die Bahn des anderen Gewebstroms *u t s r q y f g h i k m n p z x w v*. Daher der Mangel der Nadelablenkung.

Diese Auffassungsweise bestätigt sich, wenn man die Stahlnadeln mit sogenannten unpolarisirbaren oder richtiger gesagt, wenig polarisirbaren Electroden vertauscht. Ich überziehe zu diesem Zwecke die gut verquickten Endstücke von vier dünnen Zinkdrähten mit passenden Flanellkappen, die in concentrirter Zinkvitriollösung gelegen haben. Um die Enden von diesen kommen Filtrirpapierkegel, die mit einer halbprocentigen Kochsalzlösung bepinselt worden. Sie berühren das Hüftgeflecht in vier ungefähr gleich von einander abstehenden Punkten. Alle Ablenkungen, die einen Gewebstrom anzeigten, fehlten, wenn ich galvanische Froschpräparate nahm oder die Nachbartheile der beiden Hüftgeflechte bis auf diese entfernte und die Nervenmasse durch eine Glasplatte und einen auf ihr befindlichen trockenen Kautschukring emporhob. Man hatte also in diesem zweiten Falle das unversehrte Hüftgeflecht in natürlichem Zusammenhange.

10. Setzen wir voraus, dass dieser Gewebstrom, was bei der Anordnung Fig. 1 immer der Fall ist, keine irreführenden Ablenkungen nach blosser entgegengesetzter Schliessung beider Stromwender herbeiführt, so kann man einen zu Collegienversuchen geeigneten anschaulichen Beweis liefern, wie wesentlich verschieden die Nervenkräfte von den elektrischen sind. Man reizt das Hüftgeflecht eines Frosches, das, wie gewöhnlich oder nach dem Paradigma (4.) antwortet, mit mässigen oder schwachen Strömen und beobachtet zugleich die Ablenkungen der Galvanometernadel. Die beiden positiven Interferenzen (*s. p. i. p.* und *s. c. i. c.*) geben dann grössere Ausschläge und stärkere Zusammenziehungen, als jede der beiden entsprechenden Einzelerregungen. Die erste negative Interferenz (*s. p. i. c.*) lässt die Nadel in Ruhe und liefert keine oder eine schwache Verkürzung. Die zweite (*s. c. i. p.*) wirkt auf die Galvanometernadel nicht, erzeugt aber die grösstmögliche Zusammenziehung, deren der Wadenmuskel unter den gegebenen Verhältnissen fähig ist.

Ein kleiner Frosch gab z. B. 13 bis 26 Minuten nach der

Entbirnung, wenn der Kreis eines einzigen grossen mit verdünnter Schwefelsäure geladenen Zinkkohlenelementes für $1/_{61}$ Secunde geschlossen blieb:

Ort und Richtung des erregenden Stromes	Ablenkung der Galvanometernadel in Graden	Grösste Hubhöhe der Muskelcurve in Millimetern	Ort und Richtung des erregenden Stromes	Ablenkung der Galvanometernadel in Graden	Grösste Hubhöhe der Muskelcurve in Millimetern
s. p.	+ 18	6,3	*s. p. i. p.*	+ 22	13,5
s. c.	— 18	0	*s. c. i. c.*	— 22	3,5
i. p.	+ 18	7,8	*s. p. i. c.*	0	0 ,
i. c.	— 18	9,1	*s. c. i. p.*	0	38,0
—	—	—	*s. p. i. c.*	0	0
—	—	—	*s. c. i. p.*	0	34,5

Man erkennt zugleich die beträchtliche absolut erhöhende Interferenzwirkung für *s. c. i. p.*, von der schon in Nr. 8 die Rede war.

11. Beobachtungen der Art ergaben zugleich ausnahmlos, dass der Wadenmuskel eine merkliche Zeit früher zuckte, ja bisweilen schon wiederum zu erschlaffen anfing, als sich die Galvanometernadel, deren Schwingungsdauer 2 bis 3 Secunden betrug, in Bewegung setzte.

12. Gebraucht man schwache oder mässige Ströme und lässt immer nur den Kreis des erregenden Stromes für kurze Zeiten geschlossen, so kann man in der Regel die Reizungen Stunden lang nach nicht grossen Zwischenzeiten wiederholen, ohne dass sich der Charakter der Antworten sichtlich ändert. Die Zusammenziehungen werden im Allgemeinen nach und nach schwächer. Die meisten bleiben zuletzt gänzlich aus. Allein das Vorherrschen der zweiten negativen und nächstdem meist das der ersten positiven Interferenz erhält sich bis zuletzt. Es gibt hingegen andere Nebenbedingungen, die oft den Charakter sichtlich ändern. Starke Ströme können es erzeugen, dass allmählig die erste oder beide positive Interferenzen (*s. p. i. p.* und *s. c. i. c.*) schwächer als selbst die erste negative (*s. c. i. p.*) und daher noch weit weniger kräftig, als die zweite negative (*s. c. i. p.*) wirken. Hatte ich Winterfrösche drei bis fünf Stunden nach der Entbirnung liegen lassen, ehe ich sie vornahm, so fand sich, dass dann die positiven Interferenzen in hohem Grade vorherrschten. Mechanische Misshandlungen des Nerven können das Gleiche dauernd oder vorübergehend herbeiführen.

13. Es ereignet sich, dass eine einfache oder eine Inter-

ferenzerregung den Stimmungszustand so ändert, dass später
eine Einwirkung, die früher unbeantwortet blieb, schwächere oder
stärkere Erfolge herbeiführt. Das Umgekehrte wird noch öfter
wahrgenommen.

14. Hat die Reizbarkeit des Hüftgeflechtes noch nicht wesentlich gelitten, so führt in der Regel eine grössere gegenseitige
Entfernung der beiden Paare der Einstichnadeln zu stärkeren
Zusammenziehungen. Dieser Vortheil kann durch die Erschöpfung
des Nerven in Folge der oft wiederholten elektrischen Misshandlungen mehr als ausgeglichen werden.

15. Versetzte ich die beiden Nadelpaare von dem oberen
Theile des Hüftgeflechtes zuerst nach dem unteren, hierauf nach
diesem und dem Hüftnerven und endlich nach diesem allein, so
gab der Hüftnerv schwächere Zusammenziehungen, als das Hüftgeflecht, der Strom mochte nur durch eine oder durch beide
Nervenstrecken gehen. Kehrte ich zu dem oberen Theile des
Hüftgeflechtes am Schlusse der Versuche zurück, so kamen wiederum bedeutendere Verkürzungen zum Vorschein. Die früheren
ungünstigeren Ergebnisse hingen also nicht von einer Erschöpfung
der Reizbarkeit ab.

16. Der Einfluss eines die mittlere Nervenstrecke durch-
setzenden beständigen Stromes auf die Interferenzwirkungen
hängt nicht bloss von der Stärke und der Richtung desselben,
sondern auch von dem ursprünglichen Stimmungszustande des
Nerven ab. Gebrauchte ich z. B. zur Erregung ziemlich starke
Ströme und ging der ebenfalls kräftige beständige Strom absteigend dahin, so hatte man ähnliche Erfolge für alle vier Interferenzarten (5.). Floss er dagegen ansteigend durch, so unter-
drückte er die positiven Interferenzwirkungen und liess die
negativen fortbestehen (9.). Es kann bei einer gewissen Stärke
des beständigen Stromes vorkommen, dass er diese zweite Ein-
flussart bei seinen beiden Durchflussrichtungen ausübt.

17. Versuche, die man mit einfachen Erregungen anstellt,
lehren, dass der beständige Strom die Leistungen sehr kräftiger
Nerven nach beiden Seiten hin in der Nachbarschaft des positiven wie des negativen Poles erhöht. Man darf hieraus nicht
schliessen, dass sich dieses auch für die Interferenzwirkungen
wiederholen wird.

Dienten drei kleine Daniell für den erregenden und zwei

grosse mit Kochsalzlösung geladene Zinkkohlenelemente für den
die mittlere Nervenstrecke absteigend durchfliessenden beständigen
Strom, so gab z. B. ein kräftiger Winterfrosch 4 bis 5 Stunden
nach der Entbirnung:

Ort und Richtung des erregenden Stromes	Grösste Hubhöhe der Muskelcurve in Millimetern, der beständige Strom	
	offen	geschlossen
s. p.	13,0	23,0
s. c.	Spur	4,0
i. p.	12,8	23,5
i. c.	16,3	21,5
s. p. i. p.	38,5	30,0
s. c. i. c.	25,6	25,0
s. p. i. c.	16,5	17,0
s. c. i. p.	25,5	25,0

Während also der beständige Strom die Zusammenziehungen,
die nach einfachen Erregungen zu Stande kamen, beiderseits beträchtlich erhöhte, vergrösserte er nur unbedeutend die erste
negative Interferenz und setzte die Erfolge der drei übrigen Interferenzarten mehr oder minder herab.

18. Die Aenderung, welche der beständige Strom bewirkt,
kann auch zur Folge haben, dass die Muskelcurven unruhiger
als gewöhnlich werden, langgezogen erscheinen, Auf- und Niedergänge darbieten oder Oeffnungszuckungen, die früher fehlten,
auftreten. Diese mangeln häufig, wenn selbst eine Wirkungs-
zunahme zum Vorschein kommt.

19. Man findet Fälle, in denen der gleiche beständige Strom
einzelne Interferenzwirkungen bei absteigendem Durchflusse stärker erhöht, als bei aufsteigendem, während sich das Umgekehrte
für eine andere Interferenzart zeigen kann. Ein kleiner lebhafter
Frühlingsfrosch gab z. B.:

Ort und Richtung des erregenden Stromes	Grösste Hubhöhe der Muskelcurve in Millimetern, der beständige Strom		
	offen	geschlossen	
		absteigend	aufsteigend
s. p. i. p.	8,4	8,6	5,5
s. c. i. c.	1,6	7,8	4,8
s. p. i. c.	1,7	2,3	0,2
s. c. i. p.	13,1	10,6	12,6

Der absteigende Strom vergrösserte die Wirkungen der zwei·

ten positiven und der ersten negativen Interferenz in bedeuten-
dem und die erste positive in geringerem Grade. Er erniedrigte
hingegen die zweite negative Interferenz beträchtlicher als der
aufsteigende Strom, der aber die drei zuerst genannten Interferenzarten schwächer arbeiten liess.

20. Man hat hier, wie nach einfachen Erregungen, Fälle,
in denen die Leistungen zu beiden Seiten der von dem beständ-
digen Strome durchflossenen Strecke herabgesetzt, oder an einer
Seite erhöht und an der anderen erniedrigt werden. Die hemmende Wirkung macht sich häufig für die Interferenzerscheinun-
gen sehr nachdrücklich geltend, wenn die Nerven durch wiederholte elektrische Missbandlungen gelitten haben oder der Durchgang des beständigen Stromes lange fortgesetzt worden.

21. Da sich seine elektrotonischen (und elektrolytischen)
Einflüsse nach beiden Seiten hin verbreiten, so kann er einen
veränderten Stimmungszustand in der oberen und der unteren
Nervenstrecke zurücklassen. Einzelne Interferenzwirkungen fallen
deshalb später anders als früher aus. Man hatte z. B. vor,
während und nach der 3 Minuten anhaltenden Durchleitung des
oben erwähnten beständigen Stromes, 18 bis 34 Minuten nach
der Enthirnung des kleinen Frosches:

Ort und Richtung des erregenden Stromes	Grösste Höhe der Muskelcurve in Millimetern. Beständiger Strom.			
	Vor der Durchleitung	Während der Durchleitung		Nach der Durchleitung
		absteigend	aufsteigend	
s. p. i. p.	8,8	4,1	0	3,8
s. c. i. c.	0	3,9	0	6,1
s. p. i. c.	0	0	0	0
s. c. i. p.	8,2	8,5	0	7,6

Die zweite positive Interferenz, die vor dem Durchflusse des
beständigen Stromes und wenn dieser aufsteigend dahinging, unbeantwortet blieb, lieferte später eine verhältnissmässig bedeutende Zusammenziehung. Die erste nahm ab und die zweite
negative verrieth ihre grössere Widerstandskraft in nachdrücklicher Weise.

22. Ist der beständige Strom stark genug, so zuckt der
Wadenmuskel nicht bloss bei dem Schlusse und oft während der
Oeffnung desselben, sondern auch nicht selten, wenn man die
beiden Stromwender schliesst und dann das Uhrwerk den Schluss

des Hauptkreises herstellt. Sind z. B. die beiden Stromwender gerade geschlossen, so kann dann ein Strom das Nervenstück *m n* Fig. 1 durchsetzen und den Weg *m n p q r s t u m* durchlaufen. Da die Bahn durch die eine Hälfte *s t* des Galvanometers geht, so erhält man zugleich eine Nadelablenkung. Der beständige Strom kann sich auch für diese, wenn später das Uhrwerk den Kreis in *d e* Fig. 1 vollständig schliesst, geltend machen. Man erhält daher dann häufig bedeutende Ablenkungen bei jeder der beiden negativen Interferenzen, (*s. p. i. c.* und *s. c. i. p.*)

23. Lässt man die Zeit, während welcher der elektrische Strom geschlossen bleibt, immer mehr abnehmen, so gelangt man zu einem längsten Minimalwerthe d. h. einem Maximum kürzester Dauer, welcher der Wirkungslosigkeit entspricht. Vergrössert man jetzt die Stromstärke, so erscheinen die Zusammenziehungen wieder. Man muss dann zu einem kleineren Maximalwerthe der Leistungsunfähigkeit herunter gehen. Dieser ist aber natürlich immer noch grösser, als die zur Schliessungsabgleichung nöthige Zeit.

Ein einziger Oeffnungsinductionsschlag reicht hin, eine kräftige Zusammenziehung herbeizuführen. Helmholtz [1]) schloss aus seinen früheren Untersuchungen, dass nicht bloss die inducirende, sondern auch die inducirte Wirkung die Oeffnung des inducirenden Kreises nicht um $\frac{1}{10000}$ Secunde überdauert. Blaserna [2]) kam auf grössere Zeiträume und gibt z. B. 0″,000540 oder $\frac{1}{1852}$ Secunde für den Oeffnungsextrastrom allein an. Es ergibt sich hieraus, dass die Annahme, das Nervenmark bedürfe wenigstens eine Zeitgrösse der Reizung von 0″,0015 oder $\frac{1}{667}$ Secunde um in Bewegung gesetzt zu werden, der Wirklichkeit nicht entspricht [3]). Der Unterschied wird noch grösser, wenn wir bedenken, dass der elektrische Funke, den wir sehen, nur 0″,00000087 oder $\frac{1}{1149483}$ Secunde nach Wheatstone dauern soll.

---

1) Helmholtz Poggendorff's Annalen. Bd. LXXXIV, 1851. S. 532—534.

2) P. Blaserna sullo sviluppo e la durate delle correnti d'induzione e delle estracorrenti. Prima memoria. Palermo 1870. 4. p. 127. Vgl. Helmholtz Monatsberichte der Berliner Akademie. 1871, S. 292—298.

3) J. König (und Helmholtz) Sitzungsberichte der Wiener Akademie. Bd. LXII, 1870. S. 545.

4) Dove's Repertorium der Physik. Bd. II. Berlin 1838. 8. S. 18.

Die Anwendung von Interferenzen führt auf diesem Gebiete einen Schritt weiter, als die einfachen Erregungen. Hat man die Maximalgrösse der kurzen Schlussdauer des elektrischen Kreises erreicht, bei welcher einfache Erregungen keine Verkürzung hervorrufen, so geben die passenden Interferenzen immer noch Zusammenziehungen, die oft genug bedeutend ausfallen. Die kürzeste Schlussdauer des erregenden Kreises, die noch merkliche Zusammenziehungen liefert, ist für passende Interferenzen kleiner, als für einfache Erregungen.

Ich befestigte z. B. einen eisernen Anschlagstift auf die fünfte Achse des Uhrwerkes und liess dieses so gehen, das ein Umgang des Stiftes $0''{,}028$ forderte oder er sich 35 bis 36 Mal in der Secunde herumdrehte. Schob ich die Anschlagsvorrichtung vor, so schloss er den Kreis der vier Zinkkohlenelemente für den kurzen, weniger als $1/_{3500}$ Secunde betragenden Augenblick, während dessen er den Hebel fortschleuderte. Ein kleiner keineswegs übermässig reizbarer Frosch gab dann:

Ort und Richtung des erregenden Stromes	Grösste Hubhöhe der Muskelcurve in Millimetern	Ort und Richtung des erregenden Stromes	Grösste Hubhöhe der Muskelcurve in Millimetern
s. p.	0	s. p. i. p.	7,7
s. c.	0	s. c. i. c.	6,8
i. p.	0	s. p. i. c.	0
i. c.	0	s. c. i. p.	7,4

Man hatte wiederum das Vorherrschen der ersten positiven und der zweiten negativen Interferenz und die Wirkungslosigkeit der ersten negativen.

Die Zeiten der Schlussdauer, die hier auftreten, sind so klein, dass ich nicht im Stande war, sie mittelst des Pouillet'schen Verfahrens mit Sicherheit zu bestimmen, obgleich ich das Galvanometer von 30000 Windungen und eine astatische Nadel, die 31 bis 32 Secunden zu einer vollen Schwingung brauchte, anwandte und ein kleines Ablesungsfernrohr oberhalb der gläsernen Galvanometerhülse anbrachte. Die ungünstigste Annahme, dass sich die Dauer des Geschlossenseins der Kette der Umdrehungszeit des Stiftes proportional verkleinert, führte schon auf weniger als $1/_{3500}$ bis $1/_{4000}$, nämlich auf $1/_{4555}$ Secunde in mehreren Fällen.

24. Liess ich diese kurze Schlussdauer wachsen, indem ich den Gang des Uhrwerkes durch Verkleinerung der Zuggewichte verlangsamte, oder den Stift von der fünften auf die 10 Mal so langsam gehende vierte Achse versetzte, so vergrösserten sich zuerst die Hubhöhen der Interferenzwirkungen, ehe die einfachen Erregungen Verkürzungen zu erzeugen anfingen. Gaben auch diese später Zusammenziehungen, wenn man z. B. die Zeit eines Umganges des Anschlagstiftes von $0''{,}043$ auf 1,5 Secunden erhöht hatte, so änderte sich auch bisweilen der Character der Antworten. Hatte früher die zweite negative Interferenz das Uebergewicht, so ging dieses jetzt auf die beiden positiven oder überdies in Ausnahmsfällen selbst auf die erste negative Interferenz über. Erhöhte man die Schlussdauer noch mehr, so ereignete sich, dass alle vier Interferenzen ähnliche Wirkungen (5) gaben.

25. Helmholtz und König[1]) schliessen aus ihren Versuchen, dass eine Schlussdauer von $0''{,}017$ bis $0''{,}018$ oder $1/_{59}$ bis $1/_{55}$ Secunde eine eben so grosse Hubhöhe, als der dauernd geschlossene Strom liefert. Die Abkühlung der Nerven erhöht diese Zeitgrösse. Ich arbeitete bei einer Luftwärme von ungefähr 14° bis 18° C. und stiess hierbei stets auf grössere Zeitwerthe, die noch nicht die grössten möglichen Hubhöhen lieferten. Die durch die wiederholte elektrische Reizung herbeigeführte Erschöpfung kann in der Folge wiederum schwächere Wirkungen bei noch längeren Schlusszeiten auftreten lassen. Ein grosser frisch eingefangener Frosch ergab z. B.

Ort und Richtung des erregenden Stromes	Grösste Hubhöhe der Muskelcurve in Millimetern		
	2 Stunden 3 bis 3 Stund. 10 M. nach d. Enthirnung. Schlussdauer $1/_{63}$ Sec.	2 Stund. 12 bis 2 Stund. 19 M. nach d. Enthirnung. Schlussdauer $1/_{37}$ Sec.	2 Stund. 22 bis 2 Stund. 28 M. nach d. Enthirnung. Schlussdauer 3,7 Secund.
a. p.	9,0	13,7	5,6 Oeffnung 6.5
a. c.	10,7	14,0	5,8
i. p.	13,6	15,6	8,7 Oeffnung Spur
i. c.	9,5	16,5	8,6
a. p. i. p.	13,9	17,6	6,0 Oeffnung 11,1
a. c. i. c.	14,0	15,5	6,8 Oeffnung 9,8
a. p. i. c.	0	15,0	5,0
a. c. i. p.	14,9	16,0	6,0 Oeffnung 7,0

1) König, a. a. O. S. 546.

Wir sehen, dass die Wirkung der ersten negativen Interferenz plötzlich sehr stark wirkend hervortrat.

Die Schlussdauer, von der an die unveränderliche Maximumwirkung auftritt, wird sich nie im Allgemeinen bestimmen lassen, weil sie von drei Bedingungsgliedern, dem ursprünglichen Stimmungszustande, also auch der Reizempfänglichkeit, der Stromstärke und der Abgleichungsgeschwindigkeit abhängt. Die Letztere ist z. B. unter sonst gleichen Verhältnissen grösser, wenn man sich der rasch bewegten Anschlagsvorrichtung, als wenn man sich der Quecksilberschliessung bedient. Der misshandelte Nerv der Froschpräparate führt auch in dieser Hinsicht zu anderen Ergebnissen als der unversehrte nach dem hier befolgten Versuchsverfahren.

26. Die Thatsache, dass die Hubhöhe bis zu einer gewissen Minimalzeit einer längeren Schlussdauer zunimmt und hierauf bei fernerem Wachsthume der Letzteren beständig bleibt, hat ihr Analogon an der Ablenkung der Galvanometernadel durch den galvanischen Strom. Das Pouillet'sche Verfahren der Messung kleiner Zeiten durch die Ausschlagsgrössen der Magnetnadel des Multiplicators beruht auf der Annahme, dass beide einander gerade proportional seien. Diese Voraussetzung ist, wie die Theorie lehrt, nur annähernd wahr. Sie führt aber zu keinen sehr unrichtigen Ergebnissen, so lange die Zeitwerthe eine gewisse Kleinheit nicht überschreiten. Da der Schluss selbst mit dem reinsten Quecksilber zu keinen feineren, physikalischen oder physiologischen Versuchen, wenigstens meinen Erfahrungen nach, zu gebrauchen ist, so schloss ich den Kreis für sehr kurze Zeiten mittelst des bald zu erwähnenden mit Metall theilweise belegten Holzcylinders. Es zeigte sich daran, dass der erste Ausschlag nicht mehr den Zeiten proportional wächst, sondern sich stärker vergrössert, wenn diese über eine gewisse Grenze hinaus zunehmen. Liess ich sie z. B. auf $0''{,}302$ steigen, so ergab sich eine Ablenkung von $64^0{,}2$ im Durchschnitt, während die Proportionalität nur 40^0 gefordert hätte. Es zeigten sich später in allen Einzelversuchen und daher nicht bloss im Mittel 120^0, die Kette mochte $0''{,}906$; $1''{,}641$; $2''{,}188$ Secunden oder eine Reihe von Minuten geschlossen bleiben. Man hatte also von $^9/_{10}$ Secunden an die Maximalablenkung, wie sich die grösste Hubhöhe von einem Minimalwerthe der Schlussdauer aus ebenfalls zeigt.

27. Ich befestigte auf der fünften Achse eine wagerechte Messingscheibe, die an ihrem Rande hundert etwas abstumpfte gleich geschnittene Zähne führte. Die mikrometrische unter mässiger Vergrösserung vorgenommene Bestimmung lehrte, dass durchschnittlich die Endfläche eines jeden Zahnes eine Länge von $^1/_{10}$ Millimeter besass und die des Zwischenraumes zwischen je zweien 1 Millimeter betrug, zusammen also 1,1 Mm. Der Durchmesser der Zahnscheibe glich 34,6 Mm. Der Umkreis glich hiernach 108,7 Mm. Ein Zahn und ein Zwischenraum forderten also zusammen 1,087 Mm., was mit der unmittelbaren Messung stimmt.

Eine in halbe Millimeter getheilte Glassplatte, die wagerecht über der Scheibe angebracht wurde, lehrte, dass diese so gut centrirt an der fünften Uhrwerksachse lief, dass die Randschwankung nicht $^1/_{20}$ Millimeter betrug. [1]) Ich schloss den erregenden Kreis durch einen am Ende platt geschlagenen Platindrath, der an den Zähnen der sich drehenden Scheibe schleifte, so dass man 100 Schliessungen und Oeffnungen der Kette für jeden Umgang hatte. [2]) Der Draht befand sich nicht in einem gewöhn-

---

1) Die grösstmögliche Centrirung ist nicht bloss für diese, sondern auch für alle feineren Untersuchungen überhaupt unerlässlich. So leicht man z. B. die Dauer der Tasteindrücke an jedem Triebe nachweisen kann, so wenig Werth haben alle hierher gehörenden Zeitbestimmungen, wenn nicht das Tastrad auf das Genaueste centrirt läuft, weil sonst die Taststelle gar nicht fühlt, wenn die Scheibe in einer Richtung und einen zu starken Druck erfährt, wenn sie in der entgegengesetzten Richtung während je eines Umganges schwankt. Es versteht sich ferner, dass das Verhältniss der berührten Oberfläche zu dem Lückenraume in der ganzen Ausdehnung der Tastfläche unverändert bleiben und man dasselbe kennen muss, weil sich die Umdrehungszeit, bei der man zuerst das Gefühl der Glätte hat, um so mehr verkleinert, je mehr das Verhältniss des Lückenraumes zu dem berührten Theile zunimmt. Da diese drei Bedingungen in den Beobachtungen von Wittich (dieses Archiv, Bd. II, 1869, S. 837, 838) nicht erwähnt sind, so lässt sich auch nicht beurtheilen, ob die von ihm gefundenen Zahlen mit den meinigen verglichen werden dürfen oder nicht. Wenn er eine Scheibe mit flachen Erhabenheiten bei 1728 und Till erst bei 3480 Eindrücken in der Secunde glatt fühlte, so erklärte sich schon der Unterschied aus der Verschiedenheit des Verhältnisses je eines festen Körpers zu den beiden benachbarten Lückenräumen.

2) Die Dauer der Netzhauteindrücke lässt natürlich den gezahnten Rand gleichartig erscheinen, wenn die Geschwindigkeit der Umdrehung eine gewisse Grösse überschreitet. Man erkennt dann noch die weit kürzer anhaltenden einzelnen Oeffnungsfünkchen.

lichen, sondern in einem mit Federn versehenen Halter, weil
sonst keine gleichförmige Umdrehung und nur kleine Geschwindigkeiten möglich wären.

Hat die Umdrehungsgeschwindigkeit eine gewisse Grenze
überschritten, so nehmen die Wirkungen ab, bis sie zuletzt Null
werden. Man macht auch hier wiederum die Erfahrung, dass
die passenden Interferenzen immer noch Zusammenziehungen erzeugen, wenn die einfachen Erregungen längst versagen.

28. Ich vertauschte das oben erwähnte Zahnrad mit einem
anderen gleich grossen, in welchem die Endfläche eines jeden
Zahnes eine durchschnittliche Länge von 0,54 Mm. und der
Lückenraum eine solche von 0,54 Mm. nach den am Mikroskope
angestellten mikrometrischen Messungen hatte. Die Summe betrug also 1,08 Mm. Der Scheibendurchmesser glich 34,3. Dieser
gibt einen Umkreis von $100 \times 1,078$ Mm. Obgleich hier jeder
einzelne Kettenschluss mehr als 5 Mal so lange dauerte als in
dem vorigen Falle, so zeigten doch die Hubhöhen keine wesentlichen Unterschiede. Ein ziemlich grosser Frosch lieferte z. B.

Ort und Richtung des erregenden Stromes	Zahnbreite 0,1 Mm.			Zahnbreite 0,54 Mm.		
	Dauer eines Umganges der Zahnscheibe in Secunden	Zahl der Schliessungen und Oeffnungen in d. Secunde	Grösste Hubhöhe in Millimetern	Dauer eines Umganges der Zahnscheibe in 5 Secunden	Zahl der Schliessungen und Oeffnungen in d. Secunde	Grösste Hubhöhe in Millimetern
s. p.			0			0
s. c.						
i. p.						
i. c.	0,054	1852	10,0	0,055	1818	10,5
s. p. i. p.			11,5			10,0
s. c. i. c.			0			0
s. p. i. c.			11,0			10,4
s. c. i. p.						

29. Um Metallschlüsse von wechselnder Dauer herzustellen,
liess ich um einen leichten Holzcylinder, den ich auf den verschiedenen Uhrwerksachsen befestigen kann, ein ebenes Neusilber-
dreieck herumrollen [1]), so dass die metallische Fläche vor dem
nackten Theile der Holzfläche etwas vorsteht, damit die Oeffnung

---

1) Man hat hier eine eigenthümliche Gesichtstäuschung. Obgleich natürlich die Dreiecksseiten geradlinigt sind, so erscheinen sie doch, besonders nach unten gegen die Basis hin, nach aussen convex. Sie werden
für mein Auge gerader, wenn ich den Cylinder weiter von dem Auge entferne.

gesichert bleibe, wenn sich auch etwas Metallpulver durch das Schleifen des den Schluss bewirkenden, oben erwähnten Platindrahtes abriebe [1]). Eine Millimetertheilung gibt die Höhe an, in welcher dieser Drath herumgeht. Man kann daher die Dauer, während welcher die Kette geschlossen bleibt, nach der Proportionalität ähnlicher Dreiecke berechnen, sobald man weiss, wie viel Zeit ein Cylinderumgang gefordert hat.

Der Character der Interferenzantworten änderte sich dann nicht, wenn sich z. B. der Cylinder in 0,145 Secunden ein Mal herumdrehte und dabei die Kette 0,13 Secunden geschlossen blieb, oder diese beiden Werthe 0,175 und 0,03 Secunden betrugen. Hat man das Ende des Platinbleches nicht ganz gut eingestellt, so dass es an den Rand des Neusilberdreiecks bei dem Vorbeigleiten kräftig anstösst, so kann sich hierdurch eine schnellere Abgleichung und daher eine stärkere Verkürzung erzeugen.

30. Manche Gifte, in Folge deren die Nervenkräfte absterben, ändern theilweise den Character der Interferenzwirkungen. Ich fand dieses z. B. an zwei Fröschen, denen ich sehr wenig Antiarin unter die Rückenhaut gebracht hatte und die ich erst enthirnte, als sie sich schon nicht mehr willkührlich bewegen konnten. Einer derselben gab z. B.

Ort und Richtung des erregenden Stromes	3 Stunden 40 bis 3 Stunden 55 Min. nach der Vergiftung. Grösste Hubhöhe in Millimetern.		4 Stunden 10 bis 4 Stunden 19 Min. nach der Vergiftung. Grösste Hubhöhe in Millimetern.	
s. p.	1,5 Oeffnung	5,2	3,0	
s. c.	5,6 »	4,0	1,7 Oeffnung	1,2
i. p.	7,0 »	6,5	2,0	
i. c.	1,0 »	1,0	1,1	
s. p. i. p.	8,3 »	Spur	1,2 Oeffnung	1,3
s. c. i. c.	8,5 »	8,1	1,5 »	4,7
s. p. i. c.	8,2 »	0,9	1,6 »	Spur
s. c. i. p.	6,5 »	8,5	0,8 »	0,8

Die sonst so zähe zweite negative Interferenz litt hier verhältnissmässig am Meisten. Erscheinungen der Art sind mir bis jetzt bei Fröschen, die ich mit Curare tödtete, nicht vorgekommen. Das Hüftgeflecht von Fröschen, die mit Strychnin oder mit Upas Tieuté vergiftet worden, antwortete nach dem gewöhnlichen Schema. (4.)

---

1) Dieser Uebelstand findet sich schon an den nach einem ähnlichen Principe angefertigten Stromwendern. Es wird noch leichter auftreten, wenn rasche Umdrehungen und starke Drucke, wie in unserem Falle einwirken.

30. Ich habe die Einwirkung der Inductionsströme auf
zweierlei Art geprüft. Die von der inducirenden Kette ausgehen-
den Leitungsdrähte wurden immer so eingerichtet, dass das Uhrwerk den Kreis derselben schloss. Die durch Fig. 1 erläuterte
Anordnung erlitt zweierlei Veränderungen. Der den Nerven erregende inducirte Kreis wurde natürlich nicht erst durch das
Uhrwerk geschlossen. Dräthe, die von den Enden der Inductions-
rolle ausgingen, ersetzten die, welche früher von den beiden
Kettenpolen kamen.

Wollte ich gewöhnliche durch die Inductionsströme erzeugte
Muskelcurven anschreiben lassen, so sperrte ich das Hammerwerk des Magnetelektromotors, indem ich die Stellschraube so
tief hinabschraubte, dass der Anker des Hammerwerkes die oberen
Flächen der beiden Eisencylinder berührte. Schloss ich dann den
erregenden Strom durch die Anschlagsvorrichtung, so folgte
der Oeffnungsinductionsstrom unmittelbar auf den inducirten
Schliessungsstrom. Wollte ich die Einwirkungen beider gesondert beobachten, so nahm ich Quecksilberschliessung und liess
denn die Kette 1 bis 4 Secunden geschlossen.

Ich stellte die Starrkrampfcurven mit dem Magnetelektromotor her, der es möglich macht, die gewöhnlichen Wechselströme, oder nur Schliessungsströme nach Abblendung der Oeffnungsströme, oder nur diese nach der Abblendung von jenen, während
des Spieles des Hammerwerkes zu benutzen. Man hatte es bei
allen diesen Verfahrungsarten in seiner Gewalt, die Stromstärke auf
viererlei Weise herabzusetzen, durch Erniedrigung der elektromo-
torischen Kraft der inducirenden Kette, durch Einschaltung eines
grossen Leitungswiderstandes in den inducirenden oder den inducirten Kreis und durch die Verlängerung der gegenseitigen
Entfernung der beiden Rollen des Magnetelektromotors.

Es zeigte sich zunächst, dass der Schliessungsstrom nicht
bloss bei den einfachen, sondern auch bei den Interferenzerregungen schwächer, als der zu ihm gehörende Oeffnungsstrom
wirkt. Die Gesetze, die bei dem Gebrauche von Kettenströmen
auftreten, kehrten im Allgemeinen auch hier wieder. Hat man
die schematischen aus je 8 Einzelversuchen bestehenden Reihen
im Laufe der ersten Stunden nach der Enthirnung eine Anzahl
von Malen wiederholt, so ist die Reizbarkeit in hohem Grade
gesunken und erholt sich in der Folge wenig oder gar nicht

mehr, besonders wenn früher der Nerv tetanisirt worden. Es kam dabei auch, wie schon erwähnt, vor, dass die nachdrückliche elektrische Misshandlung den Charakter der Interferenzwirkungen wesentlich änderte.

31. Die gesammten bis jetzt erläuterten Normen kehren wieder, man mag den Frosch nur enthirnt oder zugleich das Rückenmark in der Gegend des vierten bis sechsten Wirbels quer durchschnitten haben, um den Einfluss des centralen Nervensystemes auszuschliessen. Die Haupterfolge der Interferenzerregungen, die hier behandelt worden, gehen also von den Nerven aus. Man macht die gleiche Erfahrung, wenn man die Muskelmasse unmittelbar oder Nerv und Muskel mit einem oder zwei Strömen reizt. Die Zuckungen, die nach der Verletzung oder der Zerstörung des Rückenmarkes in den Hinterbeinen auftreten, schwächen häufig die Empfänglichkeit und ändern bisweilen selbst den Charakter der Interferenzwirkungen.

32. Ist noch die Leitungsbahn zum Rückenmarke offen, so verräth sich dieses und zwar am Ehesten bei starker Empfänglichkeit des centralen Nervensystemes dadurch, dass manche Wirkungen, vorzugsweise des aufsteigenden Stromes, stärker und stürmischer werden.

ʃ. Interferenzen zweier Ströme.

33. Stellt man die Leitungen nach der durch Fig. 3 erläuterten Anordnung her, so dass beide Ströme in demselben Augenblicke einbrechen, so findet man im Ganzen dieselben Normen der Interferenzwirkungen wie bei einem Strome, wenn beide Ströme nahezu die gleiche Stromstärke darbieten.

34. Wendet man zuerst gleiche und hierauf ungleiche Stromstärken an, so kann man einen wesentlich anderen Interferenzcharakter in dem zweiten Falle erhalten. Ich will ein Beispiel zur Erläuterung wählen, dessen übersichtliche Darstellung die Erscheinungen durch die gefundenen Zahlen besser, als durch eine ausführliche Wortschilderung klar machen dürfte. Ein Frosch mittlerer Grösse gab:

Ort und Richtung des erregenden Stromes	Grösste Hubhöhe der Muskelcurve in Millimetern.				
	Zwei Paare kleiner, seit 24 Stunden gefüllter Daniell	Dieselben Daniell, aber 3000 Siemens'sche Einheiten Widerstand in dem Kreise der oberen Nervenstrecke	Dieselben Daniell und die 3000 Einheiten in dem Kreise der unteren Nervenstrecke	Vier grosse mit verdünnter Schwefelsäure geladene Zinkkohlenelemente für die obere u. die beiden Daniell für die untere Nervenstrecke	Die beiden Daniell für die obere u. die 4 Zinkkohlenelemente für die untere Nervenstrecke
s. p.	4,0	0,7	0	8,4	0
s. c.	2,7	0	0	11,0	0
i. p.	0	0	0	kaum 0,2	5,8
i. c.	0,7	1,5 [langsame Curve]	Spur	1,0	0
s. p. i. p.	7,4	0	0	7,0	2,7 Öffg. 5,0
s. c. i. c.	0	Spur [Öffnng ...]	0	8,2	1,7
s. p. i. c.	0	6,3	0,9	8,4	5,4 Öffg. 4,5
s. c. i. p.	6,4	9,0	8,7	8,6	6,2 . 8,2

Wich die Stärke des einen Stromes von der des anderen bedeutend ab, so begegnete es mir, dass eine Erregungsart einen ersten, nicht unbedeutenden Erfolg gab, die Wiederholung derselben aber nach einer oder einigen Minuten fortwährend unbeantwortet blieb.

35. Besitzt noch der Nerv einen hohen Grad von Reizempfänglichkeit, so kann ein längeres Nervenstück die Wirkung eines stärkeren Stromes ersetzen.

36. Bedient man sich des S. 464 u. 465 beschriebenen Quecksilberschlusses, so ist man im Stande, die Zeit, zu welcher die von dem zweiten Strome herrührende Erregung einbricht, beliebig wechseln zu lassen. Macht man das Intervall so gross, dass die zweite Verkürzung beginnt, wenn die der ersten nachfolgende Erschlaffung schon zu Ende ist, so kann man sehen, wie diese auf die Leistung von jener einwirkt. Verkürzt man die Zeit mehr, so fängt die zweite Zusammenziehung an, wenn die Erschlaffung von der ersten noch nicht aufgehört hat. Die Muskelcurve steigt zuerst wie gewöhnlich bis zu einem verhältnissmässigen Maximum der Hubhöhe an, geht hierauf eine Strecke weit hinab und erhebt sich abermals, wenn die zweite Verkürzung eine positive Summation erzeugt. Nimmt die Zwischenzeit noch mehr ab, so fällt die zweite Zusammenziehung in einen Zeitpunkt der ersten. Es gelang mir, den Zeitunterschied so klein zu machen, dass beide Verkürzungen eine einzige fortlaufende Curve bildeten, als seien beide Ströme gleichzeitig eingebrochen. Habe ich mich nicht getäuscht, so lässt sich dieses selbst schon erreichen,

wenn die Zwischenzeit der beiden Erregungen etwas länger anhält, als die verborgene Reizung jeder der beiden Verkürzungen.
Befestigt man den Ring von Hartkautschuk, welcher die Schlies-
sungsstifte *ef* und *gh* Fig. 4 trägt, nicht ganz centrisch auf der
zweiten Uhrwerksachse und richtet die eine Schliessungsart so
ein, dass beide Erregungen zeitlich fast genau zusammenfallen,
so geben zwei oder drei von den vieren, die bei jedem Achsen-
umgange auftreten, Fälle, in denen die Schliessung des zweiten
Stromes etwas später eingreift. Man kann auf diese Weise unmittelbare Vergleiche anstellen.

37. Zwei nahezu gleiche Ströme, die man beinahe gleichzeitig oder nach kleinen Bruchtheilen einer Secunde einleitet,
können im Wesentlichen dieselben Erscheinungen liefern, wie ein
und derselbe Strom, den man durch beide Nervenstrecken zugleich führt. Man begegnet auch hier einer Uebersummirung,
so dass z. B. die erste oder die zweite positive und die zweite
negative Interferenz starke Verkürzungen geben, wenn die gesonderten Erregungen, aus denen sie bestehen, erfolglos bleiben.
Untersummirungen, die bis zu Null herabgehen, kommen
ebenfalls vor.

38. Man glaubte als Gesetz aufstellen zu können, dass sich
eine zweite rasch nachfolgende Verkürzung zu der ersten noch vorhandenen in allen Fällen addirt. Die hier gegebene Darstellung
der Interferenzwirkungen zeigt aber, dass man einen möglichen
Einzelfall für die allgemeine Norm gehalten hat. Die Uebersummirung und die Untersummirung, die bis auf Null sinken
kann, widersprechen natürlich dem durch jenes Gesetz geforder-
ten Ergebnisse.

b. Unmittelbare Reizung der Muskelmasse.

Ich befestigte das obere Paar der Einstichsnadeln in dem
untersten Theile des Oberschenkels der Länge nach. Das zweite
kam in die quergetrennte Muskelmasse des Unterschenkels neben
dem Ende des Wadenmuskels ebenfalls der Länge nach. Dieser
konnte hierbei nur Stromesschleifen erhalten, die von jedem Nadelpaare und allenfalls von einer Nadel des oberen und einer
des unteren ausgingen. Die Ergebnisse fielen trotz dieser Un-
vollkommenheit scharf genug aus, um eine Reihe allgemeiner
Schlüsse zu gestatten.

39. Die unmittelbare Reizung der Muskelmasse
liefert im Allgemeinen dieselben Normen für die Interferenzwirkungen, wie die Erregung der Bewegungs-
nervenfasern. Man erhält auch hier häufig genug die stärksten Zusammenziehungen bei der Herstellung der zweiten (*s. c. i. p.*)
und die schwächsten bei der der ersten negativen Interferenz
(*s. p. i. c.*). Die erste positive oder beide positive Interferenzen
(*s. p. i. p.* und *s. c. i. c.*) erzeugen bisweilen sehr kräftige Verkürzungen, die jedoch in der Regel schwächer, als die der zweiten
negativen Interferenz ausfallen.

40. Beginnt man die Reihe der acht Versuche (*s. p.; s. c.;
i. p.; i. c.; s. p. i. p.; s. c. i. c.; s. p. i. c.* und *s. c. i. p.*) an dem Wadenmuskel des sehr reizempfänglichen Frosches und geht dann
zu acht entsprechenden an dem Hüftgeflechte über, so findet man,
dass dieses weit kräftigere Wirkungen, als die unmittelbare Ansprache der Muskelmasse erzeugt. Der nachdrücklichere Erfolg
der Nervenreizung rührt nicht ausschliesslich von der Aenderung des
Leitungswiderstandes und der kleineren Stärke der Stromesschleifen, die den Wadenmuskel durchsetzen, her. Man muss vielmehr,
wenigstens als Wahrscheinlichkeitssatz annehmen, dass die Muskelmasse einen grösseren Aufwand elektrischer Erregungsgrösse
fordert, als die entsprechenden Bewegungsnerven. Hat man den
Frosch und vorzugsweise das Hüftgeflecht durch eine Reihe elektrischer Reizungen misshandelt, so kann es zuletzt so rasch absterben, dass es geringere Verkürzungen, als die unmittelbar vorher geprüfte Muskelmasse liefert.

c. Reizung von Nerv und Muskel.

Das obere Nadelpaar kam zu diesem Zwecke in den oberen
oder mittleren Theil des Hüftgeflechtes und das untere neben den
Anfang der Achillessehne, wie bei der unmittelbaren Muskelerregung.

41. Der lange Weg, den die elektrischen Ströme durch die
thierischen Theile machen müssen, erzeugt immer verhältnissmässig bedeutende Leitungswiderstände. Es kommt daher häufig
vor, dass hier Stromstärken, Abgleichungsgeschwindigkeiten und
kleine Zeiten des Geschlossenseins der Kette versagen, die mehr
oder minder kräftige Zusammenziehungen bei unmittelbarer Muskelerregung liefern.

42. Sieht man von diesem Umstande ab, so hat man hier wiederum alle Interferenzgesetze wie früher. Die Reizung von Nerv und Muskel schliesst sich mehr der Reizung der Bewegungsnerven als der der Muskelmasse an, wenn die Nerven einen hohen Grad von Reizempfänglichkeit besitzen und der unmittelbaren Muskelerregung, wenn dieses nicht der Fall ist.

43. Wählt man so grosse Stromstärken, dass sich nahezu die gleichen Wirkungsmaxima bei allen einfachen und allen Interferenzerregungen zeigten, so erhält man diese zunächst durch die Reizung der Bewegungsnerven, dann durch die von Nerv und Muskel und noch nicht bei der unmittelbaren Muskelerregung. Ein kleiner abgemagerter Frosch gab z. B. bei dem Gebrauche des Stromes von sechs grossen mit verdünnter Schwefelsäure geladenen Zinkkohlenelementen und der durch Fig. 1 erläuterten Anordnung:

Ort und Richtung des erregenden Stromes	Grösste Hubhöhe der Muskelcurve in Millimetern.		
	Unmittelbare Muskelreizung, 6 bis 12 Min. nach der Enthirnung	Reizung von Nerv und Muskel, 14 bis 20 Minuten nach der Enthirnung	Blosse Erregung des Hüftgeflechtes, 22 bis 26 Minuten nach der Enthirnung
s. p.	16,9	12,8	13,4
s. c.	14,9	12,7	13,4
i. p.	8,9	12,0	13,6
i. c.	14,5	13,0	13,3
s. p. i. p.	18,3	13,9	13,2
s. c. i. c.	18,0	13,0	13,2
s. p. i. c.	11,2	13,0	13,8
s. c. i. p.	18,0	12,9	13,2

d. Negative Schwankung des Nervenstroms.

Die Beobachtungen wurden mit einer Sauerwald'schen Spiegelboussole neuester Construction und unter Abblendung der Wirkungen des Erdmagnetismus angestellt. Ich richtete mir die Leitungen so ein, dass ich den Kugelschliesser, nach dessen Oeffnung der ganze Nervenstrom in die beiden Rollen der Spiegelboussole einbrach, und den Stromwender, mit dem ich die tetanisirenden Inductionsströme auf die erregende Nervenstrecke einwirken liess, leiten konnte, während ich durch das Fernrohr nach dem Spiegelbilde der Scale blickte. Sein Objectiv war 1,7 Meter von der Ebene des Multiplicatorspiegels entfernt. Die Millimeterscale befand sich in der Mitte über demselben.

Der Muskel schrieb zu gleicher Zeit seine Tetanisationscurve auf dem berussten Cylinder auf und ein Gehülfe konnte die Ausschläge der Nadel des Galvanometers von 30000 Windungen, welche die tetanisirenden Ströme erzeugten, ablesen. Da wiederholte Reizungen die Grösse der negativen Schwankung weit mehr als die Zusammenziehungen sinken lassen, so stellte ich die acht Vergleichsversuche in den mannigfachsten Anordnungen an, um ein von jeder Erschöpfungswirkung möglichst unabhängiges Urtheil zu gewinnen.

44. Hält man sich an die ersten Versuche, die man an den empfänglichen Nerven eines frischen Froschpräparates macht, so findet man, dass die wirksamen Interferenzen die negative Schwankung zu vergrössern pflegen, es mögen Muskelzusammenziehungen gleichzeitig vorkommen oder nicht. Diese Norm erhält sich auch oft, wenn man die Interferenzen nach den einfachen Erregungen prüft. Es kann sich dabei ereignen, dass eine Art der Letzteren einen grösseren Anschlag gibt, als jede der Interferenzverbindungen. Tetanisirte ich nur mit Schliessungsinductionsströmen des Magnetelektromotors, so gab z. B. ein grosser Frosch, dessen Hüftgeflecht einen richtigen ruhenden Strom von 19° geliefert hatte:

Ort u. Richtung der electrischen Erregung	Negative Schwankung in Graden	Ort u. Richtung der electrischen Erregung	Negative Schwankung in Graden
i. c.	15	s. p. i. c.	12
i. p.	23	s. c. i. p.	19
s. c.	2	s. c. i. c.	19
s. p.	0,5	s. p. i. p.	14

Man sieht hieraus, dass nicht die Reihenfolge allein die Grösse der Ausschläge bestimmte.

45. Obgleich die Stärke der negativen Schwankungen mit den Muskelleistungen im Allgemeinen wachsen, so stösst man doch oft auf Ausnahmen, man möge eine oder zwei Nervenstrecken reizen. Es kommt häufig oft genug vor, dass sich keine negative Schwankung selbst an empfindlicheren Galvanometern zu erkennen gibt, wenn noch der Muskel kräftig antwortet. Jene zeigt aber auch bisweilen die stärkeren Leistungen der ersten positiven und der zweiten negativen Interferenz an. Tetanisirte ich das zweite Hüftgeflecht des in Nr. 44 erwähnten Frosches mit blossen

Oeffnungsinductionsströmen, so ergab sich bei einem ruhenden Nervenstrome von 6°:

Ort und Richtung der erregenden Ströme	Negative Schwankung in Graden	Grösste Halbhöhe der Muskelcurve in Millimetern	Erste Ablenkung der Nadel des Galvanometers von 30000 Windungen durch die erregenden Inductionsschläge
s. p.	1	22.5	20
s. c.	1	18,8	
i. p.	2	17,3	14
i. c.	4	12,0	
s. p. i. p.	9	8,0	0 bis 4
s. c. i. c.	0	1,4	
s. p. i. c.	0	0,5	
s. c. i. p.	4	3,8	

46. Da sich die negative Schwankung nach beiden Seiten hin von der Reizungsstelle aus fortpflanzt, so muss die gleichzeitige Erregung zweier Nervenstrecken ein Zusammentreffen der zwei negativen Schwankungen oberhalb des unteren Nervenabschnittes zur Folge haben. Man kann nach unseren gegenwärtigen Kenntnissen nicht einsehen, weshalb diese Wirkung bei der ersten und der zweiten negativen Interferenz (*s. p. i. c.* und *s. c. i. p.*) wesentlich verschieden sein sollte. Wenn dessenungeachtet die erste negative Interferenz die schwächsten und die zweite die stärksten Verkürzungen liefert, so rührt jedenfalls der Unterschied nicht von dem Zusammentreffen der beiden negativen Schwankungen oberhalb der unteren Nervenstrecke her. Es kann zu der Hypothese führen, dass die Nervenmolecüle nicht genau kugelig geformt sind.

e. Reflexbewegungen.

Obgleich sie durch elektrische Reizungen weniger leicht, als durch mechanische hervorgerufen werden, so liefern doch empfängliche Frösche belehrende Antworten in Betreff der Interferenzwirkungen. Ich sonderte den linken Wadenmuskel des enthirnten Thieres wie gewöhnlich und befestigte ihn so, dass er seine Reflexverkürzung aufzeichnete. Fiel diese zu schwach aus, als dass die Reibung der Schreibspitze an dem Cylinder eine sichtliche Bewegung gestattete, so entfernte ich jene von diesem, so dass sie die schwachen Wirkungen doppelt vergrössert dem Auge unmittelbar vorführte. Die beiden Einstichnadeln kamen der Länge nach in die rechte Schwimmhaut hinter einander.

47. Die Wirkungen der Interferenzerregungen auf die Empfindungsnerven, welche die Reflexbewegungen erzeugen, gehorchen im Allgemeinen denselben Gesetzen, wie die auf die bewegungserregenden Nervenfasern. Die Reflexwirkungen fordern jedoch einen grösseren Aufwand von Reizungsstärke. Dieses rührt wahrscheinlicher Weise von den Widerständen bei dem Uebergange der Erregung der Empfindungsfasern auf die sensiblen Ganglienkugeln, von diesen auf die motorischen und von ihnen auf die bewegungserregenden Fasern her. Verhältnissmässig starke Ströme erzeugen daher oft nur schwache Reflexbewegungen. Der plötzliche, eine raschere Abgleichung vermittelnde Schluss durch die Anschlagsvorrichtung liefert auch hier günstigere Ergebnisse, als der mehr schleichende durch das Quecksilber. Man findet nicht selten, dass die erste positive und die zweite negative Interferenz sichtlich nachdrücklichere und auf eine grössere Zahl von Theilen ausgedehnte Reflexbewegungen darbieten, als die zweite positive und die erste negative. Ich begegnete diesem Wirkungscharakter auch in Fröschen, die mit Strychnin oder Upas Tieuté vergiftet worden und deren Wadenmuskel ununterbrochen Starrkrampfcurven aufzeichnete. Setzt man die nur einen kleinen Bruchtheil einer Secunde betragende Zeit des Geschlossenseins der Kette nach und nach herab, so bleiben zunächst alle Wirkungen mit Ausnahme derer der zweiten negativen Interferenz aus, bis auch sie endlich nicht mehr beantwortet wird.

48. Jene wirksamen Interferenzen können noch Reflexbewegungen hervorrufen, wenn der Strom weniger als $\frac{1}{4000}$ Secunde geschlossen bleibt. Die des Wadenmuskels geben aber eine 20 bis 30 Mal so kleine oder noch geringere Hubhöhe, als wenn man den Bewegungsnerven unmittelbar anspricht.

f. Empfindungen.

Die beiden Paare der Einstichsnadeln wurden durch eine Korkplatte gesteckt, damit ihre gegenseitige Entfernung unverändert bleibe. Ich legte sie dann an meine Zungenspitze oder den rothen Theil der Unterlippe, um zu bestimmen, unter welchen Bedingungen die erste Spur von Empfindung zum Vorschein kam. Wollte ich nur einen Strom gebrauchen, so wählte ich die in Fig. 1 erläuterte Anordnung. Die von Fig. 3. diente für die Benutzung zweier Ströme. Ich unterbrach noch den Kreis an zwei Stellen, die mit je zwei Einstichsnadeln versehen waren, um diese auf einen Frosch wirken zu lassen und die Bewegungen desselben mit meinen Empfindungen zu vergleichen. Wurden Kettenströme zur Reizung gebraucht, so suchte ich die kleinsten Erregungsgrössen durch eingeschaltete Widerstände herzustellen. Die Zunahme der gegenseitigen Entfernung der inducirenden und der inducirten Rolle des Magnetelektromotors leistete denselben Dienst für die Inductionswirkungen, das Hammerwerk mochte gesperrt sein, um nur einen Schliessungs- und einen Oeffnungsinductionsstrom zu erhalten, wenn das Uhrwerk die inducirende Kette schloss, oder sich frei bewegen und Erregungsströme so lange durch die Gewebe treten lassen, als der schliessende Stift durch das Quecksilber ging.

Zwei Umstände machen diese Versuche unsicher. Man hat es nicht in seiner Gewalt, die Spitzen der Einstichsnadeln immer genau an die gleichen Stellen der Zungenspitze oder der Unterlippe und in derselben Weise anzulegen. Befindet man sich an der Grenze der Wahrnehmbarkeit, so erzeugt oft ein erster Versuch eine deutliche Empfindung. Sie mangelt aber bei allen späteren, selbst wenn sie nach nicht ganz kurzen Zwischenzeiten gemacht werden. Ich habe daher auch nie mehr als eine Prüfungsreihe an einem Tage angestellt. Arbeitet man mit dem Magnetelektromotor und hat die Rollenstellung gefunden, bei welcher der erste schwache Empfindungseindruck auftritt, so verstärkt sich dieser unverhältnissmässig, so wie man die inducirte Rolle der inducirenden um wenige Millimeter näher bringt. Die Zungenspitze und der rothe Theil der Unterlippe führen im Ganzen zu beständigeren Ergebnissen als die Fingerspitzen.

49. Der Froschnerv erscheint unter allen Verhältnissen empfindlicher, als die Zungenspitze oder die Unterlippe. Verhältnissmässig starke Kettenströme, welche die heftigsten Verkürzungen des Wadenmuskels erzeugen, führen noch zu keiner Spur von Empfindung. Man kann sogar in diesem Falle schon Reflexbewegungen in dem rechten Hinterbeine haben, wenn man die Nadeln zu beiden Seiten des linken Fusses des Frosches anlegt.

50. Inductionsströme wirken in jeder Hinsicht kräftiger auf die Empfindungsnerven als die Kettenströme, und die Oeffnungsschläge wiederum nachdrücklicher als die Schliessungsschläge.

51. Die erste positive und die zweite negative Interferenz (*s. p. i. p.* und *s. c. i. p.*) erzeugen am Ehesten die ersten Empfindungsspuren, man möge Kettenströme, einzelne oder oft wiederholte Inductionsschläge gebrauchen. Es kommt ausserdem häufig vor, dass auch die zweite positive Interferenz (*s. c. i. c.*) lebhafte Empfindungen hervorruft, wenn die erste negative (*s. p. i. c.*) noch nicht wirkt. Alle diese Eigenthümlichkeiten zeigen sich nicht bloss bei dem Gebrauche von blossen Schliessungs- oder blossen Oeffnungsschlägen, sondern auch bei dem von Wechselströmen. Waren die Rollen des Magnetelektromotors, den ich benutzte, ganz zusammengeschoben, so zeigte die Scale auf 108 Millimeter. Die Wechselströme riefen dann die ersten Empfindungsspuren hervor:

Richtung der Einstellung d. Stromwende	Ablenkung der Galvanometernadel in Graden	Dem Ende der Inductionsrolle entsprechender Skalengrad des Magnetelectromotors bei dem ersten Empfindungseindrucke	
		Zungenspitze	Rother Theil d. Unterlippe
s. p.	} 4	215	205
s. c.		150	153
i. p.		169	163
i. c.		159	149
s. p. i. p.	6	214	201
s. c. i. c.	5 bis 6	210	201
s. p. i. c.	0	138	123
s. c. i. p.	0	208	206

52. Man sieht wiederum, dass die Galvanometernadel bei den beiden negativen Interferenzen ruhig bleibt, wenn auch die zweite kräftige Empfindungen hervorruft. Das Bewusstsein von diesen tritt später ein, als die Zusammenziehung des Wadenmuskels des Frosches. Man bemerkt den Eindruck oft genug erst unmittelbar ehe oder während die Galvanometernadel auszuschlagen anfängt. Der Unterschied ist aber geringer als bei den Reflexbewegungen, die bisweilen erst auftreten, wenn die Nadel das Ende ihres Anschlages erreicht hat oder sogar noch in ihrem Nachschwingen begriffen ist.

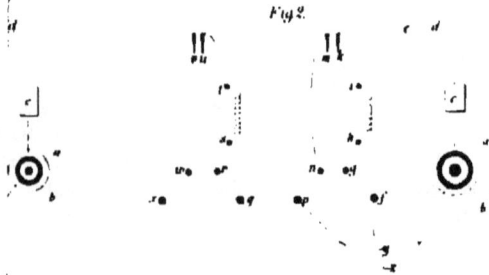

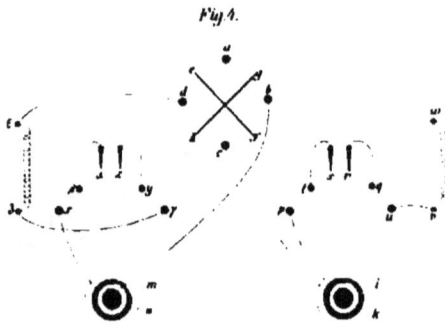

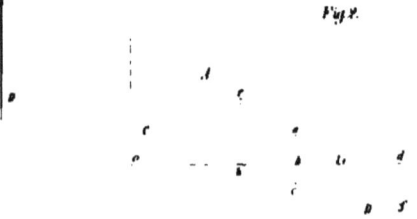

Fig 2.

Fig 4.

Fig 2.

Berichtigender Zusatz zu den Untersuchungen über die Erregungsleitung im polarisirten Nerven.

Von

L. Hermann.

Unter den Beweisen für das von mir aufgestellte Gesetz der Erregungsleitung im polarisirten Nerven (dies Archiv VII, p. 323) nimmt der p. 331 ff. angeführte Versuch eine hervorragende Stelle ein. Er besteht darin, dass bei Durchströmung einer sehr langen, bis zum Muskel reichenden Nervenstrecke die Reizung im oberen Theil der unteren Streckenhälfte (etwa bis zum unteren Drittel) bei aufsteigendem Strom verstärkte, bei absteigendem Strom geschwächte Zuckung giebt, und zwar bei jeder Stärke des polarisirenden Stromes. Bei weiterer Beschäftigung mit diesem Gegenstande bin ich auf einen Einwand aufmerksam geworden, der sich gegen die Beweiskraft dieses Versuches erheben lässt, und der sich in alsbald angestellten Controlversuchen als begründet erwiesen hat.

Bei der Durchströmung des ganzen Nerven nämlich ist wegen des grösseren Querschnitts im oberen Theil bis zum Abgang der Oberschenkeläste die Dichte im oberen Theil grösser als im unteren; der Nerv muss sich also annähernd so verhalten, als ob die obere Electrode verzweigt wäre, oder als ob ausser einem die ganze Länge des Nerven durchfliessenden Strome noch ein zweiter, schwächerer, vorhanden wäre, dessen obere Electrode sich an der Stelle des Abgangs der Oberschenkeläste (wo die Dichte sich fast plötzlich ändert) befindet. Hierdurch aber muss der wirkliche galvanische Mittelpunct der durchflossenen Strecke um ein Gewisses nach unten vom geometrischen Mittelpunct verschoben werden. So kann es sich also erklären, dass ein gewisser Theil der unteren Hälfte ein Verhalten zeigt, das nach den Pflüger'schen Sätzen nur die obere Hälfte zeigen dürfte, wenn die Dichte überall die gleiche wäre. So einfach dieser Einwand jetzt, einmal aufgestellt, erscheint, ist er mir doch leider während meiner Arbeit nicht in den Sinn gekommen, was ich mir zum lebhaften Vorwurf mache.

Ist er begründet, so muss das von mir gefundene Verhalten ausbleiben, wenn man die unterhalb des Abgangs der Oberschenkeläste gelegene Nervenstrecke durch ein angelegtes Stück eines anderen Nerven etwa auf den Querschnitt der oberen Strecke verdickt. Dies ist nun in der That der Fall. Die mehrfach erwähnte Strecke in der unteren Hälfte, die eben noch bei aufsteigendem Strome verstärkte, bei absteigendem geschwächte Zuckung ergeben hatte, nimmt sogleich das entgegengesetzte Verhalten an, wenn man das verdickende Nervenstück anlegt, und zeigt wieder das erstere, wenn man die Auflagerung wieder entfernt; man kann dies an demselben Nerven beliebig oft wiederholen. Beschränkt man sich bei dem Hauptversuch auf das unterhalb des Abgangs der Oberschenkeläste liegende Nervenstück, so lässt sich nunmehr kein Punct der unteren Streckenhälfte auffinden, der das oben angegebene Verhalten zeigt.

Der Versuch, den ich für einen Kreuzversuch zwischen der Pflüger'schen und meiner Erklärung der Erregungserscheinungen am polarisirten Nerven hielt, ist also kein solcher, sondern der Pflüger'sche Satz reicht zu seiner Erklärung aus. Freilich können die Resultate nicht etwa jetzt gegen meine Erklärung angeführt werden, da wir, wie ich in meiner Arbeit gezeigt habe, den Grad der Polarisation der intramusculären Nervenendigungen nicht genügend beurtheilen können; es kann also die p. 331 als $d\,i$ bezeichnete Strecke von unerklärlicher Kürze sein. Die Sachlage ist jetzt folgende: Die von Pflüger festgestellten Zuckungsgesetze am polarisirten Nerven können vollkommen gleich gut durch Pflüger's Satz von den localen Erregbarkeitsveränderungen wie durch den von mir aufgestellten Satz erklärt werden, der von gewissen galvanischen Erscheinungen bei der Erregung hergenommen ist. Die letzteren, und ferner die von mir festgestellte Thatsache, dass bei gewissen Stromstärken die Erregung die Stelle der Cathode nicht zu überschreiten vermag, scheinen mir für meine Deutung der Erscheinungen zu entscheiden.

Zürich, den 8. Mai 1873.

Zur Physiologie der Harnansammlung in der Blase.

Von

Dr. G. Edlefsen,

prakt. Arzt und Privatdocent in Kiel.

Im III. Bande dieses Archivs habe ich in einer kurzen Notiz darauf aufmerksam gemacht, dass der Harn unter günstigen Bedingungen sich in der menschlichen Harnblase in Schichten von verschiedener Dichtigkeit ansammelt, der Art, dass bei der Entleerung der Blase die ersten Portionen des entleerten Harns beträchtlich dunkler und schwerer erscheinen als die letzten. In Nachstehendem beabsichtige ich einige Belege für meine damaligen Angaben beizubringen und zugleich dieselben durch einige Bemerkungen zu erläutern und durch weitere Beobachtungen zu ergänzen. Wenn ich auch der Sache selbst keine grosse Bedeutung beimessen kann, so möchte ich doch meine Beobachtungen, die, bis jetzt wohl die einzigen diesen Punkt betreffenden, vielleicht die Grundlage und die Anregung zu weiteren Untersuchungen darbieten können, nicht verloren gehen lassen, zumal da die Vorlegung derselben unentbehrlich sein dürfte, um den Lesern das erwähnte Verhalten ganz in der fast überraschenden Weise, wie es sich mir dargestellt hat, vor Augen zu führen. Auch glaube ich, selbst wenn sie ohne alle praktische Verwerthung bleiben sollten, doch sie nicht für ganz werthlos halten zu dürfen, da sie immer den Beweis liefern, dass auch hier, wie überall, wohin die Forschung dringt, die unveränderlichen Naturgesetze ihre Anwendung finden, grade in der Weise, wie wir es a priori construiren müssten.

Was zunächst die von mir in jener Notiz aufgestellte Theorie betrifft, so wird wohl kaum Jemand bestreiten, dass eine Ansammlung des Harns in der Blase in Schichten von verschiedener Dichtigkeit bei gewöhnlicher Haltung und Lage der Blase nur zu Stande kommen kann, wenn der Gang der Absonderung ein solcher ist, dass auf anfangs abgesonderten leichten Harn immer schwerere Portionen folgen, die jenen allmählich emporheben. Es ist aber auch schon, a priori betrachtet, durchaus wahrscheinlich, dass sie, wenn diese Bedingung erfüllt ist, immer erfolgen wird, sofern nicht andere Umstände störend in den Weg treten,

da das Einströmen des Harns aus den Ureteren in die Blase,
wenigstens bei horizontaler Lage des Körpers, so allmählich und
unter so geringem Drucke erfolgt, dass eine Mischung der einzelnen Portionen nur zu vermuthen, so lange in der Blase nur
wenig Flüssigkeit enthalten ist, deren Höhe das Niveau der
Ureterenmündungen nur wenig überragt. Meine Beobachtungen
bestätigen denn auch, wie wir sehen werden, diese Voraussetzung
vollkommen.

Eine zweite Frage ist die, ob es wahrscheinlich sei, dass
Flüssigkeitsmengen von verschiedenem specifischen Gewicht so
lange (7 bis 9 Stunden) über einander geschichtet verbleiben
können, ohne dass eine Ausgleichung ihres Eigengewichts einträte. Diese Frage ist nun freilich für gewisse Flüssigkeiten
schon durch Hoppe-Seyler beantwortet worden, und zwar im
bejahenden Sinne [1]; dasselbe geschieht auch, wie ich meine,
durch das Thatsächliche meiner Beobachtungen. Dennoch habe
ich nicht unterlassen wollen, sie auch meinerseits und für andere
Lösungen experimentell zu prüfen. Ich verzichte auf eine Mittheilung meiner bezüglichen Versuche in extenso und will nur
anführen, dass ich Kochsalzlösungen von verschiedenem specifischen Gewicht in 6facher Schicht tagelang (in einer Schuster-
kugel) über einander geschichtet erhalten habe, ohne dass eine
Ausgleichung des specifischen Gewichts eintrat. Nur eine Abschwächung der Unterschiede trat ein in dem Sinne, dass die
untersten schwersten Schichten etwas am specifischen Gewicht
verloren, die oberen dagegen in entsprechendem Masse gewannen.
Es wird also auch in dieser Hinsicht der Beweis geliefert, dass
der von mir ausgesprochenen Erklärung Nichts im Wege steht.

Es ist klar, dass die günstigsten Bedingungen für die
Schichtung des Harns in der Blase, wie ich dies auch schon
hervorgehoben habe, während der Nachtruhe gegeben sind.
Nicht nur, dass die ruhigere und gleichmässigere Haltung des
Körpers während des Schlafs die Mischung der sich bildenden
Schichten möglichst verhüten wird, auch der Gang der Absonderung des Harns muss während der Nacht, wenn nicht während
derselben von Neuem Flüssigkeit aufgenommen wird, immer ein
solcher sein, dass er die Schichtung in der Blase begünstigt;

---

1) Hoppe-Seyler, Medicinisch-chemische Untersuchungen. Erstes
Heft. 1866. I. Beiträge zur Kenntniss der Diffusionserscheinungen.

denn während der Nacht wird bei mangelnder Flüssigkeitsaufnahme der abgesonderte Harn nothwendig von Stunde zu Stunde concentrirter, ein Verhalten, das sich während des Tages freilich auch wiederholen kann, aber selten während eines gleich langen Zeitraums ohne Störung besteht. Dazu kommt noch ein Moment, dessen Bedeutung (wie man bei Versuchen zur Darstellung der Harnansammlung in der Blase nur zu oft wahrnimmt) wahrscheinlich nicht zu unterschätzen ist. Während der Nachtruhe bei annähernd horizontaler Lage des Körpers wird, wie schon oben hervorgehoben, der an und für sich geringe Secretionsdruck der Niere durch die Schwere nicht oder nur wenig verstärkt, während dagegen bei aufrechter Haltung schon die Schwere genügen wird, Kraft und Geschwindigkeit des Flüssigkeitsstroms in den Ureteren vielleicht nicht ganz unbeträchtlich zu vermehren und so eine Ansammlung der schwereren Flüssigkeit unter der leichteren ohne wenigstens theilweise Vermischung derselben zu verhindern [1]).

Dennoch kommt auch bei aufrechter Körperhaltung während des Tages, wenn die Bedingungen der Absonderung günstig sind, eine ähnliche Schichtung des Harns in der Blase nicht selten zu Stande und selbst anhaltende Gehbewegungen vermögen oftmals nicht eine vollständige Mischung der gebildeten Schichten hervorzubringen. Der Einfluss der Erschütterung durch das Gehen wird ohne Zweifel ganz besonders dadurch abgeschwächt, dass die Blasenwand die Flüssigkeit immer fest umschliesst, während zugleich die Gestalt der Blase eine gleichmässig gleitende Verschiebung der Flüssigkeitsmasse als Ganzes innerhalb derselben begünstigt, ein Verhalten, auf welches ich weiter unten noch zurückkommen werde.

Freilich, so constant wie während der Nachtruhe findet man am Tage die Schichtung nicht. Vielmehr habe ich wiederholt bei der Entleerung der Blase am Tage, auch wenn die Retention 5 Stunden und länger gedauert hatte, ohne dass von Neuem Flüssigkeit aufgenommen wäre, keinen Unterschied im Eigengewicht der verschiedenen Portionen (durch aräometrische Bestimmungen) wahrnehmen können. Auch war die Schichtung, wenn sie am Tage zu Stande gekommen, niemals durch so in die Augen fallende Gegensätze ausgezeichnet, wie die während

---

1) Nach Luschka sind die Ureteren beim Erwachsenen 26 bis 27 Cm. lang.

502 Dr. G. Edlefsen:

der Nacht entstandene. Es wird dieses zum Theil darauf beruhen, dass die Erschütterung beim Gehen doch nicht ohne Einfluss auf den Inhalt der Blase bleibt, namentlich so lange der Füllungsgrad ein geringer ist; zum Theil darauf, dass während des Tages nicht leicht die Absonderungsverhältnisse so günstig sind, wie, namentlich nach reichlicher Flüssigkeitsaufnahme und bei langdauernder Retention, während der Nacht; und zum Theil dürfte auch, wie oben erwähnt, der Einfluss der Schwere auf den Strom in den Ureteren in Betracht kommen.

Es mögen jetzt zunächst einige Beispiele zeigen, wie sich die Schichtung einmal während der Nacht, 1. nach reichlicher und 2. nach geringer Flüssigkeitsaufnahme, und wie sie ferner sich während des Tages gestaltet; wozu ich nur noch Folgendes bemerke: In der Regel (nur Beobachtung 10 macht eine Ausnahme) pflegte ich um 12 Uhr Nachts die Blase zu entleeren, zu einer Zeit, wo nach reichlicher Aufnahme von Flüssigkeit (in der Regel ca. 600 Ccm. Bier, die in der Zeit von 10—12 Uhr getrunken wurden) eben die Absonderung eines verdünnten Harns ihren Anfang nahm, während auch nach geringer Flüssigkeitsaufnahme doch immer um diese Zeit ein leichterer Harn abgesondert wurde als vorher und in den folgenden Stunden der Nacht. Bei den Beobachtungen am Tage war in der Regel die Blase um 9½ Uhr Morgens entleert und wurde von 8 Uhr Morgens bis 2½ Uhr Nachmittags keine Flüssigkeit eingeführt. — Die Entleerung der Blase wurde bei diesen Beobachtungen immer in aufrechter Stellung vorgenommen. Die Bestimmungen des specifischen Gewichts sind fast sämmtlich (ausgenommen in Beobachtung 11 u. 16) mit einem aus zwei Spindeln bestehenden Urometer gemacht, deren eine von 1000 bis 1020, die andere von 1020 bis 1040 spec. Gewicht anzeigt, jede jedoch mit Theilung in 40 Theilstriche, und zwar wurden die Bestimmungen immer erst ausgeführt, nachdem jede Harnportion auf 15—18° C. abgekühlt war.

Tabelle I.

Nach reichlicher Flüssigkeitsaufnahme, während der Nacht angesammelt, Morgens 7 Uhr entleert in Beobachtung 1—9 nach 7stündiger, Beobachtung 10 nach 9½stündiger Retention in der Blase.

Harnportion	Beobachtung 1. 9. Mai 1871.		Beobachtung 2. 10. Mai 1871.		Beobachtung 3. 11. Mai 1871.		Beobachtung 4. 12. Mai 1871.		Beobachtung 5. 13. Mai 1871.	
	Harnmenge Ccm.	Spec. Gewicht.	Harnmenge Ccm.	Spec. Gewicht.	Harnmenge Ccm.	Spec. Gewicht.	Harnmenge Ccm.	Spec. Gewicht.	Harnmenge Ccm.	Spec. Gewicht.
1	58	1018	85	1018,5	78	1016	85	1017,5	72	1016
2	102	1011	80	1013	77	1013	66	1015	82	1012,5
3	81	1006	82	1007,5	83	1009	82	1010,5	78	1008
4	86	1004,5	87	1004	81	1007	80	1007,5	88	1004,5
5	85	1004	87	1003	86	1005	83	1006	84	1002
6	—	—	88	1002	88	1003	85	1005	92	1002
7	—	—	125	1001,5	98	1002,5	—	—	86	1002
Gesammtmenge	412	1009	631	1007,5	591	1008	481	1010	582	1007

Harn-portien.	Beobachtung 6. 22. Mai 1871.		Beobachtung 7. 23. Mai 1871.		Beobachtung 8. 31. Mai 1871.		Beobachtung 9. 1. Juni 1871.		Beobachtung 10. 2. Juni 1871.	
	Menge Ccm.	Spec. Gewicht	Menge Ccm.	Spec. Gewicht	Menge Ccm.	Spec. Gewicht	Menge Ccm.	Spec. Gewicht	Menge Ccm.	Spec. Gewicht
1	75	1015	76	1013	83	1018,5	92	1017	102	1015
2	67	1013	62	1011	92	1014	82	1013,5	98	1012
3	70	1011	78	1008	88	1009	76	1010	114	1010
4	80	1008	78	1006	94	1005,5	76	1007,5	94	1008
5	84	1006	85	1003,5	90	1004	80	1006,5	96	1007
6	84	1005	85	1002,5	—	—	—	—	94	1006,5
7	—	—	84	1002,5	—	—	—	—	114	1006,5
Gesammtmenge	450	1009,5	548	1006,5	442	1010,5	406	1011,5	712	1009,5

Tabelle II.

Nach geringer Flüssigkeitsaufnahme während der Nacht angesammelt, nach 7stündiger Retention in der Blase Morgens 7 Uhr entleert.

Harn-portien.	Beobachtung 11. 8. Mai 1871.		Beobachtung 12. 13. Mai 1871.		Beobachtung 13. 3. Juni 1871.		Beobachtung 14. 25. Mai 1871.		Beobachtung 15. 27. Decbr. 1871.	
	Menge Ccm.	Spec. Gew.[1]	Menge Ccm.	Spec. Gewicht	Menge Ccm.	Spec. Gewicht	Menge Ccm.	Spec. Gewicht	Menge Ccm.	Spec. Gewicht
1	65	1028	76	1027,5	100	1025	98	1025,5	73	1029
2	78	1026	76	1026,5	82	1022	82	1024,5	76	1027,5
3	38	1022	83	1025,5	—	—	—	—	—	—
Gesammtmenge	181	?	235	1026,5	182	1023,5	180	1025	149	1028

Tabelle III.

Nach mittlerer Flüssigkeitsaufnahme während des Tages angesammelt, nach 5—6stündiger Retention in der Blase Nachmittags 2½ Uhr entleert.

Harn-portien.	Beobachtung 16. 8. Mai 1871.		Beobachtung 17. 31. Mai 1871.		Beobachtung 18. 22. Mai 1871.		Beobachtung 19. 30. Mai 1871.		Beobachtung 20. 14. April 1872.	
	Menge Ccm.	Spec. Gew.[1]	Menge Ccm.	Spec. Gewicht	Menge Ccm.	Spec. Gewicht	Menge Ccm.	Spec. Gewicht	Menge Ccm.	Spec. Gewicht
1	90	1016	92	1019	72	1010	84	1020	88	1021,5
2	72	1015	76	1018	82	1009	90	1019	86	1021
3	70	1014,5	74	1017,5	76	1007,5	102	1018	68	1019,5
4	—	—	—	—	80	1007	—	—	—	—
5	—	—	—	—	82	1007	—	—	—	—
6	—	—	—	—	66	1007	—	—	—	—
Gesammtmenge	232	?	242	1018,5	458	1008	276	1019	242	1021

Man ersieht aus diesen Tabellen nur die Bestätigung dessen, was ich oben gesagt habe. Es kann auf den ersten Blick vielleicht auffallend erscheinen, dass die Umänderung der horizontalen Lage in die auf-

---

1) Bestimmt mittelst eines kleinen französischen Urometers, die gefundenen Werthe berichtigt durch Vergleichung mit den sonst benutzten Instrumenten.

rechte Stellung keine Veränderung der vorhandenen Schichten in ihrem Verhältniss zu einander hervorbringt. Doch verschwindet das Auffallende wohl schon, wenn man bedenkt, dass in liegender Stellung der Fundus mit den Einmündungsstellen der Ureteren, in aufrechter Stellung der Blasenhals den tiefsten Theil der Blase bilden, und dass, da beide Stellen nur wenig von einander entfernt, eine geringe Verschiebung des Blaseninhalts genügt, um die Entleerung des Harns in derselben Reihenfolge der Schichten erfolgen zu lassen, wie sie während der horizontalen Lage bestand. Wie noch viel eingreifendere und plötzlichere Veränderungen, ja Umkehrungen der Lage ausgeführt werden können, ohne dass eine Mischung der vorhandenen Schichten erfolgt, werde ich weiter unten zeigen.

Im Speciellen möchte ich mir noch in Betreff der Beobachtung 10 eine Bemerkung erlauben. Bei dieser war die Blase nicht, wie gewöhnlich, um 12 Uhr Nachts, sondern um 9½ Uhr Abends zuletzt entleert worden. Es fand sich in Folge davon zu der Zeit, wo die Absonderung des leichteren Harns ihren Anfang nahm, bereits eine Quantität concentrirten Harns in der Blase vor (in einem Falle [10. Juni 1872] hatte z. B. der Harn, den ich um 9½ Uhr entleerte, ein specifisches Gewicht von 1019,5, der um 12 Uhr entleerte ein solches von 1025) und es erklärt sich hieraus, dass, obgleich in diesem Falle die Gesammtmenge des in der Blase enthaltenen Harns grösser war als in sämmtlichen andern Beobachtungen, dennoch die letzten Portionen des entleerten Harns schwerer waren als in sämmtlichen andern Fällen, in denen es sich um annähernd gleich grosse Mengen handelte, und dass überhaupt in dieser Beobachtung 10 sich ein weniger grosser Unterschied in dem Gewicht der einzelnen Portionen bemerkbar machte. Derartige Umstände sind natürlich bei der Beurtheilung des Befundes immer zu berücksichtigen.

Dem bisher Angeführten habe ich nun noch einige Beobachtungen hinzuzufügen, die geeignet sind, ein weiteres Licht auf das Verhalten des Harns in der Blase und auf das Verhalten der Blase als Reservoir für den Harn zu werfen.

Indem ich mich anfangs von der irrigen Vorstellung leiten liess, dass die Blase im gefüllten Zustande einen etwas länglichen, vielleicht annähernd birnförmigen, Hohlraum darstelle und dass bei einer Umkehrung dieses so gestalteten Hohlraums auch sein Inhalt als Ganzes umgekehrt werden müsse, ähnlich wie der Inhalt länglicher Flaschen, erwartete ich zuerst, dass bei einer Umänderung der gewöhnlich eingehaltenen Rücken- oder halben Seitenlage in die Bauch- oder Knie-Ellenbogenlagen, bei welcher ohne Zweifel der Hals der Blase den höchsten, der Apex den tiefsten Platz einnehmen musste, ein Herabsinken der schwereren Flüssigkeitsschichten in die leichteren hinein, also eine ausgleichende Mischung des ganzen Blaseninhalts eintreten würde. Allein

ich fand diese Erwartung nicht bestätigt. Zu wiederholten Malen
nahm und hielt ich vor der Entleerung der Blase 5 Minuten bis
eine halbe Stunde lang die Bauchlage ein, fand aber immer bei
der nachfolgenden, in aufrechter Stellung vorgenommenen Entleerung der Blase dieselbe Erscheinung wie früher: die zuerst
entleerten Portionen schwerer, die folgenden immer leichter; und
nicht einmal eine Abschwächung der Differenz der verschiedenen
Portionen war zu bemerken. (Beobachtung 6, 7 und 9 gehören
hierher).

Es blieb also nur die Annahme übrig, dass die Blase zu
jeder Zeit, wenigstens bei irgend beträchtlicher Füllung, annähernd
eine Kugelgestalt hat[1]) und dass ihr Inhalt bei Bewegungen
des Körpers, selbst wenn dieselbe zu einer völligen Umkehrung
der Lage der Blase führen, sich innerhalb derselben als Ganzes
gleichsam gleitend verschiebt, oder vielleicht richtiger ausgedrückt:
dass der Inhalt der Blase bei solchen Bewegungen in
Ruhe verharrt, während sich die Blasenwand gleitend
um ihn herumbewegt, ein Verhalten, wie man es bei annähernd kugelförmigen Flaschen, Retortenkolben etc. gleichfalls
beobachtet. Eine weitere Beobachtung bestätigte diese Annahme
denn auch sogleich. Als ich nämlich Morgens die Knie-Ellenbogenlage einnahm und in dieser Lage die Entleerung der
Blase bewerkstelligte, zeigte sich die direct umgekehrte Folge
der einzelnen Portionen des entleerten Harns, so dass die erste
Portion die leichteste, die letzte die schwerste war. Es
hatte also die Blasenwand sich in solcher Weise um den Inhalt
verschoben, dass jetzt die leichteste Schicht des letzteren die
Gegend des Blasenhalses, die schwerste diejenige des Apex einnahm. Ich lasse die betreffende Beobachtung hier folgen:

---

1) Man muss nach meinen Beobachtungen wohl annehmen, dass auch
das Anliegen gefüllter Darmschlingen beim Lebenden keinen wesentlichen
Einfluss auf die Gestalt der Blase übt, da bei einer irgend erheblichen Ein-
buchtung der Blasenwand an einer Stelle wahrscheinlich doch die gleichmässige Verschiebung der Flüssigkeit gegen die Wand unmöglich werden
würde. In der Leiche scheint es anders zu sein; wenigstens lassen manche
Abbildungen von Durchschnitten gefrorener Leichen, in welchen die Blase
als durchaus unregelmässig gestalteter Hohlraum erscheint, kaum eine andere Deutung zu.

Beobachtung 21. den 30. Juni Morgens 7 Uhr
in der Knie-Ellenbogenlage entleert:

1. Portion :   90 Ccm.,   spec. Gew. 1005,5
2.   »   92   »   »   »   1007
3.   »   94   »   »   »   1009
4.   »   88   »   »   »   1012
5.   »   96   »   »   »   1013,5

Gesammtmenge: 460 Ccm., spec. Gew. 1010.

Da die Knie-Ellenbogenlage für die Entleerung des Harns,
namentlich in getheilten Portionen, sehr unbequem ist, so habe
ich mich bei späteren Versuchen darauf beschränkt, nur eine
Portion in dieser Lage zu entleeren, das Uebrige dagegen in
aufrechter Stellung. Es zeigte sich dann jedesmal, dass die in
der Knie-Ellenbogenlage gelassene Portion das niedrigste, die
erste in aufrechter Stellung entleerte dagegen das höchste specifische Gewicht hatte, während auf diese letztere immer leichtere
Portionen folgten. — Einige dieser Beobachtungen mögen hier
noch ihren Platz finden :

Nr. der Beob-achtung.	Datum.	In der Knie-Ellenbogen-lage entleert:	In aufrechter Stellung entleert, 1. Portion:
22	22. 9. 72.	88 Ccm. à 1004 sp. Gew.	105 Ccm. à 1015 sp. Gew.
23	23. 10. 72.	101 » » 1006 » »	93 » » 1017,5 » »
24	24. 10. 72.	102 » » 1003,5 » »	103 » » 1015 » »
25	28. 10. 72.	94 » » 1004 » »	98 » » 1015 » »

Deutlicher aber noch als diese dürften wohl die folgenden
Beobachtungen zeigen, in welcher Weise bei den verschiedenen
Lageveränderungen des Körpers die Blasenwand sich um den
ruhenden Inhalt herumbewegt:

	Beobachtung 26. 27. Oct. 1872	Beobachtung 27. 9. Novbr. 1872.
In Rückenlage mit erhöhtem Becken,	92 Ccm. à 1006 sp. Gew.	94 Ccm. à 1005 sp. Gew.
In Rückenlage mit etwas gesenkt. Becken,	93 Ccm. à 1014,5 sp. Gew.	96 Ccm. à 1010,5 sp. Gew.
In auf-rechter Stellung entleert { 1. Prt.	84 Ccm. à 1018 sp. Gew.	94 Ccm. à 1019 sp. Gew.
2. »	98 » » 1010 » »	98 » » 1012,5 » »
3. »	89 » » 1005 » »	106 » » 1006 » »
4. »	116 » » 1003,5 » »	140 » » 1004,5 » »

Man sieht, bei Rückenlage mit erhöhtem Becken war es nicht, wie in der Knie-Ellenbogenlage die leichteste Schicht, die auf der Höhe des Blasenhalses stand, bei gesenktem Becken wiederum nicht, wie in aufrechter Stellung, die schwerste. Vielmehr stand bei beiden Lagen eine der mittleren Schichten in der Horizontalebene des Blasenhalses und wurde aus der Mitte heraus zuerst entleert, bei beiden stand also die Blase noch in der Mitte zwischen den beiden Extremen der höchsten und der tiefsten Lage des Blasenhalses.

Eine solche Verschiebung des Inhalts gegen die Blasenwand wird nun ohne Zweifel, wenigstens wenn die Blase erst einen gewissen Füllungsgrad erreicht hat, bei jeder Bewegung des Körpers in bald höherem, bald geringerem Grade stattfinden und hierdurch dürfte in der Regel bei den Gehbewegungen ebenso wie bei Veränderungen der horizontalen Lage eine Mischung der einmal gebildeten Schichten theils gehindert, theils wenigstens beschränkt werden.

Zum Schluss muss ich noch bemerken, dass ich sämmtliche Bestimmungen des specifischen Gewichts bei diesen Untersuchungen nur mittelst des Aräometers ausgeführt habe. Zu piknometrischen Bestimmungen fehlte mir leider die Zeit; doch kann es nicht zweifelhaft sein, dass man durch letztere ein viel richtigeres Bild von dem wirklichen Verhalten des Harns in der Blase erhalten würde. Selbstverständlich findet in der Blase ein ganz allmählicher Uebergang von der schwersten bis zur leichtesten Portion Statt und grade dieser allmähliche Uebergang würde durch piknometrische Bestimmungen viel besser als durch aräometrische nachgewiesen werden, da man zu ersteren weit kleinere Mengen würde verwenden können.

Alle Beobachtungen habe ich an mir selbst gemacht, indem mir die Gelegenheit fehlte, solche auch an Anderen anzustellen. Da aber meine Beobachtungen in den einfachsten physikalischen Gesetzen ihre Begründung finden, so kann ich nicht zweifeln, dass es Andern leicht sein wird, dieselben zu bestätigen.

Anhang.

Ich habe mich bei diesen Untersuchungen lediglich auf die Bestimmung des specifischen Gewichts und der dadurch angedeuteten quantitativ verschiedenen Zusammensetzung der verschiedenen Harnportionen beschränkt; ich glaube jedoch, dass man, namentlich bei krankhaften Zuständen der Blase, vielleicht nicht selten auch auf qualitative Unterschiede in der Zusammensetzung der einzelnen Harnportionen stossen würde. Kraus[1]) hat bereits bei Blasenkatarrh zuweilen die erst gelassene Harnmenge sauer, die zuletzt gelassene alkalisch gefunden. Wenn ich nun auch in dem mir zugänglichen Referat über seine Arbeit in Betreff des specifischen Gewichts dieser verschiedenen Portionen keine Angaben finde, so glaube ich doch die Erklärung dieses Verhaltens darin suchen zu müssen, dass in solchen Fällen die zuletzt gelassene Harnmenge, als die obere und vermuthlich leichtere, längere Zeit mit der kranken Blasenschleimhaut in Berührung gestanden hat, als die untere, zuerst entleerte, vermuthlich schwerere, die zugleich wegen ihrer grösseren Concentration und ihres grösseren Gehalts an sauren Salzen einer verhältnissmässig grösseren Menge Alkalis zur Neutralisirung oder gar Alkalisirung bedurfte. Vielleicht werden bald ähnliche Beobachtungen in grösserer Zahl bekannt werden, die auch dieses Verhalten sicherer aufklären.

Die Contraction der Muskelfaser.

Von

W. Krause,
Professor in Göttingen.

Betrachtet man eine lebende Muskelfaser von Insecten, die sich stellenweise stark contrahirt hat, so fällt eine bedeutende Veränderung auf gegenüber dem Ruhezustande. Das Bild des letzteren ist bekannt und übereinstimmende Untersuchungen von Plósz, Flögel, Merkel, Engelmann u. A. haben meine früheren Angaben[2]) bestätigt, dass die Querlinien (Grundmembranen)

---

1) B. Kraus, Beiträge zur Lehre des Katarrhs der männlichen Harnblase. — Allgem. Wiener med. Ztg. 1870 Nr. 30—50. Leider war mir nur das Referat in Virchow-Hirsch, Jahresbericht zugänglich.

2) Gött. Nachr. 20. Aug. 1868. Die motorischen Endplatten, Hannover, 1869.

in der isotropen Substanz gelegen, gegen Essigsäure resistent,
sowie dass erstere doppeltbrechend sind.

Die contrahirte Muskelfaser dagegen ist breiter (und dicker)
geworden, die Querstreifung enger und zugleich ist gewöhnlich
eingetreten, was Engelmann[1]) die Umkehrung nennt. Die isotrope Substanz ist (Nb. scheinbar) dunkler geworden, die anisotrope relativ heller.

Diese eigenthümliche Erscheinung hat bereits zu mehreren
Erklärungsversuchen Anlass gegeben, die zugleich Theorien der
Muskelcontraction involviren. Nach Merkel rückt von beiden
Seiten eine halbe anisotrope Querscheibe an die Grundmembran
heran. Diese Ansicht wird, wie Engelmann zeigte, schon dadurch widerlegt, dass die dunkleren Querstreifen des Umkehrungsstadium nicht doppeltbrechend sind, mithin nicht aus contractiler
Substanz bestehen, sondern im Gegentheil sind es jetzt die helleren Querbänder, welche im polarisirten Licht Doppelbrechung
verrathen.

Engelmann sucht die Erscheinung durch Annahme eines
Wasserverlustes der isotropen Substanz zu erklären, während zugleich die Molecüle der anisotropen aufquellen, der Kugelgestalt
zustreben und dadurch in ganzer Schicht durchsichtiger, heller
werden sollen. Auch diese Meinung ist unhaltbar, denn die
dunkleren Querstreifen des Umkehrungsstadium sind
weiter Nichts, als Querrunzeln des Sarcolems. Die
Querbänder der isotropen Substanz — an sich schon relativ
schmal in Insectenmuskeln — werden noch schmaler bei der
Contraction, die Querlinien (Grundmembranen) sind im Verhältniss zu Wirbelthier-Muskelfasern dunkel, dick, fester als die übrigen Substanzen, und so resultirt aus ihnen im Verein mit den
Schatten, welche die eingezogenen Querrunzeln des Sarcolems
werfen, jenes eigenthümliche Bild. Doch ist dasselbe unschwer
zu deuten, wenn man auf die leichten Einkerbungen des Profil-
randes achtet, welche die contrahirten Muskelfasern oder die
contrahirten Stellen von solchen unter diesen Umständen darbieten.

Ist sonach auch die Engelmann'sche auf jenes eigenthümliche und gefährliche Umkehrungsbild basirte Theorie der Muskel-

---

1) Arch. f. Physiol. VII.

contraction hinfällig, so fragt sich weiter, ob die früher von mir aufgestellte durch die dagegen erhobenen Einwendungen als widerlegt zu betrachten ist. Letztere Theorie bestand in der Annahme, dass während der Contraction die Muskelstäbchen auseinanderweichen, während Muskelkästchenflüssigkeit (der isotropen Substanz) zwischen sie eindringt. Natürlicher Weise nimmt dabei die Dicke der Muskelkästchen zu, ihre Länge ab, ebenso die Dicke der Muskelprismen (sarcous elements), während ihre Länge sich nicht ändert. Alsdann braucht man zur Erklärung des Mechanismus der Contraction nichts weiter als die fernere Annahme, dass die zu Scheiben mit electromotorisch wirksamen Oberflächen angeordneten Muskelstäbchen starre, in ihrer Form unveränderliche Körperchen sind, die unter den Einwirkungen galvanischer Ströme etc. sich in der Längsrichtung der Muskelfaser gegenseitig anzuziehen vermögen. Sie sind zeitweise magnetisirten Eisenstäben vergleichbar. Gegen die letztgenannte Annahme aber wird schwerlich Jemand etwas einwenden wollen.

Obgleich, wie sogleich einleuchten wird, nicht jede der eben angeführten anatomischen Voraussetzungen für die fragliche Hypothese unentbehrlich ist, so mag hier doch auf einen Theil der discutirten Beobachtungsthatsachen eingegangen werden. Die wichtigste Einwendung der Engelmann'schen Arbeit bestreitet die fundamentale Thatsache, dass die Dicke der anisotropen Scheiben sich während der Contraction nicht ändert — wenigstens nicht für meine Messapparate (motor. Endpl. S. 173). Engelmann bildet dagegen eine Muskelfaser im polarisirten Licht ab, an welcher die contrahirte Stelle so schmale anisotrope Querbänder zeigt, dass die Verminderung von deren Dickendurchmesser ohne jede Messung in die Augen springt.

Es ist jedoch nicht gestattet, die Veränderungen, welche man an sich contrahirenden Muskelfasern beobachtet, die im Absterben begriffen sind, ohne Weiteres mit den normalen Contractionsvorgängen gleich zu setzen. Mag man eine Muskelfaser unter dem Mikroskop tetanisiren oder einfach dem spontanen Tode überlassen, oder sie vorher durch Alkohol und Osmiumsäure tödten — in jedem Falle ist es sehr leicht Verkürzungen zu beobachten, die 70—80 pCt. der Faserlänge und mehr betragen. Niemand aber wird einen solchen Vorgang, dem unausbleiblich der Tod der Faser nach kurzer Wiederholung oder ohne solche folgt, den

normalen Contractionen für gleichwerthig halten. Letztere bedingen
viel geringere Verkürzungsgrössen der betreffenden Muskeln, wie
ohne Weiteres nach Betrachtung menschlicher Extremitäten in
ihren verschiedenen Stellungen einleuchtet. Und nirgends gibt
es in der Thierreihe quergestreifte Muskeln, deren Verkürzungen
nur annähernd ähnliche Grössen erreichten, wie man sie an sterbenden Fasern allerdings leicht bewirken kann. Ganz anders
als die Engelmann'sche Figur es zeigt, repräsentirt sich das
Bild der contrahirten Muskelfaser in der lebenden Mückenlarve,
wie im frischen Frosch- oder Säugethiermuskel, wenn die Verkürzungsgrösse normale Werthe nicht überschreitet.

In diesem Falle verschwindet die während des Beginns der
Contraction eingetretene Runzelung des Sarcolems wieder, was
Engelmann (l. c. S. 163) niemals gesehen zu haben angibt.
Und doch ist dies die ausnahmslose Norm, da Querrunzeln des
Sarcolems nur das Uebergangsstadium zur Contraction characteri-
siren, wenn die Muskelfaser lebend und nicht im Absterben be-
griffen ist. Bei einer solchen contrahirten Faser fehlt jene irre-
leitende Umkehrung, die nur den stark contrahirten absterbenden
Fasern bleibend zukommt, und in der That unterscheidet sich
eine physiologisch contrahirte von einer ruhenden Faser einzig
und allein durch etwas grössere Breite (und Dicke), sowie durch
Dickenabnahme der isotropen Querscheiben. Eine solche Faser
habe ich nicht abgebildet, weil die Beschreibung (Motor. Endpl.
S. 170—171) zu genügen schien; freilich repräsentirt die dort
aus anderweitigen Gründen reproducirte Zeichnung (Fig. 76) ein
anderes Bild, da sie die Querrunzeln des Sarcolems zu erläutern
bestimmt war, aber keine Querlinien zeigt. Keineswegs erscheint
an der normal contrahirten Muskelfaser die isotrope Substanz
dunkler als in der ruhenden oder gar dunkler als die anisotrope.
Der Engelmann'schen Figur (Taf. III. 1, a) liegt die oben besprochene Verwechslung zu Grunde: die dunkeln Streifen (Fach
10—18 i) sind Querrunzeln des Sarcolems. Die angeblichen dunkeln Mittelscheiben (daselbst m) sind die Reste der halbzerstörten
anisotropen Substanz selbst. Die fragliche Muskelfaser ist ohne
Zweifel stark abgeplattet. Setzt man ihre Dicke an der contrahirten Stelle = 1, so folgt unter der für Engelmann günstigsten Annahme eine Volumabnahme während der Contraction von mindestens 33 pCt. Eine solche Abnahme ist offenbar

gänzlich unphysiologisch, da die normale Volumabnahme bekanntlich schwer messbar zu machen ist. Es ist also klar, dass die betreffende Muskelfaser, während sie ihre definitive Gestalt annahm, Wasser und zwar viel Wasser nach aussen abgegeben hat; kein Wunder, dass sie schon in Folge davon zu Grunde gegangen.

Es ergibt sich, dass die physiologisch contrahirte Muskelfaser genau so aussieht, wie die nicht contrahirte. Sie ist etwas breiter geworden und die Dicke der isotropen Substanz etwas geringer, während die Dicke der anisotropen Querscheiben sich nicht merkbar ändert. Aber wenn man den Contractionsvorgang nicht anderweitig festgestellt hätte, würde schwerlich Jemand aus der Betrachtung einer vollständig contrahirten Faser oder Stelle einer solchen allein im Stande sein zu sagen, ob jene contrahirt sei oder nicht. Denn ähnliche Unterschiede in der Breite etc. kommen auch zwischen verschiedenen ruhenden Muskelfasern vor.

Mehr untergeordnete Differenzen beziehen sich auf die sog. Mittelscheibe, auf die Körnerschichten der isotropen Substanz (Nebenscheiben), auf deren Aggregatzustand, die Seitenmembranen der Muskelkästchen, die Muskelstäbchen, sowie endlich die glatten Muskelspindeln.

Manche finden auch in der eigentlich contractilen Substanz der anisotropen Querbänder eine Unterbrechung durch eine Mittelscheibe. Die Engelmann'sche Mittelscheibe ist jedoch von der Hensen'schen — abgesehen davon, dass letztere bei Arthropoden in der isotropen, bei Wirbelthieren in der anisotropen Substanz gelegen ist — wesentlich verschieden. Die Hensen'sche Scheibe ist fast unmessbar fein und dunkel, die Engelmann'sche dagegen in der frischen Arthropoden-Muskelfaser halb so breit als die anisotrope Substanz selbst und heller als diese.

Die Verwechslungen, welche der Hensen'schen Mittelscheibe zu Grunde liegen können, habe ich [1]) specieller erläutert. Das Bild, auf welchem die Engelmann'sche Mittelscheibe basirt, habe ich [2]) ebenfalls abgebildet und davon, wie ich glaube, die

---

1) Zeitschr. f. Biologie 1869, Bd. V.
2) Motor. Endplatten, S. 9, Fig. 2.

richtige Deutung gegeben. Es handelt sich um einen sehr einfachen optischen Effect, der an etwas dicken Muskelcylindern constant und am deutlichsten hervortritt.

Was die sog. Nebenscheiben anlangt, welche die als Querlinie sichtbare Grundmembran auf ihren beiden Flächen bedecken, so ist die Existenz der Körperchen, aus welchen jene bestehen, schon längst bekannt gewesen. Es handelt sich um Körnchen der interstitiellen Flüssigkeit, die vorzugsweise in den isotropen Querbändern enthalten oder doch hier am leichtesten sichtbar sind. Sie fehlen, wie auch Engelmann zugibt, den völlig normalen Muskelfasern von Wirbelthieren; sie sind am häufigsten bei Arthropoden, und wenn sie sich ansammeln, wie es in gewissen Lebenszuständen dieser Thiere (Fliegen im Winter, Maikäfer im Juni) besonders vorkommt, so bilden sie theils eine gleichmässige Schicht und imponiren dann für eine Endscheibe, theils füllen sie in beträchtlicher Zahl die dadurch dunkel und körnig erscheinenden isotropen Querbänder. Sie liegen in den interstitiellen Räumen zwischen den Seitenmembranen benachbarter Muskelkästchen; sie sind gegen Säuren oder Alkalien resistent und schwärzen sich durch Osmiumsäure. Nach Allem sind sie als Zersetzungsproducte des Muskelstoffwechsels zu betrachten, deren Anhäufung zu regelmässigen Reihen resp. Scheiben ihre Erklärung in dem regelmässigen Bau der Muskelfaser selbst findet. Ob auch Verwechslungen mit etwas gegen die optische Axe des Mikroskops geneigten Enden von Muskelstäbchen vorgekommen sind, nachdem die anisotropen Scheiben sich windschief gebogen hatten, wäre noch zu untersuchen.

Jedenfalls stellt sich die durch Engelmann versuchte Unterscheidung von zehn Schichten an jedem Muskelfach als unhaltbar heraus, da nur drei chemisch und optisch verschiedene Substanzen sicher nachgewiesen werden konnten: die anisotrope, die isotrope und die der Querlinien.

Engelmann hat ferner die Präexistenz der an Essigsäure-Präparaten zu Tage tretenden, polygonale Felder bildenden dunkeln Linien des Muskelfaserquerschnitts, welche ich als Ansichten von Seitenmembranen der Muskelkästchen oder Kölliker'sche Felder bezeichnet habe, bestritten. Indessen zeigt sie der optische Querschnitt lebender Arthropoden-Muskelfasern und auch an solchen von frischen Säugethier-Muskelfasern sind sie wahrnehmbar, welche Thatsachen nicht genügend gewürdigt zu sein scheinen. Läugnet man die Seitenmembranen der Muskelkästchen, so ist man natürlicher Weise verhindert, wie es doch sonst fast von Allen geschieht, der isotropen Substanz einen flüssigen Aggregatzustand zuzuschreiben. Denn eine Flüssigkeit müsste aus zufällig verletzten Muskelfächern ausfliessen und letztere müssten collabiren, was man gleichwohl niemals beobachtet. Für einen flüssigen Aggregatzustand der isotropen Substanz spricht aber ausser den bekannten theoretischen Gründen die blitzähnliche Schnelligkeit, mit welcher die Zuckungen einzelner Fasern und Fasertheile vor sich gehen, wenn man Oberschenkelmuskeln grösserer Käfer lebend untersucht, die motorischen Endplatten auffindet und nun die herantretenden abgerissenen Nervenstämmchen durch Hinzufügen von Wasser unter dem Mikroskop tetanisirt. Derartige Schnelligkeit ist wenigstens mit der Annahme abwechselnd quellender Molecüle schwer vereinbar.

Engelmann lässt ferner die Muskelstäbchen aus vielleicht 40 kleineren Elementen zusammengesetzt sein, die selbst wieder Disdiaklastengruppen darstellen. Es scheint aber ziemlich gleichgültig, ob man die Muskelstäbchen als Disdiaklasten oder als Disdiaklastengruppen ansieht, so lange eine Entscheidung der Frage durch den Versuch unthunlich (Motorische Endplatten S. 172). Jedenfalls sind die Muskelstäbchen, von denen jedes sarcous element ein Bündelchen enthält, bis jetzt die letzten unter den sichtbaren Elementen der quergestreiften Muskelfaser.

In Betreff der Querlinien der glatten Muskelfasern, die Engelmann noch nicht gesehen hat, genügt es, auf die lebende Musculatur des Darms grösserer Säugethiere zu verweisen, die ohne Zusatz mit Immersionssystemen betrachtet werden muss.

Ueber die angebliche Contractilität der Knorpelzellen und Hornhautkörperchen.

Von

Dr. **Fr. Hosch**
aus Basel.

Während meines Aufenthaltes in Utrecht wurde ich von Herrn Professor Engelmann aufgefordert, Rollett's Angaben über die Wirkung electrischer Schläge auf die Knorpelzellen und fixen Hornkörperchen von Fröschen und Tritonen zu prüfen. Wie man sich erinnert, hat Rollett [1]) auf Grund seiner Beobachtungen den Versuch gemacht, jene Elementarorganismen in die Reihe der contractilen Elemente einzuführen, und es scheint, dass dieser Versuch nirgends auf ernstlichen Widerstand gestossen ist. Vielmehr fängt man bereits hier und da an, von der Contractilität jener Zellen als von einer ausgemachten Sache zu reden. Da es hier eine Frage von principieller Bedeutung gilt, die nämlich, was man unter „Contractilität" zu verstehen habe, Rollett's Versuch aber gerade in dieser Frage nur Unklarheit herbeizuführen geeignet ist, darf eine kurze Besprechung der Angelegenheit wünschenswerth heissen.

Die Thatsachen, um welche es sich handelt, sind folgende.

Zunächst was die Knorpelzellen des Frosches betrifft. Lässt man unter dem Mikroskop auf frische Stücke hyalinen Knorpels eine Folge kräftiger Inductionsschläge einwirken, so trübt sich das Protoplasma der Zellen und zieht sich unter Steigerung des Lichtbrechungsvermögens langsam, auf allen oder doch vielen Stellen von der Innenfläche der Kapsel zurück. Dabei pflegen in dem Protoplasma kleine und grössere Tropfen sichtbar zu werden, häufig in so grosser Zahl und so dicht, dass schliesslich, wie R. Heidenhain [2]), der Entdecker dieser Erscheinungen,

---

1) Handbuch der Lehre von den Geweben. Herausg. v. S. Stricker. Bd. I. 1871. S. 73. — Bd. II. 1872. S. 1103. — Rollett, Ueber die Contractilität der Hornhautkörperchen u. die Hornhauthöhlen. Centralbl. f. d. medic. Wissensch. 1871. Nr. 13.

2) Studien des physiologischen Instituts zu Breslau. Zweites Heft. Leipzig 1863. S. 10.

sagt, das „Protoplasma zwischen ihnen nur ein Netz schmaler
Fäden bildet, dessen Maschen eben von jenen Tropfen ausgefüllt
werden". Der bei der Schrumpfung des Protoplasma zwischen
diesem und der Wand entstehende Raum erscheint wasserhell. —
Diese Veränderungen bilden sich, wenn sie einmal eingeleitet
sind, nie wieder zurück. Rollett konnte selbst an Knorpel-
stücken die nach der Application der Inductionsschläge wieder
unter die Haut des Thieres eingeschoben worden waren und
daselbst 24 Stunden und länger verweilt hatten, eine Rückkehr
der Zellen in den anfänglichen Zustand nicht beobachten (l. c.
Seite 73).

Die Knorpelzellen von Tritonen zeigen dieselben Erscheinungen [1]), jedoch treten sie hier schon nach beträchtlich
schwächerer Reizung, häufig schon nach einem einzelnen mässig
starken Oeffnungsschlag auf und verlaufen im Allgemeinen zugleich so viel rapider als beim Frosch, dass Rollett (l. c. S. 72)
sagen konnte: „Die Zellen schnellen ganz plötzlich wie ein ge-
reizter quergestreifter Muskel unter den Augen des Beobachters
zusammen." Dies gilt übrigens nach unseren Erfahrungen höchstens bei Anwendung stärkerer Schläge. Je schwächer die appli-
cirten Ströme sind, desto träger verläuft die Zusammenziehung;
sie mag oft mehr als eine halbe Minute in Anspruch nehmen. —
Ebensowenig wie beim Frosch gelang es Rollett, eine Rückbildung der einmal eingeleiteten Veränderungen zu beobachten.
Wir waren darin nicht glücklicher; selbst die Wirkungen der
schwächsten Inductionsschläge waren in unseren Versuchen bleibende.

Was die fixen Hornhautkörperchen der Frösche be-

---

1) Rollett (a. a. O. S. 72) lässt die Zellen bei der „Contraction"
zunächst eine „maulbeerartig höckerige" Oberfläche erhalten und bildet
auch (S. 73 Fig. 7) entsprechende Zustände ab. Wir sahen Aehnliches jedoch nur ausnahmsweise. Gewöhnlich zog sich die Zelle ziemlich gleichmässig unter Beibehaltung ihrer Form von der Wand der Höhle zurück.
Die Trübung, welche in dem Protoplasma auftritt, beruht, soviel wir mit
den besten Vergrösserungen erkennen konnten, nicht, wie Rollett meint,
auf einer körnigen Gerinnung, sondern, ebenso wie beim Frosch, nur auf
der Ausscheidung von äusserst kleinen Tröpfchen innerhalb des Protoplasma, die allmählich dann zu Vacuolen von verschiedenen, 0,002 Mm.
häufig erreichenden Durchmessern anwachsen.

trifft, so sah Rollett[1]) nach Anwendung einer Folge von sehr
kräftigen Oeffnungsinductionsschlägen auf frische, in humor aqueus
zwischen Platinelectroden liegende Hornhäute, „eine Verkleinerung
des Körpers der Zellen ,in der Flächenansicht, theilweise Einziehung, hauptsächlich aber nur eine Verschmächtigung der Fort-
sätze der Zellen". Zugleich werden nach Rollett ganz plötzlich
„die Grenzen der von Recklinghausen'schen Saftkanälchen
(Hornhauthöhlen) sichtbar", welches Sichtbarwerden nach ihm
eben von der „Contraction des Protoplasma der Hornhautzellen"
abhängt (a. a. O. S. 1103). Von einer Rückkehr der Zellen in
den anfänglichen Zustand, nach Aufhören der Reizung, welche
Rollett in seiner vorläufigen Mittheilung[2]) über diesen Gegenstand behauptet hatte, ist in der späteren ausführlichen Publika-
tion nichts mehr erwähnt. Rollett scheint dieselbe also nicht
mehr anzunehmen. Auch wir konnten nach Aufhören der electrischen Reizung nie eine Rückbildung der einmal eingetretenen
Veränderungen beobachten. In der Beschreibung dieser Veränderungen müssen wir jedoch von Rollett wesentlich abweichen. Das von
Rollett beschriebene und gezeichnete (a. a. O. S. 1117) Bild
konnten wir trotz häufiger Versuche, trotz gewissenhafter Beobachtung aller von Rollett angegebenen Vorschriften, weder durch
schwache noch durch starke[3]) Inductionsschläge hervorrufen. Die
benutzten Frösche waren zum Theil ältere, in Gefangenschaft
überwinterte, zum Theil frisch (im März) eingefangene grosse
kräftige Exemplare von Rana esculenta. Versuche mit R. temporaria gaben die gleichen Resultate. — Wohl traten schon nach
wenigen starken Inductionsschlägen die im Bereich der grössten
Stromdichte gelegenen Hornhautkörperchen deutlich hervor, wohl
verkleinerten sich dieselben ein wenig unter Zunahme des Lichtbrechungsvermögens ihres Protoplasma, doch blieb das letztere
wie zuvor der Hornhautgrundsubstanz völlig anliegen, von einer
das Protoplasma umgebenden weiteren Höhlung und von hellen
protoplasmafreien Ausläufern war absolut nichts zu sehen. Die
Anwendung der stärksten Immersionssysteme half nichts. Das

---

1) Handbuch der Lehre von d. Geweben. Bd. II, S. 1103,
2) Centralblatt f. d. med. Wissensch. 1871. Nr. 13.
3) Wir griffen schliesslich sogar zu den mächtigen Entladungen eines
Ruhmkorff'schen Apparats grösster Construction.

Einzige, was an Rollett's Bild erinnern konnte, war der helle,
durch Spiegelung erzeugte Rand, der immer bei einer bestimmten ungenauen Einstellung aussen an den Zellen und ihren Ausläufern erscheint und im Allgemeinen um so deutlicher entwickelt
ist, je grösser der Lichtbrechungsunterschied von Zellen und
Grundsubstanz. Wesentliche Formveränderungen der Hornhautkörperchen, insbesondere eine Einziehung oder Verkürzung ihrer
Ausläufer wurde niemals beobachtet. Häufig treten kleine Vacuolen in Folge der Reizung im Innern der Zellen auf, die auch
eine der Ursachen der anfänglich scheinbar diffusen Trübung des
Protoplasma sein mögen.

Ueberblickt man unbefangen alle die bisher beschriebenen
Erscheinungen, so erkennt man sofort, dass es sich hier, bei den
Knorpelzellen sowohl wie bei den Hornhautkörperchen, um Vorgänge handelt, die so weit von dem entfernt sind, was der physiologische Sprachgebrauch bisher als Contractionserscheinungen
bezeichnete, dass sie kaum weiter entfernt gedacht werden können: anstatt einer nur vorübergehend in Folge eines Reizes auftretenden Formveränderung ohne nennenswerthe Volumänderung
hat man hier eine bleibende, erhebliche [1]) Abnahme des Volums
ohne bemerkenswerthe Formänderung. Der ganze Process kann
mit Nichts verglichen werden, als mit der Schrumpfung eines
Eiweissgerinnsels, wie z. B. bei Bildung des Blutkuchens. Er
ist vollständig in allen seinen Einzelheiten aus einem derartigen
Vorgange zu erklären. Da er zudem in im Wesentlichen gleicher
Weise auch eintritt, wenn die Zellen dem spontanen Absterben
überlassen oder z. B. durch Erwärmung über 50° C. abgetödtet
werden, so kann man ihn nur für eine Leichenveränderung erklären. Für die „Contraction" der Knorpelzellen des Frosches
ist dies auch bereits durch Heidenhain, zum Theil auf dieselben
Gründe hin, geschehen.

Der Gedanken an eine physiologische Contraction würde
vermuthlich nie aufgetaucht sein, wenn man die betreffenden
Veränderungen nicht zufällig gerade nach electrischer „Reizung"
hätte eintreten sehen, welche an den meisten nicht contractilen
Elementen in der That keine auffälligen Bewegungserscheinungen
hervorzubringen pflegt.

_____

1) Das Volum der Knorpelzellen kann nach möglichst genauen Messungen bis auf etwa ein Drittel des normalen sinken.

Es dürfte selbst zweifelhaft erscheinen, ob man es hier überhaupt mit einer directen Wirkung der Electricität und nicht
vielmehr mit einer bloss secundären, thermischen zu thun
habe, — ein Verdacht, der durch die Resultate der Versuche von
Engelmann[1] an markhaltigen Nervenfasern nahe gelegt war.
Die Schrumpfung der Knorpelzellen — des Frosches wenigstens —
und der fixen Hornhautkörperchen tritt in der That, wie wir mit
Heidenhain und Rollett[2]) finden, nur auf bei Anwendung
von Strömen sehr grosser Dichte, am Besten einer raschen
Folge starker Inductionsschläge, unter Bedingungen also, in
welchen unausbleiblich eine sehr bedeutende, wenn auch schnell
vorübergehende Temperaturerhöhung der zwischen den Electroden
liegenden Theile des Präparates zu Stande kommt[3]). Es ist
leicht, unter den gleichen Bedingungen Fettkörnchen, deren
Schmelzpunkt bei etwa 52 ° C. liegt, vorübergehend flüssig zu
machen. Eine so hohe Temperatur wird aber mit Nothwendigkeit den Tod der Zelle zur Folge haben.

Freilich sagt Rollett in Bezug auf die Knorpelzellen (a. a.
O. S. 73): „auf dem warmen Tische tritt eine Veränderung der
Knorpelzellen bei Fröschen und Tritonen erst ein, wenn die Temperatur bis auf 73—75 ° C. gesteigert wurde. Dann trüben sich
die Zellen durch Ausscheidung körniger Gerinnsel". Wenn dies
inzwischen heissen soll, dass die Veränderungen erst eintreten,
wenn die Temperatur der Zellen auf 73—75 ° gestiegen ist, so
ist dies entschieden irrthümlich. Denn wir fanden diese Verän-

---

1) Bewegungserscheinungen an Nervenfasern bei Reizung mit Inductionsschlägen. Arch. f. die ges. Physiologie. Bd. V. 1872. S. 31.

2) Heidenhain (a. a. O. S. 8) benutzte „einen Magnetelectromotor
der gewöhnlichen Art von Siemens und Halske; die Rollen waren ganz
übereinander geschoben, in den primären Kreis mussten mindestens 4 kleine
Grove'sche Elemente eingeschaltet werden". Rollett brauchte einen
grossen Inductionsapparat (primäre Spirale von 160 W., mit eingelegtem
Eisenkern, secundäre Spirale von 6245 W., ganz aufgeschoben), der durch
ein grosses, in den Versuchen an Hornhäuten durch zwei grössere, mit den
gleichnamigen Polen verkoppelte Chromsäure-Kohlenelemente in Thätigkeit
gesetzt wurde (a. a. O. S. 41 u. 1103). Die Knorpelpräparate (Schwert-
knorpel des Frosches) waren „ohne Zusatzflüssigkeit über eng nebeneinander befindliche Stanniolelectroden gebrückt" und mit einem Deckgläschen
bedeckt (a. a. O. S. 72).

3) Engelmann, ibid. S. 85.

derungen, und zwar dieselben wie nach starker electrischer
„Reizung" wenn wir völlig frische, unversehrte Knorpel (Schenkelkopf) einige Secunden bis Minuten in einem feuchten, auf
50 ° C. erwärmten Raum hatten verweilen lassen. Auf sogleich
angefertigten und in halbprocentiger Kochsalzlösung untersuchten
Schnitten erwiesen sich alle Zellen der oberflächlichsten Schichten
und die übrigen bis in um so grössere Tiefe hinab geschrumpft,
je länger die Erwärmung gedauert hatte. — Wenn jene höhere
Temperaturangabe von Rollett sich aber, wie wahrscheinlich,
nur auf den gerade abgelesenen Stand des Thermometers bezieht,
so erklärt sie sich sehr einfach daraus, dass Rollett mit starken
Objectiven untersuchte (nach den Abbildungen zu schliessen, vermuthlich mit Immersionssystemen), die vermöge der grossen Nähe
ihrer ausgezeichnet wärmeleitenden metallischen Fassung die Temperatur des eingestellten Präparates stets weit unter die gleichzeitig vom Thermometer des heizbaren Tisches angezeigte Höhe
herabzudrücken pflegen [1]). Bestätigt wird diese Vermuthung durch
die Ergebnisse einiger von uns angestellter Controlversuche, in
welchen emulsionirtes, bei 52 ° C. schmelzbares Fett gleichzeitig
mit frischen Knorpelzellen (vom Schenkelkopf des Frosches) der
Erwärmung auf dem heizbaren Tische von Max Schultze unterworfen wurde. Die characteristischen Veränderungen der Zellen
begannen und entwickelten sich hier schon vor dem Flüssigwerden
des im Gesichtsfeld befindlichen Fettes. Dasselbe wurde constatirt bei Erwärmung der Präparate auf galvanischem Wege, in
der feuchten Kammer.

In Froschhornhäuten fanden wir sämmtliche Zellen etwas
geschrumpft und matt oder trübe, wenn wir ein frisch exstirpirtes
Auge weniger als eine Minute in einer grossen Quantität halbprocentiger Kochsalzlösung von 50 ° C. hatten verweilen lassen.
Es ist also auch hier kein Grund vorhanden, den Erfolg der
electrischen „Reizung" auf etwas anderes als die thermischen
Wirkungen der Ströme zurückzuführen. Sollte selbst eine genauere Untersuchung zeigen, dass die Veränderungen, welche
electrische „Reizung" hervorruft, nicht völlig identisch sind mit
denen, welche durch directe Erwärmung erzeugt werden, so würde

---

1) Vergl. Th. W. Engelmann, über Wärmemessungen am Mikroskop.
Archiv für mikroskopische Anatomie Bd. IV. 1868. S. 334.

daraus unserer Auffassung kein Hinderniss erwachsen. Denn es kann kaum anders erwartet werden, als dass eine so rapide Temperatursteigerung, wie sie ein Inductionsschlag hervorbringt, in ihren Wirkungen verschieden sei von denen einer langsamen, wenn schon zur selben Höhe gelangenden Erwärmung, wie sie in den Versuchen auf dem heizbaren Tische und der heizbaren Kammer stattfindet. Ist doch auch der Muskel ein ganz anderer wenn er plötzlich, als wenn er allmählich auf 70° erhitzt wurde.

Nur für die electrisch hervorgerufene Schrumpfung der Knorpelzellen der Tritonen will es scheinen, als ob eine Auffassung derselben als thermische Wirkung der Ströme unstatthaft sei. In der That sind die Inductionsschläge, welche hier genügen die Schrumpfung hervorzurufen, so schwach, dass man eine so bedeutende Temperaturerhöhung, als hier immerhin angenommen werden müsste, von ihnen nicht wohl erwarten darf. Inzwischen muss bemerkt werden, dass die Schrumpfung der Tritonenzellen durch Wärme schon bei niedrigerer Temperatur als die der Froschknorpelzellen eintritt. Schon nach wenigen Secunden langem Aufenthalt in einem feuchten Raum von 45° C. haben wir sie constatirt. Wie dem aber auch sei, in keinem Falle darf hier fernerhin von Contraction und electrischer Reizbarkeit im physiologischen Sinne gesprochen werden.

Mögen unsere Zeilen dazu dienen, dem Missbrauch, der in neuerer Zeit mit diesen beiden Worten getrieben wird, eine Schranke zu setzen.

Utrecht, März 1873.

(Aus dem physiologischen Institut zu Breslau.)

Beiträge zur Physiologie der Speichelsecretion

nach gemeinschaftlich mit Dr. v. Chtapowski angestellten Versuchen.

Von

Dr. P. Grützner.

In einer kürzlich erschienenen Arbeit von Owsjannikow und Tschiriew über reflectorische Speichelsecretion [1]) ist, soviel ich weiss, zum ersten Mal, das interessante Factum constatirt, dass centrale Reizung des Nervus ischiadicus bei erhaltener Chorda tympani eine Speichelsecretion aus der Glandula submaxillaris zur Folge hat, die derjenigen kaum nachsteht, welche durch peripherische Reizung dieses letztern Nerven bedingt wird. Obige Forscher erklären diese Thatsache durch die mit der Reizung sensibler Nerven Hand in Hand gehende Erhöhung des allgemeinen, wie des in der Speicheldrüse herrschenden Blutdrucks, die dann eine vermehrte Speichelsecretion bedingen soll. Da nun ferner eine geringe Secretion auch bei durchschnittener Chorda durch dieselben Reize erregt werde und ausserdem Reizung des Ganglion submaxillare eine lebhafte Secretion erheblich verlangsamen könne, kommen Owsjannikow und Tschiriew zu der Annahme: es befinden sich in der Chorda gefässerweiternde, d. h. ihrer Ansicht nach secretorische Fasern, von dem Ganglion submaxillare aber gehen gefässverengende, desshalb die Secretion herabsetzende Fasern aus. Werde desshalb durch sensible Reize der allgemeine Blutdruck gesteigert und seien die gefässerweiternden Fasern der Chorda unverletzt, so können sich die Gefässe der Drüse erweitern, weil die Thätigkeit dieser Fasern die der gefässverengenden überwiege. Die Drüse bekomme somit mehr Blut und secernire desshalb lebhaft. Bei durchschnittener Chorda finde natürlich das entgegengesetzte Verhalten statt: die Gefässe der Drüse seien verengt, sie secernire desshalb nur minimal.

---

1) Mélanges biologiques tirés du bulletin de l'académie impériale des sciences de St. Petersbourg. Tome VIII.

Obwohl nun schon Ludwig nachgewiesen hat, dass die Erhöhung des Blutdrucks durchaus nicht mit der vermehrten Speichelsecretion in causalem Zusammenhange steht, kamen obige Forscher wieder auf jene Erklärungsweise zurück, um so mehr, als sie auch von der peripherischen Reizung des Nervus splanchnicus, die ja auch Blutdrucksteigerung zur Folge hat, dieselbe Wirkung auf die Speichelsecretion sahen, wie sie die centrale des Nerv. ischiadicus ausübt.

Es ist nun Zweck dieser Zeilen das Irrthümliche jener Deutung darzulegen, indem in ihnen über Versuche berichtet wird, die ich im Verein mit Dr. v. Chtapowski auf Veranlassung von Herrn Professor Heidenhain über jenen Gegenstand angestellt habe.

Zunächst galt es die Versuche von Owsjannikow und Tschiriew zu wiederholen und sich von der oben mitgetheilten Thatsache zu überzeugen. Demgemäss wurde bei schwach curarisirten Hunden in üblicher Weise eine Canüle in einen Ductus Whartonianus eingebunden und bei erhaltener Chorda das centrale Ende des linken (später auch des rechten) Ischiadicus mit mässig starken Inductionsströmen gereizt. So wie man den du Bois-Reymond'schen Schlüssel öffnete und das Thier je nach der Stärke der Curarisirung mehr oder weniger zuckte, war der Erfolg so, wie ihn Owsjannikow und Tschiriew angeben. Tropfen für Tropfen fiel der Speichel aus der Canüle mit einer Frequenz, die der bei directer Chordareizung kaum nachstand. Auch die Art des Speichels war, wie Owsjannikow und Tschiriew erwähnen, die des sogenannten Chordaspeichels: dünn und wenig fadenziehend entleerte er sich leicht aus der Canüle.

Nach diesen Vorversuchen wurde an einem andern ähnlich behandelten Thier, welches aber in den Ausführungsgängen beider Submaxillardrüsen Canülen hatte, der (linke) Ischiadicus gereizt, und nachdem die Reizung mit dem nämlichen Erfolg, wie früher gemacht worden, das heisst nachdem reichlich aus beiden Canülen Speichel abgeflossen war, schritt man zur Durchschneidung der linksseitigen Chorda. Bei weiterer Reizung des Ischiadicus secernirte die rechte Submaxillardrüse in der alten Weise, die linke aber gar nicht oder so gut wie gar nicht. Denn die zwei Tropfen, die sich in dem Zeitraum

von vielleicht einer Stunde — so lange währten die Reizungen
mit den dazwischenliegenden Ruhepausen — aus der Canüle
entleerten, konnten zunächst nicht als ein Zeichen für die Thätigkeit der Drüse angesehen werden, sondern wurden, wie weiter
unten (p. 525) mitgetheilt wird, in anderer Weise erklärt.

Zugleicher Zeit controlirte man die allgemeine Blutdruckerhöhung während der Ischiadicusreizung durch ein in die Arteria cru-
ralis eingeführtes Quecksilbermanometer, während die locale in der
Speicheldrüse dadurch demonstrirt wurde, dass das Blut, welches
sonst nur spärlich und dunkelroth aus der Speichelvene rann,
jetzt mit ziemlicher Geschwindigkeit aus derselben hervorströmte
und hin und wieder in hellrothen Wirbeln rotirend aus der Oeffnung
der Vene pulsirte, zumal wenn der Sympathicus durchschnitten
war. Jene bedeutende Beschleunigung des Blutstroms in der
Speicheldrüse übte die Ischiadicusreizung übrigens nur bei erhaltener Chorda aus, bei durchschnittener war sie unvergleichlich
geringer, ja manchmal überhaupt gar nicht nachzuweisen.

Zur Illustration der Verhältnisse, namentlich um die verschwindend geringe Vermehrung des Speichels bei durchschnittener Chorda zu demonstriren, theilen wir zwei von unsern Versuchen ausführlicher mit:

I. Versuch.

Curarisirter Hund. Canüle im linken Ductus Whartonianus, linker
Ischiadicus durchschnitten und zum Reizen präparirt.

Zeit.	Secernirte Speichelmenge in Ccmtrn. während d. Reizung (R.) u. 1—2 Min. nach derselb. Nachwirkung (N)	Bemerkungen.
11 h. 36 m. — 37'½	0,27 R 0,11 N	Die Reizung dauert stets ½ Minute und wurde in Pausen von 5—10 Minuten
— 42 — 43	0,25 R 0,19 N	wiederholt. Die Nachwir-kung (N) überdauerte das Ende der Reizung gewöhn-
— 48 — 51	0,37 R 0,10 N	lich 1—1½ Minute. Mittel-starke Ströme. Schlittenstand 10.
— 55 — 56	0,39 R 0,09 N	Schlittenstand 9,5.

12 h. 5 m. Durchschneidung der Chorda. Reizung ihres peripherischen
Endes (Schl. 27) bedingt starke Secretion. Nach 5 Minuten Pause rückt
der Speichel spontan um 0,012 Ccm. vor. 12 h. 20 m. Stillstand.

3 Reizungen in Intervallen von 5 Minuten bedingen kein Vorrücken des Speichels. Die Ströme werden verstärkt, das Thier zuckt stark; der Speichel rückt um 0,006 Ccm. vor. — Es wird noch etwas Curare gegeben; das Thier wird ruhig; weitere Reizungen sind ganz erfolglos.

II. Versuch.

Präparation wie oben. Chorda erhalten. Hund tief curarisirt.

Zeit.	Secernirte Speichelmenge in Ccmtrn. während d. Reizung (R) u. 1—2 Min. nach derselb. Nachwirkung (N)	Bemerkungen.
10 h. 42 — 43½	0,4 R 0,4 N	Schlittenstand 13.
— 50	0,25	speichelt spontan auf beiden Seiten (Wirk. d. Curare).
— 55 — 57	0,33 R 0,1 N	
11 h. 0	0,21	
— 5 — 6½	0,36 R 0,25 N	
— 7½	0,04	speichelt spontan (l. u. r.)
11 h. 10 — 12	0,53 R 0,47 N	
		11 h. 16 m. Chorda durchschnitten.
		Schlittenstand 12.

Eine zweimalige Reizung des Ischiadicus ist ganz erfolglos; man reizt die Chorda mit schwachen Strömen (starke Secretion). Eine darauf folgende des Ischiadicus lässt den Speichel um 0,05 Ccm. vorrücken. Die rechte Seite speichelt stark; die linke gar nicht mehr, auch nach Verstärkung der Reizströme.

Diese beiden Versuche dürften zugleich die Erklärung an die Hand geben, warum auch bei durchschnittener Chorda Reizung eines sensiblen Nerven hin und wieder einen geringen Ausfluss von Speichel bewirken kann. Wenn man bedenkt, wie schon ein leichter Druck auf die gefüllte Drüse mechanisch den Speichel aus ihr entleert, so liegt es nahe dieses geringe Vorrücken des Secrets zurückzuführen auf den Druck der über die Drüse verlaufenden Muskelzüge, die in Folge sensibler Reize (bei nicht zu

starker Curarisirung des Thieres) sich eben so gut contrahiren
wie andere Muskeln des Körpers. Zudem ist das Vorrücken des
Speichels so minimal (bei uns 0,006—0,05 Ccm., bei Owsjannikow und Tschiriew 1—8 Cmm.), dass man von einer Secretion der Drüse nicht sprechen kann, zumal es sich nur constatiren lässt bei allgemeinen Zuckungen des Thieres oder wenn
die Drüse durch vorherige Reizung der Chorda mit Secret stark
erfüllt ist.   Nun aber haben Owsjannikow und Tschiriew
bei allen ihren Versuchen zwischendurch die Chorda gereizt und
bald nach dieser Reizung (die Zwischenzeit ist wenigstens nicht
angegeben) die des Ischiadicus angeschlossen, also mit einer mit
Secret angefüllten Drüse operirt. Troten aber aus einem solchen
Organ bei Reizung sensibler Nerven 1—8 Cmm. heraus, so ist
man von einer Secretion zu sprechen nach unserer Meinung nicht berechtigt.

Da man nun weiter, wie Heidenhain nachgewiesen hat [1]),
in dem Atropin ein Mittel besitzt, durch das man die Chorda
gewissermassen in ihre beiden Fasergattungen auflösen kann
(indem es die secretorischen lähmt, die Gefäss-Hemmungsfasern
aber vollkommen intact lässt), so lag es nahe, analoge Versuche
auch an atropinisirten Thieren anzustellen und obige Angaben
über die Beziehungen zwischen Blutdruck und reflectorischer Secretion auch in dieser Weise zu prüfen.   Was früher die Durchschneidung der Chorda geleistet, das musste jetzt das Atropin
leisten, vorausgesetzt natürlich, dass erhöhter Blutdruck und erhöhte Speichelsecretion nicht einfach zusammenfallen und dass
es sich bei obigen Experimenten um einen Reflex auf die secretorischen (und nebenbei auch auf die vasomotorischen) Fasern
der Chorda gehandelt hat.   Bei einem atropinisirten Thiere durfte
also auch bei erhaltener Chorda keine reflectorische Speichelsecretion eintreten, wohl aber konnte der Blutstrom in der Speicheldrüse durch die unverletzten hemmenden Chordafasern noch
direct beschleunigt werden.

    Der Erfolg bestätigte vollkommen die Erwartungen. Wurden
nämlich einem curarisirten Hunde, dessen Submaxillaris bei Rei-

---

1) Dieses Archiv Bd. V, p. 309

zung des Ischiadicus und erhaltener Chorda stark secernirte, eine
entsprechende Quantität Aropin (0,001—0,005) in das Blut ein-
gespritzt, so floss auch bei starker Reizung des Ischiadicus kein Speichel aus der Canüle, wohl aber sprudelte
hellrothes Blut, manchmal sogar in rhytmischen Intervallen aus der Speichelvene hervor, wie dies bei peripherischer Reizung der Chorda zu geschehen pflegt. Es
wurden hier reflectorisch die Gefässfasern dieses Nerven erregt;
seine Durchschneidung machte dem Schauspiel ein Ende. Also
wiederum starke Blutdruckerhöhung in den Gefässen der Drüse
und keine Secretion!

Es wird mithin auch hierdurch die schon oben angedeutete
Auffassung bewiesen, dass die durch Ischiadicusreizung erregte
Speichelsecretion durch Reflex auf secretorische Fasern zu
Stande kommt, gerade so wie bei Lähmung dieser auch ein
Reflex bloss auf die Gefässfasern jenes Nerven erzielt werden
kann. Und diese Annahme wird nicht umgestossen durch die
Thatsache, dass auch peripherische Reizung des Nervus splanchnicus Speichelsecretion erregt; denn die electrische Erregung der
recurrenten sensibeln Fasern dieses Nerven dürften als hinlänglich
starker Reiz wirken, um dieselbe Wirkung äussern zu können,
wie centrale Reizung des Ischiadicus, Lingualis oder sonst eines
sensiblen Nerven.

Nachdem man sich nun über die reflectorische Secretion und
die sie begleitenden Umstände genauer unterrichtet hatte, lag es
nahe das Centrum selbst aufzusuchen und seine Thätigkeit bei
directer Reizung zu prüfen. Wir wendeten uns gleich an die
Medulla oblongata und legten zu diesem Behufe 2 Nadeln in den
Schädelraum, die eine durch ein Loch des Hinterhauptbeins in
die Gegend des Pons, die andere durch die Membrana atlanto-
occipitalis. Noch bevor man Ströme durch die Medulla oblongata
schickte, reichte der mechanische Reiz, welchen die Nadeln aus-
übten, in vielen Fällen hin, um bei erhaltener Chorda und erhal-
tenem Sympathicus mässig starke Secretion zur Folge zu haben.
Ihre Reizung aber bedingte starke Speichelsecretion
bei erhaltener Chorda, schwächere bei durchschnittener und gar keine, wenn auch noch der Sympathicus
durchschnitten war.

Wir führen wiederum einen von den Versuchen, welche wir über diesen Gegenstand mit gleichen Resultaten anstellten, zur Erläuterung der Verhältnisse näher an.

Versuch.

Mittelgrosser curarisirter Hund. Canülen in beiden Gängen; Nadeln im Gehirn. Chorda und Sympathicus linkerseits frei präparirt, aber unversehrt.

Zeit.	Speichelmenge in Ccm., secern. während d.Reizung (R) u. nach derselben (N). links	rechts	Bemerkungen. Die Reizung. dauern wiederum je ¹/₂ Minute.
12 h. 30 — 31¹/₂	0,04 R 0,04 N	2 Tropfen	Schlittenstand 8.
— 35 — 35¹/₂ — 36¹/₂ — 40	0,45 R 0,14 N 0,58 0,16	10 Tropfen	Die Nachwirkungen der Reize halten lange an und haben mehr Effect als diese selbst. Auch fliesst Speichel ohne Reize.
— 40¹/₂ — 41¹/₂ — 43¹/₂	0,06 R 0,3 N 0,36	5 Tropfen	
— 46	0,12	2 Tropfen	
— 55			Die linke Chorda wird durchschnitten.
1 h. 2 — 3	0,04 R 0,05 N	10 Tropfen 8 „	
— 5 — 6	0,04 R 0,02 N	7 Tropfen	
— 15 — 16	0,0 R 0,02 N	6 Tropfen	
— 19¹/₂ — 23	0,06 R 0,1 N	10 Tropfen	Reizung 1¹/₂ Minute lang.
— 23¹/₂ — 28	0,05 R 0,03 N	5 Tropfen	
— 30	0,02		
— 30¹/₂ — 34	0,02 R 0,11 N	8 Tropfen 1 „	

Der linke Sympathicus wird durchschnitten; aus der linken Canüle (Chorda und Sympathicus durchschnitten) entleert sich auch bei starken

Reizen keine Spur; aus der rechten 5—8 Tropfen in einer eine halbe Minute lang währenden Reizung.

Aus diesem und ähnlichen Versuchen geht also hervor, dass durch Reizung der Medulla oblongata sowohl die Chorda wie der Sympathicus erregt werden und den Reiz nach der Drüse leiten. Wir sahen desshalb stets eine starke Secretion, wenn die Chorda noch erhalten war, eine schwache, aber immer deut- lich nachweisbare, wenn der Sympathicus allein die Leitung von der Medulla zur Drüse vermittelte. Auch trat hierbei ganz wie bei directer Reizung des Sympathicus der Erfolg erst einige Zeit nach derselben ein, während Reizung der Chorda meist ein au- genblicklich eintretendes Verschieben des Speichels zur Folge hat.

Es ist somit die Medulla oblongata der Ort, in welchem beide Fasergattungen, sowohl die der Chorda als die des Sym- pathicus, in unmittelbarer Nähe von einander liegen, und es ist mit hoher Wahrscheinlichkeit anzunehmen, dass sowie die Fasern der Chorda, auch die des Sympathicus hier ihren Ursprung haben.

Schliesslich versuchten wir weiter dieses Speichelcentrum auf indirecte [1]) Weise, und zwar durch Brechmittel zu erregen, kamen aber durchaus zu keinem Resultat, weil eigenthümlicher Weise bei den aufgebundenen Thieren weder durch Apomorphin, noch Tartarus stibiatus (in die Vene oder in den Magen) Brechen oder auch nur Brechbewegungen erzielt werden konnten. Die- selben Dosen von denselben Mitteln, die bei freien Thieren inner- halb 4—10 Minuten mit absoluter Sicherheit Brechen erregten, versagten vollständig ihre Wirkung, wenn das Thier aufgebunden war. Wir beobachteten diese Erscheinung an 12 verschiedenen Thieren, die theils für die Speichelversuche operirt, theils ganz unverletzt (natürlich gar nicht oder mit Morphium narkotisirt) waren und constatiren dieselbe, ohne sie augenblicklich erklären zu können.

---

1) Dieses Archiv Bd. V, p. 280. Experiment. Unters. über den Brech- act nach Vers. v. A. Kleimann u. R. Simonowitsch, mitgetheilt von L. Hermann.

(Aus dem physiologischen Institute zu Breslau.)

Bemerkungen zu der Welcker'schen Methode der Blutbestimmung und der Blutmenge einiger Säugethiere.

Von

Richard Gscheidlen.

Heidenhain [1]) hat bei Anwendung der von Welcker angegebenen Blutbestimmungsmethode bereits darauf aufmerksam gemacht, dass die Färbekraft des venösen Blutes viel beträchtlicher ist als die des arteriellen und sich im Mittel wie 112 : 100 verhält [2]). Heidenhain machte deshalb bei seinen Versuchen über die Blutmenge immer 2 Bestimmungen, eine nach arteriellem, die andere nach venösem Blute, und zog aus beiden das Mittel. Nach diesem Verfahren wird der bemerkte Fehler der Welcker'schen Methode fast aufgehoben. Ich glaubte diese Methode [3]) weiter dadurch zu vervollkommnen, dass ich das Hämoglobin in den verschiedenen Blutlösungen an Kohlenoxyd zu binden suchte, wodurch der sonst rasch eintretenden Zersetzung vorgebeugt wird; auch zerkleinerte ich das Thier behufs der Gewinnung des Blutes nach dem Verbluten nicht sofort und laugte nicht sogleich die zerhackten Gewebe und Organe mit Wasser aus, sondern nahm diese Procedur erst vor, nachdem das Blut durch eine die Blut-

---

1) Heidenhain, zur Physiologie des Blutes, Arch. f. physiol. Heilkunde. N. F. Bd. I, pag. 507.

2) Nach J. Ranke, die Blutvertheilung und der Thätigkeitswechsel der Organe, Leipzig 1871, pag. 24, hat Heidenhain gerade das Gegentheil gefunden. Ranke sagt: „Es ist nach seinen (H.'s) Bestimmungen die Färbekraft des arteriellen Blutes höher als die des venösen bei demselben Thiere, ein Resultat, welches mit dem meinigen im Principe übereinstimmt, doch fand ich den Unterschied meist gering, öfters in den Fehlergrenzen liegend.

Es entspringt aus der verschiedenen Färbekraft ein Fehler in der Angabe der Blutmenge für das Thier, die entsprechend etwas zu gross ausfällt, wenn man arterielles, zu klein, wenn man venöses Blut allein als Hämoglobinprobe verwendet hat.“

3) Gscheidlen, Studien über die Blutmenge und ihre Vertheilung im Thierkörper, Untersuchungen aus dem physiol. Laboratorium zu Würzburg, 1868, Bd. II, pag. 148.

körperchen erhaltende Flüssigkeit, wozu ich $\frac{1}{2}$ pCt. Kochsalzlösung benutzte, aus den Gefässen des Körpers verdrängt war
und die Kochsalzlösung farblos aus den geöffneten Venen floss.
Auf diese Weise sollte einmal die Imbibition der zerkleinerten
Gewebe und Organe mit Blutfarbstoff verhindert werden, dann
sollte dadurch auch der Muskelfarbstoff ausgeschlossen werden,
den Kühne[1] uns damals kurz vorher näher kennen lehrte, auf
den aber bereits Kölliker[2] sowie Panum[3] aufmerksam gemacht hatten.

Die Resultate, die ich nach diesem Verfahren an Kaninchen
und Meerschweinchen erhielt, stimmten mit den Zahlen, die
Heidenhain ermittelte, fast überein. Heidenhain fand aus
5 Versuchen die mittlere Blutmenge von Kaninchen $\frac{1}{18.13}$, ich
nach Abrechnung des Muskelfarbstoffs $\frac{1}{20.1}$ und mit Berechnung
desselben als Blutfarbstoff $\frac{1}{19.7}$. Diesen 8 Bestimmungen kann
ich jetzt noch zwei weitere von weiblichen Thieren beifügen,
wodurch jedoch das Durchschnittsmittel wenig verändert wird.
Später haben Brozeit[4] und Ranke[5] ebenfalls Blutbestimmun-
gen angestellt, und obwohl beide Forscher zu Werthen gekommen
sind, die mit den von Heidenhain und mir gewonnenen Zahlen
übereinstimmen, so erheben sie doch Einwendungen gegen das
Verfahren, das ich und Professor Heidenhain bei unsern Bestimmungen einschlugen.

Die Nichtigkeit dieser Einwände darzuthun, soll der Gegenstand der nächsten Zeilen sein.

I. Die Bemerkungen Brozeit's und Ranke's zu der von mir geübten Methode der Blutbestimmung.

Die von mir geübte Bestimmung der Blutmenge bestand
darin, dass ich nach Vergiftung des Versuchsthieres mit Leuchtgas,

---

1) Kühne, über den Farbstoff der Muskeln. Virchow's Arch. Bd.
XXXIII, pag. 79.

2) Kölliker, mikroskopische Anatomie, 1850, Bd. II, pag. 248.

3) Panum, experimentelle Untersuchungen über die Mengenverhältnisse des Blutes und seiner Bestandtheile durch die Inanition. Virchow's
Arch. Bd. XXIX, pag. 282.

4) Brozeit, Bestimmung der absoluten Blutmenge im Thierkörper.
Dieses Arch. Bd. III, pag. 353.

5) Auf die Versuche von Victor Subbotin sowie J. Steinberg
kommen wir später zu sprechen.

das in Würzburg aus Holz bereitet an 30 pCt. Kohlenoxyd enthält, die Gefässe des Thieres mit ¹/₃ pCt. Kochsalzlösung ausspülte, bis das Salzwasser aus den Gefässen farblos abfloss. Alsdann zerkleinerte ich die Organe der Bauch- und Brusthöhle, trennte die Knochen von den Muskeln und übergoss letztere mit Wasser, während die andern Organe mit Salzwasser ausgelaugt und nach 24 Stunden ausgepresst wurden. Das roth gefärbte Muskelextract wurde nach dem Vorgange Kühne's als Muskelfarbstoff betrachtet, auf Blutfarbstoff bestimmt und berechnet. Vor der Vergiftung war dem Thiere etwas Blut aus der blossgelegten Carotis entzogen worden.

Bei der Bestimmung der Blutmenge verfuhr ich in folgender Weise: Ich verdünnte 1—2 Ccm. ¹) des zuerst abgelassenen Blutes nach der Wägung mit Wasser zu einem Volumen von 10 Ccm., und wusste somit den Gehalt jedes Cubikcentimeters an Blut. Dann brachte ich 1 oder 2 Ccm. in ein Hämatinometer nach Hoppe-Seyler und liess so lange Wasser aus einer Bürette zufliessen, bis die Farbe nach meinem Dafürhalten die nämliche war, wie die der Waschflüssigkeit, welche sich in einem andern Hämatinometer befand. Aus der Menge des zugefügten Wassers zu der ersten Lösung und dem gemessenen Volumen der Waschflüssigkeit wurde der Blutgehalt der Waschflüssigkeit bestimmt. Ebenso verfuhr ich mit den Extracten der verschiedenen Organe und Gewebe, sowie mit dem Extracte der Muskeln. Hatten die zu vergleichenden Blutlösungen nicht gleiche Nuance, so wurde noch weiter Kohlenoxyd oder Leuchtgas durchgeleitet. Ein nicht zu verachtender Vortheil dieses Verfahrens ist, dass in den Lösungen alles Hämoglobin, an Kohlenoxyd gebunden, als Kohlenoxydhämoglobin enthalten ist, welches sich nach übereinstimmenden Beobachtungen lange unzersetzt erhält.

Gegen dieses Verfahren erhebt zunächst Ranke ²) den Einwand, dass ihm eine Anzahl von Versuchen ergab, dass auch nach längerem Einleiten von reinem Kohlenoxyd in Blut und Blutlösungen die Ueberführung des Hämoglobins in Kohlenoxydhämoglobin noch nicht vollkommen gelungen war. Dieser Befund

----

1) Damit erledigt sich wohl ein Einwand Brozeit's in der Anmerkung. Dieses Arch. Bd. III, pag. 369.
2) Ranke, l. c. pag. 24.

steht im Widerspruch mit den Angaben sämmtlicher Forscher, die über Kohlenoxyd und dessen Verbindung mit Hämoglobin gearbeitet haben; er steht aber auch im Widerspruch mit einer spätern Angabe Ranke's, die sich in seinem Lehrbuche[1]) pag. 385 findet. Es heisst dort: „Das Kohlenoxyd verbindet sich sowie es mit dem Blutfarbstoff im. Blute in Berührung kommt, mit diesem zu Kohlenoxydhämoglobin. Der Sauerstoff wird dabei vollständig aus dem Blute ausgetrieben, so dass mit genug Kohlenoxyd geschütteltes Blut sich ganz sauerstofffrei zeigt." Ranke nimmt somit diesen Einwand selbst zurück.

Weiter behauptet Ranke, dass Versuche, welche die Gesammtblutmenge durch Ausspritzen der Gefässe zu sammeln unternehmen, niemals auf volle Genauigkeit Anspruch machen können. Bei der Ausspritzung der Gefässe des sonst unversehrten Thieres mit Kochsalzlösung von $^1/_2$—1 pCt. sollen die Gewebe stets noch einen Gehalt an Blutkörperchen unter dem Mikroskope zeigen. Jeder, der Ausspritzungsversuche in groser Anzahl gemacht hat, soll diese Angabe bestätigen können. Wäre dem so, gelänge es nicht, ein Thier vollkommen zu entbluten, dann hätte das Ausspritzen keinen oder nur einen höchst geringen Nutzen. Ranke steht somit in Widerspruch nicht nur zu meinen Beobachtungen, sondern auch zu denen von Kühne, Cohnheim und Bernstein. Kühne[1]) gibt ausdrücklich an, dass es ihm durch Ausspritzen mit Kochsalzlösung gelang, das Blut so vollständig aus dem Körper zu entfernen, dass nicht allein eine ganz farblose Salzlösung aus den Venen abfloss, sondern so, dass auch sämmtliche Muskeln des Thieres völlig blutfrei waren. Ich konnte diese Angabe vollständig bestätigen und fahndete um so mehr auf das Vorhandensein von Blutkörperchen, als ich meine Ausspritzungsversuche auf Veranlassung von v. Recklinghausen zunächst in der Absicht unternommen hatte, experimentell zu untersuchen, ob die rothe Farbe der Muskeln nach Vergiftung mit Leuchtgas durch das Blut bedingt ist oder durch eine Verbindung des Muskelhämoglobins mit Kohlenoxyd. Cohnheim[3]) gibt bei Fröschen an, dass es ihm gelungen ist, durch Salzlösung den ganzen Gefäss-

---

1) J. Ranke, Grundzüge der Physiologie des Menschen. Leipz. 1872.
2) Kühne, l. c. pag. 83.
3) Cohnheim, über das Verhalten der fixen Bindegewebskörperchen bei der Entzündung. Virchow's Arch. Bd. XXXXV, pag. 339.

inhalt von rothen Blutkörperchen zu befreien, eine Thatsache, die
mit den Angaben J. Bernstein's [1]) in vollem Einklange steht.

Der dritte Einwand, den Ranke gegen die von mir geübte
Blutbestimmungsmethode macht, ist, dass der Muskelfarbstoff dabei nicht ausgeschlossen werden kann. Es lässt sich nach seiner
Ansicht durch das Ausspritzen nicht alles Blut aus den Muskeln
vollkommen entfernen, so dass sich also der Farbstoff des resti-
renden Blutes dem Muskelfarbstoff zumischt. Auch Broz'eit
erhebt nach dieser Richtung Bedenken, auf welche wir weiter
unten zurückkommen werden.

Ausser dem Muskelfarbstoff können nach Broz'eit[2]) noch
die Farbstoffe der Galle, des Urins, des Pankreas, der Nebenniere, des sich an der Luft röthenden Chylus und anderer Organe
der Richtigkeit des Endresultates im Wege sein, insofern dieselben sich in der Waschflüssigkeit finden und bei der Schätzung
des Blutfarbstoffgehaltes nicht ausgeschlossen werden können.

Was die Galle anbelangt, so bemerkte ich ausdrücklich [3])
wie die Gallenblase bei meinen Versuchen strotzend gefüllt war
und sich durch ihren gefärbten Inhalt auszeichnete. Ich fügte
bei: „es muss deshalb wenig Gallenfarbstoff diffundirt sein und
droht dem Versuche deshalb fast gar kein Fehler von dieser
Seite." Aber selbst wenn die Galle sich ganz mit dem Waschwasser
mischte, so würde daraus kein Fehler erwachsen, da der Inhalt
der Gallenblase im Verhältniss zu der Menge der Waschflüssigkeit,
die immer mehrere Liter bei meinen Thieren betrug, zu gering
ist. Der Inhalt der Gallenblase wurde bei Kaninchen in einem
Falle = 1,5 Grm. gefunden; gewöhnlich beträgt derselbe bei
mittleren Thieren 0,6—0,9 Grm.

Von dem Farbstoff des Urins dürfte kein Fehler drohen.
Erstens ist dieser Fehler sehr leicht zu vermeiden, indem man,
was auch Ranke hervorhebt, den Harn durch Druck auf die
Blase entfernen kann, zweitens aber ist der Kaninchenharn so
wenig tingirt, dass eine durch Zusatz von Wasser hergestellte
filtrirte 10procentige Harnmischung, ohne dass das Resultat sich
ändert, statt destillirten Wassers zur Verdünnung von Blutlösungen

---

1) J. Bernstein, über die physiologische Wirkung des Chloroforms
Moleschott, Untersuchungen, Bd. X, pag. 299.

2) Broz'eit, l. c. pag. 354.

3) Gscheidlen, l. c. pag. 150.

verwandt werden kann.   Dass schliesslich auch noch der Farbstoff des Pankreas und der Nebennieren herhalten muss, um das
Versuchsresultat nach der von mir geübten Methode zu trüben,
dürfte Staunen erregen, wenn man bedenkt, dass die beiden
Organe bei Kaninchen wohl für farblos anzunehmen sind.   Der
Einwand widerlegt sich sofort durch das Gewicht der betreffenden Organe.   Ich fand das Gewicht des Pankreas des Kaninchens in 2 Fällen 0,436 Grm. betragend bei einem Thiere, das
1570 Grm. wog und zu 0,826 bei einem Thiere, das 1700 Grm.
wog.   Das Gewicht der Nebennieren war bei ersterem Thier 0,27,
beim zweiten 0,23 Grm.   Bei Krause [1]) findet sich das Gewicht
des Kaninchenpankreas mit 0,61 Grm., das der Nebenniere mit
ca. 0,22 Grm.   Zerkleinert man diese Organe und übergiesst
sie mit Wasser, so wird dasselbe fast oder gar nicht röthlich
gefärbt.

Was den an der Luft sich röthenden Chylus anbelangt, der
nach Broz'eit ebenfalls einen Fehler bedingen soll, so kann bei
dem Ausspritzen eines todten Thieres mit kalter $\frac{1}{2}$ procentiger
Kochsalzlösung davon einfach nicht die Rede sein, abgesehen
davon, dass die Autoren miteinander nicht übereinstimmen, ob
überhaupt der Chylus an der Luft sich röthet; Donders [2]) wenigstens konnte etwas derartiges nie beobachten, Funke [3]) dagegen behauptet bei einem Hingerichteten das Rothwerden des
milchweiss aus dem Ductus thoracicus ausfliessenden Chylus gesehen zu haben und glaubt [4]) die Röthung auf eine durch den
Sauerstoff der Luft eingeleitete chemische Umwandlung beziehen
zu müssen.

Wichtiger oder zunächst bestimmter ist der Einwand Broz'eit's
gegen die Art und Weise, in der ich und Heidenhain das Probe-
blut zu gewinnen uns bestrebten.   Broz'eit behauptet nämlich,
dass die relative Blutmenge im Ganzen der Grösse des Eingriffes,
welchen man vor der Beschaffung des Probeblutes dem Organismus zufügte, umgekehrt proportional sich berechnet.   Dieser Satz,
der zwar weder durch die Versuche von Broz'eit bewiesen noch
sonst wahrscheinlich war, aber in solcher bestimmten Weise aus-

---

1) Krause, Anatomie des Kaninchens, 1868, pag. 162 u. 167.
2) Donders, Physiologie des Menschen, 1856, pag. 328.
3) Funke, Lehrbuch der Physiologie. 4. Aufl. Bd. I, pag. 392.
4) Derselbe. Ibid. 5. Aufl. Bd. I, pag. 227.

gesprochen wurde, musste geprüft werden. Es war möglich, da wir nur wenige Hämoglobinbestimmungen besitzen, dass der Hämoglobingehalt des Blutes sich rasch, vielleicht schon unter den angewandten Versuchsbedingungen ändert. Das Thier war in unsern Versuchen auf ein Brett gespannt, alsdann war ihm etwas Blut entzogen und schliesslich war es durch Leuchtgas getödtet worden. Ferner war nach Brozeit daran zu denken, dass in Folge des Sträubens des Thieres beim Aufspannen, der tetanischen Zuckungen beim Verenden der Gehalt an festen Stoffen und des Wassers zwischen Blut und Muskeln, eingedenk der Angabe von Ranke[1]) sich ändert und so ein Unterschied in dem Hämoglobingehalte des Probeblutes wie des später entnommenen hervorgerufen wird.

Um diese Verhältnisse, die hier in Betracht kommen, zu studiren, unternahm ich mit Johannes Zechau aus Grimma eine Reihe von Versuchen, in denen das Versuchsthier vor der Gewinnung des Probeblutes keinen Insulten ausgesetzt war. Das Versuchsthier wurde nicht aufgebunden, sondern von dem Diener festgehalten; es wurde rasch die Jugularis präparirt, das eine Ende unterbunden, die Vene angeschnitten und das ausströmende Blut in einem Cylinderchen, das Glasstückchen zum Defibriniren enthielt, aufgefangen, dann wurde die Jugularis wieder unterbunden. Auf diese Weise gewannen wir gewiss möglichst unverändertes Blut und entsprachen den Anforderungen Broz'eit's. Hierauf wurde das Thier aufgespannt und zunächst untersucht, ob sich unter dem Einflusse des Tetanus der Hämoglobingehalt ändert. Es wurden 2 Nadeln dem Thiere in das Rückenmark gesteckt und alsdann Inductionsschläge, die ein Metronom regulirte, verschiedene Zeit — 45—90 Minuten — in Pausen durch dasselbe geschickt. Allmählig wurde die secundäre Spirale näher an die primäre geschoben. Nach dieser Zeit wurde wieder etwas Blut entzogen.

Auf diese Weise wurden 4 Versuche an Kaninchen, 3 an Hunden angestellt. In allen Fällen zeigte sich der Hämoglobingehalt der ersten und zweiten Blutportion vollkommen gleich. Aber auch in der Beziehung der festen Stoffe zum Wasser konnten wir keinen Unterschied bemerken, der in Betracht käme, wie die Zahlen ergeben, die wir an 4 Kaninchen erhielten.

---

1) J. Ranke, Tetanus. 1865. p. 105.

Ver-such	Gewicht des Ka-ninchens	Zeitdauer des Tetanus	Blut vor dem Tetanus		Blut nach dem Tetanus	
			Feste Stoffe	Wasser	Feste Stoffe	Wasser
I.	1700	45 Min.	18,0 pCt.	82,0 pCt.	17,5 pCt.	82,5 pCt.
II.	1570	60 »	18,0 »	82,0 »	17,1 »	82,9 »
III.	1190	75 »	16,2 »	83,8 »	15,0 »	85,0 »
IV.	1620	90 »	17,9 »	82,1 »	16,8 »	83,2 »

Nach diesen Zahlen ist zwar ein geringer Unterschied in dem Gehalte des Blutes an festen Stoffen und Wasser vor und nach dem Tetanus vorhanden; derselbe ist aber so gering, dass er bei Anwendung der colorimetrischen Methode nicht erkannt werden kann.

Wir erzeugten auch durch subcutane Injection von geringen Mengen von Strychnin Strychninkrämpfe, konnten dabei aber ebensowenig wie beim Tetanisiren mittelst des electrischen Stromes einen Unterschied im Blute vor und nach der Vergiftung entdecken. Der Hämoglobingehalt, soweit colorimetrisch bestimmbar, war derselbe geblieben und der Unterschied im Gehalte des Blutes an festen Stoffen und Wasser ergab sich als sehr geringfügig, wie folgende 2 Versuche erweisen.

Ver-such	Gewicht des Kaninchens	Blut vor der Vergiftung		Blut nach der Vergiftung	
		Feste Stoffe	Wasser	Feste Stoffe	Wasser
I.	980	16,0 pCt.	84,0 pCt.	15,2 pCt.	84,8 pCt.
II.	1000	17,1 »	82,9 »	16,5 »	83,5 »

In gleicher Weise studirten wir den Einfluss der Herabsetzung des Blutdrucks auf den Gehalt des Blutes an Hämoglobin, der festen Stoffe und des Wassers. Wir wählten auch hier den extremsten Fall, nämlich Halsmarkdurchschneidung nach Einleitung künstlicher Respiration. Die Halsmarkdurchschneidung geschah entweder durch ein glühendes oder durch ein scharfes Messer. In beiden Fällen waren oberhalb wie unterhalb des Nackenschnittes Ligaturen angelegt worden. Die Blutung wurde bei der Operation mit dem Messer durch eingeführte Papierschnitzelchen, die mit Eisenchlorid getränkt waren, gestillt. Vor der Operation war den Thieren etwas Blut entzogen worden. Die zweite Blutprobe wurde nach verschiedener Zeit, wie sich aus der Tabelle ergiebt, dem Thiere entzogen.

Ver-such	Gewicht des Kaninchens	Zeit zwischen d. 1. u. 2. Blutentziehung	Blut vor der Halsmarkdurchschneidung		Blut nach der Halsmarkdurchschneidung	
			Feste Stoffe	Wasser	Feste Stoffe	Wasser
I.	1130	5 Min.	19,3 pCt.	80,7 pCt.	18,2 pCt.	81,8 pCt.
II.	1420	10 ,	16,5 ,	83,5 .	16,2 ,	83,8 ,
III.	1680	12½ ,	16,9 ,	83,1 ,	14,0 ,	86,0 ,
IV.	840	15 ,	15,6 ,	84,4 ,	14,6 ,	85,4 ,

Aus dieser Tabelle ergiebt sich, dass in dem Blute nach der Halsmarkdurchschneidung procentisch weniger feste Stoffe enthalten sind, als vorher. Die Abnahme der festen Stoffe im Blute in Versuch III um 2,9 pCt. findet in dem Blutverluste, den die Operation immer mit sich bringt, seine Erklärung. In Beziehung auf den Hämoglobingehalt konnte colorimetrisch nur in zwei Fällen ein minimaler Unterschied zu Gunsten der ersten Blutprobe entdeckt werden.

Bei zwei grossen Hunden konnte kein Unterschied vor und nach der Halsmarkdurchschneidung im Hämoglobingehalt entdeckt werden. Die Thiere waren ausserdem noch curarisirt.

Nachdem wir nun gesehen hatten, dass weder erhöhte Muskelaction erzeugt durch electrische Reizung oder Strychnin, noch Herabsetzung des Blutdrucks eine Aenderung im Hämoglobingehalte hervorruft, studirten wir den Einfluss, den eine Aenderung in der Blutlüftung auf den Blutfarbstoff ausübt. Wir schnitten deshalb entweder bei einem Thiere die Vagi durch, um die Anzahl der Athemzüge herabzusetzen, oder brachten das Thier öfters durch Verschluss der Trachea dem Ersticken nahe oder vergifteten dasselbe mit Leuchtgas. Zu gleicher Zeit machten wir parallel laufende Versuche über den Gehalt des Blutes an festen Stoffen und an Wasser.

In den Versuchen, in denen die Vagi durchschnitten waren, deren wir zwei machten, ergab sich kein Unterschied im Gehalte des Blutes an Blutfarbstoff. Die zweite Blutprobe wurde 2 Stunden nach der ersten entzogen.

In den Versuchen, in denen das Thier durch Verschluss der Trachea öfters der Erstickung nahe gebracht war, fand sich in zwei unter drei Versuchen eine äusserst geringe Abnahme des Hämoglobingehaltes des Blutes in der zweiten Blutprobe.

In den Versuchen, in denen das Thier durch Leuchtgas oder reines Kohlenoxyd vergiftet war, fand sich drei Mal unter vier

Versuchen die erste Blutprobe reicher an Hämoglobin als die zweite. Der Unterschied war jedoch minimal. Das Verhältniss der festen Stoffe und des Wassers vor und nach dem Versuche ergiebt folgende Tabelle:

Ver-such	Gewicht d.Kanin-chens	Todesart	Blut vor dem Versuche		Blut nach dem Versuche	
			Feste Stoffe	Wasser	Feste Stoffe	Wasser
I.	950	Erstickung	17,8 pCt.	82,2 pCt.	17,0 pCt.	83,0 pCt.
II.	1030	dto.	18,3 »	81,7 »	17,9 »	82,1 »
III.	1220	Tod durch Leuchtgas	17,0 »	83,0 »	16,2 »	83,8 »
IV.	980	dto.	16,0 »	84,0 »	15,6 »	84,4 »
V.	1160	Tod durch Kohlenoxyd	15,4 »	84,6 »	15,1 »	84,9 »
VI.	1400	dto.	16,6 »	83,4 »	16,1 »	83,9 »

Aus der Tabelle ergiebt sich in Beziehung auf den Gehalt an festen Stoffen und an Wasser nur eine äusserst geringe Zunahme des Wassergehaltes des Blutes. Bei der Vergiftung mit Leuchtgas und mit Kohlenoxyd wurde auch das specifische Gewicht bestimmt und fast gar keine Differenzen gefunden.

In allen Versuchen konnte nie eine Zunahme des Blutes an festen Stoffen constatirt werden. Man hätte dies nach den Versuchen Ranke's an Fröschen erwarten können, aus denen hervorgeht, dass beim Tetanus das Blut concentrirter wird.

Nach diesen Versuchen, bei denen sich jeder Fehler, den Broz'eit gegen die Gewinnung des Probeblutes nach der Methode von Heidenhain und mir vorbringt, hätte bemerklich machen müssen, stehen wir nicht an, den Satz Broz'eit's, dass die relative Blutmenge im Ganzen der Grösse des Eingriffs, welchen man vor der Beschaffung des Probeblutes dem Organismus zufügte, umgekehrt proportional sich berechnet, als vollkommen verfehlt zu bezeichnen.

Der Grund, der Brozeit zu der Aufstellung dieser Behauptung brachte, dürfte in der Kleinheit der Thiere liegen, die zu den Versuchen verwandt wurden. Die Thiere hatten 299, 303 und 603 Grm. Rohgewicht. Ich benutzte Thiere, von denen das kleinste 903, das Grösste 1488 Grm. wog. Es ist leicht zu zeigen, wie sehr bei kleinen Thieren wenige Cubikcentimeter

Blut nach einander oder auch in Intervallen entzogen, sich wesentlich von einander unterscheiden. Diese Thatsache, längst bekannt, wurde von uns ebenfalls, sowohl was den Hämoglobingehalt als die festen Stoffe des Blutes anbelangt, zum Ueberflusse zwei Mal wie folgt constatirt.

Versuch	Gewicht des Kaninchen	Zeit zwischen d. Aderlässen	Entzogene Blutmenge	Blut beim ersten Aderlass		Blut beim zweiten Aderlass	
				Feste Stoffe	Wasser	Feste Stoffe	Wasser
I.	960	5 Min.	6,4 Grm.	17,8 pCt.	82,2 pCt.	13,8 pCt.	86,2 pCt.
II.	850	14 „	5,8 „	17,0 „	83,0 „	14,6 „	85,4 „

Uebereinstimmend mit der Abnahme der festen Stoffe hatte auch der Hämoglobingehalt in dem zweiten Aderlassblute abgenommen. Auch Panum[1]) führt an, dass bei kleineren Thieren, besonders Kaninchen, schon nach Entziehung von 2—5 Ccm. Blut der Einfluss dieser Blutentziehung sich geltend macht.

Nachdem ich nunmehr gezeigt habe, dass die Angriffe von Broz'eit und Ranke gegen die von mir geübte Methode der Blutbestimmung vollständig ungerechtfertigt sind, will ich im nächsten Abschnitt zeigen, dass die Resultate dieser beiden Forscher mit den von Heidenhain und mir gewonnenen übereinstimmen.

II. Die Blutmenge von Kaninchen, Meerschweinchen und Hunden.

Nothwendig ist bei jeder Bestimmung der Blutmenge eines Thieres die Gewinnung des Reingewichts. Da ich mich bei meinen Versuchen an Kaninchen und Meerschweinchen der Ausspritzung mittelst einer $\frac{1}{2}$ procentigen Kochsalzlösung bediente, die immer etwas in den Darmkanal diffundirt und deshalb eine directe genaue Wägung des Darminhaltes nicht gestattet, so suchte ich dadurch das Reingewicht der Versuchsthiere zu bestimmen, dass ich bei 10 Thieren, die annähernd mit den Thieren, die ich zu meinen Blutmengebestimmungen verwenden wollte, gleich gefüttert waren und von denen das grösste 1739 Grm., das kleinste 1239 Grm. schwer war, den Darminhalt wog und daraus das Mittel berechnete. Ich erhielt dadurch den Darminhalt = 11,4 pCt. des Rohgewichts. Wendet man, wie ich es später

---

1) Panum. Virchow's Arch. Bd. XXIX, pag. 274.

that, 0,6procentige Kochsalzlösung als ausspritzende Flüssigkeit an, so ist die Diffusion in den Darmkanal sehr minimal und der Darminhalt kann direct bestimmt werden.

Ranke berichtet in dem Kapitel, das den Titel „Vorversuche über freiwillige Nahrungsaufnahme von Kaninchen" trägt, von 17 Thieren, bei denen er den Darminhalt bestimmte. Seine Thiere waren längere Zeit in dem Versuchsstalle des Laboratoriums reichlich genährt worden. Ein Thier, das als sehr mager bezeichnet wird, hatte 438 Grm. Koth im Darm, das kleinste Thier, 307,5 Grm. wiegend, hatte 86 Grm. Koth. Da Ranke aus seiner Tabelle von 17 Nummern, von denen aber einige falsch [1]) ausgerechnet sind, grosse Schlüsse zieht, so halte ich es für gerechtfertigt, die fehlerhaften Nummern der Ranke'schen Haupttabelle nebst der Hülfstabelle in verbesserter Form wiederzugeben.

Ueber den Darminhalt der Kaninchen.

Versuchsnummer bei Ranke pag. 29.	Rohgewicht in Grammen	Reingewicht in Grammen	Darminhalt	Verhältniss zum Rohgewicht	
				Ranke	Richtig gerechnet
7	773	685	88	1 : 5,5	1 : 8,78
8	799	629	170	1 : 4,4	1 : 4,70
11	1385	1093	292	1 : 4,6	1 : 4,74
12	1596	1244	352	1 : 4,6	1 : 4,53
13	1672	1234	438	1 : 3,9	1 : 3,81
14	1664	1304	360	1 : 4,5	1 : 4,62 [2])

Es ist somit bei Ranke das Minimum nicht 1 : 6,8, sondern 1 : 8,7; das Maximum nicht 1 : 3,9, sondern 1 : 3,8. Darnach corrigirt sich die Hülfstabelle Ranke's ebenfalls wie folgt:

----

1) Zu sagen „falsch ausgerechnet" deswegen berechtigt, weil ein Druckfehler ausgeschlossen ist, da Reingewicht und Darminhalt das Rohgewicht geben, das Rohgewicht wie das Reingewicht sich aber an mehreren Stellen des Buches übereinstimmend finden.

2) Das Verfahren Ranke's in Versuch I 1 : 3,6 für 3,57

,   ,   II 1 : 3,6 , 3,59
dagegen ,   , III 1 : 3,7 , 3,76
,   , V 1 : 5,6 , 5,68

zu schreiben, lässt jede Consequenz vermissen.

Hülfstabelle.

	Darminhalt im Verhältniss zum Rohgewicht.	
	Ranke	Richtig gerechnet
1. ganz kleine Thiere, Reingewicht unter 300 Grm.	1 : 3,6	1 : 3,58
2. grössere Thiere, Reingewicht unter 700 Grm.	1 : 4,4	1 : 5,11
3. grosse, meist magere Thiere [1], Reingewicht bis 1300 Grm.	1 : 4,8	1 : 4,38
4. grosse, sehr fette Thiere, Reingewicht über 1400 Grm.	1 : 6,4	1 : 6,4

Sehen wir nun die Tabelle Ranke's über die Gesammt-blutmenge geruhter Kaninchen an, so bemerken wir die erhaltenen Werthe in weiter Entfernung von einander: 1 : 12,3 — 1 : 33,01 Rechnen wir die Versuche wieder richtig aus, so erweitert sich die Distance 1 : 12,25 — 1 : 34,4. In der Tabelle Ranke's sind 14 Versuche aufgezählt, von denen 11 falsch [2]) ausgerechnet sind. Diese Tabelle bildet die Basis des ganzen Ranke'schen Buches.

Da Ranke, auf diese Tabelle gestützt, nicht nur bedeutende Schlüsse zieht, bei welchen auch für den practischen Landwirth und Thierzüchter etwas abfällt, sondern auch den Liebig-Voit'schen Streit zu schlichten sucht, indem er Liebig und Voit, wohl keinem zu Dank, aus seinen Befunden beweist, dass jeder Recht hat, ja bereits citirt wird, dass es ihm gelungen, die Gegensätze zwischen Voit und Liebig in Harmonie aufzulösen, so glaubte ich, dass es wichtig ist, sie verbessert wiederzugeben, auch nicht uninteressant anzugeben, in welcher Weise die Thiere sonst noch verwerthet wurden, die hier als „geruht" aufgeführt werden.

Versuchs-nummer bei Ranke p. 33		Rohgewicht in Grammen	Reingewicht in Grammen	Blutgewicht in Grammen	Verhältnisszahl zwischen Blut und Körpergewicht	
					Ranke	Verbessert
1	Dem Thiere werden die Beine abge-hackt p. 64.	307,5	221,5 fettlos	18,07	1 : 12,3	1 : 12,25

1) Versuchsthier 9 ist sehr fett. Was soll dieses unter den magern Thieren? Wird dieses Thier mitgerechnet, so ergibt sich 1 : 4,64.

2) Das Reingewicht sowie die gefundene Blutmengen finden sich mehr-mals übereinstimmend verzeichnet.

Versuchs-nummer p. Ranke		Leibgewicht in Grammen	Reingewicht in Grammen	Blutgewicht in Grammen	Verhältnisszahl zwischen Blut und Körpergewicht	
					Ranke	Verbessert
2	detto	399	288	19,73	1 : 14,6	(1 : 14,59)
3	detto	569	418	25,46	1 : 16,4	(1 : 16,41)
4	Dem Thiere wird der Bauch aufgeschnitten und die Nieren unterbunden p. 77.	631	520	30,07	1 : 17,2	1 : 17,29
5	detto	743	626	33,02	1 : 18,0	1 : 18,95
6	Durch Verschluss d. Tracheen getödtet; hernach gefrieren lassen p. 70.	799	629	42,82	1 : 15,0	1 : 14,68
7	Bauch aufgeschnitten u. Lebergefässe unterbunden p. 75.	851	655	40,89	1 : 16,0	(1 : 16,01)
8	—	773	685	45,42	1 : 15,2	1 : 15,08
9	Dem Thiere wird der Bauch aufgeschnitten, dann die Beine abgeh. p. 64.	1198	1023 fett	39,39	1 : 29,01	1 : 25,97
10	Bauch aufgeschnitten, Lebergefässe unterbunden. Während der Operation führte das Thier zeitweilig starke Muskelbewegungen aus p. 75.	1672	1284 mager	81,40	1 : 15,41	1 : 15,15
11	Dem Thiere werden die Beine abgehackt p. 64.	1596	1244	55,03	1 : 22,0	1 : 22,60
12	Tetanisirt v. Rückenmark aus p. 87.	1664	1422 Männchen	48,81	1 : 29,0	1 : 29,13
13	detto.	1719	1460 Weibchen	53,24	1 : 27,0	1 : 27,42
14	detto	1743	1463 Weibchen	42,49	1 : 33,01	1 : 34,43

Diesem entsprechend ändert sich natürlich auch die Hülfstabelle bei Ranke pag. 35.

Indem ich jede weitere Bemerkung unterdrücke, wie variabel
der Ausdruck „geruht" bei Ranke ist, will ich zwei Versuche
an weiblichen Thieren anführen, in denen die Blutmenge nach
Ausspritzung mit 0,6procentiger Kochsalzlösung bestimmt und
das Reingewicht durch Abzug des Darminhalts direct ermittelt
wurde.

Versuchs-nummer	Rohgewicht des Kaninchens	Reingewicht direct bestimmt	Blutmenge und Muskelfarbstoff	Gewichtsverhältniss des Blut- und Muskelfarbstoffs zum Körper
I.	1225	1085 ·	56,5	1 : 19,2
II.	1427	1229	67,3	1 : 18,2

Rechnet man die von mir früher ermittelten Werthe hinzu,
so ergiebt sich als Durchschnittszahl $1/19.5$. Aus der Ranke'-
schen Tabelle ergiebt sich das Verhältniss des Blutes zum Körpergewicht als 1 : 20,6 nicht wie Ranke angiebt 1 : 18. Die
Ranke'sche Zahl kommt somit dem früher von mir ermittelten
Werthe 1 : 19,7 ziemlich nahe.

Was nun die Versuche Broz'eit's anbelangt, so hat derselbe
deren sechs an meistens kleinen Thieren angestellt. Drei dieser
Versuche sind mit einem Sternchen versehen zum Zeichen, wie
Broz'eit sich ausdrückt [1]), dass sie ausser Acht zu lassen sind.
Versuch 4 [2]) wurde mit einem Thiere angestellt, von dem Broz'eit
sagt, dass es in Folge einer Operation vielleicht acht Tage lang
keine Nahrung zu sich genommen hatte und nunmehr 299 Grm.
wog. Die Blutmenge wurde 1 : 41 ermittelt. Die übrigen beiden
Versuche stimmen mit den von Heidenhain ermittelten äusser-
sten Grenzwerthen. Subbotin [3]) fand in zwei Versuchen die
Blutmenge $1/35.3$ und $1/37.3$, Steinberg [4]) dagegen $1/12.3 - 1/13.3$.
Die letzteren Zahlen sind sehr hoch, wie überhaupt sämmtliche
Werthe, die dieser Forscher erhielt.

1) Brozeit, l. c. pag. 364.
2) Ibidem pag. 368.
3) Subbotin, Mittheilung über den Einfluss der Nahrung auf den
Hämoglobingehalt des Blutes. Zeitschr. f. Biol. Bd. VII, pag. 187.
4) Steinberg, Ueber die Bestimmung der absoluten Blutmenge. Dieses Arch. Bd. VII, pag. 106.

Ranke ermittelte ferner die Blutmenge von einem Meerschweinchen und fand das Verhältniss des Blutes zum Körpergewicht wie 1 : 16. Nach dem angegebenen Reingewicht und der ermittelten Blutmenge ist dieses Verhältniss aber 1 : 17,1. In fünf Versuchen fand ich im Mittel 1 : 20,9 resp. 1 : 19,7, Steinberg in sechs Versuche 1 : 12.

Nach Ranke ist die Verhältnisszahl von Blut und Körper von Hunden in zwei Versuchen ermittelt wie 1 : 14,7. Mehrere Forscher, z. B. Manassein[1]), Steinberg citiren bereits diese Zahl abweichend von der von Heidenhain und mir. Sieht man nun zu, wie Ranke dazu kommt, diese Angabe zu machen, so findet man, dass dieser Autor sich abermals verrechnet hat. Das Verhältniss von Versuch I pag. 38 ist nicht 1 : 14,0, sondern 1 : 14,42, und im Mittel ergiebt sich dann nicht 1 : 14,7, sondern 1 : 15,2. Spiegelberg und ich[2]) ermittelten 1 : 12,7. Die Werthe, die Subbotin bei Voit erhielt, sind in sechs Versuchen bei verschiedener Ernährung $^{1}/_{12.2}$ — $^{1}/_{18.7}$. Steinberg fand bei erwachsenen Hunden die Blutmenge $^{1}/_{11.2}$ — $^{1}/_{12.5}$ des Körpergewichts.

Bei Katzen ermittelte Ranke das Durchschnittsverhältniss von Blut zu Körpergewicht wie 1 : 21,4, es ist aber 1 : 21,5; fälschlich rechnet Ranke ausserdem im ersten Versuche das Verhältniss von Blut zum Körpergewicht als 1 : 21,8 aus, was nach den angegebenen Zahlen 1 : 21,99 ist.

III. Ueber den Muskelfarbstoff verschiedener Thiere.

Kölliker gebührt das Verdienst, zuerst darauf aufmerksam gemacht zu haben, dass den Muskeln ein eigenthümlicher Farbstoff zukommt. Kölliker sagt in seiner mikroskopischen Anatomie: Die Muskeln des Menschen haben fast ohne Ausnahme eine rothe Farbe, die um so dunkler und gleichmässiger ist, je kräftiger das Individuum war, je weniger es an abzehrenden Krankheiten gelitten hatte. Diese Farbe rührt nicht von den sehr zahlreichen Blutgefässen, sondern von einem besondern Farb-

---

1) Manassein, chemische Beiträge zur Fieberlehre. Virchow's Arch. Bd. 55, pag. 437.

2) Spiegelberg und Gscheidlen, Untersuchungen über die Blutmenge trächtiger Hunde. Arch. f. Gynäkologie, Bd. IV, pag. 1.

stoff her, der in den Muskelfascrn selbst seinen Sitz hat. Dies wird einfach dadurch bewiesen, dass es auch Muskeln giebt, die, obschon eben so reich an Capillargefässen, als andere, doch eine ganz blasse Farbe haben, so die meisten Muskeln der Fische und Amphibien, viele Muskeln von Vögeln und zum Theil auch die Hautmuskeln der Säugethiere und des Menschen, z. B. Platysma, Orbicularis palpebrarum, ferner dadurch, dass auch einzelne Muskelbündel eine ganz deutliche gelbliche Färbung haben und dass die Muskeln bei ihren Contractionen, wo sie doch blutleer werden und nach Bichat auch bei dunklem Blut (bei Asphyxie) ihre Farbe nicht verändern. Der Farbstoff der Muskeln (und diese selbst) wird gleich dem des Blutes an der Luft und noch mehr in Sauerstoff hochroth, in Schwefelwasserstoff dunkel; in Wasser, nicht aber durch Salze, wird derselbe ausgezogen und zwar sehr leicht, worin wohl, d. h. in einer Aenderung des Concentrationsgrades des die Muskeln tränkenden Plasmas, vorzüglich der Grund zu suchen ist, dass dieselben in Krankheiten so gern ihre Farbe ändern.

Auf diese von Külliker ermittelten Eigenschaften gestützt, lehrte Kühne den Muskelfarbstoff bei Thieren darstellen. Zu diesem Zwecke wurden Thiere, die den Tod durch Verblutung gefunden, mit einer ½procentigen Kochsalzlösung ausgespült, bis alle Muskeln blutfrei waren. Alsdann wurden die Muskeln zerkleinert, mit Wasser ausgezogen und auf diese Weise der Muskelfarbstoff erhalten. Kühne wies von demselben nach, dass er identisch mit dem Hämoglobin des Blutes ist und mit demselben alle chemischen und optischen Eigenschaften theilt. Das Muskelhämoglobin zeigt das nämliche Verhalten gegen Gase wie das Bluthämoglobin und liefert die nämlichen Zesetzungsproducte.

Nach diesem von Kühne angegebenen Verfahren versuchte ich quantitative Bestimmungen der Gesammtmenge des Muskelfarbstoffs zu machen und erhielt dabei bei Kaninchen in den weitesten Grenzen schwankende Werthe. Bei Meerschweinchen aber gingen die Werthe nicht weiter aus einander, als sie Ranke für das Verhältniss des Blutes zum Körpergewicht bei Kaninchen ermittelte. Bei Meerschweinchen fand ich 1 : 11 bis 1 : 26,2 das Verhältniss des Blutfarbstoffs zum Muskelfarbstoff ausdrückend. Bei einem Hunde fand ich das Verhältniss 1 : 23,6 und in späteren Versuchen 1 : 18 bis 1 : 24, bei einer Katze 1 : 21.

Broz'eit hält den Muskelfarbstoff für einen ins Muskelplasma diffundirten Theil des Blutes. Zur Stütze seiner Ansicht erinnert er an die Versuche von Prussak [1]), welcher rothe Blutkörperchen nach Injection von Kochsalzlösung per diapedesin in die umgebenden Gewebe gelangen sah. Diese Versuche wurden von Cohnheim [2]) zahllose Male wiederholt, genau nach den von Prussak angegebenen Vorschriften. Niemals aber konnten bei gesunden und sonst kräftigen Thieren Blutungen erzielt werden. Später räumte Prussak bereitwillig ein, dass das Resultat des Experimentes kein constantes sei und er selbst (Prussak) bei einer Wiederholung für das Gelingen nicht garantiren könne. Dadurch wird der Einwand Broz'eit's hinfällig. Wären die Versuche von Prussak aber auch richtig, so wäre immerhin die Frage noch zu lösen, warum denn der Durchtritt von Blut nicht gleichmässig in alle Muskeln, sondern nur in einzelne geschehe. Vollständig aber widerlegt wird Broz'eit durch Lankester [3]), welcher Hämoglobin in Muskeln von Thieren nachwies, welche kein rothes Blut, also auch kein Hämoglobin im Blute besitzen. .

Eingehend aber auf die Bemerkungen von Brozeit [4]) und Lankester [5]), dass diejenigen Muskeln, welche am meisten und beim Absterben des Organismus am längsten thätig sind, die röthesten sind und dass alle die Muskeln der rothen Farbe entbehren, welche eine geringe Function verrichten, versuchte ich zu ermitteln, ob durch Thätigkeit oder durch Ruhe sich der Gehalt der Muskeln an Muskelfarbstoff ändert. Zu diesem Zwecke wurde die untere Extremität von zwei nahezu gleich grossen Kaninchen, von denen das eine mit Curare vergiftet, das andere 90 Minuten tetanisirt war, durch Einbinden einer Canüle in die absteigende Aorta und Ausspritzen mit Kochsalzlösung entblutet. Die Mus-

---

1) Prussak, Ueber künstlich erzeugte Blutungen per diapedesin. Wiener Sitzungsberichte 1867, pag. 12.

2) Cohnheim, Untersuchungen über die embolischen Processe. 1872, pag. 26.

3) Lankester, Ueber das Vorkommen von Hämoglobin in den Muskeln der Mollusken und die Verbreitung desselben in den lebendigen Organismen. Dieses Archiv Bd. IV, pag. 315.

4) Broz'eit, l. c. pag. 361.

5) Lankester, l. c. pag. 318.

keln wurden alsdann zerkleinert und 20 Stunden mit Wasser ausgezogen. Die klaren Extracte zeigten, auf gleiche Volumina gebracht mit einander verglichen, ein Plus von Muskelfarbstoff in dem curarisirten Kaninchen. Mit diesem Befunde steht die Beobachtung Roeber's[1]) in Einklang, dass die Muskeln curarisirter Frösche im Vergleich mit den Muskeln gesunder Frösche ein viel gesättigteres Rosenroth zeigen.

Den nämlichen Versuch wie vorher wiederholte ich in anderer Weise bei zwei Thieren, von denen eines durch den Nackenstich getödtet, das andere mit Strychnin vergiftet war. Hier fand sich ein geringer Unterschied im Sinne von Broz'eit. Das Muskelextract des strychnisirten Thieres war etwas dunkler als das des Vergleichsthieres. Wie mir Herr Prof. Heidenhain mittheilte, beobachtete er Aehnliches an Fröschen, die nach einseitiger Durchschneidung des Ischiadicus mit Strychnin in kleiner Dosis vergiftet waren. Der thätige Wadenmuskel solcher Thiere erschien stets mehr roth als der unthätige.

Schliesslich machte ich noch Bestimmungen über den Gehalt der Muskeln an festen Stoffen und Wasser bei Ruhe und Thätigkeit bei erhaltener Blutcirculation. Die Muskeln stammten aus der untern Extremität von Kaninchen und wurden vor dem Tetanisiren oder Vergiften aus dem lebenden Thiere herausgeschnitten. Nach Beendigung des Versuchs wurde der entsprechende Muskel der andern Extremität herausgeschnitten. Die dabei ermittelten Werthe zeigten Schwankungen im Gehalte der festen Stoffe und des Wassers innerhalb der für correspondirende Muskeln ermittelten Werthe. Diese Versuchsergebnisse ermunterten mich nicht nach dieser Richtung hin weitere Versuche anzustellen.

Das Facit dieser zur Abwehr unternommenen Untersuchung ist: W. Broz'eit's Bedenken gegen die Gewinnung des Probeblutes nach dem Verfahren von Heidenhain und mir sind ebenso unbegründet, als die Einwände Ranke's und Broz'eit's gegen das von mir geübte Verfahren der Blutbestimmung ungerechtfertigt.

---

1) H. Roeber, über den Einfluss des Curare auf die electromotorische Kraft der Muskeln und Nerven. Arch. f. Anat. u. Physiol. Jahrg. 1869. pag. 452.

Zur Abiogenesis-Frage.

Von

D. Huizinga.

Multa renascentur quae jam cccidere. Dieser Spruch, von
Pouchet als Motto für sein bekanntes Werk [1] benutzt, giebt in
wenigen Worten die kurze Geschichte der so oft ventilirten und
immer wieder fallen gelassenen Streitfrage von der spontanen
Generation [2]. Seit Needham und Spallanzani ist der interessante Streit wiederholt erneut und oft mit der scheinbar vollkommenen Niederlage der Abiogenesisten geendet. Ebenso oft
aber erhob die überwundene Partei wieder das Haupt und trat
mit neuen Versuchen und Argumenten (mitunter nicht selten auch
mit ziemlich alten) in die Schranken. Da kam in den sechziger
Jahren Pasteur mit seiner epochemachenden Arbeit und ging
aus dem Streite mit Pouchet nach dem Urtheile des grössten
Theils der wissenschaftlichen Welt siegreich hervor. Seit der
Zeit ist eigentlich die ganze Frage einigermassen in Misscredit
gerathen. Zwar gestanden viele hervorragende Forscher auf bio-
logischem Gebiete (Häckel, Huxley u. A.) die Möglichkeit der
Abiogenese mehr oder weniger offen zu. Allein die experimentelle Begründung der Hypothese unterblieb. So wenig wurde
auf diesem Gebiete gearbeitet, dass die Vermuthung wohl nicht
zu gewagt erscheint, die Forscher wären von der vorläufigen
Unmöglichkeit einer solchen experimentellen Begründung so fest
überzeugt, dass die Arbeit von vornherein unterlassen wurde.
Doch liess sich der wahre Standpunkt des vorurtheilsfreien Na-
turforschers in Betreff dieser Sache am besten ausdrücken mit
den Worten Hofmeister's:

---

1) F. A. Pouchet, Hétérogénie ou Traité de la Génération spontanée,
Paris 1859.

2) Die Sache hat, wie andere lang discutirte Sachen, im Laufe der
Zeiten eine Unzahl Namen erhalten: Generatio spontanea, — aequivoca,
Heterogenie, Archebiosis, Archegonie u. s. w. Das Wort Abiogenesis, zuerst von Huxley gebraucht (British Association. Liverpool 1870), scheint
mir am wenigsten vorgreifend und am besten bezeichnend.

„Kaum zeigt sich zur Zeit noch eine Hoffnung zur Erfüllung
eines der dringendsten Wünsche der Naturforschung, des Wunsches,
der Neuerschaffung einer Pflanze oder eines Thieres als Zeuge
beiwohnen zu können. Aber eine arge Uebereilung würde es
sein, aus dem negativen Ergebniss der bisherigen genaueren Experimente die Unmöglichkeit jedes künftigen Gelingens folgern
zu wollen." (Lehre von der Pflanzenzelle S. 3.)

„Es wird sehr schwer sein, durch Versuche, welche keine
Bemängelung zulassen, festzustellen, dass eine absolute Neu-
bildung von Organismen auch in der Gegenwart noch stattfinde.
Doch haben wir Grund das endliche Gelingen derartiger Versuche
für wahrscheinlich zu halten." (Allgem. Morphologie der Ge-
wächse S. 577.)

Der Zweck der folgenden Zeilen ist die Mittheilung einiger
derartiger gelungenen Versuche, welche, wie mir scheint, „keine
Bemängelung zulassen".

———————

Im Sommer vorigen Jahres erschien das Werk des englischen
Forschers Charlton Bastian „The Beginnings of Life", nachdem er einige Zeit früher eine kleinere Arbeit über denselben
Gegenstand, „The modes of Origin of lowest Organisms" veröffentlicht hatte. Es ist hier nicht der Ort, an Bastian's Werke,
speciell sein grösseres Buch, Kritik zu üben; es sei hier genug
gesagt, dass kein Biologe alle seine Behauptungen, auch nur die
vornehmsten, unterschreiben wird oder seine Versuche alle fehlerfrei finden wird. Ich erwähne diesen Autor hier nur, weil er
das fast erloschene Interesse für die Abiogenesis-Frage wieder
erweckt hat und weil einer seiner Versuche den Ausgangspunkt
für die meinigen gebildet hat. Bastian sagt nämlich (vol. I,
S. 430), dass eine Rüben-Abkochung mit Käse das beste Material für Versuche über Abiogenesis sei, sofern dieselbe fast niemals im Stiche lasse, sondern in 999 von 1000 Fällen ein positives Resultat ergebe. Er beschreibt die Versuche mit „Turnip-
Infusion" ausführlicher im Appendix C. S. XXXIV—XXXVIII.
Als nun Burdon Sanderson in „Nature" (Vol. VII, Nr. 167,
S. 180) berichtete, dass er Bastian's Turnip-Versuche wiederholt
habe und die Resultate derselben vollständig bestätigen könnte,
fühlte ich mich um so mehr zu einer Wiederholung derselben ver-

anlasst, da mir Bastian's Beweisführung zu Gunsten der Abiogenesis der weiteren Unterstützung noch ziemlich bedürftig erschien.

Es wurden die folgenden Versuchsreihen angestellt:

I. Einige Rüben (Brassica Rapa rapifera, Var. depressa) wurden geschält, ziemlich fein zerschnitten und mit der doppelten Menge destillirten Wassers eine viertel bis eine halbe Stunde gekocht. Die Flüssigkeit wurde abfiltrirt, auf gewöhnliche Temperatur abgekühlt und das specifische Gewicht bestimmt. Dasselbe variirte in den verschiedenen Versuchen von 1,011—1,016. Auf 50 Ccm. dieser Flüssigkeit wurde 0,25 Grm. (zuweilen 0,5 Grm.) magerer Käse (vorher fein zerrieben) zugesetzt, die Mischung aufgekocht und filtrirt. Das Filtrat war eben opalisirend und reagirte deutlich sauer. Es wurde mit verdünnter Natronlauge neutralisirt.

Ein Kölbchen, das ungefähr 50 Ccm. fasste und dessen 15—20 Cm. langer Hals mit einer fein ausgezogenen Spitze versehen war, wurde in bekannter Weise zur Hälfte mit der Flüssigkeit gefüllt und über einer kleinen Flamme eines Argand'schen Brenners gekocht. Nachdem im Beginn des Kochens durch das heftige Aufschäumen meistens eine geringe Menge der Flüssigkeit herausgespritzt war, strömte bald der Dampf zischend aus der feinen Spitze aus. Von diesem Augenblicke an wurde das Kochen noch zehn Minuten lang unterhalten und dann während des Kochens die Spitze zugeschmolzen. Während nun nach Entfernung der Flamme das Kölbchen erkaltete, überzeugte ich mich jedesmal von dem vollkommenen Verschluss und von der möglichst vollständigen Entfernung der Luft dadurch, dass die Anlegung der kühlen Hand oder sogar der Fingerspitzen an das Kölbchen genügte, um die Flüssigkeit wieder in heftiges Aufwallen zu bringen.

Das Kölbchen ward nun in einem Wasserbade einer Temperatur von 30° angesetzt. Nach 24 Stunden war die anfänglich sehr geringe Trübung stark ausgesprochen; nach 2 × 24 Stunden waren flockige Massen in der Flüssigkeit vertheilt und es schwamm eine weisse Haut auf der Oberfläche. Am Ende des dritten Tages (nach 66—72 Stunden) wurde die Flüssigkeit mikroskopisch untersucht, die Haut und die Flocken ergaben sich als Bacterienmassen und die Flüssigkeit wimmelte von denselben Organismen. Es waren Micrococcus crepusculum und Bacterium Termo, letztere überwiegend. Die Bewegung des Bact. Termo (Micrococcus zeigt nach Cohn keine spontane Bewegung) war schwach. Das rührte nicht her von der Reaction (die von der neutralen eine stark saure geworden war), denn Hinzusetzung von Alkali bis zur neutralen oder schwach alkalischen Reaction machte sie nicht stärker. Ebenso wenig war hier der blosse Mangel an Sauerstoff die einzige Ursache, denn als die Flüssigkeit 24 Stunden mit Luft in Berührung gewesen war, war die Bewegung noch ebenso schwach. Dagegen war der Mangel an stickstoffhaltiger Nahrung hier die Hauptursache der geringen Beweglichkeit, denn als eine Lösung von weinsteinsaurem Ammoniak zugesetzt wurde, waren nach einer Stunde die Bewegungen schon merkbar stärker und nach drei Stunden sehr intensiv geworden.

Dieser Versuch mit Rüben-Decoct und Käse ist, wie er liegt,
für die Abiogenesis noch im mindesten nicht beweisend, lässt
vielmehr verschiedene bedeutende Einwendungen zu. Dieselben
werden, wie ich hoffe, in meinen folgenden Versuchen ihre volle
Erledigung finden.

Zuerst stellte ich mir die Frage: Lässt sich der Käse, ein
variables Gemenge ziemlich unbekannter Substanzen, durch einen
andern, besser bekannten und reiner darstellbaren Körper ersetzen? Ich wählte dazu aus verschiedenen Gründen die Peptone.
Diese Stoffe stehen den Eiweisskörpern sehr nahe, können also
wohl eher als jede andere stickstoffhaltige Substanz in die Zusammensetzung des neu entstehenden Protoplasmas eingehen.
Zweitens lassen sie sich in neutraler wässeriger Lösung ohne
Trübung kochen und sind daher den Eiweisskörpern vorzuziehen.

Das Pepton war dargestellt auf bekannte Weise mittelst des
Wittich'schen Glycerin-Pepsins aus Hühnereiweiss durch Fällung
der digerirten, eiweissfreien, eingedampften Flüssigkeit mit Alkohol. Es stellte ein weissgelbliches Pulver dar, das sich in
kochendem Wasser klar löste.

II. Die Rüben-Abkochung ward nun wieder in oben beschriebener
Weise bereitet und auf 50 Ccm. der Flüssigkeit 0,2 Grm. Pepton zugesetzt.
Nachdem dasselbe gelöst war, wurde mit der Flüssigkeit ganz so wie in
Versuchsreihe I verfahren (natürlich mit Weglassung des Käses). Nach
drei Tagen in der Brutwärme zeigten die so vorgerichteten Kölbchen bei
der mikroskopischen Untersuchung eine ebenso starke und oft stärkere
Bacterien-Entwickelung als in Reihe I. Die Organismen waren dieselben
und die Bewegung ebenfalls eine schwache, aus der oben genannten
Ursache.

Auch hier sind dieselben Einwände möglich wie beim früheren Versuch. Da in die zugeschmolzenen Kölbchen aus der Luft
wohl keine Bacterienkeime gelangen konnten, reduciren sich die
möglichen Einwände auf folgende drei:

   1. Es können in den Kölbchen von vornherein Keime anwe-
      send gewesen sein, z. B. an der Glaswand angeheftet.

   2. In der Rüben-Abkochung sind Keime gewesen.

   3. Das Pepton hat Keime eingeführt.

In jedem dieser drei Fälle muss die weitere Voraussetzung
gemacht werden, dass diese hypothetischen Keime eine Temperatur von 100 ° während 10 Minuten ertragen können, ohne ihre
Keimungsfähigkeit einzubüssen.

Zur Prüfung dieser Möglichkeiten müsste eine Flüssigkeit verwendet werden, in welcher von selbst keine Bacterien entstehen können, welche aber zur Nährung und Fortentwicklung der einmal gegebenen Bacterien vollkommen tauglich ist. Als solche empfiehlt sich die Mayer'sche Nährsalzlösung, welche auch von Cohn bei seinen Studien über Bacterien verwendet wurde. Sie besteht aus: 1 phosphorsaures Kali (K_2HPO_4), 1 schwefelsaure Magnesia, 0,1 phosphorsaurer Kalk ($Ca_3P_2O_8$), 200 Wasser, 2 weinsteinsaures Ammoniak. Diese Lösung eignet sich trefflich als Nahrungsmittel und Entwicklungsmedium für Bacterien. Cohn's Angaben darüber kann ich vollständig bestätigen. Wurde z. B. ein Tropfen der in den Versuchsreihen I und II erhaltenen bacterienhaltigen Flüssigkeiten zu 20 Ccm. der Mayer'schen Lösung zugesetzt, dann war die anfänglich klare Lösung nach 24 Stunden (bei 30°) schon ganz trübe und wimmelte von lebhaft sich bewegenden Bacterien. Die ohne Bacterienzusatz gekochte Lösung im verschlossenen Glase, bei 30° aufbewahrt, zeigte noch nach 12 bis 14 Tagen keine Spur von Bacterien.

Wird die Mayer-Cohn'sche Lösung mit neutral reagirendem phosphorsauren Kali bereitet, so entsteht beim Kochen durch Wechselzersetzung aus dem Kaliumphosphat und dem Magnesiumsulphat ein starker Niederschlag von Magnesiumphosphat. Soll diesem vorgebeugt werden, so muss man saures phosphorsaures Kali verwenden. Um diesen beiden Uebelständen, entweder Niederschlag beim Kochen oder saure Reaction, zu entgehen, modificirte ich die Cohn'sche Flüssigkeit insofern, dass ich das Kaliumphosphat durch Kaliumnitrat ersetzte. 1 Grm. Kaliumnitrat und 1 Grm. Magnesiumsulphat (krystallisirt) wurden in 500 Ccm. Wasser gelöst und dieser Lösung 0,2 Grm. neutrales Calciumphosphat ($CaHPO_4$) als feines Pulver zugesetzt und durch Schütteln vertheilt. (Das Phosphat war dargestellt durch Fällung einer Chlorcalciumlösung mit einer Lösung von gewöhnlichem Natriumphosphat, so dass das Chlorcalcium im Ueberschuss blieb. Dieser Niederschlag wurde ausgewaschen bis die Chlorreaction im Filtrat ausblieb.)

Ich wählte gerade neutrales Phosphat statt des basischen, weil aus dem ersten Salze schon beim Kochen mit Wasser lösliches saures Salz entsteht, und man also jedenfalls sicher sein konnte, dass gelöstes Phosphat in der Flüssigkeit vorhanden sei.

Diese Lösung ist, wie ersichtlich, verdünnter als die Cohn'sche, welche auf der gleichen Salzmenge 200 Ccm. Wasser enthält. Diese grössere Verdünnung erschien mir darum zweckmässig, weil sich beim Gebrauche der concentrirteren Flüssigkeit in einigen Versuchen zuweilen Krystalle absetzten.

Diese Flüssigkeit (1 Grm. KNO_3. 1 Grm. $MgSO_4$. 0,2 Grm. $CaHPO_4$: 500 Ccm. H_2O) wird im Folgenden als „Nährsalzlösung" bezeichnet werden.

Durch ·wiederholte Versuche überzeugte ich mich, dass meine Salzlösung mit dem gehörigen Zusatze von Ammonsalz (1 Grm. Ammoniumtartrat : 100 Ccm.) zur Ernährung von Bacterien vollkommen ebenso tauglich war als die Mayer-Cohn'sche Lösung. Sie hatte ausserdem den Vortheil, dass sie neutral reagirte und sich beim Kochen nicht stark trübte.

Trübe war die Flüssigkeit allerdings von vornherein, da das $CaHPO_4$ in Wasser unlöslich ist. Beim Kochen mit Wasser spaltet sich $CaHPO_4$ in unlösliches basisches Salz, $Ca_3P_2O_8$ und lösliches saures Salz, $CaH_4P_2O_8$. Bei der geringen Menge des verwendeten Kalksalzes (0,2 Grm. : 500 Ccm.) war diese Trübung aber sehr gering.

_____

III. Drei Kölbchen wurden mit Nährsalzlösung und Ammonsalz beschickt, 10 Minuten gekocht, zugeschmolzen und im Brutapparat hingestellt. Nach 10 Tagen waren die Flüssigkeiten noch ganz klar (nur bewirkte der ungelöste phosphorsaure Kalk beim Umschütteln eine geringe Trübung, die sich bald wieder absetzte), und zeigten keine Spur von Bacterien. Von den Kölbchen rührten also die im Versuch I und II gefundenen Bacterien nicht her.

IV. 50 Ccm. Nährsalzlösung + 0,5 Grm. Ammoniumtartrat + 10 Ccm. Rüben-Decoct (wie oben bereitet), gekocht, zugeschmolzen und gebrütet. Bis zum neunten Tage ändert sich die Flüssigkeit nicht; dann untersucht. Bacterien sind nicht zugegen. Auch das Rüben-Decoct war also keine Fehlerquelle.

V. 50 Ccm. Nährsalzlösung + 0,2 Grm. Pepton, wie oben behandelt. Das Ammonsalz kann hier fehlen, weil das Pepton als Stickstoff- und Kohlenstoffquelle für die Bacterien dienen kann. Nach 8—10 Tagen keine Bacterien. Die Organismen von Versuch I und II können also nicht abstammen von mit dem Pepton eingeführten Keimen.

_____

Was sind aber überhaupt diese Bacterienkeime? Darf man sich unter dieser Bezeichnung protoplasmatische Gebilde vorstellen, so klein, dass sie unseren stärksten Vergrösserungen entgehen

und von den eigentlichen Bacterien in vitaler Resistenz sehr abweichend? Dieser letztere Moment ist hier besonders wichtig.
Denn man könnte gegen alle die bisher beschriebenen Versuche
einwenden, dass in den Flüssigkeiten Bacterienkeime zugegen
gewesen seien, welche durch das Kochen nicht getödtet seien
und in der darauffolgenden Brutwärme sich einfach entwickelt
und fortgepflanzt haben. Zur Stütze der Annahme, dass diese
Keime ohne Schaden eine Temperatur von 100° ausgehalten
haben sollen, pflegt man dann hinzuweisen auf die allbekannten
Thatsachen, dass viele Pflanzensamen eine viel höhere Resistenz
gegen schädliche Einwirkungen zeigen als ihre Mutterpflanzen.
Man argumentirt dann folgenderweise: „Wenn es auch erwiesen
ist, dass die Bacterien durch eine Temperatur von 100° getödtet
werden, so ist damit noch nicht erwiesen, dass auch ihre Keime
bei 100° ihre Keimfähigkeit verlieren."

Allein nach dem heutigen Stande unserer Kenntniss darf
man zwischen Bacterien und Bacterienkeimen keinen Unterschied
machen. Solch ein hypothetischer Bacterienkeim müsste jedenfalls etwas sein, was aus einem Bacterium hervorgeht und bei
seiner Entwicklung ein Bacterium zu liefern vermag. Die um-
fassenden neuern Untersuchungen von Cohn ergeben aber, dass
die Bacterien keine Sporen oder Keime oder sonstige specielle
Fortpflanzungsgebilde erzeugen, sondern dass sie sich ausschliesslich durch Theilung vermehren. Ein Bacterienkeim ist eben nur
ein Bacterium. Die Frage nach der vitalen Resistenz der Bacterienkeime fällt also mit der Frage nach der vitalen Resistenz
der Bacterien zusammen.

Man könnte sich aber im Reiche des unsichtbar Kleinen
verschanzen wollen und einwenden: „Eben weil diese Keime so
klein sind, hat Cohn dieselben nicht wahrnehmen können."
Für den Fall, dass dieser Einwand eine ernstliche Widerlegung
bedürfen möchte, bemerke ich Folgendes: Jedenfalls, es sei denn,
dass diese hypothetischen Keime mikroskopisch wahrnehmbar
sind oder nicht, müssten wir dieselben, da sie aus Bacterien
hervorgehen, in grösster Menge an solchen Orten finden, wo eine
Menge Bacterien zusammen sind; also entweder in trüben, fau-
lenden bacterienhaltigen Flüssigkeiten, oder in den Häuten an
der Oberfläche solcher Flüssigkeiten, oder endlich in den Zoogloea-
Massen in ausgefaulten Flüssigkeiten. Aus diesen Gründen und

um zugleich Gewissheit zu erlangen über das Verhalten der Bacterien zu einer Temperatur von 100° wurden folgende Versuche
angestellt:

VI.   Zu je 50 Ccm. Nährsalzlösung + 0,5 Ammontartrat wurden
gesetzt:

    a. zwei Tropfen einer trüben, faulenden Lösung (Rüben-Decoct + Pepton),
      die von lebhaft bewegenden Bacterien wimmelte;

    b. ein Stück der weissen Haut von der Oberfläche derselben Flüssigkeit,
      welche zahllose Bacterien enthielt, eingebettet in einer körnigen
      Substanz;

    c. ein Theil des weissen Sedimentes aus einer dergleichen ausgefaulten
      Flüssigkeit.

Die Mischungen wurden in Kölbchen gebracht, 5—10 Minuten gekocht,
zugeschmolzen und gebrütet. Der Inhalt der Kölbchen bleibt klar. (In a
hatten die beigefügten Bacterien keine bemerkbare Trübung veranlasst; in
b und c war die hinzugefügte Masse feinflockig sedimentirt). Am achten
Tage ist keine Entwicklung von Bacterien in der Flüssigkeit nachweisbar,
nur sind in einzelnen Probetropfen hin und wieder spärliche Reste der
beigefügten Bacterien zu sehen.

Controlversuche, wobei die gleiche Nährsalzlösung (50 Ccm. + 0,5
Ammontartrat) mit denselben Substanzen inficirt, aber nicht gekocht worden war, zeigten schon nach 24 Stunden im Blutapparat starke Trübung,
und, mikroskopisch untersucht, massenhafte Anwesenheit von Bacterien.

Da diese Versuche also erweisen, dass Erhitzung auf 100°
während 5 bis 10 Minuten die Bacterien tödtet und die Keimfähigkeit ihrer hypothetischen Keime aufhebt, so können wir bestimmt aussprechen, dass die in Versuch I und II gefundenen
Organismen nicht von vorher anwesenden Organismen oder Keimen abstammen können.

    Wenn nun also das Pepton Bastian's Käse ersetzen kann,
so stellt sich in zweiter Linie die Frage: kann auch das andere
Material Bastian's, die schwer definirbare und schwer controlir-
bare Mischung, welche das Rübendecoct darstellt, durch ein bes-
seres Material ersetzt werden?

    Worum handelt es sich hier überhaupt in diesen Versuchen?
Um Synthese von Protoplasma. Damit soll natürlich nicht gesagt sein, das Protoplasma sei ein bestimmter constanter Atomen-
complex, der sich durch eine chemische Formel darstellen liesse.
Vielmehr wird sich mit der Zeit vielleicht herausstellen, dass die
charakteristischen Eigenschaften des Protoplasmas eher aus seiner

physischen Molecularstructur, als aus seiner chemischen Zusammensetzung sich herleiten lassen, und dass die letztere in gewissen Grenzen variiren kann. Jedenfalls aber sind gewisse chemische Verbindungen zum Aufbau des Protoplasmas unumgänglich nothwendig und gehen in dessen Zusammensetzung als essentielle Bestandtheile ein. Die spärlichen mikro- und makrochemischen Untersuchungen des Protoplasmas erlauben uns als solche essentielle Bestandtheile vorläufig Eiweissstoffe, Kohlenhydrate, Fette und Salze namhaft zu machen. Damit soll nun aber wiederum nicht gesagt sein, das Protoplasma sei eine einfache Mischung von Körpern aus jeder dieser vier Gruppen. Verschiedene Thatsachen deuten bekanntlich mit Bestimmtheit darauf hin, dass in den lebenden Protoplasmamassen Substanzen von noch höherer Complicirtheit anwesend sind, welche erst bei ihrer Zersetzung Eiweissstoffe u. s. w. als Spaltungsproducte liefern.

Von diesen Gesichtspunkten ausgehend, versuchte ich das in den Versuchsreihen I und II verwendete Gemenge zu ersetzen durch eine künstliche Mischung aus Pepton, Traubenzucker, Lecithin und Nährsalzlösung. In 50 Ccm. Salzlösung löste ich je 0,1 bis 0,2 Grm. dieser Körper. Alle diese Versuche (im zugeschmolzenen Kölbchen) hatten aber vollkommen negatives Resultat und verdienen keine weitere Besprechung, um so mehr, da sie sich eigentlich nicht erhoben über ein auf schwacher Grundlage sich stützendes blindes Herumtappen. Nur insofern hatten sie einigen Werth, als jeder negativ ausfallende Versuch erwies, dass die Methode an sich richtig war und keine Keime einführte.

Die Thatsache, dass in einer solchen Mischung im zugeschmolzenen luftleeren Kölbchen keine Bacterien entstanden, führte mich zuerst auf die Vermuthung, ob hier der Mangel an Sauerstoff vielleicht im Spiele war. Es liesse sich ja denken, dass die Rübenabkochung sauerstoffreiche Körper enthielt, welche auch im luftleeren Kölbchen den zur Entstehung der Bacterien erforderlichen Sauerstoff liefern könnten, während in der künstlichen Mischung, wo diese Körper fehlten, die Entstehung im luftleeren Raume unmöglich war.

Wie aber die Luft zu den Versuchsflüssigkeiten zuzulassen, ohne damit Keime einzuführen?

Bekanntlich baben die neueren Untersuchungen von Cohn, Burdon-Sanderson und Rindfleisch ergeben, dass die Bacterienkeime in der Luft nur sehr sparsam anwesend sind, und dass man fäulnissfähige Substanzen längere Zeit frei von Bacterien halten kann, wenn sie vor Verunreinigung mit Staub geschützt sind. Wenn ich daher 1 Grm. Ammontartrat in 100 Ccm. der oben genannten Salzmischung löste und so eine zur Ernährung der Bacterien vollkommen taugliche Flüssigkeit darstellte, blieben die damit beschickten Kölbchen in der Brutwärme zehn Tage lang (länger wurde nicht untersucht) klar und bacterienfrei, wenn sie nur 5 bis 10 Minuten gekocht und mit einer übergebundenen Kappe von feinem Filtrirpapier verschlossen waren.

Es erschien mir daher zulässig, Filtrirpapier als Verschlussmittel der Kölbchen anzuwenden, zumal da ich immer gleichzeitig Controlversuche anstellte, wie aus Folgendem hervorgehen wird. Die künstlichen Mischungen, welche zu den neuen Versuchen, in denen Luft zugelassen wurde, verwendet wurden, waren aber nach andern und bessern Principien zusammengesetzt. Bastian legt (vol. I, S. 430) grosses Gewicht auf die genügende Concentration der Lösung, in welcher Organismen entstehen sollen. War vielleicht die zu grosse Verdünnung meiner künstlichen Lösungen die Ursache des Misslingens?

In der in den Versuchen I und II verwendeten Rübenabkochung sind als hauptsächliche Bestandtheile enthalten: Traubenzucker, Gummi, weniger bekannte Pectin- und Extractivstoffe und Salze. Ich löste daher in meiner Nährsalzlösung (1 KNO_3, 1 $MgSO_4$, 0,2 $CaHPO_4$ 500 H_2O) soviel Traubenzucker und Dextrin, bis das specifische Gewicht nahezu gleich dem des gebrauchten Rübendecoctes war. Auf 100 Ccm. waren dazu 2 Grm. Traubenzucker und 0,4 Grm. Dextrin erforderlich.

VII. 100 Ccm. Salzlösung mit 2 Grm. Traubenzucker und 0,4 Grm. Dextrin. Darin gelöst 0,4 Grm. Pepton und 0,04 Grm. Lecithin. Die neutrale Flüssigkeit in zwei ungefähr gleiche Theile getheilt. Jede Portion in einem gewöhnlichen Kochkolben von ca. 100 Ccm. Inhalt 10 Minuten lang gekocht. Dann wurde, unmittelbar nachdem die Lampe woggeschoben war, ein Stück feines Filtrirpapier, aus der Mitte eines Buches entnommen, über die Mündung des Kolbens gestülpt. Mit einiger Vorsicht kann man leicht vermeiden, dass das Papier den Rand der Mündung berührt und von der daselbst condensirten Flüssigkeit benetzt wird. Das Papier wird mit einem Bindfaden fest um den Hals des Kolbens zugeschnürt und der Kolben in der Brutmaschine bei 30—35° hingestellt. Am folgenden Tage ist die anfänglich schwach trübe Flüssigkeit schon merkbar stärker getrübt; die Trübung nimmt fortwährend zu und am dritten Tage schwimmt schon eine Haut auf der Oberfläche. Dann wird der Kolben geöffnet und die Flüssigkeit untersucht. Sie wimmelt von Bacterium Termo, lebhaft sich bewegend; zum Theil auch in flockigen Massen zu Klumpen zusammengeballt. Die Reaction ist neutral geblieben oder sehr schwach sauer geworden.

Bald stellte sich heraus, dass Dextrin und Lecithin entbehrlich waren, denn ganz dieselben Resultate wurden erhalten mit einer Flüssigkeit von der folgenden Zusammensetzung: 100 Ccm. Salzlösung, 2,5 Grm. Traubenzucker, 0,4 Grm. Pepton.

Jedermann, der diese Versuche liest oder macht, wird wohl sogleich die Erklärung bei der Hand haben: Das verwendete Material enthielt Keime, dieselben sind durch das Kochen nicht getödtet und haben sich einfach in der Brutwärme entwickelt. Die Stichhaltigkeit dieser Erklärung ist aber einer Prüfung zugänglich.

VIII. Wenn die Salzlösung Keime enthielt, so musste der Versuch mit 100 Ccm. Salzlösung + 1 Grm. Ammontartrat ebenso gut gelingen. Dies war aber nicht der Fall. Denn diese Mischung, 10 Minuten gekocht, mit einer Papierkappe zugebunden und in der Brutmaschine hingestellt, bleibt wenigstens 10 Tage lang vollkommen bacterienfrei.

IX. Führte der Traubenzucker Keime ein, so musste die Entwickelung derselben in einer dazu geeigneten Flüssigkeit ebenso gut vor sich gehen. Aber die Mischung: 100 Ccm. Nährsalzlösung, 1 Grm. Ammontartrat, 1 Grm. Traubenzucker, behandelt wie in Reihe VII, giebt vollkommen negatives Resultat; während 8 Tagen keine Spur von Bacterien.

X. Ebenso bleibt die Mischung: 100 Ccm. Salzlösung, 1 Grm. Ammontartrat, 0,2 Grm. Pepton, unter denselben Verhältnissen während derselben Zeit bacterienfrei. Auch das Pepton ist also keine Fehlerquelle.

Aber das Papier, womit die Kölbchen zugebunden waren? Wenn es auch die Keime aus der Luft zurückhält, wer bürgt denn dafür, dass nicht an der Innenfläche des Papiers selbst Keime haften und nachträglich in die Flüssigkeit hineingerathen könnten? Zwar beweisen die negativen Resultate der Versuche VIII, IX und X, dass dies öfters nicht der Fall war, aber sie beweisen nicht, dass es nie der Fall war. Absoluten Schutz vor Keimen gewährt das Papier nicht.

Für eine stricte Beweisführung ist es eben unerlässlich ein Verschlussmittel anzuwenden aus einer Substanz, die eine starke Erhitzung gestattet, damit man sicher alle daran haftenden Keime zerstören kann. Zuerst versuchte ich dazu Wattepfropfen, welche bis zur Bräunung erhitzt worden, unmittelbar bevor sie zum Verschluss der Kolben dienten, stand aber wegen der vielen damit verbundenen Uebelstände bald davon ab. Dann wählte ich Thonplatten, welche sich, wie aus Folgendem ersichtlich, vortrefflich bewährten.

Hier zu Lande werden zum Auspflastern von Mauerwänden öfters verwendet glasirte platte Kacheln. Ich verschaffte mir dieselben unglasirt, und zwar von einer Sorte, welche 13 Cm. Seite hatten und 7 Mm. dick waren. Solch eine Kachel wurde in neun (oder sechszehn) viereckige Stücke getheilt, welche ich „Schliessplatten" nennen will.

Diese Schliessplatten waren für Luft vollkommen gut durchgängig. Von einer U-förmigen Röhre mit ungleichen Schenkeln wurde der kürzere Schenkel mit einer solchen Platte verschlossen und in den längeren Schenkel Wasser gegossen. Es stieg dann ziemlich schnell stetig in den kürzeren Schenkel in die Höhe, die Luft durch die Poren der Platte vor sich hertreibend, bis der Stand in beiden Schenkeln gleich war.

XI. Die eine (zur Aufnahme der Glasur bestimmt gewesene) Fläche der Platten war glatt. Mit dieser mussten sie auf die Mündung der Kölbchen aufliegen. Dazu wurde der Rand dieser Mündung flach abgeschliffen und auf diesen flachen Rand eine Schicht geschmolzenen Asphalt angebracht. Das so vorgerichtete Kölbchen wurde dann mit der gewöhnlichen Mischung (100 Ccm. Salzlösung, 2,5 Grm. Traubenzucker, 0,4 Pepton) zur Hälfte gefüllt, und 10 Minuten lang gekocht. Dann wurde eine Schliessplatte in einer Bunsen'schen Flamme erhitzt und (während das Kochen fortdauerte) auf die Mündung des Kolbens aufgedrückt. Der Asphalt schmilzt bei 100° noch nicht und bleibt also während des Kochens fest. Bei der Berührung mit der heissen Schliessplatte schmilzt er aber. Nun wird ein Gewicht auf die Schliessplatte gestellt, um dieselbe angedrückt zu erhalten und die Flamme weggezogen. Nach einigen Augenblicken ist der Asphalt wieder erstarrt und die Platte verschliesst nun das Kölbchen fest, so dass keine andere Luft zu der Flüssigkeit gelangen kann, als nur durch die Poren der Schliessplatte hindurch. Dann kommt der Kolben in die Brutmaschine.

Das so modificirte Experiment giebt ausnahmslos positives Resultat. Nach zwei bis drei Tagen ist die Flüssigkeit dicht erfüllt von lebhaft beweglichem Bacterium Termo.

XII. Controlversuche mit 100 Ccm. Salzlösung, 1 Grm. Ammontartrat, 1 Grm. Traubenzucker, oder: 100 Ccm. Salzlösung, 1 Grm. Ammontartrat, 0,2 Grm. Pepton, in derselben Weise behandelt und verschlossen, geben ebenso ausnahmslos negatives Resultat. Niemals ist am achten Tage eine Spur von Bacterien nachweisbar. Die Flüssigkeit bleibt die ganze Zeit hindurch vollkommen klar, abgesehen von einem geringen, leicht sich ab-setzenden Bodensatze von Kalkphosphat.

Aber hat die poröse Thonplatte die Keime aus der Luft vollständig abgehalten? Darauf giebt folgende Versuchsreihe die Antwort:

XIII. In 100 Ccm. Salzlösung wird 1 Grm. Ammontartrat gelöst. Die Hälfte dieser Mischung wird in einem Kolben *A* versetzt mit einer Spur Staub, der gesammelt war in einem Schranke, wo öfters faulende Sub-stanzen, Harn u. dergl., standen. Der Kolben dann mit einer Platte vor-schlossen.

In einem Kolben *B* wird die andere Hälfte der Flüssigkeit 10 Minuten lang gekocht, die Schliessplatte dann aufgelegt und, als sie fest sitzt, auf die obere Fläche der Platte eine wenigstens zwanzig Mal grössere Menge desselben Staubes lose aufgestreut. Beide Kolben kommen dann neben einander im Brutapparat.

Am folgenden Tage ist *A* schon stark trübe und wimmelt am zweiten und dritten Tage von Bacterien. *B* dagegen ist noch am achten Tage wasserklar und enthält kein einziges Bacterium.

Dieser Versuch, mehrere Male wiederholt mit Schliessplatten aus verschiedenen Kacheln (weil die Porösität der einzelnen Ka-cheln verschieden kann sein), giebt stets dasselbe Resultat. Wenn also die in dem Versuche XI gefundenen Organismen nicht ab-stammen können von mit dem Material eingeführten 'Keimen, auch nicht von nachträglich eingedrungenen Keimen, so bleibt, meines Erachtens, kein anderer Ausweg zur Erklärung offen, als dieser: die Bacterien sind aus den verwendeten Substanzen ohne präexistirende Keime entstanden.

Soll aber dieser Schluss Andern ebenso zwingend erscheinen wie mir, so ist es erforderlich, dass sie bei der Wiederholung meiner Versuche dieselben constanten Resultate erhalten, wie ich. Zu dem Zwecke muss ich hier noch folgende Bemerkungen ma-chen, welche sich hauptsächlich beziehen auf die Versuchsreihen XI u. flg.

1. Wie die eiweisshaltigen Flüssigkeiten schäumen auch die Peptonlösungen stark beim Kochen. Obgleich in unserem Falle die Lösung nur 0,4 pCt. Pepton enthält, kann doch dies Schäumen störend genug werden. Stiege der Schaum in den Hals und bis zur Mündung des Kolbens hinauf, so würde man ein Ueberschäumen und daher Verlust der Flüssigkeit zu befürchten haben. Schlimmer noch aber ist es, dass man sich dann dem Einwande aussetzt: „der aufsteigende Schaum beför-

dert Theile der Flüssigkeit bis in den Hals des Kolbens, dieselben sind da der Kochhitze entrückt, eventuelle Keime werden solcherweise dem Tode entrinnen können."

Das Schäumen lässt sich aber ganz leicht vermeiden. Man verwende nur eine kleine Flamme und regulire dieselbe im Beginn des Kochens fortwährend sorgfältig, so dass einestheils die Erhitzung stark genug ist, um die Flüssigkeit stets im wallenden Kochen zu erhalten, anderentheils der Schaum nicht zum Aufsteigen kommt. Thut man dies während der ersten Minuten, so nimmt allmälig die Bildung des feinblasigen Schaumes ab und später kann man die Flüssigkeit getrost kochen lassen und braucht die Regulirung nicht mehr eine so sorgfältige zu sein.

Doch auch beim einfachen Kochen kann, ohne dass es zum Aufsteigen des Schaumes kommt, durch die platzenden Dampfblasen Flüssigkeit in die höher gelegenen Theile des Kolbens hinaufgeworfen werden. Wird der Theil, der da im Halse und nahe der Mündung an der Wand haften bleibt, genügend erhitzt? Um diese Frage zu entscheiden beobachtete ich öfters die Temperatur in der Mündung des Kolbens, indem ich das Thermometer in der Mitte der Mündung hielt, ohne dass es die Wand berührte. Es wurde dabei Sorge getragen, dass das Wasser, welches sich am Thermometer condensirte, nicht in den Kolben zurückfiel. Dabei stellte sich heraus, dass während des Kochens in der Mündung immer eine Temperatur von ungefähr 95° herrschte. Da nun nach Cohn's Untersuchungen jedenfalls 80° die äusserste Temperaturgrenze ist, welche die Bacterien ertragen können, ohne ihre Vitalität einzubüssen, kann man sicher sein, dass kein entlegener Theil der Versuchskolben den Keimen eine Zufluchtsstätte bieten könnte.

2. Das Erhitzen der Schliessplatte hat zum Zweck, einestheils der Platte die erforderliche Temperatur zu geben, um das Asphalt schmelzen zu können, anderentheils die möglicherweise der Platte anhaftenden Keime zu zerstören. Da dieselbe direct in der Bunsen'schen Flamme mittelst einer Zange gehalten wird, kann wohl kein Zweifel entstehen, dass alle ihr anhaftenden Keime gründlich verbrannt oder geröstet werden. Die Platte braucht nur kurze Zeit in der Flamme gehalten zu werden, um so heiss zu werden, dass sie einen angedrückten Wattepfropf

braun röstet. Und eine Temperatur, welche die Baumwollefasern zerstört, wird wohl zur Tödtung etwaiger Keime hinreichen.

Die Platte darf aber auch nicht allzu heiss sein, wenn sie auf die asphaltumrandete Mündung des Kolbens gelegt wird. Denn da können die aus dem zersetzten Asphalt entstehenden empyreumatischen Dämpfe sich in die Flüssigkeit verbreiten. Ob dies der Fall sei, lässt sich leicht entscheiden, da man die brenzlichen Dämpfe als Wölkchen in den Hals des Kolbens hinabfliessen sieht. Einige Male ist mir dies passirt und in keinem dieser Fälle entstanden Bacterien in der sonst gut dazu geeigneten Flüssigkeit.

3. Die Kolben, welche zu einem Versuche gedient hatten, wurden, bevor sie zu einem neuen Versuche verwendet wurden, erst tüchtig mit Wasser ausgespült und dann mit concentrirter Schwefelsäure oder Salpetersäure einige Male ausgespült oder, ganz damit angefüllt, einige Stunden stehen gelassen. Dass die Säure hernach mit Wasser wieder vollkommen weggewaschen wurde, versteht sich.

4. Zu den Versuchen soll man nicht zu geringe Mengen Flüssigkeit verwenden, jedenfalls nicht weniger als 50 Ccm. Denn geringere Mengen verlieren durch das Kochen verhältnissmässig mehr Wasser und werden endlich zu concentrirt. Zu grosse Concentration ist aber, wie sich unten ergeben wird, ein bedeutendes Hinderniss für die Entstehung der Bacterien. Die chemischen Alterationen, welche jede Traubenzuckerlösung unter solchen Umständen erleidet, werden hier wohl auch mit im Spiele sein. Denn solche zu stark eingekochte Flüssigkeiten sind immer gelblich gefärbt.

5. Wie scheinbar unbedeutend die Umstände sind, welche für das Gelingen der Versuche wesentlich sind, erhellt aus Folgendem. Es ist nämlich durchaus nicht gleichgültig, wie die Lösung der Mineralsalze bereitet wird. Als ich mir einmal eine neue Quantität Salzlösung machte, löste ich wie gewöhnlich 1 Grm. KNO_3 und 1 Grm. $MgSO_4$ in 500 Ccm. kalten Wassers. Statt nun aber zu dieser Lösung die 0,2 Grm. $CaHPO_4$ einfach als Pulver zuzusetzen und durch Schütteln zu vertheilen, kochte ich, um eine bessere Vertheilung zu erzielen, das $CaHPO_4$ in einem Reagensröhrchen vorher mit einigen Cubikcentimern der Lösung.

Dabei spalten sich bekanntlich $4CaHPO_4$ in unlösliches $Ca_3P_2O_8$ und lösliches $CaH_4P_2O_8$. Das erstere ist voluminös und flockig und lässt sich leicht durch Schütteln gleichmässig in der Flüssigkeit vertheilen. Alle mit dieser Lösung angestellten Versuche misslangen aber. An der Reaction des sauren Salzes $CaH_4P_2O_8$ könnte das schwerlich liegen, denn bei der geringen Menge des Phosphats (0,2 Grm. : 500 Ccm.) ist dieselbe mit gewöhnlichem Lackmuspapier nicht einmal nachweisbar.

Man soll also die Salzlösung durchaus kalt bereiten und dieselbe nicht kochen, bevor der Traubenzucker und das Pepton zugegen sind. Das gebrauchte Calciumphosphat war dargestellt durch Füllung einer überschüssigen Menge gelösten Chlorcalciums mit gewöhnlichem Natriumphosphat. Der Niederschlag wurde mit Wasser gewaschen bis die Chlorreaction im Filtrate ausblieb.

6. Das Pepton war folgenderweise erhalten: 20—25 Grm. getrocknetes rohes Hühnereiweiss oder trockenes coagulirtes Serumeiweiss bei 35° wurde digerirt mit einer Mischung von 5 Ccm. officineller concentrirter Salzsäure, 10 oder 20 Ccm. Wittich'sche Pepsin-Glycerinlösung, 1000 Ccm. Wasser. Nach 2×24 Stunden wurde die Flüssigkeit schwach alkalisch gemacht mit Natron, dann mit Essigsäure sehr schwach angesäuert und gekocht. Das ausgeschiedene Syntonin wird abfiltrirt und das wasserklare Filtrat im Wasserbade auf ein geringes Volum abgedampft. Die dünn-syrupöse eingedampfte Flüssigkeit wird in eine grosse Menge Alkohol (95 Volpct.) im dünnen Strahle unter fortwährendem Umrühren eingegossen; der Niederschlag nach einigen (bis 24) Stunden getrennt und mit Alkohol ausgewaschen. Der noch feuchte Niederschlag wird dann in möglichst wenig kochendem Wasser gelöst und die Lösung warm filtrirt in eine grosse Menge Alkohol (1 Vol. von 95 pCt. $+ \frac{1}{2}$ Vol. absoluten), unter stetigem Umrühren. Dieser neue Niederschlag wird auf das Filter gebracht, mit Alkohol ausgewaschen und getrocknet. Es ist dann ein klar lösliches, nahezu oder vollkommen weisses Pulver.

Der Traubenzucker war ein gewöhnliches Handelspräparat, weiss aber natürlich nicht chemisch rein. Eine kleine Menge reiner aus Alkohol umkrystallirter Traubenzucker stand mir zu Gebote, und als einige Versuche mit diesem Präparate die gleichen Resultate wie immer ergaben, hielt ich mich berechtigt für

die grosse Mehrzahl der Versuche den gewöhnlichen Traubenzucker verwenden zu dürfen.

7. Die Concentration der Flüssigkeit ist bei diesen Versuchen
ein nicht unwichtiges Moment. Bei einer gewissen mittleren
Concentration (spec. Gewicht 1,010 bis 1,012) bekommt man die
stärkste Bacterienentwicklung. Wird der Traubenzucker grösstentheils durch Kochsalz ersetzt, so dass die Concentration ungefähr
die gleiche bleibt (z. B. 100 Ccm. Salzlösung + 2 NaCl + 0,2
Traubenzucker + 0,3 Pepton) so gelingen die Versuche ebenso
gut, ebenfalls nach drei Tagen wimmelt der Kolben von Bacterien. Bei einem grösseren Zusatze von Kochsalz (4 Grm. : 100 Ccm.)
wird die Entwicklung der Bacterien sehr viel geringer und hört
bei 5 und 6 Grm. in 100 Ccm. ganz auf.

Grössere Verdünnung begünstigt zwar die Abiogenesis nicht,
doch schadet nicht so sehr als grössere Concentration. Man
kann selbst aus obiger Mischung das Kochsalz ganz weglassen (also: 100 Ccm. Salzlösung, 0,2 Grm. Traubenzucker,
0,3 Grm. Pepton), ohne dass das Resultat des Versuchs negativ
ausfällt.

Sehr leicht lässt sich dieser Einfluss der Concentration nachweisen an Milch, und zwar folgenderweise. Eine Portion Kuhmilch wird mit Wasser verdünnt bis zum specifischen Gewichte
1,010, eine andere Portion wird mit Kochsalz versetzt bis das
spec. Gewicht 1,050 erreicht. Die verdünnte Milch im Kölbchen
10 Minuten gekocht und mit der Thonplatte verschlossen zeigt
nach dreitägigem Aufenthalt im Wasserbade eine massenhafte
Entwicklung von Bacterium Termo. In der unveränderten Milch
(spec. Gew. 1,028 bis 1,029), die ebenso behandelt ist, fehlen die
Bacterien zwar nicht, sind jedoch bei weitem nicht so zahlreich.
Und in der mit Kochsalz versetzten Milch (natürlich auch gekocht
und gebrütet) sind sie nur vereinzelt vorhanden. Der Unterschied
lässt sich natürlich nicht in Zahlen ausdrücken, doch ist bei der
mikroskopischen Untersuchung auffallend genug. Bei der verdünnten Milch ist in jedem untersuchten Tropfen das Gesichtsfeld des Mikroskops mit Bacterien zwischen den Fetttröpfchen
dicht erfüllt; bei der unverdünnten Milch sind in jedem Gesichtsfelde statt der Tausenden nur zwanzig oder dreissig sichtbar,
und bei der künstlich concentrirten Milch muss man förmlich
danach suchen.

8. Wenn man die positiv ausfallenden Versuche der Reihe XI
mit den negativ ausfallenden Controlversuchen der Reihe XII
vergleicht, könnte man sich zum folgenden Einwand veranlasst
fühlen: In Versuch XI ist auf 100 Ccm. 2,5 Grm. Traubenzucker
und 0,4 Grm. Pepton zugegen; in Versuch XII auf 100 Ccm.
nur 1 Grm. Ammontartrat und 1 Grm. Traubenzucker oder 1 Grm.
Ammontartrat und 0,2 Grm. Pepton. In XI finden also die
Keime eine viel reichlichere Nahrung, sie entwickeln sich hier
also schnell und stark, während sie sich bei der kärglichen Nahrung in XII so langsam entwickeln und fortpflanzen, dass sie
nach drei Tagen noch leicht übersehen werden. Es ist ja bekannt, dass Pepton ein vortreffliches Nahrungsmittel für Bacterien ist.

Sollte dieser Einwand gemacht werden, so ist derselbe einer
directen Widerlegung zugänglich. Allerdings ist bei der obengenannten Form des Versuchs XI eine reichliche Menge Traubenzucker zugegen. Allein diese Menge kann, wie so eben mitgetheilt, ohne wesentlichen Nachtheil grösstentheils durch Kochsalz
ersetzt werden. Und wenn diese Mischung (100 Salzlösung,
2 Kochsalz, 0,2 Traubenzucker, 0,3 Pepton) zur Erzeugung der
Bacterien verwendet wird, so ist die absolute Menge Nahrungs-
stoff im positiv ausfallenden Hauptversuch geringer als in den
negativ ausfallenden Controlversuchen. Denn:

Ammontartrat enthält (in runder Zahl) 26 pCt. C, 15 pCt. N.
Traubenzucker   »   40 » C,
Pepton   »   51 » C, 16 » N.

Die Mischung: 100 Salzlösung, 2 NaCl, 0,2 Traubenzucker,
0,3 Pepton, erzeugt Bacterien. Hierin ist enthalten (von dem N
des Salpeters abgesehen, der überdies bei jedem Versuche wiederkehrt):

im Traubenzucker: 0,08 Grm. C.
im Pepton   : 0,17 » C, 0,05 Grm. N.

Zusammen: 0,25 Grm. C, 0,05 Grm. N.

Die Mischung: 100 Salzlösung, 1 Ammontartrat, 1 Traubenzucker erzeugt keine Bacterien. Hierin ist enthalten:

im Ammontartrat : 0,26 Grm. C, 0,15 Grm. N.
im Traubenzucker: 0,40 » C.

Zusammen: 0,66 Grm. C, 0,15 Grm. N.

Die Mischung: 100 Salzlösung, 1 Ammontartrat, 0,2 Pepton erzeugt ebenfalls keine Bacterien. Hierin ist enthalten:

im Ammontartrat : 0,26 Grm. C, 0,15 Grm. N.
im Pepton : 0,10 » C, 0,03 » N.

Zusammen: 0,36 Grm. C, 0,18 Grm. N.

Die Mischungen, in welchen keine Bacterien entstehen, enthalten also mehr Kohlenstoff und Stickstoff als die Flüssigkeit, welche Bacterien liefert, sind also hinsichtlich der Nahrungsmenge dieser gegenüber im Vortheil. Nichtsdestoweniger sind sie hinsichtlich der Erzeugung der Bacterien im Nachtheil. Dies zeigt, dass die Entstehung der Bacterien nicht unmittelbar mit der absoluten Nahrungsmenge zusammenhängt, dass also obiger Einwand ein unbegründeter ist.

9. Was die Art der Organismen betrifft, welche sich in meinen Versuchen entwickelten, so ist allererst die Thatsache erwähnenswerth, dass niemals sich etwas Anderes zeigte, als Bacterien, namentlich niemals die geringste Spur von Pilzmycelium oder keimenden Pilzsporen. Bei der bekannten grossen Verbreitung dieser Sporen in der gewöhnlichen Atmosphäre zeugt dies absolute Fehlen der Pilze sehr für den guten Verschluss der Versuchskolben.

Von den Bacterien ist Bacterium termo immer weitaus überwiegend. Die frei schwimmenden Individuen fahren mit ihrer charakteristischen wackelnden Bewegung munter durch die Flüssigkeit und sind in jedem Tropfen in zahlloser Menge enthalten. Cohn theilt bekanntlich (Beiträge zur Biologie II, S. 168 ff.) das Genus Bacterium in zwei Arten ein: B. Termo und B. Lineola. Letztere Form unterscheidet sich von der ersteren hauptsächlich durch ihre grösseren Dimensionen. (B. Lineola 3,8 bis 5,25 μ lang, bis 1,5 μ breit.) Die Länge meiner Bacterien beträgt 2 bis 6 μ. Doch halte ich mich nicht für berechtigt, die längere Form (über 4 μ) als B. Lineola von der kürzeren zu scheiden, da bei meinen Bacterien die Breite immer weit unter dem von Cohn für Lineola angegebenen Werth blieb und ich überhaupt keine Breitenunterschiede zwischen der kürzeren und längeren Form beobachtete.

Die ziemlich zähen Häute an der Oberfläche der Flüssigkeit bestehen meist aus der Zoogloea-Form von Bacterium Termo, wie Cohn sie a. a. O. Taf. III, Fig. 9 abbildet. Sehr oft fand

ich in den Häuten die von Cohn Fig. 10 angegebene Zoogloea-
Form, wobei die Bacterien in parallelen Linien aneinander gereiht
liegen, ohne dass ich die Umstände, welche die eine oder die
andere Form bedingen, näher zu bezeichnen wüsste.

Micrococcus-Formen sind zwar immer anwesend, sowohl frei
als in Zoogloen-Massen, jedoch lange nicht die Häufigkeit des
Bacterium Termo erreichend. Wenn aber der Traubenzucker
grösstentheils durch Kochsalz ersetzt ist, entstehen sie in grösserer Menge. Da, wie bekannt, die Eintheilung der Kugelbacterien
in Arten überwiegend von functionellen, nicht von morphologi-
schen Verschiedenheiten ausgeht, liess es sich schwer bestimmen,
zu welchen Arten die beobachteten Micrococcus-Formen gehörten.
Chromogene Kugelbacterien waren es aber in den meisten Fällen
nicht, da die Flüssigkeit bei der Entwicklung der Bacterien
durchgehends farblos blieb. Nur verhältnissmässig selten färbte
sie sich während des Versuchs schwach röthlich oder gelblich.

Bacterien und Micrococcus waren in allen Versuchen, zwar
wie gesagt in unter sich sehr verschiedener Anzahl, anwesend.
Ungleich seltener traten Fadenbacterien auf. Es war dies die
durch ihre Wellenbiegungen charakterisirte Form Vibrio, und
zwar sowohl mit einer Biegung (V. Rugula), als mit mehreren
(V. serpens). Höhere Temperatur scheint ihr Auftreten zu begünstigen, doch bleibt ihre Zahl immer klein gegen die der
Stäbchenbacterien.

Andere Organismen, als die genannten, habe ich niemals
beobachtet. Welche Entwicklungsphasen die Bacterien bei ihrer
Entstehung durchlaufen, habe ich mikroskopisch nicht ermitteln
können. Die Trübung, welche die Flüssigkeit anfänglich zeigt,
ist zwar nicht so besonders feinkörnig, aber der Unterschied im
Lichtbrechungsvermögen zwischen der Flüssigkeit und den festen
Partikelchen ist so gering, dass man nur mit grosser Mühe in
den ersten 24 bis 36 Stunden mit Hartnack's Syst. 8 oder
Imm. 9 unterscheiden kann, dass man nicht mit einer klaren
Flüssigkeit zu thun hat. Im Laufe des zweiten Tages erscheinen
einzelne ganz kurze Stäbchenbacterien, doch ohne dass sich ein
Zusammenhang dieser Organismen mit den bleichkörnigen festen
Theilchen zweifellos ergab. Ebensowenig aber lässt sich ein
Hervorgehen der Stäbchenbacterien aus Micrococcus-Formen fest-
stellen, vielmehr glaube ich dies bestimmt läugnen zu können.

Denn die Stäbchenbacterien zeigten sich in Menge, ohne dass irgend welche deutliche Micrococcen vorhergegangen wären. (Natürlich wurde diese Untersuchung so gemacht, dass eine Anzahl gleich zusammengesetzter Proben nach verschieden langer Brütung untersucht wurden und die erhaltenen Resultate in einer Reihe geordnet.) Und wenn (bei kochsalzhaltigen Lösungen, vgl. oben) reichlich Micrococcus erhalten wurde, ging dieselbe bei längerem Stehen nicht in die Bacterienform über.

Hier möge noch die Thatsache erwähnt werden, dass in keinem Falle die Flüssigkeiten, wenn sie am dritten Tage von Bacterien wimmelten, einen fauligen Geruch verbreiteten, das heisst die Mischung, wie sie in den spätteren Versuchsreihen verwendet wurde; die Rübendecocte dagegen, welche zu den ersten Versuchen dienten, rochen am dritten Tage sehr putrid. Wenn die Lösungen von Salzen, Traubenzucker und Pepton voll Bacterien waren, hatten sie einen Geruch vollkommen ähnlich dem von frischer Schafmilch, der aber gar nicht faulig zu nennen war.

Doch mit den vielen interessanten chemischen Fragen, welche sich bei diesen Versuchen darbieten, habe ich mich vorsätzlich nicht befasst, da es mir hier nur darum zu thun war, die Wahrheit der Abiogenesis-Theorie zu untersuchen. In dieser Hinsicht stehe ich nicht an zu behaupten, dass unter den angegebenen Umständen Organismen ohne präexistirende Keime entstehen können.

Versuche, den Traubenzucker und das Pepton durch einfachere Körper zu ersetzen, beschäftigen mich jetzt, und behalte ich mir nähere Mittheilungen darüber vor.

G r o n i n g e n, April 1873.

––––––––

N a c h t r a g.

Es versteht sich dass ich die vorstehende Mittheilung nicht verfasst habe, ohne dass ich alle mir bekannten Fehlerquellen berücksichtigt hatte und mich gegen alle vorherzusehenden Einwendungen möglichst sicher gestellt hatte. Doch ergab sich bei näherer Erwägung, dass ich einen Einwand, und zwar einen sehr wichtigen, übersehen hatte. Nämlich so wie die Versuche bis jetzt beschrieben sind, ist die darauf basirte Argumentation folgendem Einwande zugänglich:

Im Hauptversuch werden die gebrauchten Materialien, Traubenzucker, Pepton, Kaliumnitrat, Magnesiumsulphat und Calciumphosphat, in neutraler Flüssigkeit gekocht, und nach drei Tagen sind Bacterien zugegen. Der Nachweis, dass es sich hier nicht um Entwicklung präexistirender Keime handelt, soll geliefert werden dadurch, dass die Materialien jeder für sich mit neutralem Ammoniumtartrat gekocht und hingestellt werden, und in diesem Falle die Bacterien ausbleiben. Aber das verwendete Ammonsalz erleidet beim Kochen Dissociation, Ammoniak entweicht und die Reaction wird sauer. Die Controlversuche geschehen also in saurer Lösung, der Hauptversuch in neutraler. Wenn nun im ersteren Falle die Bacterien ausbleiben, im zweiten anwesend sind, so lässt sich diese Thatsache so erklären, dass die in der Glucose oder dem Pepton enthaltenen Keime beim Kochen in der sauren Ammonsalzlösung gründlich getödtet sind, während in der neutralen Flüssigkeit des Hauptversuchs die Siedehitze nicht ausreichte, sie zu tödten. Pasteur hat ja gezeigt, dass die Keime niederer Organismen hohen Temperaturen in neutraler Lösung besser widerstehen als in saurer Flüssigkeit.

Allerdings ist dieser Einwand sehr rationell und, so wie die Sache bis jetzt liegt, schlagend. Doch werde ich in Nachstehendem zeigen, dass meine Schlüsse dadurch nicht gestürzt werden.

Da der Hauptversuch und die Controlversuche unter sich vergleichbar sein sollen, darf natürlich eine Verschiedenheit der Reaction nicht vorkommen. Es muss eine Substanz gesucht werden, die als stickstoffhaltiges Nahrungsmittel für die Bacterien dienen kann, und deren Lösung bei 100° neutral bleibt. Eine solche fand ich im Harnstoff. Reiner Harnstoff ist für Bacterien eine ausgezeichnete Stickstoffquelle, nicht aber Kohlenstoffquelle (Cohn). Wenn auf 100 Ccm. der obengenannten mineralischen Nährsalzlösung 0,5 Grm. Harnstoff gelöst wird und in diese Flüssigkeit ein Tropfen bacterienhaltiges Wasser gebracht wird, entwickeln sich bei 30 bis 35° die Bacterien nicht; sie können wohl Stickstoff, aber keinen Kohlenstoff bekommen, da sie diesen letzteren aus dem Carbonyl, wie er im Harnstoff vorkommt, nicht assimiliren können. Wird aber zu obiger Lösung 1 Grm. Zucker zugesetzt (es sei Trauben-, Rohr- oder Milchzucker), so geht die Entwicklung der Bacterien lebhaft vor sich und nach 24 Stunden ist die

Flüssigkeit schon stark von denselben getrübt. Da das Pepton sowohl den Stickstoff als den Kohlenstoff in einer für die Assimilation durch Bacterien geeigneten Form enthält, ist dieser Körper schon für sich ein gutes Nahrungsmittel. Daher entwickeln sich, wie der Versuch zeigte, die Bacterien vortrefflich in einer Lösung von 0,5 Grm. Pepton auf 100 Ccm. mineralischer Nährsalzlösung.

Offenbar sind nun diese Lösungen zu den Controlversuchen sehr gut verwendbar und entsprechen der gestellten Anforderung, dass sie bei 100° neutral bleiben. Die Argumentation stellt sich daher folgendermassen:

Im Hauptversuch entstehen Bacterien aus Glucose, Pepton und Mineralsalzen. Sind dieselben entstanden aus mit der Glucose eingeführten Keimen? Dann müssen sie sich auch zeigen in folgender Lösung:

100 Ccm. Salzlösung, 1 Grm. Traubenzucker, 0,5 Grm. Harnstoff. Denn hier liefert ihnen der Zucker den Kohlenstoff, der Harnstoff den Stickstoff in vollkommen assimilirbarer Form.

Die genannte Lösung wird daher 10 Minuten gekocht, das Kölbchen mit der heissen Thonplatte verschlossen, kurz ganz so behandelt, wie oben beschrieben. Nach acht Tagen zeigt sich noch keine Spur von Bacterien. Die Glucose hat daher keine entwicklungsfähigen Keime eingeführt.

Waren aber vielleicht die präexistirenden Keime im Pepton anwesend? Wäre dies der Fall, so müssten sich auch Bacterien zeigen in einer Lösung von 0,5 Grm. Pepton auf 100 Ccm. Salzlösung. Der Versuch aber zeigt, dass sie auch hierin ausbleiben; der Inhalt der diese Lösung enthaltenden Kölbchen ist nach 8 Tagen ganz klar und bacterienfrei.

Diese Controlversuche zeigen obendrein, dass auch die verwendeten Salze keine Keime eingeführt haben; und zugleich wird durch das negative Resultat dieser Versuche erwiesen, dass die Thonplatten die etwaigen atmosphärischen Keime vollständig abhalten. Ausserdem wurden noch directe Versuche hierüber angestellt, wobei die oben genannten Lösungen (100 Ccm. Salzlösung, 1 Grm. Glucose, 0,5 Grm. Harnstoff, oder 100 Ccm. Salzlösung, 0,5 Grm. Pepton) verwendet wurden und oben auf der Schliessplatte bacterienhaltiger Staub gestreut ward. Auch hier blieb jede Entwicklung von Bacterien aus.

Noch wurde folgender Versuch wiederholt angestellt: In 100 Ccm. Salzlösung wird gelöst 1 Grm. Rohrzucker und 0,5 Grm. Harnstoff. Die Flüssigkeit wurde in zwei gleiche Portionen getheilt und zu beiden je 2—5 Tropfen einer bacterienhaltigen Flüssigkeit gesetzt (natürlich zu jeder der beiden Portionen eine gleiche Zahl Tropfen). Die eine Portion wird dann 10 Minuten gekocht, mit einer Schliessplatte verschlossen und in die Brutmaschine hingestellt. Die andere wird ebenso behandelt, aber nicht gekocht. Diese nicht gekochte Flüssigkeit wimmelt nach 24 Stunden von Bacterien; die andere gekochte ist am achten Tage noch klar und bacterienfrei. Also auch in neutraler Flüssigkeit werden die Bacterien bei 100° getödtet.

Da die Ausführung dieser Versuche in allen Theilen mit der der früher beschriebenen übereinstimmt, erlaube ich mir für die Einzelnheiten darauf zu verweisen.

Für diese Versuche, wobei sowohl die Haupt- wie die Controlversuche in neutraler Lösung angestellt wurden, fällt also obiger Einwand fort, dieselben sind unter sich vollkommen vergleichbar.

Wie verhält es sich aber, wenn eine saure Flüssigkeit verwendet wird?

Zur Beantwortung dieser Frage wurde die gewöhnliche Hauptversuchslösung (100 Ccm. Salzlösung, 2 Grm. Glucose, 0,3 Grm. Pepton) mit 2 bis 4 Ccm. einprocentiger Weinsäure versetzt, so dass sie stark sauer reagirte. Die Flüssigkeit wurde 10 Minuten gekocht, mit Natriumcarbonat neutralisirt und verschlossen wie gewöhnlich. Es zeigte sich aber nach einigen Tagen keine Spur von Bacterien; ebenso wenig, wenn die Neutralisation unterlassen war.

Dies negative Resultat ist aber nicht unerklärlich. Die Säure alterirt nämlich das Calciumphosphat, indem sie das neutrale Salz zu saurem macht. Und dass dies wohl nicht ohne Einfluss auf die Entstehung der Bacterien sein wird, geht aus der oben Seite 563 mitgetheilten Thatsache hervor, dass nämlich die Entstehung der Bacterien gehemmt wird, wenn man statt des neutralen Phosphats, die Mischung von saurem und basischen Salz, wie sie durch Kochen des neutralen Salzes mit Wasser erhalten wird, zum Versuch verwendet.

Auch auf das Pepton wirkt die Säure bei der Siedehitze

modificirend ein. Es lässt sich dies nachweisen, wenn man im Polarisationsapparat das Drehungsvermögen einer neutralen Pepton-lösung mit dem Drehungsvermögen einer gleich concentrirten Lösung vergleicht, welche einige Zeit mit Säure gekocht ist. Es zeigt sich ein erheblicher Unterschied.

Wenn aber der Versuch so angestellt wird, dass die Säure nicht auf das Calciumphosphat und das Pepton einwirken kann, so fällt das Resultat positiv aus. Nämlich:

. In 100 Ccm. Wasser werden gelöst 0,2 Grm. Kaliumnitrat, 0,2 Grm. Magnesiumsulphat und 2 Grm. Traubenzucker. Dazu kommen 2 Ccm. einprocentiger Weinsäure. Die stark saure Flüssigkeit wird 10 Minuten lang gekocht. Dann wird mit einem glühenden Platinlöffelchen aus einem über einer Flamme stehen-den heissen Tiegel etwas Natriumcarbonat genommen und in den Kolben geschüttet. Wieviel davon zur Neutralisation erforderlich ist, ist vorher ermittelt und dann nach dem Augenmaass die nöthige Menge genommen. Alkalische Reaction, welche sich durch gelbliche Färbung der Flüssigkeit beim nachherigen Kochen offen-bart, ist zu vermeiden. Dann werden 0,05 Grm. Calciumphos-phat und 0,3 Grm. Pepton zugefügt und das Ganze noch 10 Mi-nuten gekocht. Der Kolben, mit einer heissen Thonplatte ver-schlossen, in der Brutmaschine hingestellt, ist am dritten Tage mit Bacterien erfüllt.

Wenn der Versuch in der gleichen Weise angestellt wird, nur mit dem Unterschied, dass statt des Peptons 0,5 Grm. Harn-stoff zugesetzt wird, erscheinen keine Bacterien. Die gefundenen Bacterien stammen also nicht von mit der Glucose oder dem Phosphat eingeführten Keimen. Und auch das Pepton führt keine Keime ein, sonst müssten dieselben sich in dem oben an-geführten Controlversuch (100 Ccm. Salzlösung, 0,5 Grm. Pepton) entwickelt haben. Ebensowenig erscheinen Bacterien in folgender Lösung: 100 Ccm. Salzlösung, 1 Grm. Kaliumnatriumtartrat, 0,3 Grm. Pepton. Das Seignettesalz ward hier zugesetzt als Kohlen-stoffquelle, da man vielleicht einwenden könnte, dass in 0,3 Grm. Pepton keine ausreichende Menge Kohlenstoff enthalten sei.

Meines Erachtens entkräften diese Versuche den oben ange-führten Einwand vollständig.

Zum Schluss dieser Mittheilungen sei noch Folgendes erwähnt: Zu den meisten Versuchen verwendete ich den gewöhnlichen Traubenzucker, der bekanntlich niemals rein ist. Derselbe war bezogen von Herrn Deeleman in Erfurt. Weil ich die Versuche auch mit möglichst reinem Zucker anstellen wollte, stellte ich mir reine Glucose durch Umkrystallisiren aus starkem Alkohol dar. Ich machte diese Darstellung dreimal unter Beobachtung aller Vorsichtsmassregeln zur Abhaltung von Staub u. s. w. und erhielt so drei vollkommen weisse, wohl nahezu reine, Produkte. Von diesen lieferte eins in der gewöhnlichen Weise Bacterien, die beiden anderen aber nicht. Da die vielen Controlversuche genügend erwiesen, dass es sich hier in ersterem Falle nicht um zufällige Beimengung von Keimen handeln konnte, so scheint die Annahme geboten, dass zur Production von Bacterien ausser Mineralsalzen, Glucose und Pepton noch eine Substanz erforderlich sei, welche im rohen Stärkezucker enthalten ist und durch Reinigung mittelst Alkohol entfernt werden kann. Diese Substanz wäre dann im ersteren Präparat noch nicht vollständig entfernt. Welcher Körper dies sei, habe ich noch nicht näher ermitteln können.

Diese Thatsache, wenn auch wichtig an sich, wird aber die Deutung meiner Abiogenesis-Versuche nicht direct beeinflussen können. Zwar liegt auf den ersten Blick die Vermuthung nahe, diese unbekannte Substanz sei eben der zur Entwicklung der Bacterien erforderliche Keim, allein gegen diese Vermuthung sprechen die Resultate meiner Controlversuche und der eben mitgetheilte Versuch, wobei der Zucker für sich mit Säure gekocht wurde, denn doch allzu deutlich.

Groningen, Mai 1873.

(Physiologisches Laboratorium in Bonn.)

Zur Kenntniss der Apnoë.

Von

August Ewald
aus Darmstadt.

Während die Physiologie der Blutgase im Zustand der Dyspnoë bereits von verschiedenen Seiten eingehende Bearbeitungen
erfahren hat, ist dies für die analogen Verhältnisse der Apnoë
nicht der Fall. Nur Paul Hering[1] hatte die auffallende Thatsache ermittelt, dass der Sauerstoffgehalt des arteriellen Blutes
während der Apnoë vermindert sei, was indessen von Pflüger[2])
bekanntlich in Abrede gestellt worden ist.

Da nun der apnoische Zustand und die ihm entsprechende
Zusammensetzung der Blutgase von grossem theoretischen Interesse ist, forderte mich Prof. Pflüger auf, die hier in der Wissenschaft vorliegende Lücke durch eingehende Untersuchungen aus-
zufüllen.

Dieselben sind in der Weise ausgeführt worden, dass an ein und
demselben Thiere erst eine Blutportion bei normaler Athmung entnommen und entgast wurde; dann eine, nachdem das Thier mittelst
eines grossen Blasebalges, der mit der geöffneten Trachea in Verbindung stand, apnoisch gemacht worden war; ferner eine Blutportion bei normaler Athmung, nachdem man dem Thiere Zeit zur
vollständigen Erholung gelassen hatte; endlich wieder eine in
der Apnoë u. s. f. Dadurch bin ich in Stand gesetzt, auch auf
kleine Differenzen Werth legen zu können.

In Folgendem gebe ich eine kurze Zusammenstellung meiner
Versuche, indem ich in Betreff der genaueren Beschreibung derselben und der dabei angewendeten Methoden auf meine gleichzeitig erscheinende Dissertation verweise.

Die ersten Versuche wurden so angestellt, dass gleichzeitig
ein arterieller und ein venöser Aderlass gemacht wurden. Der

---

1) Einige Untersuchungen über die Zusammensetzung der Blutgase
während der Apnoë. Inauguraldissertation. Dorpat 1867.
2) Pflüger, dieses Archiv. Bd. 1. pag. 100.

arterielle geschah aus der Art. femoralis, und der venöse mit
Hülfe eines gläsernen Katheters aus dem rechten Herzen. Die
Versuche einer Serie sind immer an einem und demselben Thiere
in der oben angedeuteten Weise direct hintereinander angestellt
worden.

Versuchs-Nummer	Respirations-Zustand	Arterienblut		Venenblut		Differenz d. Sauerst.-Proc. zwisch. Apnoë u. norm. Athmung im arteriellen Blut	Bemerkungen.
		Sauerstoff %	Kohlensäure %	Sauerstoff %	Kohlensäure %		
Ser. I 1.	Norm. Athm.	17,3	33,4	11,7	36,5	—	20 Min. lang ventilirt
2.	Apnoë	17,4	15,6	12,0	22,4	+ 0,1	15 Min. ventilirt. Venöser Aderlass aus Ven.femor. derselben Seite wie arterieller.
3.	Apnoë	17,9	17,5	4,6	33,9	+ 0,6	
Ser. II 4.	Norm. Athm.	15,4	32,4	9,5	34,0	—	—
5.	Apnoë	15,9	13,1	9,1	22,3	+ 0,5	50 Min. ventilirt.
6.	Norm. Athm.	15,3	28,3	—	—	— 0,6	1 Stunde Zeit zur Erholung.

Bei den nächsten Serien wurden nur arterielle Aderlässe gemacht, dabei aber meistens etwas mehr Blut aufgefangen, um
eine Portion des Aderlasses direct auszupumpen, die andre bei
der jedesmal notirten Bluttemperatur in einem grösseren Wasser-
gefäss eine halbe Stunde mit atmosphärischer Luft zu schütteln
und dann zu entgasen, wodurch wir constatiren konnten, wie
weit sich das arterielle Blut bei der Apnoë mit Sauerstoff gesättigt hatte.

Versuchs-Nummer	Respirations-Zustand	Direct entgast		Mit Sauerstoff gesättigt		Differenz d. Sauerstoffprocente bei normaler Athmung und bei Apnoë	Differenz d. Sauerstoffprocente bei entgaster und angesättigter Portion	Bemerkungen.
		Sauerstoff %	Kohlensäure %	Sauerstoff %	Kohlensäure %			
Ser. III 7.	Norm. Athm.	15,8	35,1	17,0	30,5	—	1,2	—
8.	Apnoë	16,4	12,9	16,75	12,8	+ 0,6	0,35	55 Min. ventil.
9.	Norm. Athm.	15,7	26,35	—	—	— 0,7	—	50 Minut. zur Erholung.
10.	Apnoë	16,6	14,4	—	—	+ 0,9	—	32 Min. ventil.
Ser. IV 11.	Apnoë	15,45	14,4	15,9	6,7	—	0,45	—
Ser. V 12.	Apnoë	13,4	6,5	13,6	6,1	—	0,2	21 Min. ventil.

Aus diesen 12 Versuchen geht mit Sicherheit hervor, dass im arteriellen Blute bei der Apnoë der Sauerstoffgehalt vermehrt ist bis zur fast vollkommenen Sättigung des Blutes, während der Kohlensäuregehalt sehr vermindert erscheint. Die Zunahme des Sauerstoffs ist in allen Versuchen vorhanden und schwankt zwischen 0,1 bis 0,9 pCt. und die Sättigung des Blutes mit Sauerstoff ist soweit erreicht, dass z. B. in Versuch 12 zwischen dem Sauerstoffgehalt des Apnoëblutes und dem des wirklich gesättigten nur eine Differenz von 0,2 pCt. resultirt, die fast innerhalb der Fehlergrenze gelegen ist.

Die auffallende Thatsache, dass in Versuch 5 der Sauerstoffgehalt des Venenblutes während der Apnoë etwas abgenommen hatte, bestimmte uns mehrere Versuche mit venösen Aderlässen zu machen, bei denen theilweise ebenfalls eine Portion mit Sauerstoff gesättigt wurde.

Versuchs-Nummer	Respirations-Zustand	Direct entgast		Mit Sauerstoff gesättigt		Differenz d. Sauerstoffprocente bei Apnoë und normaler Athmung	Differenz d. Sauerstoffprocente bei Apnoë u. der darauf folgenden Erstickung	Bemerkungen
		Sauerstoff %	Kohlensäure %	Sauerstoff %	Kohlensäure %			
Ser. VI 13.	Norm. Athm.	6,7	33,3	—	—	—	—	—
14.	Apnoë	5,65	13,9	12,1	9,4	— 1,15	—	48 Min. ventil.
„ VII 15.	Norm. Athm.	13,5	34,1	—	—	—	—	—
16.	Apnoë	9,65	17,3	20,2	14,0	— 3,85	—	49 Min. ventil.
17.	Apnoë	4,6	17,5	—	—	— 8,9	—	50 Min. ventil.
18.	Apnoë	4,0	18,3	—	—	—	— 0,6	40 Sec. nach Unterbrech. d. Ventilation und Anbringung von Trachea-Vorschl. aufgefangen.
„ VIII 19.	Norm. Athm.	7,3	35,5	—	—	—	—	—
	Apnoë	5,1	14,6	—	—	— 2,2	—	56 Min. ventil.
	Apnoë	4,7	15,4	—	—	—	— 0,4	40 Sec. nach Unterbrech. d. Ventilation bei abgeschl. Trachea aufgefangen.

Es geht aus dieser Folge von 9 Versuchen die eminent auffallende Thatsache hervor, dass der Sauerstoffgehalt des venösen Blutes während der Apnoë abgenommen hat.

Da man den Einwand erheben könnte, dass während der energischen Lüftung der Lungen, wie sie durch die künstliche Respiration bedingt ist, eine Abkühlung des Thieres und hierdurch gesteigerter Stoffwechsel während der Apnoë veranlasst werde, so machten wir noch im geheizten Zimmer Versuche an Hunden, deren Körper sorgfältig während der Ventilation mit Watte umhüllt wurde. Ein Thermometer in ano diente zur Bestimmung der Temperatur des Thieres.

Folgende Tabelle gibt die betreffende Serie:

	Sauerstoff	Kohlensäure	Temperatur des Thieres	Bemerkungen.
Norm. Athmung	8,1	36,8	39,1°	
Apnoë	5,6	20,25	39,2°	Ventilation von 42 Min.
Norm. Athmung	6,4	30,9	38,6°	1 Stunde 17 Min. Zeit zur Erholung.
Apnoë	2,25	23,7	38,7°	Ventilation v. 1 St. 18 Min.

Temperatur des Zimmers, in dem ventilirt wurde, = 26,5° C. Also trotz der unveränderten Temperatur des Körpers ergibt sich abermals eine Verminderung des Sauerstoffgehaltes im venösen Blute bei Apnoë.

Versuch 18 und 21, welche zeigten, dass 40 Secunden nach Verschluss der Trachea des apnoischen Thieres der Gehalt des Venenblutes an Sauerstoff kaum eine Verminderung ergab, veranlassten uns noch zu untersuchen, um wieviel später nach Tracheaverschluss ein apnoisches Thier dunkles Arterienblut führt, als ein normal athmendes. Als leicht bestimmbare Phase der Erstickung setzten wir entweder den Moment fest, wo das Arterienblut anfing seine helle Farbe zu verlieren, oder den Moment, wo es schwarz geworden war. Es wurde natürlich immer wie früher eine Folge von Versuchen an ein und demselben Thiere angestellt. Dabei wurde ein gleicher Grad von Dyspnoë erreicht.

Serie IX.	bei Vers.	(22)	nach norm. Athm.	0	Min.	52	Sec.	n. Tracheaverschl.
Hund, Blut	» »	(24)	» Apnoë	1	»	30	»	» »
schwarz	» »	(25)	» Apnoë	1	»	5	»	» »
	» »	(26)	» norm. Athm.	0	»	48	»	» »
Serie X.	» »	(27)	» Apnoë	2	»	0	»	» »
Hund, Blut	» »	(28)	» norm. Athm.	1	»	15	»	» »
schwarz	» »	(29)	» Apnoë	2	»	40	»	» »
Dunkeln	» »	(27a)	» Apnoë	0	»	40	»	» »
beginnt	» »	(28a)	» norm. Athm.	0	»	15	»	» »

Serie XI. {bei Vers. (30) n. norm. Athm. 0 Min. 7 Sec. n. Trachoavorschl.
» » (31) » Apnoë 0 » 9 » » »
» » (32) » Apnoë 0 » 9 » » »

Zur Orientirung in diesem Kreise auffallender Thatsachen seien folgende Gesichtspunkte hervorgehoben:

1. Das apnoische arterielle Blut ist nahezu oder ganz mit Sauerstoff für einen Partiärdruck von nicht viel unter $1/5$ Atmosphäre oder 150 Mm. Quecksilber gesättigt. Hieraus folgt, dass, während die absolute Zunahme des Sauerstoffs im arteriellen Blute sehr gering ist, die Spannung ganz bedeutend, ja um ein Vielfaches wachsen kann.

2. Das Venenblut ist in der Apnoë fast immer, und zwar oft sehr bedeutend, ärmer an Sauerstoff, als im Normalzustande. Hieraus folgt, dass, obwohl die Apnoë Sauerstoffsättigung des arteriellen Blutes bedingt, eine Sättigung der Gewebe mit diesem Gase nicht erzielt wird. Denn da das Capillarblut bis auf Spuren von 2—3 Vol.-pCt. seinen Sauerstoff an die Gewebe während der Apnoë abgeben kann, so muss die Spannung desselben in den Geweben tief unter der Sauerstoffspannung des Oxyhämoglobins liegen. Wenn wir die Spannung des Sauerstoffs in den Geweben während der Apnoë zu 10—15 Mm. Hg veranschlagen, so dürfte dies der höchste zulässige Werth sein.

Rechnet man demgemäss die Sauerstoffspannung der Gewebe während der Apnoë zu 10 Mm. und nimmt man den mittleren Absorptionscoefficienten für die Gewebe eines Thieres gleich dem des Wassers, so könnte ein Kaninchen von 2000 Cc. Volum, vom Blute abgesehen, nur 0,5 Cc. freien Sauerstoff in seinen Geweben enthalten. Da ein Kaninchen von zwei Kilogramm, unter Voraussetzung eines mittleren O-Verbrauchs, in einer Secunde circa 0,3 Cc. Sauerstoff nöthig hat, so kann der während der Apnoë in den Geweben vorhandene, wahrscheinlich zu hoch angeschlagene Sauerstoffvorrath zur Erklärung einer viele Secunden dauernden Apnoë doch kaum herangezogen werden. Denn es ist daran festzuhalten, dass nach den noch nicht publicirten messenden Untersuchungen Pflüger's, wie er mir hier vorläufig mitzutheilen erlaubt, der Sauerstoffverbrauch in der Apnoë weder kleiner noch grösser als im gewöhnlichen Zustande sich erweist.

3. Da nun die Differenz im Sauerstoffgehalt des Arterien-
und Venenblutes bei Weitem grösser als im Normalzustande ist,
so muss das Blut in der Apnoë bedeutend langsamer durch die
Capillaren fliessen, worauf die ausserordentliche Verminderung
des Aortendrucks und die Abnahme der Herzarbeit schon hinweisen. Wir haben uns durch einen besonderen Versuch überzeugt, dass während einer Ventilation von 20 Minuten der arterielle Druck von 154 Mm. auf 65 Mm. sank. Diess liegt entweder
in veränderter Innervation der Gefässe und des Herzens, oder in
der starken durch die Einblasung bedingten Lungen-Expansion,
die den Blutstrom in der Lunge behindert, also das venöse Blut
staut, oder in beiden Momenten zugleich.

4. Man darf aus der stärkeren Reduction des venösen Blutes
in der Apnoë nicht schliessen, dass die Spannung des Sauerstoffs
in den Geweben während der Apnoë kleiner sei als im normalen
Zustande. Vielleicht würde unter normalen Verhältnissen das
Blut in den Capillaren noch stärker als während der Apnoë
reducirt werden, wenn es nämlich eben so lange Zeit in denselben verweilte.

5. Wenn wir finden, dass in der Apnoë jener so sehr
grosse Unterschied zwischen Arterien- und Venenblut vorhanden
ist, also ein starker Sauerstoffverbrauch (gleich dem im Normalzustande) stattfindet, und dass gleichwohl nach Verschliessung
der Trachea während der Apnoë der Sauerstoffgehalt des Venenblutes innerhalb 40 Secunden (Vers. 18 u. 21) kaum abnimmt,
so kann diess nur aus der grossen Verlangsamung des Blutstroms
erklärt werden. Diese lässt nach dem vom rechten Herzen kommenden Blute Zeit sich trotz seiner Sauerstoffarmuth selbst voll-
kommner als normal aus dem Residualvorrath der Lungen mit
Sauerstoff zu sättigen. Der Medulla oblongata fliesst deshalb
viel längere Zeit hocharterielles Blut zu (s. Serie X). Die hier
im Verhältniss zu Stroma und Nervenfasern geringe Quantität
Gangliensubstanz macht es wahrscheinlich, dass die Reduction
des Blutes relativ gering ist, sodass Arterienblut, welches den
Normalgehalt um einige Zehntel übersteigt, nicht soweit reducirt
wird, um Auslösung von Athembewegungen zu bedingen. Berechnet man den annähernden Sauerstoffgehalt des Aortensystems,
des Venensystems, wie den der Residualluft in den Lungen, so
findet man, dass diese Zahlen zur Erklärung der Apnoë resp. der

so lange andauernden fast vollkommenen Sättigung des arteriellen Blutes aus der veränderten Geschwindigkeit des Blutstromes vielleicht ganz ausreichen könnten.

Ein Hund von 14 Kilo hatte bei apnoischer Ruhestellung des Thorax nach directer Messung 662 Ccm. Luft in seinen Lungen mit 119 Ccm Sauerstoff (die apnoische Lungenluft zu 18 pCt. Sauerstoff veranschlagt), was 8,5 Ccm. O auf das Kilo Hund ausmacht. Ein Kilo Hund braucht pro Minute 14 Ccm. Sauerstoff. Rechnet man die Gesammtblutmenge zu 83 Ccm. pro Kilo und den Inhalt des Arteriensystems zu 20 Ccm., so würde dieses 4 Ccm. Sauerstoff enthalten. 8,5 Ccm. O in der Lunge und 4 Ccm. in der Arterie pro Kilo giebt 12,5 Ccm., d. h. ohne Berücksichtigung der Venen nahezu den Werth, welcher für eine Minute ausreicht. — Sehr unterstützt wird noch die Apnoë durch den Mangel an CO_2 im Blute.

Selbstverständlich muss man hierbei nicht ausser Acht lassen, dass eine viel über eine Minute dauernde Apnoë nur bei Thieren, deren Stoffwechsel und Reizbarkeit durch Blutung, Abkühlung Misshandlung sehr herabgesetzt ist, beobachtet werden kann. Bei normalen Kaninchen dauert nach der energischsten Ventilation die Apnoë kaum länger als 20—30 Secunden. Bei Hunden währt sie etwas, aber auch nicht viel, länger.

6. Erwägt man endlich, dass während der Apnoë das Arterienblut wenig mehr, das Venenblut viel weniger Sauerstoff als im Normalzustande enthält, dass ferner die überwiegende Masse des Gesammtblutes Venenblut ist, und dass endlich der ganze Sauerstoffgehalt der Gewebe gegen den des Blutes verschwindet, so ergiebt sich die paradoxe Folgerung, dass der Körper während der Apnoë ärmer an Sauerstoff ist, als während des Normalzustandes.

Indem ich, was eine eingehendere Besprechung dieser Verhältnisse und Versuche betrifft, auf meine Dissertation verweise, möchte ich zum Schlusse noch meinem verehrten Lehrer, Herrn Geh. Rath Prof. Pflüger, und seinen beiden Assistenten, den Herren Dr. Zuntz und Dr. Strassburg, für die freundliche Unterstützung in Rath und That meinen wärmsten Dank ausdrücken.

Ueber das Centrum der Erectionsnerven.

Vorläufige Mittheilung

von

Prof. **Fr. Goltz**
zu Strassburg im Elsass.

Im neuesten Hefte seiner Beiträge zur Anatomie und Physiologie spricht Eckhard auf Grund von Reizungs-Experimenten den Satz aus, dass die Nervi erigentes innerhalb des Rückenmarks und bis zur Varolsbrücke und dem Grosshirn verfolgt werden können. Dies veranlasst mich, mitzutheilen, dass ich nach Versuchen an Hunden zu dem abweichenden Ergebniss gekommen bin, dass das nächste Centrum, aus welchem die Nervi erigentes entspringen, im Lendenmark gelegen ist. Nach Durchschneidung des hinteren Abschnitts des Brustmarks lässt sich nämlich auf reflectorischem Wege Erection einleiten. Ich habe ferner gefunden, dass das Zustandekommen dieses Reflexes durch Reizung sensibler Nerven gehemmt werden kann. Ausserdem habe ich eigenthümliche reflectorische rhythmische Zusammenziehungen des Sphincter ani bei Thieren mit durchschnittenem Rückenmark beobachtet. Auch diese Reflexerscheinung kann durch gewisse Reize gehemmt werden. Das Lendenmark der Säugethiere ist also ein weit vielseitigeres Centralorgan für Reflexbewegungen und Reflexhemmungen, als man bisher vermuthet hat. Die ausführliche Abhandlung über diese und andere Beobachtungen, die noch nicht zur Veröffentlichung reif sind, wird in einigen Monaten zum Abschluss kommen.

Strassburg i. E., den 15. Juni 1873.

(Aus dem physiologischen Institut zu Breslau.)

Die Theile der Medulla oblongata,
deren Verletzung die Athembewegungen hemmt, und das Athemcentrum.

Von

Dr. Gierke.

(Nebst Taf. VII.)

———

Schon früh war es bekannt, dass Zerstörung der Medulla oblongata plötzlichen Tod herbeiführte, aber erst französische Forscher im Anfang des Jahrhunderts zeigten, dass die Respirationsbewegungen von beschränkten Theilen des verlängerten Markes abhängig sind. Legallois [1] bezeichnet als solchen Theil die Gegend, aus der die Vaguswurzeln austreten. Ganz besonders aber war es Flourens, welcher sich in einer Reihe von Arbeiten [2] bemühte, dem fraglichen Ort engere und engere Grenzen zu ziehen. Da er sah, dass bei der Athmung der Kaninchen die Bewegungen der Nase und des Mundes, die Hebung und Senkung des Thorax und das Herabsteigen des Zwerchfells in Betracht kommen, so glaubte er, dass der Theil des verlängerten Markes das Centrum für die Auslösung dieser Bewegungen enthalten müsse, dessen Zerstörung die Bewegung an jenen drei Orten zugleich aufhebt. Vor dem Centrum musste ein Querschnitt die Nasenbewegungen aufheben, dahinter die Thoraxbewegungen. Mit solchen Querschnitten gelang es ihm zuerst, das Athmungscentrum auf den Theil des Markes zu lokalisiren, der dem Vagus seinen Ursprung giebt. Hiermit war er aber nicht zufrieden. In den Comptes rendus vom Jahre 1847 und 1851 giebt er als Centrum für die Respiration die hintere Spitze des Calamus scriptorius an, d. h. einen Punkt, der, mikroskopisch betrachtet, aus gelatinöser Substanz und wenigen sich kreuzenden Querfasern besteht. Diesen nadelkopfgrossen Punkt stach er beim Kaninchen mit einem kleinen Locheisen von einem Millimeter Durchmesser heraus und

---

[1] Oeuvres complètes. Tom. I. Paris 1824.
[2] Recherches sur le système nerveux, edit. premier 1824. Comtes rendus 1847, 1851, 1858, 1859, 1862.

beobachtete augenblicklichen Tod nach solcher Operation. Der
Name nocud oder point vital, den er diesem Centrum ertheilte
und die wahrhaft begeisterte Schilderung, welche er von ihm
gab, hat später vielfach zu dem Missverständniss Anlass gegeben,
als ob er sich diesen Punkt in wunderbarer Weise als Wohnsitz
der mystischen Lebenskraft dächte. Aus seinen allerdings voll-
tönenden Worten kann man deutlich herauslesen, dass das falsch
ist; er meinte unter nocud vital nur Athemcentrum.

Diese Ansichten von Flourens wurden angegriffen. Nicht
nur wendete man sich gegen die ihm zugeschriebene Meinung
vom nocud vital als Verknüpfungspunkt aller Lebensfäden, sondern auch gegen den Ort und die Ausdehnung der Stelle, deren
Zerstörung die Athmung aufhob.

Brown-Séquard besonders bekämpfte in zwei Arbeiten [1]
den point vital. Seine Versuche führten ihn dahin, zwei Ursachen
des plötzlichen Todes bei Wegnahme der angegebenen Markmasse
anzunehmen, Stillstand der Herzbewegungen oder der Respiration.
Das Eine oder das Andere kann das Thier plötzlich tödten.
Keines aber von beiden ist abhängig von der Wegnahme eines
bestimmten Centrums in der Medulla oblongata, sondern es wirkt
die Operation der galvanischen Reizung des Vagus gleich, welche,
am peripherischen Abschnitt ausgeführt, die Herzbewegungen, am
centralen Abschnitt die Athembewegungen hemmt. Mit einiger
Vorsicht konnte er den nocud vital sammt den alae cinereae
fortnehmen, ohne regelmässig das Thier zu tödten. Andererseits
bewirkte oft einfaches Stechen in die Umgegend der alae cinereae
plötzlichen Tod. Brown-Séquard läugnet also ein Centrum
für die Athmung in der Medulla oblongata. Der die Vagusbahnen
und ihre Nachbarschaft treffende mechanische Reiz ruft hervor,
was der Zerstörung eines Centrums zugeschrieben wurde.

Volkmann [2] und Longet [3] konnten bei Säugethieren und
Vögeln das verlängerte Mark der Länge nach in der Mittellinie

---

1) Researches on the spinal chord, Richmond 1855, und Recherches
sur les causes de mort après l'ablation de la partie de la moelle allongée,
qui a été nommé nocud vital. Journal de la Physiologie 1858.

2) Wagner, Handwörterbuch der Physiologie. Artikel „Gehirn".

3) Expériences relatives aux effets de l'inhalation de l'éther sulfurique
sur le système nerveux de l'homme et des animaux. Archives générales
de méd. 1847. tom. XIII, pag. 377.

theilen, so dass das Messer grade durch den noeud vital ging, und doch blieb die Athmung bestehen. Letzterer fand bei weiteren Versuchen das Aufhören der Athembewegungen und plötzlichen Tod nach der isolirten Zerstörung des „faisceau intermediaire" (weisse Substanz zwischen dem Hypoglossuskern, dessen Wurzeln und dem grauen Hinterhorn). Später [1]) berichtet er auch von Experimenten, in denen die Thiere bei einseitiger Zerstörung dieser Partie starben.

Auch Schiff[2]) zeigte, dass das Flourens'sche Centrum ungestraft exstirpirt werden kann. Seine eignen Versuche führten ihn dahin, ein Athmungscentrum auf jeder Seite des verlängerten Markes etwas hinter der Austrittsstelle der Vaguswurzeln, zusammenfallend mit dem vordern Theil der alae cinereae, anzunehmen. Denn nach Durchschneidung dieser Theile erhielt er sicher plötzlichen Tod; machte er die Verletzung nur auf einer Seite, so standen die Athembewegungen auf dieser Seite still. Die Seitenstränge führen die Erregung, welche von diesen Centren ausgeht, nach dem Rückenmark. Ihre Durchschneidung hebt die Bewegungen des Thorax auf.

Gegen das letzte Resultat wandte Brown-Séquard[3]) den Erfolg einiger von ihm ausgeführten Operationen ein. Er fand sogar nach Durchschneidung der Seiten- und Hinterstränge auf einer Seite zwischen dem ersten und vierten Halswirbel die Athmung auf der verletzten Seite verstärkt, auf der andern normal. Schiff[4]) bestätigte seine frühern Angaben noch einmal ausdrücklich.

Den vielen Angriffen gegenüber vermochte auch Flourens nicht, seinen noeud vital zu halten. In einer Mittheilung an die Academie im Jahre 1858 [5]) lässt er seinen nadelkopfgrossen Punkt fallen und bezeichnet als Ort, wo das Athmungscentrum zu suchen

---

1) Traité de physiologie. 3. edit. 1869.

2) Lehrbuch der Physiologie des Menschen. I. Muskel- und Nervenphysiologie. 1858—59.

3) Sur l'augmentation de l'énergie des mouvements respiratoires du côté d'une section d'une moitié latérale de la moelle épinière. Archives de la Physiologie. 1869.

4) Einfluss des verlängerten Markes auf die Athmung. Archiv für d. gesammte Physiologie 1870.

5) Comptes rendus 1858.

sei, die Gegend um die Mitte der alae cinereae herum. Sein
feines Locheisen vertauscht er mit einem Scalpell von 5 Mm.
Breite; mit diesem sticht er in besagter Gegend ein und beobachtet als Folge den plötzlichen Tod. Auch giebt er jetzt zu,
dass jede Seite ein eignes Centrum habe.

Als ich es nun wagte, mich an eine Aufgabe zu machen,
welche so bedeutende Physiologen theils irre führte, theils sie
nur mangelhafte Resultate erreichen liess, glaubte ich vornehmlich
die Methoden verbessern zu müssen. Mit Schneiden und Stechen
allein kommt man nach meiner Meinung bei feinern Versuchen
am Centralnervensystem nicht aus. Wirklich isolirte Zerstörungen
kann man nur sehr wenige vornehmen. Hat man aber das Instrument in die Tiefe gesenkt, so weiss man nur ungefähr, was
man zerstört. Denn einmal wird man auch bei der genauesten
topographischen Kenntniss das Instrument im Innern der Nervenmasse nicht so dirigiren können, wie man es wünscht; andererseits entspricht die Verletzung nicht nothwendiger Weise der Form
des Instruments. Es tritt eine geringere oder grössere Blutung
im Innern ein, und das auf die Ausdehnung im Innern ange-
wiesene Blut bewirkt seinerseits neue Zerstörungen. Um die
Ausdehnung der so hervorgerufenen Gewebszertrümmerung festzustellen, suche man die Hülfe des Mikroskopes, aber erst nachdem der betreffende Theil des Centralnervensystems nach einer
guten Methode gehärtet ist. Dann kann man auf Querschnitten
eine Lücke, zertrümmerte Elementartheile oder einen Blutheerd
finden und hiernach die gemachte Verletzung bestimmen. Freilich
bleibt bei der Würdigung des Erfolges ganz kleiner Zerstörungen
immer noch zu berücksichtigen, dass möglicherweise die Nachbartheile in nicht zu constatirender Weise erschüttert und dadurch
functionsunfähig geworden sein können. Um diese Möglichkeit
nach Kräften unschädlich für die Schlussfolgerungen zu machen,
wähle man sehr scharfe Instrumente und — sei im Schliessen
vorsichtig.

Die Aufgabe, welche ich mir stellte, hiess, experimentell und
histologisch festzustellen, von welchen Theilen der Medulla oblongata die Athembewegungen ihren ersten Anstoss erhalten. Zu
dem Zweck zerstörte ich gewisse Partieen derselben, beobachtete
den Einfluss der Operation auf die Athmung und stellte mit dem
Mikroskop genau fest, was verletzt war. Zu dem Letztern be-

durfte es aber nach dem oben Gesagten einer längern Vorbereitung
des Markes. Wollte man es in Spiritus legen, so würde die
Ortsbestimmung nur eine ungefähre sein können. Ich nahm die
Medulla möglichst bald nach dem Tode des Kaninchens heraus,
machte sie schnitt- und tinktionsfähig durch eine combinirte Er-
härtungsmethode in chromsaurem Kali, Chromsäure und Alkohol,
und fertigte in bekannter Weise carmingefärbte Präparate an, die,
in Damarharz gelegt, zur Untersuchung bereit waren. Um im
Spätern keinen Missverständnissen ausgesetzt zu sein, muss ich
hier noch erklären, wie die gebrauchten räumlichen Bezeichnungen
zu fassen sind. Das Kaninchen, dem Fussboden parallel gedacht,
hat eine untere, die Bauchseite, eine obere, die Rückenseite; der
Kopf ist vorne, der Schwanz hinten. Daher ist im Centralnervensystem unten, was der Bauchseite zugekehrt ist, oben das
Entgegengesetzte, z. B. sind die motorischen Hörner im Rückenmark (vordere beim Menschen) untere im Gegensatz zu den sensiblen oberen (beim Menschen hintere). Mehr nach der Schnauze
zu liegende Theile sind vordere denen gegenüber, welche mehr
nach dem Schwanz hin liegen. Transversal, longitudinal, median
und lateral sind im gewöhnlichen Sinne gebraucht.

Die Operation nahm ich in folgender Weise vor. Dem auf
dem Czermak'schen Kaninchenhalter aufgespannten Thier wurden
nach gemachtem Hautschnitt die Nackenmuskeln zwischen Hinterhaupt und Atlas in ihrem medialen Theil abpräparirt, was nach
Anlegung von Massenligaturen vorn und hinten ohne Blutung
zu bewerkstelligen ist. Die sauber freigelegte Membrana obtura-
toria spaltete ich, trennte sie durch Schnitte nach rechts und links
vom Hinterhaupt und hatte nun die obere Fläche der Medulla
oblongata in ihrer ganzen Breite und in ihrer ganzen vom Klein-
hirn nicht bedeckten Länge vor mir. Wollte ich noch weiter
vorne operiren, so durchtrennte ich die tela choroidea mit einer
scharfen Staarnadel und liess durch Assistenz den Kopf des
Thieres stark beugen. Auf diese Weise konnte ich mit Instrumenten genügend weit in den Ventrikel kommen.

Um in grober Weise eine Abgrenzung des hier wichtigen
Theils der Medulla oblongata nach vorne hin zu erhalten, durchschnitt ich sie in ihrer ganzen Breite, zuerst an dem äussersten
erreichbaren Punkt vorn. Es hörten die Athmungsbewegungen
des Kopfes auf, die des Rumpfes bestanden fort. Beim nächsten

Kaninchen legte ich den Schnitt weiter hinten an und so fort,
bis ich mit der Operation die Athmungsbewegungen am ganzen
Körper lähmte. So fand ich, wie Schiff und Andere, dass Verletzungen in der Gegend des Endes des Calamus scriptorius die
Athmung aufhoben.

Um hier engere Grenzen zu ziehen, zerstörte ich mit einem
ganz schmalen Messer oder einer Staarnadel die einzelnen Theile,
von innen nach aussen gehend. In der hintern Spitze des Calamus bilden die Hypoglossuskerne den Boden des Ventrikels
(Fig. 2 *H*), etwas weiter nach vorne lassen diese auseinander-
gedrängt eine schmale Parthie der Hülsenstränge an die Oberfläche treten. Ausserdem muss bei Operationen in dieser Gegend
die Raphe verletzt werden. Diese Theile konnte ich von vorn
nach hinten in grösserer Ausdehnung zerstören, ohne einen Einfluss auf die Athmung zu sehen. Seitlich von den Hypoglossus-
kernen liegen die Alae cinereae (Fig. 2 *V*), die von den meisten
Autoren als Vaguskerne gedeutet werden [1]). Auch hier ist der
Ursprung eines sehr grossen Theils der Vaguswurzeln aus der
Ala cinerea bildenden Zellengruppe angenommen worden. Die
Zerstörung dieser grauen Masse gab zuerst nicht gleichmässige
Resultate. Das eine Mal beobachtete ich Stillstand der Athmung,
während das andere Mal sie ohne Störung fortdauerte. Ich betrachtete einen mikroskopischen Querschnitt jener Gegend genauer
und sah, wie schwer es war, eine isolirte Exstirpation der ganzen Ala vorzunehmen. Der Vaguskern nämlich ist nicht allein
der in den Ventrikel ragende Wulst, sondern seine Zellenmasse
erstreckt sich noch ein Stück lateralwärts in die Substanz der
Medulla hinein. Hart an seiner Aussenseite, oft aber noch von
ihm umfasst — und hier kommen individuelle Abweichungen vor —
liegt ein Bündel querdurchschnittener Nervenfasern (Fig. 2 *B*).
Wollte ich also den Vaguskern wirklich ganz exstirpiren, so
musste ich dies Bündel entweder mit zerstören, oder wenigstens
streifen, was practisch von einer Zerstörung sich kaum unterscheiden würde. Ich suchte diese Schwierigkeit dadurch zu
vermeiden, dass ich nur etwa zwei Drittel der Zellenmasse her-
ausnahm, denkend, der gebliebene, ausserdem gewiss sehr durch

---

1) **Stieda**, „Centralnervensystem der Wirbelthiere“, ist anderer Ansicht und hält es für gewagt, die Ala cinerea als Vaguskern zu deuten.

die Operation erschütterte, Rest könne die Athmung nicht mehr
erhalten, wenn sie überhaupt von diesen Zellen abhängig ist.
Mit einer gekrümmten sehr scharfen Staarnadel ging ich in die
Furche, welche nach oben die Ala abgrenzt (Fig. 2 *L*) und führte
sie nach unten und innen, so aber, dass ich hoffen konnte das
Längsbündel unberührt zu lassen. Auf diese Weise gelang es
mir die Ala cinerea beiderseits zu exstirpiren, nicht blos zu
durchstechen, und dennoch athmete das Thier weiter, ja es lebte
noch mehrere Tage nach der Operation fort. Zwar schien es
ein oder das andere Mal, als ob die Athembewegungen an Kopf
und Rumpf nicht mehr so gleichzeitig eintraten wie vorher. Das
glich sich aber im Verlauf von Stunden aus und war auch nicht
regelmässiger Erfolg. Jedenfalls aber sah ich, dass die Athembewegungen ohne den sog. Vaguskern vor sich gehen konnten.
Seitlich aber von diesem Kern durfte ich die Medulla nicht verletzen, ohne die schwersten Störungen hervorzurufen.

Stach ich mit einer feinen Staarnadel auf einer Seite in die
Furche zwischen Ala cinerea und der seitlich und oberhalb derselben befindlichen Markmasse (Fig. 2 *L*), so erfolgte ein kürzerer
oder längerer Stillstand der Respiration. Das Thier streckte sich
mit gewaltsamem Ruck lang hin und unterschied sich für eine
Minute in Nichts von denen, deren Athmung für immer vernichtet
ist. Doch bald begannen starke Züge, oft nach Vorhergehen
leichter Convulsionen, ein neues, bald regelmässig werdendes
Spiel der Athemmuskeln, aber nur einseitig. Zwerchfell und
Rippen der der Verletzung correspondirenden Seite sind ausser
Thätigkeit gesetzt.

Um auf beiden Seiten zu gleicher Zeit mit Schonung alles
Uebrigen die empfindliche Stelle zu treffen, liess ich mir ein
Instrument verfertigen, das aus zwei in gleicher Linie stehenden
je 1 Mm. breiten Messerklingen besteht, die gleich Meisseln an
der untern Seite schneiden und durch eine Schraube sich in beliebige Entfernung voneinander bringen lassen. Mit diesem Instrument operirend gelangte ich bald dahin, die Athmung von
dem unversehrten Bestehen zweier Längsbündel feiner Nervenfasern abhängig zu machen.

In allen auf mikroskopischer Forschung beruhenden Dar-
stellungen der Medulla oblongata seit S t i l l i n g und S c h r ö d e r

finden wir jene Faserzüge erwähnt [1]) und fast einheitlich mit dem
Vagus und Glossopharyngeus in Verbindung gebracht. Auf eine
ins Einzelne gehende anatomische Schilderung der Längsbündel
und der mit ihnen zusammenhängenden Theile, muss ich hier
verzichten. Ich kann das um so eher, als die Verhältnisse beim
Kaninchen lange nicht so klar sind, als es wünschenswerth ist
und als es für die menschliche Medulla oblongata eine Darstellung [2]) giebt, welche die Verbindungen der Bündel mit andern
Theilen des Markes schildert. Beim Menschen werden die Verhältnisse am deutlichsten, recht gut eignet sich auch das Mark
des Ochsen und des Schafes, weniger das der Katze und des
Kaninchens, wo die Elementartheile kleiner sind und ausserdem
die umliegende graue Substanz so dichten Gewebes ist, dass in
ihr Fasern schwer verfolgt werden können. Ich bemerke also
ausdrücklich, dass der folgenden Darstellung die Vergleichung
von aufeinander folgenden Querschnitten des menschlichen Markes,
des des Ochsen, Schaafes, der Katze und des Kaninchens zu
Grunde liegen. Vom Ochsen und vom Schaf zog ich auch sagittale Längsschnitte mit zur Untersuchung.

In der Gegend des verlängerten Markes (Fig. 1), wo Hypo-
glossus (H) und Vaguskern (V) noch gering an Ausdehnung
sind; wo man neben diesen beiden das Ende des Acusticusker-
nes (A), des Glossopharyngeuskernes (G) und die letzten Zellen
der Facialisgruppe (F) [3]) findet: sieht man einige von den Fa-
serbündeln ($V_{,}$), welche mit dem Vagus- oder Glossopharyngeus-
kerne in Verbindung gebracht werden, einen andern Lauf nehmen
als gewöhnlich (Fig. 1 $B_{,}$). Zwar durchbrechen sie auch das
Stratum zonale (St), ziehen auch durch die graue Masse des
zerklüfteten Restes des sensiblen Rückenmarkshornes, aber sie
kommen nicht in die Nähe der Kerne, sondern biegen vorher um

---

1) Bündelformation Stilling's und der meisten Anatomen.

2) Clarke, On the intimate structure of the brain. Philosophical
transactions, London 1868. Er wies auch aus anatomischen Gründen auf
die Wichtigkeit hin, die diese Nervenfasern für die Respiration haben
müssten.

3) Der Facialiskern wird noch immer von den Meisten am Boden des
vierten Ventrikels angenommen. Will man sich von der Richtigkeit der
Ansicht Stieda's überzeugen, der ihn zwischen Seitenkern und obere Olive
verlegt, so hat man beim Kaninchen die beste Gelegenheit. Denn hier,
auf mehr vorne angelegten Querschnitten, sind die Verhältnisse sehr klar.

und werden longitudinal. Das ist der Anfang eines Längsbündels, welches wir auf einander folgenden Querschnitten nach
hinten so lange verfolgen können, bis die Rückenmarksstruktur
beginnt. Hier verliert es mehr und mehr die gegen die Umgebung abgegrenzte Form, bis wir zuletzt auf Querschnitten nur
aus der gleichen Feinheit der Fasern und der entsprechenden
Lage vermuthen können, dass der grösste Theil des Netzwerkes
zwischen Ober- und Unterhorn Fortsetzung jenes Bündels ist.
Hier hilft dann der Längsschnitt aus, der die Vermuthung zur Gewissheit macht und ausserdem zeigt, dass die den obigen in der
geringen Stärke gleichen Fasern, welche sich auf noch weiter
nach hinten gelegenen Querschnitten seitlich von der compacter
gewordenen grauen Substanz befinden, die weitere Fortsetzung
sind. Die Richtung dieser Fasern ist nicht ganz parallel mit
dem Centralcanal und der Wandung des vierten Ventrikels. Im
Anfang etwa in der Mitte zwischen Ventrikelwand und äusserem
Rand des Markes liegend, nähert sich das Bündel dem Anfang
des Centralcanals sehr beträchtlich, um sich gleich darauf von
den grauen Massen wieder mehr seitlich verschieben zu lassen.

Einzelne Bindegewebstreifen, bald mehr, bald weniger sichtbar, ziehen zwischen den Längsfasern, meist nur ein Gerüste
abgebend, manchmal aber auch dem Bündel kleine Parthieen
abzweigend. In der Mitte des Querschnittes sieht man nicht
selten eine stärkere Anhäufung von Bindegewebselementen, Fasern und Zellen. Von der stärkeren Entwicklung dieser Zwischensubstanz hängt es ab, dass sowohl der Anfang des Längsbündels
wie das Ende desselben vor Aufgang in die reticuläre Substanz
einen grösseren Querdurchmesser haben, als die dazwischen liegende Parthie. Das Zahlenverhältniss der allein wichtigen nervösen Fasern könnte nur durch vergleichende Zählung auf verschiedenen Durchschnitten ermittelt werden, eine Aufgabe, welche
mir bei der grossen Feinheit jener und der durch das Bindegewebe hervorgerufenen Störung nicht ausführbar erschien. Verlässt
man sich aber auf die Schätzung, und im Grossen darf man es
ja, so muss es bei dem Erfolg, den die Verletzung dieses Bündels
für die Athmung hat, auffallend erscheinen, dass es bald nach
dem ersten Auftreten einen mindestens eben so grossen Durchmesser
hat, als im spätern Verlauf. Bei oberflächlicher Betrachtung wird
man glauben, dass man es mit Fasern zu thun hat, die den hin-

tern Accessoriuswurzeln gleich vom Rückenmark herkommende
Wurzeln des Vagus oder Glossopharyngeus sind. Und in der That
ist dieser naheliegende Schluss vielfach gemacht worden. Sieht
man aber eine Reihe von mehr als hundert aufeinander folgenden
Querschnitten an, die von der in Frage kommenden Gegend ein
und desselben Markes — am besten vom Menschen oder vom
Ochsen — gemacht sind, und findet man in jedem Präparat
zwischen den querdurchschnittenen Fasern einige mehr schräg
getroffen, andere transversal austreten und in der Nähe der Nachbarschaft verschwinden, so wird man zu einer von der gewöhnlichen abweichenden Ansicht gedrängt. Man sucht dann in den
Bündeln nicht mehr Fasern, welche vom Anfang bis zum Ende
in ihm verlaufen, sondern sieht es als eine Strasse an, in der
von verschiedenen Gegenden kommende Fasern sich treffen und
eine Strecke miteinander verlaufen, um, die einen früher, die
andern später, wieder auszutreten und verschiedenen Zielen zu-
zueilen. Doch der Zweck ist Allen gemeinsam, sie Alle dienen
der Athmung.

Gleich im Anfang treten zu dem Faserzug einige kleinere
Bündel von Nervenfasern, welche man auf einem Querschnitt
kaum in grosser Strecke verfolgen kann. Ihrer Richtung nach
könnte man aber annehmen, sie kämen vom Facialiskern, doch
gelang es mir nicht, ihnen bis in den hier noch sehr zellenarmen
Kern zu folgen. Im weitern Lauf sieht man um das Bündel allseitig
sich Fasern gruppiren, die entweder direct bis zu demselben
zu verfolgen sind, wo sie abgeschnitten endigen, oder dasselbe
kranzförmig umrahmen. Aus diesem Kranz sieht man dann wieder
vielfach Fasern in das Längsbündel umbiegen. So lassen sich
deutlich Verbindungen desselben nachweisen mit Zellengruppen,
welche als Kerne des sensibeln Trigeminus, des Vagus und des
Accessorius angesehen werden, und mit einer Zellenanhäufung,
welche seitlich und unterhalb von dem Bündel liegt (Fig. 2 V_{n}).
Ausserdem sieht man oft Fasern aus den transversal durch das
Mark laufenden Vaguswurzeln sich abzweigen und zu den Längsfasern sich begeben. Ein beim Menschen und Ochsen sehr schön
zu sehendes Faserband geht zur Raphe, kreuzt sich mit gleichen
Fasern der andern Seite und setzt sich zum gegenüberliegenden
Längsbündel fort, übernimmt also so die Verbindung der beiderseitigen Leitungen. Bei Kaninchen ist auch dieses nicht so

deutlich. In Fig. 1 und 2 sind diese Fasern bei Z zu suchen. Clarke giebt ausserdem an, dass weiter hinten, wo die Längsbündel sich in die Formatio reticularis auflösen, ein Zusammenhang mit der Pyramidenkreuzung zu constatiren sei. Ich habe dies nicht genau genug verfolgt, um hierüber Eigenes sagen zu können.

Mit dem Vorhergehenden soll nicht gesagt sein, dass die angegebenen Verbindungen der Längsbündel die einzigen seien. Sie sind nur besonders deutlich und sicher nachzuweisen. Es ist aber durchaus möglich, dass zu andern Zellen, wie zu denen des nucleus restiformis oder denen des Seitenstranges, Fasern hinführen.

Schon bevor ich diese anatomische Anschauung von den Faserzügen gewonnen hatte, war mir aus den vorher angegebenen Versuchen fast gewiss, dass nur ihre Verletzung die Störungen in der Athmung bewirkte. Jetzt suchte ich die Kenntniss von den topographischen und histologischen Verhältnissen dem Experiment nutzbar zu machen. Ich trennte mit verschiedenen Instrumenten, Staarnadeln, dem oben erwähnten Doppelmesser u. s. w., diese Bündel an verschiedenen Stellen, einseitig oder doppelseitig, und kann aus einer Reihe von Versuchen, in denen Ort und Ausdehnung der Verletzungen genau auf die beschriebene Weise festgestellt wurden, Folgendes berichten.

Eine isolirte Durchtrennung der transversalen Fasern, welche umbiegend den Anfang des Längsbündels bilden, ist nur durch Gunst des Zufalls möglich. Denn von aussen kann man auf keinen Fall wissen, wo jene Fasern das Mark durchziehen; Maassstab und Zirkel helfen gar nichts, da individuelle Abweichungen alles Bemühen vereiteln. Ich musste mich daher begnügen, die in Frage kommenden Fasern mit manchen andern zu durchschneiden und kann nur das als gewiss hinstellen, dass ihre Durchschneidung nicht Athemstillstand hervorruft, höchstens kurze Störungen in den Respirationsbewegungen. Wird der erste longitudinale Theil der Fasern durchschnitten, so treten Störungen in den Bewegungen der Nase und Oberlippe auf. Einmal gelang es mir durch einen Stich auf nur einer Seite die Bewegungen jener Theile auf der correspondirenden Seite zu lähmen. Schon hier treten Störungen in der Rumpfathmung auf, d. h. kurzer Stillstand der Bewegungen oder wenigstens erschwerte und

unregelmässige Athemzüge, die bald zum alten Typus zurückkehren. Gelingt es etwa, in der Mitte der Alae cinereae die
Bündel auf beiden Seiten zu treffen, so folgt Stillstand der Kopf-
und Rumpfbewegungen. Das Thier streckt sich bei der Operation plötzlich und gewaltsam aus, macht keine Athembewegungen
mehr und scheint todt. Willkührliche Bewegungen, die das Thier
ohne Reiz machte, sind nachher nicht mehr zu beobachten. Doch
gelingt es meistens gleich nach der Operation durch Reizung des
Augapfels Reflexblinzeln hervorzurufen. Dass Herz schlägt weiter,
doch schwächer und schwächer, bis nach einigen Minuten sein
Stoss gar nicht mehr zu fühlen ist. Die Darmbewegungen sind
sehr lebhaft und dauern noch lange fort. Nach einseitiger Verletzung tritt vorübergehender Stillstand auf beiden Seiten ein,
auf der nicht verletzten Seite kehren dann die Bewegungen wieder. Auch Nasenflügel und Oberlippe nehmen an dem vorübergehenden Stillstand Theil. Dauerndes Aufhören auf einer Seite
des Kopfes nahm ich nicht wahr, doch möchte ich das dem Zufall
zuschreiben. Der Theil der Bündel, dessen Verletzung zu gleicher
Zeit die Respirationsbewegungen am Kopfe und am Thorax aufhebt, erstreckt sich bis zum hintern Ende des Calamus scriptorius.
Dahinter ist ein Einfluss zunächst nur für die Rumpfbewegungen
zu constatiren, die des Kopfes währen noch fort, sind aber sehr
unregelmässig, auch viel gewaltsamer als früher; allmählig werden sie seltner und hören bald ganz auf. Sie sind die einzigen,
welche man von willkührlichen Muskeln ausgeführt sieht, ruft
man nicht Reflexbewegung des Augenlides hervor, was wie bei
der vorigen Operation noch kurze Zeit gelingt. Macht man nur
auf einer Seite die Durchschneidung, so bleibt nach Ausgleichung
der ersten Störung nur die Lähmung der correspondirenden Thorax-
seite zurück. Das Aufhören der Athembewegungen am Kopfe
habe ich bei Operationen an dieser Stelle nie, auch nicht für
kurze Zeit, beobachtet.

Gut ausgeführte Durchschneidungen der reticulären Substanz
und weiter hinten des innern Theils der Seitenstränge haben
denselben Erfolg. Nur habe ich hier bei einseitiger Verletzung
nie die vorübergehenden Störungen beobachtet, welche weiter vorn
auch die gesunde Seite erlitt. Ob dies Zufall ist oder Regel,
kann ich mit Sicherheit nicht entscheiden. Ich glaube aber das
Letztere, denn die Durchschneidung der Seitenstränge zwischen

drittem und viertem Halswirbel habe ich zu anderm Zweck öfter gemacht und nie allgemeinen Stillstand gesehen.

Als Controlversuche dienten mir solche, wo ich diese Bündel schonte und das übrige Mark mit scharfem Messer durchschnitt. Hätte ich beide Bündel schonen wollen, so hätte ich drei Schnitte machen müssen, zwei aussen von denselben und einen zwischen ihnen. Da solche Verletzungen mehrere Gefässe der Pia durchschneiden müssen, so hätte ich die letzten Schnitte am blutüberschwemmten Mark machen müssen. Dabei wäre sicheres Operiren natürlich unmöglich gewesen. Desshalb liess ich nur auf einer Seite die Bündel intact und durchschnitt soviel als möglich alles Uebrige. Und trotzdem athmete das Thier nach Erholung von vorübergehender Störung auf der Seite, wo das Bündel unverletzt war, weiter, ja es blieb wohl, wenn die Basilararterie nicht durchschnitten war, noch bis zu zehn Stunden am Leben.

So scheint es mir sicher, dass die beschriebenen Längsfaserbündel in ganz intimer Beziehung zu den Athembewegungen stehen. Doch bin ich hiermit nicht am Ende. Die früheren Experimentatoren, und, ich läugne es nicht, es war auch mein Streben, suchten ein Centrum, von dem die Athembewegungen abhängig sind. Nervöser Centralapparat aber wird nach der gewöhnlichen, von den Meisten anerkannten, Ansicht von Ganglienzellen gebildet. Die gefundenen Nervenfasern durfte ich daher nur als Leitung für die Erregung betrachten, die theils von aussen zu dem Centrum, theils von diesem zu den motorischen Nerven führt, welche die Athemmuskeln innerviren. Eine Zellenmasse musste gefunden werden, welche Mittelpunkt der Leitung war.

Anatomisch konnte ich, wie schon aus der vorausgegangenen Beschreibung erhellt, eine solche Zellengruppe nicht finden. Ich wies darauf hin, dass mehrere Zellenmassen in Verbindung mit dem Faserbündel treten. Ich hätte sagen können, dass von einer Gruppe, die ich mit D e a n hinterer Vaguskern nennen will (Fig. 2 V_n), ganz besonders viel Fasern zu dem Bündel zu treten scheinen. Sogleich aber hätte ich hinzufügen müssen, dass man nicht entscheiden kann, ob die Fasern alle von den Zellen dort herkommen oder ob sie nicht zum Theil mit den als Vaguswurzeln eintretenden Bündeln zusammenhängen.

Ich ging also ohne anatomischen Anhaltspunkt zum Experiment über. Die median von den Bündeln liegenden Zellanhäufungen

hatte ich schon vorher ohne Erfolg zerstört. Es kam jetzt darauf
an, isolirt die übrigen zu zerstören, zu zertrümmern oder zu entfernen. Werfen wir einen Blick auf die Fig. 2 (indem wir jedoch
festhalten, dass dieses halbschematische Bild der Klarheit wegen
die Verhältnisse einfacher darstellt als sie in Wirklichkeit sind,
wo die Zellengruppen nicht so abgeschlossen gegen einander
liegen, und zwischen ihnen wirre Fasermassen verlaufen), so finden wir der isolirten Zerstörung zugänglich den Kern des Corpus
restiforme, den hintern Vaguskern und den Kern der sensibeln
Parthie des Trigeminus. Ich sage isolirt und meine damit, ohne
viel von andern Zellengruppen zu verletzen. Es ist leicht zu
sehen, dass hier im Innern des Markes keine graue Masse zerstört werden kann, ohne dass Fasern mitgetroffen würden. Bei
etwaigem Erfolg wären also sie in Abrechnung zu bringen. Bei
Zerstörung des Kerns des Corpus restiforme und des sensibeln
Trigeminuskernes beobachtet man vorübergehende Störungen der
Athmung, andauernden Stillstand nie. Sie also, will ich die
Störungen nicht auf Reizung der Vaguswurzeln schieben, können
in einer gewissen Beziehung zur Athmung stehen, sind aber nicht
Centrum für dieselbe. Ein einfacher Stich in den hintern Vaguskern gab kein auffälliges Resultat. Ich machte daher, etwa von
der Stelle anfangend, wo das Längsbündel beginnt, einen Längsschnitt nach hinten. Ich wendete die möglichste Vorsicht an,
um die in die Längsfasern übergehenden transversalen Fasern
und das Bündel B selber zu schonen. Nach solchen Schnitten
hörte die Athmung auf. Es zeigten sich dieselben Erscheinungen,
wie bei Durchtrennung der Bündel. Einseitiger Schnitt bewirkte
erst allgemeinen Athemstillstand, dann fing die der verletzten Seite
correspondirende Thoraxhälfte wieder zu athmen an. Schnitte
auf beiden Seiten tödteten das Thier. Ein Blick auf die Figur,
und man wird mir Recht geben, wenn ich trotz dieses Erfolges
meinen Wunsch, ein Centrum zu finden, nicht erfüllt sah. Es
ist eben nicht möglich, die erwähnte Zellengruppe zu zerstören,
ohne entweder die Bündel, von denen die Athmung abhängt,
selbst zu gefährden, oder doch die an sie herantretenden Fasern
in ihrer nächsten Nachbarschaft zu treffen. Immer also kann
die Verletzung oder Reizung der Längsbündel als Ursache für
die beobachteten Erscheinungen hier wie früher angesprochen
werden.

So stehe ich also am Ende. Meine Hülfsmittel sind zu grob, um die allzu feinen Verhältnisse nach allen Richtungen hin klar zu legen. Ich kann nur hinweisen auf eine Zellengruppe, deren ungünstige Lage in der Medulla oblongata exacten Beweis ausschliesst, ob sie Athemcentrum sei oder nicht; ich kann von den andern näher mit dem Bündel in Verbindung stehenden Zellengruppen sagen, dass jede für sich allein Athemcentrum nicht sein kann. Doch hier, wo Experiment und anatomische Forschung klare und deutliche Antworten schuldig bleiben, sei es noch für einen Augenblick der Ueberlegung gestattet, den Versuch zur Klärung zu wagen. Dass ich solch einen Versuch nur vorsichtig und schüchtern anstelle, wird jeder billigen, der die Schwierigkeiten kennt, mit denen man in der Physiologie der nervösen Centralorgane kämpft.

Ich habe viel von einem Athemcentrum gesprochen, ohne näher auf die physiologische Bedeutung desselben einzugehen. Man bezeichnet mit diesem Ausdruck nicht näher bekannte Nervenzellen, welche entweder automatisch oder reflectorisch, oder auch auf beiderlei Art in Thätigkeit gesetzt, die Respirationsmuskeln zu bestimmter rythmischer Contraction anregt. Bestimmte, auf Bahnen des Vagus, des sensiblen Trigeminus und vielleicht anderer sensibler Nerven in das Mark gelangende Fasern haben für das Centrum, wenn es ein automatisches ist, das Amt, für den Rythmus der Thätigkeit zu sorgen, oder wenn es kein automatisches ist, reflectorisch zur Thätigkeit anzuregen. Die Einwirkung auf die der Respiration dienenden Muskeln kann entweder direct oder mit Zwischenschiebung neuer Zellen vor sich gehen. In letzterem Fall wären die Zellen, welche das Centrum bilden, gar nicht mit peripherischen Theilen verbunden, sie wären ein Centralapparat höherer Ordnung, welcher zwischen centripetal erregten Zellen und solchen, welche centrifugal wirken, die Vermittlung übernimmt. So etwa wäre nach gewöhnlicher Ansicht das Athemcentrum beschaffen. Wäre es aber nicht denkbar, dass ein Centrum in dem angegebenen Sinne nicht existirt? Wäre es nicht möglich, dass die Uebertragung des seitens der Peripherie angelangten Reizes von dem Vagus- oder Trigeminuskern ohne Zwischenglied auf die motorischen Zellen geschieht? Dieser Vorgang wäre durchaus nach dem Schema, das man sich für das Zustandekommen der Reflexbewegungen construirt hat. Theoretisch erklärt er genau eben so viel, wie ein Athemcentrum im Flourens'schen Sinne. Alle die bekannten physiologischen Thatsachen sind, wenn überhaupt, ohne noeud vital eben so gut zu deuten, wie mit ihm. Und es war ja auch nur der Gedanke, dass die Zerstörung einer bestimmten Stelle des verlängerten Markes die Athmung aufhebt, welcher den Begriff eines Athmungscentrum gebar. Meine Versuche zeigen nun aber, dass die Hemmung der Athmung bei Operationen in dem verlängerten Mark sicher immer auf Zerstörung oder Reizung von Nervenfasern zurückzuführen ist; Versuche übrigens, mit denen alle im Anfang dieser Arbeit erwähnten Ergebnisse früherer Experimentatoren übereinstimmen, mit Ausnahme der Flourens'schen vom Jahre 1851, welche, da er sie selbst später widerrief, nicht in Betracht kommen. Es fällt also dieser Grund für ein Athemcentrum im gewöhnlichen Sinne fort. Betrachtet man aber aufmerksam eine Reihe mikroskopischer Schnitte dieser Gegend, so wird man sich sehr schwer entschliessen, eine von den erwähnten Zellengruppen den andern als einen besondern Mittelpunkt für sie gegenüber zu stellen. Vielmehr drängt sich gewaltsam die Ansicht auf, dass diese Zellenanhäufungen in ihrer Beziehung zu unsern Längsfasern, also zur Athmung betrachtet, gleich wichtige, coordinirte Theile eines Ganzen sind, eines Ganzen, welches immer noch den Namen „Athemcentrum" verdient, sich aber, wie man sieht, sehr unterscheidet von dem Flourens'schen. Kein Wort wäre unpassender für unser Centrum, als das französischen Physiologen „indivisible", welches er seinem noeud vital gab. Wir können sehr wohl einzelne Zellengruppen zerstören, ohne die Athmung aufzuheben. Erst dann müsste sie aufhören, wenn es möglich wäre, so viele Zellen zu vernichten, dass die motorischen Anfangspunkte des Phrenicus, der Intercostalnerven u. s. w. nicht mehr erregt werden. Das ist, wie ich zeigte, nicht ausführbar, weil der durch die Affection der Längsbündel eintretende Effect unser Urtheil trübt. Jedenfalls lassen sich von den Zellen, welche den von der Peripherie kommenden Reiz empfangen, eine grosse Menge ausschalten, die übrig gebliebenen genügen immer noch, die Centra der motorischen Respirationsnerven zur Thätigkeit zu bringen. Solche motorische Zellen sind für die entwickelte Ansicht nothwendig, denn nach unsern Kenntnissen von den nervösen Centralorganen ist es nicht gut möglich, dass dieselbe Zellengruppe, welche von der Peripherie aus erregt wird, motorische Fasern zu ganz entlegenen Muskeln sendet. Wer auf mikroskopischen Schnitten die Stärke der Fasern unserer Längsbündel mit denen der motorischen Athemnerven vergleicht, dem wird sogleich klar, dass hier neue Zellen auftreten müssen, welche die äussert feinen von vorn kommenden Fasern auf der einen Seite aufnehmen und auf der andern die starken zur Peripherie gehenden abgeben.

So tolerant wir aber auch diesen nervösen Apparat gegen Zerstörung einiger seiner Zellen finden, so empfindlich ist er für die Verletzung seiner Verbindungen, seiner Faserbestandtheile. Wenn wir annehmen, dass die Kerne des Vagus und des Trigeminus die einzigen sind, welche die Endzellen der Athemnerven zur Thätigkeit anregen, was ja noch streitig ist, so kann es uns nicht überraschen, dass wir mit Durchschneidung der diesen Reiz intercentral leitenden Fasern die Athmung aufheben. Denn die motorischen Zellen des Phrenicus und der Intercostalnerven u. s. w. haben eben, wie Alle ihresgleichen im Rückenmark für sich, ohne Antrieb die Fähigkeit zu functioniren. Das aber ist offenbar nicht Alles. Nicht der fehlende Reiz allein, auch der übergrosse ist schädlich. Und übergross wird er sofort, wenn die leitenden Fasern in irgend einer Weise verletzt werden, vom Instrument selber getroffen, oder doch, bei Operationen in der Nachbarschaft, gezerrt und gedrückt werden. Die Wirkung solcher Hyperinnervation ist so gross,. dass nicht allein die Athemmuskeln auf der verletzten Seite zu tetanischem Stillstand gebracht werden, sondern auch die der andern. Ist aber die Leitung auf einer Seite noch intact, so kehren auf ihr die Respirationsbewegungen zurück, sei es, dass der abnorme Reiz von selbst erlischt, sei es, dass das Athembedürfniss ihn zu überwinden vermag.

An diesen Erwägungen würde, wie leicht ersichtlich, nichts geändert werden, wenn man der heutzutage vorherrschenden Ansicht entsprechend anzunehmen vorzieht, dass die primäre Reizung für die Athembewegungen nicht an der Peripherie der sensibeln Nerven, sondern central innerhalb der ihnen zugehörigen Zellengruppen stattfindet.

Am Schluss dieser Arbeit möchte ich noch öffentlich Herrn Prof. Heidenhain danken für die Güte, mit welcher er mir das reichlich verwendete Material zur Verfügung stellte, für die Liebenswürdigkeit, mit welcher er mir seine geistige Unterstützung zu Theil werden liess.

Erklärung der Abbildungen.

Fig. I. Querschnitt des verlängerten Markes vom Kaninchen, etwa 4 Mm.
   vor dem Ende des Calamus scriptorius.
Fig. II. Etwa 1 Mm. vor dem Ende desselben.
Fig. III. Etwa 2 Mm. dahinter.
   Die Buchstaben haben in den drei Figuren gleiche Bedeutung.
   R Raphe.
   O Olive.
   Stz Stratum zonale Arnoldi.
   L Furche zwischen Ala cinerea und der darüber und auswärts lie-
      genden grauen Substanz.
   H Hypoglossuskern.
   H, Hypoglossuswurzel.
   G Glossopharyngeuskern.
   A Acusticuskern.
   Tr Trigeminuskern (sensible Portion).
   F Facialiskern.
   S Kern des Seitenstranges.
   NP Kern der hintern Pyramide.
   Nr Kern des corpus restiforme.
   Ac Accessoriuskern.
   Ac, Accessoriuswurzel.
   V Vaguskern.
   V, Vaguswurzel.
   V,, hinterer Vaguskern (Dean).
   B das Bündel, welches die Längsfasern enthält, deren Durchtren-
      nung die Athmung stört.
   B, transversaler Theil desselben.
   M Fasern, welche, zur Raphe gehend, verschiedene Zellengruppen
      beider Seiten mit einander verbinden, so auch die für die
      Athmung wichtigen.

Experimentelle Untersuchung der einfachsten psychischen Processe.

Von

Dr. **Sigm. Exner**,

Privatdocent u. Assistent am physiol. Institute zu Wien.

(Nebst Taf. VII b.)

— · —

Erste Abhandlung:

Die persönliche Gleichung.

Im März 1870 legten Helmholtz und Baxt der k. Academie der Wissenschaften zu Berlin ihre zweite Abhandlung über die Fortpflanzungsgeschwindigkeit des Reizes in den motorischen Nerven des Menschen vor, in welcher nachgewiesen ist, dass diese Geschwindigkeit bei verschiedener Temperatur eine sehr verschiedene ist. Je nachdem nämlich der Arm, an welchem man experimentirt, erwärmt oder abgekühlt wurde, wuchs oder nahm ab die Leitungsgeschwindigkeit im N. medianus, und zwar in einem Grade, dass sie einmal doppelt so gross als das andere Mal sein kann.

Dieses Resultat musste den Gedanken nahe legen, dass die Nervenleitungsgeschwindigkeit überhaupt eine sehr variable Grösse ist, dass ihr jedesmaliger Werth vielleicht noch von vielen anderen Umständen, ausser der Temperatur, abhängt, und dass möglicher Weise die grosse Verschiedenheit in der Schnelligkeit und Präcision der Bewegungen, welche man einerseits bei lebhaften und jugendlichen, andererseits bei phlegmatischen und alten Leuten findet, mit der Verschiedenheit der Nervenleitungsgeschwindigkeit in Zusammenhang zu bringen sei.

Von diesem Gedankengang geleitet, unternahm ich es mit Herrn med. cand. Schiff im Sommer 1871, Messungen nach Art der von Helmholtz und Baxt ausgeführten, an Individuen anzustellen, welche in der oben angedeuteten Weise als Gegensätze zu betrachten waren. Ein Individuum aus dem Versorgungshause, 76 Jahre alt, und Herr Schiff, 22 Jahre alt, sollten zunächst auf ihre Nervenleitungsgeschwindigkeit geprüft und verglichen werden. In die Gypsform, in welcher nach der bekannten Methode der Arm während des Experimentes eingebettet war, wurde ein Thermometer eingelassen, um bezüglich der Temperatur vergleichbare Resultate zu haben.

Dieselben waren negative. Es zeigten sich zwischen den
beiden Individuen keine Unterschiede der Leitungsgeschwindigkeit
im Nervus medianus, welche gross und constant genug gewesen
wären, irgend einen Schluss zu erlauben.

Hierdurch abgeschreckt, liess ich diese Frage fallen.

Soviel hatten jene negativen Resultate doch ergeben, dass
das, was ich suchte, nur im Centrum zu finden sei. Dadurch
auf das Thema, das den Titel dieser Arbeit bildet, geführt,
drängte sich mir bald eine so grosse Anzahl von Fragen auf,
dass ich, um sicher, wenn auch langsam, vorwärts zu kommen,
meinen ursprünglichen Plan vorläufig aufgeben musste, um mich
in dem noch fast unbebauten Gebiete, das ich betreten hatte,
zunächst wenigstens einigermassen zu orientiren.

Die nachstehende Abhandlung enthält die Resultate einer
Untersuchung über die mir zunächst aufstossenden Fragen; dieselben sind der Hauptsache nach identisch mit der Frage nach
der persönlichen Gleichung.

Dieser Abhandlung sollen noch einige andere folgen, von
denen die nächste sich mit einem zweiten Theil der Erscheinungen
der persönlichen Gleichung und mit der Aufmerksamkeit beschäftigen wird.

Bei der geringen Beachtung, welche bisher der persönlichen
Gleichung von Seiten der Physiologen zu Theil wurde, dürfte es
vielleicht willkommen sein, wenn ich hier einiges aus der Geschichte und der Litteratur der persönlichen Gleichung kurz
recapitulire, um so mehr, da unser Thema ja doch ganz und
gar in das Bereich der Physiologie fällt, die Litteratur zu demselben aber in oft schwer zugänglichen astronomischen und physikalischen Zeitschriften zerstreut ist.

Der Astronom Maskelyne beklagte sich in den Annalen
der Greenwicher Sternwarte vom Jahre 1795 darüber, dass er
seinen Assistenten Dr. Kinnebrook, welcher vorher astronomische Beobachtungen mit aller Schärfe anstellte, jetzt nicht mehr
brauchen könne, weil er den Durchgang von Sternen durch den
Meridian zu spät beobachtete. Noch im Jahre 1794 und Anfang
des Jahres 1795 beobachtete Kinnebrook den Sterndurchgang
zur selben Zeit wie Maskelyne, aber im August dieses Jahres

war Ersterer um 0,5 Secunden in der Beobachtung hinter dem
Letzteren zurück, und im darauffolgenden Jahre betrug die Differenz schon 0,8 Secunden. Die Methode der Bestimmung war die
für diesen Zweck allgemein übliche: während der Beobachter
durch das Fernrohr nach dem scheinbar fortschreitenden Stern
blickt, hört er die Schläge eines Pendels und hat die Aufgabe,
wenn der Stern an einem im Sehfeld des Fernrohrs ausgespann-
ten Faden nahe herangerückt ist, sich zu merken, wie weit er
in dem Momente noch von demselben entfernt ist, in welchem
er den letzten, vor dem Durchgang durch den Faden erfolgten,
Pendelschlag hört; und weiter sich zu merken, wie weit er auf
der anderen Seite des Fadens entfernt ist, in dem Moment des
ersten Pendelschlages, der nach dem Durchgang erfolgt. Aus
diesen beiden Lagen des Sternes vor und nach dem Durchgang
wurden dann die Zehntheile von Secunden geschätzt.

Maskelyne war der Meinung, sein Assistent verstünde es
nicht mehr, nach dieser Methode genau zu beobachten, und ent-
liess denselben.

Diese Affaire bildete die Veranlassung zur Entdeckung der
persönlichen Gleichung.

Der berühmte Astronom Bessel, durch die genannte Notiz
in den Greenwicher Annalen auf den Gegenstand aufmerksam
gemacht, unterzog ihn einer genauen Untersuchung und ward so
auf die Entdeckung der persönlichen Gleichung geführt.

Seine Untersuchungen waren im Wesentlichen nach der eben
mitgetheilten Methode angestellt und ergaben sehr überraschende
Resultate. Bessel beobachtete immer früher als seine Genossen,
und zwar um sehr Bedeutendes, z. B. um 1,22 Secunden früher
als Argelander. Er stellte auch Untersuchungen darüber an,
wie sich diese Differenzen im Lauf der Jahre ändern. So lautet
die persönliche Gleichung Struve-Bessel in den Jahren

$$1814 \ \text{Struve-Bessel} = 0,04$$
$$1821 \quad , \quad , \quad = 0,80$$
$$1823 \quad , \quad , \quad = 1,02$$
$$1834 \quad , \quad , \quad = 0,77,$$

d. h. wenn im Jahre 1834 Struve den Durchgang eines Sternes
z. B. um 8 Uhr gesehen hätte, so hätte ihn Bessel schon um
0,77 Secunden früher gesehen. Selbstverständlich sind diese Zahlen
die Durchschnittszahlen aus einer grossen Reihe von Messungen.

Von dem Gebrauch, die persönlichen Fehler in der mitgetheilten Form von Gleichungen zu notiren, stammt der Name der
„persönlichen Gleichung".

Seit durch diese Untersuchungen Bessel's[1]) die Existenz
eines persönlichen Fehlers festgestellt war, wurden von einer grossen
Zahl Astronomen derartige Messungen gemacht, und man gewöhnte
sich daran, die Beobachtungen jedes derselben erst nach seiner
persönlichen Gleichung zu corrigiren, ehe man sie weiter verwendete.

Im Jahre 1842 dachte Arago[2]) den persönlichen Fehler
dadurch zu eliminiren, dass er den zu bestimmenden Zeitmoment
markirte durch das Arretiren eines Uhrwerkes, an dessen Zei-
gern dann die Zeit abzulesen ist. Das Arretiren geschah durch
das Nachlassen eines Drückers, den der Beobachter, während er
durch das Fernrohr sieht, in der Hand hält. Anfangs schienen
Astronomen, welche bei den gewöhnlichen Methoden Differenzen
zeigten, bei dieser übereinstimmende Resultate zu ergeben,
später aber überzeugte sich Arago an feineren Instrumenten,
dass der Fehler nicht bis unter $1/_{20}$ Secunde heruntergedrückt
werden kann.

Die Herren Bord veröffentlichten 1851 in den Berichten der
Brittischen Association Erfahrungen über die electrische Registri-
rung und gaben an, die persönlichen Differenzen bis auf Hunderttheile von Secunden eliminirt zu haben.

Im Jahre 1854 führt die Greenwicher Sternwarte die chro-
nographische Methode ein, und sechs Jahre später stellt Edward
Durkin[3]) eine vergleichende Untersuchung über die Genauigkeit
der beiden Methoden, der ursprünglichen und der graphischen,
an, deren Resultate entschieden für die letztere sprechen.

Im Laufe der nächstfolgenden Jahre wurde eine Reihe von
Instrumenten erfunden, welche den Zweck hatten, den Durchgang
des Sternes durch den Faden ohne Vermittlung eines Beobachters
zu notiren, und auf diese Weise den persönlichen Fehler los zu
werden. Doch scheinen diese Apparate weiter in der Praxis
nicht verwendet worden zu sein.

---

1) Königsberger Beobachtungen. Sect. XX.
2) Mémoires sur les erreurs personelles, lues à l'Académie le 14 février
1853.
3) Monthly notices XX, Nr. 3.

Prazmowski[1]) und Hartmann[2]) waren die Ersten, welche
mit Nachdruck darauf aufmerksam machten, dass bei solchen
Beobachtungen die Uebung von der grössten Wichtigkeit sei, und
dass es vielleicht möglich wäre den persönlichen Fehler gleich 0
zu machen, wenn man die Uebungen an einem Apparate vornehmen könnte, der erlaubte, sich gleich nach jedem Versuch
von dem Vorhandensein und der Grösse des Fehlers zu überzeugen, so dass man, seine Fehler kennen lernend, sie zu vermeiden wisse.

Ein solcher Apparat wurde construirt von den beiden schweizer
Astronomen Hirsch und Plantamour[3]). Derselbe bestand aus
einem sternähnlichen Merkzeichen, das in entsprechender Entfernung vor dem Fernrohr vorbeigeführt wurde. In dem Momente,
in welchem es hinter den betreffenden Faden des Fernrohres tritt,
setzt es auf electrischem Wege die Zeiger eines Chronoskopes
in Gang. Dieselben werden wieder arretirt, wenn der Beobachter
einen electrischen Schlüssel drückt, was er in dem Moment thut,
in welchem ihm der Durchgang stattzufinden scheint.

Dieser Apparat gestattete den beiden Astronomen nicht nur
ihre persönliche Gleichung mit möglichster Bestimmtheit zu ermitteln, sondern auch den physiologischen Fehler, nicht durch
die Vergleichung mit andern Personen, sondern absolut zu bestimmen.

Es ergab sich, dass auch nach der offenbar sehr grossen
Uebung der genannten Forscher, der Fehler nicht = 0 wird,
dass derselbe auch nicht constant wird, vielmehr sehr grosse
Schwankungen, z. B. bei Hirsch von 0,013 Secunde bis 0,362
Secunde, behält, dass er bisweilen auch negativ werden kann,
d. h. dass der Durchgang signalisirt wird, bevor er stattgefunden
hat. Es zeigte sich ferner, dass die Mittelzahlen von Tag zu
Tag mit nicht unbeträchtlichen Differenzen behaftet sind.

Drei Jahre später veröffentlichte Wolf[4]) eine ausführliche
Untersuchung des persönlichen Fehlers, welche er wie seine Vorgänger an einem Apparate angestellt hatte. Auch er hatte sich
einen künstlichen Stern construirt, dessen Durchgang beobachtet

1) Cosmos. Vol. IV.
2) Grunert's Archiv 1858.
3) Détermination télégraphique etc. (Genève et Bâle 1864.
4) Comptes rendus de l'acd. d. sc. t. LX.

wurde. Sein Versuchsverfahren unterschied sich aber wesentlich
von dem Plantamour's und Hirsch's dadurch, dass er nicht
mittels Fingerdruck den beobachteten Durchgang signalisirte, sondern pointirte, d. h. nach der ältern oben beschriebenen Weise
nach Gehör und Gesicht den Moment des Durchganges abschätzte.

Er fand mittels dieses Apparates, dass durch Uebung seine
Personalcorrection von 0,30 Sec. auf 0,11 Sec. herabsank, dann
aber constant blieb. Ferner fand er, dass der Fehler abhängig
ist von der Bewegungsrichtung des Sternes, seiner Schnelligkeit,
der Stellung des Beobachters und noch einer Reihe anderer Umstände, welche für uns nicht von Wichtigkeit sind.

Dasselbe gilt von einer Untersuchungsreihe aus dem Jahre
1871, welche Plantamour, Wolf und Hirsch in Gemeinschaft
anstellten.

Dies ist in den gröbsten Zügen der Entwickelungsgang und
der jetzige Stand der Lehre von der persönlichen Gleichung, mit
Ausschluss dessen, was die physiologische Forschung in dieser
Richtung producirt hat und was ich als allgemein bekannt unerwähnt lasse.

Bemerken will ich noch, dass sich bereits Bessel eine Vorstellung über die Ursache des persönlichen Fehlers gebildet hatte:
sie war ungefähr folgende: Den gleichzeitigen Eindrücken auf
Auge und Ohr (er spricht von der Pointirmethode) könne nicht
gleichzeitig die Aufmerksamkeit zugewendet werden, dieselbe
brauche vielmehr eine gewisse Zeit, diese Eindrücke aufzufassen
und sie zu vergleichen; diese Zeit sei bei verschiedenen Menschen verschieden und daher kämen die persönlichen Differenzen.
Dieser Erklärung schliesst sich später auch Faye[1] an, indem er
sinnbildlich von einem inneren Auge spricht, das nicht gleichzeitig nach den Vorgängen in den verschiedenen Sinnesorganen
blicken kann, das vielmehr zu seinen Bewegungen eine gewisse
Zeit braucht[2]).

———

1) Compt. rend. LLX. 1862.

2) Ich stelle hier die Litteratur der persönlichen Gleichung mit Ausschluss der eigentlich physiologischen Arbeiten, soweit ich sie auffinden
konnte, zusammen:

Airy, Monthly Notices XXV.

Annalen der Greenwicher Sternwarte, 1838—1856.

Wie sich aus dem Mitgetheilten ergiebt, können wir trotz der grossen Anzahl von Arbeiten, welche sich mit der persönlichen Gleichung beschäftigen, nicht sagen, dass seit der Ent-

Annales de l'observatoire de Bruxelles, t. XIII.

Annales de l'observatoire imper. t. II und t. XVII.

A r a g o, Mémoire sur les erreurs personelles, lue à l'Académie le 14 février 1853, und oeuvres d'A r a g o, Vol. XI.

B e s s e l, Königsberger Beobachtungen, Abth. VIII, 1822.

B o r d, Britt. Association 1851.

B r a u n, Karl, das Passagen-Mikrometer. Leipzig 1865.

D u r k i n, Edward, Monthly notices XX 1860 und XXIV 1864.

E n c k e, Berliner Monatsberichte 1857 Dec. u. Denkschriften d. Berliner Akademie, 1858.

F a y e, Compt. rend. 1858 und 1864.

G e r l i n g, Astronomische Nachrichten t. XV, XVI.

H a r t m a n n, G r u n e r t's Archiv f. Mathem. u. Physik 1858. Vol. XXXI.

H i r s c h s. P l a n t a m o u r, Détermination de la Différence de longitude etc. 1864.

H i r s c h, W o l f und P l a n t a m o u r, Déterminat. 1871. Genève et Bâle.

J a c o b, Monthly Notices, XIX, 1859.

L i n d e n a u u. B o h n e n b e r g e r, Zeitschr. f. Astronomie. Vol. II, 1861.

L i t t r o w, v. C., Annalen d. Sternwarte in Wien. Bd. XIV (Folg. III) p. VIII.

M a s k e l y n e, Annalen der Greenwicher Sternwarte, 1795.

M a y r y, Washington Observation. Vol. I.

P e t e r s, C. A. F., Ueber die Bestimmung des Längenunterschiedes etc. Altona 1861.

P l a n t a m o u r u. H i r s c h, Détermination télégraphique etc. Genève et Bâle 1864.

P o r r o, Compt. rend. 1858. 1860.

P r a z m o w s k i, Cosmos. Vol. IV.

R a d a u, Moniteur scientifique Queseneville Nr. de 15 novembr. 1865 et suiv. und Carls Repertorium f. physik. Technik. Vol. I u. II.

R e d i e r, Les Mondes I.

R e g n a u l t, Compt. rend. 1864.

S t r u v e, Détermination de la longitude entre Pulkawa et Altona 1843 und Expéditions chronométriques de 1845 und memoires de l'observatoire central. II, 1859.

W o l f, Observations faites pour la détermination des longitudes etc. und Washington Astron. Observ. 1846—1849, und Bulletin international du 15. Oct. 1864, und Compt. rend. LX 1865.

Der citirte Aufsatz von R a d a u enthält eine für die Zwecke des Physiologen ganz vortreffliche historische Zusammenstellung der Arbeiten über persönliche Gleichung. Der grösste Theil des oben diesbezüglich Mitgetheilten ist diesem Aufsatze entnommen.

deckung derselben durch Bessel irgend ein wesentlicher Fortschritt in dem Verständniss derselben gemacht worden ist. Wir haben ein ziemlich reiches Beobachtungsmaterial vorliegen, das aber nur zur Lösung einer einzigen Frage gesammelt und ausgenutzt wurde, der Frage, um welche es den Astronomen zu thun war: wie wird der persönliche Fehler ein Minimum?

Vom physiologischen Standpunkte aus ist diese Frage Nebensache. Wollen wir die Angelegenheit für uns nutzbringend machen, so müssen wir sie an einer ganz anderen Seite anfassen, und müssen uns zunächst gestehen, dass nach unserer Auffassung des Gegenstandes, noch nicht einmal eine klare Fragestellung über denselben vorliegt.

Die Astronomen haben bei ihren Untersuchungen ganz verschiedene physiologische Experimente angestellt. Wir müssen dieselben scharf trennen.

Sie haben im Allgemeinen nach zwei Methoden, der Pointirmethode und der Signalisirungsmethode experimentirt. Sie erhielten dabei verschiedene Resultate, weil verschiedene physiologische Processe im Spiele waren.

Die physiologisch einfachere und die astronomisch bewährtere Methode ist die Signalisirungsmethode. Bei ihr besteht der persönliche Fehler aus der Zeit welche verfliesst, von dem Momente, in welchem ein Sinneseindruck stattfindet, bis zu dem Momente, in welchem die signalgebende Muskelaction ausgeführt wird. Dieser Versuch, wie ihn die Astronomen in der Mehrzahl der Fälle anstellten (auf die Ausnahmen komme ich später zurück), ist physiologisch nicht rein. Sie beobachteten nämlich den Stern, während er sich dem Faden näherte, und hatten das Signal im Momente der Deckung zu geben. Wie man sieht tritt hier zu dem Gegebenen mindestens noch ein Factor hinzu, nämlich die Abschätzung der Zeit, welche der sich nähernde Stern noch brauchen wird, um hinter den Faden zu treten. In Folge dieses Umstandes konnte es geschehen, wie oben angeführt, dass der Durchgang früher signalisirt wurde als er stattfand. Es leuchtet ein, dass diese Methode zur Beantwortung der Frage, wie ich sie oben formulirte, nicht verwendet werden darf.

Mit ganz anderen Verhältnissen hat man es bei der Pointirmethode zu thun. Hier handelt es sich darum die Stellung, die der Stern zum Faden während der Schallempfindung eines Pendel-

schlages einnimmt, im Gedächtnisse zu fixiren, dann während
der Schallempfindung eines zweiten Pendelschlages dasselbe zu
thun und die beiden Erinnerungsbilder miteinander zu vergleichen.
Wie man sieht, eine wesentlich andere physiologische Aufgabe
wie die erste.

Ich will mich zunächst mit dem einfacheren Falle, mit den
Resultaten, die nach der ersten Methode gewonnen sind, beschäftigen.

Da dieselben bisher mit jenen der zweiten Methode, obwohl
sie, nach unserer Anschauung, offenbar verschieden sind, zusam-
mengeworfen wurden und die Resultate der beiden Methoden mit
gleichen Namen, „persönliche Zeit", „persönlicher Fehler", „persönliche Differerenz", belegt wurden, so will ich, um Zweideu-
tigkeiten auszuschliessen, und da diese Namen doch für den
Physiologen keine Bedeutung haben, dieselben fallen lassen und
die Zeit, welche erforderlich ist, um auf einen Sinneseindruck be-
wusster Weise zu reagiren, die Reactionszeit nennen.

Unter „persönlicher Gleichung" werde ich, wie dies bisher
geschehen ist, die in Form einer Gleichung gedachte Differenz
zwischen den Resultaten zweier Beobachter verstehen.

Der erste Abschnitt der vorliegenden Abhandlung enthält
die Erscheinungsweise der Reactionszeit unter verschiedenen Verhältnissen, bei verschiedenen Individuen etc., im zweiten Abschnitt
werde ich die Reactionszeit einer Analyse unterziehen und zu
zeigen suchen, welche Bruchtheile der ganzen Zeit auf die einzelnen physiologischen Processe, welche hierbei mitspielen, ent-
fallen, und im dritten Abschnitte werde ich die zeitliche Vergleichung eines Sinneseindruckes mit der erfolgten Reaction
behandeln.

Die zeitliche Vergleichung zweier Sinneseindrücke untereinander, der Vorgang, welcher bei der zweiten Methode der Astronomen statt findet, wird mit Gegenstand der nächsten Abhandlung sein.

I. Erscheinungsweise der Reactionszeit.

Das Experiment, welches zum Zwecke hat die Grösse der
Reactionszeit zu ermitteln, ist zuerst von Bessel ausgeführt
worden, indem er bei seiner Untersuchung über die persönlichen

Gleichungen, dieselben auch für jene Fälle bestimmte, in welchen
nicht der allmälig sich nähernde Stern, sondern ein plötzliches
Ereigniss, als Reiz (wie ich den Sinneseindruck, auf welchen
reagirt wird, nennen will) benutzt wurde. Er erhielt hierbei das
höchst auffallende Resultat, dass diese Reactionszeit bei weitem
kleiner war als die „persönliche Differenz" nach der gewöhnlichen Methode gemessen. Letztere betrug z. B.

$$\text{Bessel - Argelander} = -1{,}22 \text{ Sec.},$$

während die Gleichung der Reactionszeit lautet

$$\text{Bessel - Argelander} = -0{,}22.$$

Viele Jahre später hat Helmholtz bei Gelegenheit der Arbeiten über Nervenleitungsgeschwindigkeit dieses Experiment
wieder angestellt, mit der Modification, dass er den Reiz nicht
auf das Auge, sondern auf die Tastnerven applicirte, und zwar
in verschiedenen Versuchsreihen, einmal auf die der Hand, dann
auf die des Gesichtes. Er fand als Reactionszeit [1]

	von Hand zu Hand	von Gesicht zu Hand
ältere Versuche	0,13524	0,12040
spätere Vers.	$\left\{\begin{array}{l}0{,}12776\\0{,}12495\end{array}\right\}$	0,11320

Später haben Hirsch und Andere diese Experimente wiederholt, sämmtlich zu dem Zwecke, den auch Helmholtz im
Auge hatte, nämlich zur Bestimmung der Fortpflanzungsgeschwindigkeit des Reizes in den sensibeln Nerven des Menschen.

Ich gebe nun zu meinen eigenen Versuchen über und habe
zunächst einige Worte zu sagen über die Hülfsmittel, mit welchen
dieselben angestellt sind.

Die stattgehabte Empfindung der zugeführten Reize signa-
lisire ich gewöhnlich mit der rechten Hand durch Niederdrücken
eines in der Schwebe gehaltenen Brettchens. Die Bewegung
desselben sowie der Moment der Reizung wird auf einer Drehscheibe in Russ verzeichnet; aus der bekannten Umdrehungsgeschwindigkeit der Scheibe und der Distanz der beiden verzeichneten Momente lässt sich dann die zwischen diesen liegende Zeit
berechnen.

Als Motor für die Scheibe diente mir der Helmholtz'-
sche electromotorische Rotationsapparat [2]). Die Drehscheibe a

---

[1] Monatsber. d. Akad. z. Berlin 1867, S. 229 Anmerk.
[2] Beschrieben in meiner Abhandlung „Ueber die zu einer Gesichts-

Figur 1 Tafel VIIb zeigt die Scheibe im Durchschnitt), welche von demselben mittels Schnur ohne Ende in Bewegung gesetzt wird, besteht aus Messingblech, hat einen umgebogenen Rand und ist festgekittet an die hölzerne Rolle *b*, beide sind fix mit der Axe *c* verbunden. Eine Kreisscheibe von Glanzpapier, aus deren Mitte für die Axe ein Loch herausgeschnitten ist, wird auf die Scheibe *a* aufgelegt und durch einen Blechring, der auf der Abbildung als *e e* erscheint, zwischen diesen und der Scheibe eingeklemmt. In der Mitte wird sie durch die Rolle *d*, welche an der Axe als Mutter aufgeschraubt werden kann, festgehalten. Es ist leicht, das Papier vollkommen faltenlos aufzuspannen. Dann wird berusst und die Axe in ihr Lager gelegt. Auf dieser Scheibe zeichnet nun der Stift eines Hebels ganz von der Art eines Myographionhebels. Derselbe steht, wie gesagt, in Verbindung mit dem Druckbrettchen, und zwar durch eine in Scharniren bewegliche Holzleiste. Das Druckbrettchen selbst, eine ca. 40 Cm. lange Leiste ist mit einem Ende durch ein Scharnir an den Tisch angeschraubt, hat eine schiefe Lage, so dass das andere Ende ca. 15 Cm. über der Tischfläche ist. Es wird in dieser Lage erhalten durch eine elastische Feder, an der es aufgehängt ist und welche erlaubt, die Neigung des Brettchens und somit die Höhe des Zeichenstiftes nach Belieben zu ändern. Beim Versuch wird das Druckbrettchen mit der Hand niedergehalten, so dass bei der eigentlichen Zuckung keine todte Zeit vorhanden sein kann.

Endlich ist an der Axe der Drehscheibe noch eine Leiste angebracht, die einen Daumen *f* trägt zu dem Zwecke, Signale durch Umwerfen einer Wippe auszulösen. An dieser Leiste und dem Daumen läuft ein mit der Axe verbundener Draht *g* herab, der mit seiner Spitze die Kuppe eines Quecksilbernäpfchens berührt, zum Zwecke electrischer Signale. Der Strom geht im Momente der Schliessung durch die Axe und das Axenlager.

wahrnehmung nöthige Zeit". Wien. Akad. d. Wissensch. 1868. Bei den ersten Versuchsreihen, die ich anstellte, hatte ich diesen Apparat noch nicht. Ich benutzte statt desselben das regulirte Uhrwerk eines Kymographions, dessen langsame Bewegung ich durch Transmissionen für meine Zwecke brauchbar gemacht hatte. Bei diesen Versuchen wurde der Moment der Reizung durch das Oeffnen des Stromes in einem electromagnetischen Markirungsapparat, also durch das Zurückweichen des zeichnenden Stiftes gekennzeichnet.

Das Gewicht dieser einseitig angebrachten Vorrichtungen
ist soweit equilibrirt, dass die Scheibe durch einen Stoss
in Drehung versetzt, ohne Pendelschwingungen zu machen,
stehen bleibt.

Mit diesem Apparate habe ich nun untersucht, erstens, wie
sich die Reactionszeit verhält bei verschiedenen Individuen, zweitens, wie sie sich verhält je nach dem Sinnesorgan oder der
Hautstelle, auf welche der Reiz wirkt, und drittens habe ich die
Abhängigkeit derselben von verschiedenen Umständen zu ermitteln gesucht.

Ich beginne mit der ersten dieser drei Fragen. Als Norm
möge die Reactionszeit von linker zu rechter Hand dienen, d. h.
ich will vergleichen, wie sich bei verschiedenen Individuen die
Zeit verhält, welche sie benöthigen, um mit der rechten Hand
ein Signal zu geben, wenn in der linken Hand ein Reiz gesetzt
worden war. Als Reiz dient hier ein electrischer Inductionsschlag. Zeigefinger und Mittelfinger waren auf je eine Electrode
aufgesetzt. Der primäre Strom wird geschlossen und geöffnet
durch das Eintauchen der Drahtspitze, welche an der Drehscheibe
angebracht ist. Die Scheibe machte 86 Umdrehungen in der Minute.

Die nachstehende Tabelle enthält die Resultate, die an einer
Reihe von in dieser Weise untersuchten Individuen gewonnen
wurden.

Name	Alter Jahre	Versuchstag	Mittlere Reactionszeit in Sec.	Bemerkung.
S. E.	26	8.—16. 6. 72	0,1337	Mässig lebhaftes manuel goübtes Individuum.
E. S.	23	19. 6. 72	0,3311	Ein in den Bewegungen lebhaftes, in der Auffassung etwas langsa- mes Individuum.
J. R.	76	21. 6. 72 1. 7. 72	0,9962 0,3576	Ein gebrechliches, nicht intelligentes Individuum.
A. v. W.	24	26. 6. 72	0,1751	Langsam und überlegt in den Be- wegungen.
F. v. W.	20	2. 7. 72	0,2562	Langsam, aber etwas unsicher in den Bewegungen.
E. F.	22	4. 7. 72	0,1295	Sehr langsam u. sicher in den Bo- wegungen.
S. v. B.	35	17. 2. 73	0,1361	Manuel gewandtes Individuum.

Diese Tabelle bedarf einiger Erläuterungen.

Der Versuchstag ist angegeben, damit man das Nähere über die einzelnen Versuche im Anhange nachlesen kann. Wegen Mangel an Raum war es nicht möglich alle Tabellen mitzutheilen; es sind nur die wichtigsten abgedruckt und von den anderen die wesentlichen Werthe angegeben. Ich nahm im Allgemeinen das Mittel aus den gefundenen Zahlen als Reactionszeit an, jedoch erlaubte ich mir gewisse zu gross ausgefallene Zahlen aus der Berechnung auszuschliessen. Als solche betrachtete ich Zahlen, welche bedeutend grösser waren als die nächst kleineren Zahlen, so dass zwischen ihnen und den anderen Resultaten in der Zahlenreihe eine Kluft war. Als solche betrachtete ich ferner jene Resultate, von welchen sogleich nach Ausführung der Reaction, noch bevor die verzeichnete Curve auf der Tafel gesehen wurde, der Experimentator . erklärt hatte, dass das Experiment misslungen sei, dass er zu spät reagirt habe.

Man hätte auch daran denken können die jedesmalige kleinste Zahl als Reactionszeit anzunehmen — es würde dies genau unserer Definition der Reactionszeit entsprechen — dies hätte aber grosse Schwierigkeiten. Wir müssten dann für jeden Aufmerksamkeitsgrad eine andere Reactionszeit annehmen u. s. w. Auch macht man die Erfahrung, dass es möglich ist, unbewusst solche Fehler im Experimente zu begehen, bei welchen die Reactionszeit zu klein ausfällt. Diese Fehler würden dann im Gesammtresultate einen wesentlichen Ausschlag geben und doch von der Wahrheit nicht zu unterscheiden sein.

In jeder Tabelle des Anhanges befindet sich die Rubrik „Bemerkungen". Unter derselben ist in den meisten Fällen das Urtheil des Experimentirenden verzeichnet, ob die Curve als gelungen zu betrachten sei oder nicht. Man ist nämlich im Stande, gleich nach erfolgter Reaction mit ziemlicher Sicherheit und Genauigkeit die Reactionszeit abzuschätzen und zu beurtheilen, ob die Reaction noch schneller hätte erfolgen können oder nicht, wie ich dies später noch näher besprechen werde. Nur bei dem alten, etwas stupiden Individuum, das ich mir aus dem Versorgungshaus verschafft hatte, wären solche Angaben ganz werthlos gewesen weshalb ich keine mittheilte.

Bei diesem Individuum sind in der Tabelle zwei Zahlen als, Mittelzahlen angegeben. Der Grund hiervon liegt darin, dass

die Resultate in der ersten und zweiten Versuchsreihe so sehr
verschieden ausfielen, dass eine Verschmelzung derselben keinen
Sinn gehabt hätte, um so weniger, als die Resultate je eines
Versuchstages miteinander ziemlich gut übereinstimmten. Da, wie
ich später genauer zeigen werde, die Uebung in diesen Versuchen
mit einen grossen Einfluss auf die Reactionszeit hat, so stellte
ich in vorstehender Tabelle, um gleichartige Resultate zu haben,
nur solche Zahlen zusammen, welche bei der ersten Versuchsreihe,
welche ein Individuum überhaupt anstellt, gefunden worden.
Nach diesem Principe hätte ich von dem Alten nur die erste
Zahl 0,9952 mittheilen sollen; dieselbe bildet aber das Mittel
aus nur drei Versuchen; deshalb glaubte ich auch das Resultat
der zweiten Versuchsreihe mittheilen zu sollen.

Was die in der Tabelle enthaltenen Resultate anbelangt, so
erkennt man alsbald die grossen Unterschiede in der Reactionszeit; man erkennt ferner, dass sie sicherlich nicht direct von dem
Alter des Individuums abhängen. So weit meine Erfahrungen,
die freilich nur gering sind, reichen, möchte ich glauben, dass
man im Allgemeinen bei solchen Individuen die kürzeste Reactionszeit zu finden erwarten darf, welche am meisten gewohnt
sind, ihre Aufmerksamkeit auf einen Gegenstand zu concentriren,
und dass solche Leute, welche ihre Vorstellungen ungehemmt
ablaufen zu lassen gewohnt sind, grössere Reactionszeiten haben,
gleichgültig ob sie jung oder alt sind [1]). Hierhin gehören die
beiden Individuen E. S. und J. R.

Bevor ich diese Einsicht erlangt hatte, war es mir in hohem
Grade auffallend und unerwartet zu sehen, dass die Herren A.
v. W. und E. F., welche beide ein ausgesprochen phlegmatisches
Aeussere haben, sich langsam, gemessen und überlegt bewegen,
so sehr kurze Reactionszeiten haben. Ich hatte die beiden Herren
gebeten, sich zu den Versuchen herzugeben, in der Erwartung,
ausnehmend lange Zeiten zu finden.

Ein Blick auf die Tabellen des Anhanges wird zeigen, dass
die hier vorliegenden Differenzen weit ausserhalb des Kreises
der Versuchsfehler liegen. So ist die kleinste der Zahlen, deren
Mittel 0,3576 (bei J. R.) beträgt, noch fast doppelt so gross als

---

1) Selbstverständlich hat die Grösse des Individuums wegen der Länge
der Nervenstrecke auch einen Einfluss, von welchem hier abgesehen ist.

die grösste der Zahlen, aus welchen als Mittel 0,1295 (bei E. F.) gefunden wurde. Die Fehler des letzteren liegen zwischen der Grenze 0,1191 und 0,1685. Die Fehlergrenzen, zwischen welchen sich A. v. W. bewegt, liegen zwischen 0,1515 und 0,1943 Secunden u. s. w.

Wenn auch diese und ähnliche Fehlergrenzen eben nicht enge sind, so beweisen sie doch, dass wir es hier mit einer nichts weniger als zufälligen Erscheinung zu thun haben, dass uns vielmehr eine Thatsache vorliegt, welche'constant genug ist, der Untersuchung zugänglich zu sein. Bemerken muss ich noch, dass die angeführten Tabellen, wie schon gesagt, entnommen sind den ersten Versuchen je eines Individuums und dass die Uebereinstimmung der Resultate nach einiger Uebung bedeutend grösser wird.

Wir werden später sehen, dass die Reactionszeiten, wie zu erwarten, verschieden sind je nach der Localität oder dem Sinnesorgan, in welchem der Reiz gesetzt wird. Individuen, deren Reactionszeit bei einer Versuchsanordnung auffallend gross oder klein gefunden wurde, zeigen dieselbe Eigenthümlichkeit bei anderen Anordnungen.

Jedem, der diese Versuche das erste Mal anstellt, fällt es auf, wie wenig er Herr seiner Bewegungen ist, wenn es sich darum handelt, dieselben möglichst rasch auszuführen. Nicht nur liegt die Heftigkeit der Zuckung gleichsam ausserhalb des Bereiches der Willkühr, auch die Zeit, zu welcher die Zuckung ausgeführt wird, hängt blos bis zu einem gewissen Grade von uns ab. Wir zucken, und können nachher mit überraschender Genauigkeit angeben, ob wir früher oder später gezuckt haben, als ein anderes Mal, haben es aber durchaus nicht in unserer Macht wirklich im gewünschten Momente zu reagiren. So hat, um nur ein Beispiel aus den Tabellen anzuführen, S. v. B. (17. 2. 73, Taf. III), da er diese Versuche das erste Mal anstellte, mit aller Bestimmtheit erklärt, er habe zu langsam reagirt, als er zwischen Reiz und Zuckung 0,1781 Sec. verstreichen liess, während er kurz vorher mit derselben Bestimmtheit sagt, er habe gut reagirt bei 0,1510 oder 0,1471 Sec. Seine Mittelzahl ist 0,1469. Er hat also 2—3 Hunderttheile von Secunden mit voller Bestimmtheit geschätzt.

Woher dann trotz dieses guten Schätzungsvermögens die grossen Fehler? Eine genauere Selbstbeobachtung während dieser

Versuche giebt den Schlüssel zu einem wenigstens annähernden Verständniss.

Man fühlt nämlich, dass während man mit gespannter Aufmerksamkeit den Reiz erwartet, im Sensorium ein unbeschreibbares Etwas vorgeht, was die möglichst rasche Reaction besorgt; hat dieser Vorgang im Sensorium stattgefunden, oder besser, befindet sich das Sensorium in jenem Zustand, dann ist die Reaction, wenn ich mich so ausdrücken darf, unwillkürlich, d. h. es bedarf keines neuen nach Eintritt des Reizes zu setzenden Willenimpulses mehr, damit die Reaction erfolge; im Gegentheil es bedarf einer messbaren Zeit, jenen Zustand wieder zu beseitigen, und trifft der Reiz ein, bevor dies vollkommen geschehen ist, so erfolgt noch so zu sagen ohne Willen eine Zuckung. Dasjenige also, was bewirkt, dass auf den Reiz wirklich die Reaction eintritt, besteht in einer centralen Veränderung, welche schon eingetreten war, bevor der Reiz gesetzt wurde. Diese Veränderung ist es, welche „willkürlich" hervorgerufen wird.

Es sind diese Verhältnisse Gegenstand der unmittelbaren Beobachtung; man kann sich aber auch objectiv von der Richtigkeit derselben überzeugen.

Dass die Reaction in dem oben angedeuteten Sinne unwillkürlich sei, und dass nicht dem Reiz ein Willensimpuls und dem Willensimpuls die Zuckung folgt, geht aus folgenden an mir und anderen beobachteten Thatsachen hervor.

Es kömmt vor, und wenn man vom Experimentiren ermüdet ist, geschieht es sogar sehr häufig, dass nach erfolgtem Reiz die Reaction ganz ausbleibt. Man ist von dem Ausbleiben derselben überrascht und hat den Eindruck, als wäre jener Zustand im Sensorium zu wenig gesteigert oder als wäre der Reiz nicht intensiv genug gewesen, um auf die Bewegungsnerven durchbrechen zu können. Würden wir nach dem Reiz einen Impuls setzen, so würde die Sache wohl so ausfallen, dass wir, wenn wir ermüdet sind, zu spät oder zu schwach reagiren; in der That aber reagiren wir gar nicht, würden wir es thun, so würde die Zuckung ganz unverhältnissmässig zu spät kommen. In einzelnen Fällen ist mir dies vorgekommen und in diesen beträgt die Reactionszeit nahe eine Secunde [1]). So weit ist die Kluft zwischen

---

1) Ich habe Verdacht, dass die erste Tabelle, die ich von dem alten Mann erhielt, solche Versuche enthält. (Versuche v. 21. 6. 72 Taf. 1, II.)

den Reactionen, die das Sensorium im vorbereiteten Zustande ausführt, und jenen, welchen ein neuer Willensimpuls zu Grunde liegt. Eben wegen der Länge der Zeit, welche in letzterem Falle verstreicht, zuckt man gewöhnlich nicht mehr, wenn die Reaction einmal ausgeblieben ist: man hat Zeit genug, die Sache für verloren zu halten. Dieses Aufgeben der Absicht zu zucken, wäre unbegreiflich, wenn in jedem Falle dem Reiz erst ein Impuls folgte. Es ist Dr. A. v. Winiwarter und mir bei diesen Versuchen vorgekommen, dass wir uns ernstlich über das Ausbleiben der Zuckung geärgert haben, wegen Verschwendung an Zeit und berussten Scheiben. Gelang es uns wieder, eine Zuckung zu Stande zu bringen, so war die Zeit so kurz und die Curve so hoch, wie gewöhnlich.

Das Verschwinden des in Rede stehenden sensorischen Zustandes braucht, wie gesagt, eine messbar lange Zeit. Auch davon kann man sich, freilich der Natur der Sache nach, mehr zufällig als durch systematische Versuche überzeugen. Es geschieht, dass man sich zum Empfang des Reizes und zur Reaction bereit gemacht hat, dass man aber im Momente, in welchem der Reiz eintrifft, durch irgend etwas zerstreut ist. In solchen Fällen tritt bisweilen doch Zuckung ein; dieselbe ist dann verspätet, fällt aber noch viel früher als sie fallen könnte, wenn sie einem neuen Impuls ihre Existenz verdanken würde. Man weiss auch durchaus nichts davon, einen neuen Impuls gesetzt zu haben.

In den Versuchen vom 8. 6. 72 Taf. II C. 1 befindet sich ein solcher Fall. Ich war zum Empfang des Reizes vorbereitet. Derselbe blieb wider mein Erwarten lange aus, so dass ich mich nach meinem Apparate umsah, ob wohl Alles in Ordnung sei. In diesem Momente traf mich der Reiz und ich reagirte. Die Reactionszeit betrug 0,4058 Secunden. Nicht nur eine Reaction liegt in jenem sensoriellen Zustand vorbereitet, auch die Muskelgruppe, welche der motorische Reiz treffen soll, muss in demselben schon bestimmt sein.

Worauf dieser Zustand im Sensorium beruht, darüber hier Vermuthungen auszusprechen wäre müssig und nicht am Ort. Wenn es nicht gefährlich wäre dunkle Begriffe unter Namen noch dunklerer Begriffe zu subsumiren, so würde man ihn „Aufmerksamkeit" nennen. Ich denke, in der nächsten Abhandlung

hierauf wieder zurückzukommen, jetzt ist uns dies nur Neben-
erscheinung. Ich wiederhole übrigens, dass alles hier Beschriebene nur dann Gegenstand der Beobachtung werden kann, wenn
man wirklich bestrebt ist, in möglichst kurzer Zeit zu reagiren.
Lässt man sich bei diesen Versuchen gehen, so verhalten sich
die Dinge anders.

Nach dem, was ich über die genaue Schätzung der Reactionszeit bemerkte, wird es nicht wundern zu hören, dass wir uns
bei Anstellung der Versuche im Allgemeinen sehr wohl der ver-
lorenen Zeit bewusst sind. Im Anfang der Versuche glaubt man
einen Fehler begangen und eben um diese Zeit zu spät reagirt
zu haben. Erst später lernt man die nothwendig versäumte
Zeit von der überflüssig versäumten Zeit unterscheiden. Dr.
A. v. Winiwarter sagt, es scheine ihm als wäre ein Widerstand
da, zu dessen Ueberwindung eine gewisse Zeit nöthig sei.

Ich brauche wohl kaum zu erwähnen, dass das Gelingen
dieser Versuche in hohem Grade von Aufmerksamkeit abhängt.
Ist man unaufmerksam, so bekommt man grosse schlecht übereinstimmende Zahlen. Ich bemerke an mir Unterschiede, wenn
ungewohnter Weise Jemand im Zimmer ist oder wenn Jemand
den Experimenten zusieht.

Dieses Anspannen der Aufmerksamkeit ist in hohem Grade
anstrengend. Als ich die Experimente vom 12. 2. 73 Taf. II, III
ausführte, war ich von Schweiss durchnässt und sehr ermüdet,
obwohl ich ruhig auf dem Stuhl gesessen hatte: es war mir
darum zu thun gewesen, gut übereinstimmende Resultate zu bekommen.

Mit Rücksicht darauf, dass die Energie der Aufmerksamkeit
nicht verschwendet werde, sind alle diese Versuche so angestellt
worden, dass der Experimentirende ungefähr weiss, wann ihn
der Reiz trifft. Es geschah dies, indem ich bei mir durch ein
Trittbrettchen die Leitung so weit schloss, dass es nur mehr
des Eintauchens jener Nadelspitze in die Quecksilberkuppe bedurfte, um den Strom herzustellen. Experimentirte ich an Anderen, so pflegte ich den Moment, in dem ich jene Schliessung
herstellte, anzusagen. In beiden Fällen musste dann der Reiz
während der darauffolgenden Umdrehung der Scheibe, also in
den nächsten 0,69 Secunden, erfolgen.

Ausnehmend kurze Reactionszeiten erhält man, wenn der

Reiz, gewöhnlich der electrische Schlag, ziemlich stark ist, und wenn man die Empfindung desselben noch nicht kennt, so dass man erschrickt und im ganzen Körper zusammenfährt. Ich hatte dies einige Male beobachtet, z. B. an mir 8. 6. 72 Taf. I C. 1, und an dem bewussten Greis 9. 1. 73 Taf. V C. 1. Im ersten Falle betrug die Reactionszeit 0,1299, im zweiten 0,1316.

Dies brachte mich auf den Gedanken, ob zwischen der Reactionszeit in unserem gewöhnlichen Sinne und zwischen jener, welche beim Erschrecken Platz greift, nicht etwa ein ganz wesentlicher Unterschied sei.

Es ist mir nicht gelungen, hierüber ins Klare zu kommen, da Versuche mit Reizen, welche so stark sind, dass man jedes Mal von Neuem darüber am ganzen Körper zusammenfährt — es ist ja dies die Aeusserung wirklichen Erschreckens — zu unangenehm sind, und andererseits systematische Versuche, in welchen der Experimentirende über das Ungewohnte des Reizes erschrecken, wie dies in jenen einzelnen Fällen geschah, nicht leicht durchführbar sind. Man kann sich aber willkürlich in eine Stimmung versetzen, in welcher man so zu sagen dem Erschrecken näher ist. Es ist jene Stimmung, in der man irgend ein ausserordentliches Ereigniss erwartet, und sie ist vielleicht am besten zu vergleichen mit der Aufregung, in welcher wir das Signal zum Beginn eines Wettlaufes erwarten, oder mit jener, in welcher wir uns bei gewissen Spielen befinden, z. B. bei dem, in welchem es gilt seine Hand zurückzuziehen, bevor der Schlag des Gegners sie trifft. Diese Aufregungen sind dadurch charakterisirt, dass die Muskeln gespannt gehalten werden, und dass schon ein ganz geringer Impuls hinreicht, eine heftige Bewegung hervorzurufen. Es ist schwer, diese Bewegung dann auf eine Muskelgruppe zu beschränken, sie erstreckt sich vielmehr gewöhnlich durch den ganzen Körper. Schon wenn man nur die beiden Arme in halb gebeugter Stellung, bei starker Anspannung der Muskeln — so dass die Hände zittern — frei in der Luft hält und man versucht mit dem einen Arm zu zucken, geht häufig der andere Arm mit.

Versetzt man sich in diese Art Aufregung und macht die in Rede stehenden Versuche, dann gelingt es gelegentlich, dass der eintretende Reiz eine Bewegung zur Folge hat, die durch den ganzen Körper läuft. Die Reactionszeit fällt nun unter diesen

Umständen merklich kleiner aus, als bei der gewöhnlichen Versuchsmethode. Die betreffenden Versuche sind vom 28. 6. 72 und vom 2. 7. 72 und ergeben als Reactionszeit 0,1250 und 0,1249 Secunden, während meine Reactionszeit unter gewöhnlichen Verhältnissen 0,1337 Secunden, und in spätern Versuchen nur 0,1276 beträgt.

Ich gehe nun zu dem zweiten Punkt über, zur Besprechung der Frage, wie sich die Reactionszeit verhält, je nachdem der Reiz auf die verschiedenen Sinnesorgane oder auf verschiedene Stellen der Hautoberfläche applicirt wird.

Einen hierhergehörigen Versuch hat, wie erwähnt, schon Bessel angestellt, da wo er seine „plötzlichen Ereignisse" beobachtete; er mass aber nicht die absolute Reactionszeit, sondern construirte nur Personalgleichungen. Hierher gehören auch die Versuche von Helmholtz und seinen Nachfolgern, bei welchen zwei verschiedene Stellen des Armes zur Eruirung der Leitungsgeschwindigkeit in sensibeln Nerven gereizt wurden.

Die von mir angestellten Versuche und ihre Resultate stelle ich der Uebersichtlichkeit wegen in folgenden Tabellen zusammen. Die Reaction erfolgt immer in der beschriebenen Weise mit der rechten Hand.

I. Versuche an S. E.

Reizungsstelle und -Art	Datum	Reactionszeit in Sec.
Lichtempfindung, hervorgerufen durch directe electrische Reizung der Retina	20. 12. 72	0,1139
Electrischer Schlag in die linke Hand	24. 11. 72 / 12. 2. 73	0,1276 [1] / 0,1283
Plötzliche Schallempfindung	26. 11. 72	0,1360
Electrischer Schlag in die Stirnhaut	12. 2. 73	0,1374
Electrischer Schlag in die rechte Hand	12. 2. 73	0,1390
Electrischer Funke als Gesichtseindruck	11. 12. 72	0,1506
Electrischer Schlag in die Zehen des linken Fusses	29. 12. 72	0,1749

1) Aus früher angeführten Gründen habe ich in der zuerst zusammen-

II.   Versuche an dem 77jährigen Greis J. R.

Reizungsstelle und -Art	Datum	Reactionszeit in Sec.
Electrischer Schlag in die linke Hand .	1. 7. 72 9. 1. 73	0,3676 0,1689 (0,1866)
Electrischer Funke als Gesichtszeichen	9. 1. 73	0,2008
Plötzliche Schallempfindung	6. 12. 72	0,2010
Electr. Schlag in d. Zehen d. linken Fusses	9. 1. 73	0,2105

III.   Versuche an E. F.

Reizungsstelle und -Art	Datum	Reactionszeit in Sec.
Electr. Schlag in die linke Hand . . .	4. 7. 72	0,1295
Electr. Funke als Gesichtszeichen . .	11. 12. 72	0,1619
Plötzliche Schallempfindung	11. 12. 72	0,1751

IV.   Versuche an A. v. W.

Reizungsstelle und -Art	Datum	Reactionszeit in Sec.
Electr. Schlag in die linke Hand . . .	26. 6. 72	0,1751
Electr. Funke als Gesichtszeichen . .	3. 1. 73	0,1904

V.   Versuche an E. S.

Reizungsstelle und -Art	Datum	Reactionszeit in Sec.
Plötzliche Schallempfindung	10. 12. 72	0,2139
Electr. Schlag in die linke Hand . . .	19. 6. 72	0,3311

gestellten Tabelle Resultate gewählt, welche von den ersten Versuchsreihen herstammen. In dieser Tabelle ist dies nicht der Fall; und deshalb ist hier die Reactionszeit kleiner als die gleichartige Reactionszeit der ersten Tabelle.

Aus diesen Tabellen geht hervor, dass die Reactionszeiten, in verschiedener Art gemessen, bei verschiedenen Individuen insofern ähnliche Resultate geben, als wenn eine Messungsart bei einem Individuum eine kleinere Zahl gab, als eine andere, dieselbe Messungsart auch bei einem anderen Individuum eine kleinere Zahl giebt als die andere. Ferner ergeben die Tabellen, dass man die kürzeste Reactionszeit bei jener Messungsart bekömmt, bei welcher als Reiz der Lichtblitz benutzt wird, den ein durch das Auge geleiteter Inductionsschlag erzeugt; der Reiz, der die nächstkurze Reactionszeit hat, ist der electrische Schlag in die Finger der linken Hand, dann folgt der Reihe nach die Empfindung eines plötzlichen Schalles; electrischer Schlag in die Stirnhaut; electrischer Schlag in die Finger der rechten Hand; der Anblick eines überspringenden electrischen Funkens; endlich ein electrischer Schlag in die Zehen des linken Fusses [1]).

Bevor wir aber diese Resultate wirklich als richtig anerkennen, müssen wir uns noch Rechenschaft geben über einige Umstände, in Bezug welcher Zweifel erhoben werden könnten.

Zunächst ist es auffallend, dass bei electrischer Reizung der Hand, mit welcher reagirt wird (der rechten), eine nicht unbedeutend längere Reactionszeit Statt hat, als bei Reizung der anderen Hand; man hätte eber das Gegentheil erwartet. Es liegt nun der Verdacht nahe, dass dies seinen Grund darin habe, dass ich so viele Male den Versuch gemacht hatte, bei welchem in der linken Hand der Reiz gesetzt und rechts reagirt wurde, so dass ich hierin grosse Uebung hatte, während die Anstellung des anderen Versuches mir etwas Ungewohntes war.

Um hierüber ins Klare zu kommen, stellte ich eine neue Versuchsreihe an. Herr S. v. B., der derartige Versuche nie gemacht hatte, ward gebeten, dieselben so anzustellen, dass abwechselnd ein Schlag die rechte, der andere die linke Hand traf. Mit der Reizung der rechten Hand, also der, welche reagirte, wurde begonnen. Die Tabelle findet sich unter dem Datum vom 17. 2. 73 und ergiebt die Reactionszeit für die Reizung der linken Hand 0,1381, und für die der rechten Hand 0,1469, also Resultate, deren Differenz desselben Sinnes wie die bei mir gefundene, und fast von derselben Grösse ist.

---

1) Für drei dieser Fälle hat schon Donders die Zeit gemessen und dieselbe Reihenfolge gefunden. (Reichert u. du Bois-Reymond's Arch. 1868.)

Wenn mich die Selbstbeobachtung nicht täuscht, so rührt diese Differenz daher, dass es viel schwerer ist die Aufmerksamkeit für die Präcision der Empfindung und der Reaction an derselben Körperregion sorgen zu lassen, als wenn die Theilung der Aufmerksamkeit, so wie sie eine intentionelle ist, auch eine örtliche ist (sit venia verbo).

Ein weiterer Punkt, der einer Note bedarf, ist folgender. Die directe Reizung der Retina wurde durch Duchenne'sche Electroden, welche an den beiden proc. zygom. angesetzt waren, bewirkt. Ich bekam also Lichtblitze in beiden Augen, mit den unvermeidlichen Schmerzempfindungen in der Haut. Um sicher zu sein, dass es nicht die Schmerzempfindung ist, auf welche ich reagirte, bestimmte ich die Reactionszeit besonders, welche im Falle der Reizung der Haut dieser Gegend allein — ich wählte die Stirnhaut — Statt hat; das Resultat ist in der Tabelle enthalten, es ist unverfänglich, denn ich hatte bei den angewendeten Electroden und der Reizungsart keine Spur eines Gesichtseindruckes, und dass die Reizstellen nicht über den proc. zygom., sondern über den arc. supraciliares lagen, kann wohl nicht als Fehlerquelle angesehen werden. Die Reactionszeit dieser Stelle ist, trotz sehr starker Reize [1]), grösser als die der directen Retinareizung; letztere kann also in dieser Beziehung als fehlerfrei angesehen werden. Etwas Anderes ist es, ob ich das Recht habe, zu sagen, dass ich die Retina direct gereizt habe; es ist wahrscheinlich, dass der Stromantheil, der durch den Sehnerv ging, an und für sich auch stark genug gewesen wäre, eine Lichtempfindung zu erzeugen, und wie gross der Antheil des Stromes ist, der in den Schädel eindringt, was derselbe da reizt, darüber lässt sich nach den wenigen unsicheren Anhaltspunkten, die bisher in dieser Beziehung vorliegen, kaum eine Vermuthung aussprechen; aber die Möglichkeit, dass ich ausser in der Retina und dem Opticus noch an einem anderen Orte einen Lichtreiz gesetzt habe, ist nicht zu leugnen.

Der Einfachheit wegen werde ich aber in diesen Fällen von directer Retinareizung sprechen.

In den fünf in Rede stehenden Tabellen finden sich zwei

---

1) Wir werden weiter unten sehen, dass die Stärke des Reizes nicht gleichgültig ist.

Zahlen, welche nicht in der von mir als Regel angegebenen Ordnung stehen. Die eine ist in der Tabelle II und sagt, dass wenn der optische Eindruck eines überspringenden electrischen Funkens als Reiz benutzt wird, eine grössere Reactionszeit Statt hat als bei einer Schallempfindung. Ich lege auf diese Unregelmässigkeit kein Gewicht, weil, wie wir später sehen werden, der alte Mann, dem diese Tabelle entnommen ist, im Laufe der Monate, in welchen ich immer von Zeit zu Zeit an ihm experimentirte, seine Reactionszeit ganz ausserordentlich verkürzte. Und jene Zahl, welche zu gross ausgefallen ist, ist um sechs Monate früher gewonnen als die anderen Zahlen. Die drei übrigen in der Tabelle enthaltenen Zahlen, die an demselben Tage gewonnen sind, passen ganz gut in die Reihe.

Dasselbe ist zu sagen von der zweiten Unregelmässigkeit, welche sich in der Tabelle V findet. Auch hier ist die zu gross ausgefallene Zahl um sechs Monate früher gewonnen als die anderen, und ausserdem gab Herr S. überhaupt sehr grosse und wenig übereinstimmende Zahlen.

So viel zur Rechtfertigung der Schlüsse, welche ich aus den angeführten Tabellen gezogen habe.

Bei genauerer Durchmusterung der Tabellen wird man sich auch überzeugen, dass die individuellen Verschiedenheiten in Bezug auf kürzere oder längere Reactionszeit sich aussprechen, wie immer man die Reactionszeit messen, d. h. wie und wo immer man den Reiz setzen will; die kürzeste Zahl, welche ich für die Reaction auf Schallempfindungen bei dem alten Mann erhielt, ist immer noch grösser als die Mittelzahl, welche ich bei mir fand; dasselbe gilt für die Reactionszeit bei Reizung des linken Fusses u. s. w.

Man wird sich vielleicht wundern, weshalb ich nicht auch die eigentlichen Tastempfindungen in den Kreis meiner Experimente gezogen habe; die Reizung durch den electrischen Strom ist ja doch nicht ohne Weiteres als Tastreiz anzusehen, indem hier offenbar auch die Nervenfasern direct, nicht nur die Nervenenden, diese eigentlichen Tastorgane, gereizt werden. Mit diesen Tastempfindungen hat es seine besonderen Schwierigkeiten. Wählt man thermische Reize, so spielt die Wärmeleitungsgeschwindigkeit durch die Epidermis eine zu grosse Rolle, man muss verschiedene Resultate bekommen je nach grösserer oder geringerer Wärmedifferenz zwischen den berührenden Körpern und der Haut u. d. m., es sind das Umstände, welche für meine Zwecke zunächst nicht viel Interesse hatten.

Wendet man als Reiz einen kräftigen Druck oder Schlag an, so ist man abermals nicht sicher, ob man nicht eine directe mechanische Reizung der Nerven vornimmt. Es bliebe also nichts übrig, als ganz sachte die Hautoberfläche zu berühren, über sie wegzustreichen und so eine Tastempfindung zu erregen, welche dem Kitzelgefühl ähnlich ist.

Solche Versuche führte ich auch aus, indem ich an den Ring meiner Drehscheibe einen Metallknopf anbrachte und die Fingerbeere meines linken Mittelfingers der Scheibe soweit näherte, dass der Knopf bei jeder Umdrehung den Finger ganz leise streifte, so leise, dass es bisweilen schwer war zu sagen, ob der Knopf selbst berührte, oder ob nur der von der Scheibe mitgerissene Luftstrom die Empfindung verursachte. Bei diesen schwachen Reizen, und auch wenn ich den Finger so weit näherte, dass die Empfindung nicht unbedeutend stärker war, bekommt man aber so schlecht übereinstimmende Resultate, dass ich es vorzog, dieselben weiter gar nicht in Betracht zu ziehen. Ich habe sie auch in die Tabellen des Anhanges nicht aufgenommen.

Es führt uns dies auf den dritten Punkt, den wir hier zu erläutern haben, auf die Besprechung des Einflusses, den verschiedene Umstände auf die Resultate unserer Versuche haben.

Schwache Reize, von denen eben die Rede war, geben nicht nur schlecht übereinstimmende Resultate, sie geben auch im Allgemeinen grössere Zahlen als starke Reize.

Auch dieses Verhalten drängt sich unmittelbar der Beobachtung auf, wenn man grössere Reihen derartiger Versuche macht. Ich habe schon einmal Gelegenheit genommen davon zu sprechen und bemerkt, dass die Reactionen bei starken Reizen auch insofern sicherer ausfallen, als es weniger oft vorkommt, dass eine solche ganz ausbleibt.

Um einen Begriff davon zu geben, wie die Fehlergrenzen und die Grösse der Reactionszeit mit wachsender Intensität abnehmen, machte ich eine Versuchsreihe, bei welcher als Reiz der Anblick eines überspringenden electrischen Funkens von wachsender Grösse benutzt wurde. Die betreffende Tabelle findet sich unter dem 25. 2. 72. Sie enthält Versuchsreihen bei sechs verschiedenen Funkenlängen und zeigt wie die Reactionszeit von 0,1581 bis 0,1229, also etwa um $^{1}/_{5}$ ihrer Grösse, sinkt, wenn die Funkenlänge von 0,5 Mm. bis 7 Mm. zunimmt, und wie unter denselben Verhältnissen der mittlere Fehler von ± 0,0125 Sec. auf ± 0,0004 Sec. herabgeht. Wenn auch diese Resultate aus einer sehr kleinen Reihe von Versuchen entnommen sind, so können sie doch als Illustration des oben Gesagten dienen.

Ein weiterer Umstand, von welchem die Grösse der Reactionszeit abhängt, ist die Aufmerksamkeit. Von dieser ist oben schon ausführlich gesprochen worden, weshalb sie hier nur genannt sei.

Die Reactionszeit nimmt ab mit zunehmender Uebung. Man kann sich hiervon überzeugen, wenn man jene Tabellen durchsieht, in welchen die ersten Versuche eines Individuums verzeichnet (vom 17. 2. 73), oder solche, welche neuen Versuchsanordnungen entnommen sind. So giebt die erste Tafel, welche ich zur Bestimmung der Reactionszeit vom linken Fuss zur rechten Hand (vom 27. 12. 72 Taf. III) zeichnete, als Mittel 0,2172 Sec., während die letzte zu diesem Zwecke gezeichnete Tafel (vom 2. 1. 73 Taf. II) als Mittel 0,1726 ergab. Aehnliches findet man in den darauffolgenden gleichartigen Versuchen des alten Mannes (vom 3. 1. 73 Taf. I u. II) und sonst fast in jeder Tabelle.

Das Auffallendste was ich an Einfluss der Uebung auf die Reactionszeit kennen gelernt habe, ist das diesbezügliche Verhalten jenes Greises, den ich im Laufe von mehr als einem halben Jahre zu Reactionsversuchen verwendete.

Ich stelle hier seine Reactionszeiten zusammen, welche für die electrische Reizung der Hand in verschiedenen Monaten gefunden wurden. Die Reactionszeiten in Bezug auf andere Reize zeigen, soweit das Material zu Vergleichungen vorliegt, eine ähnliche Grössenabnahme.

21. 6. 72	0,9952 Sec.	
1. 7. 72	0,3576	„
9. 1. 73	0,1866 (0,1684) Sec.	

Dieses Resultat scheint in hohem Grade die Behauptung von Wolf und anderen Astronomen zu rechtfertigen, dass der persönliche Fehler, den sie freilich bei etwas anders gearteten Experimenten fanden, durch häufige Uebung an einem Apparat auf ein Minimum reducirt werden könne. Es ist selbstverständlich, dass dem alten Manne gleich bei der ersten Versuchsreihe und dann jedesmal von Neuem eingeschärft wurde, dass er so schnell als möglich zu reagiren habe. Die relativ gute Uebereinstimmung unter den Zahlen je einer Tabelle beweist übrigens, dass er in der That sorgfältig reagirt hat.

Einen der Uebung entgegengesetzten Einfluss auf die Grösse der Reactionszeit hat die Ermüdung. Doch sind die Erscheinungen hier bei weitem nicht so auffallend; es lässt sich eben nur constatiren, dass im Laufe einer anstrengenden Versuchsreihe die letzten Resultate gewöhnlich grössere Zahlen darstellen als die Anfangs gefundenen. Als Beispiel für das Wachsen der Reactionszeit zu Ende eines Versuches kann Taf. III v. 27. 12. 72 dienen. Dieselbe wurde in sehr ermüdetem Zustande gezeichnet. Die mit „gut" bezeichneten Zahlen werden gegen das Ende allmälig grösser. Aehnliches wird man in anderen Tabellen wiederfinden.

Da es sich zeigt, wie wechselnd die Reactionszeit eines Individuums sein kann, wäre es wohl lohnend, einige nervenerregende oder nervenherabstimmende Arzneimittel darauf zu untersuchen, ob sie einen Einfluss auf die Reactionsfähigkeit ausüben.

Es liegt mir dieser Kreis der Untersuchung ferner, doch wollte ich mich durch einige Experimente vorläufig darüber unterrichten, ob auf diesem Wege überhaupt etwas zu finden sei. Ich versuchte es mit Thee, mit Morphium und Wein.

Aus 15 übervollen Löffelchen sogenannten russischen Thees machte ich mir drei Tassen eines Aufgusses, der also in hohem Grade concentrirt war. Diese drei Tassen wurden im Laufe von 25 Minuten getrunken. Ich hatte vorher eine Versuchsreihe zur Bestimmung der Reactionszeit gemacht und benutzte als bequemsten Reiz den Anblick des überspringenden electrischen Funkens. Nachher wurden im Laufe von 1½ Stunden die Versuche zeitweilig wiederholt. Dabei zeigte sich aber kein irgendwie auffallendes Verhalten in den Resultaten.

Denselben negativen Erfolg ergab ein Versuch mit Morphium. Herr A. v. W. bekam eine subcutane Injection von 40 Tropfen Morphiumlösung (morph. muriat. grn. duo, aq. dest. drachm.), und stellte dann bei derselben Versuchsanordnung die Messungen an. Er fühlte sich zwar träge, gab an, dass es ihm scheine, als würde er langsamer reagiren als sonst, die Messungen aber zeigten keine auffallenden Abweichungen von dem gewöhnlichen Verhalten.

Ich habe diese Versuche im Anhang nicht mitgetheilt, eben wegen ihres negativen Erfolges, muss jedoch bemerken, dass ich es nicht für unwahrscheinlich halte, dass bei energischerer Dosis und vielleicht bei geeigneteren Individuen der Versuch mit besserem Erfolg angestellt werden könnte.

Ein entschieden positives Resultat ergab der Versuch mit Wein, der in mancher Beziehung Interesse bietet. Die Versuchsanordnung war bei demselben wie bei dem Thee- und Morphiumversuche.

Das Experiment hat gezeigt (das Nähere findet sich unter dem 3. 1. 73 Taf. V—XII), dass die Reactionszeit in Folge des Genusses von zwei Flaschen Rheinwein von 0,1904 Sec. auf 0,2969 Sec. steigen kann, dass sie diese durchschnittliche Höhe erreicht nicht dadurch, dass die Reactionen zum Theil länger ausbleiben, also unregelmässiger worden, sondern dadurch, dass jede Reaction längere Zeit beansprucht wie vorher. Auffallend ist dabei, dass der Experimentirende glaubt, jetzt schneller zu reagiren als im nüchternen Zustande, in welchem Glauben er während des ganzen Versuchs belassen wurde. Er giebt das Reactionssignal mit grosser Heftigkeit, so dass ich um meinen Apparat besorgt sein musste. Es macht den Eindruck, als habe er das Maass für den Grad der Innervation verloren. Ich machte ihn auch auf diesen Umstand nicht aufmerksam. Nach dem Versuch befragt, wusste er nicht, dass er heftiger reagirt habe als sonst.

•

II. Analyse der Reactionszeit.

Die Natur der Sache ergiebt, dass die Reactionszeit die Summe aus folgenden einzelnen Zeittheilen ist:

1. Der Zeit welche verfliesst, während der Sinnesapparat die einwirkenden lebendigen Kräfte in einen Nervenreiz umsetzt. Diese Zeit fällt in gewissen Fällen fort, wenn man z. B. durch einen electrischen Schlag den Nerven direct reizt.

2. Der Zeit, während welcher der Reiz die Nervenstrecke bis zum Centralnervensystem durchläuft.

3. Der Zeit, während welcher der Reiz das Rückenmark passirt; auch diese Zeit fällt natürlich in gewissen Fällen weg.

4. Der Zeit des centralen Umsatzes in den Bewegungsreiz.

5. Der Zeit der rückführenden Rückenmarksleitung; dieselbe fällt natürlich auch in gewissen Fällen weg.

6. Der Zeit der Leitung im motorischen Nerven.

7. Der Zeit der Auslösung der Muskelbewegung.

Wir besitzen bereits genauere Studien über die unter 2 und 6 genannte Nervenleitungsgeschwindigkeit, sowie über den unter 7 genannten Gegenstand. Ich habe dem hierüber Bekannten nichts Neues hinzuzufügen.

Wir werden uns demnach hier nur mit den Fragen beschäftigen:

1. Wie lange bedarf das Sinnesorgan zur Verarbeitung der Reizung zum Nervenreiz?

2. Wie verhält es sich mit der centripetalen und der centrifugalen Leitung im Rückenmark? und

3. Wie verhält es sich mit der Umsetzung der centripetalen Erregung in eine centrifugale?

Die Zeit, welche hierzu nöthig ist, will ich der Bequemlichkeit halber die reducirte Reactionszeit nennen; sie ist die Reactionszeit weniger der ausserhalb des Gehirns verwendeten Zeit.

Was die erste der drei Fragen anbelangt, so habe ich oben schon auf gewisse Schwierigkeiten, welche sich ihrer Beantwortung in den Weg stellen, hingewiesen. Es würde sich darum handeln, dem Sinnesorgan erst einen Reiz zuzuführen und den Moment der Ankunft des Reizes im Centralorgan zu signalisiren, dann den Nerven des Sinnesorgans direct zu reizen, und die Zeit der Ankunft des Reizes im Centralorgan abermals zu signalisiren. Die Zeitdifferenz der beiden Resultate würde dann die Dauer ausdrücken, während welcher der Reiz im Sinnesorgan sozusagen latent war.

Oben sahen wir, warum beim Tastsinn die Bestimmung dieser Zeit immer nur für einen ganz speciellen Fall Geltung haben kann. Aehnlich verhält es sich mit Geruch und Geschmack.

Von grösserem Interesse wäre es, diese Zeit für das Gehör zu messen, doch ist der Versuch, durch einen Inductionsschlag

den Nervus acusticus zu reizen, so dass er eine Schallempfindung
liefert, meines Wissens noch nicht angestellt, und nach meinen
Erfahrungen über die Unannehmlichkeiten, welche mit der Acu-
sticusreizung durch den constanten Strom verbunden sind, fühlte
ich mich nicht angelockt, jenen Versuch auszuführen. Etwa den
Beginn jenes Sausens, das man unter gewissen Bedingungen
bei Durchleitung des constanten Strómes durch den Kopf hören
soll, als Reiz zu benutzen, schien mir nach dem, was ich oben
über schwache Reize gesagt habe, und aus manchen andern Gründen nicht rathsam.

So bleibt uns nichts als das Auge.

Es ist einleuchtend, dass die in Rede stehende Zeit, ich will
sie das Stadium der latenten Sinnesreizung nennen, auch beim
Auge höchst variabel sein muss, je nach der Intensität des
Reizes, dass wir sie also nur für ganz specielle Fälle messen
können.

Ich wählte als solchen speciellen Fall die latente Sinnesreizung, welche bei den intensivsten Lichtreizen, die wir erzeugen
können, bei jenen des electrischen Funkens, Statt hat.

Die Messungen, welche ich mit Bezug hierauf angestellt habe,
sind oben bereits mitgetheilt. Sie besagen, dass die Reactionszeit, wenn der Anblick eines electrischen Funkens als Reiz benutzt wird, 0,1506 Sec. beträgt, während die Reactionszeit bei
directer electrischer Reizung der Retina 0,1139 Sec. beträgt.
(S. Versuche vom 11. 12. 72 und vom 20. 12. 72.) Es würde
sich hieraus ein Stadium der latenten Sinnesreizung von 3 bis 4
Hunderttheilen einer Secunde ergeben.

Wenn man sich erinnert, wie gross die Schwankungen sein
können, welche die Reactionszeit, in derselben Weise gemessen,
je nach Umständen zeigt, so wird man vielleicht geneigt sein,
hier eine Täuschung anzunehmen. Es ist deshalb nöthig, auf
diesen Punkt etwas näher einzugehen.

Die optische Reizung der Retina, welche, wie gesagt, nach
den genannten Versuchen eine Reactionszeit von 0,1506 Sec. bedingt, haben wir oben bei Steigerung der Intensität des Funkens
bis auf 0,1229 Sec. herabgeben sehen. Es wäre demnach denkbar, wenn ich es auch nicht für wahrscheinlich halte, dass bei
noch höherer Steigerung der optischen Reizung die Reactionszeit von 0,1139 Sec. erreicht werden könnte, d. h. es würde

dann ein Stadium der latenten Sinnesreizung nicht nur nicht in der genannten Grösse, sondern überhaupt nicht existiren. Ich sage, ich halte dies für unwahrscheinlich, denn die geringste Zahl, welche ich als Reactionszeit für den optischen Eindruck erhielt, beträgt 0,1220, und die geringste, welche ich bei directer electrischer Reizung bekam, 0,1007. Diese beiden Endzahlen zeigen immer noch eine nicht unbedeutende Differenz.

Selbstverständlich ist dies nur ein Wahrscheinlichkeitsgrund für die Existenz einer latenten Sinnesreizung; um den Beweis für dieselbe herzustellen, hätte man die Aufgabe zu lösen, dem Sensorium gleich starke Erregungen einmal stammend von optischer Reizung der Retina, und das andere Mal von directer Nervenreizung, zuzuführen, und in diesen beiden Fällen die Reactionszeit zu messen. Die Lösung dieser Aufgabe scheitert an der Unmöglichkeit, die Intensität der Lichtempfindung, welche ein electrischer Schlag hervorruft, mit der Intensität einer auf gewöhnlichem Wege erzeugten Lichtempfindung genau zu vergleichen. Obwohl sich nun kaum Jemand finden dürfte der behauptet, dass die Intensität des electrischen Funkens geringer sei als jene des directen electrischen Schlages, so ist uns damit doch noch nicht geholfen; denn der electrische Funke reizt nur eine sehr kleine Netzhautstelle, während der electrische Schlag immer eine Lichtempfindung im Bereiche eines grossen Theiles der Netzhaut verursacht, und wir wissen nichts davon, was für einen Einfluss die Ausdehnung der gereizten Netzhautstelle auf die Reactionszeit hat [1]).

So müssen wir diese Frage wohl offen lassen und uns begnügen es für wahrscheinlich zu halten, dass es in unserem Falle eine latente Sinnesreizung giebt, d. h. dass, nachdem das Bild des electrischen Funkens, dessen Dauer bekanntlich unmessbar kurz, dessen Intensität also enorm gross ist, auf der Netzhaut gelegen hat, ein Moment eintritt, in welchem die Nervenhaut die ihr zugeführten Kräfte verarbeitet, sie aber noch nicht so weit verarbeitet hat, dass dieselben eine Nervenerregung veranlasst

---

1) Wie ich in einer früheren Abhandlung nachgewiesen habe, wächst die Zeitdauer, durch welche ein Bild von gewisser Intensität auf der Netzhaut liegen muss, um überhaupt eine Lichtempfindung hervorzurufen, wenn man die Ausdehnung dieses Bildes verringert (Wiener Akad. d. Wiss. 1868). Etwas Aehnliches könnte auch hier der Fall sein.

haben. In welcher Form mögen diese Kräfte, nachdem sie nicht mehr Licht und noch nicht Nervenerregung sind, wohl in der Retina vorhanden sein? Oder sollte man entgegen dem als wahrscheinlich hingestellten wirklich annehmen, dass die die Sinnesempfindung hervorrufenden Veränderungen in der Retina wirklich in jener unmessbar kurzen Zeit zu Stande gekommen seien?

Wie man sieht ist es eine nicht uninteressante Frage, welche uns hier beschäftigt und deren Lösung wir leider aufgeben müssen. Ganz anders sind die Verhältnisse, wenn wir es nicht mit einem electrischen Funken, sondern mit einem Netzhautbild zu thun haben, dessen Intensität die gewöhnlichen Grenzen nicht überschreitet. Hier haben wir ganz gewiss ein Stadium der latenten Sinnesreizung, wie schon aus dem Umstande hervorgeht, dass diese Netzhautbilder eine deutlich messbare Zeit lang auf der Netzhaut liegen müssen, um überhaupt eine Empfindung hervorzubringen.

Die genaue Bestimmung der Dauer des Stadiums der latenten Sinnesreizung ist aus den oben angeführten Gründen auch hier nicht ausführbar, bietet uns aber auch kein wesentliches Interesse. Sicher aber ist es für grössere Intensitäten kürzer als für geringe Intensitäten.

2. Die sensible Leitung des Rückenmarkes habe ich dadurch gemessen, dass ich die Reactionszeit bestimmte, einerseits bei Reizung der Zehen, andererseits bei Reizung der Finger. Da ich ungefähr gleichempfindliche Hautstellen reizen wollte, hatte ich die Zehen gewählt, trotz der unangenehm langen peripheren Nervenstrecke, welche kleinen Fehlern in der Annahme der Leitungsgeschwindigkeit eine Bedeutung verschaffen musste.

Die Reizung wurde linksseitig wie bei den oben genannten Versuchen vorgenommen, auch die Signalgebung war dieselbe. Die betreffenden Versuche finden sich unter dem 27. 12. 72 und 12. 2. 73 [1]). Sie ergeben als Reactionszeit vom Fusse aus 0,1749 Sec., und als Reactionszeit von der Hand aus 0,1283 Sec.

Hieraus berechne ich [2]) die sensible Leitungsgeschwindigkeit

---

1) Ich wähle die Tabelle späteren Datums, weil ich sie in Bezug auf die Einübung in diese Versuche für die correctere halte.

2) Die Messung der Nervenstrecke vom Fuss bis zur Lendenanschwellung ergiebt bei mir 130 Cm., die von Hand zur Halsanschwellung 98 Cm.

des Rückenmarkes zu 8 Meter in der Secunde. Die Berechnung der mittleren Fehler der beiden Tabellen ergiebt, dass im ungünstigen Falle die Ungenauigkeit dieser Zahl 2 Meter betragen kann.

Dieses Ergebniss über die Leitungsgeschwindigkeit muss in der gegebenen Form mit Vorsicht aufgenommen werden. Es kann nämlich die Bedeutung des gefundenen Resultates in verschiedener Richtung angezweifelt werden. Erstens ist bei Berechnung der Zahl vorausgesetzt, dass der obere und untere Theil des Rückenmarkes gleich schnell leitet, zweitens, dass die reducirte Reactionszeit, der Process, der im Gehirn abläuft, gleich lang ist, ob der Reiz im Fuss oder in der Hand gesetzt wird, und drittens ist Folgendes vorausgesetzt: Die sensiblen Fasern treten, wenn sie in die Hinterhörner des Rückenmarkes gekommen sind, wohl zweifellos in irgend welche Beziehungen zu anderen Nervenelementen, sei es, dass sie sich in Gerlach's Nervennetz verlieren, sei es, dass sie mit den hier liegenden Ganglienzellen direct, oder irgendwie unterbrochen in Verbindung treten. Nun ist es denkbar, dass in dieser Unterbrechung der gewöhnlichen Leitung eine Verzögerung der Fortpflanzung des Reizes stattfindet, dass diese Verzögerung in der Lendenanschwellung eine grössere ist als in der Halsanschwellung, und dass die oben gefundene Zahl zum Theil der Ausdruck dieser Differenz sei. Es hätte sich natürlich in der Rechnung nur die Differenz zwischen den beiden Verzögerungen fühlbar gemacht, der übrige Theil dieser Zeit wäre der reducirten Reactionszeit zugerechnet worden.

Wenn man diese Versuche anstellt, so fällt ein Umstand auf; es scheint nämlich leichter correct und schnell zu reagiren bei

---

Die Geschwindigkeit der Nervenleitung zu 62 Met. angenommen, ergiebt als Zeitverlust in der peripheren Nervenstrecke im ersten Falle 0,0210 Sec., in der zweiten Strecke 0,0158 Sec. Nach der Messung am herauspräparirten Marke eines 1,73 Meter hohen Mannes ist die Entfernung der Mitte der Lendenanschwellung von der Mitte der Halsanschwellung 33 Cm., da dies ungefähr meine Höhe ist, so ergiebt sich hieraus eine Fortpflanzungsgeschwindigkeit in meinem Rückenmark von 7,97 Meter in der Secunde. Hätte ich die in den ersten Messungen vom 8. 6. 72 etc. gewonnene Reactionszeit für Reizung der Hand dieser Berechnung zu Grunde gelegt, so hätte sich eine Leitungsgeschwindigkeit des Rückenmarkes ergeben von 9,1 Meter.

Reizung der Zehen, als bei Reizung der Finger, und der Schlag,
der die Zehen trifft, wird bei gleicher objectiver Intensität heftiger empfunden, als der, der die Finger trifft. Es dürften dadurch Fehler, die aus der grösseren Unempfindlichkeit der Zehen
etwa stammen könnten, paralysirt werden.

Da es mir von Interesse schien, die Rückenmarksleitung
jenes alten Mannes, von dem oben schon die Rede war, zu kennen, so habe ich die diesbezüglichen Versuche auch an ihm ausgeführt. Seine Resultate sind aber zu schwankend, um sichere
Schlüsse über unseren Gegenstand zu erlauben; nur so viel ist
ersichtlich, dass die Geschwindigkeit seiner Rückenmarksleitung
nicht um sehr Bedeutendes von der meines Rückenmarkes verschieden ist.

Endlich ist hierher auch ein Versuch zu rechnen, in welchem
die sensible Leitung im Rückenmark (nicht aber in der Medulla
oblongata) ganz ausgeschlossen ist; es ist der Versuch, bei welchem die Stirnhaut electrisch gereizt wurde. Es ergab sich aber,
dass in diesem Falle die Reactionszeit noch grösser war als jene
bei Reizung der Finger, ein Resultat, das ich geneigt bin mehr
den äusseren Verhältnissen als physiologisch-anatomischen Ursachen zuzuschreiben. Es waren nämlich als Electroden gewöhnliche Kupferdrähte benützt, weil bei feuchten Electroden eine
directe electrische Reizung der Retina und damit eine Trübung
des Resultates zu fürchten war. Auch mag der Unterschied
in der Empfindlichkeit der beiden Hautstellen eine Rolle dabei
spielen.

Wir haben also gesehen, dass die sensible Leitung im Rückenmark, vorausgesetzt, dass dieselbe im obern und untern Theile
desselben keine grossen Differenzen zeigt; ferner, dass die reducirte Reactionszeit in unseren beiden Versuchen dieselbe ist —
eine Voraussetzung, welche in ähnlicher Weise bei allen bisherigen Messungen sensibler Leitungsgeschwindigkeit gemacht wurde
— vorausgesetzt endlich, dass die eventuelle Verzögerung, welche
die Fortleitung in den Hinterhörnern erfährt, für Fuss- und Arm-
nerven nahezu die gleiche ist, eine Geschwindigkeit von 8 Met.
in der Secunde besitzt.

Wir gehen jetzt zur motorischen Rückenmarksleitung über.
Dieselbe lässt sich aus Versuchen berechnen, bei welchen auf
denselben Reiz hin einerseits mit dem Fusse, andererseits mit

der Hand das Signal gegeben wurde. Solche Versuchsreihen finden sich unter dem 11. 12. 72 und 13. 3. 73. Da, wo auf den Anblick des electrischen Funkens mit der Hand reagirt wurde, betrug die Reactionszeit 0,1506 Sec., da, wo mit dem Fusse reagirt wurde, betrug sie 0,1840 Sec. Hieraus, wie oben die Rückenmarksleitung berechnet, ergiebt sich eine Geschwindigkeit von 11—12 Met. in der Secunde.

Die Genauigkeit dieser Zahl ist leider nicht eben gross. Berechnet man die mittleren Fehler dieser Tabellen, so zeigt sich, dass im ungünstigen Falle die berechnete Leitungsgeschwindigkeit um ca. 4 Meter falsch sein kann.

Ich habe noch eine Versuchsreihe angestellt, welche den Zweck hat, die motorische Leitung im Rückenmark in der Weise zu messen, dass ich einmal die motorische Erregung durch das ganze Rückenmark in den Fuss laufen liess, und das andere Mal das eigentliche Rückenmark ganz aus der Leitung ausschloss, indem ich den Reiz durch den Trigeminus in die Kaumuskeln führte und mit dem Unterkiefer reagirte. Zu diesem Zwecke ruhte ein beschwertes Verlängerungsstück des Zeichenhebels auf den Zähnen des herabgesenkten Unterkiefers. Im Momente der Empfindung des Reizes, als welchen wieder ein electrischer Funke diente, wurde eine beissende Bewegung gemacht. Die auf diesem Wege gefundenen Resultate ergaben, verglichen mit denen bei Reaction mit dem Fusse gefundenen, eine Leitungsgeschwindigkeit des Rückenmarkes von 14—15 Met. in der Secunde. Dabei ist die Länge der Trigeminusfasern von ihrem Kern bis zu ihrer Endigung im Muskel zu 16 Cm., und die Länge der betreffenden Rückenmarksstrecke nach Messung zu 42 Cm. angenommen.

Wie man sieht, differiren die beiden von der Leitungsgeschwindigkeit des Rückenmarkes gewonnenen Resultate um einige Meter. Ich bin geneigt die erste Zahl (11—12 Met. Geschwindigkeit) als die richtigere zu betrachten, weil die Reactionen mit dem Unterkiefer nicht gut übereinstimmende Resultate gaben, von denen es wahrscheinlich ist, dass sie etwas zu gross sein dürften.

Wie dem immer sei, man ersieht aus dem Mitgetheilten, dass die Leitung im Rückenmark bei weitem langsamer vor sich geht als in einem peripherischen Nerven.

Ich hebe nochmals hervor, dass das, was ich hier Leitung

nenne, möglicher Weise, ja höchst wahrscheinlicher Weise, ein
sehr complicirter Process ist, bei welchem vor allem die Ganglienzellen der Vorderhörner, in welche die Wurzeln direct übergehen, eine wesentliche Rolle spielen. Was meine Messungen
ergeben ist nur, dass der im Gehirn gesetzte Bewegungsimpuls in
den Wurzeln des Plexus sacralis um 0,0282 Sec. später ankommt,
als in den Wurzeln des Plexus brachialis: wie viel Zeit der Reiz
in jedem Falle in den Vorderhörnern verbraucht hat, oder ob
schon im Gehirn eine Zeitdifferenz obwaltete, diese Fragen müssen
offen gelassen werden.

Es sind ähnliche Versuche, wie die hier mitgetheilten, schon
von Leiden und v. Wittich angestellt worden [1]) zum Zwecke,
in einem Krankheitsfall die Verlangsamung der motorischen Leitung zu messen. Die vergleichenden Versuche an normalen Individuen ergeben ähnliche Reactionszeiten, wie die von mir gefundenen. Die Leitungsgeschwindigkeit aber, welche sie fanden,
ist insofern uncorrect, als sie die Leitung im Rückenmark und
im peripheren Nerven als gleich ansahen. Sie betrug zwischen
20 und 40 Met. in der Secunde, ein Resultat, das schon nach
den Versuchen von Helmholtz und Baxt [2]) als unrichtig bezeichnet werden muss, das sich aber ganz wohl eben daraus
erklärt, dass sie die viel langsamere Leitung des Rückenmarkes
und die viel schnellere des peripheren Nerven miteinander verschmolzen haben.

3. Die reducirte Reactionszeit. Der grösste Theil dessen,
was ich über die Erscheinungsweise der Reactionszeit gesagt
habe, lässt sich wohl unmittelbar auf die reducirte Reactionszeit
übertragen. Da ich mich, wie erwähnt, durch directe Messung
überzeugt habe, dass selbst bei jenem alten Manne, dessen Reactionszeit ich so sehr von jener anderer Leute abweichend fand,
weder eine abnorm langsame Leitung in den peripheren motorischen Nerven, noch im Rückenmark zu finden ist, darf ich
wohl vermuthen, dass die Abweichungen, welche zwischen den
Reactionszeiten anderer Individuen zur Beobachtung kommen,
auch nicht in der Peripherie, sondern im Gehirn ihren Grund
haben.

---

1) Verlangsamte motorische Leitung, Virchow's Archiv 1869 u. 1872.
2) Bericht der Berliner Akademie 1870.

Die nachstehende Tabelle enthält die reducirte Reactionszeit jener Individuen, deren Reactionszeiten in der ersten Tabelle zusammengestellt sind. Sie ist aus jener berechnet, indem ich die in Peripherie und Rückenmark verlorene Zeit unter der Voraussetzung bestimmte, dass bei allen Individuen die Leitungsverhältnisse in diesen Theilen dieselben sind, die ich bei mir gefunden; die Länge der einzelnen Leitungsstrecken wurde aus der Körperlänge ermittelt, indem ich an einer Leiche diese Dimensionen mass und sie dann unter der Voraussetzung eines proportionalen Baues aller Individuen nach der Körperlänge derselben berechnete.

Name	Alter Jahre	Reduc. Reactions-zeit in Sec.
S. E.	26	0,0828
E. S.	23	0,2821
J. R.	76	{ 0.9426 0,3050
A. v. W.	24	0,1231
F. v. W.	20	0,2053
E. F.	22	0,0775
S. v. B.	35	0,0901

Diese reducirten Reactionszeiten geben in ihrer Verschiedenheit ein den Verschiedenheiten der Reactionszeiten sehr ähnliches Bild.

Was oben von den Einflüssen gewisser Umstände auf die Dauer der Reactionszeit gesagt wurde, ist wohl zum allergrössten Theile direct auf die reducirte Reactionszeit zu übertragen. Ich stehe also, auch ohne specielle Versuche darüber erbringen zu können, nicht an auszusprechen, dass das oben von der Aufmerksamkeit und von den sensorischen Processen Gesagte sich auf die Processe der reducirten Reactionszeit, also auf Vorgänge im Gehirn, bezieht.

Schwieriger ist es zu sagen, was die Versuche, bei welchen ich im ganzen Körper „zusammenfuhr", oder jene vereinzelten Beobachtungen über das Erschrecken zu bedeuten haben. Hier spricht eben die Betheiligung einer grossen Menge von Muskeln, und wenn wir von Erschrecken im Allgemeinen sprechen, das

vollkommen Unwillkürliche der Bewegungen dafür, dass wir es
mit einem Durchbruch des Reizes, der möglicher Weise schon im
Rückenmark stattfindet, auf Bewegungsbahnen zu thun haben.

Andererseits ist die Reactionszeit doch viel zu gross, um
den Gedanken, den ich, wie oben gesagt, anfangs hegte, zu erlauben, dass in diesem Falle der ganze Process der Uebertragung
von sensibeln auf motorische Fasern im Rückenmark abläuft.

Es ist daran zu denken, dass die kürzere Reactionszeit bei
diesen Versuchen zum Theil daher rührt, dass die Muskeln sich
von vorne herein schon in Spannung befinden, und zur Erzeugung
des Plus an Contraction, das zur Bewegung des Zeichenhebels
nöthig ist, weniger Zeit erfordert wird, als zum Uebergang von
der Ruhe in die Contraction. Vielleicht haben wir es aber auch
nur mit der Erscheinung noch über das gewöhnliche Maass gesteigerter Aufmerksamkeit zu thun.

Was von den Einflüssen auf die Grösse der Reactionszeiten
gesagt wurde, gilt nun im Speciellen für die reducirte Reactionszeit. Diese nimmt also zu bei Ermüdung, nimmt ab bei wachsender Intensität des Reizes und in Folge von Uebung.

Wir haben gesehen, welch grossen Einfluss letztere auf die
Reactionszeit jenes alten Mannes hat. Sie bewirkte, dass die
reducirte Reactionszeit von linker zu rechter Hand, welche in
den ersten Versuchen 0,9426 Sec. betrug, im Laufe mehrerer
Monate auf 0,1340 Sec. herabsank.

Dabei macht man, wenn man die Tabellen durchsieht, die
sonderbare Wahrnehmung, dass die Abnahme der Reactionszeiten
nicht eine continuirliche von Versuch zu Versuch ersichtliche ist,
sondern dass sie in Sprüngen geschieht, und dass diese Sprünge
in die Pausen zwischen die Versuchsreihen fallen. Der alte
Mann lernte also schneller reagiren im Laufe der Tage, an welchen er gar keine Versuche machte. Dieses Verhalten ist viel
zu auffällig, um für Zufall gehalten zu werden. Uebrigens scheint
es mir, als böte das tägliche Leben Erfahrungen, nach welchen
bei körperlichen Uebungen ähnliches stattfindet.

So kenne ich Individuen, welche am Anfange der zweiten
Lection im Schlittschuhlaufen oder Schwimmen geschickter zu
sein scheinen als sie am Ende der ersten waren, und ähnlich
verhält es sich mit den späteren Lectionen. Dies könnte man
ohne Weiteres auf Ermüdung zu Ende der ersten Lection schieben,

es ist aber eben so unzweifelhaft, dass man über Winter Fortschritte im Schwimmen, und über Sommer Fortschritte im Schlittschublaufen machen kann.

Eine weitere Frage, welche hier zu erledigen wäre, ist die, ob und welche Verschiedenheiten in der reducirten Reactionszeit obwalten, je nachdem in dem einen oder dem anderen Sinnesorgan der Reiz gesetzt wird. Die Beantwortung dieser Frage scheitert an der Unmöglichkeit der genauen Bestimmung jener oben erwähnten latenten Sinnesreizung.

III. Das centrale Zeitmaass.

Entsprechend der Aufgabe, welche dieser ersten Abhandlung gestellt wurde, haben wir es hier nur mit der zeitlichen Vergleichung eines Sinneseindruckes, mit einem Act motorischer Reaction zu thun. Wir fragen uns zunächst, wie gross ist der Fehler, welchen, um mich so auszudrücken, unser Zeitsinn noch übersieht; mit anderen Worten, wie gross muss die Zeit sein, welche zwischen Sinneseindruck und motorischem Impuls vergeht, damit sie noch wahrgenommen wird.

Wir finden die Beantwortung dieser Frage nicht im Vorstehenden, denn nahezu bei all diesen Versuchen ist man sich sehr wohl des „persönlichen Fehlers" bewusst. Wir fanden aber, dass wir mit ziemlich grosser Genauigkeit ein Zunehmen oder Abnehmen des „persönlichen Fehlers" schätzen, wie das Beispiel einer Versuchsreihe zeigen soll. Die Taf. I—IV vom 13. 3. 73 enthalten Versuche, bei welchen auf den Gesichtseindruck eines electrischen Funkens mit dem Fuss reagirt wurde. Die Mittelzahl der Resultate ist 0,1840. Mit Ausnahme eines einzigen Falles hatte ich jedes Resultat, welches grösser als 0,1994 war, als zu spät geschätzt, während ich, auch mit Ausnahme eines Falles, Resultate, die kleiner waren als 0,1781, als sehr gut gelungene bezeichnete. (Man erinnert sich, dass jedesmal nach der Reaction, bevor die gezeichnete Curve angesehen wurde, ein Urtheil über dieselbe protocollirt wurde.) Ich hatte also ungefähr auf ein Hunderttheil einer Secunde genau geschätzt.

Zur oben gestellten Frage zurückkommend ist es einleuchtend, dass zu ihrer Beantwortung eine von der bisher angewandten

verschiedene Methode benutzt werden muss. Damit die Reaction
zusammenfallen könne mit dem Sinneseindruck, muss der Experimentirende vor Eintritt des Sinneseindruckes wissen, wann derselbe stattfindet. Nur dann kann für das Sensorium Reaction
und Sinneseindruck zusammenfallen.

Ich suchte die oben formulirte Frage auf folgenden zwei
Wegen zu beantworten. Einmal wurde das Herannahen des
Reizes, wenn wir den jetzt etwas unpassenden Ausdruck noch
beibehalten wollen, der Beobachtung zugänglich gemacht, indem
das Eintreffen eines Visirzeichens an einer bestimmten Stelle als
Reiz, d. i. als Moment der Reaction benutzt wurde. Hier konnte
man, da man das Visirzeichen vorher schon sah, und da es sich
mit gleichförmiger Geschwindigkeit bewegt, abschätzen, in welchem Moment es an jener Stelle ankommen würde. Es diente
mir eine weisse Marke am Rande meiner Drehscheibe und eine
zweite solche Marke, welche ruhend hart an der Scheibe angebracht war, zu diesem Versuche. Standen sich die beiden Marken gegenüber, so war dies der Moment, in welchem reagirt
werden sollte. Die Reaction erfolgte in der gewöhnlichen Weise
mit der rechten Hand. Die Scheibe machte 10 Umdrehungen
in der Minute.

Der zweite Weg, den ich einschlug, bezweckte, durch rhytmische Wiederholung eines deutlichen Reizes, von der Art der
früher benützten, das Vorherbestimmen des Reizeintrittes zu ermöglichen. Die Aufgabe war dann, gleichzeitig mit den einzelnen Schlägen des rhytmischen Reizes Reactionsschläge auszuführen.

Was die erste Methode anbelangt, so sieht man, dass dieselbe identisch ist mit den astronomischen Beobachtungen, bei
welchen der Durchgang des Sternes durch den Meridianfaden
signalisirt wird, indem die Hand einen Knopf niederdrückt.

Solcher Beobachtungen finden sich in der Litteratur eine
grosse Anzahl, weshalb ich es unterlassen habe, die eigenen
Versuchsreihen, die ähnliche Resultate ergeben haben, hier mitzutheilen.

Wenn man die Resultate durchmustert, so gewahrt man,
dass die Signalisirung unter den genannten Umständen viel un-
genauer ist als unter den bisher behandelten Verhältnissen. Während wir bisher einen bei jeder Versuchsanordnung nahezu con-

stanten Fehler — eben die Reactionszeit — hatten, um welchen
herum verhältnissmässig unbedeutende Schwankungen stattfanden,
ergiebt die jetzt in Rede stehende Methode keine eigentliche
Reactionszeit, d. h. es ist in der That möglich gleichzeitig mit
dem Sinneseindruck zu signalisiren, aber die Schwankungen um
diese Mittellage sind unverhältnissmässig gross.

Die in diesen Beobachtungen sicherlich geübten Astronomen
Plantamour und Hirsch haben, wie ihre Versuchsreihen zeigen,
theils bedeutend vor dem Sinneseindruck reagirt, theils erst um
mehrere Zehntheile von Secunden, z. B. um 0,338 Sec. nach dem
Eindruck. Man erinnert sich, dass z. B. in der oben angeführten Versuchsreihe die Fehler innerhalb zweier Hunderttheile einer
Secunde schwankten.

Die Ungenauigkeit dieser Methode trat mir am Deutlichsten
vor Augen, wenn ich bei der gewöhnlichen Umdrehungsgeschwindigkeit meiner Scheibe (86 Umdrehungen in der Minute, bei
welchen man die Marke noch ganz gut sieht) mich bestrebte,
den Schreibhebel im Momente niederzudrücken, in welchem sich
die beiden Marken gegenüber stehen. Man sieht alsbald die
Unmöglichkeit dieses Beginnens ein, und, giebt man es doch
nicht auf, so macht man Fehler, die oft eine ganze Scheiben-
umdrehung, also nicht viel weniger als eine Secunde, betragen.
Liesse man in dem Momente, wo die beiden Marken sich gegenüberstehen, einen Funken überspringen, so würde man mit der
oben genannten Genauigkeit reagiren, ein gewiss höchst sonder-
bares Verhalten.

Dasselbe bietet eine Bestätigung dessen, was ich oben von
der Auslösung der Reactionsbewegung und dem Einstellen im
Sensorium gesagt habe. Wir sahen da, dass, bevor der Reiz
kam, im Sensorium ein Zustand eingetreten war, welcher bewirkt,
dass in Folge des eintretenden Reizes, ohne neuen Willensimpuls,
die Reaction erfolgte, und dass diese Reaction um so sicherer
und correcter eintritt, je intensiver der Sinneseindruck war. Hier
nun haben wir gar keinen äusseren Sinneseindruck dieser Art,
welcher bewirken würde, dass die Reaction in dem oben genannten Sinne „unwillkürlich" erfolgt, sondern wir müssen die Beziehung zweier Eindrücke im Sensorium feststellen und, dieser
entsprechend, einen wirklichen Willensimpuls produciren.

Es ist also diese Methode der Astronomen, und es ist die

genaueste, die sie in Anwendung brachten, im Vergleich mit den
früher beschriebenen, in höchstem Grade unsicher. Die Aufgabe,
welche dieselben zu lösen hätten, bestünde darin, den Moment,
in welchem der Stern den Meridian passirt, durch ein plötzlich
eintretendes Signal zu markiren, etwa indem man den Stern erst
in diesem Momente in einem spaltförmigen Sehfelde aufblitzen
liesse. Dann könnte man genau reagiren und die bekannte
Reactionszeit in Rechnung bringen. Die Reactionen auf rhytmisch
wiederkehrende Reize lassen, wie dies in der Natur der Sache
liegt, auch keine eigentliche Reactionszeit erkennen, d. h. der
motorische Impuls wird früher abgegeben, als der Reiz eintritt.
Die Uebereinstimmung zwischen den einzelnen Resultaten ist aber
auch hier durchaus nicht so gross, wie man vielleicht hätte erwarten können, wenn man erwägt, wie gut man einen Rhytmus
im Ohre festzuhalten vermag. Es steht vielmehr die Genauigkeit
dieser Methode auch weit unter der, welche bei der Methode
durch den plötzlich eintretenden Reiz erreicht wird.

Ich theile als Beispiel eine Tabelle einer solchen Versuchsreihe unter dem 11. 2. 73 mit, bei welcher auf eine rhytmische
Schallempfindung durch Bewegung der Hand, die den Zeichenhebel hielt, reagirt wurde. Es geht aus derselben, und ein ähnliches Resultat geben noch andere gleichartige Versuchsreihen,
hervor, dass nicht nur der Impuls im Centrum, sondern sogar
die thatsächliche Bewegung früher erfolgt, als der Reiz Statt hat,
und zwar im Mittel um 0,0489 Sec. Dabei liegen aber die Fehlergrenzen zwischen + 0,0039 und — 0,1453 Sec.

Indem ich hoffte, auch durch diese viel bequemere Methode
constatiren zu können, um wieviel früher ein Reiz in einem Sinnesorgan gesetzt werden müsse, als ein anderer Reiz in einem
anderen Sinnesorgan, damit beide gleichzeitig zum Bewusstsein
kommen, modificirte ich den Versuch in folgender Weise. Ich
führte mir als Reiz rhytmische Inductionsschläge durch die Finger
der linken Hand, und bestrebte mich gleichzeitig mit jedem derartigen Reiz den Zeichenhebel gegen eine Hemmung zu schlagen.
Die dadurch hervorgebrachte Schallempfindung — die Augen
waren bei dem Versuche geschlossen — sollte isochron mit der
Empfindung im Finger sein.

Statt dieser Schallempfindung benutzte ich andererseits eine
Gesichtswahrnehmung. An dem Zeichenhebel, den ich wieder

mit der Hand rhytmisch aufschnellte, hatte ich nun eine Marke angebracht, und bemühte mich, dieselbe immer gleichzeitig mit dem empfundenen Schlag die Bewegung machen zu sehen. Es stellte sich aber heraus, dass auf diesem Wege keine Genauigkeit zu erreichen ist, die erlauben würde, Schlüsse zu ziehen.

Demnach sind beide Methoden, welche ermöglichen, den Moment, in welchem reagirt werden soll, vorherzusehen, an Genauigkeit weit der Methode des plötzlichen Sinnesreizes nachzusetzen.

Es hängt hiermit zweifelsohne die Erfahrung Bessel's zusammen, wonach die Personalgleichung Bessel-Argelander bedeutend kleiner wurde, wenn er, abweichend von der gewöhnlichen Beobachtungsmethode, das mit einem Schlag erfolgende Verschwinden eines Sternes, z. B. hinter den Mond, als Moment der Pointirung benutzte. ·

Mein Freund, Herr Dr. H. Obersteiner, Arzt an der Irrenanstalt in Doebling bei Wien, äusserte den Wunsch, einen Theil der in vorstehender Abhandlung mitgetheilten Versuche an Nervenkranken zu wiederholen.

Hierzu ist nun der von mir gebrauchte Apparat nicht geeignet. Wir bauten also einen nach ganz anderen Principien construirten, der zu ärztlichen Zwecken tauglicher sein dürfte. Er ist leicht transportabel, erfordert in der Handhabung keine Uebung oder Geschicklichkeit, kostet nur 20 fl. ö. W. und lässt eine Genauigkeit bis auf Tausendtheile von Secunden zu. Ich will ihn Neuramoebimeter nennen, ($\alpha\mu o\iota\beta\dot{\eta}$, Antwort, Umsatz). Er ist in Fig. 2 abgebildet und im Anhang näher beschrieben.

Dr. Obersteiner ist mit der Ausführung der genannten Versuche beschäftigt.

Anhang.

Reactionszeit von linker zu rechter Hand.

Als Signal dient der durch Duchenne'sche Electroden durch Zeige- und Mittelfinger geführte Extraschlag aus einer grossen Rolle dicken Drahtes. Versuche an mir. Die Bemerkungen sind sämmtlich gleich nach der Reaction zu Papier gebracht, bevor ich die gezeichnete Curve gesehen. Der Apparat ist noch nicht vollkommen verlässlich.

Datum	Tafel	Curve	Reactionszeit in Sec.	Bemerkungen.
8. 6. 72	I	1	0,1125	Dieser erste Schlag erschreckt mich etwas, so dass ich eine Erschütterung durch den ganzen Körper fühle, obwohl der Schlag nicht eben sehr stark war.
»	I	2	0,1804	gut.
»	II	1	0,3884	Dieser Schlag traf mich im Stadium der Unaufmerksamkeit; ich glaubte, er solle schon vorbei sein und sei wegen eines Fehlers im Apparate ausgeblieben.
9. 6. 72	I	1	0,1206	gut.
»	I	2	0,0595	Bin erschrocken und weiss nicht, ob ich genau reagirt habe.
»	II	1	0,0786	dürfte gut sein.
»	II	2	0,0955	gut.
»	III	1	0,1448	gut.
»	III	2	0,1779	gut.
13. 6. 72	I	1	0,2061	war etwas zerstreut.
»	I	2	0,1597	wahrscheinlich nicht ganz gut.
»	II	1	0,0926	gut.
»	III	1	0,1252	gut.
»	IV	1	0,1840	etwas zerstreut.
»	IV	2	0,2666	incorrect.
14. 6. 72	I	1	0,2417	nicht ganz gut.
»	I	2	0,1678	die Reaction hätte vielleicht noch schneller sein können.
»	II	1	0,1210	dürfte gut sein.
»	II	2	0,2003	etwas zu spät.
»	III	1	0,1157	gut.
»	IV	1	0,1291	gut.
»	IV	2	0,1139	gut.
»	IV	3	0,1371	hätte vielleicht schneller reagirt werden können.
»	IV	4	0,1869	verspätet.
»	V	1	0,1370	vielleicht etwas verspätet.
»	V	2	0,1091	vielleicht bin ich wieder etwas erschrocken.
»	V	3	0,1161	gut.
»	V	4	0,1099	vielleicht etwas zu früh.
»	V	5	0,1734	so wie die vorhergehende Curve.
16. 6. 72	I	1	0,1289	wahrscheinlich gut.
»	I	2	0,0856	gut.
»	I	3	0,1102	vielleicht etwas verspätet.
»	I	4	0,1248	gut.
»	II	1	0,0877	hätte vielleicht etwas schneller sein können.
»	II	2	0,1143	gut.
»	II	3	—	verspätet.
»	II	4	0,1517	vielleicht etwas verspätet.
»	II	5	0,1509	gut; doch die Ablesung der Curve etwas fraglich.
»	III	1	0,1220	gut.
»	III	2	0,1427	vielleicht etwas verspätet.
»	IV	1	0,1028	ebenso.
»	IV	2	0,1157	gut.
»	IV	3	0,1354	gut.
»	IV	4	0,2214	dürfte gut sein.
»	IV	5	0,1097	gut.

Die Mittelzahl der mit „gut" bezeichneten Zahlen beträgt nach Weglassung der beiden grössten, offenbar falschen, 0,1163. Dieses Resultat muss noch corrigirt werden. Der Moment der Reizung wurde nämlich verzeichnet durch einen Electromagneten, in welchem der Strom im Momente der Reizung zu kreisen anfhört. Dieser Magnet blieb um ca. 9°, d. i. um 0,01742 Sec., zurück. Hiernach die obere Zahl corrigirt, ergiebt als Reactionszeit 0,1337.

Reactionszeit von linker zu rechter Hand.

Versuche an Herrn E. S. Die Versuchseinrichtung wie im Vorhergehenden.

Datum. 19. 6. 72. Zahl der Versuche 9. Mit „gut" bezeichnet 7. Fehlergrenzen [1] zwischen 0,2646 und 0,3984.

Die Mittelzahl hier in derselben Weise berechnet, beträgt 0,3138 Sec. und mit der bewussten Correctur 0,3311 Sec.

Reactionszeit von linker zu rechter Hand.

Versuch an J. R., 77 Jahre alter Greis. Versuchseinrichtung wie im Vorhergehenden. Gegen die electrischen Schläge ist er sehr unempfindlich, so dass er solche noch gar nicht fühlt, die für mich schon unangenehm sind. Angaben über die Correctheit von dem gebrechlichen alten Individuum aufzunehmen, wäre illusorisch.

Datum	Tafel	Curve	Reactionszeit in Sec.	Bemerkungen
21. 6. 72	I	1	0,9887	
„	I	2	0,8876	
„	II	1	1,05728	

Da er schliesslich auch diese Schläge nicht mehr deutlich empfand, so unterbrach ich den Versuch. Mittelzahl mit Correctur 0,9952 Sec.

Reactionszeit von linker zu rechter Hand.

Versuche an A. v. W. Versuchseinrichtung wie im Vorhergehenden.

Datum 26. 6. 72. Zahl der Versuche 10. Mit „gut" bezeichnet 8. Fehlergrenze zwischen 0,1341 (mit „sehr gut" bezeichnet) und 0,1769.

Darauf trank der Experimentirende ein Glas Bier, dann wurden die Versuche weiter fortgesetzt.

Datum 26. 6. 72. Zahl der Versuche 9. Mit „gut" bezeichnet 5. Fehlergrenzen zwischen 0,1861 und 0,1211.

Die Mittelzahl der mit „gut" bezeichneten Zahlen, welche vor Einnahme des Bieres gewonnen wurden, beträgt mit Correctur 0,1751. Die Mittelzahl des Restes der Zahlen corrigirt beträgt 0,1706.

---

1) Bei der Angabe der Fehlergrenzen sind die unzweifelhaft falschen Zahlen schon ausgeschlossen.

Reactionszeit von linker zu rechter Hand.

Versuche an mir bei grösster Aufmerksamkeit und Anspannung der Muskeln. Versuchsanordnung wie im Vorigen.

Datum	Tafel	Curve	Reactionszeit in Sec.	Bemerkungen.
28. 6. 72	I	1	0,1337	Ich bin zusammengefahren, möglicherweise aber schon nach dem Hören des Funkens; wahrscheinl. ist die Messung aber doch gut.
»	I	2	0,1384	Für „zusammengefahren" ist es wohl zu langsam.
»	I	3	0,1110	gut zusammengefahren.
»	I	4	0,1176	Dürfte für „zusammengefahren" etwas zu langsam sein.
»	I	5	0,1188	ditto.
»	II	1	0,1130	ditto.
»	II	2	0,1718	zu spät.
»	II	3	0,2317	zu spät.
»	II	4	0,1043	mag „zusammengefahren" sein.
»	II	5	0,1945	für „zusammengefahren" zu spät.

Die Mittelzahl zwischen den beiden als richtig anerkannten Zahlen, der dritten und vorletzten nämlich, beträgt mit Correctur 0,1250 Sec.

Reactionszeit von linker zu rechter Hand.

Wieder Versuche an dem 77jährigen Greis. Versuchsanordnung wie vorher.

Datum 1. 7. 72. Zahl der Versuche 17. Fehlergrenzen zwischen 0,2511 und 0,3721.

Man erhält als corrigirtes Mittel 0,3576. Diese Zahl ist im Vergleich mit den Resultaten anderer offenbar zu gross, weil bei anderen durch die Angaben immer die grössten Zahlen wegfallen. Eine diesbezügliche Correctur hätte hier aber etwas Willkürliches, so dass ich es vorziehe die Zahl zu lassen wie sie ist.

Reactionszeit von linker zu rechter Hand.

Versuche an mir in derselben Weise, wie die oben angeführten vom 28. 6. 72.

Datum	Tafel	Curve	Reactionszeit in Sec.	Bemerkungen.
2. 7. 72	I	1	0,1650	Nicht so recht „zusammengefahren".
»	I	2	0,1143	Mag gut „zusammengefahren" sein.
»	I	3	0,1003	Dürfte auch gut sein.

Corrigirte Mittelzahl der beiden gelungenen : 0,1249.

Reactionszeit von linker zu rechter Hand.

Versuche an Herrn F. v. W. Versuchsanordnung wie im Vorigen.

Datum 2. 7. 72. Zahl der Versuche 13. Mit „gut" bezeichnet 4. Fehlergrenzen zwischen 0,2523 und 0,2252.

Corrigirte Mittelzahl der mit „gut" bezeichneten Resultate: 0,2562.

Reactionszeit von linker zu rechter Hand.

Versuche an Herrn E. F. Versuchsanordnung wie vorher.
Datum 4. 7. 72. Zahl der Versuche 16. Mit „gut" bezeichnet 8.
Fehlergrenzen zwischen 0,1017 und 0,1253.

Datum	Tafel	Curve	Reactionszeit in Sec.	Bemerkungen.
4. 7. 72.	II	6	0,1201	gut.
„	II	7	0,1017	gut.
„	III	1	0,1235	vielleicht um ein Geringes verspätet.
„	III	2	0,1102	gut.
„	III	3	0,1147	gut.
„	III	4	0,1345	gut.
„	III	5	0,2885	vielleicht etwas verspätet.
„	III	6	0,1831	
„	III	7	0,1652	etwas verspätet.

Die Mittelzahl der mit „gut" bezeichneten Resultate beträgt corrigirt
0,1403. Schliesst man aber die drei grössten Zahlen aus, so erhält man
0,1121 und corrigirt 0,1295.

Reactionszeit von linker zu rechter Hand.

Versuche an mir. Der Apparat war insofern geändert, als Helmholtz's Rotationsapparat bei diesen und den folgenden Versuchen als Motor
verwendet wurde, und als der electrische Schlag nicht mehr Extraschlag,
sondern Inductionsschlag war. Der primäre Strom wurde durch einen Daumen, der an die Scheibe angebracht war, geschlossen und unterbrochen.
Die Scheibe macht 86 Umdrehungen in der Minute.
Datum 24. 11. 72. Zahl der Versuche 21. Mit „gut" bezeichnet 11.
Fehlergrenzen zwischen 0,1413 und 0,0968.

Mittel der mit „gut" bezeichneten Zahlen 0,1276 Sec. Wie aus dem
Datum ersichtlich ist, hatte ich vier Monate nicht experimentirt, und so
sind die grossen Schwankungen in den Zahlen wohl auf die Ungeübtheit
zurückzuführen.

Reactionszeit von Ohr zu Hand.

Versuche an mir. Das deutlich hörbare Aufschlagen des Daumens,
den ich an meiner Scheibe angebracht hatte, auf eine sehr leicht bewegliche Wippe aus Rohr, wurde als Schallsignal benutzt.

Datum	Tafel	Curve	Reactionszeit in Sec.	Bemerkungen.
26. 11. 72.	I	1	0,2207	verspätet.
„	I	2	0,1607	verspätet.
„	I	3	0,1955	verspätet.
„	I	4	0,1045	gut.
„	I	5	0,2962	verspätet.
„	I	6	0,1123	gut.
„	I	7	0,1874	gut.
27. 11. 72.	I	1	0,1045	gut.

Datum	Tafel	Curve	Reactionszeit in Sec.	Bemerkungen.
27. 11. 72.	I	2	— 0,0194	zu früh.
»	I	3	0,1432	vielleicht etwas verspätet.
»	I	4	0,1510	gut.
»	I	5	0,1800	gut.
»	I	6	0,1452	gut.
»	I	7	0,1433	gut.
»	II	1	0,1607	gut.
»	II	2	0,2110	etwas verspätet.
»	II	3	0,1917	verspätet.
»	II	4	0,2226	etwas verspätet.
»	II	5	0,1374	gut.
»	II	6	0,1336	gut.
»	II	7	0,1239	gut.
29. 11. 72.	I	1	0,1394	gut.
»	I	2	0,1452	gut.
»	I	3	0,1607	gut.
»	I	4	0,1549	gut.
»	I	5	0,1839	verspätet.
»	I	6	0,1510	gut.
»	I	7	0,2110	verspätet.
»	I	8	0,1529	gut.
»	I	9	0,1394	gut.
»	I	10	0,1858	verspätet.
2. 12. 72.	I	1	0,1413	gut.
»	I	2	0,1917	etwas verspätet.
»	I	3	0,2730	verspätet.
»	I	4	0,2555	verspätet.
»	I	5	0,1433	gut.
»	I	6	0,1413	gut.
»	I	7	0,1142	gut.
»	I	8	0,1394	gut.
»	I	9	0,1438	gut.
»	I	10	0,1452	gut.
»	I	11	0,1200	gut.

Das Mittel aller mit „gut" bezeichneten Resultate ist 0,1394 Sec.
Das Mittel der am letzten Tage gewonnenen Zahlen, welche im Allgemeinen doch etwas besser übereinstimmen, beträgt 0,1360 Sec. Dieses halte
ich für das richtigere Resultat.

Reactionszeit von Ohr zu Hand.

Versuche an dem 77jährigen Greis. Versuchsanordnung wie vorher.
Eine Angabe der Richtigkeit des Resultates hat auch bei diesen Versuchen,
wie bei den früheren, die ich mit dem Greis vornahm, keinen Werth, weshalb ich keine solchen machen liess. Natürlich wurde ihm hier, wie immer,
eingeschärft, dass er „gleich", „im selben Momente", zucken solle.
Datum 6. 12. 72. Zahl der Versuche 30.

Nach Weglassung der grössten Zahl 0,3485 ist das Mittel der ziemlich
gut stimmenden Zahlen 0,2010. Die kleinste Zahl, welche überhaupt vorkommt, ist 0,1433. Dieselbe ist immer noch grösser als die Mittelzahl,
welche ich bei den Versuchen an mir fand.

Reactionszeit von Ohr zu Hand.

Versuche an Herrn E. S.   Versuchsanordnung wie vorher.
Datum 10. 12. 72.   Zahl der Versuche 56.   Mit „gut" bezeichnet 28.
Fehlergrenzen zwischen 0,2964 und 0,1529.
Mittelzahl der mit „gut" bezeichneten Resultate 0,2139 Sec.

Reactionszeit von Auge zur Hand.

Versuche an mir.   Der Anblick eines electrischen Funkens wurde als Reiz benutzt.   Er sprang über in dem Momente, in welchem sich ein an der Drehscheibe angebrachter Knopf bei der Drehung der Kugel einer Leidnerflasche hinlänglich genähert hatte, welche während des Versuches von einer Electrisirmaschine her geladen wurde.   Der Knopf ging so oft erfolglos an der Leidnerflasche vorüber, bis die Ladung derselben den Grad erreicht hatte, bei welchem sie den Luftwiderstand überwand.

Datum	Tafel	Curve	Reactionszeit in Sec.	Bemerkungen
11. 12. 72.	I	1	0,1316	mag gut sein.
"	I	2	0,1607	gut.
"	I	3	0,1471	gut.
"	I	4	0,1549	gut.
"	I	5	0,1490	gut.
"	I	6	0,1471	gut.
"	I	7	0,1418	gut.
"	I	8	0,1452	gut.
"	I	9	0,1723	verspätet.
"	I	10	0,1587	gut.
"	II	1	0,1665	Vielleicht sehr gut, doch scheint mir die Sache unbewusst abgelaufen zu sein, so dass ich nicht genau Rechenschaft geben kann.
"	II	2	0,1491	sehr gut.
"	II	3	0,1687	gut.
"	II	4	0,1471	gut.
"	II	5	0,1418	gut.
"	II	6	0,1529	gut.
"	II	7	0,1587	gut.
"	II	8	0,1568	gut.
"	II	9	0,1701	vielleicht zu spät.

Nach Weglassung der beiden ersten Resultate ist die Mittelzahl der mit „gut" bezeichneten Resultate 0.1506, also sehr nahe der mit „sehr gut" bezeichneten Zahl Taf. II C 2.

Reactionszeit von Ohr zu Hand.

Versuche an Herrn E. F.   Versuchsanordnung wie am 26. 11. 72.
Datum 11. 12. 72.   Zahl der Versuche 28.   Mit „gut" bezeichnet 21.
Fehlergrenzen zwischen 0,2226 und 0,1549.
Die Mittelzahl: 0,1751.

Reactionszeit von Auge zu Hand.

Versuche an Herrn E. F.   Versuchsanordnung wie am 11. 12. 72. Taf. I und II.

Datum 11. 12. 72. Zahl der Versuche 16. Mit „gut" bezeichnet 12. Fehlergrenzen zwischen 0,1723 und 0,1413.

Mittelzahl der mit gut bezeichneten Resultate 0,1619.

Reactionszeit von Auge zu Hand.

Versuche an mir. Es wird als Reiz kein optischer Eindruck, sondern directe electrische Reizung benützt. Die zwei Electroden der secundären Spirale waren an den beiden process. cygom. des Stirnbeins angesetzt, so, dass der Schlag, der als Lichtblitz und zugleich auch als Schmerz empfunden wurde, durch beide Augen ging.

Datum	Tafel	Curve	Reactionszeit in Sec.	Bemerkungen.
20. 12. 72.	I	1	0,1258	vielleicht etwas verspätet.
»	I	2	0,1626	vielleicht gut.
»	I	3	0,1297	gut.
»	I	4	0,1220	gut.
»	I	5	0,1162	gut. Der Schlag ist sehr stark. Es ist fast als wäre die Zuckung eine reflectorische.
»	I	6	0,1026	ebenso.
»	I	7	0,1007	ebenso.
»	II	1	0,1084	gut. Die Schläge sind wieder etw. schwächer.
»	II	2	0,1026	gut.
»	II	3	0,1123	gut.
»	II	4	0,1162	gut.
»	II	5	0,1162	gut.
»	II	6	0,1142	gut.
»	II	7	0,1239	gut.
»	II	8	0,1355	gut, doch glaube ich nicht recht aufmerksam gewesen zu sein.

Mittelzahl mit „gut" bezeichneter Resultate 0,1139.

Reactionszeit von linkem Fuss zu rechter Hand.

Versuche an mir. Als Reiz dient ein Inductionsschlag. Durch die Versuchseinrichtung waren Fehler, die im Apparate lagen, bis zu 0,006 Sec. ermöglicht. Dieser Mangel wurde bei den Versuchen vom 29. 12. 72 ausgeschlossen. Benutzt wurden wie gewöhnlich zwei feuchte Electroden, auf welche die Zehen gesetzt wurden.

Datum	Tafel	Curve	Reactionszeit in Sec.	Bemerkungen.
27. 12. 72.	III	1	0,1878	gut.
»	III	2	0,2207	zu spät.
»	III	3	0,1975	gut.
»	III	4	0,1975	gut.
»	III	5	0,2033	gut.

Datum	Tafel	Curve	Reactionszeit in Sec.	Bemerkungen
27. 12. 72.	III	6	0,2284	?
»	III	7	0,2401	gut.
»	III	8	0,2768	gut.
»	III	9	0,2323	gut?
29. 12. 72.	I	1	0,2033	gut?
»	I	2	0,2226	gut.
»	I	3	0,1936	gut.
»	I	4	0,2652	?
»	II	1	0,2459	gut.
»	II	2	0,1684	gut.
»	II	3	0,1781	gut.
»	II	4	0,1703	gut.
»	II	5	0,2284	zu spät.
»	II	6	0,1742	gut.
»	II	7	0,1878	gut.
»	II	8	0,1839	gut.
2. 1. 73.	I	1	0,2459	?
»	I	2	0,1742	sehr gut.
»	I	3	0,1762	sehr gut.
»	II	1	0,1646	gut.
»	II	2	0,1936	zu spät.
»	II	3	0,1684	gut.
»	II	4	0,2149	schlecht.
»	II	5	0,1665	gut.
»	II	6	0,2478	?
»	II	7	0,1742	gut.
»	II	8	0,2130	zu spät.
»	II	9	0,1607	schlecht, zu früh.
»	II	10	0,1781	gut.
»	II	11	0,1607	gut, wenn nicht zu früh.
»	II	12	0,1839	gut.

Die Zahlen scheinen mir erst vertrauenswürdig zu sein, angefangen von der Tafel II vom 29. 12. 72. Wenn man von dieser Tafel noch die erste Zahl weglässt, so erhält man als Mittelzahl 0,1749.

Reactionszeit von linkem Fuss zu rechter Hand.

Versuche an dem 77jährigen Greis. Versuchsanordnung wie im Vorhergehenden. Datum 3. 1. 73. Zahl der Versuche 18. Fehlergrenzen zwischen 0,1839 und 0,2885.

Die Mittelzahl dieser Tabelle 0,2187 soll mit den gleichartigen Resultaten, welche am 9. 1. 73 gefunden wurden, zusammengeschmolzen werden.

Reactionszeit von Auge zu Hand,

bestimmt zur Feststellung des Einflusses, welchen Wein ausübt. Versuchsanordnung wie in den übrigen Versuchen, in welchen das Sehen eines electrischen Funkens als Reiz angewandt wurde. Versuche an Herrn A. v. W. Bemerkungen nach seinen Angaben.

Datum	Tafel	Curve	Reactionszeit in Sec.	Bemerkungen
3.1.73.	V	1	0,1684	Noch vor Einnahme von Wein, um 2 Uhr 30 Min., zu langsam.
»	V	2	0,1800	gut.
»	V	3	0,1626	ziemlich gut.
»	V	4	0,1665	gut.
»	V	5	0,2362	zu spät.
»	V	6	0,1839	gut.
»	V	7	0,3291	zu spät.
»	V	8	0,1878	gut.
»	VI	1	0,1781	zu spät.
»	VI	2	0,2033	gut.
»	VI	3	0,2052	gut.
»	VI	4	0,2071	gut.
»	VI	5	0,2149	zu spät.
»	VI	6	0,1762	gut.
»	VI	7	0,2033	gut.
				Mittelzahl 0,1904. Unterbrechung. Binnen einer Viertelstunde wird eine Flasche Hochheimer getrunken. v. W. giebt an, er spüre bereits, dass er Wein getrunken habe. Fortsetzung um 3 Uhr 45 Min.
»	VII	1	0,3678	schlecht.
»	VII	2	0,1936	gut.
»	VII	3	0,2110	gut.
»	VII	4	0,1878	gut.
»	VII	5	0,2130	gut.
»	VII	6	0,2018	gut.
»	VII	7	0,2517	zu langsam.
»	VII	8	0,2536	zu langsam.
»	VII	9	0,1917	gut.

Mittelzahl der Resultate dieser Tafel 0,1997. v. W. giebt an beim Zucken das Gefühl geringeren Widerstandes zu haben. Er braucht die Aufmerksamkeit nicht wesentlich mehr anzustrengen wie vorher.

Um 4 Uhr 5 Minuten wurde angefangen eine zweite Flasche zu trinken; dies dauerte bis 4 Uhr 22 Min. v. W. giebt an, etwas schwindlich zu sein. Seine Bewegungen machen den Eindruck der Unsicherheit. Die Zuckungen, die er als Signal bei den nächsten Tafeln ausführte, sind sehr heftige. Auch aus den anderweitigen Bewegungen scheint mir hervorzugehen, dass er das Gefühl für das Maass der Innervation verloren hat. Wie er später sagte, wusste er nichts davon, dass seine Reactionszuckungen so sehr heftig waren. Der Versuch wird wieder aufgenommen um 4 Uhr 25 M.

3.1.73.	VIII	1	0,4801	zu spät.
»	VIII	2	0,3156	zu spät.
»	VIII	3	0,2672	gut.
»	VIII	4	0,2710	gut.
»	VIII	5	0,3175	etwas zu langsam.
»	VIII	6	0,3214	gut.
»	IX	1	0,2846	gut.
»	IX	2	0,2284	gut.
»	IX	3	0,2826	gut.

Datum	Tafel	Curve	Reactionszeit in Sec.	Bemerkungen.
8. 1. 73.	IX	4	0,2614	gut.
„	IY	5	0,2826	gut.
„	IX	6	0,2962	gut.
„	X	1	0,3872	zu spät.
„	X	2	0,3001	gut.
„	X	3	0,3156	zu spät.
„	X	4	0,3098	gut.
„	X	5	0,2826	gut.
„	X	6	0,3659	zu spät.
„	XI	1	0,2865	gut.
„	XI	2	0,2652	gut.
„	XI	3	0,2807	etwas zu spät.
„	XI	4	0,3291	gut.
„	XI	5	0,3020	gut.
„	XI	6	0,3233	zu spät.
„	XI	7	0,3388	zu spät.
„	XI	8	0,3330	gut. Es ist 5 Uhr 8 Min. Mittelzahl 0,2884. Pause bis 5 Uhr 15 Min. Dann folgende Tafel.
„	XII	1	0,3194	gut.
„	XII	2	0,2478	gut.
„	XII	3	0,2904	gut.
„	XII	4	0,2710	gut.
„	XII	5	0,3562	gut.
„	XII	6	0,3640	zu spät.
„	XII	7	0,3620	zu spät.

Schluss um 5 Uhr 23 Min. Mittelzahl dieser letzten Tafel 0,2969.

Während die letzten Tafeln gezeichnet wurden, fühlte sich v. W. müde. Während er nach der ersten Flasche glaubte, er müsse jetzt schneller reagiren als im normalen Zustande, sagte er jetzt, er fühle sich im Stadium der Depression. Die Resultate, ob er schneller oder langsamer reagire als gewöhnlich, wurden Herrn v. W. erst am Schluss der Versuchsreihe mitgetheilt. Dieselbe musste wegen Ueblichkeiten beendet werden. Während des ganzen Versuches war das Sensorium nahezu frei.

Reactionszeit von linker zu rechter Hand.

Versuche an dem 77jährigen Greis. Versuchsanordnung wie in den vorstehenden derartigen Versuchen.

Datum	Tafel	Curve	Reactionszeit in Sec.	Bemerkungen.
9. 1. 73.	I	1	0,1781	—
„	I	2	0,1723	—
„	I	3	0,1742	—
„	I	4	0,2420	—
„	I	5	0,2536	—
„	I	6	0,2130	—
„	II	1	0,2362	—
„	II	2	0,2265	—
„	II	3	0,2496	—
„	II	4	0,1742	—
„	II	5	0,1936	—
„	II	6	0,1626	—
„	II	7	0,1587	—
„	II	8	0,1626	—

Die Beurtheilung dieser Resultate hat grosse Schwierigkeiten. Da zwischen 0,1781 und 0,2180 nur eine Zahl vorkömmt, so ist vielleicht gerechtfertigt, hier eine Grenze anzunehmen zwischen guten und schlechten Resultaten. Man erhielte dann als Mittelzahl 0,1689. Will man dies nicht thun, sondern nur die drei grössten Zahlen als zweifellos falsch weglassen, so erhält man 0,1866.

Reactionszeit von linkem Fuss zu rechter Hand.

Versuchsanordnung wie bei den vorstehenden derartigen Versuchen. Versuche an dem 77jährigen Greis.

Datum 9. 1. 73. Zahl der Versuche 16. Fehlergrenzen zwischen 0,1836 und 0,2284.

Ich berechne hieraus und aus der gleichartigen Tabelle vom 3. 1. 73 die Mittelzahl 0,2105. Die Mittelzahl der letzten Tabelle allein ist 0,2171.

Reactionszeit von Auge zu Hand.

Versuche an dem 77jährigen Greis. Der überspringende electrische Funke ward als Gesichtsobject benutzt.

Datum	Tafel	Curve	Reactionszeit in Sec.	Bemerkungen.
9. 1. 73.	V	1	0,1316	Es macht auf mich den Eindruck, als wäre der Alte bei diesem ersten Funken reflectorisch erschrocken.
»	V	2	0,1975	—
»	V	3	0,1858	—
»	V	4	0,1955	—
»	V	5	0,2246	—
»	V	6	0,2691	—

Wenn man die erste und letzte Zahl weglässt, so erhält man als Mittel 0,2008.

Versuch über rhytmisch wiederkehrende Reactionen.

Der Daumen der Drehscheibe schlägt bei jeder Umdrehung auf eine Wippe. Dieser Schlag ist deutlich hörbar; gleichzeitig mit ihm mache ich einen Ruck mit dem Zeichenhebel, den ich in der Hand halte. Die Bewegung desselben wird verzeichnet, und der Beginn einer jeden solchen Bewegung vor oder nach dem wirklichen Anschlagen erfolgt zu den hier angegebenen Zeiten. Die negativen Zahlen bedeuten vor, die positiven nach dem Moment des Anschlages.

Datum	Tafel	Reactionszeit in Sec.	Reactionszeit in Sec.	Reactionszeit in Sec.
11. 2. 73.	1	— 0,0503	— 0,0774	+ 0,0039
»	»	— 0,0774	— 0,0310	— 0,0484
»	»	— 0,0832	— 0,0581	— 0,0232
»	»	— 0,0252	— 0,0600	— 0,0464

Datum	Tafel	Reactionszeit in Sec.	Reactionszeit in Sec.	Reactionszeit in Sec.
11. 2. 73.	I	— 0,0484	— 0,0581	— 0,0484
,	,	— 0,0039	— 0,0194	— 0,0174
,	,	— 0,0290	+ 0,0019	— 0,0678
,	,	— 0,0794	— 0,0039	— 0,0774
				— 0,1355
				— 0,1453

Ausser diesen Curven finden sich noch ungefähr zehn nicht deutlich ablesbare Curven, welche durchschnittlich die Zeit — 0,0678 haben. Das Ganze ergiebt nach Weglassung der beiden letzten Zahlen der Tabelle als Mittelzahl — 0,0489.

Reactionszeit von linker zu rechter Hand.

Als nicht rhytmischer Reiz dient ein electrischer Schlag, wie in den oben angeführten Versuchen. Versuche an mir.

Datum	Tafel	Curve	Reactionszeit in Sec.	Bemerkungen.
12. 2. 73.	II	1	0,1374	gut. Es macht auf mich den Eindruck als wäre die Reaction fast gleichzeitig mit dem Reiz.
,	II	2	0,1200	ditto.
,	II	3	0,1510	gut.
,	II	4	0,1626	?
,	II	5	0,1316	gut.
,	II	6	0,0155	gut (fast gleichzeitig empfunden).
,	II	7	0,1239	gut.
,	II	8	0,1220	gut.
,	II	9	0,0029	dürfte zu früh reagirt sein.
,	III	1	0,1239	gut.
,	III	2	0,1316	gut.
,	III	3	0,1452	vielleicht etwas verspätet.
,	III	4	0,1894	vielleicht etwas verspätet.
,	III	5	0,1316	gut.
,	III	6	0,1316	gut.
,	III	7	0,1355	gut.
,	III	8	0,1220	gut.

Wenn man vor den mit „gut" bezeichneten Zahlen als zweifellos falsch weglässt 0,1510 und 0,0155, so bekommt man als Mittel 0,1283.

Reactionszeit von rechter Hand zu rechter Hand.

Versuche an mir. Die Electroden sind an dem Druckbrettchen selbst angebracht.

Datum	Tafel	Curve	Reactionszeit	Bemerkung
12. 2. 73.	IV	1	0,1374	gut.
,	IV	2	0,1355	gut.
,	IV	3	0,1355	gut.
,	IV	4	0,1510	verspätet.
,	IV	5	0,1471	gut.
,	IV	6	0,1433	gut.
,	IV	7	0,1355	gut.
,	IV	8	0,0887	zu früh.

Mittel der mit „gut" bezeichneten Zahlen ist 0,1390.

Reactionszeit von Stirnhaut zu rechter Hand.

Die Electroden aus Kupferdraht wurden über dem linken arcus supraciliaris aufgesetzt. Eine Gesichtsempfindung war nicht dabei. Die Tastempfindung ist gleich der eines Stiches. Versuche an mir.

Datum	Tafel	Curve	Reactionszeit in Sec.	Bemerkungen
12. 2. 73.	V	1	0,1200	gut.
»	V	2	0,1386	gut.
»	V	3	0,1452	gut.
»	V	4	0,1723	zu spät.
»	V	5	0,1510	gut.

Mittel der mit „gut" bezeichneten Zahlen: 0,1374.

Reactionszeit von rechter und von linker Hand zu rechter Hand.

Versuche an Herrn v. B. Derselbe hatte solche Versuche noch nie gemacht. Die Electroden wurden abwechselnd rechts und links angesetzt; im ersten Falle wieder auf dem Druckbrettchen befestigt.

Datum	Tafel	Curve	Reactionszeit in Sec.	Bemerkungen
17. 2. 73.	I	1	0,1549	Reizung rechts. v. B. giebt an, dass ihm seine Reaction mit dem Reiz nahezu zusammenzufallen scheine.
»	I	2	0,1800	Reizung links. gut.
»	I	3	0,2885	R. r. gut.
»	I	4	0,1762	R. l. ?
»	I	5	0,1646	R. r. zu spät.
»	I	6	0,1936	R. l. vielleicht etwas verspätet.
»	I	7	0,1820	R. r. vielleicht etwas verspätet.
»	II	1	0,1781	R. l. etwas zu spät.
»	II	2	0,1858	R. r. nicht gut.
»	II	3	0,2200	R. l. nicht gut.
»	II	4	0,1394	R. r. gut.
»	II	5	0,1568	R. l. etwas zu spät.
»	II	6	0,1723	R. r. ziemlich gut.
»	II	7	0,2246	R. l. zu spät.
»	II	8	0,1500	R. r. gut.
»	III	1	0,1549	R. l. nahezu gut.
»	III	2	0,1510	R. r. ziemlich gut.
»	III	3	0,1433	R. l. ziemlich gut.
»	III	4	0,1471	R. r. gut.
»	III	5	0,1394	R. l. gut.
»	III	6	0,1510	R. r. gut.
»	III	7	0,1316	R. l. gut.
»	III	8	0,1781	R. r. zu spät.
»	III	9	0,1433	R. l. gut.

Die Mittelzahl der mit „gut" bezeichneten Zahlen beträgt für die Reizungen links 0,1381 Sec. und für die Reizungen rechts 0,1469 Sec.

Reactionszeit von Auge zu Hand.

Versuche mit electrischen Funken von variabler Länge, angestellt an mir. Zahl der Versuche 39. Datum 25. 2. 73.

Es ergiebt sich:

Reactionszeit für die Funkenlänge 0,5 Mm. Mittel 0,1581 Sec.

»	»	»	»	1	»	»	0,1502	»
»	»	»	»	2	»	»	0,1479	»
»	»	»	»	3	»	»	0,1483	»
»	»	»	»	5	»	»	0,1384	»
»	»	»	»	7	»	»	0,1229	»

Mittlerer Fehler für die Funkenlänge 0,5 Mm. 0,0125 Sec.

»	»	»	»	»	1	»	0,0122	»
»	»	»	»	»	2	»	0,0084	»
»	»	»	»	»	3	»	0,0056	»
»	»	»	»	»	5	»	0,0097	»
»	»	»	»	»	7	»	0,0004	»

Es ist die Anzahl der Versuche, aus welchen diese Mittel berechnet sind, eine so geringe, dass man es kaum wagen dürfte, aus diesen allein einen Schluss zu ziehen. Hier handelt es sich mir aber nicht um einen Beweis, sondern nur um die Veranschaulichung der Beziehung zwischen Reizintensität einerseits und Kürze, und Präcision der Reactionszeit andererseits, einer Beziehung, von deren Existenz ich mich im Laufe der grossen Zahl derartiger Versuche längst überzeugt hatte. Hätte es sich der Mühe gelohnt, die Versuchsreihen grösser zu machen, so wären wohl auch die beiden Unregelmässigkeiten in den zusammengestellten Resultaten der mittleren Reactionszeit und mittleren Fehler weggefallen. Die Reactionszeit von 0,1229 Sec. halte ich insofern für zu kurz, als ich glaube, dass sie bei einer grösseren Versuchsreihe grösser werden würde. Es dürften die beiden Messungen, denen sie entnommen ist, zufällig sehr gut gelungen sein.

Reactionszeit von Auge zu Fuss.

Versuche an mir. Als Reiz dient, wie in den früheren Versuchen, der Anblick eines electrischen Funkens und reagirt wird mit dem Fuss, der, wie früher die Hand, das Druckbrettchen niedergedrückt hält.

Datum	Tafel	Curve	Reactionszeit in Sec.	Bemerkungen.
13. 3. 73.	I	1	0,1723	gut.
»	I	2	0,2033	vielleicht etwas zu spät.
»	I	3	0,1936	zu spät.
»	I	4	0,2052	zu spät.
»	I	5	0,1936	vielleicht auch zu spät.
»	I	6	0,1897	gut. Ich glaube wenigstens, dass ich nicht schneller hätte reagiren können.
»	I	7	0,1975	ebenso.
»	I	8	0,2168	ebenso.
»	I	9	0,1975	ebenso.
»	II	1	0,1684	gut.
»	II	2	0,2110	gut.
»	II	3	0,1800	gut.
»	II	4	0,2110	gut.
»	II	5	0,2013	gut.
»	II	6	0,1800	gut.
»	II	7	0,1781	sehr gut.
»	II	8	0,1646	sehr gut.
»	II	9	0,1762	gut.

Datum	Tafel	Curve	Reactionszeit in Sec.	Bemerkungen.
13. 3. 73.	II	10	0,1684	sehr gut.
»	III	1	0,1781	gut.
»	III	2	0,1955	gut.
»	III	3	0,1994	etwas zu spät.
»	III	4	0,1704	gut.
»	III	5	0,2071	etwas zu spät.
»	III	6	0,2013	gut.
»	III	7	0,1839	gut.
»	III	8	0,1820	gut.
»	III	9	0,1955	gut.
»	III	10	0,2071	zu spät.
»	III	11	0,1975	gut.
»	IV	·1	0,1781	gut.
»	IV	2	0,1936	gut.
»	IV	3	0,2130	zu spät.
»	IV	4	0,1858	gut.
»	IV	5	0,2013	zu spät.
»	IV	6	0,4104	zu spät.
»	IV	7	0,1858	gut.
»	IV	8	0,1897	gut.
»	IV	9	0,1878	gut.

Bei Tafel II C 7 änderte ich etwas an der Electrisirmaschine, so dass ich auf den Funken nicht mehr so lange wie vorher zu warten brauchte. Die Resultate sind desshalb, von da angefangen, besser. Ich rechne sie also auch erst von da. Mittelzahl 0,1840.

Reactionszeit von Auge zu Unterkiefer.

Versuche an mir. Der Zeichenhebel war durch ein Rohr verlängert und dasselbe so weit beschwert, dass es auf den Zähnen des gesenkten Unterkiefers auflag. Im Momente der Empfindung des Signales, bestehend in einem electrischen Funken von ca. 3 Mm. Länge, wird eine Beissbewegung gemacht.

Datum	Tafel	Curve	Reactionszeit in Sec.	Bemerkungen.
13. 3. 73.	V	1	0,1142	?
»	V	2	0,1587	gut.
»	V	3	0,1742	vielleicht zu spät.
»	V	4	0,1781	gut.
»	V	5	0,1626	gut.
»	VI	1	0,1471	sehr gut.
»	VI	2	0,1258	sehr gut.
»	VI	3	0,1278	gut.
»	VI	4	0,1336	gut.
»	VI	5	0,1471	gut.
»	VI	6	0,1491	gut.
»	VI	7	0,1258	sehr gut.
»	VI	8	0,1587	gut.
»	VII	1	0,1200	gut.
»	VII	2	0,1278	gut.
»	VII	3	0,1568	vielleicht etwas zu spät.
»	VII	4	0,1855	gut.
»	VII	5	0,1471	gut.

Datum	Tafel	Curve	Reactionszeit in Sec.	Bemerkungen.
13. 3. 73.	VII	6	0,1471	etwas zu spät.
»	VII	7	0,1510	gut.
20. 3. 73.	I	1	0,1394	gut.
»	I	2	0,1297	gut.
»	I	3	0,1471	vielleit etwas zu spät.
»	I	4	0,1297	gut.
»	I	5	0,1723	zu spät.
»	I	6	0,1413	gut.
»	I	7	0,1491	gut.
»	I	8	0,1665	gut.
»	I	9	0,1510	gut.
»	I	10	0,1529	gut.
»	II	1	0,1587	schlecht.
»	II	2	0,1374	gut.
»	II	3	0,1742	zu spät.
»	II	4	0,1510	zu spät.
»	II	5	0,1491	zu spät.
»	II	6	0,1413	zu spät.
»	III	1	0,1433	?
»	III	2	0,1529	gut.
»	III	3	0,1471	gut.
»	III	4	0,1394	gut.
»	III	5	0,1471	gut.
»	III	6	0,1549	gut.
»	IV	1	0,1471	zu spät.
»	IV	2	0,1451	gut.
»	IV	3	0,1471	gut.
»	IV	4	0,1258	gut.
»	IV	5	0,1316	gut.
»	IV	6	0,1491	zu spät.
»	IV	7	0,1491	zu spät.
»	IV	8	0,1316	gut.
»	IV	9	0,1413	zu spät.

Wenn man die Resultate der ersten Tafel, ferner die Zahlen 0,1587 und 0,1665 als offenbar falsch weglässt, so erhält man als Mittelzahl der mit „gut" bezeichneten Resultate 0,1377 Sec. Es ist bei diesen Versuchen auffallend, dass man sehr leicht reagirt, d. h. dass auch bei geringer Aufmerksamkeit die Reaction nicht leicht ausbleibt; andererseits stimmen die Resultate auch bei angespannter Aufmerksamkeit nicht gut überein. Es mag dies zum Theil auch daher rühren, dass bei den verhältnissmässig niedrigen Zuckungscurven, die ich erhielt, die Ablesung bedeutendere Fehler zuliess, als bei anderen Versuchsreihen.

Das Neuramoebimeter (Fig. 2 A Ansicht von oben, B Profilansicht in halber natürlicher Grösse) beruht auf folgendem Principe. Eine elastische Feder wird in Schwingungen versetzt; in demselben Momente wird der Reiz ertheilt. Die Schwingungen zeichnen sich in Russ, und diese Zeichnung wird durch die

Reaction unmittelbar unterbrochen, indem die Feder durch die reagirende Hand von der berussten Fläche abgehoben wird. Die Feder macht 100 Schwingungen in der Secunde, so dass die Ablesung der Anzahl der Schwingungen, deren Bruchtheile man leicht schätzen kann, direct die Zeit ergiebt. *F* ist die Feder, die in einem Axenlager *A, A,*, dessen Drehungsaxe horizontal liegt, befestigt ist. Wird auf den Knopf *K* gedrückt, so geht die Feder in die Stellung *F,* über. *H, h* sind Hemmungen für die Bewegungen der Feder. An der Spitze derselben klebt eine Borste, welche auf der berussten Glasplatte *G* schleift. Diese ruht auf einem Schlitten *S,* welcher in der Schiene *P* schleift. Letztere trägt das Axenlager der Feder, so dass bei Verschiebung der Schienen die Glasplatte an der Borste vorbeigeführt wird. Beim Experiment wird der Schlitten so weit auf die Schiene hinaufgeschoben, bis die auf die Seite gebogene Feder in dieser Lage durch den Haken *N* erhalten werden kann. Der Untersuchende macht dann, indem er den Griff *M* fasst, einen raschen Zug am Schlitten. Dadurch wird die Feder frei und zeichnet Schwingungen, bis der Untersuchte, der seinen Finger auf den Knopf *K* gehalten hatte, durch den Reactionsdruck die Feder abgehoben hat. Als Reiz kann die durch die losschnellende Feder erzeugte Schallempfindung benutzt werden oder ein electrischer Schlag. Um denselben im Momente des Beginns der Federschwingungen erfolgen zu lassen, dient der um *O* drehbare Hebel *E*.

Ist die Feder durch den Haken *N* gespannt, so wird der Zapfen dieses Hebels von hinten her an *N* angelegt. In dieser Lage ist zwischen *a* und *b* Contact, nicht aber zwischen *c d.* Ist der Schlitten so weit vorgezogen, dass die Feder zu schwingen beginnt, so wird der Contact zwischen *a* und *b* unterbrochen und im selben Momente zwischen *c* und *d* hergestellt. Man kann also Oeffnungs- oder Schliessungsschläge benutzen, je nachdem man die Leitungsdrähte in *e* und *g* oder in *g* und *f* einspannt. *Z* ist eine Platte, durch welche der ganze Apparat mittels Klemmschraube an den Tisch angeschraubt wird. Damit man mehrere Schwingungscurven auf dieselbe Glasplatte zeichnen könne, ist diese schmäler als der Schlitten, kann also auf demselben verschoben werden.

Der Apparat ist ausgeführt vom Mechaniker Heinitz in Wien.

Buchdruckerei von P. Neusser in Bonn.

www.ingramcontent.com/pod-product-compliance
Lightning Source LLC
Chambersburg PA
CBHW020850210326
41598CB00018B/1627